全国高职高专医药院校护理专业
"十三五[illegible]案例版)
[illegible]专业使用

丛书顾问 文历阳 沈彬

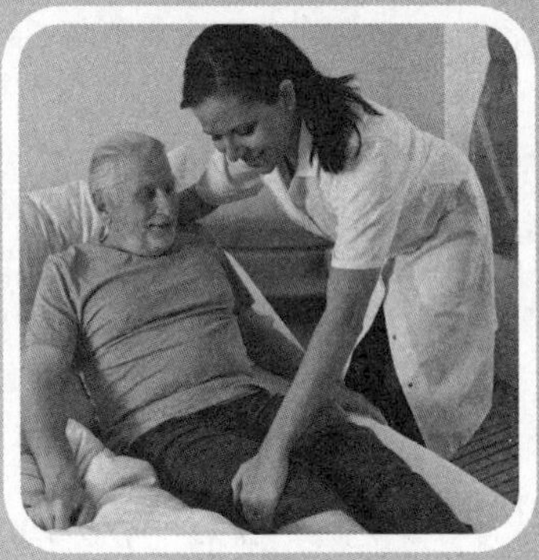

内科护理

（临床案例版）

主　编　袁爱娣　黄　涛　褚青康

副主编　徐月君　彭　红　刘佳美　范鲁宁

编　者　(以姓氏笔画为序)

代　莹　菏泽家政职业学院
刘　红　泸州医学院
刘佳美　四川卫生康复职业学院
杨军波　宁波市第二医院
陈　璐　宁波卫生职业技术学院
范鲁宁　宁波卫生职业技术学院
袁爱娣　宁波卫生职业技术学院
徐月君　武昌理工学院
黄　涛　黄河科技学院
曹莹莹　上海交通大学医学院附属同仁医院
常晓晓　上海济光职业技术学院
彭　红　黄河科技学院
褚青康　南阳医学高等专科学校
蔡　莉　四川卫生康复职业学院
霍枚玫　汉中职业技术学院

華中科技大學出版社
http://www.hustp.com
中国·武汉

内容简介

本书是全国高职高专医药院校护理专业“十三五”规划教材(临床案例版)。

本书包括内科护理和传染病护理两部分。内科护理有绪论、呼吸系统、循环系统、消化系统、泌尿系统、血液及造血系统、内分泌及代谢性、结缔组织、神经系统疾病患者的护理;传染病护理有总论、病毒性传染病患者的护理、细菌性传染病患者的护理。

本书编写的内容和教学目标主要参考《2015 年护士执业资格考试大纲》,根据临床护理岗位的需求选择编写的侧重点,重点描述疾病的各种症状和体征、护理诊断、护理措施和健康教育,并在书中导入典型的案例、课堂互动、知识链接、知识拓展和重难点内容的提示,突出将能力培养和就业相结合的特点,使需要掌握的知识点一目了然。

本书可供全国高职高专医药院校护理、助产等专业及相关专业学生使用,也可供相关人员学习参考。

图书在版编目(CIP)数据

内科护理:临床案例版/袁爱娣,黄涛,褚青康主编. —武汉:华中科技大学出版社,2015.3(2023.8 重印)
全国高职高专医药院校护理专业“十三五”规划教材
ISBN 978-7-5680-0755-9

Ⅰ.①内…　Ⅱ.①袁…　②黄…　③褚…　Ⅲ.①内科学-护理学-高等职业教育-教材　Ⅳ.①R473.5

中国版本图书馆 CIP 数据核字(2015)第 058525 号

内科护理(临床案例版)　　　　袁爱娣　黄　涛　褚青康　主编

策划编辑:周　琳
责任编辑:熊　彦　童　敏
封面设计:范翠璇
责任校对:张　琳
责任监印:周治超
出版发行:华中科技大学出版社(中国·武汉)
　　　　武昌喻家山　　邮编:430074　　电话:(027)81321913
录　　排:华中科技大学惠友文印中心
印　　刷:武汉开心印印刷有限公司
开　　本:880mm×1230mm　1/16
印　　张:29.5
字　　数:1014 千字
版　　次:2023 年 8 月第 1 版第13次印刷
定　　价:76.00 元

全国高职高专医药院校护理专业“十三五”规划教材（临床案例版）教材编委会

前言

Qianyan

为了实现高职高专护理教育目标，培养应用型护理人才，我们积极探索和实践“以就业为导向，以素质能力为本位”的应用型卫生技术人才培养模式的改革与创新，在人才培养目标上突出三个要素：人文精神与职业素养，专业知识与专业技能，人际沟通能力与社会工作能力。在教学改革上遵循两个原则：①“必需、够用”的原则，即适度压缩医疗内容，加大护理教学力度，增大实训的比例；②“以人为本，以问题为本”的原则，即以患者为中心，以健康问题为教学主线。将整体护理的观念融于教学活动，在护理实践中，提高学生的沟通能力、评判性思维能力及实践能力，提高整体护理的技巧。

为了适应课程体系改革的要求，教材在坚持“三基”和“五性”的同时，突出专业能力和职业素质发展的内容，力求培养学生良好的人文职业素质和较强的岗位适应能力。本书包括内科护理和传染病护理两部分。内科护理有绪论、呼吸系统、循环系统、消化系统、泌尿系统、血液及造血系统、内分泌及代谢性、结缔组织、神经系统疾病患者的护理；传染病护理有总论、病毒性传染病患者的护理、细菌性传染病患者的护理。

本书编写的内容和教学目标主要参考《2015 年护士执业资格考试大纲》，根据临床护理岗位的需求选择编写的侧重点，重点描述疾病的各种症状和体征、护理诊断、护理措施和健康教育，并在书中导入典型的案例、课堂互动、知识链接、知识拓展和重难点内容的提示，突出将能力培养和就业相结合的特点，使需要掌握的知识点一目了然。

高职护理教学改革是一个不断创新完善的过程，我们的探索需要不断深化和发展。限于编者的知识面和水平等原因，教材难免存在不少问题和不足，希望专家、同仁、老师和读者提出意见和建议，帮助我们在使用中不断修订、完善。

袁爱娣

目录

Mulu

项目一　绪　　论

学习目标

1. 了解学习内科护理的目的及性质。
2. 熟悉内科护理的目标和要求。
3. 掌握内科护理的内容、要点和发展的前景。

内科护理是研究内科患者生理、心理及社会等方面的健康问题，运用护理程序的护理方法促使和增进患者康复的一门临床护理学科。21 世纪高职护理教育的培养目标是运用“以人的健康为中心”的整体护理理念促进临床护理工作迅速走上整体化、系统化、科学化的轨道。系统化整体护理是以现代护理理念为指导，以护理程序为科学的工作方法，将临床护理各个环节有机地结合起来，为患者解决健康问题，实施有效的护理措施，满足患者的需要。这就要求内科护理人员无论是在患者住院期间，还是疾病的康复期或健康状态，均应为他们提供优质的服务。

随着医学模式从“生物医学模式”向“生物—心理—社会医学模式”转变，形成“以人的健康为中心”的现代整体护理观，同时随着医学科学技术日新月异的发展，护理的理论知识和技术不断更新和拓展，内科护理作为临床护理的核心学科，显得越来越重要。

一、内科护理的性质和思路

学习内科护理的目的是以课程目标为导向，以护理程序为框架，以医学和护理基础知识为前提，运用内科护理的专科理论知识和实践技术解决健康问题，为患者实施整体护理。

（一）内科护理性质

内科护理是护理专业的一门核心课程，是国家执业护士资格考试必考的课程。其主要任务是使学生树立“以人的健康为中心”的护理理念，能运用护理程序的护理方法对内科各系统疾病患者实施整体护理。内科护理也是一门实践性很强的课程，课程的内容必须通过实训和临床护理实践，才能将所学的理论知识转化为对服务对象的护理专业实践能力，才能将掌握的专业技术转化为从事临床护理、社区护理的执业本领，达到培养学生临床应用能力的目的。同时也是培养学生具有良好职业道德和医德品质，具有较高人文素质的课程。

内科护理的前期课程是专业基础课程，如护理人文、人体形态、人体机能、用药护理、基本护理技术、健康评估等，学生通过专业基础课程的学习，已初步掌握对常见健康问题的评估、诊断、计划、实施和评价等护理工作的基本方法和内容，已具有一定的护理知识、技能和人文关怀知识；平行课程包括外科护理、妇产科护理、儿科护理、急重症护理、精神科护理、护理综合技能实训；后续课程与本课程起到承上启下的作用，可为学生参与临床护理实习、护士执业资格考试培训做好准备。

（二）内科护理编写思路

(1) 内科护理教学目标与护理专业人才培养方案相匹配。

内科护理教学目标是培养适应医疗卫生事业和健康服务产业发展需要，热爱护理事业，具备必需的内科护理基本理论、基本知识和基本技能的护理人才。同时介绍国内外有关内科护理领域的新进展、新技术，对学生职业能力的培养和职业素养的形成起主要支撑作用，为学生今后从事和发展护理工作奠定基础。

(2) 以内科护理岗位胜任力来确定教材内容。

本教材在编写之前,对护理职业岗位和工作任务进行了广泛调研,并在此基础上聘请了内科护理职业岗位群相对应的护理人员、行业专家、高职教育专家、专业负责人、骨干老师、兼职教师,采用研讨会、小组讨论等方式确定编写思路和内容。以岗位胜任力(基准性和鉴别性)所需的知识、能力、素质来整合教材内容。强调教材内容"必需、够用",突出实践性、实用性,结合护士执业资格考试大纲和国内外内科护理发展情况重组课程内容,满足护理职业生涯发展的需求。教材内容设置上,除了让学生掌握本门课程的基本知识、基本理论和基本技能外,突出课程的前沿内容,着重培养学生的创新思维、创新理念。

(3) 强调理论联系实践,做到"理实"一体。

内科护理教学的目的是巩固学生的医学基础知识,掌握内科常见疾病的各种临床表现,熟悉各种药物的作用机制、药物疗效和不良反应,学会制订各种疾病的护理计划和培养病情观察能力,灵活实施各种护理措施。因此,教材实训实践部分内容聘请了医院的护理部主任和护士长,对内科护理各系统操作和新技术开发的项目进行编写,进一步强化学生将理论知识与实践操作技能相结合的能力,培养学生的综合分析能力,开阔视野,掌握内科护理新技能,也缩小教材内容与临床护理知识和技术操作的差距。

(4) 教材模式与教学手段多样化结合。

本教材每个系统、每个疾病按需导入案例情景、设计课堂互动和重点内容提示。教师在教学过程中可以灵活应用案例式、启发式、讨论式、问题式、情景模拟式等各种先进的教学手段,促进学生参与和积极思考,着力提高学生的学习兴趣、调动学生的学习主动性,以利于学生对教材内容的理解。

(5) 将护理安全教育贯穿于整个教材之中。

坚持以学生为主体、教师为主导的教学理念,教材渗透素质教育等现代教育思想和观念。患者安全问题是医院工作的重中之重,护理教学中护理安全教育是必不可少的。教材是课堂教学的主要资料,而课堂教学是培养学生风险意识的主渠道,安全风险教育的内容必须在教材中体现。在教材实训部分要突出内科疾病患者的护理安全,进行内科护理差错事故案例分析,开展护患纠纷模拟情境的讨论,把护理安全教育、护理风险意识、护理法律知识渗透于本教材之中。促进学生认识安全护理,养成安全护理的意识及思维习惯,提高护理技术水平,减少护理工作的风险,促进学生今后职业生涯的健康发展。

二、内科护理的内容和目标

(一) 内科护理的内容

重点:内科护理在护理专业中的地位和临床各科中的作用。

内科护理的内容是以医学和护理基础知识为前提,同时又为其他护理学科提供基础。因此,内科护理的内容具有系统性、整体性的特点,涉及的临床领域宽广,对临床各科护理具有普遍的指导意义,主要涵盖了呼吸系统、循环系统、消化系统、泌尿系统、血液及造血系统、内分泌及代谢性、结缔组织、神经系统疾病患者的护理及传染病患者的护理。

> **课堂互动**
>
> 内科疾病患者病情发生发展有何特点?

内科疾病患者群涉及中青年、成人和老年人,具有病因复杂、起病隐匿、病情复杂多变、病程冗长等特点,以药物治疗为主;内科疾病患者常患多系统多种疾病,表现为慢性病或急性发作,很难痊愈,一旦受到诱发因素的作用,容易复发、加重。因此护理工作不仅要做好常规的疾病护理,还要满足患者的心理需要,缓解疾病带给他们的身心痛苦。为满足服务对象的各种需求,对现代护士提出了更高的目标和要求。

(二) 内科护理的目标

1. 总目标 通过学习要求学生掌握内科护理的基础理论、基础知识和基本技能。学会运用整体护理观和护理理论，评估内科疾病患者的各种病情变化，制订正确的护理计划，实施有效的护理措施。渗透内科疾病护理最新发展的新知识和新技能，形成积极认真的工作作风和严谨求实的科学态度，具有基本的临床护理能力、良好的沟通合作能力、敏锐的观察能力和应急应变能力，为今后临床护理工作和职业发展奠定基础。

2. 分目标 掌握内科护理的知识、技能，具有良好的心理素质，能对呼吸系统、循环系统、消化系统、泌尿系统、血液及造血系统、内分泌及代谢性、结缔组织疾病及神经系统疾病患者实施及时、准确的观察、护理评估，实施有效的护理措施。

(1) 知识目标：了解内科常见病、多发病的定义、病因和发病机制；掌握内科常见病、多发病的临床表现；熟悉内科常见病、多发病的护理诊断和治疗原则；掌握内科常见病、多发病的护理措施；掌握各系统疾病护理操作技能和病例分析、病史采集的技巧。

(2) 技能目标：具有规范的内科护理专科基本操作技能；具有应用护理程序对内科常见病、多发病患者实施整体护理的能力；具有对内科疾病常用药物疗效和不良反应的观察等用药护理的能力；对个体、家庭、社区提供护理和健康教育的能力。

(3) 素质目标：培养学生具有现代护理理念，热爱护理专业、爱岗敬业、乐于奉献的精神；具有高度的责任心、慎独严谨的品行和良好的人际沟通能力及协作能力；具有较高的人文、社会科学素养，具有良好的仪表、举止、语言、态度和职业情感。

三、内科护理的要求

1. 提供良好的护理环境 为住院患者提供舒适、整洁、安静、安全、空气新鲜、美观的休息环境，避免患者在接受医疗、护理的过程中生理和心理受到伤害。

2. 保持生理完整性 对患者来说保持各系统的功能非常重要，无论患者是何种疾病，接受何种治疗均可能影响患者某些系统的功能，或导致功能的紊乱。因此，在护理过程中，应不断提高患者的生活适应能力，减少并发症和健康问题，减轻因药物不良反应而产生的潜在的危险性，及时调整患者对治疗的反应；帮助患者提高日常生活的活动能力和自理能力；教会患者对自己病情观察和评估的技巧和方法，注重个人卫生，避免感染和进行康复锻炼的相关知识。

3. 保持心理-社会完整性 护理人员应满足患者和其他人在压力和应激情况下的心理-社会完整性的需要。其内容包括：①了解患者的生活方式和行为，向患者提供指导和咨询、帮助，如疾病因素导致患者情绪失控而乱用药、乱投医，酗酒、自伤或伤人，有情绪悲观或自杀等危险状态。②评价患者及家属对疾病的认识和理解，家庭成员对患者所患疾病的情感反应与支持程度、家庭互动的形式等。护理人员应该向患者及家属讲解疾病的相关知识和疾病病情变化的观察技巧。评价家属对患者的护理质量和精神、心理上的支持和满足。为残疾患者提供健康咨询、康复训练服务。③了解患者的社会支持力度，如工作单位、同事、朋友、社会团体、街道社区对患者的支持程度，注意随时调动这些支持系统，增进患者康复的能动性。

事实上多数内科疾病病程长，容易反复发作，迁延不愈，病情危重者需要住进重症监护病房进行监护治疗，患者容易产生各种心理障碍，出现焦虑、抑郁、悲观、恐惧等情绪反应，不良的心理反应又会影响患者的康复；良好的心理护理和护理管理能加速和促进患者的康复。为此，在教材编写的整个过程贯穿人文知识的内涵，使学生从学习的开始阶段就树立我们服务的对象是既有生理反应又有心理反应的人的观念，不仅要对患者进行身体护理，而且应积极主动地与患者沟通，针对患者不同的心理反应做出有效的心理护理，调整患者的心态。

4. 促进健康和保持健康 WHO 提出“健康不仅是没有疾病和身体的虚弱，而且是在生理、心理和社会适应上的完满状态”。内科护理人员不仅在诊治疾病过程中为患者提供早发现、早诊断、早治疗的知识指导和技术支持，更重要的是为服务对象灌输防病于未然的观念，开展有目的、有计划、有步骤、有评估的健康教育活动，提高人们维护健康的意识和水平，达到提高生活质量的效果，使身心获得最佳健康状态。

5. 强调理论联系实际 护理专业是实践性很强的工作,内科疾病的发生发展和演变的过程涉及生理、病理生理、药理等较多相关知识,学生一时难以理解和消化。教材中的疾病都按需编写了案例情景导入,有利于学生能更好地结合、深入了解临床,融会贯通,进行评判性地分析和思考,获得综合分析的能力。对临床的新技术和新概念涉及较多的章节,聘请了三甲综合性医院的护理部主任和护士长来编写,添加操作图示、表格强化说明,这样更加贴近临床,更加注重护理操作和配合治疗的护理实践环节的重要性,使我们培养出来的护士更能适应临床职业岗位。

课堂互动

内科疾病患者对护士在护理中有何要求?

基于上述护理理念,在教材编写中除了注重护理知识和医学基础知识外,还特别注重心理、社会人文学科相关知识的应用。教材编写环绕护理程序的框架,突出系统化整体护理和每个疾病临床护理的特点,包括病情观察、一般护理、用药护理、针对性护理、并发症护理、心理护理和健康指导。强调理论联系实际,引入疾病案例进行综合分析,将医学知识和护理特点串联,起到承上启下、融会贯通的作用。编写过程中尽量收集内科护理的新知识、新技术和新理念,紧跟临床护理实践步伐,力争与临床护理工作接轨,保持"零距离",尽可能地避免教材滞后于临床的现象。

四、内科护士应具备的素质

重点:内科护士应具备的素质。

1. 职业道德素质 护士的职责是"保护生命,解救人类的疾苦,提高人们的健康水平"。良好的护理职业道德基于对护理事业的热爱,护士要有强烈的社会责任感,以极大的工作热忱、丰富的情感去感化和关心患者,把患者视为自己忠诚的服务对象。关心患者疾苦,想患者所想,急患者所急,对患者有高度的责任心、同情心和爱心。

有良好的医德医风,廉洁奉公,不做违反道德、良心的不合法操作或不忠于职守的工作,以维护职业的声誉。在护理工作中,要诚心、虚心、耐心、真心实意地做一名维护患者身心健康的白衣天使。把救死扶伤、解除患者的痛苦作为我们白衣天使光荣而又神圣的职责,特别是内科疾病存在着老年人多、老年病多,老年患者反应能力差、表达能力差,有的老年患者生活不能自理的情况,这时作为护士就要有勇于奉献的精神,不怕脏、不怕累,把患者视为亲人,为患者康复贡献我们全部的力量。工作认真负责、任劳任怨,养成"手勤、腿勤、眼勤、嘴勤和脑勤"的良好习惯。

2. 专业素质 具有一定的文化修养、护理理论及人文科学知识,以及参与护理教育与护理科研的基本知识。能胜任护理工作,勇于钻研业务技术,具有较强的护理技能,应用护理程序的工作方法解决患者存在或潜在的健康问题。

护理人员要树立自尊、自强、自爱的观点,严格要求自己,不断更新和提高自己的知识层次、操作技能。内科护士必须具有慎独和审慎的品质,护士的很多工作都是在无人监督的情况下独立完成的,特别是一人值夜班时,护士能否按照护理操作规章制度和要求执行操作、按医嘱给药是对一名合格护士是否具有慎独品质的考验。

要真正成为一名合格的内科护士还必须具有高度的责任心和基本功,同时要适应医学科学技术的发展,掌握先进的诊疗技术的配合,各种机械、电子设备的技术参数、使用方法和检查前后的注意事项。不断更新知识,树立终身学习的理念,具备评判性思维能力,具有运用知识和熟练操作的能力。护士通过敏锐、细致的观察,能发现患者危险的病情变化及异常行为,并及时配合医生进行抢救,这是作为一名合格护士所必须具备的品质。

3. 身体素质 护理专业良好的职业道德需要将自身与患者紧密相连,要具有良好的人道主义精神和奉献精神。随着社会科技的发展,当今的护理学已经不再是一个孤立的学科,而是和社会学、心理学等多种学科交汇贯通,护理也成为了一个多学科、多技术、高要求的行业。在这种转变的大潮中,护理工作将不再是传统的技能性工作,而是性质更加复杂、职业要求更加严格的工作。因此,为适应医疗护理的发展要求,需要护理工作人员具备更高的身

课堂互动

内科护士应具备哪些素质?

体素质作为保证，只有健康、强壮的身体才能完成既要动脑又要动手操作的体力和脑力双重结合的护理活动。具有健康的体魄和良好的职业形象才能胜任护理工作。

4. 心理素质 内科护士应具有良好的心理品质、精益求精的护理技术和端庄的仪表，使患者获得安全感、亲切感、信任感、责任感，同时护士又要有一定的语言表达能力，要有良好的服务态度，亲切关怀患者；具有健康的心态，乐观开朗、情绪稳定、胸怀豁达；具有良好的人际沟通及交流能力，有较强的应急应变能力、心理承受和自控能力；具有善于控制自己的情绪、情感的能力，不稳定的情绪会使大脑处于混乱状态、精神不集中，容易出现差错事故。

五、内科护理的展望

重点：制订护理计划的重点内容。

帮助健康人或患者保持和恢复健康是国际护士学会规定的护士的主要职责。护理的工作范围和服务对象扩大了，护理实践范围从医院扩展到街道、社区和家庭；服务对象从患者到全民，从个体到群体，着眼生命的全过程，着眼于人的生理、心理、社会交往与环境的协调。

1. 重视健康教育和健康管理 由于服务范围和服务对象的扩展，要求护理人员不仅为医院住院和门诊患者宣教医疗护理知识和技能，而且要深入街道、社区和家庭上门服务，定期组织常见病、多发病和慢性病的防治知识讲座，不同季节、不同气候如何避免病因和诱发因素可以有效地预防疾病的发生。普及预防为主的观念，做到未病先防，养成良好的生活习惯，合理膳食、加强运动锻炼、调整心理状态、戒烟限酒。

2. 为老龄化社会服务 随着社会的发展和经济的增长，社会老龄化日趋严重，老年人口大幅度增长后对健康产生的巨大影响引发了人们在健康需求、老年医疗、护理观念上的转变。我国现有的医疗机构、养老政策远远不能满足其需要。因此，老年患者这个庞大的群体对内科护士的挑战是严峻的，可以借鉴发达国家的一些经验，从预防保健、护理教育、医疗保障和服务体系等方面探索出符合我国国情的老年护理发展道路。

老年人的健康保健及老年病和慢性病预防、治疗、护理的需求不断增加，对内科护士也提出了更高的要求。如高血压、高脂血症、糖尿病、慢性阻塞性肺疾病(COPD)、癌症等疾病多数集中在内科疾病防治的范畴。要求内科护士不仅做好住院和门诊患者疾病防治的解释、护理和配合工作，对"三高人群"开展护理门诊咨询，还要走向街道、社区和家庭，为他们开展疾病防治、预防保健、膳食营养指导、运动指导及药物使用说明的相关讲座，以及对社区健康人群进行健康讲座、健康档案管理和健康教育。

3. 不断更新知识，提高专业水平 由于现代医学技术的迅速发展，各种先进电子设备和仪器都用于疾病的诊断、治疗和康复。医学各领域分科越来越细。这势必要求护士适应形势的发展，不断学习、更新知识，包括新技术、新仪器使用的准备，消毒灭菌方法，保管措施和注意事项，对仪器上各种技术参数的调节、患者病情在监护仪上的动态变化等也要有很好的掌握，这对护士的专业水平也提出了更高的要求。这样才能及时发现患者的病情变化，提高护理质量。

4. 不断创新护理科研 护理研究是推动护理技术发展和护理质量提高的基础和动力。护理质量要提高必须不断地探索疾病护理的症结、攻克护理难点、开拓护理技术新发明、总结护理经验、进行课题和论文的撰写。

六、内科护理的要点

（一）病情观察

重点：内科疾病患者的特点。

临床实际工作中，患者的情况是错综复杂、瞬息万变的，尤其是老年患者的病情变化隐蔽、反应迟缓，不仔细观察难以发现。甚至在某些诱因的作用下，病情常可突然恶化，如高血压、冠心病患者由于情绪激动、过度劳累而诱发脑血管破裂或冠状动脉阻塞，可导致脑中风或心肌梗死；由于慢性病病情迁延，用药多时间久，易对药物产生耐药，一般的药物治疗效果不理想。作为内科护士,要熟练掌握疾病的基本知识和各种操作技能,掌握疾病病情变化的规律,要有敏锐的观察能力和细致的分析能力,要对错综复杂的病情变化进行全面细致的了解,为医生对疾病的诊断和治疗、为挽回患者的生命提供可靠的资料。

(二)心理护理

随着疾病谱的改变和健康观的外延,引起内科疾病的病因除了有生物和理化因素外,社会因素、人际关系和心理应激也成为主要的病因之一。心身障碍、心身疾病在临床各系统疾病中日趋增多,在诊疗过程中心理问题日趋突出,需要护士掌握了解患者心理的基本知识和基本技巧,对患者的痛苦和心理问题给予理解和接纳,认真倾听他们的感受和想法,给予其身心的满足。面对疑难杂症危重患者,不仅要考虑到他们生存和安全的满足,还要考虑他们心理的满足,以亲切和蔼的态度和熟练的技术减轻他们的心理压力和躯体的不适。对他们产生的焦虑、孤独的情绪给予安慰和理解,尽自己所能地给予关心、爱护、尊重和满足。

(三)制订和实施护理计划

护士从接触患者开始,必须从生理、心理和社会适应等方面进行资料收集、全面分析和整理归类,寻找护理问题并准确地做出护理诊断,制订合乎实际的护理计划,采取有效的护理措施。在实施中必须注意既要按护理操作常规规范化地实施每一项措施,又要注意根据每个患者的生理、心理特征个性化地实施护理,同时评估患者对措施的承受能力、反应及效果,使护理措施满足患者的生理、心理需要,促进疾病的康复,努力达到预期的护理目标,使患者获得最大的利益。

课堂互动

内科护理在制订护理计划和护理措施时应从哪些方面重点考虑才能满足患者身心的需要?

(四)配合药物治疗

药物治疗是内科护理的主要治疗方式。内科护士必须熟悉各种常用药物的药理作用、毒副反应、常用治疗剂量、疗程和给药途径,在实施药物治疗的过程中观察药物疗效和不良反应。此外,还需了解合理用药的有关问题,如用药的配伍禁忌和协同作用、用药最佳时机,以及药物的心理效应等,以熟练的操作技术顺利完成药物治疗任务。

(五)注重饮食护理

合理的饮食与营养对内科患者疾病的康复至关重要。例如高血压、糖尿病、消化系统等疾病的饮食护理显得尤为重要,体现了"三分治七分养"的医学新观念。而对于医院的患者来说,由于疾病原因各异、病情轻重不同,尤其是疾病因素导致患者摄入不足、消耗量增多引起负氮平衡、内分泌代谢紊乱、营养失调加重疾病的恶化,加之患者的消化吸收功能有别于正常人,所以必须按不同病情和治疗需要供给不同的饮食,做到既符合病情需要又满足机体康复对营养的要求。要指导患者吃什么、怎么吃、什么时候吃,这就要求我们的护士必须具备医学及营养学的相关知识。

(六)并发症的预防和护理

内科疾病往往发病机制复杂、病因不明,且老年人较多,病程长,病情变化快,如不仔细观察,加上长期卧床、营养不良容易引起各种并发症。如肺部和泌尿系统感染、压疮、静脉血栓、肌肉萎缩、心脑血管疾病并发心力衰竭、心律失常、脑栓塞、瘫痪或意识障碍等。因此,要针对各种疾病及时发现患者病情的动态变化,精心护理,提高患者的抵抗力,排除不良因素,促进病情缓解,预防和及时处理各种并发症的发生。

(七)健康教育

帮助患者及家属了解疾病的相关知识,熟悉疾病发展的动态变化,便于其及时发现疾病变化和配合治疗、护理;帮助患者建立健康意识,养成良好的生活方式和生活习惯,降低或消除影响健康的危险因素;给予心理和生理上各种需要的满足,调节心理和情绪状态,帮助患者树立战胜疾病的信心。内科疾病仅通过住院治疗和护理不一定能达到最理想的效果，通过对健康知识的指导和教育，出院后患者及家属可掌握自我观察和自我护理的知识和技巧，继续治疗和护理、巩固疗效。特别是慢性病如糖尿病、高脂血症、高血压的患者更需要自我监测和自我护理，促进疾病的康复和稳定，防止复发；通过健康教育，改变不良的生活方式，加强饮食调控、运动锻炼，以达到防病于未然的目的。

（袁爱娣　范鲁宁）

项目二　呼吸系统疾病患者的护理

任务一　概　　述

学习目标

1. 熟悉咳嗽和咳痰的概念、病因、特点、主要护理诊断、护理措施及依据。

2. 掌握胸部物理排痰的措施、操作方法及注意事项。

3. 掌握呼吸困难的护理措施。

4. 熟悉肺源性呼吸困难的概念、常见病因、临床类型、症状特点、主要护理诊断、护理措施及依据。

5. 了解咯血的概念。

【解剖生理要点】

呼吸系统主要包括呼吸道和肺。

重点：呼吸系统的组成，胸膜腔的特点及临床意义。

（一）呼吸道

呼吸道以环状软骨为界，分为上、下呼吸道。

1. 上呼吸道　由鼻、咽、喉构成，为气体的通道，可防止异物吸入，在发声和嗅觉中起重要作用。鼻对吸入气体有净化、保湿、加温的作用，可将空气加温至 37 ℃左右，相对湿度达到 95%，使进入肺的气体适合人体的生理需求。咽是呼吸道和消化道的共同通路；喉受喉返神经支配，由甲状软骨与环状软骨（内含声带）等构成；声门在发音和咳嗽中起重要作用；会厌是一片状结构，附在喉顶端的一侧，它像折叶，在吞咽时将喉盖住，防止食物进入下呼吸道。

2. 下呼吸道　指环状软骨以下的气管至呼吸性细支气管末端的气道，是气体的传导通道，包括气管、主支气管及其在肺内的各级分支（图 2-1-1）。气管向下逐级分支，通常分 23 级，构成气管-支气管树状结构（图 2-1-2）。

下呼吸道根据功能分两部分：从气管（0 级）至第 16 级终末细支气管为传导性气道，不参与气体交换，属解剖死腔；从第 17 级呼吸性细支气管开始，有部分肺泡参与气体交换，至肺泡囊整个表面均有气体交换功能，为肺的功能单位（又称腺泡），是气体交换场所。

呼吸道连续逐级分支的结果是其分支口径越来越小，到终末细支气管时仅为 0.5 mm，气道的总截面积剧增（呼吸道末端为气管的 200 倍），气体的流速则越来越慢。

临床上将吸气状态下内径小于 2 mm 的细支气管称为“小气道”，包括第 6 级分支以下的细支气管和终末细支气管（内径约 0.5 mm）。由于小气道管壁无软骨支持、气体流速慢、阻力小、管腔纤细，管壁菲薄易扭曲陷闭，出现病变时不易被觉察，是常见的病变部位。

3. 呼吸道的组织结构和功能　气管、支气管壁的组织结构（黏膜、黏膜下层和固有膜）与其功能有关。

（1）黏膜：几乎全部由纤毛柱状上皮细胞组成，主要有纤毛细胞和杯状细胞，纤毛以每秒 22 次的频率向同一方向（头端）摆动，具有清除呼吸道分泌物和异物的功能；杯状细胞分布于传导性

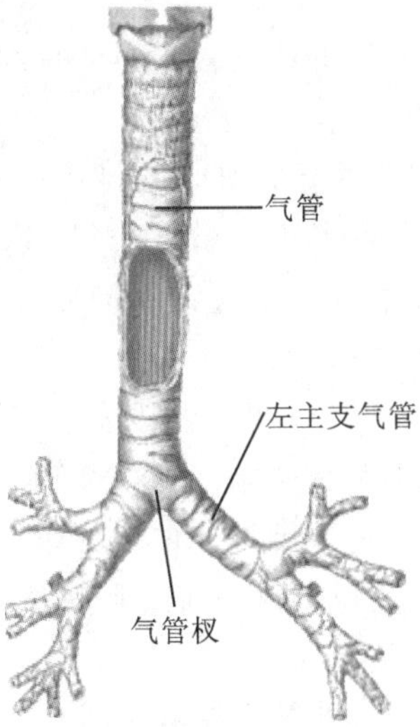

图 2-1-1　气管、主支气管、叶支气管结构

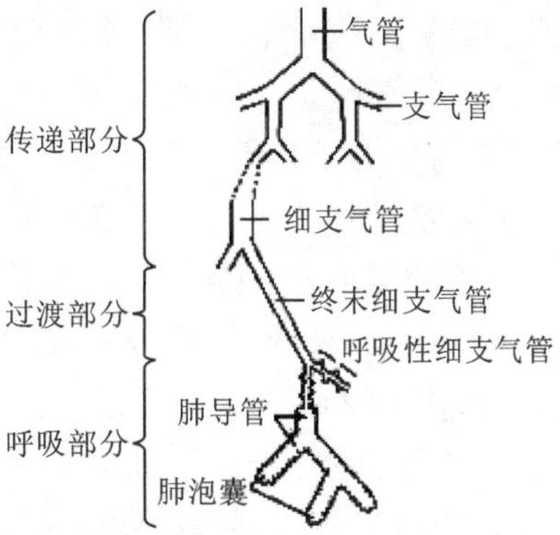

图 2-1-2　气管-支气管树状结构示意图

气道的各种细胞间，分泌黏液。

(2) 黏膜下层：为疏松结缔组织，含有黏液腺和黏液浆液腺。在慢性炎症时，杯状细胞和黏液腺增生肥大、分泌亢进，使黏膜下层增厚、黏液分泌增多、黏稠度增加。

(3) 固有膜：由弹性纤维、胶原纤维和平滑肌构成。弹性纤维与胶原纤维呈纵向和环形分布，并不断分支和相互融合，到呼吸性细支气管时则呈螺旋式排列环绕管壁；在气管与主支气管中，平滑肌仅存在于软骨缺口部，随着支气管分支软骨减少、平滑肌增多，到细支气管时软骨消失而平滑肌呈螺旋状围绕；平滑肌的舒张和收缩受神经和体液因素的影响，是决定气道阻力的重要因素。

（二）肺泡

肺泡上皮细胞有Ⅰ型细胞、Ⅱ型细胞。Ⅰ型细胞呈扁平形，占肺泡表面积的 95%，是气体交换的场所。Ⅱ型细胞分泌表面活性物质，降低肺泡表面张力，以防止肺萎陷。肺泡总面积约 100 m^2，平时只有 20%的肺泡进行气体交换，因而具有很大的潜在功能。

（三）肺的血液循环

肺有双重血液供应，即肺循环、支气管循环。

1. 肺循环　由肺动脉—肺毛细血管—肺静脉组成，称为功能血管，进行气体交换。与体循环相比，肺循环血量为体循环的 1/8～1/6，其压力仅为体循环的 1/6，具有低压、低阻、高容量的特点。肺毛细血管网非常丰富，总面积达 60～100 m^2，有利于气体交换。缺氧能使小的肌性肺动脉收缩，是慢性肺源性心脏病形成肺动脉高压的重要机理之一。

2. 支气管循环　由支气管动脉和静脉构成，称为营养血管。支气管动脉来源于胸主动脉，其毛细血管网主要供应支气管壁、肺泡和胸膜的营养。在支气管扩张症等疾病时可形成动静脉分流，曲张的静脉破裂可引起大咯血。

（四）胸膜和胸膜腔

胸膜腔是一个密闭的潜在的腔，由脏、壁两层胸膜构成，正常情况下腔内有少量浆液将两层胸膜黏附在一起，具有润滑作用。壁层胸膜有感觉神经分布，胸膜病变时可引起胸痛。胸腔内压低于大气压，故胸腔内为负压。如胸膜腔内进入气体(气胸)，胸内负压减小甚至转为正压可造成肺萎陷，不仅影响呼吸功能也将影响循环功能，甚至危及生命。

（五）肺的通气和换气功能

机体与外环境之间的气体交换称为呼吸，包括：外呼吸，指外环境与肺之间的气体交换，即肺通气；肺泡与血液之间的气体交换，即肺换气；气体在血液中的运输；内呼吸，指血液与组织细胞间的气体交换过程。

1. 肺通气 通气动力来自于呼吸肌收缩引起的胸腔与肺内压的改变,使气体有效地进入或排出肺泡。临床上常用下列指标来衡量肺的通气功能。

(1) 每分通气量(minute ventilation volume,MV 或 V_E):指每分钟进入或排出肺的气体总量,等于呼吸频率乘潮气量。平静呼吸时,正常成年人的呼吸频率为每分 12～18 次,潮气量 500 mL,则每分通气量为 6～9 L。每分通气量随性别、年龄、身材和活动量的不同而有差异。为便于比较,最好在基础条件下测定,并以每平方米体表面积为单位来计算。

(2) 无效腔和肺泡通气量(V_D,V_A):每次吸入的气体,一部分将留在从上呼吸道至呼吸性细支气管以前的呼吸道内,这部分气体均不参与肺泡与血液之间的气体交换,故这部分呼吸道容积称为解剖无效腔(anatomical dead space),其容积约为 150 mL。进入肺泡内的气体,也可因血流在肺内分布不均而未能都与血液进入气体交换,未能发生气体交换的这一部分肺泡容量称为肺泡无效腔。肺泡无效腔与解剖无效腔一起合称生理无效腔(physiological dead space)。在通气/血流比值正常的情况下,肺泡无效腔量极小,可忽略不计,故生理无效腔主要由解剖无效腔构成。

由于无效腔的存在,每次吸入的新鲜空气不能全部到达肺泡进行气体交换。因此,为了计算真正有效的气体交换,应以肺泡通气量为准。肺泡通气量(alveolar ventilation)是每分钟吸入肺泡的新鲜空气量,等于(潮气量－无效腔气量)×呼吸频率。如潮气量是 500 mL,无效腔气量是 150 mL,则每次呼吸仅使肺泡内气体更新 1/7 左右。潮气量和呼吸频率的变化对肺通气和肺泡通气有不同的影响。在潮气量减半和呼吸频率加倍或潮气量加倍而呼吸频率减半时,肺通气量保持不变,但是肺泡通气量却发生明显的变化,故从气体交换而言,浅而快的呼吸是不利的。

(3) 最大通气量(MBC 或 MMV):让受试者以最快的速度和尽可能深的幅度进行呼吸时所测得的每分通气量。通常以 15 s 测值乘以 4 而得。劳动和运动时,每分通气量增大。尽力做深快呼吸时,每分钟所能吸入或呼出的最大气量为最大通气量。它反映单位时间内呼吸器官充分发挥潜力后所能达到的最大通气量,是估计一个人能进行多大运动量的生理指标之一。测定时,一般只测量 10 s 或 15 s 最深、最快的呼出或吸入量,再换算成每分钟的,即为最大通气量。最大通气量一般可达 70～120 L。通过比较平静呼吸时的每分通气量和最大通气量,可以了解通气功能的贮备能力,通常用通气贮量百分比表示:

通气贮量百分比=[(最大通气量－每分平静通气量)/最大通气量]×100%,正常值等于或大于 93%。

2. 肺换气 肺换气是指肺泡与肺毛细血管之间的气体交换,以呼吸膜弥散的方式进行。呼吸膜薄(厚度<1 μm)而面积大,气体易于弥散。呼吸膜由肺泡表面活性物质、液体分子层、肺泡上皮细胞、间隙、毛细血管基膜及内皮细胞等组成。

(六) 呼吸运动的调节

呼吸运动的调节是通过呼吸中枢、神经反射和化学反射共同完成的。

1. 呼吸中枢 呼吸中枢位于延髓,吸气与呼气两组神经元交替兴奋和抑制形成呼吸周期;脑桥调整呼吸中枢,即限制吸气,促使吸气向呼气转换;大脑皮质在一定限度内随意控制呼吸。

2. 反射性调节

(1) 肺牵张反射:感受器位于气道平滑肌中,吸气时气道扩张,刺激感受器,兴奋由迷走神经传入呼吸中枢并抑制吸气中枢;呼气时反射消失。

(2) 呼吸肌本体感受性反射:感受器是肌梭,当肌肉被拉长或肌肉两端固定而肌肉主动收缩时,刺激肌梭,反射性引起肌肉收缩,使气道阻力增大,呼吸运动加强。

(3) "J"反射:"J"感受器位于肺泡毛细血管旁,可能与运动时呼吸加快、肺充血和肺水肿时的急促呼吸有关。

重点:O_2 和 CO_2 对呼吸中枢的影响。

3. 化学性调节

(1) 缺氧刺激外周感受器(颈动脉体和主动脉体):反射性加强呼吸运动,但由于此处血供显著超过其代谢需要，故此调节对正常人影响不大，而对Ⅱ型呼吸衰竭有重要临床意义。

(2) CO_2对呼吸中枢和外周感受器都有作用：正常情况下，中枢化学感受器通过感受CO_2的变化进行呼吸调节。

（七）防御功能

1. 调节、净化吸入的空气 通过上呼吸道的加温、湿化和过滤作用实现。

2. 清除气道异物 呼吸道黏膜和黏膜纤毛运载系统的作用。

3. 反射防御功能 咳嗽反射、打喷嚏和支气管收缩等。

4. 清除侵入肺泡的有害物质 肺泡巨噬细胞为主要防御力量，具有能吞噬尘粒、微生物及中和解毒作用。

5. 免疫防御 包括非特异性免疫(溶菌酶、干扰素等)和特异性免疫(体液免疫和细胞免疫)。

【常用辅助检查要点】

（一）血液检查

患者存在感染时血常规结果多表现为白细胞计数增加，中性粒细胞核左移，有时可有中毒颗粒。与过敏、寄生虫有关的疾病，如支气管哮喘可有嗜酸性粒细胞增多，大咯血时可导致血红蛋白降低。

（二）抗原皮肤试验

哮喘患者过敏原皮肤试验阳性，有助于确定变应原和进行抗原脱敏治疗，但需排除假阳性或假阴性。

（三）痰液检查

痰液检查的目的是协助诊断病因、观察疗效和判断预后。检查内容包括一般性状(痰量、颜色、性状和气味)检查、显微镜检查及痰培养。留取痰标本尽可能在抗生素使用(或更换)前进行，采集来自下呼吸道的分泌物。怀疑普通细菌感染需留取痰量大于1 mL，真菌或寄生虫3～5 mL，分枝杆菌10 mL。痰标本的采集方法主要有两种。

重点：痰液的特征与疾病的关系。

1. 自然咳痰法 患者早上起床后用清水漱口，不要刷牙，立即从下呼吸道咳出第一口痰，吐在塑料痰盒中。痰量少或无痰的患者可雾化吸入加温至45 ℃的10%NaCl溶液，使痰液易于排出。对于咳痰量少的幼儿，可轻轻压迫胸骨上部的气管，使其咳嗽，待咳嗽后用无菌棉拭子采集标本。

2. 气管镜下采集法 用气管镜在肺炎病灶附近用导管吸引，或者使用支气管刷直接取得标本，但这种方法患者有一定痛苦。

（四）胸腔积液检查和胸膜活检

胸腔积液检查可明确积液是渗出液或漏出液，检查胸腔积液的溶菌酶、腺苷脱氨酶、癌胚抗原并进行染色体分析，有助于区别结核性和恶性胸腔积液。脱落细胞和胸膜活检对结核和恶性肿瘤的诊断也有意义。

（五）影像学检查

胸部透视、正侧位胸片可发现被心脏、纵隔等掩盖的病变，并能观察心血管和膈的活动。体层摄影和CT检查可进一步明确病变部位、性质及气道通畅程度。磁共振成像对鉴别纵隔疾病性质，诊断中心型肺癌与肺不张、肺栓塞等有较大帮助。支气管动脉造影和栓塞术对咯血有较好的诊治价值。肺血管造影可诊断肺栓塞和各种血管病变。超声显像做胸腔积液及肺外周肿物的定位，可指导穿刺抽液及穿刺活检。

（六）纤维支气管镜检查和胸腔镜

纤维支气管镜检查有利于明确病原和病理诊断。通过纤维支气管镜可取出支气管异物、局部止血，用激光、微波或药物等治疗良、恶性肿瘤。胸腔镜应用于胸膜活检和肺活检。

(七) 肺功能检查

肺功能检查是呼吸系统疾病的必要检查之一,对于早期检出肺、气道病变,评估疾病的病情严重程度及预后,评定药物或其他治疗方法的疗效,鉴别呼吸困难的原因,诊断病变部位,评估肺功能对手术的耐受力或劳动强度耐受力及对危重患者的监护等方面有重要的指导意义。临床最常用的是肺通气功能检查。

1. 潮气量(TV) 指平静呼吸时,每次吸入或呼出的气量。正常参考值:500 mL(成人)。

2. 补吸气量(IRV) 指平静吸气后再用力吸入的最大气量。正常参考值:2.16 L左右(男),1.5 L左右(女)。

3. 补呼气量(ERV) 指平静呼气后再用力呼出的最大气量。正常参考值:0.9 L左右(男),0.56 L左右(女)。

4. 残气量(RV) 指补呼气后,肺内不能呼出的残留气量。正常参考值:1.380±0.631 L(男),1.301±0.466 L(女)。

5. 深吸气量(IC) 指平静呼气后能吸入的最大气量(潮气量+补吸气量)。

6. 肺活量(FVC) 指最大吸气后能呼出的最大(全部)气量(潮气量+补吸气量+补呼气量)。正常参考值:3.5 L左右(男),2.4 L左右(女)。

(八) 动脉血气分析

动脉血气分析对于判断机体的通气状态与换气状态,是否存在呼吸衰竭及呼吸衰竭的类型,机体的酸碱平衡状态,酸碱失衡类型及代偿程度等有十分重要的价值。

任务二　呼吸系统疾病常见症状与体征的护理

一、咳嗽与咳痰

咳嗽(cough)是一种保护性反射动作,通过咳嗽可清除呼道分泌物和进入气道内的异物。但若长期、频繁、剧烈咳嗽对机体不利,则为病理现象。咳嗽是呼吸系统疾病最常见的症状之一,咳嗽无痰或痰量甚少,称为干性咳嗽;有痰则称为湿性咳嗽,也称为咳痰(expectoration)。

【常见病因】

1. 呼吸道疾病 如感染、肿瘤压迫、刺激性气体、粉尘、出血、过敏等。

2. 胸膜疾病 炎症、肿瘤、外伤。

3. 心血管疾病 肺水肿、肺淤血等。

4. 其他 中枢性因素,食管、胃等刺激,服用β受体阻滞剂、血管紧张素转换酶抑制剂也可引起咳嗽。

> **课堂互动**
> 试述咳嗽与咳痰的概念。

【临床表现】

1. 咳嗽的性质、时间与节律、音色 干性或刺激性咳嗽多见急性上呼吸道炎症和急性支气管炎症初期、气管异物、胸膜炎、支气管肿瘤等;湿性咳嗽常见于慢性支气管炎、支气管扩张症、肺脓肿和空洞型肺结核等。突然出现的发作性咳嗽常见于气体刺激、气道异物、气管和支气管分叉部受压迫及少数支气管哮喘;长期慢性咳嗽同湿性咳嗽,清晨或夜间变动体位时咳嗽加剧并伴咳痰,见于慢性支气管炎、支气管扩张症、肺脓肿,夜间咳嗽明显者多见于左心衰竭、肺结核。犬吠样(鸡鸣样)咳嗽见于会厌、喉部疾病和气管受压或异物;金属音调咳嗽见于纵隔、主动脉、支气管等肿瘤;嘶哑性咳嗽见于喉炎、喉结核、喉癌和喉返神经麻痹等。

2. 痰量和性状 痰的性质可分为黏液性、浆液性、脓性和血性等。黏液性痰多见于急性支气管炎、支气管哮喘及大叶性肺炎的初期,也可见于慢性支气管炎、肺结核等。浆液性痰见于肺水肿。脓性痰见于化脓性细菌性下呼吸道感染。血性痰是由于呼吸道黏膜受侵害、损害,毛细血管或血液渗入肺泡所致。上述各种痰液均可带血。健康人很少有痰，急性呼吸道炎症时痰量较少，痰量增多常见于支气管扩张症、肺脓肿和支气管胸膜瘘，且排痰与体位有关。痰量多时静置后可出现分层现象：上层为泡沫，中层为浆液或浆液脓性，下层为坏死物质。恶臭痰提示有厌氧菌感染；铁锈色痰为典型肺炎球菌肺炎的特征；黄绿色或翠绿色痰，提示铜绿假单胞菌感染；痰白黏稠且牵拉成丝难以咳出，提示有真菌感染；大量稀薄浆液性痰中含粉皮样物，提示棘球蚴病(包虫病)；粉红色泡沫样痰是肺水肿的特征。每日咳数百至上千毫升浆液泡沫样痰还需考虑肺泡癌的可能。

二、肺源性呼吸困难

重点：各种呼吸困难的特点及常见的疾病。

呼吸困难(dyspnea)是指患者主观感觉空气不足、呼吸费力，客观表现为呼吸活动用力，并伴有呼吸频率、深度与节律异常。肺源性呼吸困难是由于呼吸系统疾病引起的通气、换气功能障碍，导致缺氧和(或)二氧化碳潴留(CO_2潴留)引起。

课堂互动

试述呼吸困难的分类及主要的临床表现。

【常见病因】

1. 呼吸道和肺部疾病 如感染、其他炎症、气道阻塞或狭窄、肿瘤等。

2. 胸廓疾病 气胸、大量胸腔积液，严重胸廓、脊柱畸形和胸膜肥厚等。

3. 神经肌肉疾病 药物导致呼吸肌麻痹、膈运动障碍等。

【临床表现】

肺源性呼吸困难临床上分三种类型。

1. 吸气性呼吸困难 吸气费力、吸气时间延长，严重者吸气时可见“三凹征”(three depression sign)，表现为胸骨上窝、锁骨上窝和肋间隙明显凹陷，常伴有干咳及高调吸气性喉鸣。三凹征的出现主要是由于呼吸肌极度用力，胸腔负压增加所致。常见于喉部、大气道的狭窄与阻塞。

2. 呼气性呼吸困难 主要特点表现为呼气费力、呼气时间明显延长，常伴有哮鸣音。主要是由于肺泡弹性减弱和(或)小支气管的痉挛或炎症所致。常见于慢性支气管炎(喘息型)、慢性阻塞性肺气肿、支气管哮喘、弥漫性细支气管炎等。

3. 混合性呼吸困难 主要特点表现为吸气期及呼气期均感呼吸费力，呼吸频率增快、变浅，可伴有呼吸音异常或病理性呼吸音。主要是由于肺或胸膜腔病变使呼吸面积减少、影响换气功能所致。常见于重症肺炎、重症肺结核、大面积肺栓塞(梗死)、弥漫性肺间质疾病、大量胸腔积液、气胸、广泛性胸膜增厚等。

三、咯血

咯血(hemoptysis)是指喉以下呼吸道和肺组织的血管破裂导致的出血经口咳出者。咯血需与口腔、鼻、咽部出血或消化道出血相鉴别(表 2-2-1)。

课堂互动

如何鉴别咯血与呕血？

重点：咯血的特征、常见的疾病。

表 2-2-1 咯血与呕血的鉴别

	咯 血	呕 血
病因	结核、支气管扩张、肺癌、心脏病	溃疡、肝硬化、急性胃黏膜糜烂
出血前症状	咽部不适、咳嗽	上腹部不适、恶心、呕吐
出血方式	咯血	呕血
血色	鲜红色	咖啡色或鲜红色
血中混合物	泡沫、痰	食物残渣
反应	碱性	酸性
出血后改变	血痰数日	柏油样持续数日

四、胸痛

胸痛(chest pain)主要由胸部脏器或胸壁组织的病变所致。

【常见病因】

1. 肺与胸膜疾病 感染与炎症、肿瘤、肺梗死、自发性气胸等。

2. 胸壁疾病 胸壁皮肤、肌肉、骨骼、神经的病变等。

3. 心血管疾病 心绞痛、心肌梗死、心包炎等。

4. 纵隔及食管疾病 纵隔肿瘤、食管炎、食管癌等。

【临床表现】

1. 疼痛部位 胸壁疾病疼痛部位局限且有压痛；肺与胸膜病变一般为单侧胸痛；心绞痛和心肌梗死的疼痛常位于胸骨后或心前区，可向左肩、左上肢尺侧及左手小指和无名指放射；纵隔病变常为胸骨后疼痛。

2. 疼痛的性质 肺梗死、气胸等常为患侧刺痛或绞痛；肋间神经痛常呈阵发性灼痛或刺痛；心绞痛和心肌梗死疼痛常为压榨、窒息样，后者并有恐惧、濒死感；急性心包炎为刺痛或钝痛；食管炎常呈灼痛或灼热感。

3. 疼痛的影响因素 大叶性肺炎、胸膜炎、自发性气胸疼痛常因深呼吸、咳嗽疼痛加剧；胸壁疾病疼痛在深呼吸、举臂、咳嗽时加剧；心绞痛常在活动或情绪激动时诱发，休息或含服硝酸甘油缓解；纵隔及食管疾病常在吞咽时加剧。

五、呼吸系统常见体征

呼吸系统常见体征见表 2-2-2。

表 2-2-2　呼吸系统常见体征

疾　病	外　形	呼吸运动幅度	局部语颤	气管位置	局部叩诊音	局部呼吸音	异常支气管音
肺气肿	桶状胸	减弱	减弱	不变	过清音	减弱	无
肺实变	无改变	减弱	增强	不变	浊或实音	减弱	有
肺空洞	无改变	减弱	增强	不变	鼓音	减弱	有
气胸	饱满膨隆	显著减弱	显著减弱	移向健侧	鼓音	显著减弱	无
胸腔积液	饱满膨隆	显著减弱	显著减弱	移向健侧	浊或实音	显著减弱	无

六、常见护理诊断及护理目标、措施

（一）清理呼吸道无效

【护理诊断】

清理呼吸道无效　与痰液黏稠、咳嗽无力、胸痛、意识障碍有关。

【护理目标】

患者能有效排痰，呼吸道分泌物潴留减少或被清除。

【护理措施】

1. 病情观察 密切观察患者咳、喘的发作，痰液的性状和量，详细记录痰液的颜色、量和性状，正确收集痰标本并及时送检。

2. 一般护理

(1) 病室环境要保持舒适、洁净，室温维持在 18～20 ℃，湿度以 50%～60%为宜。空气新鲜，冬季注意保暖，防止受凉。

(2) 给予高蛋白、高维生素、足够热量、易消化饮食，少量多餐，避免油腻、刺激性强、易于产气的食物，防止便秘、腹胀影响呼吸。对张口呼吸、痰液黏稠者，补充足够水分，一般每天饮水

1500 mL以上，以保证呼吸道黏膜的湿润和病变黏膜的修复。做好口腔护理。

(3) 要适当增加休息，保持舒适体位。

3. 对症护理 主要为指导、协助患者有效排痰。

(1) 深呼吸和有效咳嗽：有助于气道远端分泌物的排出。

指导患者有效咳嗽的正确方法：①患者坐位，双脚着地，身体稍前倾，双手环抱一个枕头，有助于膈肌上升；②进行数次深而缓慢的腹式呼吸，深吸气末屏气，然后缩唇(撅嘴)，缓慢地通过口腔尽可能地呼气(降低肋弓，腹部往下沉)；③再深吸一口后屏气 3～5 s、身体前倾，从胸腔进行2～3次短促有力的咳嗽，张口咳出痰液，咳嗽时收缩腹肌，或用自己的手按压上腹部，帮助咳嗽；或患者取俯卧屈膝位，可借助膈肌、腹肌收缩增加腹压，有效咳出痰液。经常变换体位有利于痰液咳出。

重点：促进痰液有效排出的护理措施。

对胸痛(胸部外伤或手术后)患者，避免因咳嗽而加重疼痛。用双手或枕头轻压伤口的两侧，起固定或扶持作用，以抵制咳嗽所致的伤口局部牵拉。

(2) 湿化和雾化疗法：湿化疗法是要达到湿化气道、稀释痰液的目的。适用于痰液黏稠而不易咳出者。常用湿化剂有蒸馏水、生理盐水、低渗盐水(0.45%较常用)。临床上常在湿化的同时加入药物以雾化方式吸入，可在雾化液中加入痰溶解剂、抗生素、平喘药等，达到祛痰、消炎、止咳、平喘的作用。

湿化和雾化疗法的注意事项如下。①防止窒息：干结的分泌物湿化后膨胀易阻塞支气管，应帮助患者翻身、拍背，及时排痰，尤其是体弱、无力咳嗽者。②避免湿化过度：过度湿化可引起黏膜水肿、气道狭窄、气道阻力增加，甚至诱发支气管痉挛，也可导致体内水潴留，加重心脏负荷。要观察患者情况，湿化时间不宜过长，一般以 10～20 min 为宜。③控制湿化温度：温度过高可引起呼吸道灼伤，温度过低可诱发哮喘、寒战反应。一般应控制湿化温度在 35～37 ℃。④防止感染：定期进行医疗装置、病室环境消毒，严格执行无菌操作，加强口腔护理。⑤观察各种吸入药物的副作用。

(3) 胸部叩击与胸壁震荡：适用于久病体弱、长期卧床、排痰无力者，禁用于未经引流的气胸、肋骨骨折、咯血及低血压、肺水肿等患者。

操作步骤如下。①操作前准备：让患者了解操作的意义、过程及注意事项以配合治疗；监测生命体征和肺部听诊，明确病变部位；宜用单层薄布保护胸廓部位，避免直接叩击引起皮肤发红，避免过厚覆盖物降低叩击时的震荡效果。②叩击：叩击时避开乳房、心脏和骨突部位(如脊柱、肩胛骨、胸骨)，避开拉链、纽扣等硬物。③操作手法：胸部叩击时，患者取侧卧位，叩击者两手的手指指腹并拢，使掌侧呈杯状，以手腕力量，从肺底自下而上、由外向内、迅速而有节律地叩击胸壁，震动气道，每一肺叶叩击 2～3 min，每分钟 120～180 次，叩击时发出一种空而深的拍击音则表明手法正确。采用胸壁震荡法时，操作者双手掌重叠，并将手掌置于欲引流的胸廓部位，吸气时手掌随胸廓扩张慢慢抬起，不施加任何压力，从吸气最高点开始，在整个呼气期手掌紧贴胸壁，施加一定压力并做轻柔的上下抖动，即快速收缩和松弛手臂和肩膀(肘部伸直)，以震荡患者胸壁 5～7 次，每一部位重复 6～7 个呼吸周期。胸壁震荡法只在呼气期进行，且紧跟胸部叩击后进行。④操作力度、时间和病情观察：力量适中，以患者不感到疼痛为宜；每次叩击和(或)震荡时间以 5～15 min为宜，应安排在餐后 2 h 至餐前 30 min 完成，操作时要注意观察患者的反应。⑤操作后护理：在患者休息时，协助做好口腔护理，祛除痰液；询问患者的感受，观察痰液情况，复查生命体征、肺部呼吸音及呼吸音变化。

(4) 体位引流：利用重力作用使肺、支气管内分泌物排出体外，又称重力引流。适用于肺脓肿、支气管扩张症等有大量痰液而排出不畅者。禁用于心肺功能不全、明显呼吸困难和发绀者，抗凝治疗、胸廓或脊柱骨折、近 1～2 周内曾有大咯血史者，年迈及一般情况极度虚弱、无法耐受所需的体位、无力排除分泌物者。

(5) 机械吸痰：适用于无力咳出黏稠痰液、意识不清或排痰困难者。可经患者的口、鼻腔及气管插管或气管切开处进行负压吸痰。每次吸引时间不超过 15 s，两次抽吸间隔时间大于 3 min。

并在吸痰前、中、后适当提高吸入氧的浓度,避免吸痰引起低氧血症。

4. 用药护理 按医嘱使用抗生素及止咳、祛痰药,掌握药物的疗效和副作用。

(1) 止咳药:可待因有麻醉性中枢镇咳作用,适于剧烈干咳者,有恶心、呕吐、便秘等副作用,可能会成瘾;喷托维林是非麻醉性中枢镇咳药,用于轻咳或少量痰液者,无成瘾性,副作用有口干、恶心、腹胀、头痛等。

(2) 祛痰药:溴己新可使痰液中黏多糖纤维断裂,痰液黏度降低,偶有恶心,转氨酶增高、胃溃疡者慎用;盐酸氨溴索可促进肺表面活性物质分泌,增强呼吸道纤毛的清除功能,是润滑性祛痰药,胃肠道不适等副作用较轻。对痰液较多或年老体弱、无力咳痰者,以祛痰为主,保持呼吸道通畅。

(二) 气体交换受损

【护理诊断】

气体交换受损 与呼吸道阻塞、呼吸面积减少等有关。

【护理目标】

缺氧减轻和缓解,患者呼吸困难减轻。

【护理措施】

1. 病情观察 观察呼吸频率、节律及深度的变化,尤其是呼吸困难程度及有无进行性加重,监测动脉血气分析和水、电解质及酸碱平衡状况;定期检查氧疗设备,了解患者用氧后反应。

2. 一般护理

(1) 病室环境舒适、安静,温度、湿度适宜,空气新鲜,及时通风换气,避免直接吸入冷空气;禁止探视者吸烟;病情严重者应置于危重症监护病房。

(2) 饮食护理同"清理呼吸道无效"。

(3) 注意休息,嘱患者取舒适体位,如患者能耐受应尽可能让患者保持坐位或半卧位,将衣领松开并注意让脊柱尽量挺直,以利于肺部扩张,晚期患者常采取身体前倾位,使辅助呼吸肌共同参与呼吸。

3. 对症护理

(1) 保持呼吸道通畅:指导、协助患者有效咳嗽与排痰。

(2) 氧疗、机械通气:根据不同疾病及其严重程度,选择合理的氧疗或机械通气方式,以缓解症状。向患者说明氧疗或机械通气的重要性、注意事项和正确使用方法,以得到患者的理解和积极配合。定期检查和消毒治疗装置。

> **课堂互动**
>
> 气体交换受损的护理措施有哪些?

4. 用药护理 遵医嘱应用支气管舒张药、抗生素、呼吸兴奋剂等,观察药物疗效和副作用。

5. 心理护理 陪伴患者身边,倾听患者主诉,适当安慰,减轻其烦躁不安与恐惧,使患者保持情绪稳定、安全感增强,避免因不良情绪反应而加重呼吸困难。

(三) 低效性呼吸型态

【护理诊断】

低效性呼吸型态 与肺的顺应性降低、痰液增多及肺扩张受限等有关。

【护理目标】

呼吸型态改善、呼吸困难减轻或能逐渐恢复正常呼吸。

【护理措施】

重点:呼吸困难患者的护理措施。

1. 病情观察 监测患者呼吸的频率、节律和深度,呼吸困难的程度。监测生命体征,尤其是血压、心率和心律失常的情况。观察缺氧及 CO_2 潴留的症状和体征,如有无发绀、球结膜水肿。评估意识状况及神经精神症状,观察有无肺性脑病的表现。监测动脉血气分析值,及时了解尿常规、血电解质检查结果。气胸患者,尤其是张力性气胸时,可迅速出现严重呼吸循环障碍,如患者出现心率加快、血压下降、发绀、冷汗、心律失常甚至休克,要及时通知医生配合处理。

NOTE

重点：针对不同的缺氧状态如何进行吸氧。

2. 一般护理 同“清理呼吸道无效”。

3. 对症护理

(1) 氧疗的护理：按医嘱实施合理氧疗。氧疗实施过程中，应注意密切观察氧疗效果，如吸氧后呼吸困难缓解、发绀减轻、心率减慢，表示氧疗有效；如果意识障碍加深，可能为 CO_2 潴留加重。应根据动脉血气分析结果和患者的临床表现，及时调整吸氧流量或浓度，达到既保持氧疗效果，又可防止氧中毒和 CO_2 麻醉的目的。注意保持吸入氧气的湿化，以免干燥的氧气对呼吸道产生刺激和气道黏液栓形成。妥善固定输送氧气的导管、面罩、气管导管等，使患者舒适；保持其清洁与通畅，定时更换、消毒，防止交叉感染。向患者家属说明氧疗的重要性，嘱其不要擅自停止吸氧或变动氧流量。

(2) 促进和指导患者进行有效的呼吸：协助和指导患者取半卧位或坐位，趴伏在床上，借此增加辅助呼吸肌的功能，促进肺膨胀。指导、教会病情稳定的患者缩唇呼吸，通过腹式呼吸时膈肌的运动和缩唇呼吸促使气体均匀而缓慢地呼出，以减少肺内残气量，增加肺的有效通气量，改善通气功能。

(3) 配合抢救：发现病情变化及时抢救，预测患者是否需要面罩、气管插管或气管切开行机械辅助呼吸，迅速准备好有关抢救用品，及时、准确地做好各项工作，赢得抢救时机，提高抢救成功率。同时做好患者家属的护理。

4. 用药护理 按医嘱及时、准确给药，并观察疗效及不良反应。

(1) 茶碱类、β_2 受体兴奋剂等药物能松弛支气管平滑肌，减少气道阻力，改善气道功能，缓解呼吸困难。指导患者正确使用气管解痉气雾剂，减轻支气管痉挛。

(2) 呼吸兴奋剂通过刺激呼吸中枢或外周化学感受器，增强呼吸频率和潮气量，改善通气，但同时增加呼吸做功，增强耗氧量和 CO_2 的产生量。使用呼吸兴奋剂时要保持呼吸道通畅，适当提高吸入氧浓度，静脉滴注时速度不宜过快，注意观察呼吸频率和节律、睫毛反应、神志变化以及动脉血气的变化，以便调节剂量；如出现恶心、呕吐、烦躁、面色潮红、皮肤瘙痒等现象，需要减慢滴速；若经 4～12 h 未见效，或出现肌肉抽搐等严重副作用时，应及时通知医生停用药物。

(3) Ⅱ型呼吸衰竭患者常因呼吸困难、咳嗽、咳痰或缺氧、CO_2 潴留引起烦躁不安、失眠，护士在执行医嘱时应结合临床表现认真判别，禁用对呼吸有抑制作用的药物如吗啡等，慎用其他镇静剂如地西泮，以防止发生呼吸抑制。

5. 心理护理 患者常对病情和预后有顾虑，心情忧虑，甚至对治疗丧失信心，护士应多了解和关心患者的心理状况，特别是对建立人工气道和使用机械通气的患者，应经常巡视。患者在严重呼吸困难期间护士应尽量在床旁陪伴，呼叫器放在患者易取之处，听到呼叫立即应答。做各项检查、操作前向患者做好解释。允许患者提问和表达恐惧心理，让患者说出或写出引起或加剧焦虑的因素，教会患者自我放松等各种缓解焦虑的办法，以缓解呼吸困难、改善通气。

(四) 体温过高

【护理诊断】

体温过高　与致病菌引起肺部感染有关。

【护理目标】

体温降至正常。

【护理措施】

1. 病情观察 监测患者的神志、体温、呼吸、脉搏、血压和尿量，做好记录，便于观察热型，有助于明确诊断。重症感染不一定有高热，应重点观察老年人、久病体弱者的病情变化。

2. 一般护理

(1) 病室环境同“清理呼吸道无效”。

(2) 提供足够热量、蛋白质和维生素的流质或半流质饮食，以补充高热引起的营养物质消耗。鼓励患者足量饮水(每天 2～3 L)，轻症者无需静脉补液。失水者遵医嘱补液，尤其是食欲差或不能进食者，应补充因发热而缺失的水和盐，加快毒素排泄和热量散发，保持血中 Na^+ 浓度 <145 mmol/L，尿相对密度<1.020。心脏病者或老年人应注意补液速度，防止过快导致急性肺水肿。有明显麻痹性肠梗阻或胃扩张时，应暂禁食、禁水，给予胃肠道减压，直至肠蠕动恢复。

(3) 患者应卧床休息，以减少耗氧量，缓解头痛、肌肉酸痛等症状。

3. 对症护理

(1) 口腔护理：做好口腔护理，鼓励患者经常漱口；口唇疱疹者局部涂石蜡油或抗生素软膏，防止继发感染。

重点：高热患者的护理措施。

(2) 高热护理：寒战时注意保暖，及时添加被褥，给予热水袋时防止烫伤。高热时采用乙醇擦浴、冰袋、冰帽进行物理降温，预防惊厥。患者出汗时，及时协助擦汗、换衣，避免受凉。

4. 用药护理 遵医嘱及时使用抗生素，观察疗效和副作用，如使用头孢唑啉钠可有发热、皮疹、胃肠道不适等副作用，偶见白细胞减少和丙氨酸氨基转移酶增高；使用喹诺酮类药(氧氟沙星、环丙沙星)偶见皮疹、恶心等，不宜用于儿童；氨基糖苷类抗生素有肾、耳毒性，老年人或肾功能减退者应慎用或适当减量。物理降温疗效欠佳时，应给予药物降温，应逐渐降温，防止速度过快引起虚脱。

5. 心理护理 陪伴在患者身边，适当安慰，减轻其烦躁不安与恐惧，使患者保持情绪稳定，增强安全感。

(五) 活动无耐力

【护理诊断】

活动无耐力　与缺氧、心功能减退、疲乏有关。

【护理目标】

能进行有效的休息和活动，活动耐力逐渐提高。

【护理措施】

1. 病情观察 观察患者耐力水平，观察并记录患者的气促程度、活动量及生活自理能力，活动后有无不良反应，如呼吸困难、大量出汗、头晕等。

2. 一般护理 心肺功能失代偿期患者应绝对卧床休息。限制探视，减少不良环境刺激，保证充足的睡眠和休息，有利于心肺功能的恢复。采取舒适体位，如半卧位或坐位等，减少机体耗氧量，有利于减轻呼吸困难和心脏负担。其余同"清理呼吸道无效"。

3. 对症护理

(1) 协助长期卧床的患者定时改变体位，拍背并鼓励患者进行有效咳嗽，保持呼吸道通畅，减轻症状。

(2) 指导较重患者在床上进行缓慢的肌肉松弛活动，如单侧上肢(轮流交替)前伸、握拳，使上肢肌肉保持紧张 5 s 后，松弛平放床上；单侧下肢(轮流交替)抬离床面，肌肉保持紧张 5 s 后，松弛平放床上等。

(3) 鼓励患者进行呼吸肌功能锻炼，通过腹式呼吸、缩唇呼吸等，加强胸、膈呼吸肌的肌力和耐力，提高活动耐力。

(4) 运动形式多样化，如散步、上下阶梯、保健体操、太极拳等，运动强度和时间应根据患者的具体情况确定，一般每次锻炼从 10～20 min 开始，逐渐增加到 20～30 min，每天 2～4 次。嘱患者如活动中出现胸闷、心悸、气急、发绀时应立即停止活动，卧床休息并吸氧。根据患者各方面情况，及时修改活动计划。

4. 心理护理 向患者解释活动对康复的意义，注意培养患者的独立性和坚持活动的意识。由于疾病原因，患者活动后出现不适会变得依赖性增强，导致活动能力更趋下降，应鼓励患者进行日常活动，保持生活自理能力。共同制订活动计划，减轻其对活动后可能出现不适的恐惧，使患者摆脱依赖心理，增加生活情趣。

知识拓展

喹诺酮类药物有哪些?

喹诺酮类药物经历四十多年的发展分为四代,代表药物如下。

1. 萘啶酸和吡咯酸。

2. 西诺沙星和吡哌酸。

3. 诺氟沙星、依诺沙星、环丙沙星、氧氟沙星、洛美沙星、培氟沙星、氟罗沙星、安舒沙星和司帕沙星。

4. 莫西沙星、克林沙星、吉米沙星。

任务三　急性呼吸道感染患者的护理

学习目标

1. 了解急性上呼吸道感染和急性气管、支气管炎的治疗要点。
2. 熟悉急性上呼吸道感染和急性气管、支气管炎的常用护理诊断/问题、护理措施及依据。
3. 掌握高热患者的护理措施。

一、急性上呼吸道感染

情景导入

患儿,男,3岁,维吾尔族,以咳嗽、咳痰10天,发热3天为主诉入院。查体:T 38.6 ℃,P 88次/分,R 26次/分,神志清,精神差,发育正常,营养可,体型正常,自主体位,全身皮肤黏膜无黄染,全身浅表淋巴结无肿大,头颅无畸形,瞳孔等大、等圆,对光反射存在,口唇无发绀,咽部无充血,颈部对称、无抵抗感,无颈静脉怒张,气管居中,双侧甲状腺未扪及肿大,胸廓正常,呼吸音粗,双肺呼吸可闻及干、湿啰音,心界无扩大,心率88次/分,心律齐,无心慌,胸闷,心尖及各瓣膜听诊区未闻及病理性杂音,腹部平软,肝脾未触及,肛门及外生殖器未查,上、下肢关节疼痛。

急性上呼吸道感染(acute upper respiratory infection)简称上感,是指鼻腔、咽或喉部的急性炎症,是呼吸道最常见疾病之一。本病全年均可发病,多为散发,以冬、春季多见。

本病大多数由病毒引起,常见的有流感病毒(甲、乙、丙型)、副流感病毒、鼻病毒、腺病毒、呼吸道合胞病毒等;细菌可继发于病毒感染或直接感染,常见的是溶血性链球菌,其次为流感嗜血杆菌、肺炎链球菌和葡萄球菌等。病原体常通过飞沫或被污染的用具传播。

【病因及发病机制】

1. 病因　急性上呼吸道感染有70%～80%由病毒引起。主要有流感病毒(甲、乙、丙型)、副流感病毒、呼吸道合胞病毒、腺病毒、鼻病毒、埃可病毒、柯萨奇病毒、麻疹病毒、风疹病毒。细菌感染可直接或继病毒感染之后发生,以溶血性链球菌为多见,其次为流感嗜血杆菌、肺炎球菌和葡萄球菌等。偶见革兰阴性杆菌,其感染的主要表现为鼻炎、咽喉炎或扁桃体炎。

2. 发病机制 当有受凉、淋雨、过度疲劳等诱发因素使全身或呼吸道局部防御功能降低时,原已存在于上呼吸道或从外界侵入的病毒或细菌可迅速繁殖,引起发病,尤其是老幼体弱或有慢性呼吸道疾病如鼻旁窦炎、扁桃体炎者,更易患病。

【护理评估】

(一) 健康史

注意询问发病情况,注意病初有无类似"上呼吸道感染"的表现,有无反复发作、湿疹、过敏史。

(二) 身体状况

起病较急,常先有鼻塞、流涕、咽痛、声嘶等上感症状,继之出现咳嗽、咳痰,先为干咳、胸骨下闷痛感,1~2 天后咳少量黏液性痰,以后转为黏液脓性痰,痰量增多,咳嗽加剧,偶可痰中带血;伴支气管痉挛时,可有气促、胸骨后发紧感。全身症状较轻,可伴低热、乏力等,一般 3~5 天后消退。咳嗽、咳痰可持续 2~3 周后消失,若迁延不愈可逐渐演变成慢性支气管炎。肺部听诊呼吸音正常或增粗,并可有散在干、湿啰音。

(三) 辅助检查

病毒感染时,血白细胞计数多正常;细菌感染较重时,白细胞总数和中性粒细胞增高。痰涂片或培养可发现致病菌。X 线胸片检查多无异常,或仅有肺纹理增粗。

(四) 治疗原则

1. 对症治疗 重点是减轻症状、缩短病程和预防并发症。

2. 抗感染治疗 目前尚无特异性的抗病毒药物。由于常并发细菌感染,临床可根据病原菌和药敏试验选用抗生素。常用青霉素、头孢菌素、氨基糖苷类抗生素,也可口服大环内酯类或喹诺酮类及磺胺类抗菌药物。

3. 中药治疗 常用中成药有板蓝根冲剂、感冒清热冲剂、银翘解毒片等。

二、急性气管、支气管炎

急性气管、支气管炎是指感染、理化、过敏等因素引起的气管、支气管黏膜的急性炎症,临床主要表现为咳嗽和咳痰。多见于寒冷季节或气候突变时。

【病因】

(1) 感染:由病毒、细菌直接感染或上感迁延而来。病原体常为流感嗜血杆菌、肺炎链球菌、腺病毒、流感病毒等,奴卡氏菌感染有所上升。

(2) 理化因素:寒冷空气、粉尘、刺激性气体[氨气、氯气、二氧化硫、二氧化碳(CO_2)等]或烟雾可刺激气管、支气管黏膜而引起本病。

(3) 过敏反应:对花粉、有机粉尘、真菌孢子或细菌蛋白质过敏等,均可引起气管、支气管的过敏反应。

【护理评估】

(一) 健康史

注意询问发病情况,上呼吸道感染时间,反复发作史;有无咳嗽、咳痰;咽痛症状有无加重;有无发热及全身症状;叩诊有无干、湿啰音。

(二) 身体状况

起病较急,常先有鼻塞、流涕、咽痛、声嘶等上感症状,继之出现咳嗽、咳痰,先为干咳、胸骨下闷痛感,1~2 天后咳少量黏液性痰,以后转为黏液脓性痰,痰量增多,咳嗽加剧,偶可痰中带血;伴支气管痉挛时,可有气促、胸骨后发紧感。全身症状较轻,可伴低热、乏力等,一般 3~5 天后消退。咳嗽、咳痰可持续 2~3 周后消失,若迁延不愈可逐渐演变成慢性支气管炎。肺部听诊呼吸音正常或增粗，并可有散在干、湿啰音。

（三）治疗原则

1. 对症治疗 对发热、头痛者，选用解热镇痛药；咳嗽无痰者，可选用止咳药；痰液黏稠不易咳出者，可用祛痰药也可以用雾化吸入法祛痰；如有支气管痉挛，选用平喘药如茶碱类、肾上腺素受体兴奋剂等。

> **课堂互动**
> 急性气管、支气管炎的治疗要点有哪些？

2. 抗菌治疗 一般选用青霉素、头孢类、大环内酯类、喹诺酮类或根据细菌培养和药敏试验结果选择药物，依症状轻重给予口服、肌内注射或静脉滴注。

【首要护理诊断/问题】

（1）舒适度的改变：鼻塞、流涕、咽痛 与病毒和（或）细菌感染有关。

（2）清理呼吸道无效 与呼吸道感染、痰液黏稠有关。

重点：急性上呼吸道感染和急性气管、支气管炎的常用护理诊断/问题、护理措施及依据。

【次要护理诊断/问题】

1. 体温过高 与病毒和（或）细菌感染有关。

2. 气体交换受损 与过敏引起支气管痉挛有关。

3. 疼痛 与咳嗽、气管炎症有关。

> **课堂互动**
> 试述急性呼吸道感染主要的护理诊断和护理措施？

【护理目标】

1. 护理目标 减轻症状，体温恢复正常。

2. 其余护理目标 参见本书相关内容。

【护理措施】

1. 病情观察 观察鼻塞是双侧或单侧，是清涕或脓涕，咽痛是否伴声嘶；注意观察体温变化，有无咳嗽、咳痰及痰液的特点等。

2. 一般护理 保持室内适宜的温度、湿度和空气流通；患者应注意休息，减少消耗；给予高热量、丰富维生素、易消化的食物，鼓励患者每天保持足够的饮水量，避免刺激性食物，限烟酒。

3. 对症护理 进食后漱口或口腔护理，防止口腔感染；高热时可行物理降温或遵医嘱选用解热镇痛药物；咽痛、声嘶时给予雾化吸入。

【护理评价】

（1）患者支气管炎症得到及时控制，积极配合治疗，咳嗽、咳痰症状得到改善，体温正常。

（2）痰液能及时排出，没有出现肺部并发症。

（3）学会有效呼吸和有效咳嗽的方法。

（4）懂得预防疾病的相关知识。

知识拓展

超声雾化

利用超声波将药液变成微细雾滴的一种治疗方法。对治疗急慢性支气管炎，肺源性心脏病及各种呼吸性疾病有一定疗效。

超声雾化器利用超声波定向压强，使液体表面隆起，在隆起的液面周围发生空化作用，使液体雾化成小分子的气雾，使药物分子通过气雾直接进入终末细支气管或肺泡，达到治疗作用。其设计独特，水箱透明能看见工作过程；使用高品质的超声波换能器、一次性药杯、含咀；具有医疗、加湿和美容的功能；能够提高空气的质量，提高对生活环境的要求。

任务四　慢性支气管炎和慢性阻塞性肺疾病患者的护理

学习目标

1. 了解慢性支气管炎、慢性阻塞性肺疾病的概念、发病相关因素及病理。
2. 熟悉慢性支气管炎、慢性阻塞性肺疾病患者的临床特征。
3. 熟悉慢性支气管炎、慢性阻塞性肺疾病患者的护理评估内容。
4. 掌握慢性支气管炎、慢性阻塞性肺疾病患者的一般护理内容、方法。
5. 掌握慢性阻塞性肺疾病患者氧疗的护理内容、方法。
6. 熟悉慢性阻塞性肺疾病患者健康教育的内容。

一、慢性支气管炎

情景导入

患者,男,75岁,因咳嗽、咳痰25年余,胸闷、气急半月,双下肢水肿10天入院。2周前无明显诱因出现胸闷、气急,呈进行性加重,短程步行即气急,双下肢水肿治疗后水肿消退明显,但仍有气急,咳少量白黏液痰。既往有慢性支气管炎病史25年,吸烟50年,20支/天。查体:T 37.2 ℃,P 65次/分,R 16次/分,BP 130/90 mmHg。神志清,口唇无发绀,颈静脉无怒张,桶状胸,两肺呼吸音低,未闻及干、湿啰音,心律齐、无杂音,腹部平软,肝脾未触及,两肾区无叩痛,双下肢轻度水肿,神经系统正常。实验室检查:WBC 12×10^9/L。动脉血气分析示:pH 7.3,$PaCO_2$ 69.7 mmHg,PaO_2 57.5 mmHg,SO_2 74.9%。肺功能检查提示:FEV_1/FVC 65%。心电图检查提示:肺型P波,P电压≥0.2 mV,P电轴>+80°,即右心室肥大。

慢性支气管炎(chronic bronchitis)简称慢支,是指气管、支气管黏膜及其周围组织的慢性非特异性炎症。以慢性咳嗽、咳痰或伴有喘息及反复发作为临床特征,每年发病持续3个月,连续2年或2年以上。

【病因】

慢支的病因较复杂,迄今尚未完全明了,一般认为与下列因素有关。

1. 大气污染　吸入大气中的刺激性烟雾与气体,如二氧化硫、二氧化氮、臭氧、氯气等,可损伤支气管黏膜,为细菌侵入创造条件。

2. 吸烟　吸烟与慢支的关系密切。吸烟引起支气管纤毛变短、不规则而致纤毛运动受抑制;杯状细胞增多,黏液分泌亢进,导致气管净化能力下降;支气管黏膜充血、水肿,黏液积聚,肺泡吞噬功能减弱。吸烟还可引起支气管痉挛。

3. 感染　反复长期感染是慢支发生发展的重要因素。主要是病毒和细菌感染,常见病毒为鼻病毒、流感病毒、腺病毒、呼吸道合胞病毒等,常见细菌为肺炎链球菌、流感嗜血杆菌、卡他莫拉菌和葡萄球菌等。

4. 过敏因素　过敏反应可引起支气管收缩或痉挛、组织损害和炎症反应,进一步发展成慢支,过敏原有尘埃、细菌、花粉和化学气体等。

5. 其他因素　免疫、年龄和气候等因素均与慢性支气管炎有关。寒冷空气可以刺激腺体分泌黏液,纤毛运动减弱,黏膜血管收缩,局部血液循环障碍,易引起继发性感染。老年人肾上腺皮质功能减退,细胞免疫功能下降,溶菌酶活性降低,从而容易造成呼吸道的反复感染。

【护理评估】

（一）健康史

询问慢支、肺气肿患者吸烟史和慢性咳嗽、咳痰病史，发病是否与寒冷季节或气候变化有关，职业性质和工作环境中有无接触职业粉尘和化学物质。

（二）身体状况

起病缓慢，病程较长，反复急性发作而加重。以咳嗽、咳痰、喘息为主要症状。

（1）咳嗽：一般以晨间咳嗽为主，白天咳嗽较轻，睡前有阵咳或排痰。主要由于支气管黏膜充血、水肿或管腔内分泌物积聚引起咳嗽。

重点：慢性支气管炎的咳嗽、咳痰特点。

（2）咳痰：以清晨排痰较多，一般为白色黏液或浆液泡沫样痰。由于夜间睡眠后副交感神经相对兴奋，支气管分泌物增加，痰液积聚于管腔内，起床后或体位改变时即引起刺激而致排痰；急性发作伴有细菌感染时，出现黏液脓性痰，咳嗽加剧，痰量增加。

（3）喘息或气促：部分有支气管痉挛而出现喘息，常伴有哮鸣音；并发阻塞性肺气肿时，先出现劳累或活动后气促，晚期休息时亦气促，生活难以自理。

（4）体征：急性发作期，可在肺部闻及散在干、湿啰音，咳嗽后啰音可减少或消失；喘息型慢支可闻及哮鸣音并有呼气延长。

（三）临床分型和分期

1. 分型　可分为单纯型与喘息型。单纯型以咳嗽、咳痰为主要表现；喘息型除咳嗽、咳痰外尚有喘息，伴有哮鸣音，喘息于睡眠时明显，阵咳时加剧。

2. 分期

（1）急性发作期：指 1 周内出现脓性或黏液脓性痰，痰量明显增多或伴有发热等表现；或指 1 周内咳、痰、喘症状中任何一项明显加重。

（2）慢性迁延期：不同程度的咳、痰、喘症状，迁延达 1 个月以上。

（3）临床缓解期：症状基本消失或偶有轻咳，少痰，维持 2 个月以上。

（四）辅助检查

1. 血常规　急性发作期血白细胞和中性粒细胞增多，喘息型患者嗜酸性粒细胞增多。

2. 痰液检查　痰涂片或培养可见致病菌。涂片可发现较多中性粒细胞和已破坏的杯状细胞，喘息型患者有较多的嗜酸性粒细胞。

3. X 线检查　反复发作者可见两肺纹理增粗、紊乱，以两肺下野较明显。

4. 呼吸功能测定　早期无异常，随着病情进展出现阻塞性通气功能障碍。

（五）处理原则

1. 急性发作期　以控制感染为主，并给予祛痰、镇咳和平喘药物。

2. 缓解期　加强锻炼，增强体质，加强环境卫生，避免诱发因素。

> **课堂互动**
> 慢性支气管炎的临床表现、诊断标准是什么？

【首要护理诊断/问题】

清理呼吸道无效　与呼吸道分泌物增多、黏稠有关。

【护理措施】

1. 保持呼吸道通畅　指导患者采取有效的咳嗽方式，遵医嘱用药，进行雾化吸入等，促进痰液排出。

2. 饮食护理　注意营养饮食，以增强体质，饮食以高蛋白、高热量、高维生素、低脂、易消化为宜，多进食如瘦肉、蛋、奶、鱼、蔬菜和水果等。多饮水，每天不少于 1500 mL。

3. 减少急性发作　要点是增强体质、预防感冒、戒烟等。

【次要护理诊断/问题】

（1）体温过高　与慢支并发感染有关。

(2) 潜在并发症:阻塞性肺气肿、支气管扩张症。

上述护理目标与措施见本书相关内容。其他护理诊断如知识缺乏,为缺乏慢支的防治知识。

【健康指导】

(1) 告知患者和家属本病的治疗为一个长期过程,要树立信心、主动配合、坚持治疗,争取病情的缓解。

(2) 指导患者适当休息,避免过度疲劳;加强体育锻炼,增强体质,提高免疫能力。尤其是缓解期患者应坚持锻炼以增强耐寒能力和机体抵抗力。锻炼应量力而行、循序渐进,以患者不感到疲劳为宜。可进行散步、做健身操、打太极拳等。加强饮食营养,保证足够的热量、蛋白质、维生素和水分,增强食欲。向患者讲解吸烟的危害,帮助患者制订有效的戒烟计划,积极戒烟。

(3) 告知患者应尽可能改善环境,消除及避免烟雾、粉尘和刺激性气体的吸入,避免接触过敏原或去空气污染、人多的公共场所,生活在空气清新,温、湿度适宜,阳光充足的环境中,注意防寒避暑。注意保暖,避免受凉,预防感冒。

(4) 指导患者按医嘱合理使用药物,勿滥用药物。

(5) 告知患者咳嗽、咳痰等症状加重时应及时就诊。

【护理评价】

(1) 患者积极配合治疗,咳嗽、咳痰症状得到改善,体温正常。

(2) 注重营养饮食的调理,营养状况得到改善,体重恢复正常。

(3) 痰液能及时排出,达到无阻塞症状。

(4) 掌握了促进痰液排出的各种方法,学会有效呼吸和有效咳嗽的方法。

(5) 无严重的药物不良反应,无严重并发症出现。

二、慢性阻塞性肺疾病

慢性阻塞性肺疾病(chronic obstructive pulmonary disease,COPD)简称慢阻肺,是一种以持续气流受限为特征的可以预防和治疗的疾病,气流受限不完全可逆,呈进行性发展。COPD 主要累及肺脏,也可引起肺外的不良效应。

COPD 与慢性支气管炎及肺气肿密切相关。慢性支气管炎指排除慢性咳嗽的其他各种原因后,患者每年慢性咳嗽、咳痰达 3 个月以上,并连续 2 年,不一定有气流受限。肺气肿指肺部远端的气管到末端的细支气管出现异常持久的扩张,伴有肺泡壁和细支气管的破坏而无明显肺纤维化。当慢性支气管炎和(或)肺气肿患者肺功能检查出现气流受限并且不能完全可逆时,则诊断为 COPD。如患者有慢性支气管炎和(或)肺气肿,而无气流受限,则不能诊断为 COPD。支气管哮喘也具有气流受限,但支气管哮喘是一种特殊的气道炎症性疾病,其气流受限具有可逆性,故不属于 COPD。

【病因】

确切的病因尚不清楚,COPD 的有关危险因素包括个体易感因素及环境因素,两者相互影响。

1. 吸烟 吸烟为重要的发病因素,吸烟者慢性支气管炎的患病率比不吸烟者高 2~8 倍,吸烟时间越长,吸烟量越大,COPD 患病率越高。烟草中的焦油、尼古丁和氢氰酸等化学物质可损伤气道上皮细胞,致纤毛运动障碍和巨噬细胞吞噬功能下降。

2. 职业粉尘和化学物质 接触职业粉尘及化学物质。

3. 空气污染 大气中的二氧化硫、二氧化氮、氯气等有害气体及微小颗粒物可损伤气道黏膜上皮,使纤毛清除功能下降,黏液分泌增加,并为细菌感染创造条件。

4. 感染因素 与慢性支气管炎类似,感染也是 COPD 发生发展的重要机制之一。

5. 酶失衡 蛋白酶-抗蛋白酶失衡。

6. 氧化应激 有许多研究表明,COPD 患者的氧化应激增加。氧化物可直接作用并破坏许多生化大分子,导致细胞功能障碍或细胞死亡。氧化应激还可以破坏细胞外基质,引起蛋白酶-抗蛋白酶失衡，促进炎症反应。

7. 炎症机制 气道、肺实质及肺血管的慢性炎症是COPD的特征性改变，中性粒细胞、巨噬细胞、T淋巴细胞等炎症细胞均参与了COPD的发病过程。中性粒细胞的活化和聚集是COPD炎症过程的一个重要环节。

课堂互动

COPD的概念和常见并发症有哪些？

8. 其他 如自主神经功能失调、营养不良、气温变化等都有可能参与COPD的发生发展。

【护理评估】

（一）健康史

询问COPD患者的吸烟史和慢性咳嗽、咳痰病史；呼吸困难发作次数是否频繁；发病是否与寒冷季节或气候变化有关，职业性质和工作环境中有无接触职业粉尘和化学物质。

（二）身体状况

1. 症状体征 主要症状是逐渐加重的呼吸困难。最初仅在劳动、上楼或登山、爬坡时有气急，随着病变发展，在平地活动时，甚至在静息时也感气急，伴有咳嗽、咳痰，全身症状有疲劳、食欲不振和体重减轻。早期可无明显体征，随病情进展出现典型肺气肿体征。视诊：桶状胸，呼吸运动减弱。触诊：语颤减弱或消失。叩诊：有过清音，心浊音界缩小或不易叩出，肺下界和肝浊音界下降。听诊：心音遥远，呼吸音普遍减弱，呼气延长，并发感染的肺部可有湿啰音。

2. 严重程度分级及并发症

（1）COPD的严重程度分级：①根据 FEV_1/FVC 、FEV_1 预计值下降的幅度对COPD的严重程度分级，见表2-4-1。

（2）多因素分级系统：虽然 FEV_1 占预计值的百分数对反映COPD严重程度、健康状况及病死率有一定价值，但不能完全反映COPD复杂的严重情况。研究证明体重指数（BMI）和呼吸困难分级对COPD的生存率具有较好的预测价值，当COPD患者的 $BMI<21\ kg/m^2$ 时其死亡率增加，因此，目前认为将 FEV_1、呼吸困难分级、BMI和6 min步行距离组成一个综合的多因素分级系统，分别从气流受限程度、症状、患者的营养状况和运动耐力4个方面对COPD的严重程度进行综合分析，比单纯 FEV_1 能更好反映COPD预后。

表 2-4-1 慢性阻塞性肺疾病的严重程度分级

级别	严重程度
0级	高危，有患COPD的危险因素（吸烟、职业粉尘和化学物质、感染等），肺功能在正常范围，有慢性咳嗽、咳痰的症状
1级	轻度，$FEV_1/FVC<70\%$，$FEV_1\geq80\%$ 预计值，有或无慢性咳嗽、咳痰症状
2级	中度，$FEV_1/FVC<70\%$，$50\%<FEV_1<80\%$ 预计值，有或无慢性咳嗽、咳痰症状
3级	重度，$FEV_1/FVC<70\%$，$30\%<FEV_1<50\%$ 预计值，有或无慢性咳痰、咳嗽症状
4级	极重度，$FEV_1/FVC<70\%$，$FEV_1<30\%$ 预计值，或 $FEV_1<50\%$ 预计值，伴有慢性呼吸衰竭

（3）并发症：常并发自发性气胸、慢性呼吸衰竭、慢性肺源性心脏病等。

（三）辅助检查

1. 影像检查 X线检查典型改变为胸廓扩张、肋间隙增宽、肋骨平行，活动减弱，膈低平，两肺野的透亮度增加，可见局限性肺大疱。胸部CT更能准确判断，并可对其严重程度进行定量分析。

2. 呼吸功能检查 $FEV_1/FVC<60\%$，最大通气量低于预计值的80%，残气量增加，残气量/肺总量<40%，说明肺过度充气。

3. 血气分析 如出现明显缺氧及二氧化碳潴留时，则 PaO_2 降低，$PaCO_2$ 升高，并可出现失代偿性呼吸性酸中毒，pH值降低。

（四）治疗原则

积极控制原发病，避免吸烟、刺激性气体等加重因素，预防和控制感染。合理氧疗，改善营养状态，有效进行呼吸功能锻炼和康复治疗。

【首要护理诊断/问题】

气体交换受损　与气道阻塞、通气功能障碍、残气量增加有关。

【护理目标】

患者能有效进行呼吸肌功能锻炼，呼吸功能改善。

【护理措施】

重点：慢性阻塞性肺疾病患者的一般护理内容、方法。

1. 病情观察　观察患者呼吸困难的程度及其与活动的关系，有无发绀，以及对疾病的认识、使用呼吸技术的知识等。

2. 一般护理　见本书相关内容。

3. 对症护理

1）呼吸功能锻炼　指导患者进行腹式和缩唇呼吸，能有效加强膈肌运动，提高通气量，减少耗氧量，改善呼吸功能，减轻呼吸困难，增加活动耐力。具体方法如下。

课堂互动

试述腹式呼吸和缩唇呼吸的概念，怎样指导慢性支气管炎、COPD患者进行腹式呼吸锻炼？

（1）腹式呼吸训练：取立位（体弱者可取半卧位或坐位），左、右手分别放在腹部和胸前。全身肌肉放松，静息呼吸。吸气时用鼻吸入，尽力挺腹，胸部不动；呼气时用口呼出，同时收缩腹部，胸廓保持最小活动幅度，缓呼深吸，增进肺泡通气量。每分钟呼吸7～8次，如此反复训练，每次20 min，每天2次。熟练后逐步增加次数和时间，使之成为不自觉的呼吸习惯。

（2）缩唇呼吸训练：用鼻吸气时用口呼气，呼气时口唇缩拢似吹口哨状，持续慢慢呼气，同时收缩腹部。吸与呼时间之比为1∶2或1∶3。缩唇的程度与呼气流量由患者自行选择调整，以能使距离口唇15～20 cm处、与口唇等高点水平的蜡烛火焰随气流倾斜又不致熄灭为宜。

重点：慢性阻塞性肺疾病吸氧的作用机制。

2）氧疗　一般采用鼻导管吸氧，流量1～2 L/min，持续性吸氧，或每天15 h以上的长期氧疗，以提高氧分压。特别是睡眠时氧疗不可间歇，以防熟睡时呼吸中枢兴奋性减弱或上呼吸道阻塞而加重低氧血症。同时做好吸氧的护理工作，所有装置均应定期消毒，专人使用，预防感染。

4. 用药护理　遵医嘱给予支气管扩张剂，缓解呼吸困难。

【次要护理诊断/问题】

（1）清理呼吸道无效　与痰液黏稠、咳嗽无力、支气管痉挛有关。

（2）营养失调：低于机体需要量　与食欲减退、能量消耗增加有关。

（3）活动无耐力　与疲劳、呼吸困难、机体缺氧有关。

（4）焦虑　与病情反复、担心疾病的预后有关。

【护理目标】

（1）清理呼吸道无效，见本书相关内容。

（2）能了解基本的饮食营养知识，遵循饮食计划，营养状况改善。

【护理措施】

1. 病情观察　动态监测患者实际体重与理想体重的比值，测三角肌皮褶宽度、上臂中部肌围（营养不良时小于标准测量值的60%）、肌肉松弛无力程度，检查血清蛋白等实验室指标。

2. 饮食护理　根据病情及饮食习惯制订患者乐于接受的高热量、高蛋白、高维生素、易消化的饮食计划。避免食用产气食物，以免腹部胀气，使膈肌上抬而影响肺部换气功能；做到少量多餐，避免因饱胀而引起呼吸不畅；呼吸困难并便秘者，应鼓励多饮水，多进食高纤维素的蔬菜和水果，保持大便通畅；并发肺心病者，如出现腹腔积液或水肿明显、尿少时，应限制钠、水的摄入量。每天钠盐＜3 g，水分＜1500 mL；增进食欲，经常变换食谱，增加食物的色、香、味及适宜的温度，以刺激食欲；安排整洁、安静、优美的进食环境，减少不良刺激；进餐时安置患者于半卧位或坐位，以利吞咽，并嘱餐后 2 h 内避免平卧，饭前、饭后及进餐时限制液体摄入量，以避免出现上腹饱胀感，引起不适。餐后漱口，必要时口腔护理每天 2 次，以保持口腔清洁、舒适，促进食欲。必要时遵医嘱静脉补充营养。

【健康指导】

(1) 告知患者 COPD 是不可逆转的病变，治疗的目的在于改善呼吸功能，提高工作、生活能力；应使患者认识到积极配合治疗及康复锻炼可减少疾病发作、改善呼吸功能、提高生活质量，为此必须要有耐心，治疗和锻炼必须持之以恒。

(2) 指导患者坚持呼吸锻炼和全身运动锻炼，保护肺功能，防止并发症的发生。告诫患者不宜去海拔高、空气稀薄、气压低的高山地区，以免加重呼吸困难。遵循饮食原则和计划，增强身体素质，提高机体抗病能力。劝说吸烟者戒烟。

(3) 指导患者注意防寒保暖，防治各种呼吸道感染；改善环境卫生，加强劳动保护，避免烟雾、粉尘和刺激性气体对呼吸道的影响。

(4) 告知患者如感觉不适，出现明显呼吸困难、剧烈胸痛、畏寒、发热、咳嗽加重，应警惕自发性气胸、肺部急性感染等并发症，并及时就医。

【护理评价】

(1) 患者积极配合治疗，预防呼吸道感染等诱发因素，增强体质，加强锻炼。

(2) 注重营养、饮食的调理，营养状况得到改善，体重恢复正常。

(3) 急性发作期采用有效的治疗方法，积极配合治疗和护理；缓解期注重耐寒锻炼和有效的腹式呼吸，增加肺活量，减少二氧化碳的蓄积，改善缺氧状态。

(4) 患者掌握该病发生发展的基本知识，无严重的药物不良反应。

知识拓展

肺功能检查

肺功能检查主要用于以下目的。

1. 早期检出肺、呼吸道病变。
2. 鉴别呼吸困难的原因，判断气道阻塞的部位。
3. 评估肺部疾病的病情严重程度。
4. 评估外科手术耐受力及术后发生并发症的可能性。
5. 健康体检、劳动强度和耐受力的评估。
6. 危重患者的监护等。

任务五 慢性肺源性心脏病患者的护理

学习目标

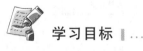

1. 熟悉肺源性心脏病(简称肺心病)的概念。
2. 了解肺心病的病因与发病机制。
3. 熟悉肺心病患者的临床特征、并发症的观察要点。
4. 掌握肺心病患者氧疗的护理内容、方法。
5. 熟悉肺心病患者健康教育的内容。

情景导入

患者,女,60岁,20年来反复出现咳嗽,咳白色泡沫样痰,时而咳黄痰,并出现气短,尤以过劳、受凉后症状明显。近1周来出现少尿伴双下肢水肿,口服双氢克尿噻及氨苯蝶啶治疗效果不佳而入院。查体:T 37.9 ℃,P 120次/分,R 24次/分,BP 112/75 mmHg。神志清楚,端坐位,呼吸略促,口唇发绀,颈静脉怒张,桶状胸,肺肝界位于右锁骨中线第6肋间,叩诊过清音,双肺下野可闻及干、湿啰音。剑突下可见心脏搏动,心浊音界不易叩出,心音遥远,肺动脉瓣区第二心音亢进,三尖瓣区可闻及收缩期杂音,心律规整;心率120次/分。腹软,肝脏于右锁骨中线肋缘下3.0 cm,剑突下4.0 cm,双下肢水肿。心电图显示:窦性心律,肺型P波,电轴右偏+120°,重度顺钟向转位 $RV_1+SV_5 \geq 1.05$ mV。胸片显示:两肺纹理增多、增粗、紊乱,右下肺动脉干扩张,其横径≥15 mm;肺动脉段明显突出,其高度≥7 mm;右心室增大征。

课堂互动

该患者可能患哪种疾病?依据是什么?

慢性肺源性心脏病(chronic pulmonary heart disease)是由肺、胸廓或肺动脉血管慢性病变引起的肺循环阻力增加、肺动脉高压、右心负荷加重,进而右心扩张、肥大,甚至发生右心衰竭。本病发病率随年龄的增加而增加,吸烟者比不吸烟者高。急性发作以冬春季节、气候骤变时多见,急性呼吸道感染是肺心病急性发作的主要诱因,常导致肺、心功能衰竭。

【病因及发病机制】

(一)病因

按发病的部位不同,病因可分为三类。

1. 支气管、肺疾病 占80%~90%,以COPD最多见,其次为支气管哮喘、支气管扩张症、重症肺结核、尘肺、慢性弥漫性肺间质纤维化等。

2. 胸廓运动障碍性疾病 较少见,如严重的脊柱后、侧凸,广泛胸膜粘连以及神经肌肉疾病、脊髓灰质炎等引起的严重胸廓或脊柱畸形。

3. 其他 肺血管疾病,甚少见。如广泛或反复发生的多发性肺小动脉栓塞及肺小动脉炎、原因不明的原发性肺动脉高压症等均可发展成肺心病。

(二)发病机制

难点:肺心病的发病机制。

肺心病发病机制的关键环节是肺动脉高压,长期肺动脉高压使右心室负荷增加,右心室肥厚、扩张,最后导致右心衰竭(图2-5-1)。

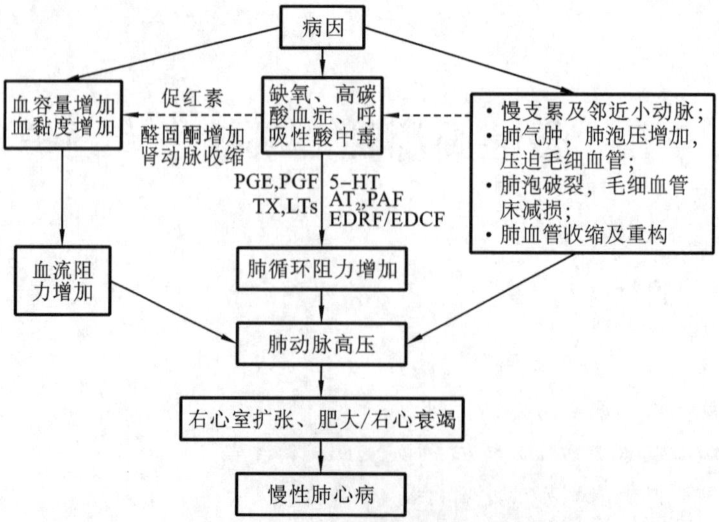

图2-5-1 肺心病发病机制示意图

【护理评估】

（一）健康史

本病病程缓慢，临床上除原有肺、胸疾病的症状和体征外，可逐渐出现肺、心功能衰竭及其他脏器的功能损害表现。可分为代偿期和失代偿期。应询问患者有无慢性呼吸系统疾病病史，有无肺血管疾病或神经肌肉疾病病史。

（二）身体状况

1. 肺、心功能代偿期(包括缓解期)

(1) 原发病的表现：主要是COPD的表现。慢性咳嗽、咳痰、气促反复发作，活动后加重。逐渐出现心悸、胸闷、乏力、厌食、呼吸困难和劳动力下降。

(2) 体检：有明显肺气肿体征；肺动脉瓣区第二心音亢进，提示有肺动脉高压；三尖瓣区闻及收缩期杂音和剑突下心脏搏动，提示右心室肥大。

> **课堂互动**
>
> 肺心病主要的临床表现有哪些？

2. 肺、心功能失代偿期 常因为急性呼吸道感染而诱发，以呼吸衰竭为主要表现，呼吸困难严重、发绀甚至嗜睡、昏迷、抽搐，或出现肺性脑病的表现，可伴有心力衰竭。

3. 并发症 常可并发肺性脑病、酸碱平衡失调和电解质紊乱、心律失常、休克、上消化道出血、弥散性血管内凝血(DIC)等。

（三）辅助检查

重点：肺心病的辅助检查特点。

1. 血液检查 红细胞和血红蛋白升高，血液黏稠度增加。合并感染时，血白细胞计数和中性粒细胞增高。部分患者有肝功能、肾功能改变。

2. 动脉血气分析 失代偿期动脉血氧分压降低或伴动脉血 CO_2 潴留，以呼吸性酸中毒最常见。

3. X线检查 肺动脉高压症，如右下肺动脉干扩张(其横径≥15 mm)、肺动脉段明显突出(其高度≥3 mm)、右心室肥大等。

4. 心电图检查 主要为右心室肥大表现，如电轴右偏，额面平均电轴≥90°，重度顺钟向转位，V_1 导联 R/S≥1，$RV_1+RV_5≥1.05$ mV；右心房肥大表现为肺型P波等。

5. 其他检查 如超声心动图、放射性核素检查、肺血管造影等。

（四）治疗原则

1. 急性加重期 以“治肺为主，治心为辅”为原则，积极控制呼吸道感染，保持呼吸道通畅，合理氧疗，改善心肺功能(详见本项目呼吸衰竭和循环系统心力衰竭)。

2. 缓解期 以中西医结合的综合措施为治疗方法，防治原发病，去除诱发因素，避免或减少急性发作，提高机体免疫功能，延缓病情的发展。

【首要护理诊断/问题】

气体交换受损 与通气/血流比例失调有关。

【次要护理诊断/问题】

(1) 清理呼吸道无效 与呼吸道感染、痰液过多而黏稠有关。

(2) 低效性呼吸型态 与肺通气和换气功能障碍、缺氧和 CO_2 潴留、心力衰竭有关。

(3) 活动无耐力 与缺氧、心功能减退、疲乏有关。

(4) 潜在并发症：肺性脑病。

以上护理目标及措施见本书相关内容。

【护理措施】

1. 病情观察 注意观察和记录患者的体温、脉搏、呼吸、血压、尿量。尤其注意观察有无睡眠倒错、精神错乱、狂躁或表情淡漠、神志恍惚、嗜睡、昏迷等肺性脑病的表现，一旦出现应及时报告医生并协助抢救。

课堂互动

试述肺心病主要的护理诊断、护理措施和健康指导要点。

2. 一般护理 患者绝对卧床休息，呼吸困难者取半卧位；病室环境安静、整洁，限制探视；对有肺性脑病先兆症状者，加床栏或约束肢体，以安全保护患者；必要时应有护理人员专人护理。能进食者应给予高蛋白、高维生素、低糖类、易消化饮食，同时进食含钾丰富的食物；意识障碍者应鼻饲补充营养，以增强机体抵抗力。

3. 对症护理

(1) 保持呼吸道通畅：鼓励患者将痰液咳出，可协助患者排痰，如轻轻拍背，遵医嘱使用祛痰药物，用吸引器吸痰；遵医嘱使用呼吸兴奋剂，做好气管插管或气管切开的准备工作，术中应密切配合，术后加强护理。

(2) 合理用氧：一般持续低流量、低浓度给氧，氧流量 1～2 L/min，浓度在 25%～29%，避免因高浓度吸氧而抑制呼吸，加重肺性脑病。

【健康指导】

(1) 告知患者和家属本病的发生发展过程及防治原发病的重要性。

(2) 指导患者适当休息，保证足够的热量、维生素和水分，保持口腔清洁；进行体育、呼吸锻炼，如腹式呼吸、缩唇呼吸等；告诫患者戒烟。

(3) 告知患者避免进入空气污染、有传染源的公共场所及接触上感患者；注意保暖，避免进出温差大的地方；积极预防感冒，避免或减少急性发作。

(4) 指导患者坚持家庭氧疗，合理用药，定期门诊复查。

【护理评价】

(1) 患者积极配合治疗，预防呼吸道感染等诱发因素，增强体质，加强锻炼。

(2) 注重营养饮食的调理，营养状况得到改善，体重恢复正常。

(3) 急性发作期采用有效的治疗方法，积极配合治疗和护理；无呼吸和循环衰竭的表现。

(4) 患者掌握了该病发生发展的基本知识，无严重的药物不良反应。

知识拓展

家庭氧疗

家庭氧疗的概念最早源于欧美，如今很多中国家庭也购买了家用制氧机，但是家用制氧机你会用吗？家用制氧机有什么作用呢？制氧机的主要作用是提供安全的氧气，在医疗、急救和日常保健方面都有很大作用。

首先家用制氧机提供的氧气可以改善血液循环，促进新陈代谢。生活较有规律的正常人，体内的激素分泌是比较均衡的，一般白天较高，夜间较低，如果老是睡觉，就会扰乱生物钟，扰乱内分泌系统的正常工作。头脑昏昏沉沉的时候使用制氧机 15 min 左右，整个人会感觉清醒很多。

任务六 支气管哮喘患者的护理

学习目标

1. 熟悉支气管哮喘的概念、相关发病因素及病理。
2. 熟悉支气管哮喘患者的临床特征。
3. 熟悉支气管哮喘患者的护理评估内容。
4. 掌握支气管哮喘患者的用药护理内容、方法。
5. 熟悉支气管哮喘患者并发症的观察要点。
6. 熟悉支气管哮喘患者的健康教育内容。

情景导入

患者，女，68岁。反复气喘26年，再次发作2天，突然加重1 h伴呼吸困难，不能讲话，躁动不安。患者自26年前开始每当闻烟雾、油漆或受凉感冒就出现咳嗽、气喘。春、冬季好发，每年发作2～3次。近2年加重，每年发作4～5次。平时服用长效氨茶碱、博利康尼、必嗽平等治疗。缓解期无症状。2天前因受凉喘息再次发作，并伴心悸、呼吸困难，给予抗炎治疗，静脉注射喘定及地塞米松，稍好转。1 h前呼吸困难突然加重，不能讲话。查体：T 37.2 ℃，P 86次/分，R 25次/分，BP 105/65 mmHg。神志恍惚，口唇发绀，双肺呼吸音粗，布满哮鸣音，心率86次/分，律齐。腹部(—)，双下肢无水肿。辅助检查：血常规WBC 14.4×10^9/L，RBC 4.22×10^9/L，Hb 128 g/L，N 78.9%，L 14.4%，M 5.9%，E 0.7%，B 0.1%。动脉血气分析：pH 7.124，PaO_2 9.2 kPa，$PaCO_2$ 11.5 kPa，BE 0.5 mmol/L。

> **课堂互动**
> 上述病例的医疗诊断是什么？

支气管哮喘(bronchial asthma)简称哮喘，是一种以嗜酸性粒细胞、肥大细胞和T淋巴细胞参与的气道变应性炎症(AAI)和气道高反应性(BHR)为特征的慢性气道炎症性疾病。主要临床表现为反复发作伴有哮鸣音的呼气性呼吸困难。本病初次发作半数以上为12岁以下的儿童，成年男女患病率相近，约20%的患者有家族史。

【病因及发病机制】

(一) 病因

病因尚未完全明了，受遗传因素和环境因素双重影响。个体过敏体质及外界环境的影响是发病的危险因素。

1. 遗传因素 哮喘与多基因遗传有关，哮喘患者的亲属患病率高于群体患病率，且亲缘关系越近、病情越严重，其亲属患病率也越高。有研究表明，与气道高反应性、IgE调节和特应性反应相关的基因在哮喘的发病中起着重要作用。

2. 环境因素 主要为哮喘的激发因素，包括：①吸入性变应原，如尘螨、花粉、真菌、动物毛屑、二氧化硫、氨气等各种特异和非特异性吸入物；②感染，如细菌、病毒、原虫、寄生虫等；③食物，如鱼、虾、蟹、蛋类、牛奶等；④药物，如普萘洛尔(心得安)、阿司匹林等；⑤其他，如运动、妊娠等。

(二) 发病机制

哮喘与变态反应(Ⅰ型最多，其次是Ⅳ型等)、气道炎症、气道高反应性及神经因素有关，气道变应性炎症导致管腔狭窄。

【护理评估】

（一）健康史

哮喘原因不完全清楚，环境因素中引起哮喘的激发因素如下。

1. 吸入变应原 [illegible]花粉、尘螨等。

2. 感染 细菌、病毒、原虫、寄生虫等。

3. 食物 鱼类、[illegible]、蟹、蛋类和牛奶等食物。

4. 药物 最常见的有普萘洛尔、阿司匹林。

5. 其他 气候变化、运动、妊娠、情绪激动、紧张不安等。

（二）身体状况

1. 症状 典型表现为发作性呼气性呼吸困难或发作性胸闷和咳嗽，伴哮鸣音，严重者呈被迫坐位或端坐呼吸，甚至出现发绀。有时咳嗽可为唯一症状(咳嗽变异性哮喘)，干咳或咳大量白色泡沫样痰。哮喘症状在夜间及凌晨发作和加重常为哮喘的特征之一，可在数分钟内发作，持续数小时至数天，应用支气管舒张药后或自行缓解。有些青少年的哮喘症状表现为运动时出现胸闷、咳嗽和呼吸困难，称为运动性哮喘。

2. 体征 发作时胸部呈过度充气征象，双肺可闻及广泛的哮鸣音，呼气音延长。但在轻度哮喘或非常严重哮喘发作时，哮鸣音可不出现。严重者常出现心率增快、奇脉、胸腹反常运动和发绀。非发作期体检可无异常。

3. 并发症 发作时可并发气胸、纵隔气肿、肺不张，长期反复发作和感染可并发慢性支气管炎、肺气肿、支气管扩张症、间质性肺炎、肺纤维化和肺源性心脏病。

（三）临床类型与病情分度

重点：支气管哮喘患者的临床特征。

哮喘在临床上分为外源性哮喘和内源性哮喘(表 2-6-1)，哮喘发作时的病情分度见表 2-6-2。

表 2-6-1 外源性哮喘与内源性哮喘的区别

鉴别点	外源性哮喘	内源性哮喘
发病年龄	童年或青少年	成年多见
发作季节	明显的季节性(春、秋季多见)	冬季或气候多变时，可终年发作
家族及个人过敏史	常有	少见
过敏原	有已知过敏原	无明确过敏原
发作先驱症状	鼻、眼痒，打喷嚏、流涕	上感症状多见
起病	较快	逐渐
发作频率	间歇发作	较经常/持续发作
全身状况	较好	较差
血清 IgE	升高	多正常
过敏原皮试	阳性	阴性
嗜酸性粒细胞	增多	多正常或稍增多

表 2-6-2 哮喘急性发作时病情分度

鉴别点	轻度	中度	重度	极重度
气促	行走、上楼时	说话或轻微活动时	休息时	
体位	尚能平卧	喜坐位	端坐位张口呼吸	
谈话方式	成句	半句或断断续续	不能讲话	
精神状态	焦虑/安静	时有焦虑或烦躁	焦虑或烦躁不安	嗜睡或意识模糊
出汗方式	无	有	大汗淋漓	

续表

鉴别点	轻度	中度	重度	极重度
呼吸频率	轻度增加	增加	>30 次/分	胸腹部矛盾运动
辅助肌活动	常无	可有	常有	
哮鸣音	散在、呼气末期	响亮、弥漫	响亮、弥漫	减弱甚至无
脉搏频率	<100 次/分	100～120 次/分	>120 次/分	>120 次/分,不规则
奇脉	无	可有	常有	若无,提示呼吸肌疲劳
PaO_2	正常	>60 mmHg	<60 mmHg,可有发绀	
$PaCO_2$	<45 mmHg	<45 mmHg	>45 mmHg,可有呼衰	

（四）辅助检查

1. 血象及痰液检查 可有嗜酸性粒细胞增高,痰涂片可见嗜酸性粒细胞、尖棱结晶、黏液栓和透明的哮喘珠。

2. 呼吸功能检查 在哮喘发作时有关呼气流速的全部指标均显著下降,并有肺活量减少,功能残气量和肺总量增加,残气占肺总量百分比增高。

3. 血气分析 可有 PaO_2 降低,由于过度通气可使 $PaCO_2$ 降低,pH 上升表现为呼吸性碱中毒。

4. 胸部 X 线检查 发作时两肺透亮度增加,呈过度充气状态。

5. 过敏原检测 用放射性过敏原吸附试验(RAST)测定特异性 IgE,可较正常人高 2～6 倍。在缓解期检查可判断过敏原,但应防止发生过敏反应。

（五）治疗原则

课堂互动

支气管哮喘重要的治疗措施有哪些?

重点:解痉平喘药物的作用机制及副作用。

治疗原则包括消除病因、控制急性发作、巩固治疗、改善肺功能、防止复发。

1. 消除病因 脱离变应原,应避免或消除引起哮喘发作的变应原和其他非特异性刺激,去除各种诱发因素。

2. 控制急性发作

(1) β-肾上腺素受体激动剂:该类药物主要兴奋 β_2 受体,舒张支气管平滑肌,是控制哮喘急性发作的首选药物。短效 β_2 受体激动剂有沙丁胺醇(舒喘灵、喘乐宁)、特布他林(博利康尼)、非诺特罗(备劳特)等,新一代长效 β_2 受体激动剂有丙卡特罗、沙美特罗、班布特罗等。

(2) 茶碱类:除能抑制磷酸二酯酶,提高平滑肌细胞内环磷酸腺苷(cAMP)外,同时具有腺苷受体拮抗作用;刺激肾上腺分泌肾上腺素,增强呼吸肌的收缩,增强气道纤毛清除功能和抗炎作用,是目前治疗哮喘的有效药物。常用氨茶碱。

(3) 抗胆碱能类药物:异丙托溴铵雾化吸入见效快,约 5 min 起效,可维持 4～6 h。与 β_2 受体激动剂联合有协同作用,尤其适用于夜间哮喘和痰多者。

(4) 糖皮质激素:由于哮喘的病理基础是慢性非特异性炎症,糖皮质激素是目前防治哮喘最有效的药物。主要机制是增强平滑肌细胞 β_2 受体的反应性。可采用吸入、口服或静脉用药。常用泼尼松或地塞米松。

3. 其他处理 促进痰液引流、氧疗、控制感染,危重患者应注意水、电解质和酸碱平衡失调,并及时纠正,必要时给予机械通气。

4. 预防复发 避免接触过敏原,参加体育锻炼,增强体质,预防感冒,还可以采用以下措施。

(1) 色甘酸钠:能稳定肥大细胞膜,阻止其脱颗粒和释放介质;降低呼吸道末梢感受器的兴奋性或抑制迷走神经反射弧的传入支;降低气道高反应性。对预防运动或过敏原诱发的哮喘最为有效。雾化吸入或干粉吸入。

(2) 酮替芬:能抑制炎症介质的释放,降低气道高反应性,增强 β_2 受体激动剂舒张气道的作用。

(3) 倍氯米松雾化吸入:控制气道反应性炎症。

(4) 脱敏疗法:针对过敏原做脱敏治疗可以减轻或减少哮喘发作,但要注意制剂的标准化和可能出现的严重全身过敏反应和哮喘的严重发作。

5. 重度哮喘的处理原则 重度哮喘病情危重、病情复杂,必须及时合理抢救。予以补液,糖皮质激素、氨茶碱静脉注射或静脉滴注,β_2受体兴奋剂雾化吸入,纠正酸中毒,吸氧,注意纠正电解质紊乱及抗感染等。

【首要护理诊断/问题】

气体交换受损 与支气管痉挛、黏液分泌增加、气道阻塞有关。

> **课堂互动**
>
> 列出支气管哮喘常用的护理诊断。

【次要护理诊断/问题】

1. 清理呼吸道无效 与支气管痉挛、排痰不畅、无效咳嗽有关。

2. 其他护理诊断

(1) 活动无耐力 与缺氧、疲惫有关。

(2) 有体液不足的危险 与张口呼吸、大量出汗、进食少有关。

(3) 潜在并发症:自发性气胸、呼吸衰竭。

(4) 知识缺乏:缺乏正确使用定量雾化吸入器用药的相关知识。

【护理目标】

患者呼吸困难缓解,能平卧。

【护理措施】

1. 病情观察 观察患者的神志、面容、出汗、发绀、呼吸困难程度等,监测呼吸音、哮鸣音变化,了解病情和治疗效果。加强对急性发作患者的监护,及时发现危重症状或并发症。

2. 一般护理 提供安静、舒适的休息环境。保持空气流通,室内避免放置花草、地毯、皮毛,整理床铺时避免尘埃飞扬等。根据病情提供舒适体位,如为端坐呼吸者提供床旁桌以作支撑,减少体力消耗。提供清淡、易消化、足够热量的饮食,避免进食硬、冷、油煎食物,不宜食用鱼、虾、蟹、蛋类、牛奶等易过敏食物。

3. 对症护理 避免诱因,有明确过敏原者,应尽快脱离过敏原。遵医嘱给予鼻导管或面罩吸氧,改善呼吸功能。严重发作经一般药物治疗无效时,应做好低潮气量辅助通气或压力支持通气等机械通气准备工作。如有气胸、纵隔气肿等严重并发症时,在切开引流气体后仍可采用机械通气。

难点:支气管哮喘患者的用药护理内容、方法。

4. 用药护理

(1) β_2受体激动剂:用药方法可采用手持定量雾化(MDI)吸入、口服或静脉注射。①指导患者按需用药,不宜长期规律使用,因为长期应用可引起β_2受体功能下降和气道反应性增高,出现耐受性。②指导患者正确使用雾化吸入器,以保证有效地吸入药物治疗剂量。③沙丁胺醇静脉滴注应注意滴速(2~4 μg/min),并注意观察心悸、骨骼肌震颤等副作用。

(2) 茶碱类:静脉给药主要适用于重、危重哮喘,首次剂量为4~6 mg/kg,维持量为0.8~1.0 mg/kg,日注射量一般不超过1.0 mg;静脉注射浓度不宜过高,速度不宜过快,注射时间应在10 min以上,以防中毒症状发生;慎用于妊娠、发热、小儿或老年及心、肝、肾功能障碍或甲状腺功能亢进者;与西咪替丁、大环内酯类、喹诺酮类药物等合用时可影响茶碱代谢而排泄减慢,应减少用量;观察用药后疗效和副作用,如恶心、呕吐等胃肠道症状,心动过速、心律失常、血压下降等心血管症状,偶有兴奋呼吸中枢作用,甚至引起抽搐直至死亡。用药时最好监测氨茶碱血浓度,安全浓度为6~15 μg/mL。

(3) 糖皮质激素:吸入药物治疗的全身性不良反应少,少数患者可出现声音嘶哑、咽部不适和口腔念珠菌感染,指导患者吸药后及时用清水含漱口咽部,选用干粉吸入剂或加用除雾器可减少上述不良反应。口服用药宜在饭后服用,以减少对胃肠道黏膜的刺激。气雾吸入糖皮质激素可减少其口服量,当用吸入剂替代口服时,通常需同时使用2周后再逐步减少口服量,指导患者不得自行减量或停药。

(4) 其他：抗胆碱药吸入时，少数患者可有口苦或口干感。酮替芬有镇静、头晕、口干、嗜睡等副作用，持续服药数天可自行减轻，慎用于高空作业人员、驾驶员、操作精密仪器者。在发作缓解期禁用 β_2 肾上腺素受体阻滞剂(普萘洛尔等)，以免引起支气管平滑肌收缩而诱发或加重哮喘。

5. 心理护理 急性发作时患者常出现紧张、烦躁不安、焦虑、恐惧等心理反应，医护人员应向患者解释避免不良情绪的重要性，陪伴在患者身边，通过语言和非语言沟通，安慰患者，要求患者避免紧张，保持情绪稳定。

【健康指导】

重点：支气管哮喘患者的健康教育内容。

(1) 告知患者长期防治哮喘的重要性，讲明长期、适当的治疗可以有效地控制哮喘发作，使患者树立战胜疾病的信心。

(2) 鼓励患者积极参加体育锻炼，提高机体抗病能力；注意避免食入易过敏的食物，室内不种花草、不养宠物；经常打扫房间，清洗床上用品；在打扫和喷洒杀虫剂时，保证患者离开现场等，尽可能控制、消除症状和复发。

(3) 教会患者在急性发作时简单的处理方法，掌握药物吸入技术，讲解常用药物的用法、剂量、疗效、副作用。

(4) 帮助患者了解哮喘发病机制及其本质、发作先兆、症状等，指导患者自我监测症状，预防发作，坚持长期、定期随访。

【护理评价】

(1) 患者积极配合治疗，消除或减轻了咳嗽、气急、支气管痉挛的症状和体征，体温恢复正常，无并发症出现。

(2) 注重营养饮食的调理，营养状况得到改善，体重恢复正常。

(3) 患者掌握了预防肺炎的基本知识，无严重的药物不良反应。

(4) 避免一切过敏因素，及时预防，增强体质，注重锻炼；情绪稳定，能积极主动配合治疗。

知识拓展

糖皮质激素的不良反应

1. 诱发或加重感染　糖皮质激素可抑制机体的免疫功能，且无抗菌作用，故长期应用常可诱发感染或加重感染。

2. 物质代谢和水盐代谢紊乱　长期大量应用糖皮质激素可引起物质代谢和水盐代谢紊乱，出现类肾上腺皮质功能亢进综合征，如水肿、低钾血症、高血压、糖尿、皮肤变薄、满月脸、水牛背、向心性肥胖、多毛、痤疮、肌无力和肌萎缩等。

3. 心血管系统并发症　长期应用糖皮质激素，由于可导致水钠潴留和血脂升高，从而诱发高血压和动脉粥样硬化。

4. 消化系统并发症　能刺激胃酸、胃蛋白酶的分泌并抑制胃黏液分泌，降低胃黏膜的抵抗力，故可诱发或加剧消化性溃疡。

5. 白内障和青光眼　糖皮质激素能诱发白内障，全身或局部给药均可发生。白内障的产生可能与糖皮质激素抑制晶状体上皮 Na^+-K^+ 泵功能，导致晶体纤维积水和蛋白质凝集有关。

6. 骨质疏松及椎骨压迫性骨折　各年龄段患者应用糖皮质激素治疗中严重的并发症。肋骨与脊椎骨具有高度的梁柱结构，通常受影响最严重。

7. 神经精神异常　糖皮质激素可引起多种形式的行为异常。如欣快现象，常可掩饰某些疾病的症状而贻误诊断。又如神经过敏、激动、失眠、情感改变，甚至出现明显的精神病症状。

任务七　支气管扩张症患者的护理

学习目标

1. 熟悉支气管扩张症的概念。
2. 了解支气管扩张症的病因与发病机制。
3. 熟悉支气管扩张症患者的临床特征、并发症的观察要点。
4. 熟悉支气管扩张症患者的护理评估内容。
5. 掌握支气管扩张症患者的护理措施。
6. 掌握支气管扩张症患者的体位引流护理内容、方法。
7. 熟悉支气管扩张症患者的健康教育内容。

情景导入

患者，女，65 岁。8 年前开始反复咳嗽，咳黄脓痰，有时伴有咯血，曾行胸部强化 CT 检查提示双肺下叶柱状支气管扩张。4 天前，前述症状复发加重，每次咯血量多，最多 1 天 400 mL 以上。入院时：神志清，血压 80/50 mmHg，贫血貌，双下肺可闻及湿啰音，HR 98 次/分，各瓣膜区未闻及病理性杂音；腹软，无压痛、反跳痛，双下肺无水肿。

课堂互动

上述案例中患者可能患哪种疾病？依据是什么？

支气管扩张症(bronchiectasis)是由于支气管及其周围组织的慢性炎症和阻塞破坏支气管管壁，导致支气管管腔扩张和变形，是一种常见的慢性支气管化脓性疾病。临床主要表现为慢性咳嗽、大量脓痰和反复咯血。

【病因】

支气管扩张症的主要病因是支气管、肺组织感染和支气管阻塞。两者相互影响，促使支气管扩张的发生和发展。引起感染的常见病原体为铜绿假单胞菌、嗜血杆菌、卡他莫拉菌、肺炎克雷白杆菌、金黄色葡萄球菌、非结核分枝杆菌、腺病毒、流感病毒等。

支气管扩张也可能是先天发育障碍及遗传因素引起的，但较少见。约 30％患者的病因不明，但弥漫性的支气管扩张发生于存在遗传、免疫或解剖缺陷的患者，如囊性纤维化、纤毛运动障碍和严重的 α_1-胰蛋白酶缺乏、软骨缺陷及变应性支气管肺曲菌病等常见疾病的少见并发症。局灶性支气管扩张可源自未行治疗的肺炎或阻塞，如异物、肿瘤、外源性压迫或肺叶切除后解剖移位。

上述疾病会损伤气道清除机制和防御功能，使其清除分泌物的能力下降，易生感染和炎症。细菌反复感染可使气道内因充满包含炎症介质和病原菌的黏液而逐渐扩大，形成瘢痕和扭曲。支气管扩张发生于有软骨的支气管近端分支，分为柱状、囊状和不规则扩张三种类型，腔内含有大量分泌物并容易积存。炎症致支气管壁血管增生，并伴有支气管动脉和肺动脉终末支的扩张和吻合，形成血管瘤而易导致咯血。病变支气管反复炎症，使周围结缔组织和肺组织纤维化，引起肺的通气和换气功能障碍。继发于支气管肺组织感染病变的支气管扩张多见于下肺，尤以左下肺多见；继发于肺结核则多见于上肺叶。

【护理评估】

（一）健康史

询问有无先天性支气管发育缺损以及肺囊性纤维化的家族史；有无支气管扩张症的病史，发病的程度和近期治疗的情况；有无导致支气管部分阻塞的因素，如黏稠分泌物、浓痰、异物吸入、支气管肿瘤等。其他危险因素，包括吸入毒气，幼年有无麻疹、百日咳或支气管肺炎迁延不愈病史，有无反复发作的下呼吸道感染和肺结核病史。

（二）身体状况

重点：支气管扩张症临床表现的特征。

1. 慢性咳嗽、大量脓痰 痰量与体位改变有关，如晨起或入夜卧床时咳嗽痰量增多；呼吸道感染急性发作时，黄绿色脓痰明显增加，一天可达数百毫升；若有厌氧菌混合感染，则有臭味。

2. 反复咯血 多为中等量或大量咯血，咯血量与病情严重程度有时不一致。少数患者咳嗽、脓痰不明显，只有反复咯血，临床上称为“干性支气管扩张”，此类支气管扩张多位于引流良好的部位，不易感染。

3. 继发肺部感染 支气管引流不畅常波及周围肺组织引起感染而出现相应表现，如发热等。

4. 体征 早期或干性支气管扩张可无异常肺部体征。典型体征是在下胸部、背部闻及较粗的湿啰音，部位恒定。部分患者可出现杵状指(趾)。

课堂互动

支气管扩张症患者的临床特征有哪些？

（三）辅助检查

1. 实验室检查 痰涂片或细菌学检查可发现致病菌，继发肺部感染时白细胞和中性粒细胞增多。

2. 胸部X线检查 早期无异常，典型的X线表现为粗乱肺纹理中有多个不规则的环状透亮阴影或沿支气管的卷发状阴影，感染时阴影内出现液平。CT检查示管壁增厚的柱状扩张或成串成簇的囊样改变。

3. 支气管造影 能确诊并可明确支气管扩张的部位、性质和范围以及病变严重的程度，对治疗尤其是为外科手术指征和切除范围提供重要参考依据。

4. 纤维支气管镜检查 可以明确出血、扩张或阻塞部位，还可进行局部灌洗，取冲洗液做涂片革兰染色、细胞学检查或细菌培养等。

（四）治疗原则

治疗原则主要是促进痰液引流和防治呼吸道的反复感染。

1. 促进痰液引流，保持呼吸道通畅

(1) 祛痰剂：可服用氯化铵、溴己新，亦可用溴己新溶液雾化吸入，或生理盐水超声雾化吸入使痰液变稀，必要时可加用支气管舒张剂喷雾吸入。

(2) 体位引流：根据病变部位采取不同体位的顺位引流。

2. 控制感染 出现急性感染征象，如痰量或脓性成分增加，需应用抗生素。开始给予经验治疗，存在铜绿假单胞菌感染时可口服喹诺酮、静脉给氨基糖苷类或三代头孢。慢性咳脓痰的患者可口服阿莫西林或吸入氨基糖苷类药物，以及间断并规则地使用单一抗生素或轮换使用不同的抗生素。厌氧菌感染常加用甲硝唑或替硝唑。

3. 手术治疗 反复呼吸道急性感染和(或)大咯血患者，其病变范围局限，经药物治疗不易控制；年龄40岁以下，全身情况良好，可手术治疗。

4. 咯血的处理 参阅本项目肺结核。

【首要护理诊断/问题】

清理呼吸道无效　与痰量多、无效咳嗽引起痰液不易排出有关。

【次要护理诊断/问题】

(1) 有窒息的危险　与痰多、黏稠，大咯血而不能及时排出有关。

(2) 营养失调：低于机体需要量　与机体消耗增多、咯血有关。

重点:支气管扩张引起咯血,导致窒息的表现、预防及抢救措施。

【护理目标】

分泌物及时排出,无窒息发生;营养状况得到改善。

【护理措施】

1. 病情观察 密切观察患者有无胸闷、烦躁、气急、面色苍白、口唇发绀、大汗淋漓等窒息前症状,定期监测生命体征,记录咯血量、痰量及其性质。

2. 一般护理 同"清理呼吸道无效"。

3. 对症护理

(1) 保持呼吸道通畅:痰液黏稠无力咳出者,可经鼻腔吸痰。重症患者在吸痰前后应适当提高吸氧浓度,以防吸痰引起低氧血症。

(2) 抢救准备:准备好吸引器、氧气、鼻导管、气管切开包、止血药、呼吸兴奋剂、升压药等抢救设备和药品。

(3) 大咯血窒息的抢救:出现窒息征象时,应立即取头低脚高俯卧位,脸侧向一边,避免血液吸入引起窒息。轻拍背部有利于血块排出,并迅速挖出或吸出口、咽、喉、鼻部血块。无效时行气管插管或气管切开,解除呼吸道阻塞。

课堂互动

支气管扩张症患者出现大咯血时的急救措施有哪些?

4. 心理护理 医护人员陪伴床边,安慰患者,防止患者屏气或声门痉挛,鼓励患者轻轻咳出积在气管内的痰液或血液,及时帮助患者去除污物。必要时遵医嘱给予镇静剂,解除患者紧张情绪。

【健康指导】

(1) 指导患者和家属了解疾病的发生、发展与治疗、护理过程,防止病情进一步恶化。与患者及家属共同制订长期防治的计划。

(2) 指导患者养成良好的生活习惯,劳逸结合,培养业余兴趣爱好,消除紧张心理,防止病情进一步加重。补充足够的营养,以增强机体抵抗力。多饮水稀释痰液,有利于排痰。吸烟者戒烟。

(3) 告知患者避免烟雾、灰尘刺激,注意保暖,预防感冒,防止呼吸道感染。

(4) 指导患者和家属掌握有效咳嗽、雾化吸入、体位引流的方法,以及抗生素的作用、用法、不良反应等。

(5) 指导患者和家属学会感染、咯血等症状的监测,定期门诊复查,症状加重时及时就诊。

【护理评价】

(1) 患者体温恢复正常,无自发性气胸、肺不张等并发症出现。

(2) 注重饮食调理,营养状况得到改善,体重恢复正常。

(3) 患者积极有效地配合治疗,掌握预防支气管扩张症的基本知识。

(4) 注重耐寒锻炼,增强体质;情绪稳定,心情愉悦。

知识拓展

环甲膜切开术

对于病情危急需立即抢救者,可先行环甲膜切开手术,待呼吸困难缓解后,再做常规气管切开术。

环甲膜切开术的手术要点如下。

1. 于甲状软骨和环状软骨间做一长 2～4 cm 的横行皮肤切口,于接近环状软骨处切开环甲膜,以弯血管钳扩大切口,插入气管套管或橡胶管或塑料管,并妥善固定。

2. 手术时应避免损伤环状软骨,以免术后引起喉狭窄。

3. 环甲膜切开术后的插管时间,一般不应超过 24 h。

4. 对情况十分紧急者，也可用粗针头经环甲膜直接刺入声门下区，亦可暂时减轻喉阻塞症状。穿刺深度要掌握恰当，防止刺入气管后壁。

任务八　肺炎患者的护理

学习目标

1. 熟悉肺炎的概念及分类。
2. 了解肺炎的病因与病理。
3. 熟悉各种肺炎患者的临床特征及并发症的观察要点。
4. 熟悉肺炎患者的护理评估内容。
5. 掌握休克型肺炎病情观察和护理措施的内容。
6. 掌握肺炎患者的用药护理内容。

情景导入

患者，女，26岁。自诉昨日上午起突发寒战、高热，伴头痛、乏力、周身酸痛、食欲不振。今晨起又出现咳嗽、气急和右上胸痛，并咳出少量带血丝的痰液。前天因在野外劳动，穿衣单薄，曾淋过雨。体检：体温39.8 ℃，脉率112次/分，呼吸38次/分，血压14.7/9.3 kPa(110/70 mmHg)；急性病容，面色潮红，呼吸急迫，鼻翼扇动，口唇微发绀；右上胸呼吸运动减弱，语颤增强，叩诊音较浊，可听到支气管呼吸音及细湿啰音，语音传导增强；心律齐，心尖部有Ⅱ级收缩期杂音，较柔和。腹平软，肝、脾未触及。

课堂互动

本病例应诊断为什么疾病？列出护理诊断(3个)。

肺炎(pneumonia)是指肺实质(包括终末气道、肺泡腔和肺间质等)的炎症。肺炎是呼吸系统常见病，在我国发病率高，在各种死因中居第5位。

【分类】

（一）病因分类

重点：各种肺炎患者的临床特征及并发症的观察要点。

1. 感染　包括细菌、病毒、真菌、支原体、衣原体、原虫和寄生虫等，其中以细菌最常见。

2. 理化因素　毒气、化学物质、放射、吸入等。

3. 免疫和变态反应　过敏、风湿等。

（二）解剖分类

1. 大叶性肺炎　大叶性肺炎是指炎症累及单个、多个肺叶或整个肺段，又称为肺泡性肺炎。主要表现为肺实质炎症，通常不累及支气管。

2. 小叶性肺炎　小叶性肺炎是指炎症累及细支气管、终末细支气管和肺泡，又称为支气管肺炎。由于支气管腔内有分泌物，常可闻及湿啰音。

3. 间质性肺炎　间质性肺炎以肺间质炎症为主，包括支气管壁、支气管周围间质组织及肺泡壁。由于病变在肺间质，呼吸道症状较轻，异常体征较少。

一、肺炎球菌肺炎

肺炎球菌肺炎(pneumococcal pneumonia)是由肺炎球菌引起的肺实质炎症，是最常见的肺炎,占院外感染肺炎中的半数以上。发病以冬季和初春为多,男性多见,原先健康的青壮年、老年人或婴幼儿多见。

【病因及病理】

1. 发病机制 肺炎球菌的致病力与其含有高分子多糖体的荚膜对组织的侵袭作用有关。

2. 病理改变 分为充血期、红色肝变期、灰色肝变期和消散期。肺组织充血、水肿,肺泡内浆液渗出和红、白细胞浸润,吞噬细菌,继而纤维蛋白渗出物溶解、吸收,肺泡重新充气。

> **课堂互动**
>
> 试述肺炎球菌肺炎的病因、发病机制和临床表现。

【护理评估】

由于年龄、病程、免疫功能、对抗生素治疗的反应不同,其临床表现多样。

(一) 健康史

发病前常有淋雨、受凉、醉酒、疲劳、病毒感染和生活在拥挤环境等诱因,多有数日上呼吸道感染的前驱症状。

(二) 身体状况

1. 症状 临床以急性起病、寒战、高热、全身肌肉酸痛为特征。患者体温可在数小时内达39~40 ℃,呈稽留热,高峰在下午或傍晚。可伴患侧胸痛并放射至肩部或腹部,深呼吸或咳嗽时加剧,故患者常取患侧卧位。痰少,可带血丝,24~48 h后可呈铁锈色痰,与肺泡内浆液渗出和红细胞、白细胞渗出有关。

2. 体征 患者呈急性病容,鼻翼扇动,面颊绯红,口角和鼻周重者可有发热、心动过速、心律不齐。早期肺部无明显异常体征,随病情加重可出现患侧呼吸运动减弱,叩诊音稍浊,听诊可有呼吸音减弱及胸膜摩擦音,肺实变期有典型实变体征;消散期可闻及湿啰音。本病自然病程1~2周。起病5~10天后体温可自行骤降,或用有效抗菌药物后体温于1~3天内恢复正常,其他症状与体征也随之逐渐消失。

3. 并发症 目前并发症已很少见。感染严重时可发生感染性休克,多见于老年人。此外,还可并发胸膜炎、脓胸、肺脓肿、脑膜炎和关节炎等。

(三) 辅助检查

1. 血象 白细胞数为$(10\sim20)\times10^9$,中性粒细胞在80%以上,并有核左移,或细胞内见毒性颗粒。

2. 病原体检测 痰直接涂片、痰培养、PCR检测和荧光标记抗体等可检测出病原体。

3. X线检查 早期只见肺纹理增粗或受累的肺段、肺叶稍模糊,肺实变时可见呈叶或段分布的大片均匀一致的高密度阴影(图2-8-1)。

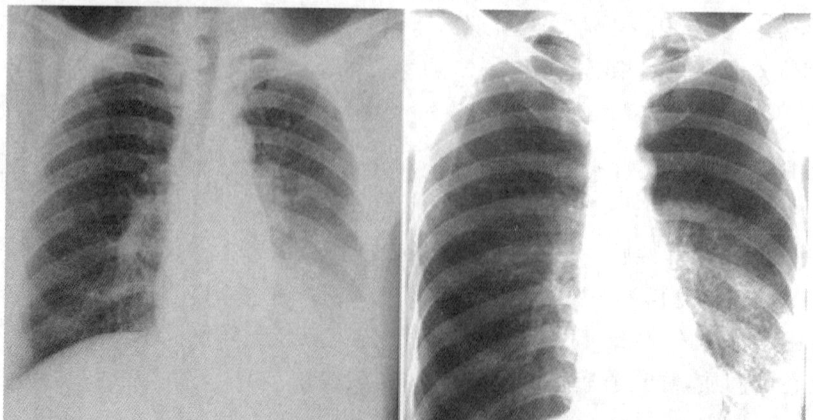

图2-8-1 大叶性肺炎

（四）治疗原则

1. 感染治疗 感染治疗是肺炎治疗最主要的环节。治疗原则：初始采用经验治疗，初始治疗后根据临床反应、细菌培养和药敏试验，给予特异性的抗生素治疗。抗生素治疗后 48～72 h 应对病情进行评价，治疗有效表现为体温下降、症状改善、白细胞逐渐降低或恢复正常，而 X 线胸片病灶吸收较迟。

2. 对症和支持治疗 包括祛痰、降温、吸氧、维持水及电解质平衡、改善营养及加强机体免疫功能等治疗。

3. 预防并及时处理并发症 肺炎球菌肺炎、葡萄球菌肺炎、革兰阴性杆菌肺炎等出现严重败血症或毒血症可并发感染性休克，应及时给予抗休克治疗。并发肺脓肿、呼吸衰竭等应给予相应治疗。

(1) 抗菌药物治疗：青霉素 G 为首选。用药剂量及途径视病情之轻重、有无不良征兆和并发症而定。也可选用红霉素、头孢菌素或喹诺酮类抗菌药物，疗程一般为 5～7 天，或在退热后 3 天停药；或由静脉用药改为口服，维持数日。

(2) 对症支持疗法：卧床休息，饮食补充足够热量、蛋白质和维生素，降温、止痛、祛痰止咳、抗休克等。

二、革兰阴性杆菌肺炎

医院内获得性肺炎多由革兰阴性杆菌引起，包括克雷白杆菌(肺炎杆菌)、铜绿假单胞菌、流感嗜血杆菌、大肠杆菌等，均为需氧菌。多见于老年人、久病体弱者(尤其慢性呼吸系统疾病患者)及长期用广谱抗生素、糖皮质激素等免疫功能低下或全身衰竭的住院患者。克雷白杆菌是院内获得性肺炎的主要致病菌，且耐药性不断增强，病情危险，病死率高，成为防治中的难点。

【护理评估】

（一）健康史

询问患者是否有慢性肺部阻塞性疾病；是否有全身慢性疾病如糖尿病、风湿性疾病；是否长期接受糖皮质激素、免疫抑制剂或长期使用广谱抗生素；是否接受机械通气或大手术；是否长期卧床、意识不清、咳嗽咳痰反射机制障碍等。

（二）身体状况

患者多起病隐匿，有发热、精神萎靡不振。克雷白杆菌肺炎则起病急骤，有寒战、高热；患者均有程度不同的咳嗽、咳痰、胸痛及呼吸困难，以克雷白杆菌肺炎最重，常有发绀，甚至休克。铜绿假单胞菌感染时为绿色脓痰；克雷白杆菌感染时咳出砖红色胶冻状痰，胸部常有肺实变体征，X 线表现常呈小叶性或大叶性实变，大叶性实变好发于右肺上叶、双肺下叶，有多发性蜂窝状肺脓肿，因炎症渗出液量多、黏稠，致使叶间隙下坠。本病确诊有赖于痰细菌学检查，并注意与其他肺炎鉴别。

（三）治疗原则

在营养支持、补充水分、痰液引流的基础上，早期合理使用抗生素是治愈的关键。一经诊断应立即根据药敏试验结果，给予敏感抗生素治疗，宜采用联合用药，给药以静脉滴注为主。

1. 肺炎杆菌肺炎 头孢菌素类和氨基糖苷类是目前治疗肺炎杆菌肺炎的首选药物。重症患者常联合用药，但联合用药可能增加肾毒性的危险，故应监测肾功能。

2. 铜绿假单胞菌肺炎 有效的抗菌药物有 β-内酰胺类、氨基糖苷类和喹诺酮类。铜绿假单胞菌对两类药物有交叉耐药的菌株较少，临床上可联合用药，如选择头孢曲松＋阿米卡星。铜绿假单胞菌肺炎多发生于有严重基础疾病或免疫低下者，故在抗感染的同时应重视对基础疾病的治疗，加强局部引流和全身支持治疗，提高免疫功能。

3. 流感嗜血杆菌肺炎 近年来产 β-内酰胺酶的耐药菌株日趋增多，可选择第二、三代头孢菌素如头孢克洛或头孢曲松等，或氨苄西林及β-内酰胺酶抑制剂的复合制剂。新型大环内酯类抗生素如阿奇霉素、克拉霉素等也有效。

三、支原体肺炎

支原体肺炎(mycoplasmal pneumonia)是由肺炎支原体引起的肺部炎症，常伴有咽炎、支气管炎。全年均可发病，多见于秋、冬季节，可散发或流行(如家庭范围内)，占非细菌性肺炎的1/3以上，好发于儿童及青年人。

【护理评估】

(一) 健康史

支原体肺炎应排除以下疾病：急性支气管炎、支气管异物、支气管哮喘、肺结核。

(二) 身体状况

起初有数天到1周的无症状期，继而出现咳嗽、发热、头痛、咽痛、乏力、肌痛症状。咳嗽为发作性干咳，可逐渐加重，有时夜间更为明显，可咳出黏液或血丝痰。由于持续咳嗽患者可有胸痛。发热可持续2～3周，体温通常在37.8～38.5℃，伴有畏寒，体温正常后仍可有咳嗽。肺部体征不明显，与肺部病变程度常不相称。血白细胞多正常或稍高，以中性粒细胞为主；发病2周后冷凝集反应多阳性，滴定效价超过1∶32。血支原体IgM抗体的测定有助于诊断；直接检测标本中肺炎支原体抗原，适于临床早期快速诊断。

(三) 治疗原则

首选药物为大环内酯类抗生素，如红霉素，早期使用可减轻症状和缩短病程，青霉素或头孢菌素类抗生素无效。剧烈呛咳者适当给予镇咳药。

四、军团菌肺炎

军团菌肺炎(legionnaires pneumonia)又称军团病，是由嗜肺军团杆菌引起的一种以肺炎为主的全身性疾病。军团菌革兰染色阴性，存在于水和土壤中，常经供水系统、空调和雾化吸入而引起呼吸道感染，也可呈小的暴发流行。中老年人以及有慢性心、肺、肾病及糖尿病、血液病、恶性肿瘤、艾滋病或接受免疫抑制剂治疗者易发本病。可与大肠杆菌、肺炎杆菌、铜绿假单胞菌、念珠菌、卡氏肺孢子虫、新型隐球菌等感染混合，形成“难治性肺炎”。

【护理评估】

(一) 健康史

询问患者是否外出旅游，服用污染的水和食物；是否经常使用空调；是否有肺部慢性疾病使用雾化吸入治疗，是否使用机械通气导致肺部感染。

(二) 身体状况

本病起病缓慢而后急。前驱期有低热、乏力、食欲不振，1～2天后出现寒战、高热、胸痛、头痛和肌痛，半数以上患者有相对缓脉；恶心、呕吐和水样腹泻常见；重者有神经精神症状，如感觉迟钝、谵妄、意识障碍、癫痫样发作。呼吸道症状主要是日趋明显的咳嗽，痰少而黏，可带血，可有呼吸困难；病变部位可闻及湿啰音。严重患者可并发休克、呼吸衰竭、DIC、急性肾功能衰竭。血白细胞多超过10×10^9/L，中性粒细胞核左移；可有蛋白尿、血尿、血尿素氮(BUN)、肌酐(Cr)、肌酸磷酸激酶(CPK)、谷丙转氨酶(ALT)、乳酸脱氢酶(LDH)升高；痰、支气管抽吸物、胸液、支气管肺泡灌洗液做Giemsa染色可以查见细胞内的军团杆菌；应用聚合酶链式反应(PCR)技术扩增军团杆菌基因片段，能迅速诊断；尿液酶联免疫吸附试验(ELISA)检测细菌可溶性抗原，也具有较高特异性；X线早期为外周性斑片状肺泡内浸润，继而肺实变，下叶较多见，单侧或双侧，病变进展迅速，可伴有少量胸腔积液。

（三）治疗原则

首选大环内酯类抗生素，可加用利福平，疗程3周以上。

五、病毒性肺炎

病毒性肺炎(viral pneumonia)是上呼吸道病毒感染向下蔓延所致的肺部炎症。多见于冬、春季，散发、流行或暴发；婴幼儿、老年人、原有慢性心肺疾病等免疫力差者易发病，且病情严重，在非细菌性肺炎中病毒感染占25%～50%。

常见病毒有腺病毒、流感病毒、副流感病毒、呼吸道合胞病毒、麻疹病毒、水痘-带状疱疹病毒、鼻病毒、巨细胞病毒、冠状病毒等。病毒性肺炎为吸入感染，病毒可通过飞沫和直接接触传播，且传播迅速、传播面广。

【护理评估】

（一）健康史

患者是否是抵抗力低下的老人和体弱多病者；近期是否接触过上呼吸道感染的患者；近期有无酗酒、受凉、过度疲劳等诱因。

（二）身体状况

多为急性起病，但症状较轻，鼻塞、咽痛、发热、头痛、全身肌肉酸痛、倦怠等上呼吸道感染症状较突出，累及肺部后出现干咳、咳少量痰或白色黏液，肺部体征多不明显，部分患者或可闻及少量湿啰音。小儿或老年人易发生中毒性肺炎，甚至发生休克、呼吸衰竭等并发症。

（三）治疗原则

以对症治疗为主。增加卧床休息，注意保暖。维持室内空气流通，采取呼吸道隔离，以避免交叉感染。提供含足够蛋白质、维生素的软食，少食多餐，多饮水。必要时给予输液和吸氧。协助痰液较多的患者有效清除分泌物，保持呼吸道通畅。选用有效的病毒抑制剂，如利巴韦林、阿昔洛韦、奥司他韦、阿糖腺苷等。同时可辅以中医药和生物制剂治疗。合并有细菌感染时，及时应用抗生素。本病多数预后良好。

六、肺炎的护理

【首要护理诊断/问题】

体温过高　与肺部感染有关。

【次要护理诊断/问题】

(1) 清理呼吸道无效　与气道分泌物多、痰液黏稠、咳嗽无力等有关。

(2) 气体交换受损　与肺炎引起的呼吸面积减少有关。

(3) 胸痛　与肺部炎症波及胸膜有关。

(4) 潜在并发症：感染性休克、肺脓肿、脓胸、急性肾功能衰竭、呼吸衰竭。

【护理目标】

无休克发生，出现休克时能及时、有效控制。

> **课堂互动**
> 试述肺炎的主要护理诊断和护理措施。

【护理措施】

1. 病情观察　观察患者有无烦躁、发绀、四肢厥冷、心动过速、少尿或无尿、血压降低等休克征象；准确观察并记录出入液量，估计患者的组织灌注情况；监测评估患者的体温、脉搏、呼吸、血压、尿量和意识的变化，判断病情的转归。如患者的神志逐渐清醒、皮肤转红、脉搏有力、呼吸规则、血压回升、尿量增多、皮肤及肢体变暖，预示病情已好转。

2. 一般护理

(1) 病室环境安静、舒适，无外界刺激；患者去枕平卧或取仰卧中凹位，即抬高头胸部20°、抬高下肢约30°，有利于呼吸和静脉血回流。重症监护，专人护理，减少搬动，适当保暖，忌用热水袋,以免烫伤皮肤。

(2) 提供足够热量、蛋白质和维生素的流质或半流质食物,以补充高热引起的营养物质消耗。鼓励患者多饮水,以保证足够的入量并有利于稀释痰液。意识障碍者应鼻饲补充营养,以促进疾病的恢复。

3. 对症护理

重点:感染性休克的表现及抢救护理措施。

(1) 吸氧:给予中、高流量吸氧,维持 PaO_2 在 7.38 kPa(60 mmHg)以上,改善缺氧状况。

(2) 建立静脉通道:尽快建立两条静脉通道,对烦躁不安的患者,应固定输液的肢体,防止静脉输液外渗。使用糖皮质激素、抗生素、碳酸氢钠及血管活性药物,以恢复正常组织灌注,改善循环功能。

(3) 控制休克:补充血容量,遵医嘱给予低分子右旋糖酐或平衡盐溶液,以维持有效血容量,降低血液黏度,防止 DIC;应用 5%碳酸氢钠溶液静脉滴注时,因其配伍禁忌较多,宜单独输入;应随时观察患者全身情况、血压、尿量、尿相对密度、血细胞比积等,监测中心静脉压,作为调整补液速度的指标,以中心静脉压不超过 0.98 kPa(10 cmH_2O),尿量在 30 mL/h 以上为宜。

课堂互动

对感染性休克患者怎样配合抢救?

难点:肺炎患者的用药护理内容。

用药护理:① 遵医嘱输入多巴胺、间羟胺(阿拉明)等血管活性药物。依血压调整滴速,维持收缩压在 90~100 mmHg 为宜,以保证重要器官的血液供应,改善微循环。输注过程中注意防止药液溢出血管外引起局部组织坏死。② 有明显酸中毒时可应用 5%碳酸氢钠溶液静脉滴注,因其配伍禁忌较多,宜单独输入。③ 联合广谱抗菌药物控制感染时,应注意药物疗效和不良反应。

纠正水、电解质和酸碱失衡:输液不宜过多、过快,以免引起心力衰竭和肺水肿。如血容量已补足,尿量仍小于每天 400 mL,尿相对密度<1.018,应及时报告医生,注意有无急性肾功能衰竭。

糖皮质激素:大量糖皮质激素能解除血管痉挛、改善微循环,稳定溶酶体膜,防止酶的释放等,从而达到抗休克的作用。常用氢化可的松、地塞米松。

【健康指导】

1. 疾病预防指导 避免上呼吸道感染、淋雨受寒、过度疲劳、醉酒等诱因。加强体育锻炼,增加营养。长期卧床者应注意经常改变体位、翻身、拍背,随时咳出气道内痰液。易感人群如年老体弱者、慢性病患者可接种流感疫苗、肺炎疫苗等,以预防发病。

2. 疾病知识指导 对患者及家属进行有关肺炎知识的教育,使其了解肺炎的病因和诱因。指导患者遵医嘱按疗程用药,出院后定期随访。出现高热、心率增快、咳痰、胸痛等症状及时就诊。

【护理评价】

(1) 患者体温恢复正常,无感染性休克等并发症出现。

(2) 营养状况得到改善,体重恢复正常。

(3) 患者掌握了预防肺炎的基本知识。

(4) 疾病好发季节少去公共场所,减少感染的机会;增强体质,注重锻炼;情绪稳定,能积极主动配合治疗。

知识拓展

合理使用抗生素

抗生素的滥用将会带来下列几个方面的问题。

(1) 耐药菌株的广泛产生。

(2) 严重的毒副反应。

(3) 过敏反应。

(4) 二重感染。

因此，由于广泛使用抗生素，尤其是在不合理使用(滥用)的情况下，上述一些问题将日益严重，如不加以控制，人类将面临无法杀灭和有效控制细菌的时代，会给人类带来莫大的灾难。简单来说就是，细菌再次发生变化，我们人类需要50～100年才能研制出抑制它们的新品抗生素，现在出现的超级细菌，就是滥用抗生素造成的。

任务九　肺脓肿患者的护理

学习目标

1. 了解肺脓肿的概念、分型及病因、发病机制。
2. 熟悉肺脓肿患者的临床特征、并发症的观察要点。
3. 熟悉肺脓肿患者的护理评估内容。
4. 熟悉肺脓肿患者的一般护理内容、方法。
5. 掌握肺脓肿患者的体位引流护理内容、方法。

情景导入

患者，男，69岁，于入院前8个月余受凉后出现咳嗽、咳痰，痰为黄色脓痰，且痰中带血，无发热、盗汗，无胸痛，未引起患者足够重视而未予治疗，咳嗽、咳痰及咯血迁延未愈。于2011年8月就诊于市肺科医院，胸部CT示：右侧胸廓塌陷，右下肺大片状高密度影伴空腔形成，右侧胸膜钙化，予以抗感染、止血对症治疗后，咳嗽、咳痰、咯血较前有所好转。但此后患者每遇受凉感冒上述症状均有加重，并出现活动后气短、乏力。前半月受凉后出现发热，体温高达39 ℃，伴寒战，以夜间为著，咳嗽、咳痰较前加重，脓血痰不易咳出，自觉胸闷、气短、乏力、食欲减退，自服退热药物体温未降。生命体征：T 38.9 ℃，P 103次/分，R 21次/分，BP 170/90 mmHg。右下肺触觉语颤减弱，叩诊呈浊音，双肺呼吸音低，未闻及干、湿啰音。

> **课堂互动**
> 该患者可能患哪种疾病？依据是什么？

肺脓肿(lung abscess)是由多种病原菌引起的肺部化脓性炎症，早期为肺组织的化脓性炎症，继而坏死、液化，由肉芽组织包绕形成脓肿。其临床特征为高热、咳嗽和咳大量脓臭痰。

【病因及类型】

1. 病因　本病致病菌常见的有金黄色葡萄球菌、化脓性链球菌、克雷白杆菌、大肠杆菌、铜绿假单胞菌、变形杆菌等，厌氧菌有核粒梭形杆菌、消化球菌等，少数由真菌、溶组织内阿米巴等引起。

2. 类型

> **课堂互动**
> 肺脓肿的分类和临床特点是什么？

(1) 吸入性肺脓肿：病原体经口、鼻、咽腔吸入致病，又称原发性肺脓肿。多由厌氧菌感染，其中有一半是兼性感染。常在全身麻醉、酗酒、癫痫发作、昏迷或由于受寒、毒品成瘾等各种原因导致的吞咽困难、鼻或喉的机械性损伤等情况下发病。

吸入性肺脓肿常为单发性，右肺多见。好发部位：仰卧位时为上叶后段、下叶背段，坐、立位时为下叶的后基底段。

(2) 继发性肺脓肿：可继发于以下情况。①某些肺部疾病，如细菌性肺炎、支气管扩张症、空洞型肺结核、支气管囊肿、支气管肺癌等；②支气管异物堵塞，特别是小儿；③邻近器官的化脓性病变蔓延至肺，如阿米巴肝脓肿好发于右肝顶部，可穿破膈肌至右肺下叶，形成阿米巴肺脓肿；④其他，如食管穿孔感染、膈下脓肿、肾周围脓肿及脊柱脓肿等。

(3) 血源性肺脓肿：因皮肤外伤感染、疖痈、骨髓炎所致的败血症和脓毒血症，病原菌、脓毒栓子经血行播散到肺，引起小血管栓塞、肺组织炎症及坏死而形成肺脓肿。常为两肺外周部的多发性小脓肿。致病菌多为金黄色葡萄球菌。

【护理评估】

(一) 健康史

询问有无牙周炎、牙龈炎、上呼吸道手术史、全身麻醉、神志不清等。

(二) 身体状况

重点：肺脓肿典型的临床表现。

1. 症状 发病急骤，畏寒、高热，体温达 39～40 ℃，伴有咳嗽、咳少量黏液痰或黏液脓性痰。如感染不能及时控制，可于发病的 10～14 天后突然咳出大量脓臭痰及坏死组织，每天量可达 300～500 mL，典型痰液呈黄绿色、脓性，有时带血，大量痰液静置后可分为 3 层，腥臭痰多由厌氧菌感染所致。约 1/3 患者有不同程度的咯血，多为脓血痰，偶有中、大量咯血，可引起窒息。血源性肺脓肿多先有原发病灶引起的畏寒、高热等全身脓毒血症的表现，经数日或数周后才出现咳嗽、咳痰，痰量不多，极少咯血。一般情况下，咳出大量脓痰后，体温开始下降，全身症状随之好转，数周内逐渐恢复正常。若炎症累及胸膜，可出现患侧胸痛。病变范围大时，可有气促伴乏力、精神不振和食欲减退等全身中毒症状。若肺脓肿破溃到胸膜腔可致脓气胸，表现为突发性胸痛、气急。慢性肺脓肿患者除咳嗽、咳脓痰、反复发热和咯血外，还有贫血、消瘦等慢性消耗症状。

2. 体征 与肺脓肿的大小、部位有关。病变大而浅表者，可有实变体征；病变累及胸膜时，有胸膜摩擦音或胸腔积液体征。慢性肺脓肿(急性病程超过 3 个月)常有杵状指(趾)、贫血和消瘦。

(三) 辅助检查

1. 实验室检查 急性肺脓肿患者血白细胞总数可达$(20\sim30)\times10^9$/L，中性粒细胞在 90% 以上，核明显左移，常有中毒颗粒。典型痰呈脓性、黄绿色，可带血，留置可分为 3 层；痰培养有厌氧菌和需氧菌存在。

2. X 线检查 吸入性肺脓肿早期可见大片浓密模糊浸润阴影，边缘不清或团片状浓密阴影；脓肿形成，脓液排出后，可见圆形透亮区及液平面(图 2-9-1)；经脓液引流和抗生素治疗后，最后可仅残留纤维条索状阴影。如脓肿转为慢性，空洞壁变厚，周围纤维组织增生，纵隔可向患侧移位。血源性肺脓肿典型表现为两肺外侧有多发球形致密阴影，大小不一，中央有小脓腔和液平面。CT 能更准确地定位及发现体积较小的脓肿。

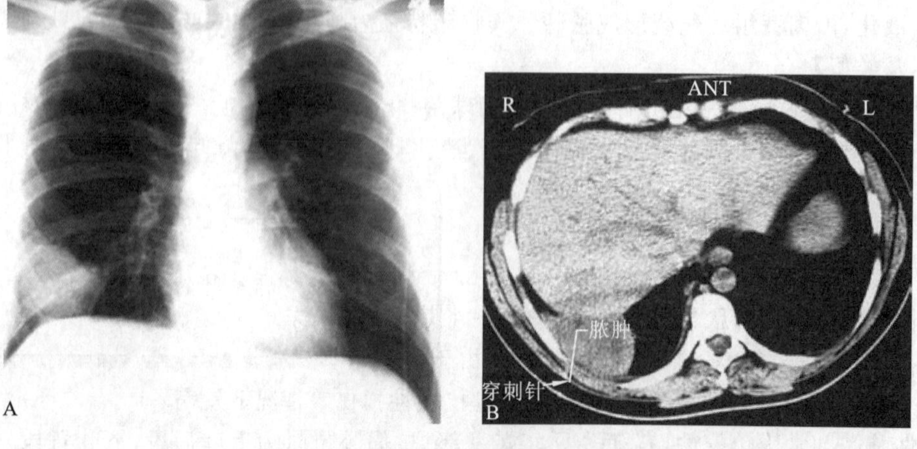

图 2-9-1 肺脓肿

3. 纤维支气管镜检查 有助于明确病因、病原学诊断，还可进行脓液吸引和病变部位注入抗生素，以提高疗效与缩短疗程。

（四）治疗原则

1. 抗感染治疗 一般先用青霉素，对青霉素过敏或不敏感者，可用林可霉素、克林霉素，常规使用甲硝唑等药物，如抗菌有效，宜持续 8～12 周，直至胸片上空洞和炎症完全消失，或仅有少量稳定的残留纤维化。若疗效不佳，要注意根据细菌培养和药敏试验结果选用有效的抗菌药物。

2. 痰液引流 痰液引流可缩短病程，提高治愈率。身体状况较好者可采取体位引流排痰；有条件时可尽早应用纤维支气管镜冲洗及吸引治疗，脓腔内还可注入抗菌药物，加强局部治疗。

3. 手术切除 肺脓肿病程超过 3 个月，经内科治疗病变未见明显吸收，并有反复感染、咯血者及并发支气管胸膜瘘或脓胸经抽吸冲洗治疗效果不佳者怀疑癌肿阻塞时，应考虑手术治疗。

重点：肺脓肿患者的护理诊断。

【首要护理诊断/问题】

体温过高 与肺组织炎症性坏死有关。

护理目标及护理措施见本书相关内容。

课堂互动

试述肺脓肿主要的护理诊断和护理措施。

【次要护理诊断/问题】

（1）清理呼吸道无效 与脓痰聚积有关。

护理目标及护理措施见本书相关内容。

（2）营养失调 与肺部感染导致机体消耗增加有关。

护理目标及护理措施见本项目肺结核。

（3）其他护理诊断

① 气体交换受损 与肺脓肿影响肺的换气功能有关。

② 有窒息的危险 与大咯血有关。

【健康指导】

1. 疾病预防指导 应彻底治疗口腔、上呼吸道慢性感染病灶如龋齿、化脓性扁桃体炎、鼻窦炎、牙周溢脓等，以防止病灶分泌物吸入肺内诱发感染。重视口腔清洁，经常漱口，多饮水，预防口腔炎的发生。积极治疗皮肤外伤感染，痈、疖等化脓性病灶，不挤压痈、疖，防止血源性肺脓肿的发生。避免受寒、醉酒和极度疲劳导致的机体免疫力低下与气道防御清除功能减弱而诱发吸入性感染。

2. 疾病知识指导 教会患者有效咳嗽、体位引流的方法，及时排出呼吸道分泌物，必要时采取胸部物理治疗协助排痰，以保持呼吸道通畅，促进病变的愈合。指导患有慢性基础疾病者、年老体弱患者的家属经常为患者翻身、拍背，促进痰液排出，疑有异物吸入时要及时就医以清除异物。

3. 用药指导与病情监测 告知患者及家属抗生素治疗对肺脓肿的治疗非常重要，但疗程较长，需用药 8～12 周，为防止病情反复，应遵从治疗计划。患者出现高热、咯血、呼吸困难等表现时应警惕大咯血和窒息的发生，需立即就诊。

【护理评价】

（1）患者体温恢复正常，全身毒血症症状消失或减轻。

（2）营养状况得到改善，体重恢复正常。

（3）肺组织得到修复，无胸膜粘连。

（4）情绪稳定，能积极主动配合治疗。

（5）未发生并发症。

知识拓展

超级细菌是如何产生的

由病菌引发的疾病曾经不再是人类的致命威胁，每一种传染病用抗生素治疗都能取得很好的疗效,但这是抗生素被滥用之前的事情了。每年在全世界大约有50%的抗生素被滥用,而中国这一比例甚至接近80%。正是由于药物的滥用,使病菌迅速适应了抗生素的环境,各种超级细菌相继诞生。过去一个患者用几十单位的青霉素就能活命,而相同病情,现在几百万单位的青霉素也没有效果。由耐药菌引起的感染,抗生素无法控制,最终导致患者死亡。在20世纪60年代,全世界每年死于感染性疾病的人数约为700万,而这一数字到了本世纪初上升到2000万。死于败血症的人数上升了89%,大部分人死于超级细菌带来的用药困难。

人们致力寻求一种战胜超级细菌的新药物,但一直没有奏效。不仅如此,随着全世界对抗生素滥用逐渐达成共识,抗生素的地位和作用受到怀疑的同时,也遭到了严格的管理。在病菌蔓延的同时,抗生素的研究和发展却渐渐停滞下来。失去抗生素这个曾经有力的武器,人们开始从过去简陋的治病方式重新寻找对抗疾病的灵感。找到一种健康和自然的疗法,用人类自身免疫来抵御超级细菌的进攻,成为许多人对疾病的新共识。

任务十　肺结核患者的护理

学习目标

1. 熟悉肺结核的概念、病因与传播途径。
2. 熟悉肺结核患者的临床特征、并发症的观察要点。
3. 熟悉肺结核患者的护理评估内容。
4. 掌握肺结核患者的用药护理措施。
5. 能完成肺结核大咯血的病情评估、窒息先兆及窒息的判断。

情景导入

女,59岁,5年前受凉后低热、咳嗽、咳白色黏液痰,抗生素及祛痰治疗不见好转,体重逐渐下降,拍胸片诊断为“浸润型肺结核”,肌内注射链霉素1个月,口服利福平、雷米封3个月,症状逐渐减轻,遂自行停药,此后一直咳嗽,咳少量白痰,未再复查胸片。2个月前劳累后咳嗽加重,少量咯血伴低热、盗汗、胸闷、乏力又来诊。病后进食少,二便正常,睡眠稍差。6年前查出血糖高,间断用过降血糖药,无药物过敏史。查体:T 37.4 ℃,P 94次/分,R 22次/分,BP 130/80 mmHg,无皮疹,浅表淋巴结未触及,巩膜不黄,气管居中,两上肺呼吸音稍减低,并闻及少量湿啰音;心界叩诊不大,HR 94次/分,律齐,无杂音;腹部平软,肝脾未触及,下肢不肿。化验:Hb 110 g/L,WBC 4.5×10^9/L,N 53%,L 47%,PLT 210×10^9/L,ESR 35 mm/h,空腹血糖9.6 mmol/L,尿蛋白(－),尿糖(＋＋)。

肺结核(pulmonary tuberculosis)是结核杆菌引起的慢性呼吸道传染病。20世纪50年代以来,我国结核病的流行趋势虽有下降,但各地区疫情的控制尚不平衡,仍是当前一个突出的公共卫生问题,现有肺结核患者600万,占世界结核患者的1/4。

【病因及发病机制】

课堂互动

情景导入中的患者应诊断为什么病?有哪些依据?

(一)病原体

结核杆菌属于分枝杆菌,涂片染色具有抗酸性,亦称抗酸杆菌。结核杆菌分为人型、牛型及鼠型等种类，前两型为人类结核病的主要病原菌。

结核杆菌为需氧菌，对外界抵抗力较强，在阴湿处能生存 9 个月以上；但在烈日暴晒 2 h，紫外线照射 10～20 min，5%～12%来苏尔溶液接触 2～12 h，70%乙醇接触 2 min，均能被杀灭，煮沸 1 min 也能被杀死。所以煮沸消毒与高压蒸汽消毒是最有效的消毒法，将痰吐在纸上直接烧掉是最简易的灭菌方法。

（二）感染途径

本病主要通过呼吸道传播，其次是消化道。传染源主要是排菌的肺结核患者（尤其是痰涂片阳性、未经治疗者）。

（三）人体的反应性

> **课堂互动**
>
> 结核杆菌感染主要通过什么途径？

1. 免疫与变态反应 人体对结核杆菌的自然免疫力（先天性免疫力）是非特异性的，接种卡介苗或经过结核杆菌感染后所获得的免疫力（后天性免疫力）具有特异性，能将入侵的结核杆菌杀死或严密包围，制止其扩散，使病灶愈合。人体感染结核杆菌后，由于免疫的存在可不发展成结核病，但因各种原因使人体免疫削弱时，就容易受感染而发病，或引起原已稳定的病灶重新活动。

结核杆菌侵入人体后 4～8 周，身体组织对结核杆菌及其代谢产物所发生的敏感反应称为变态反应，结核病主要是细胞免疫，免疫与变态反应常同时存在，这与人体复杂的内外环境、药物的影响、感染菌量和毒力等因素有关。

2. 初感染与再感染 机体对结核杆菌初感染与再感染产生不同反应。初次感染结核杆菌后，细菌被巨噬细胞携带至肺门淋巴结（淋巴结肿大），并可全身播散（隐性菌血症），此时若正值免疫力低下，可以发展成为原发性肺结核。但经受过轻微结核杆菌感染，或已接种卡介苗后，机体已有相当的免疫力，若再感染，多不引起局部淋巴结肿大，也不易发生全身性播散，而是在再感染局部发生剧烈组织反应，病灶为渗出性，甚至干酪样坏死、液化而形成空洞。

（四）结核杆菌感染和肺结核的发生与发展（图 2-10-1）

1. Ⅰ型（原发性肺结核） 大多发生于儿童，病灶（图 2-10-2）多位于上叶底部、中叶或下叶上部（肺通气较大部位），引起淋巴管炎和淋巴结炎。肺部原发病灶、淋巴管炎和肺门淋巴结炎，统称为原发综合征。症状多轻微而短暂，可类似感冒，有微热、咳嗽、食欲不振、体重减轻，数周好转。X 线检查可见肺部原发病灶、淋巴管炎和肺门淋巴结肿大。绝大多数病灶逐渐自行吸收或钙化。肺部原发病灶常较快地吸收，不留痕迹或仅成为细小钙化灶。肺门淋巴结炎可较长时间不愈，甚至蔓延至附近的纵隔淋巴结。

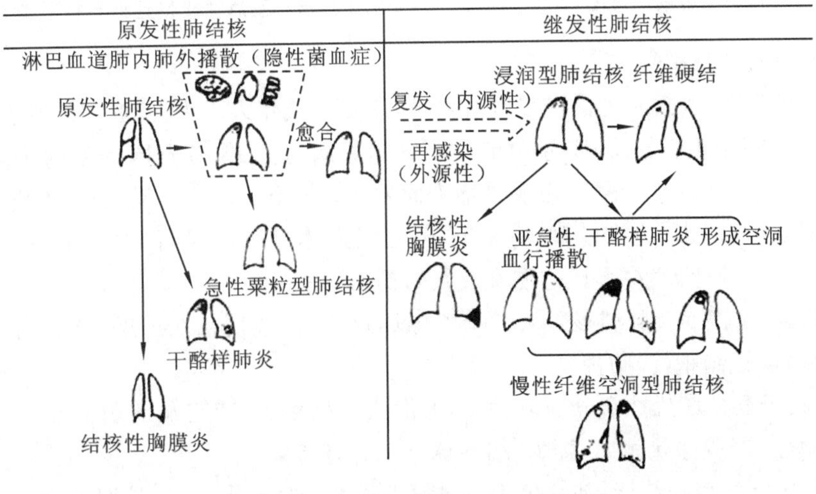

图 2-10-1 肺结核病自然过程示意图

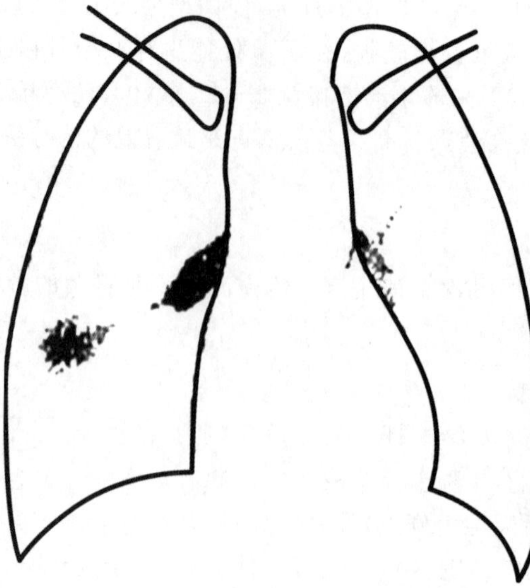

图 2-10-2 原发性肺结核病灶(呈哑铃状)

2. Ⅱ型(血行播散型肺结核) 多由原发性肺结核发展而来,但成人更多见的是继发于肺或肺外结核病灶(如泌尿生殖道的干酪样病灶)溃破到血管引起。

急性粟粒型肺结核是急性全身血行播散型肺结核的一部分,起病急,有全身毒血症状,常可伴发结核性脑膜炎。X线检查显示肺内病灶细小如粟粒,等大、均匀地播散于两肺(图 2-10-3)。当人体免疫力较高,少量结核杆菌分批经血行进入肺部时,则血行播散灶常大小不均匀、新旧不等,较对称地分布在两肺上中部,称为亚急性或慢性血行播散型肺结核(图 2-10-4)。临床上可无明显中毒症状,病情发展也较缓慢,患者常无自觉不适,而于X线检查时才发现,此时病灶多较稳定或已硬结愈合。

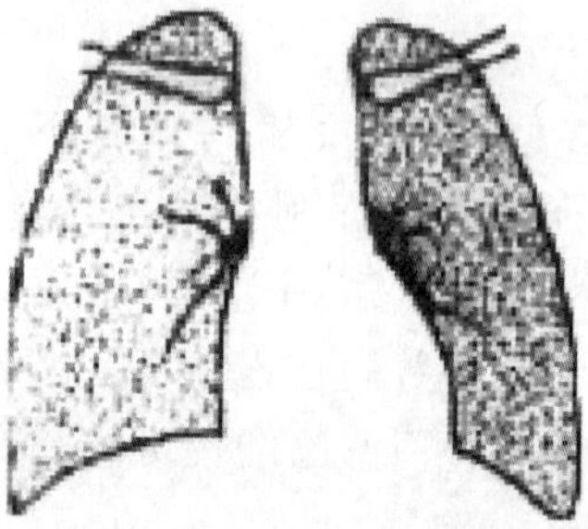

图 2-10-3 急性粟粒型肺结核示意图

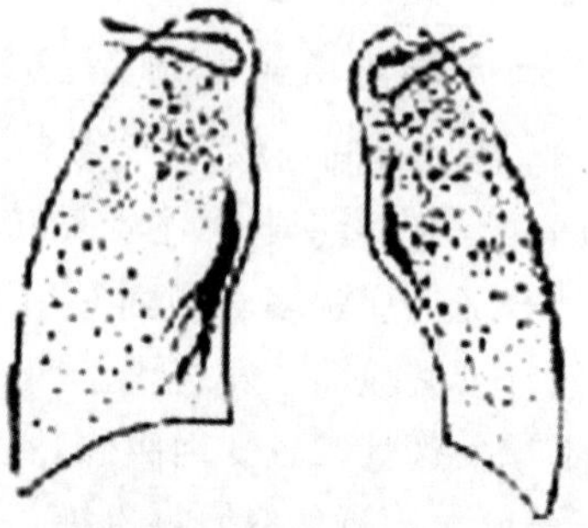

图 2-10-4 亚急性或慢性血行播散型肺结核示意图

3. Ⅲ型(继发性肺结核)

(1) 浸润型肺结核:为最常见的继发性肺结核,多见于成年人。大多为人体免疫力低下时,潜伏在病灶内的结核杆菌重新繁殖,引起以渗出和细胞浸润为主、伴有不同程度的干酪样病灶(内源性感染)。少数是与排菌患者密切接触再感染而发生(外源性感染)。病灶多在锁骨上下,X线检查显示为片状、絮状阴影,边缘模糊(图 2-10-5)。当人体过敏性很高,大量结核杆菌进入肺部时,病灶干酪样坏死、液化,最终形成空洞和支气管播散。

(2) 干酪样肺炎:浸润型肺结核伴大片干酪样坏死灶时,常呈急性进展,具有高度毒性症状,临床上称为干酪样(或结核性)肺炎。

(3) 结核球:干酪样坏死灶部分消散后,周围形成纤维包膜,或空洞的引流支气管阻塞,空洞内干酪物不能排出,凝成球状病灶,称为"结核球"(图 2-10-6)。

(4) 慢性纤维空洞型肺结核:肺结核未及时发现或者治疗不当,空洞长期不愈,空洞壁逐渐变厚,病灶出现广泛纤维化;随机体免疫力高低起伏,病灶吸收、修补与恶化、进展交替发生而形成

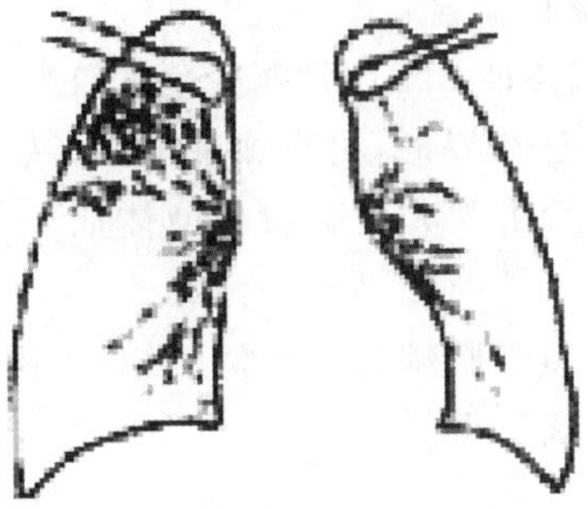

图 2-10-5 浸润型肺结核示意图

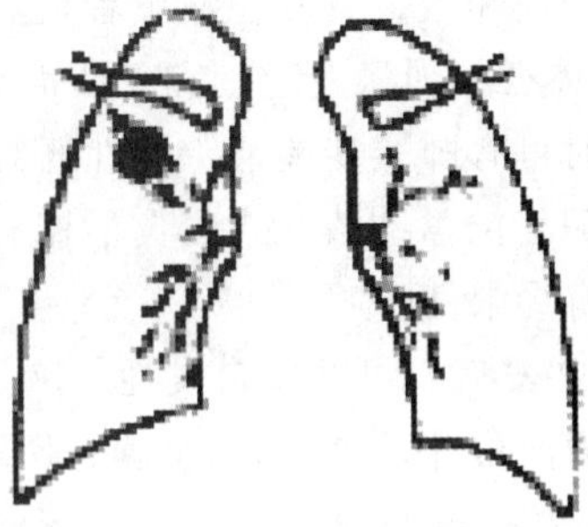

图 2-10-6 右上肺结核球示意图

慢性纤维空洞型肺结核。病灶常有反复的支气管播散，病程迁延，症状时有起伏，痰中带有结核杆菌，为结核病的重要传染源。X 线检查显示一侧或两侧单个或多个厚壁空洞，多伴有支气管播散病灶及明显的胸膜增厚。由于肺组织纤维收缩，肺门向上牵拉，肺纹理呈垂柳状阴影（图 2-10-7）；纵隔向病侧牵引，邻近或对侧肺组织常发生代偿性肺气肿，常继发感染和并发肺源性心脏病。肺组织广泛破坏，纤维组织大量增生，可导致肺叶或全肺收缩，形成"毁损肺"。

4. Ⅳ型（结核性胸膜炎） 当机体处于高敏状态时，结核杆菌侵入胸膜腔可引起渗出性胸膜炎。除出现全身中毒症状外，还有胸痛和呼吸困难。早期出现局限性胸膜摩擦音，随着积液增多出现胸腔积液征。X 线检查显示，少量积液时，仅见肋膈角变钝；中等量积液时，中、下肺野呈现一片均匀致密影，上缘呈弧形向上，外侧升高（图 2-10-8），积液可随体位变动。

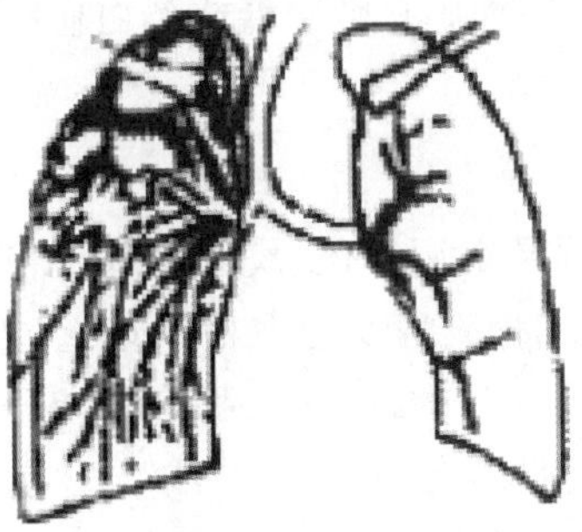

图 2-10-7 慢性纤维空洞型肺结核示意图

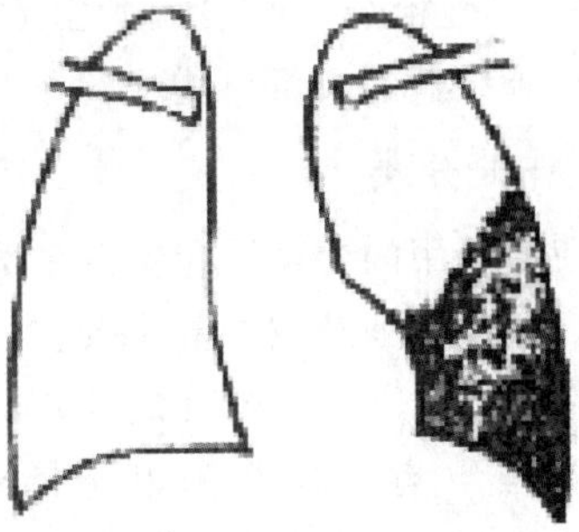

图 2-10-8 胸腔积液示意图

【护理评估】

（一）健康史

详细询问有无肺结核密切接触史、结核病病史、疫苗接种史、慢性病病史，以及糖皮质激素、免疫抑制剂用药史。

（二）身体状况

各型肺结核的临床表现不尽相同，但有共同之处。

重点：肺结核患者的临床特征。

1. 全身症状 发热最常见，多为长期午后低热。部分患者有乏力、食欲减退、盗汗和体重减轻等全身毒性症状。育龄女性可有月经失调或闭经。若肺部病灶进展播散时，可有不规则高热、畏寒等。

2. 呼吸系统症状

(1) 咳嗽、咳痰：肺结核最常见症状。多为干咳或咳少量白色黏液痰。有空洞形成时，痰量增多；合并细菌感染时，痰呈脓性且量增多；合并厌氧菌感染时有大量脓臭痰；合并支气管结核时表现为刺激性咳嗽。

(2) 咯血：1/3～1/2 患者有不同程度的咯血，患者常有胸闷、喉痒和咳嗽等先兆，以少量咯血多见，少数严重者可大量咯血。

(3) 胸痛：炎症波及壁层胸膜时可引起胸痛，为胸膜炎性胸痛，随呼吸运动和咳嗽加重。

(4) 呼吸困难：当病变广泛和（或）患结核性胸膜炎大量胸腔积液时，可有呼吸困难。多见于干酪样肺炎和大量胸腔积液患者,也可见于纤维空洞型肺结核的患者。

3. 体征 因病变范围和性质而异。病变范围小可无异常体征。渗出性病变范围较大或干酪样坏死时可有肺实变体征。慢性纤维空洞型肺结核或胸膜粘连增厚时,可有胸廓塌陷,纵隔及气管向患侧移位。结核性胸膜炎早期有局限性胸膜摩擦音,以后出现典型胸腔积液体征。支气管结核可有局限性哮鸣音。

4. 并发症 可并发自发性气胸、脓气胸、支气管扩张症、慢性肺源性心脏病。结核分枝杆菌随血行播散可并发淋巴结、脑膜、骨及泌尿生殖器官等肺外结核。

(三)辅助检查

1. 结核杆菌检查 痰中找到结核杆菌是确诊肺结核的主要依据。痰菌阳性说明病灶是开放性的(有传染性)。痰培养则更精确。

2. 影像学检查 胸部X线检查不但可早期发现肺结核,而且可对病灶部位、范围、性质、发展情况和治疗效果做出判断,对决定治疗方案很有帮助;CT检查对于发现微小或隐蔽性病变,了解病变范围、组成及诊断是有帮助的。

重点:结核菌素试验的方法、结果的判断及临床意义。

3. 结核菌素试验 旧结素(OT)是结核杆菌代谢产物,主要含有结核蛋白,因抗原不纯可引起非特异反应,目前多采用结素的纯蛋白衍化物(PPD),不产生非特异性反应。通常取0.1 mL结素稀释液(5 IU),在左前臂屈侧做皮内注射,经48～72 h测量皮肤硬结直径,如直径小于5 mm为阴性,5～9 mm为弱阳性,10～19 mm为阳性,20 mm以上或局部发生水疱与坏死者为强阳性。用高稀释度(1 IU)做皮试呈强阳性者,常提示体内有活动性结核灶。

4. 其他检查 严重病例可有贫血,急性粟粒型肺结核可有白细胞总数减低或类白血病反应,活动性肺结核的血沉可增快。

(四)分类

我国现用的分类法包括四个部分,即肺结核类型、病变范围及空洞部位、痰菌检查、活动性及转归。病变范围及空洞部位按右、左侧,分上、中、下肺野记述。右侧病变记在横线以上,左侧病变记在横线以下。一侧无病变者,以(－)表示。以第2和第4肋前下缘内端水平将两肺分为上、中、下肺野。有空洞者,在相应肺野部位加"0"。痰菌阳性或阴性,分别以(＋)或(－)表示,以"涂"、"集"或"培"分别代表涂片、集菌和培养法。患者无痰或未查痰时,注明"无痰"或"未查"。在判定肺结核的活动性及转归时,可综合患者的临床表现、肺部病变、空洞及痰菌等情况决定。

1. 进展期 新发现活动性病变,病变较前增多、恶化,新出现空洞或空洞增大,痰菌阳转。凡具备上述一项者,即属进展期。

2. 好转期 病变较前吸收好转,空洞缩小或闭合,痰菌减少或转阴。凡具备上述一项者,即属好转期。

3. 稳定期 病变无活动性,空洞关闭,痰菌连续阴性(每个月至少查痰1次),均达6个月以上。若空洞仍然存在,则痰菌需连续阴性1年以上。

诊断举例:浸润型肺结核(上0中)/(上)涂(＋)进展期。

(五)治疗原则

课堂互动

常用抗结核药物的主要副作用有哪些?

重点:抗结核药物的使用原则、不良反应。

1. 抗结核化学药物治疗(化疗)

1)化疗原则 早期、联用、适量、规律和全程治疗是抗结核化疗的原则。早期是指一旦发现和确诊结核后应立即给药治疗;联用是指根据病情及抗结核药的作用特点,联用两种或两种以上药物,以增强和确保疗效、减少或防止耐药性产生;适量是指根据不同病情及不同个体用药剂量要适当,量小达不到疗效,量大会加重药物中毒;规律即患者必须严格按照化疗方案规定的用药方法,定时定量服药,不可无故停药或随意间断用药,也不可自行变更方案;全程是指患者必须按治疗方案坚持治满疗程,以减少或防止复发。活动性肺结核是化疗的适应证。

2)常用抗结核药物 常用抗结核药物和主要不良反应见表2-10-1。

表 2-10-1　常用抗结核药物的副作用

药物名称	不良反应	注意点
异烟肼	①胃肠道反应； ②末梢神经炎； ③中枢神经系统损害； ④肝损害； ⑤过敏反应； ⑥血液系统损害	①有癫痫史、精神病史者禁用； ②异烟肼和利福平连用时肝损害发生率高； ③中毒时可用大剂量维生素 B_6 对抗； ④观察肝肾功能、血常规、行为变化
乙胺丁醇(口服)	视神经损害	①需与其他抗结核药物联合使用； ②1 天剂量宜 1 次服用； ③有酒精中毒、癫痫史、精神病史者及婴禁用； ④检测肝肾功能、血常规、血清尿酸等指标
利福平(口服、静脉滴注)	①胃肠道反应； ②肝损害； ③过敏反应； ④流感综合征； ⑤类赫氏反应； ⑥血液系统损害	①婴幼儿、3 个月以上孕妇和哺乳期妇女慎用； ②服药后尿液、唾液、汗液等排泄物均可显橘红色； ③酒精中毒、肝功能损害者慎用，应戒酒； ④应避免拔牙等手术； ⑤早饭前 1 h 或 2 h 顿服； ⑥定期检测肝功能、血常规； ⑦观察有无恶心、呕吐、厌油、食欲减退等胃肠道反应
链霉素	①耳毒性、肾毒性； ②交叉过敏； ③神经肌肉阻滞	①严格掌握使用剂量，儿童、孕妇及老人慎用； ②注意听力变化及有无平衡失调； ③了解尿常规和肾功能的变化

3）化疗方法

（1）两阶段疗法：开始 1～3 个月为强化阶段，常同时用 2 种或 2 种以上的杀菌剂，以迅速控制结核杆菌繁殖，防止或减少耐药菌株的产生。以后为维持或巩固阶段，直至疗程结束，以彻底杀死并消灭结核杆菌，预防复发。

（2）间歇疗法：有规律地采用每周 3 次用药的方法，能达到每天用药同样的效果。在开始化疗的 1～3 个月内每天用药（强化阶段），其后每周 3 次间歇用药（巩固阶段），也可全程间歇用药。间歇用药减少投药次数而使毒性反应和药费都降低，也方便患者，有利于监督用药，保证全程化疗。

4）化疗方案　化疗方案应根据病情轻重、有无痰菌和细菌耐药情况以及经济状况和药源供应等进行选择。

（1）标准化疗：指联合采用异烟肼（INH）、利福平（RFP）、乙胺丁醇（EMB）[或吡嗪酰胺（PZA）]等药，疗程为 12～18 个月的治疗方案，前 2 个月为强化阶段，后期为巩固阶段。

（2）短程化疗：指联用 2 种以上杀菌剂，总疗程 6～9 个月。常用方案为 2SHR/7HR、2HRZ/4HR、2RHZ/4H3R3 等。

2. 对症治疗

（1）毒性症状：一般在有效抗结核治疗 1～3 周内消退，不需特殊处理。若中毒症状重者，可在应用有效抗结核药的基础上短期加用糖皮质激素，以减轻中毒症状和炎症反应。

课堂互动

大咯血时怎样进行观察和急救？

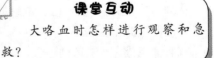

（2）咯血：咯血量较少时，嘱患者卧床休息（患侧卧位），消除紧张，口服止血药。中等或大量咯血时应严格卧床休息，取患侧卧位，保证气道通畅，注意防止窒息，并配血备用。大量咯血患者可用垂体后叶素，静脉缓慢推注

(15～20 min)或静脉滴注。必要时可经支气管镜局部止血,或插入球囊导管,压迫止血。咯血窒息是致死的主要原因,需严加防范和紧急抢救。

3. 手术治疗 近年来外科手术在肺结核治疗上已较少应用。

【首要护理诊断/问题】

潜在并发症:咯血 与病灶侵犯到肺部血管、剧烈咳嗽等因素有关。

【次要护理诊断/问题】

(1) 营养失调:低于机体需要量 与机体消耗量增加和食欲减退有关。

(2) 知识缺乏 与缺乏疾病的隔离消毒知识、及时防治知识有关。

(3) 体温过高 与结核杆菌感染有关。

(4) 活动无耐力 与食欲减退、结核毒血症有关。

(5) 潜在并发症:肺源性心脏病、呼吸衰竭、气胸。

【护理目标】

(1) 呼吸系统症状、体征减轻或消失,痰液易于排出。

(2) 没有出现窒息状态,痰中带血经过积极治疗、处理好转。

(3) 能说出消毒、隔离的常规知识。

(4) 营养状态良好,体重恢复正常。

(5) 体温正常,无并发症出现。

【护理措施】

1. 病情观察 了解患者及家属对结核病及其药物治疗的认识程度及接受知识的能力;观察咯血的量、颜色、性质及出血的速度,严密观察有无突然呼吸困难、发绀、意识障碍等。

2. 一般护理

(1) 咯血护理:小量咯血者应卧床休息,经有效处理可自行停止。大量咯血者需绝对卧床休息,协助患者平卧位,头偏向一侧,尽量将血轻轻咯出;或取患侧卧位,以减少患侧活动度,防止病灶向健侧扩散,同时有利于健侧肺的通气功能。保持病室安静,避免不必要的交谈,避免搬动患者,以减少肺活动度。大量咯血者暂禁食,小量咯血者宜进少量凉或温的流质饮食,多饮水,多食纤维素食物,以保持大便通畅,避免排便时腹压增大而引起再度咯血。

(2) 饮食护理:肺结核是一种慢性消耗性疾病,宜给予高热量、高蛋白、富含维生素的易消化饮食,忌烟酒及辛辣刺激食物。蛋白质可增加机体的抗病能力及机体修复能力,建议每天蛋白质摄入量为 1.5～2.0 g/kg,其中鱼、肉、蛋、牛奶等优质蛋白摄入量占一半以上;多进食新鲜蔬菜和水果,以补充维生素。食物中的维生素 C 有减轻血管渗透性的作用,可以促进渗出病灶的吸收;B族维生素对神经系统及胃肠神经有调节作用,可促进食欲。

(3) 监测体重:每周测体重 1 次并记录,了解营养状况是否改善。

3. 对症护理

(1) 向患者解释咯血时绝对不屏气,以免诱发喉头痉挛,血液引流不畅形成血块,导致窒息。

(2) 保持呼吸道通畅,嘱患者轻轻将气管内存留的积血咳出。往往小量咯血自行停止,咯血量多时应密切观察有无窒息的发生,窒息前患者常有胸闷、气憋、唇甲发绀、面色苍白、冷汗淋漓、烦躁不安等表现,一旦出现上述表现应立即取头低足高位,轻拍背部,迅速排出在气道和口咽部的血块,必要时用吸痰管进行机械吸引,并做好气管插管和气管切开的准备与配合工作,以解除呼吸道阻塞。

(3) 高浓度吸氧。

(4) 大量咯血不止者,可采用其他止血措施,护士应做好准备与相应的配合,及时为患者漱口,擦净血迹,保持口腔清洁、舒适,防止口腔异味刺激引起再度出血。

4. 用药护理

(1) 极度紧张、咳嗽剧烈者,必要时遵医嘱选用小量镇静剂、止咳剂。年老体弱、肺功能不全者慎用镇咳药,以免抑制咳嗽反射和呼吸中枢,使血块不能咳出而发生窒息。

（2）遵医嘱使用止血药物，并密切观察药物不良反应。脑垂体后叶素有收缩小动脉的作用，从而减少肺血流量而止血。但此药也能引起子宫、肠道平滑肌收缩和冠状动脉收缩，故对高血压、冠心病及孕妇忌用。静脉注射时速度不能过快，以免引起恶心、便意、心悸、面色苍白等不良反应，使用过程中须密切注意。

（3）若咯血量过多，应配血备用，酌情适量输血。

5. 心理护理 安慰患者，坚持治疗和正规治疗疾病会完全治愈，鼓励患者家属配合饮食治疗和积极心理、社会支持，使患者树立战胜疾病的信心。

重点：肺结核患者健康教育内容。

课堂互动

怎样对患者进行健康教育？如何预防肺结核？

【健康指导】

（1）告知患者本病为呼吸道慢性传染病，指导患者及家属了解结核病的防治知识和消毒、隔离技术。患者应注意个人卫生，不能随地吐痰，痰液及生活用品按规范消毒，防止疾病传播。

（2）宣传结核病的传播与预防知识。排菌患者可将结核病传染给密切接触者。控制传染源是预防结核病传染的最主要措施，因此应向患者及家属宣传结核病的传播途径及消毒、隔离措施的重要性，指导其采取积极的预防措施。①有条件者，患者单居一室，进行呼吸道隔离，室内保持良好通风，每日用紫外线消毒。②注意个人卫生，严禁随地吐痰，不可面对他人打喷嚏或咳嗽，以防飞沫传播。在打喷嚏或咳嗽时用双层纸巾遮住口鼻，纸巾用后焚烧，痰液必须经灭菌处理。③餐具、痰杯煮沸消毒或用消毒液浸泡消毒，同桌共餐时使用公筷，以预防传染。④被褥、书籍在烈日下暴晒 6 h 以上。⑤ 患者外出时应戴口罩。⑥ 密切接触者应到医院体检。

（3）嘱患者戒烟、戒酒，注意保证营养的补充，合理安排休息，避免劳累，预防呼吸道感染，有条件的患者可选择空气新鲜、气候温和的海滨、湖畔疗养，促进康复。

（4）坚持规则、合理治疗的重要性，取得患者和家属的主动配合，告知患者用药过程中可能出现的不良反应与注意事项，并嘱其一旦出现严重的不良反应必须随时就医。

（5）嘱患者用药期间定期随访，复查胸片与肝、肾功能。

【护理评价】

（1）体温逐渐降至正常，全身毒血症症状消失或减轻。

（2）营养状况得到改善，体重恢复正常。

（3）呼吸系统症状、体征减轻，肝功能正常，胸片阴影消失，无胸膜粘连。

（4）情绪稳定，能积极主动配合治疗。

（5）未发生病灶扩散、窒息等并发症，或并发症被及时发现并得到及时处理。

知识拓展

结核菌素试验

结核菌素试验（也称为芒图试验、PPD 试验）是一种诊断结核的工具。它是世界上两个主要结核菌素皮肤试验之一，在很大程度上取代了多种穿刺试验，如蒂内测试(Tine test)。直到 2005 年英国还在使用霍夫测试(Heaf test)，但现在也改用了结核菌素试验。结核菌素试验还在澳大利亚、加拿大、匈牙利、荷兰、葡萄牙、南非、美国等国家使用，并且这还是美国胸腔学会和美国疾病控制与预防中心所推荐使用的方法。它也被苏联和现曾属于苏联的国家使用。

任务十一　原发性支气管肺癌患者的护理

学习目标

1. 了解肺癌的病因、发病机制及分类。
2. 熟悉肺癌的临床表现、诊断及治疗要点。
3. 掌握肺癌的护理评估、护理诊断、护理目标、护理措施及健康教育。
4. 能评估肺癌患者的病情，完成护理评估记录。
5. 熟悉肺癌患者的健康教育内容。

情景导入

> **课堂互动**
> 该患者可能患哪种疾病？依据是什么？

男，58岁，室内装修店主，因咳嗽、咳痰2个月，痰中带血1周入院。患者2个月前无明显诱因出现刺激性咳嗽，咳少量灰白色黏液痰，伴右胸、背胀痛，无发冷、发热、心悸、盗汗。曾于附近医院按呼吸道感染服用抗生素及消炎止咳中药，疗效不显著。1周来间断痰中带血，有时血多痰少，但无大量咯血，即来院就诊。发病以来无明显消瘦，近日稍感疲乏，食欲尚可，大小便正常。既往无肺炎、结核病史。吸烟30余年，每天1包左右。近5年从事室内装修业务，经常检查装修情况。查体：T 37 ℃，P 82次/分，R 20次/分，BP 124/84 mmHg，右上肺可闻及干啰音，无湿啰音，左肺呼吸音正常，HR 82次/分，律齐。辅助检查：Hb 120 g/L，WBC 8.1×10^9/L；胸部X线片示，右上肺前段有一约3 cm×4 cm大小的椭圆形块状阴影，边缘模糊毛糙，可见细短的毛刺影。

原发性支气管肺癌(primary bronchogenic carcinoma of lung)简称肺癌(lung cancer)，是最常见的肺部原发性恶性肿瘤，肿瘤细胞起源于支气管黏膜或腺体，常有区域性淋巴转移和血行转移。

【病因及分类】

(一) 病因

本病病因迄今尚未明确，一般认为与下列因素有关。

1. 吸烟　国内外的调查均证明80%～90%的男性肺癌与吸烟有关，女性为19%～40%；吸烟者肺癌死亡率比不吸烟者高10～13倍。已证明烟草中含有多种致癌物质，其中苯并芘为重要的致癌物质。吸烟量越多，年限越长，开始吸烟年龄越早，肺癌死亡率越高。

> **课堂互动**
> 试述肺癌的发病因素。

2. 职业致癌因子　已被确认的有石棉、砷、二氯甲醚、煤烟、焦油和石油中的芳烃、烟草的加热产物等，如长期接触这类物质，可诱发肺癌。

3. 空气污染　肺癌发病率在工业发达国家比工业落后国家高，城市比农村高，表明环境污染与肺癌有关。环境污染包括室内小环境和室外大环境污染，如室内被动吸烟或汽车废气、公路沥青等污染大气后被人体吸入致病。

4. 其他　电离辐射、维生素A缺乏、肺部慢性炎症、病毒与真菌感染、内分泌失调及家族遗传等因素对肺癌的发生可能也起一定的作用。

（二）分类

1. 按解剖学部位分类 发生在肺段支气管以上至主支气管的癌肿称为中央型肺癌，约占3/4，以鳞状上皮细胞癌和小细胞未分化癌较多见。发生在肺段支气管以下的肿瘤称为周围型肺癌，约占1/4，以腺癌较为多见。

2. 按组织学分类 可分为：①鳞状上皮细胞癌（鳞癌）；②小细胞未分化癌（小细胞癌）；③大细胞未分化癌（大细胞癌）；④腺癌；⑤细支气管肺泡癌（肺泡癌）。

【护理评估】

重点：肺癌的护理评估、护理诊断。

（一）健康史

了解患者年龄及有无吸烟史，包括其吸烟量、吸烟持续年限、开始吸烟年龄及有无被动吸烟；询问居住地和工作环境的空气污染状况；有无长期大量接触石棉、砷、铬、镍、二氯甲醚、氡、煤烟、焦油和石油中的多环芳烃等致癌物质及X线等放射线；有无结核病史和肿瘤家族遗传史。

（二）身体状况

1. 原发性肿瘤引起的症状与体征

(1) 咳嗽：为早期症状，表现为无痰或少痰的刺激性干咳。当肿瘤引起支气管狭窄时，咳嗽加重，多为持续性，呈高调金属音性咳嗽或刺激性呛咳。细支气管肺泡癌时咳大量黏液痰。继发感染时，痰量增多，呈黏液脓性。

(2) 血痰或咯血：多见于中央型肺癌，肿瘤向管腔内生长可有间断或持续性痰中带血。表面糜烂严重侵蚀大血管时，可引起大咯血。

(3) 气短或喘鸣：肿瘤向支气管内生长，或转移到肺门淋巴结导致肿大的淋巴结压迫主支气管或隆突，或引起部分气道阻塞，出现呼吸困难、气短、喘息，偶尔表现为喘鸣，听诊时有局限或单侧哮鸣音。

> **课堂互动**
>
> 原发性肺癌主要有哪些临床表现？

(4) 发热：肿瘤组织坏死可引起发热，但多数发热由肿瘤引起的阻塞性肺炎所致。

(5) 体重下降：消瘦为恶性肿瘤的常见症状之一。肿瘤发展到晚期，由于肿瘤和消耗的原因，并有感染、疼痛导致的食欲减退，表现为消瘦或恶病质。

2. 肿瘤局部扩展引起的症状

(1) 吞咽困难：肿瘤侵犯或压迫食管可引起吞咽困难，还可引起支气管食管瘘，导致肺部感染。

重点：肺癌压迫临近组织引起的各种表现。

(2) 声音嘶哑：肿瘤直接压迫或肿大的纵隔淋巴结压迫喉返神经（多见左侧），可发生声音嘶哑。

(3) 上腔静脉阻塞综合征：肿瘤侵犯纵隔压迫上腔静脉致回流受阻，产生头面部、颈部和上肢水肿以及胸前部淤血和静脉曲张，引起头痛、头昏或眩晕。

(4) Horner综合征：位于肺尖部的肺癌可压迫颈部交感神经，引起患侧眼睑下垂、瞳孔缩小、眼球内陷，同侧额部与胸壁无汗或少汗。也常有肿瘤压迫臂丛神经造成以腋下为主、向上肢内侧放射的烧灼样疼痛，在夜间尤甚。

3. 癌肿远处转移引起的症状 可转移至脑、骨骼、肝、淋巴结、皮肤，锁骨上淋巴结常是肺癌转移的部位，多无痛感。

4. 胸外表现 又称副癌综合征，可出现一种或多种表现，如杵状指（趾）、肥大性骨关节病、内分泌紊乱、神经肌肉病变等。

（三）辅助检查

1. 影像学检查 胸部X线检查是发现肺癌重要的方法之一。可通过透视或正、侧位胸部X线摄片，发现肿块影或可疑肿块阴影（图2-11-1，图2-11-2）。进一步选用CT、MRI或支气管造影等检查。

2. 痰脱落细胞检查 保证标本新鲜、及时送检,3 次以上的系列痰标本可使中央型肺癌的诊断率提高到 80%,周围型肺癌的诊断率达 50%。

3. 纤维支气管镜检查 对明确肿瘤的存在和获取组织供组织学诊断均具有重要的意义。

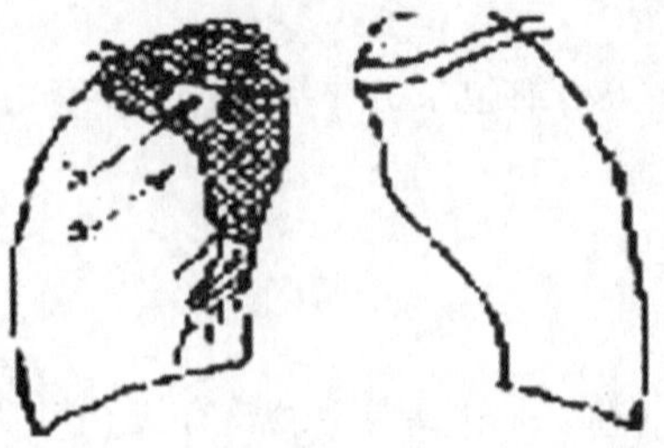

图 2-11-1 右上肺中央型肺癌示意图

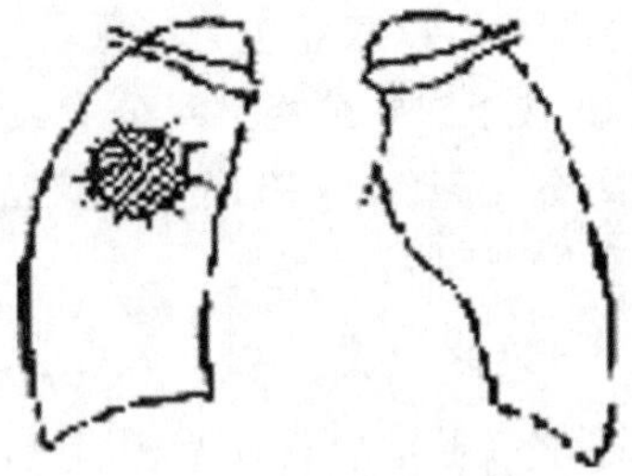

图 2-11-2 周围型肺癌示意图

4. 其他检查 如开胸手术探查、癌相关抗原检查等。

(四)治疗原则

肺癌的治疗是根据患者的机体状况、肿瘤的病理类型、侵犯的范围和发展趋势,合理地、有计划地应用现有的治疗手段,以期较大幅度地提高治愈率和患者的生活质量。目前常采用的方法有手术治疗、放射治疗(放疗)、化学药物治疗、中医药治疗和免疫治疗等,其中以手术治疗的疗效最好,放射治疗次之。

【首要护理诊断/问题】

预感性悲哀 与肺癌的确诊、治疗对机体的影响和死亡威胁有关。

【次要护理诊断/问题】

> **课堂互动**
>
> 原发性肺癌主要的护理诊断和护理措施有哪些?

(1) 疼痛 与癌细胞浸润、肿瘤压迫或转移有关。

(2) 交换受损 与肺组织破坏导致气体交换面积减少有关。

(3) 营养失调 与过度消耗、摄入量不足有关。

(4) 完整性受损 与放疗损伤皮肤组织等因素有关。

【护理目标】

(1) 心理、生理的舒适有所增加,恐惧、悲哀程度减轻或消失。

(2) 积极治疗,肿瘤压迫症状减轻或消失,疼痛减轻。

(3) 食欲增加,营养状况得到改善。

(4) 减轻化疗药物的毒副作用,缺氧症状改善。

【护理措施】

1. 病情观察 观察患者心理状态和对诊断及治疗的理解情况,是否有足够的支持力量,有无恐惧的表现,如失眠、沉思、紧张、烦躁不安、心悸等;了解疼痛的部位、性质和疼痛程度,疼痛加重或减轻的因素,影响患者表达疼痛的因素,疼痛持续、缓解、再发的时间等;观察应用化疗药物后,机体对化疗药物是否产生毒性反应,有何反应,严重程度如何。

2. 一般护理 提供安静的环境,调整舒适的体位,保证患者充分的休息。小心搬动患者,滚动式平缓地给患者变换体位,避免拖、拉动作。必要时寻求协助,支撑患者各肢体,防止用力不当引起病变部位疼痛。告知患者不要突然扭曲或转动身体。指导、协助胸痛患者用枕头护住胸部,以减轻深呼吸、咳嗽或变换体位所引起的胸痛。

3. 对症护理 为了减轻疼痛,可采用按摩、针灸或局部冷敷等,以降低疼痛的敏感性。肺部癌症切除减少了呼吸面积,如有呼吸困难,采用有效的吸氧流量。

重点:化疗药物治疗的不良全身反应和局部反映及处理措施。

4. 用药护理 严密观察化疗药物的疗效和毒副作用。

(1) 骨髓抑制反应的护理:化疗药物不仅杀伤癌细胞,对机体正常的白细胞也有杀伤抑制作用。当白细胞总数降至 $3.5\times10^9/L$ 或以下时应及时报告医生。当白细胞总数降至 $1\times10^9/L$

时，遵医嘱输白细胞及使用抗生素以预防感染，并做好保护性隔离。

(2) 恶心、呕吐的护理：在化疗期间，如患者出现恶心、呕吐，应减慢药物滴注速度，遵医嘱给予口服或肌内注射甲氧普胺(灭吐灵)，可减轻其反应。避免不良气味等刺激。恶心时，嘱患者做深而缓慢的呼吸，或饮少量碳酸饮料，或咀嚼硬而略带酸味的糖果，有助于抑制恶心反射。翻身时，勿突然大动作转动身体，以防引起呕吐。化疗期间饮食宜少量多餐，避免过热、粗糙、酸、辣等刺激性食物，以防损伤胃肠黏膜。如有呕吐，可嘱患者进食较干的食物，餐中少饮水，餐后休息片刻。化疗前、后 2 h 内避免进餐。

(3) 口腔护理：化疗后患者唾液腺分泌减少，常出现口干、口腔 pH 下降，易致牙周病和口腔真菌感染。要避免口腔黏膜损伤，不进硬食物，用软牙刷刷牙，并常用盐水或复方硼砂溶液漱口。

(4) 静脉血管的保护：因化疗药物刺激性强，疗程长，要注意保护和合理使用静脉血管。

(5) 其他毒性反应的护理：对由于药物毒性作用使皮肤干燥、色素沉着、脱发和甲床变形者，应做好解释和安慰，向患者说明停药后毛发可再生，以消除其思想顾虑。

(6) 止痛药物护理：应用止痛药物后要注意观察用药的效果，有无药物不良反应等。一般非肠道给药者，应在用药后 10～30 min 开始评估，口服给药 1 h 后开始评估，了解疼痛缓解程度和镇痛作用持续时间。当所制订的用药方案不能有效止痛时，应及时通知医生并重新调整止痛方案。在应用镇痛药期间，注意预防药物的副作用，如阿片类药物有便秘、恶心、呕吐、镇静和精神紊乱等副作用，可采用饮服番泻叶冲剂等措施缓解和预防便秘。

5. 心理护理 与患者建立良好的护患关系，多与患者交谈，鼓励患者表达自己的感受，尽量解答患者提出的问题并提供有益的信息，鼓励患者之间的交流，调整患者的情绪，使患者以积极的心态面对疾病。通过多种途径给患者及家属提供心理、社会支持，在未明确诊断之前，应向患者解释各种诊断性检查的目的、意义和过程，说服患者接受并配合检查。确诊后，帮助患者正确估计所面临的情况，鼓励患者及家属积极参与治疗和护理计划的制订，让患者了解疾病知识及治疗措施，介绍治疗成功的病例，以增强患者的治疗信心。帮助患者建立良好、有效的社会支持系统，建议家庭成员和朋友定期看望患者，使患者感受到关爱，激起生活热情，增强信心。使患者克服恐惧、绝望的心理，保持积极的情绪，对抗疾病。教会患者自我放松的技巧，如缓慢深呼吸、全身肌肉放松、听音乐、听广播或看书、看报，以分散其注意力，减轻疼痛。

【健康指导】

1. 疾病预防指导 提倡健康的生活方式，劝导戒烟，避免被动吸烟。改善工作和生活环境，减少或避免吸入致癌物质污染的空气和粉尘。对肺癌高危人群定期进行体检，以早期发现、早期治疗。对 40 岁以上长期重度吸烟有下列情况者应怀疑肺癌，并进行有关排除检查：①无明显诱因的刺激性干咳持续 2～3 周，治疗无效；②原有慢性肺部疾病，咳嗽性质改变者；③持续或反复无其他原因可解释的短期内痰中带血者；④反复发作的同一部位的肺炎；⑤原因不明的肺脓肿，无明显症状，无异物吸入史，抗炎治疗效果不佳者；⑥原因不明的四肢关节疼痛及杵状指(趾)；⑦X 线检查示局限性肺气肿或段、叶性肺不张；⑧孤立性圆形病灶和单侧性肺门阴影增大者；⑨原有肺结核的病灶已稳定，而形态或性质发生改变者；⑩无中毒症状的胸腔积液，尤其是血性，且进行性增加者。

2. 疾病知识指导 指导患者加强营养支持，多食高蛋白、高热量、高维生素、高纤维、易消化的饮食，尽可能改善患者的食欲。合理安排休息和活动，避免呼吸道感染，增强抗病能力。督促患者坚持化疗或放射治疗，并告诉患者出现呼吸困难、疼痛等症状加重或不缓解的情况时应及时就诊。

3. 心理指导 指导患者尽快脱离过激的心理反应，保持良好的精神状态，增强治疗疾病的信心。解释治疗中可能出现的反应，使患者做好必要的准备，消除恐惧心理，完成治疗方案。可采取分散注意力的方式，如看书、听音乐等，以减轻痛苦。对晚期肿瘤转移患者，要指导家属做好临终前的护理，告知患者及家属对症处理的措施，使患者平静地走完人生最后的旅途。

【护理评价】

(1) 患者病灶得到切除或得到控制。

(2) 患者接受现实疾病带来的痛苦,积极配合治疗。

(3) 没有发现转移病灶,减轻或减少化疗和放疗的不良反应。

(4) 患者情绪稳定,能积极主动配合治疗。

知识拓展

肿瘤的靶向治疗

靶向治疗是在细胞分子水平上针对已经明确的致癌位点(该位点可以是肿瘤细胞内部的一个蛋白分子,也可以是一个基因片段),来设计相应的治疗药物,药物进入体内会特异地选择致癌位点来相结合发生作用,使肿瘤细胞特异性死亡,而不会波及肿瘤周围的正常组织细胞,所以分子靶向治疗又被称为"生物导弹"。

肿瘤靶向治疗的效果在很大程度上取决于靶区定位的准确程度,因而治疗过程必须依赖可靠的制导设备。通常在靶向治疗前用计算机勾画出靶区,制订治疗计划,精确定向引导,实时监测,保证准确地杀死靶区局部的肿瘤细胞。等体积靶向切除肿瘤可最大限度地减少周围正常组织的损伤,以达到局部杀灭的目的。

任务十二　呼吸衰竭和急性呼吸窘迫综合征患者的护理

学习目标

1. 熟悉呼吸衰竭的概念及分型。
2. 了解呼吸衰竭的病因与发病机制。
3. 熟悉呼吸衰竭患者的临床特征、并发症的观察要点。
4. 掌握呼吸衰竭患者的护理评估内容。
5. 掌握呼吸衰竭患者的氧疗护理内容、方法。

情景导入

患者,男,58岁,小学文化,退休工人,慢性咳嗽、咳痰7年,活动后气短,心悸2年,发热3天,咳黄色脓痰,但不易咳出。查体:T 38.6 ℃,P 104次/分,R 25次/分,BP 150/100 mmHg,神志清楚,口唇发绀,呼吸费力,咳嗽无力,双侧下肢水肿,尿少,颈静脉怒张,桶状胸,叩诊呈过清音,听诊两肺呼吸音减低,两肺干、湿啰音,心律齐,未闻及杂音,腹部(一),膝反射正常,巴氏征(一)。白细胞 11×10^9/L,中性粒细胞0.95。血气分析:pH 7.25,PaO_2 50 mmHg,$PaCO_2$ 60 mmHg。X线检查示右下肺动脉干扩张,右心室扩大。患者吸烟史30年,几次戒烟均失败,但现在由过去的30支/日降至20支/日。既往无心脏病。

> **课堂互动**
>
> 该病例完整的医疗诊断是什么?依据有哪些?

一、呼吸衰竭

呼吸衰竭(respiratory failure)简称呼衰,是各种原因引起的肺通气和(或)换气功能严重障碍，导致缺氧伴（或不伴）CO_2潴留，从而引起一系列生理功能和代谢紊乱的临床综合征。动脉血气分析可作为诊断的依据。

【分类与病因、发病机制】

（一）分类

1. 按动脉血气分析分类 Ⅰ型呼吸衰竭，即有缺氧，不伴有CO_2潴留，或伴CO_2分压降低；Ⅱ型呼吸衰竭，既有缺氧，又有CO_2潴留。

2. 按发病机制分类

（1）泵衰竭：由呼吸泵（驱动或制约呼吸运动的神经和胸廓）功能障碍引起，以Ⅱ型呼吸衰竭表现为主。

（2）肺功能衰竭：由肺组织及肺血管病变或气道阻塞引起，可表现为Ⅰ型或Ⅱ型呼吸衰竭。

3. 按有无原肺功能损害和发生的缓急分类 可分为急性呼吸衰竭和慢性呼吸衰竭。

（1）急性呼吸衰竭：原肺功能正常，常为急性药物中毒、脑血管意外等引起的呼吸衰竭，由于机体不能很快代偿，如不及时抢救，将危及患者生命。

（2）慢性呼吸衰竭：指慢性呼吸系统疾病导致肺功能损害逐渐加重而发展为呼吸衰竭。开始通过机体代偿适应，称为代偿性慢性呼吸衰竭，常因急性呼吸道感染等诱因导致严重缺氧、CO_2潴留及酸中毒而进入失代偿性慢性呼吸衰竭。

（二）病因

1. 呼吸系统疾病 包括呼吸道疾病，如慢性支气管炎、支气管哮喘等；肺组织病变，如肺炎、重度肺结核、肺气肿、成人呼吸窘迫综合征（ARDS）等；胸廓病变，如胸廓外伤、畸形、气胸等；肺血管疾病，如肺血管栓塞。

2. 神经系统及呼吸肌疾病 脑血管病变、脑炎、脑外伤、电击、药物中毒等直接或间接抑制呼吸中枢，脊髓灰质炎、多发性神经炎及重症肌无力等导致的呼吸肌无力和疲劳。

（三）发病机制

1. 缺氧和CO_2潴留的发生机制

（1）肺泡通气不足：在静息呼吸空气时，总肺泡通气量约为 4 L/min 才能维持正常的肺泡O_2和CO_2分压，使气体交换有效进行（图 2-12-1）。气道阻力增加、呼吸驱动力弱、无效腔气量增加均可导致通气不足，使肺泡O_2分压下降和CO_2分压上升。

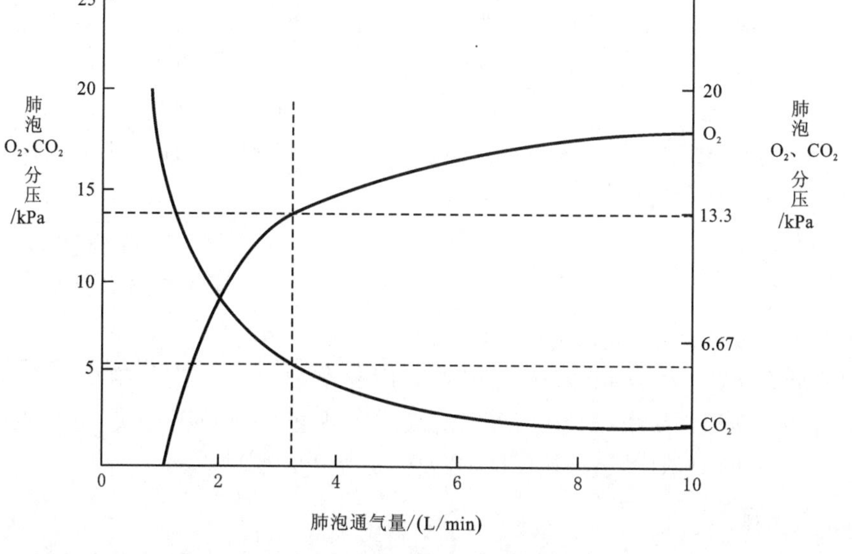

图 2-12-1 肺泡O_2、CO_2分压与肺泡通气量的关系

（2）通气/血流比例失调：正常每分钟肺泡通气量（V）为 4 L，肺毛细血管血流量（Q）为 5 L，两者之比应保持在0.8才能保证有效的气体交换。如$V/Q>0.8$,表明通气过剩,血流不足,则形成的生理死腔增加,即为无效腔效应;$V/Q<0.8$,表明血流过剩,通气不足,使肺动脉的混合静脉血未经充分氧合进入肺静脉,则形成动静脉分流。通气/血流比例失调,产生缺氧,而无CO_2潴留。

(3) 弥散障碍:肺泡弥散面积减少或呼吸膜的增厚均可影响气体的弥散。O_2弥散能力仅为CO_2的1/20,故在弥散障碍时,产生单纯缺氧。

2. 缺氧和CO_2潴留对机体的影响

(1) 对中枢神经的影响:脑组织耗氧量占全身耗量的1/5～1/4,脑组织、细胞对缺氧最为敏感,缺氧的程度和发生的缓急对中枢神经系统产生不同的影响。如突然中断供氧20 s可出现深昏迷和全身抽搐,中断4～5 min会发生不可逆转的脑细胞损伤;逐渐降低吸氧的浓度,症状出现缓慢。轻度缺氧可引起注意力不集中、智力减退、定向障碍;随缺氧加重,可致烦躁不安、神志恍惚、谵妄,甚至神志丧失,乃至昏迷。

CO_2潴留对大脑皮质中枢的影响分为三个阶段:开始抑制皮质活动;随着CO_2的增加,对皮质下层刺激加强,间接引起兴奋;若CO_2继续升高,皮质下层明显受抑制,进入CO_2麻醉状态。

缺氧和CO_2潴留均会使脑血管扩张,血流量增加。严重缺氧会引起脑间质水肿;同时由于脑细胞变性、坏死,酶系统和钠泵受抑制产生细胞内水肿,导致颅内压增高,进而加重脑组织缺氧,形成恶性循环。

(2) 对心脏、循环的影响:缺氧可使心率加快,心搏出量增加,血压上升;缺氧和CO_2潴留均能引起肺动脉收缩而增加肺循环阻力,导致肺动脉高压和右心负荷加重;长期缺氧可使心肌变性、坏死和收缩力降低,导致心力衰竭;CO_2浓度增加,可使皮下浅表毛细血管和静脉扩张,表现为四肢红润、温暖、多汗;缺氧、CO_2潴留和酸中毒可引起严重的心律失常。

(3) 对呼吸的影响:缺氧对呼吸的影响远较CO_2潴留的影响小。缺氧主要通过颈动脉体和主动脉体化学感受器的反射作用刺激通气,如缺氧程度缓慢加重,这种反射迟钝。CO_2是强有力的呼吸中枢兴奋剂,CO_2浓度增加,通气量成倍增加,但当CO_2浓度过高时,反而抑制呼吸中枢。慢性呼吸衰竭时,CO_2缓慢增高,由于机体的慢性适应效应通气量并无相应增加,反而有所下降,此时主要靠缺氧刺激呼吸,所以慢性呼吸衰竭应给予低浓度氧疗,以防止呼吸抑制。

(4) 对酸碱平衡和电解质的影响:严重缺氧可抑制有氧氧化过程,从而降低机体能量产生的效率,又因无氧代谢增加,使乳酸在体内堆积,引起代谢性酸中毒;酸中毒使细胞内、外离子发生转移,细胞内钾离子移出而导致高钾血症和低氯血症。由于同时有呼吸性酸中毒,CO_2在体内潴留使血中HCO_3^-浓度增加,而代谢性酸中毒对HCO_3^-的消耗增加,故使pH无明显降低。

(5) 对肝、肾和造血系统的影响:缺氧可直接或间接损害肝功能使ALT上升,但随着缺氧的纠正,肝功能逐渐恢复正常。轻度缺氧和CO_2潴留会扩张肾血管,增加肾血流量,尿量增加,但当$PaO_2<5.32$ kPa(40 mmHg)、$PaCO_2>8.65$ kPa(65 mmHg)时,则肾血管痉挛,血流量减少,尿量减少。慢性缺氧可使红细胞生成素增加,促使红细胞增生,有利于增加血液携氧量,但增加了血液黏稠度,加重了肺循环和右心负担。

【护理评估】

> **课堂互动**
>
> 呼吸衰竭有哪些主要的临床表现?

(一) 健康史

了解患者病前是否有慢性阻塞性肺疾病、支气管哮喘、重症肺结核等病史;有无肺血管疾病,如肺血管栓塞等病史;有无胸廓运动障碍性疾病,如脊柱结核、胸膜广泛粘连、多发性神经炎、重症肌无力等病史;有无呼吸道感染、手术、高浓度吸氧、使用麻醉药、创伤等呼吸衰竭的诱因。

重点:呼吸衰竭患者的临床特征、并发症的观察要点。

(二) 身体状况

除引起慢性呼吸衰竭的原发症状与体征外,主要是缺氧和CO_2潴留所致的多脏器功能紊乱的表现。

1. 呼吸困难 多数患者有明显的呼吸困难,急性呼吸衰竭早期表现为呼吸频率增加,病情严重时出现呼吸困难，辅助呼吸肌活动增加，可出现三凹征。慢性呼吸衰竭表现为呼吸费力伴呼气延长，严重时呼吸浅快，并发CO_2麻醉时，出现浅慢呼吸或潮式呼吸。

2. 发绀 缺氧的典型表现。其产生机制是毛细血管血液中还原血红蛋白>50 g/L。当动脉血氧饱和度(SO_2)<90%时，口唇、指甲出现发绀；发绀的程度与还原血红蛋白含量相关，所以红细胞增多者发绀明显，贫血者则不明显或不出现；严重休克时即使PaO_2正常，也可出现发绀。

3. 神经精神症状 急性呼吸衰竭可迅速出现精神错乱、躁狂、昏迷、抽搐等。慢性呼吸衰竭早期表情淡漠、注意力不集中、反应迟钝及定向障碍，逐渐出现头痛、多汗、烦躁及白天嗜睡、夜间失眠（睡眠倒错）等症状，严重CO_2潴留可导致肺性脑病，表现为肌肉颤动或扑翼样震颤、抽搐、谵妄、脑水肿甚至昏迷等。

> **课堂互动**
> 呼吸衰竭有哪些主要的临床表现？

4. 循环系统症状 当患者出现心动过速、严重缺氧和酸中毒时，可引起周围循环衰竭、血压下降、心肌损害、心律失常甚至心跳骤停。CO_2潴留者出现体表静脉充盈、皮肤潮红、温暖多汗、血压升高；慢性呼吸衰竭并发肺心病时可出现体循环淤血等右心衰竭表现。因脑血管扩张，患者常有搏动性头痛。

（三）辅助检查

1. 血气分析 PaO_2<7.98 kPa(60 mmHg)或伴$PaCO_2$>6.65 kPa(50 mmHg)，并根据血气分析与临床表现分为轻、中、重度。当$PaCO_2$升高，pH≥7.35时，为代偿性呼吸性酸中毒，如pH<7.35则为失代偿性呼吸性酸中毒。

2. 其他检查 ALT与尿素氮升高，蛋白尿、尿中出现红细胞和管型。常因胃肠道黏膜充血水肿、糜烂渗血或应激性溃疡引起上消化道出血。

（四）处理原则

在保持呼吸道通畅的前提下，迅速改善缺氧和纠正CO_2潴留，纠正酸碱失衡和代谢紊乱，积极治疗原发病，消除诱因，预防和治疗并发症。

1. 建立通畅的气道 呼吸道通畅是纠正缺氧和CO_2潴留的重要保证。

(1) 清除呼吸道分泌物：口服或雾化吸入祛痰剂稀释痰液。适当补充液体，使痰液稀释，保持气道的湿化。清除口腔、鼻、咽喉部及支气管的分泌物。对于咳痰无力、神志不清、分泌物黏稠不易咳出者，应立即进行机械吸引。

(2) 缓解支气管痉挛：用支气管解痉剂，必要时给予糖皮质激素。

(3) 必要时建立气管插管或气管切开等人工气道。

2. 氧疗 改善低氧血症的重要手段。其目的是通过提高肺泡氧分压(PaO_2)，增加氧弥散能力，改善低氧血症导致的组织缺氧。

呼吸衰竭病因不同、类型不同，则氧疗的指征、给氧的方法不同。PaO_2的高低为是否需要给氧以及选择给氧方法的主要依据，然而慢性呼吸衰竭患者是否伴有CO_2潴留及其程度也是选择给氧方法的重要决定因素之一。由于慢性呼吸衰竭机体有一定的代偿和适应能力，一般将PaO_2<60 mmHg定为氧疗的指征，PaO_2<55 mmHg为必须氧疗。

3. 增加通气量，减少CO_2潴留

(1) 呼吸兴奋剂：①尼可刹米是常用的呼吸中枢兴奋剂，能增加通气量，还有一定的复苏作用。常规用量为0.375～0.750 g，静脉缓慢推注，然后将3.0～3.75 g加入250 mL或500 mL的液体中以1～2 mL/min静脉滴注。根据动脉血气改变而调节尼可刹米用量。②吗乙苯吡酮(doxapram)是末梢化学感受器的刺激剂，反射性兴奋呼吸中枢，作用强，安全范围大。

(2) 机械通气：严重通气和换气功能障碍，经现有治疗无效者应及时采用机械通气。

4. 纠正酸碱平衡失调和电解质紊乱 在呼吸衰竭的治疗过程中，以下列几种类型的酸碱平衡失调为多见。

(1) 呼吸性酸中毒：主要的治疗措施是改善通气，维持有效的通气量。失代偿严重者可以给予碱性药,如三羟甲基氨基甲烷(THAM),碳酸氢钠可暂时纠正 pH,但会使通气量减少,加重 CO_2 潴留,应慎用。

(2) 代谢性酸中毒:多为低氧血症所致乳酸增多,血容量不足,周围循环衰竭,肾功能障碍影响酸性代谢产物的排出而引起酸中毒。其治疗是改善缺氧,并及时治疗引起代谢性酸中毒的病因,若 pH<7.20,可给予碱性药。

(3) 呼吸性酸中毒合并代谢性碱中毒:主要原因为快速利尿或使用激素而致低钾血症、低氯血症,补充碱性药过量,治疗中 $PaCO_2$ 下降过快。因此应注意在使用机械通气时避免 CO_2 排出过快,严格掌握补碱的量,在应用利尿剂时补充氯化钾等。

(4) 呼吸性碱中毒:常因过度通气、$PaCO_2$ 下降过快所致,因此应适当控制通气量。

(5) 电解质紊乱:以低钾、低氯、低钠最为常见,应及时纠正。

5. 脱水治疗 严重呼吸衰竭可因脑水肿、脑疝危及生命,应给予脱水治疗。一般主张以轻、中度脱水为宜,以防止脱水后血液浓缩,痰液不能排出。

6. 控制感染,积极治疗原发病 呼吸道感染是呼吸衰竭最常见的诱因,尤其在安置人工气道和免疫功能低下时,感染更易反复发生,且不易控制。所以呼吸衰竭患者在加强痰液引流的同时,应选择有效抗生素迅速控制呼吸道感染。药物选择应综合临床表现、痰培养及其药敏试验结果全面分析。

针对引起呼吸衰竭的不同原发病应积极治疗,如处理药物中毒、脑血管疾病等。

7. 并发症的防治 如休克、上消化道出血、DIC 等并发症需进行相应处理。

8. 营养支持 呼吸衰竭由于呼吸功增加、发热等因素,导致能量消耗增加,机体代谢处于负平衡。营养支持对提高呼吸衰竭的抢救成功率及患者生活质量均有重要意义。抢救时常规鼻饲高蛋白、高脂肪、低碳水化合物,以及含多种维生素、微量元素的流质饮食,必要时给予静脉高营养治疗。一般每天热量达 14.6 kJ/kg,病情稳定后,鼓励患者经口进食。

【首要护理诊断/问题】

气体交换受损 与肺气肿引起的肺顺应性降低、呼吸衰竭、气道分泌物过多、不能维持自主呼吸有关。

【次要护理诊断/问题】

(1) 清理呼吸道无效 与分泌物过多或黏稠有关。

(2) 意识障碍 与缺氧和 CO_2 潴留有关。

(3) 营养失调:低于机体需要量 与缺氧使食欲明显下降有关。

(4) 有感染的危险 与机体抵抗力降低、清理呼吸道无效有关。

【护理目标】

(1) 保持呼吸道通畅。

(2) 纠正缺氧和 CO_2 潴留,保持身心舒适。

(3) 预防和控制呼吸道感染,纠正水、电解质紊乱。

(4) 补充营养,维持足够的能量供应。

(5) 增强自我护理能力,促进呼吸功能恢复。

难点:呼吸衰竭患者的氧疗护理内容、方法。

【护理措施】

1. 病情观察 评估患者的呼吸频率、节律和深度及使用辅助呼吸肌的情况,密切观察患者呼吸困难的程度;定时监测生命体征,听诊肺部,评估有无异常呼吸音,有无咳嗽以及能否有效的咳痰,并记录痰的色、质、量;监测动脉血气分析值;观察缺氧及 CO_2 潴留的症状和体征,评估意识状况及神经精神症状,观察有无肺性脑病症状,如有异常应及时与医生联系。

2. 一般护理

(1) 休息与活动:明显呼吸困难的患者宜采取半坐卧位,以利于呼吸,并避免采取一切增加耗氧量的活动。

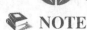

(2) 补充营养：鼓励患者经口进食，少食多餐，切忌过饱。抢救时常规鼻饲高蛋白、高脂肪、低糖，以及含多种维生素、微量元素的流质饮食，必要时给予静脉高营养治疗。

(3) 环境：保持室内空气新鲜，温度适宜，湿度为60%～70%。

3. 针对性护理

重点：呼吸衰竭患者的一般护理内容、方法。

(1) 按医嘱正确氧疗：氧疗能提高动脉血氧分压，减轻组织损伤，恢复脏器功能，提高机体运动的耐受力。临床上根据患者病情和血气分析结果采取不同的给氧方法和给氧浓度。

(2) 保持呼吸道通畅，促进痰液引流：指导并协助患者进行有效的咳嗽、咳痰。指导并协助患者更换体位，给予拍背，每1～2 h翻身一次。及时清除痰液，保持呼吸道通畅，以增加通气量。不能自行咳痰的患者经口、鼻腔机械吸痰或建立人工气道，如插管或气管切开后适时有效地吸痰，吸痰时注意无菌操作。

(3) 促进和指导患者进行有效的呼吸：协助和指导患者取端坐位或半坐位，有利于呼吸；指导、教会病情稳定的患者缩唇，通过腹式呼吸时膈肌的运动和缩唇促使气体均匀而缓慢地呼出，以增加肺的有效通气量，改善通气功能。

4. 用药护理　按医嘱正确使用抗生素，以减轻肺部感染；根据痰培养及药敏试验结果，选用抗生素。使用抗生素时，应密切观察药物的疗效与副作用。发现病情恶化及时抢救，预测患者是否需要面罩机械呼吸、气管插管或气管切开呼吸机辅助呼吸，迅速准确地准备一切有关用物，保证赢得抢救时间，提高抢救成功率。

5. 心理护理　主动向患者介绍医院环境以消除其陌生感、紧张感；经常床旁巡视，细心照料，必要时专人护理；耐心向患者解释病情。采用各种医疗护理措施前，向患者简要说明，给患者以安全感；告诉患者及家属病情经适当的治疗和护理能够控制，也能维持一定的健康水平和工作、生活能力，回归社会和家庭。

【健康指导】

重点：呼吸衰竭患者的健康教育内容。

(1) 告知患者及家属本病的转归，使患者理解康复保健的意义与目的。

(2) 指导患者合理安排膳食，加强营养，制订合理的活动与休息计划，教会患者减少耗氧量的活动与休息方法。鼓励患者进行呼吸运动锻炼，教会患者有效咳嗽、缩唇呼吸、腹式呼吸、体位引流、拍背等方法，提高患者的自我护理能力，加速康复，延缓肺功能恶化。

(3) 指导患者增强体质，避免各种引起呼吸衰竭的诱因，鼓励患者进行耐寒锻炼和呼吸功能锻炼，如用冷水洗脸等；避免吸入刺激性气体，戒烟；避免劳累、情绪激动等不良因素刺激；少到人群拥挤的地方，尽量避免与呼吸道感染者接触，减少感染的机会。

(4) 指导患者遵医嘱正确用药，熟悉药物的用法、剂量和注意事项等。指导并教会低氧血症的患者及家属学会合理的家庭氧疗方法以及注意事项。

(5) 告知患者若有咳嗽、痰液增多和变黄、气急加重等变化，应尽早就医。

【护理评价】

(1) 经过积极治疗和护理，原发疾病得到有效控制，呼吸衰竭症状、体征改善。

(2) 酸碱代谢失衡和电解质紊乱得到纠正，血气分析各项指标恢复正常或接近正常。

(3) 缺氧和CO_2潴留现象逐渐改善，呼吸道通畅。

(4) 情绪稳定，能积极主动配合治疗。

二、急性呼吸窘迫综合征

急性呼吸窘迫综合征(acute respiratory distress syndrome，ARDS)是指患者原心肺功能正常，由于肺内、外致病因素而引起的急性、进行性呼吸窘迫和难以纠正的低氧血症。ARDS是一种典型的急性呼吸衰竭，至今死亡率仍较高。

【病因及发病机制】

在许多情况下，创伤者可发生呼吸损害。多发性肋骨骨折、肺挫伤、肺破裂、血胸和气胸等造成胸廓及胸腔内的直接损伤是常见的原因。头部创伤后意识昏迷者,由于血液和胃内容物的误吸或神经源性反射性肺水肿,引起呼吸损害也不少见。近年来,非胸廓的创伤者发生的急性呼吸衰竭越来越被注意,如大量输血及输液过多、骨折后的脂肪栓塞,以及创伤后感染都是造成呼吸窘迫综合征的熟知原因。

虽然目前公认肺泡毛细血管膜通透性改变所致的非心源性肺水肿是 ARDS 病理生理学的基础,但其具体发病机制目前仍未完全明确。ARDS 本身不是一个单一的疾病,而是全身炎症反应综合征(SIRS)的肺部表现,是多器官衰竭综合征(MOFS)的一个重要组成部分。因此目前认为全身炎症反应在 ARDS 的发生、发展过程中起主要作用,涉及炎症效应细胞和体液因子两大因素。前者主要包括中性多形核白细胞(PMN)、单核-巨噬细胞、血管内皮细胞(VEC)、肺泡上皮细胞等;后者主要包括细胞因子(CKs)、氧自由基(OFR)、补体、蛋白水解酶(PE)、前列腺素(PGs)、凝血和纤溶系统等。

【护理评估】

(一)健康史

了解患者原先呼吸系统及全身的身体状况,原先肺功能是否正常;有无意外损伤、电击、溺水;有无大出血、休克、心肌梗死、广发胸部损伤、多发性肋骨骨折等病症。

(二)身体状况

1. 症状 除原发病的表现外,常在受到发病因素[严重创伤、休克、误吸胃内容物后12～48 h内(偶有长达 5 天)]攻击突然出现进行性呼吸困难、发绀,常伴有烦躁、焦虑、出汗,患者常感到胸廓紧束、严重憋气,即呼吸窘迫,不能被氧疗所改善,也不能用其他心肺疾病所解释。咳嗽、咳痰,甚至出现咳血水样痰或小量咯血。

2. 体征 早期多无阳性体征或闻及少量细湿啰音;后期可闻及水泡音及管状呼吸音。

(三)辅助检查

1. X线表现 发病 12～24 h 两肺出现边缘模糊斑片状阴影,逐渐融合成大片浸润阴影,大片阴影中可见支气管充气征。

2. 血气分析 典型改变为 PaO_2 降低,$PaCO_2$ 降低,pH 升高。根据动脉血气分析和吸氧浓度可计算氧合功能指标,其中氧合指数(动脉血氧分压和吸入氧浓度之比值)最为常用。氧合指数降低是 ARDS 诊断的必备条件,正常值为 53.2～66.5 kPa(400～500 mmHg)。急性肺损伤时氧合指数<39.9 kPa(300 mmHg),ARDS 时氧合指数<26.6 kPa(200 mmHg)。

(四)治疗原则

治疗原则是迅速纠正缺氧、克服肺泡萎陷、改善肺循环、消除肺水肿和控制原发病。

1. 氧疗 迅速纠正缺氧是抢救 ARDS 的中心环节,一般均需高浓度(>50%)正压给氧,无效时采用机械通气。开始选用间歇正压通气(IPPV),如仍无效应采用呼气末正压通气(PEEP),PEEP 时患者吸气及呼气均保持在大气压以上,有利于萎陷的肺泡扩张,提高肺顺应性,促进肺间质和肺泡水肿的消退。

2. 机械通气 急性肺损伤阶段的患者可试用无创正压通气,无效或病情加重则应用有创机械通气,以提供充分的通气和氧合,支持器官功能。ARDS 机械通气的关键在于:①复张萎陷的肺泡并使其维持在开放状态,以增加肺容积和改善氧合;②避免肺泡随呼吸周期反复开闭所造成的损伤。因此,ARDS 患者的机械通气需采用肺保护性通气。

> **课堂互动**
>
> ARDS 氧疗的原则及机械通气的作用是什么?

【护理诊断、护理目标和护理措施】

见本书相关内容。

任务十三　呼吸系统常用诊疗技术及护理

一、纤维支气管镜检查术

（一）适应证

（1）原因不明的咯血需明确病因及出血部位，或需局部止血治疗者。

（2）胸部X线占位改变或阴影而致肺不张、阻塞性肺炎、支气管狭窄或阻塞、刺激性咳嗽，经抗生素治疗不缓解，疑为异物或肿瘤的患者。

（3）用于清除黏稠的分泌物、黏液栓或异物。

（4）原因不明的喉返神经麻痹、膈神经麻痹或上腔静脉阻塞。

（5）行支气管肺泡灌洗及用药等治疗。

（6）引导气管导管，进行经鼻气管插管。

> **课堂互动**
>
> 试述纤维支气管镜检查的适应证和禁忌证。

（二）禁忌证

（1）严重肝、肾功能不全，极度衰弱者。

（2）严重心、肺功能不全，频发心绞痛，呼吸衰竭者。

（3）主动脉瘤有破裂危险者。

（4）近期有支气管哮喘发作或大咯血者。

（5）出凝血机制严重障碍者。

（6）麻醉药过敏，而又无其他药物代替者。

（三）护理

1. 术前准备

（1）向患者说明检查目的、插入途径及操作过程、有关配合注意事项，以消除紧张情绪，取得合作。

（2）详细了解病史和体格检查，评估胸片，肝功能及出凝血时间，血小板等检查结果，对心肺功能不佳者必要时做心电图和血气分析。

（3）术前4 h禁食、禁水，术前半小时皮下注射阿托品1 mg；精神紧张者，肌内注射地西泮10 mg；年老体弱、肺功能不全者，给予吸氧。

（4）用物准备：纤维支气管镜，活检钳、细胞刷、冷光源等附件，吸引器，注射器，药物（1%麻黄碱溶液、2%利多卡因溶液、阿托品、肾上腺素、生理盐水），氧气，必要时准备心电监护仪等抢救设备。

2. 术中配合

（1）局部麻醉：先用1%麻黄碱溶液喷入鼻腔，继而用2%利多卡因溶液喷雾鼻腔及咽喉部做黏膜表面麻醉，每2～3 min喷雾1次，共3次。插入纤维支气管镜的过程中，根据需要可再注入2～3 mL利多卡因溶液，总量不超过250 mg。

（2）患者体位：常取仰卧位，不能平卧者，可取坐位或半坐位。

（3）插入途径：一般采取经鼻腔插入，若鼻腔狭小，可通过口腔插入，气管切开患者可经气管切开处插入。

（4）按需配合医生做好吸引、活检、治疗等。

3. 术后护理

（1）病情观察：密切观察患者有无发热、胸痛、呼吸困难，观察分泌物的颜色和特征，向患者说明术后数小时内，特别是活检后会有少量咯血及痰中带血，不必担心，对咯血者应通知医生，并注意窒息的发生。

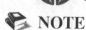

(2) 避免误吸:术后 2 h 内禁食、禁水。麻醉作用消失、咳嗽和呕吐反射恢复后可进温凉流质或半流质饮食。进食前试验小口喝水,无呛咳再进食。

(3) 减少咽喉部刺激:术后数小时内避免吸烟、谈话和咳嗽,使声带得以休息,以免声音嘶哑和咽喉部疼痛。

二、胸腔穿刺术

胸腔穿刺术的目的:抽取胸腔积液送检,明确其性质,协助诊断;或排除胸腔内积液或积气,以缓解压迫症状,避免胸膜粘连增厚;胸腔内注射药物等。

(一) 适应证

重点:胸腔穿刺的部位选择及注意事项。

(1) 胸腔积液性质不明者,抽取积液检查,协助病因诊断。

(2) 胸腔大量积液或气胸者。

(3) 脓胸抽脓灌洗治疗或恶性胸腔积液需胸腔内注入药物者。

(二) 护理

1. 术前准备

(1) 胸腔穿刺前,向患者说明穿刺的目的和术中注意事项,如说明胸液的潴留是引起呼吸困难的主要原因,胸腔抽液是治疗大量胸腔积液的一个重要手段。告诉患者胸腔穿刺时局部注射麻醉药,不会特别疼痛;同时嘱患者穿刺时,尽量不要咳嗽或深吸气,术中不要移动体位,以免损伤胸膜,发生气胸等。抽液时,协助患者反坐于靠背椅上,双手平放椅背上;或仰卧于床上,举起上臂,使肋间隙增宽。排气时,可取半卧位。

(2) 胸腔积液的穿刺点为叩诊最实部位,或结合 X 线、超声波检查确定,一般在肩胛下第 7～9 肋间隙或腋中线第 6～7 肋间隙。气胸者取患侧锁骨中线第 2 肋间隙或腋前线第 4～5 肋间隙进针。

(3) 用物准备:常规消毒治疗盘 1 套、无菌胸腔穿刺包[内有胸腔穿刺针(针座接胶管)、5 mL 和 50 mL 注射器、7 号针头、血管钳、孔巾、纱布等]、利多卡因针剂、1%肾上腺素 1 支、无菌手套、无菌试管、量杯等。治疗气胸者准备人工气胸抽气箱,需胸腔闭式引流者准备胸腔闭式引流贮液装置。

2. 操作过程

(1) 常规消毒穿刺点皮肤,术者戴手套、铺孔巾,以利多卡因逐层浸润麻醉直达胸膜。

(2) 术者左手示指和拇指固定穿刺部位的皮肤及肋间,右手持穿刺针(针座胶管用血管钳夹紧),沿下位肋骨上缘缓慢刺入胸膜,将 50 mL 注射器接至胶管,然后在协助下抽取胸腔积液或积气。注意,当注射器吸满后要先夹紧胶管,再取下注射器排液或排气,防止空气进胸。

(3) 每次抽液、抽气时,不宜过快、过多,防止抽液过多、过快使胸腔内压骤然下降,发生肺水肿或循环障碍、纵隔移位等意外。首次抽液的排液量不宜超过 600 mL,以后每次不应超过 1000 mL,如为诊断目的抽液 50～100 mL 即可,置入无菌试管送检;如治疗需要,抽液后可注入药物。

(4) 术中密切观察患者情况,要注意询问患者有无异常的感觉,如患者有任何不适,应减慢抽吸或立即停止抽液。若患者突感头晕、心悸、冷汗、面色苍白、脉细、四肢发凉,提示患者可能出现"胸膜反应",应立即停止抽液,使患者平卧,密切观察血压,防止休克。必要时,按医嘱皮下注射 1%肾上腺素 0.5 mL。

(5) 术毕拔出穿刺针,消毒穿刺点后,覆盖无菌纱布,胶布固定。

3. 术后护理

(1) 记录穿刺的时间、抽液抽气量、胸腔积液的颜色以及患者在术中的状态。

> **课堂互动**
>
> 胸腔穿刺术的术后护理主要有哪些?

(2) 监测患者穿刺后的反应,观察患者的脉搏和呼吸状况,注意有无血胸及胸、肺水肿等并发症的发生。观察穿刺部位，如出现红、肿、热、痛、体温升高或溢出等及时通知医生。

(3) 嘱患者静卧，24 h 后方可洗澡，以免穿刺部位感染。

(4) 鼓励患者深呼吸，促进肺膨胀。

三、采集动脉血与血气分析

动脉血气分析能客观反映呼吸衰竭的性质和程度，是判断患者有无缺氧和 CO_2 潴留的可靠方法。对指导氧疗、调节机械通气的各种参数以及纠正酸碱和电解质失衡均有重要的意义。

(一) 适应证

(1) 各种疾病、创伤或外科手术发生呼吸衰竭者。

(2) 心肺复苏患者。

(3) 急、慢性呼吸衰竭及进行机械通气的患者。

(二) 护理

1. 术前准备

(1) 向患者说明穿刺的目的和配合的注意事项，使患者保持平静心态。

(2) 用物准备：2 mL 无菌注射器、肝素溶液、软木塞、静脉穿刺盘等。

2. 操作过程

(1) 先用 2 mL 无菌注射器抽吸肝素溶液 0.5 mL，来回推动针芯，使肝素溶液涂布针筒内壁，然后针尖朝上，排弃针筒内的空气和多余的肝素溶液。

(2) 一般可选股动脉、肱动脉或桡动脉为穿刺点进针。先用手指摸清动脉的搏动、走向和深度。常规消毒穿刺部位的皮肤及操作者的左手示指和中指，然后用左手示指和中指固定动脉，右手持注射器将针头刺入动脉，血液将借助动脉压力推动针芯后移，采血 1 mL。

(3) 拔出针头后，立即用消毒干棉签压迫穿刺处，排出针筒内气泡之后将针头刺入软木塞内以隔绝空气，并用手转动针筒数次使血液与肝素充分混匀，以防凝血。

3. 术后护理

(1) 穿刺处需压 2～5 min，以防局部出血或形成血肿。

(2) 详细填写化验单，注明采血时间、吸氧方法及浓度、机械通气参数等。

(3) 采血后立即送检，以免氧逸失影响测定结果。

知识拓展

电子支气管镜在疾病治疗方面的应用

使用电子支气管镜及相关的治疗设备可以进行以下病症的治疗。

1. 摘取气管、支气管内异物。
2. 抽取气管、支气管内分泌物及血块。
3. 治疗肺不张、止血，吸引冲洗，引流脓液，局部注药治疗肺脓肿等。
4. 抽取气管、支气管内分泌物，并进行病原微生物培养。
5. 配合激光、微波、氩气刀、高频电刀等装置切除支气管内肿瘤或肉芽组织。
6. 气管、支气管狭窄患者可施行扩张术或放置气管内支架。
7. 注射药物治疗肺部肿瘤；气管肺泡灌洗治疗弥漫性肺部疾病。
8. 引导气管插管抢救危重患者。

（黄 涛 彭 红 袁爱娣）

项目三　循环系统疾病患者的护理

任务一　循环系统疾病常见症状与体征的护理

学习目标

1. 熟悉心血管疾病常见症状的概念。
2. 了解各种症状的发病机制。
3. 掌握心源性呼吸困难、心源性水肿的护理措施。
4. 掌握心前区疼痛、晕厥和心悸的护理措施。

一、心源性呼吸困难

情景导入

患者，男，69岁，高血压病史13年，间断服药，血压控制在(150～170)/(90～95) mmHg；身高170 cm，体重85 kg。近半年来常有胸闷、气急、心悸，心前区有隐痛，白天活动后气急加重、呼吸急促而短暂，中途休息后上述症状缓解。3天前，午夜12点左右睡觉时咳嗽、气急、哮喘、胸闷被憋醒，醒后坐在床上30 min后症状缓解再入睡。今晨来院就医。

查体：BP 156/96 mmHg，T 37.0 ℃，P 128次/分，R 26次/分。

心电图：左心高电压，左心室肥大。

实验室检查：血甘油三酯3.86 mmol/L，胆固醇6.89 mmol/L。

课堂互动

上述患者病情发生了哪些变化？出现了哪种呼吸困难，是何种原因引起的？

重点：心源性呼吸困难的类型和各种表现。

心源性呼吸困难(cardiac dyspnea)是由于各种原因的心脏疾病发生左心功能不全时，患者自觉呼吸时空气不足、呼吸费力的状态。患者常出现发绀、端坐呼吸，伴有呼吸频率、节律和深度的异常。

【病因】

心源性呼吸困难最常见的原因是左心负荷过重、左心衰竭引起肺淤血，影响肺泡的气体交换。其次是右心衰竭，引起水肿、腹腔积液、横膈抬高。

【护理评估】

（一）健康史

了解患者有无呼吸系统、循环系统疾病的病史；青年时有无风湿性关节炎、风湿性心脏病史；了解呼吸困难发作的规律和特点。

（二）身体状况

1. 劳力性呼吸困难　劳力性呼吸困难是心力衰竭患者引起呼吸困难的最早表现，一般运动和生活不引起呼吸困难，当运动量增加时出现呼吸困难，主要是心脏负荷加重，心肌耗氧量增加所致。

2. 阵发性夜间呼吸困难 患者从入睡中喘不过气来被憋醒，呼吸急促，被迫坐起两腿下垂或站立，症状才能逐渐缓解。主要是睡眠时由于体位的改变，回心血量增多，加重心脏负担；入睡后呼吸中枢敏感性降低，肺淤血加重，气体交换受损，缺氧加重；夜间人体的迷走神经兴奋性增高，使气道狭窄，气流急促，加重呼吸困难的症状。

3. 端坐呼吸 由于肺循环和体循环淤血进一步加重，平卧时加重了心肺的压迫和负担，患者不能从事任何活动，被迫端坐。

【首要护理诊断/问题】

气体交换受损 与肺淤血有关。

【次要护理诊断/问题】

活动无耐力 与缺氧有关。

【护理目标】

(1) 患者了解气急、呼吸困难的原因和相关知识。

(2) 积极配合医护人员，注意饮食和水钠的调节，注意休息，减少心肌耗氧量。

(3) 稳定情绪，调整心态。

【护理措施】

(1) 调整体位，协助患者取坐位或半卧位。

(2) 稳定情绪，了解患者心态，予以安慰和疏导。

(3) 休息，减轻体力活动，加强生活护理。

(4) 供给氧气。

(5) 密切观察病情变化，观察呼吸困难的特点、程度、发生的时间及伴随症状，及时发现心功能变化情况，加强夜间巡视及护理。

【护理评价】

(1) 引起患者呼吸困难的原发疾病是否得到控制，诱因是否消除。

(2) 呼吸困难和缺氧症状是否改善。

(3) 体重、血压和血脂是否恢复正常，饮食和运动是否遵医嘱进行。

二、心源性水肿

情景导入

患者，女，60岁，从小体质虚弱，感冒、咳嗽不断，患过百日咳和麻疹，成年后长期慢性咳嗽、咳痰伴喘息，时好时坏，3年前除上述症状以外，出现呼吸困难、心悸、气短、面色苍白、口唇发绀。近3天因受凉感冒咳嗽加剧，咳出黄色浓痰，气急，发绀加重，伴心悸和心律失常。

查体：BP 126/80 mmHg，T 37.9 ℃，P 128次/分，R 24次/分。患者桶状胸，呼吸运动减弱，两肺底湿啰音明显。颈静脉充盈，肝区压痛，腹部隆起，移动性杂音(+)，双下肢水肿。

X线检查：肺动脉段突出，肺纹理增粗。

心电图：肺动脉高压，右心室肥大。

> **课堂互动**
>
> 上述患者为什么会引起肺动脉高压和右心室肥大？为什么会出现移动性杂音和水肿？

心源性水肿(cardiac edema)是由于充血性心力衰竭引起体循环系统静脉淤血等，使组织间隙积聚过多液体所致。

重点：引起心源性水肿的主要原因及特点。

【病因】

主要是右心衰竭导致的体循环淤血，静脉压增高，组织和各内脏器官淤血，水钠潴留所致。

【护理评估】

(一)健康史

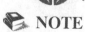

了解患者有无循环系统疾病的病史;是否伴有泌尿系统和肝脏疾病;是否有静脉和淋巴管回流受阻、腹压增高等情况;妊娠期妇女是否有超重、怀有双胞胎、高血压等情况。

(二)身体状况

心源性水肿主要是静脉回流受阻,使静脉压增高,有效滤过压下降,使过多的水分积聚到组织间隙所致。其特点是病变早期主要在身体的下垂部位,长期卧床者主要在骶尾部、背部;站立者在足背、胫前。病变后期会引起全身性水肿、胸腔积液和腹腔积液。

【首要护理诊断/问题】

体液过多　与右心功能不全所致体循环静脉淤血有关。

【次要护理诊断/问题】

有皮肤完整性受损的危险　与水肿、卧床过久、营养不良有关。

【护理目标】

(1)患者了解水肿的原因和相关知识。

(2)积极配合医护人员,注意饮食和水钠的调节,经常翻身和抬高下肢。

(3)稳定情绪,调整心态。

【护理措施】

课堂互动

如何做好水钠潴留患者的饮食护理和皮肤护理?

1. 调整饮食　根据心功能不全程度和利尿效果以及电解质情况调整钠盐的摄入量。向患者和家属说明限制钠盐的重要性。

2. 维持体液平衡　纠正电解质紊乱,根据水肿程度控制入水量,减轻水钠潴留。

3. 皮肤护理　严重水肿局部血液循环障碍,营养不良,皮肤抵抗力低,感觉迟钝,易破损和发生感染,应保持床单位和患者内衣的清洁、平整;每1～2 h翻身1次,保持会阴部皮肤清洁、干燥;进行有创操作时,要严格执行无菌原则,注意观察有无压疮发生。

【护理评价】

(1)患者皮下组织水钠潴留症状减轻或消失。

(2)皮肤完整,无压疮形成。

三、心悸

情景导入

患者,女,22岁,2周前感冒发热,咽喉疼痛,经药物治疗已经好转,3天前感到心前区不适、胸闷,有轻度隐痛,心跳加快。

体检:BP 120/80 mmHg,T 37.6 ℃,P 138次/分,R 26次/分。有心律不齐,期前收缩频繁。

心电图:窦性心率,120次/分;室性早搏8次/分,有二联律。

重点:心悸常见的生理因素和病理因素。

心悸(palpitation)是患者自觉心跳或心慌,或伴有心前区不适的主观感受,自述心搏强而有力、有心脏停跳感或心前区震动感。

【病因】

课堂互动

引起心悸的原因有哪些?患者有哪些不适症状?

常见的病因有各种器质性心脏病的早期、病毒性心肌炎、心肌病;全身性疾病如甲状腺功能亢进症(甲亢)、贫血、发热、低血糖反应;某些生理状态下如精神过度紧张、大量饮酒或浓茶咖啡等情况也容易出现。

【护理评估】

(一)健康史

心悸发作的诱因、频率、持续时间、发作特点，每次发作时有无心前区疼痛、发热、头晕、头痛、呼吸困难等伴随症状。了解患者的性别、年龄、职业和工作环境；询问患者有无呼吸系统、血液系统等疾病，有无喝浓茶、咖啡或抽烟、喝酒的嗜好，是否用过兴奋性药物；有无心律失常、心脏病、内分泌系统疾病、免疫系统疾病等其他全身性疾病。

(二) 身体状况

1. 生理性心悸 常见于剧烈运动、精神紧张、饮用兴奋性饮料(如酒、咖啡、浓茶)等。发生时间短暂，一般不影响健康。

2. 病理性心悸 常见于各种器质性心脏病如高血压性心脏病、心肌病等导致左心室肥大。也见于引起心排血量增加的其他疾病，如甲亢、严重贫血、发热等。

【首要护理诊断/问题】

心悸 与心功能紊乱，影响心脏传导有关。

【次要护理诊断/问题】

(1) 活动无耐力 与心律混乱、心输出量减少有关。

(2) 焦虑 与心悸反复发作、疗效欠佳有关。

【护理目标】

患者情绪稳定，休息和睡眠良好，心律恢复正常。

【护理措施】

> **课堂互动**
>
> 如何消除心悸患者的心理紧张和恐惧情绪？

1. 观察病情 密切观察生命体征、心率和心律的变化。监测心电图、血氧饱和度，出现异常立即报告医生，配合处理。对心律失常引起心悸的患者，应测量心率、心律、血压，心率要求监测 1 min，必要时给予心电图和血压的监护。

2. 一般护理

(1) 休息与体位：心悸发作时立即半坐卧位或抬高头部卧床休息，减慢心率，减少心肌耗氧量。

(2) 活动：无器质性心脏病患者要有规律地生活，建立健康的生活方式，避免过度劳累，维持正常的工作和适度的运动。

3. 心理护理 根据发病原因向患者说明一般心悸并不影响心功能，以免因焦虑而导致交感神经兴奋，产生心率增快、心搏增强和心律的变化，加重心悸。帮助患者正确面对疾病，提高对疾病的应对能力，缓解紧张和焦虑，积极配合治疗。

4. 健康指导

(1) 相关知识指导：向患者和家属讲解引起心悸的相关原因、诱因及预防知识。指导患者保持乐观、愉悦的心情，分散注意力。无器质性心脏病患者调整心态；有器质性心脏病患者，根据心功能的级别适当活动。教会患者及家属监测血压和脉搏，定期到医院就诊。

(2) 生活指导：指导患者要有充足的睡眠和规律的生活，改变不良的生活习惯和饮食习惯，避免摄入刺激性的食物和饮料，如咖啡、浓茶、烈酒和可乐等。保持大便的通畅。

【护理评价】

患者焦虑症状逐渐减轻，心输出量逐渐增多，活动耐力增强。

四、心前区疼痛

情景导入

患者，男，58 岁，高血压病史 15 年，中心性肥胖，高胆固醇血症，间断服用降血压药和降血脂药。5天前午夜感到心前区不适、胸闷,有紧缩性疼痛,伴有大量出汗,脸色苍白,脉搏细速。

急诊心电图示:ST段压低,心率138次/分。

重点:不同原因引起的心前区疼痛的特征。

心前区疼痛(precordial pain)是由于各种病因引起的心前区的疼痛与不适。常见于各种类型的心绞痛、心肌梗死、心脏神经官能症、急性心包炎等疾病。

【护理评估】

(一)健康史

了解患者的性别、年龄、职业和工作环境;有无高血压、高血脂、冠心病;有无心血管疾病的家族史和肥胖,孕妇有无妊娠期毒血症等。

(二)身体状况

1. 胸痛的常见原因 各种缺血、缺氧或物理因素刺激肋间神经、脊髓后根传入纤维、支配心脏及主动脉的感觉纤维。

2. 临床表现 心血管系统疾病的胸痛要根据其疼痛的特点与其他疾病的胸痛进行鉴别,特别是疼痛在胸骨后或心前区,可发射到颈部、背部或上臂。见于心绞痛、心肌梗死、肺栓塞、心包炎、主动脉夹层瘤、食管病变等。

> **课堂互动**
>
> 心前区疼痛由哪些原因引起?疼痛的特点有哪些?

【首要护理诊断/问题】

舒适的改变 与缺血、缺氧,代谢产物堆积刺激心肌纤维有关。

【次要护理诊断/问题】

活动无耐力 与疼痛影响心输出量有关。

【护理目标】

(1) 患者了解疼痛的原因和相关知识。

(2) 指导患者疼痛时立即停止活动,卧床休息,减少心肌耗氧量。

(3) 稳定情绪,调整心态。

重点:心前区疼痛发作时应采取的护理措施。

【护理措施】

1. 病情观察 密切观察患者的生命体征,疼痛的发作表现、性质、持续时间、伴随症状,注意病情的进展情况,及时通知医生,配合采取相应的措施。

2. 一般护理 疼痛时患者应卧床休息,减少心肌能量的消耗;避免心前区疼痛的诱因,减少疼痛发作的次数;保持大便通畅,避免增加腹压,必要时使用缓泻剂;安慰患者,保持良好的心态。

3. 疼痛护理

(1) 疼痛发作时,患者应立即卧床休息,减轻疼痛。

(2) 避免寒冷、饱餐、劳累和情绪激动等诱因。

(3) 有条件时根据医嘱使用硝酸酯类药物,改善心肌供血,缓解疼痛症状。舌下含服硝酸甘油,必要时根据病情遵医嘱给予吗啡、哌替啶等药物止痛,并观察用药后的疗效和有无呼吸抑制等不良反应。

4. 心理护理 向患者说明胸痛的原因和发生机制、医疗护理采取的各种措施,使患者对胸痛处理的相关知识有所了解。给予患者心理安慰,减轻心理压力,分散注意力,消除焦虑,稳定情绪。

> **课堂互动**
>
> 心前区疼痛发作时,首先采取哪种措施减少心肌耗氧量?同时使用哪些药物控制心前区疼痛?

【护理评价】

患者疼痛缓解或消失;消除了疼痛的原因;疼痛时采取的护理措施是否得当,对存在的问题进行分析和处理。

五、心源性晕厥

情景导入

患者，男，71岁。间歇性晕厥5年，加重3个月。患者5年来间断性头昏、头晕、黑矇、晕厥，发作维持几秒即可恢复常态，常在轻微活动后发生，反复发作。

心电图检查：ST段压低，偶有阵发性室性心动过速，超声心动图和倾斜试验显示一切正常。冠状动脉造影显示左前降支（LAD）动脉轻度狭窄。

诊断：心律失常引起的心源性晕厥。

晕厥（syncope）是由于一时性广泛的脑缺血、缺氧，导致大脑皮质一过性功能障碍，引起突然的、可逆的、短暂的意识丧失的一种临床病症。在发生意识丧失前常伴有面色苍白、恶心、呕吐、头晕、出汗等植物神经功能紊乱现象。一般认为，心脏供血暂停2～4 s容易产生黑矇，供血暂停5～10 s出现昏厥，供血暂停10 s以上除意识丧失外还出现抽搐，称为阿-斯综合征，是病情严重而危险的征兆。

重点：心源性晕厥常见的原因，一旦发生会出现的严重并发症及表现。

知识链接

阿-斯综合征（Adams-Stokes syndrome）即心源性脑组织短暂的缺血、缺氧导致短暂的意识障碍，是严重器质性心脏病、严重心律失常等病变引起突发、严重、致命性的心输出量锐减，产生严重的脑缺血、缺氧，引起意识障碍、抽搐、昏厥，甚至猝死。

【护理评估】

（一）健康史

了解患者有无循环系统病史；是否伴有心律失常、心包炎、冠心病、窦房结的病变；是否有慢性阻塞性肺疾病、甲状腺功能减退症；妊娠期妇女是否伴有迷走神经张力过高等反射性因素、脑循环障碍或代谢性疾病，是否有超重、怀有双胞胎、高血压等表现。

（二）身体状况

1. 心源性晕厥 因心脏输出量突然减少而发生的晕厥。常见原因有：①心律失常：常见的有完全性房室传导阻滞、病态窦房结综合征、阵发性室上性或室性心动过速、心室扑动、心室颤动等。②心脏搏出障碍：急性心包填塞、急性心肌梗死与心绞痛、左房黏液瘤、主动脉或颈动脉高度狭窄等。

2. 其他原因的晕厥 ①反射性晕厥：最常见，约占各型晕厥总数的90%，大多数是通过血管迷走反射，导致心脏抑制和全身血管扩张，引起回心血流量减少，心输出量减少而导致脑缺血、缺氧引起晕厥。它们多数是由压力感受器反射弧传入通路上的功能障碍所致。临床上常见的有单纯性晕厥（血管减压性晕厥）、体位性低血压性晕厥、颈动脉窦过敏性晕厥、咳嗽性晕厥、排尿性晕厥、吞咽性晕厥等。②脑源性晕厥：因脑部血液循环障碍或脑神经组织病变所致的晕厥，临床上常见于高血压脑病、椎基底动脉供血不全、颈椎病、颅脑损伤后等。③代谢性晕厥：由于血液成分异常导致的晕厥，常见于低血糖、一氧化碳中毒、CO_2潴留等。④精神性晕厥：癔病。

课堂互动

心源性晕厥常见的原因有哪些？持续严重的脑缺血会导致何种后果？有何表现？

【首要护理诊断/问题】

组织灌注不足 与脑供血中断有关。

【次要护理诊断/问题】

（1）有损伤的危险 与突然晕厥发作有关。

(2) 潜在并发症:猝死。

【护理目标】

(1) 患者了解晕厥的原因和相关知识。

(2) 患者积极配合医护人员,注意与医护人员联系,掌握服药的注意事项。

(3) 患者稳定情绪,调整心态。

【护理措施】

1. 病情观察 密切观察病情变化,阿-斯综合征患者需心电监护。

2. 一般护理 晕厥发作频繁者应给予心电监护,嘱患者卧床休息,日常生活中给予其协助。

3. 避免诱因 嘱患者避免剧烈活动、快速变换体位和情绪激动,尽量避免独自外出。一旦出现头晕、黑矇等先兆症状应立即平卧,以免摔伤。

4. 按医嘱正规治疗 如心率显著缓慢者可给予阿托品、异丙肾上腺素等药物或配合人工心脏起搏器治疗;对其他心律失常者给予相应的处理。

【护理评价】

患者晕厥发作时有无损伤;恐惧和焦虑症状是否减轻。

任务二 心力衰竭患者的护理

学习目标

1. 了解急、慢性心力衰竭的病因及发病机制。
2. 掌握急、慢性心力衰竭的临床表现。
3. 掌握急性心力衰竭的治疗要点和护理措施。
4. 掌握慢性心力衰竭的心功能分级。
5. 熟悉慢性心力衰竭的辅助检查和治疗要点。
6. 掌握慢性心力衰竭的护理措施。

一、慢性心力衰竭患者的护理

情景导入

患者,男,65岁,慢性咳嗽18年,以冬、春季明显,仅4~5年逐渐加重,伴有气急、心慌、胸闷、心悸、乏力等症状,尤其在干活、骑车时加重。平时有食欲不振、腹胀、恶心,晚间下肢水肿,3周前淋雨感冒,上述症状加重,喘气十分费力,来院就诊。患者吸烟38年。

体检:口唇、指甲发绀,颈静脉怒张,桶状胸,叩诊呈过清音,听诊呼吸音轻,两肺有散在的哮鸣音和湿啰音,心率116次/分,心音遥远,心界不清,肺动脉第二心音亢进,心前区未闻及器质性杂音,肝脏肋下3.5 cm,移动性浊音(—),下肢凹陷性水肿(++)。

心力衰竭(heart failure,HF)是各种心脏结构或功能性疾病导致心室充盈和(或)射血功能受损,心排血量不能满足机体组织代谢需要,以肺循环和(或)体循环淤血,器官、组织血液灌注不足为临床表现的一组综合征。主要表现为呼吸困难、体力活动受限和体液潴留。常是各种原因所致心脏疾病的终末阶段。

心力衰竭按其发生的部位可分为左心衰竭、右心衰竭和全心衰竭;按其发病过程可分为急性和慢性两种,以慢性居多。

【病因及发病机制】

（一）基本病因

重点：慢性心力衰竭的基本病因。

1. 心肌收缩无力 包括原发性和继发性的心肌损害，如病毒性心肌炎、广泛性心肌梗死、扩张型心肌病；心肌代谢障碍性疾病，如糖尿病性心肌病、心肌淀粉样变性等。

2. 心室压力负荷过重 包括前负荷和后负荷。前负荷过重：见于二尖瓣关闭不全，主动脉瓣关闭不全，全身性血容量增多，如慢性贫血、甲状腺功能亢进症、脚气病等。后负荷过重：见于高血压、主动脉瓣狭窄、肺动脉高压、肺动脉狭窄等。

3. 舒张期充盈受损 如缩窄性心包炎、肥厚型心肌病等。

（二）诱因

课堂互动

引起慢性心力衰竭的基本病因有哪些？护理工作不慎加重心力衰竭的诱因有哪些？

重点：因护理操作不慎引起心力衰竭的诱因及避免方法。

1. 感染 肺部感染、感染性心内膜炎、风湿性心内膜炎、老年患者呼吸道感染是诱发心力衰竭和死亡的重要原因。

2. 生理或心理压力过大 如过度劳累、情绪激动。

3. 心律失常 尤其是心房颤动、阵发性心动过速是诱发心力衰竭最重要的因素，其他快速性心律失常以及严重的缓慢性心律失常如病态窦房结综合征、高度或完全性房室传导阻滞均可诱发心力衰竭。

4. 心脏负荷加重 如妊娠和分娩；输液、输血过多或过快，或摄盐量过多。

5. 其他 水、电解质紊乱，合并甲状腺功能亢进症、贫血等。

（三）发病机制

心力衰竭的基本血液动力学改变是各种原因引起的心排血量减少。心排血量取决于下述四种因素：

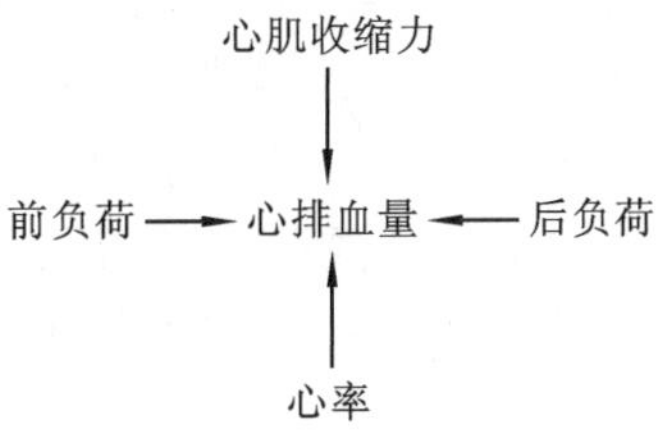

熟悉：心力衰竭代偿时心脏方面的改变。

1. 血流动力学异常 各种病因引起的心脏泵功能减退，使心排血量降低，心室舒张末期压力增高。根据 Frank-Starling 定律，早期随着心室充盈压的增高与舒张末期心肌纤维长度的增加，心排血量可相应增加。但这种增加是有限的，当左心室舒张末期压达 15～18 mmHg(2.0～2.4 kPa）或以上时，心排血量不再增加，甚至反而降低。

课堂互动

在心力衰竭发生发展的过程中，从代偿期演变到失代偿期心脏有哪几方面改变？

2. 心肌损害与心室重构 在原发性或继发性心肌损害和心脏负荷过重导致心室扩大、心室肥厚的过程中，心肌细胞、胞外基质、胶原纤维网等均发生相应变化，即心室重构。

(1) 心腔扩大：由于心排出量减少，心室舒张末期容量和压力增高，而肾素-血管紧张素-醛固酮系统（RAAS）活性和血管加压素水平均有增高，水钠潴留加重心脏负担。代偿的结果是心腔扩大，心肌纤维被牵张超过了最适心肌长度，使心脏搏血量减少。

(2) 心肌肥厚：长期心室后负荷增高，使心室向心性肥厚；长期前负荷增高，可使心室离心性肥厚。心肌肥厚以增加心肌收缩力和心排出量。长期代偿时，肥厚心肌处于能量饥饿状态和肥厚心肌纤维化，最终导致心功能的进一步恶化。

(3) 心率：心排出量＝每搏输出量×心率。在一定范围内，每搏输出量无改变的情况下，心率增快可使心排出量增加。但若心率超过一定限度时，则心室舒张期缩短，心室充盈不足，心排血量反而减少。

3. 神经内分泌的激活 慢性心功能不全时,体内交感神经系统(SNS)的兴奋性、肾素-血管紧张素-醛固酮系统(RAAS)活性和血管加压素水平增高,增加心肌收缩力而使心排血量增加。但长期的增高却使水钠潴留和外周血管阻力增加而加重心脏前、后负荷;大量儿茶酚胺对心肌还有直接毒性作用,从而加剧心功能不全的恶化。

【护理评估】

(一)健康史

了解患者有无循环系统疾病的病史;是否伴有心律失常、心包炎、冠心病、窦房结病变。

(二)身体状况

1. 左心衰竭的临床表现

(1)呼吸困难:根据呼吸困难的程度可分为劳力性呼吸困难、夜间阵发性呼吸困难、端坐呼吸。劳力性呼吸困难是左心衰竭最早出现的症状,由于活动后回心血量增加,使肺淤血加重、肺活量减少、顺应性降低以及缺氧、CO_2潴留,反射性引起呼吸增快。随着病情进展,轻微体力活动时即可出现呼吸困难,有的患者发生在夜间入睡后1~2 h,突感胸闷、气急而憋醒,被迫坐起,轻者伴以咳嗽、咳痰;重者除咳嗽外,伴有哮鸣音、咳泡沫样痰,肺部可闻及哮鸣音和湿啰音,称为心源性哮喘,此为左心衰竭的典型表现。严重心功能不全时,患者可出现端坐呼吸,采取的坐姿越高说明左心衰竭的程度越重。

(2)咳嗽、咳痰和咯血:咳嗽也是较早发生的症状,常发生在夜间,坐位或立位时可减轻或消失。痰常呈白色泡沫状,有时痰中带血丝,当肺淤血明显加重或有肺水肿时,可咳粉红色泡沫样痰。

> **课堂互动**
>
> 左心衰竭引起呼吸困难,尤其是晚上睡觉时被憋醒,为什么?请说明其发生机制。

(3)低心排血量症状:如乏力、头晕、嗜睡或失眠、尿少、心悸、发绀等,其主要是由于心、脑、肾及骨骼肌等脏器组织血液灌注不足所致。

(4)体征:可表现为呼吸加快、交替脉,血压一般正常,有时脉压减小。皮肤黏膜苍白或发绀。多数患者有左心室增大、心率加快,心尖部可闻及舒张期奔马律,肺动脉瓣区第二心音亢进。两肺底可闻及湿啰音,有时伴哮鸣音,湿啰音的分布是随体位改变而变化。此外,还伴有原发性心脏病的体征如瓣膜疾病的杂音等。

2. 右心衰竭的临床表现

(1)症状:由于体循环静脉淤血、静脉压升高导致各脏器慢性持续性淤血,患者表现为腹胀、食欲不振、恶心、呕吐,肾血流量减少,出现尿少、夜尿等症状。

(2)体征:①颈静脉充盈或怒张:当患者取半卧位或坐位时可见到充盈的颈外静脉,提示体循环静脉压增高;当压迫肝脏时,可见颈静脉充盈或怒张更加明显,称为肝颈反流征阳性。②肝肿大:肝脏因淤血肿大常伴压痛,肝脏肿大常发生在皮下水肿之前,长期肝内淤血可导致淤血性肝硬化,晚期可出现黄疸和大量腹腔积液。③水肿:体循环静脉压升高使皮肤等软组织出现水肿。其特点是水肿首先出现在身体最低垂部位,常为对称性、凹陷性,严重者可致全身水肿、阴囊水肿和胸腔积液、腹腔积液。胸腔积液以双侧多见,如为单侧则以右侧更多见,可能与右肠下肝淤血有关;腹腔积液常发生在晚期,与心源性肝硬化有关。④心脏体征:除原有心脏病的体征外,可有心率增快,右心室或全心增大致心浊音界向两侧扩大,胸骨左缘第3~4肋间可闻及舒张期奔马律,三尖瓣区可闻及收缩期吹风样杂音。⑤发绀:严重右心衰竭的患者可出现发绀。

> **课堂互动**
>
> 右心衰竭患者典型的体征有哪些?说明发生的机制。

3. 全心衰竭 左、右心力衰竭临床表现同时存在;右心衰竭体循环淤血加重,肺循环淤血相对减轻,临床表现为呼吸困难症状减轻而发绀症状加重。

NOTE

重点：说出心功能级别和相应表现。

（三）心功能分级

Ⅰ级心功能：患者有心脏病，体力活动不受限制，一般活动不引起乏力、心悸、呼吸困难、心绞痛等症状。

Ⅱ级心功能：体力活动轻度受限，休息时无症状，日常活动可引起心悸、气急、呼吸困难或心绞痛，休息后很快缓解。

Ⅲ级心功能：体力活动明显受限，休息时无症状，轻于日常活动的活动即可出现上述症状，休息较长时间后症状方可缓解。

Ⅳ级心功能：不能从事任何活动，休息时亦有上述症状，体力活动后加重。

课堂互动

Ⅲ级心功能有哪些临床表现？患者如何调整休息和活动？

（四）辅助检查

1. X线检查　左心衰竭的患者主要有肺门阴影增大，肺纹理增加等肺淤血表现；右心衰竭的患者则常见右心室增大，有时伴胸腔积液表现。

2. 心电图　可有左心室肥厚、劳损，右心室肥大。

3. 超声心动图　利用M型、二维、多普勒超声技术测量计算左心室射血分数（LVEF）、二尖瓣前叶舒张中期关闭速度（EF斜率）、快速充盈期和心房收缩期二尖瓣血流速度（E/A）等，能较好地反映左心室的收缩及舒张功能。

4. 创伤性血流动力学检查　应用右心导管或漂浮导管可测定肺小动脉楔压（PCWP）、心排出量（CO）、心脏指数（CI）、中心静脉压（CVP）。PCWP正常值为6～12 mmHg（0.8～1.6 kPa），PCWP直接反映左心功能。当PCWP＞18 mmHg（2.4 kPa）时即出现肺淤血；PCWP＞25 mmHg（3.3 kPa）时，有重度肺淤血；达30 mmHg（4 kPa）时，出现肺水肿。CI正常值为2.6～4.0 L/(min·m^2)，当CI低于2.2 L/(min·m^2)时，出现低心排出量症状群。右心功能不全时，CVP可明显升高。

5. 其他　放射性核素与磁共振显像（MRI）检查、运动耐量与运动峰耗氧量（VO_{2max}）测定均有助于心功能不全的诊断。

（五）心理-社会状况

由于病情严重、症状体征明显，影响睡眠和休息，舒适度改变，患者担忧自己的身体健康状态而紧张、焦虑。因此，医护人员应定期给患者进行健康教育，讲解该病的发生、发展过程及如何预防各种病因和诱因。防止经常复发，调节患者情绪和心理状态。

（六）处理原则

1. 治疗原则　心力衰竭采取综合治疗措施，包括病因治疗；调节心力衰竭的代偿机制；提高运动耐量，改善生活质量；阻止和延缓心室重构，防止心肌损害进一步加重，降低死亡率。

（1）病因治疗：治疗原发疾病，消除诱因，心力衰竭的症状、体征减轻，心功能得到改善。

（2）控制和消除诱因：及时有效地控制感染，特别是呼吸道感染；纠正心律失常；控制潜在的疾病，避免输血、输液过多、过快及过度劳累和情绪激动。

2. 药物治疗　原则是强心、利尿、扩血管。

熟悉：强心利尿扩血管药物的作用机制。

1）利尿剂的应用　利尿剂可抑制钠、水重吸收而消除水肿，减少循环血容量，降低心脏前负荷而改善左心室功能。常用利尿剂的作用和剂量见表3-2-1。

表3-2-1　常用利尿剂的作用和剂量

种　类	作　用	每次剂量/mg	每天次数
排钾类			
氢氯噻嗪（双克）	抑制髓袢升支皮质部对Na^+和Cl^-的重吸收	25～50　口服	3次

续表

种类	作用	每次剂量/mg	每天次数
呋塞米(速尿)	抑制髓袢升支髓质部、皮质部上升支对 Cl^-、Na^+ 的重吸收	20～40 静脉注射	1～2 次
保钾类			
螺内酯(安体舒通)	集合管醛固酮拮抗剂	20～40 口服	3～4 次
氨苯蝶啶	抑制远曲小管对 Na^+、Cl^- 的重吸收	50～100 口服	3 次
阿米洛利	集合管	5～10 口服	2 次

熟悉:扩血管药物的作用机制和不良反应。

2) 血管扩张剂的应用　血管扩张剂通过扩张容量血管和外周阻力血管而减轻心脏前、后负荷,减少心肌耗氧,改善心功能。适用于中、重度慢性心力衰竭患者,特别适用于二尖瓣、主动脉瓣关闭不全及室间隔缺损等患者。常用药物如下。

(1) 降低前负荷为主的药物以扩张静脉和肺小动脉为主,如硝酸甘油、硝酸异山梨酯(消心痛)。

(2) 降低后负荷为主的药物以扩张小动脉为主,常用药物:①血管紧张素转换酶抑制剂(ACE-I),如卡托普利(开博通)、依那普利(怡那林)。②α 受体阻滞剂,如酚妥拉明;α_1 受体阻滞剂,如乌拉地尔(亚宁定)。

(3) 同时降低前、后负荷的药物可同时扩张小动脉及静脉,常用药物有硝普钠,本药不宜长期应用,以免发生氰化物中毒。

3) 强心药物的使用　通过增加心肌收缩力而增加心排血量,适用于已有充血性心力衰竭的患者。

(1) 洋地黄类药物:洋地黄可加强心肌收缩力,减慢心率,从而改善心功能不全患者的血流动力学变化。常用洋地黄制剂的作用及剂量见表 3-2-2。

表 3-2-2　常用洋地黄制剂的作用及剂量

药品名	剂型	每次量剂/mg	24 h 量剂
毒毛花苷 K	0.25 mg/支	0.25(静脉)	24 h 总量 0.5～0.75 mg
毛花苷丙(西地兰)	0.4 mg/支	0.2～0.4(静脉)	24 h 总量 0.8～1.2 mg
地高辛	0.25 mg/片	0.25(口服)	每天 1～2 次

适应证:适用于中、重度收缩性心功能不全患者。对伴有心房颤动而心室率快速的患者特别有效。

禁忌证:预激综合征伴心房颤动、二度或高度房室传导阻滞、病态窦房结综合征;单纯性重度二尖瓣狭窄伴窦性心律而无右心衰竭者;单纯舒张性心力衰竭如肥厚型心肌病,尤其伴流出道梗阻者;急性心肌梗死心力衰竭,最初 24 h 内一般不用洋地黄治疗。

当患者体内洋地黄药物浓度达到一定量时能取得最好的疗效,此时的量称为治疗浓度。随后每天要给予一定量的药物以补充每天代谢排泄所丢失的药量,维持治疗浓度,这种补充的量称为维持量。洋地黄类药物的治疗量和维持量个体差异较大,在同一患者的不同病期亦有差别,因此必须随时结合病情变化加以调整。

课堂互动

描述一下洋地黄使用的禁忌证,哪些情况下容易引起洋地黄中毒?

(2) 非洋地黄类药物:常用药物有 β 受体兴奋剂,如多巴胺、多巴酚丁胺;磷酸二酯酶抑制剂,如氨力农、米力农,可以短期使用。

知识链接

CRT 治疗循证医学

心脏再同步(cardiac resynchronization therapy,CRT)在心力衰竭治疗中的价值逐渐得到证实。CRT 通过在传统右心房、右心室双腔起搏基础上增加左心室起搏,遵照一定的房室间期和室间间期顺序发放刺激,能够恢复心脏运动的同步性,从而改善心脏功能。

2006 年,中华医学会心电生理和起搏分会参考 ACC/AHA(美国心脏病学会/美国心脏协会)和 ESC(欧洲心脏病学会)的指南,结合我国情况制定了我国的 CRT 适应证。

Ⅰ类适应证要求同时满足以下条件:缺血性或非缺血性心肌病;充分抗心力衰竭药物治疗后,NYHA(纽约心脏病协会)心功能仍在Ⅲ级或不必卧床的Ⅳ级;窦性心律;LVEF(左心射血分数)≤35%;左室舒张末期内径(LVEDD)≥55 mm。

2008 年 ACC/AHA 指南中 CRT/CRTD (联合有除颤功能的心脏再同步治疗)适应证的进展。

升级 CRT 治疗慢性心力衰竭的适应证——2002 年Ⅱa 类到 2008 年Ⅰ类。基于 CRT 的临床试验已充分证实 CRT 不但能改善慢性心力衰竭患者的心功能和生活质量,而且还能降低其死亡率,ACC/AHA 指南将心功能不全、LVEF 下降且 QRS 时限延长的患者列为 CRT 治疗的Ⅰ类适应证,提高了 CRT 的治疗地位。值得注意的是,ACC/AHA 指南同时强调患者为窦性心律者。

——刘惠亮(武警总医院)

【首要护理诊断/问题】

(1) 气体交换受损　与左心功能不全致肺循环淤血有关。

(2) 体液过多　与右心衰竭致体循环淤血、水钠潴留有关。

【次要护理诊断/问题】

(1) 活动无耐力　与心排血量降低有关。

(2) 潜在并发症:洋地黄中毒、皮肤完整性受损。

【护理目标】

(1) 患者呼吸困难症状减轻,血气分析结果正常,水肿基本消失。

(2) 焦虑减轻,治疗疾病的信心增强。

(3) 无电解质紊乱、无洋地黄中毒。

【护理措施】

1. 病情观察　观察呼吸困难和发绀的严重程度、肺部啰音的变化、血气分析和血氧饱和度等;观察有无水钠潴留,皮肤完整性是否受损;观察强心、利尿、扩血管药物的疗效和不良反应,如有病情恶化,及时通知医生配合处理。

2. 一般护理

(1) 休息与活动:根据心功能级别制订活动计划。心功能Ⅰ级,可照常活动,增加午休时间;心功能Ⅱ级,可起床稍事活动,增加间歇休息;心功能Ⅲ级,应限制活动,多卧床休息;心功能Ⅳ级,需绝对卧床休息。

(2) 饮食调理:应摄取高蛋白、高维生素、低热量、低盐、低脂、低胆固醇及清淡易消化、不胀气的食物,少量多餐,戒烟酒,适当增加膳食纤维。

(3) 保持大便通畅:由于患者长期卧床,缺乏活动,同时摄入量减少,容易引起便秘。因此,在病情允许的情况下,应经常翻身,增加膳食纤维,促进肠蠕动,保持大便的通畅。一旦便秘勿用力排便,必要时使用缓泻剂,禁忌灌肠,以免用力增加腹压,加重心脏负荷及诱发心律失常。

3. 针对性护理 给予氧气吸入,缓解呼吸困难,一般流量为2～4 L/min,肺心病患者为1～2 L/min;控制过量的液体,准确记录出入液量和体重的变化,适当控制水分摄入;控制输液量和速度,一般不超过2000 mL/24 h,并告诉患者及家属输液滴速的重要性,以防其随意调快滴速,诱发急性肺水肿。

4. 用药护理 遵医嘱给予强心、利尿及扩血管药物,注意观察和预防药物副作用。血管扩张剂如硝酸酯类可有头痛、面红、心动过速、血压下降等副作用,尤其是硝酸甘油静脉滴注时应严格掌握滴速,监测血压。血管紧张素转换酶抑制剂的副作用有体位性低血压、皮炎、蛋白尿、咳嗽、间质性肺炎、高钾血症等。遵医嘱正确使用利尿剂,并注意有关副作用的观察和预防,如排钾类利尿剂最主要的副作用是低钾血症,严重时伴碱中毒,从而诱发心律失常或洋地黄中毒,故应监测血钾及有无乏力、腹胀、肠鸣音减弱等低钾血症的表现,同时多补充含钾丰富的食物,必要时遵医嘱补充钾盐。氨苯蝶啶的副作用有胃肠道反应、嗜睡、乏力、皮疹,长期用药可产生高钾血症,尤其是伴肾功能减退、少尿或无尿者应慎用。

5. 并发症护理

重点:洋地黄中毒的表现、抢救措施。

课堂互动

描述洋地黄中毒的表现和抢救措施。

(1) 洋地黄中毒:①洋地黄用量个体差异很大,老年人及心肌缺血、缺氧如冠心病、重度心力衰竭、低钾低钙血症、肾功能减退等患者对洋地黄较敏感,使用时应严密观察患者用药后反应。②注意不与奎尼丁、普罗帕酮(心律平)、维拉帕米(异搏定)、钙剂、胺碘酮等药物合用,以免增加药物毒性。③必要时监测血清地高辛浓度。④严格按时、按医嘱给药,教会患者服地高辛时应自测脉搏,当脉搏<60次/分或节律不规则时应暂停服药并告诉医生;用毛花苷丙或毒毛花苷K时务必稀释后缓慢静脉注射,并同时监测心率、心律及心电图变化。⑤密切观察洋地黄毒性反应,胃肠道反应如食欲不振、恶心、呕吐;神经系统表现如头痛、乏力、头晕、黄视、绿视;心脏毒性反应如频发室性期前收缩呈二联律或三联律、心动过缓、房室传导阻滞等各种类型的心律失常。⑥一旦发生中毒,应立即停用洋地黄,并协助医生处理;补充钾盐,可口服或静脉补充氯化钾,停用排钾利尿剂;纠正心律失常,快速性心律失常首选苯妥英钠或利多卡因,心率缓慢者可用阿托品静脉注射或临时起搏。

(2) 皮肤完整性受损:协助患者经常更换体位,嘱患者穿质地柔软、宽松的衣服,保持床褥柔软、平整、洁净,严重水肿者可使用气垫床,保持皮肤清洁、干燥,经常按摩骨隆突处,预防压疮的发生。

6. 心理护理 减轻焦虑、调整情绪并防止耐药性和心律失常的发生,对高度焦虑、机体不易放松的患者除借助小量镇静剂外,更重要的是给予其信赖感。

7. 健康指导

(1) 告诉患者慢性心力衰竭是在心脏病的基础上发生的,不可能根治,只能缓解。指导患者积极治疗原发病,尤其是注意避免心功能不全的诱发因素,如感染(尤其是呼吸道感染)、过度劳累、情绪激动、钠盐摄入过多及输液过快、过多等。育龄妇女应避孕。

(2) 告诫患者限制活动量,最大活动量需逐渐增加,以不引起不适症状为原则。避免重体力劳动,避免精神过度紧张的工作或过长时间工作;经常参加一定量的体力活动及适当的体育锻炼有助于侧支循环的建立,提高心脏储备力,提高活动耐力,改善心理状态和生活质量。

(3) 指导患者根据病情调整饮食结构,坚持合理化饮食,饮食宜清淡、易消化、富有营养,每餐不宜过饱,多食蔬菜、水果,防止便秘。戒烟酒。

(4) 嘱患者定期门诊随访,出现不适感应及时就诊。

知识拓展

心力衰竭的食疗

1. 莱菔子山楂红枣汤 莱菔子10 g,山楂50 g,红枣100 g。将莱菔子用小纱布袋装好，红枣、山楂去核、洗净一同放入锅内煮熟即可食用。每日两次，早、晚餐食用。具有利尿、补血、消食作用，对治疗心力衰竭很有疗效。

2. 白茯苓粥　白茯苓粉 15 g，粳米 100 g。将粳米、白茯苓粉放入锅内，加水适量，用武火烧沸后，转用文火炖至米烂成粥。每日两次，早、晚餐食用。对治疗心力衰竭很有疗效。

3. 莱菔子粥　莱菔子 15 g，粳米 100 g。将粳米、莱菔子洗净，除去杂质，装入纱布袋内，扎紧袋口。将纱布袋放入锅内，加清水适量，用中火熬成汁，取出纱布袋不用。将粳米、汤汁倒入锅内，用武火烧沸后，转用文火煮至米烂成粥。每日两次，早、晚餐食用，能利水消肿，对心力衰竭很有疗效。

二、急性心力衰竭患者的护理

情景导入

患者，男，60 岁，高血压病史 10 年，3 天前因受凉、有轻度发热而入院。昨夜 12 点左右，护士巡视病房时发现患者突然发生阵发性呼吸困难，端坐位，面色苍白，口唇青紫，大量出汗，咳嗽，咳粉红色泡沫样痰。

查体：BP 186/112 mmHg，心界向左下明显扩大，HR 120 次/分，律齐，两肺满布湿啰音及哮鸣音。

急性心力衰竭(acute heart failure)是由于急性心脏病变引起心排血量显著、急剧地降低，导致组织器官灌注不足和急性淤血的综合征。临床以急性左心功能不全最常见，表现为急性肺水肿，重者伴有心源性休克。

重点：急性心力衰竭的病因和典型的临床表现。

【病因及发病机制】

（一）病因

心脏解剖或功能的突发异常，使心排血量急剧降低和肺静脉压突然升高。

(1) 急性弥漫性心肌损害，如广泛的急性心肌梗死、急性心肌炎。

(2) 严重而突发的心脏排血受阻，如严重二尖瓣狭窄。

(3) 严重心律失常，尤其是快速性心律失常。

(4) 输液、输血速度过快，使心脏负荷突然增加。

以上病因主要导致左心室排血量急剧下降或左心室充盈受损引起肺循环压力骤然升高而出现急性肺水肿。

（二）发病机制

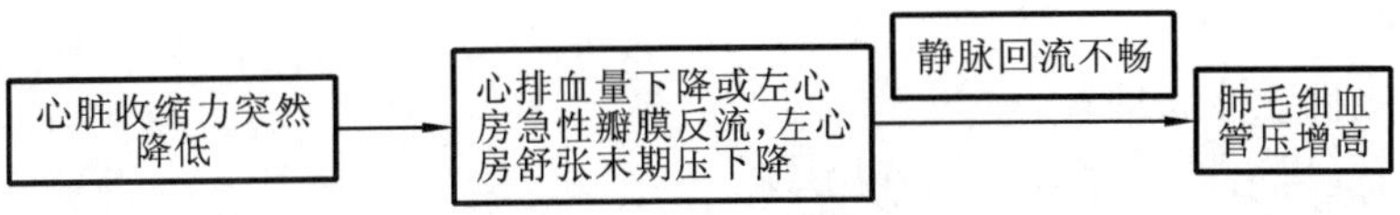

【护理评估】

（一）健康史

明确是否存在诱发急性心力衰竭的各种因素如感染、疲劳、情绪激动；有无洋地黄中毒或电解质紊乱。

（二）身体状况

1. 症状　典型的发作为显著气急、端坐呼吸、面色青灰、大汗淋漓、烦躁不安、剧烈咳嗽咳出粉红色泡沫样痰，严重者可出现心源性休克或猝死。

2. 体征 呼吸频率可达30～40次/分,吸气时锁骨上窝和肋间隙内陷,听诊两肺满布湿啰音和哮鸣音,心率增快,心尖部可闻及舒张期奔马律,动脉压早期可升高,随后下降,严重者可出现心源性休克。

(三)辅助检查

X线检查,肺门呈蝴蝶状阴影,肺门可见大片融合的阴影。

(四)心理-社会状况

由于疾病突然发作,症状、体征严重,患者担忧自己的生命受到威胁而紧张和恐惧。因此,了解患者情绪变化及其对疾病的认知程度,告知患者如何配合医护人员治疗疾病十分重要。

重点:急性心力衰竭的抢救原则和抢救措施。

(五)处理原则

急救原则:减轻心脏负荷、增强心肌收缩力、解除支气管痉挛、消除病因及诱因。

1. 吗啡 可通过中枢性抑制使呼吸频率减慢,不仅具有镇静、解除焦虑等作用,而且能扩张动脉和静脉,减轻心脏前、后负荷。但肺水肿伴颅内出血、神志障碍、慢性肺部疾病时禁用,年老体弱者应减量。一般剂量为3～5 mg,静脉注射,必要时间隔15 min可重复使用1次,共2～3次。

2. 快速利尿剂 如呋塞米20～40 mg,静脉注射。可减少血容量和扩张静脉,以利于缓解肺水肿。

3. 血管扩张剂 可选用硝普钠或硝酸甘油静脉滴注,如有血压降低或休克时,可与多巴胺合用。

4. 洋地黄制剂 适用于快速心房颤动或已知有心脏增大伴左心室收缩功能不全者,可用毒毛旋花子苷或毒毛花子苷K等快速制剂静脉注射。先用利尿剂,后用强心剂,避免因左、右心室排血量不平衡而加重肺淤血和肺水肿。

5. 氨茶碱 氨茶碱0.25 g加入5%葡萄糖溶液20 mL内缓慢静脉注射,具有强心、利尿、解除支气管痉挛及降低肺动脉压的作用。

6. 止血 必要时,可以用止血带做四肢轮扎,减少静脉血回流,减轻心脏负荷。

7. 病因治疗 对急性肺水肿患者,在进行紧急对症处理的同时可针对原发病因和诱因进行治疗。

【首要护理诊断/问题】

气体交换受损 与急性肺淤血导致肺水肿有关。

【次要护理诊断/问题】

(1) 心输出量减少 与心脏前、后负荷增加,心肌收缩力下降有关。

(2) 恐惧 与突然病情加重、产生窒息感和担心预后有关。

(3) 清理呼吸道无效 与呼吸道出现大量泡沫样痰有关。

(4) 潜在并发症:心源性休克、猝死。

【护理目标】

(1) 患者呼吸困难症状减轻,血气分析结果正常。

(2) 神志清楚、情绪稳定,配合治疗和护理。

(3) 气道恢复通畅,无并发症发生。

【护理措施】

> **课堂互动**
>
> 急性左心衰竭肺水肿的配合抢救和护理措施有哪些?

1. 观察病情 立即将患者送进ICU病房,进行心电监护。严密观察患者的意识、精神状态,生命体征,心电图、血压的变化,呼吸的频率、节律和深浅度,肺部啰音的变化;监测血气分析结果;对安置漂浮导管的患者应监测血流动力学指标的变化,以判断药物疗效和病情进展;注意患者面部表情、眼神的变化,有无烦躁、焦虑;观察患者的咳嗽情况,痰液的性质和量,协助患者咳嗽、排痰,保持呼吸道通畅。

知识链接

心电监护的注意事项

1. 取出心电导联线，将导联线的插头凸面对准主机前面板上的“心电”插孔的凹槽插入。

2. 心电导联线带有5个电极头的另一端与被测人体进行连接，正确连接的步骤如下。

(1) 将人体的5个具体位置用电极片上的砂片擦拭，然后用75%的乙醇进行测量部位表面清洁，目的是清除人体皮肤上的角质层和汗渍，防止电极片接触不良。

(2) 将心电导联线的电极头与5个电极片上的电极扣扣好。

(3) 乙醇挥发干净后，将5个电极片贴到清洁后的具体位置上使其接触好，不致脱落。

(4) 将导联线上的衣襟夹夹在病床上固定好，并叮嘱患者和医护人员不要扯拉电极线和导联线。

(5) 请务必连接好地线，这将对波形的正常显示起到非常重要的作用。

2. 一般护理

(1) 体位：立即协助患者取坐位，双腿下垂，减少静脉回流，减轻心脏负担，同时注意防止患者坠床。保持室内安静，限制探视，保证患者有充分的休息和足够的睡眠，并向其家属进行解释以取得合作。

(2) 吸氧：立即行高流量(6～8 L/min)、抗泡沫(20%～30%乙醇)湿化吸氧，以减少肺泡内液体的渗出，降低肺泡内泡沫的表面张力，使泡沫破裂，改善呼吸。

课堂互动

急性心力衰竭的抢救措施有哪些？如何进行加压抗泡沫吸氧？

(3) 饮食：病情缓解后可给予清淡、易消化饮食，并逐渐恢复到病前的饮食。

3. 用药护理 迅速建立静脉通道，遵医嘱正确使用药物，观察药物的疗效和不良反应。如使用吗啡时有无呼吸抑制、心动过缓；使用利尿剂时有无电解质紊乱，并及时记录出入液量；使用血管扩张剂时要注意输液的速度和血压变化，防止发生低血压；使用硝普钠时应注意现配现用，避光滴注，有条件者可用输液泵控制滴速；洋地黄制剂静脉注射时要稀释，推注速度宜缓慢，并严密观察有无毒性反应。

4. 心理护理 鼓励患者说出内心感受，允许患者表达出对死亡的恐惧，分析产生恐惧的原因。指导患者进行自我心理调整，如深呼吸、放松疗法等。抢救时医护人员应沉着、冷静、处理及时，各项操作前做必要的解释，以减轻患者的焦虑和恐惧；操作中避免因慌张给患者带来精神上的紧张和不安。

5. 并发症护理 心源性休克，见相关章节。

6. 健康指导 向患者及家属介绍急性心力衰竭的诱因和病情发展、变化的相关知识，积极治疗原有心脏疾病，定期就诊复查。嘱患者在静脉输液前主动告诉护士自己有心脏病史，便于护士在输液时控制输液量及速度。

课堂互动

针对首要护理诊断问题，采取哪些护理措施才能使该患者转危为安？

【护理评价】

患者胸闷、气急、呼吸困难是否改善，生命体征和情绪是否稳定，循环血量是否恢复，有无出现并发症并得到及时纠正。

知识拓展

无创血流动力学监测在硝普钠治疗急性心力衰竭中的应用

急性心力衰竭是临床常见的急危重症，如能在第一时间对心力衰竭患者进行血流动力学监测，及时掌握患者的血流动力学情况及变化趋势，对病情做出准确的判断并及时进行干预治疗，将有助于提高患者的抢救成功率。硝普钠是一种速效和速时作用的血管扩张药，对动脉和静脉平滑肌均有直接扩张作用，可使周围血管阻力减小，收缩压和舒张压均下降。本研究表明，急性心力衰竭患者治疗前无创血流动力学监测 SBP、DBP、HR 均增高，LVEF、SV、CO、CI 下降，应用硝普钠治疗 24 h 后，以上指标明显改善，经统计学分析有显著差异，证实硝普钠可使心脏前、后负荷均减小，心排血量改善，有效治疗心力衰竭，且无心率加快现象，不增加心肌耗氧量。而无创血流动力学监测系统简便、实用，可动态监测心功能变化，具有很强的实用价值。

任务三　冠状动脉粥样硬化性心脏病患者的护理

学习目标

1. 熟悉冠心病、心绞痛、心肌梗死的概念。
2. 掌握冠心病的危险因素和临床分类。
3. 熟悉心绞痛的病因、发病机制、辅助检查和治疗要点。
4. 掌握心绞痛的临床表现和护理措施。
5. 掌握急性心肌梗死的病因、发病机制、辅助检查和治疗要点。
6. 掌握心肌梗死临床表现和护理措施。

冠状动脉粥样硬化性心脏病(coronary atherosclerotic heart disease)，简称冠心病，指冠状动脉粥样硬化，使血管腔狭窄、闭塞，导致心肌缺血、缺氧，甚至坏死而引起的心脏病，与冠状动脉功能性改变所致者一起，统称冠状动脉性心脏病 (coronary heart disease)，也称缺血性心脏病。心脏解剖图如图 3-3-1 所示。

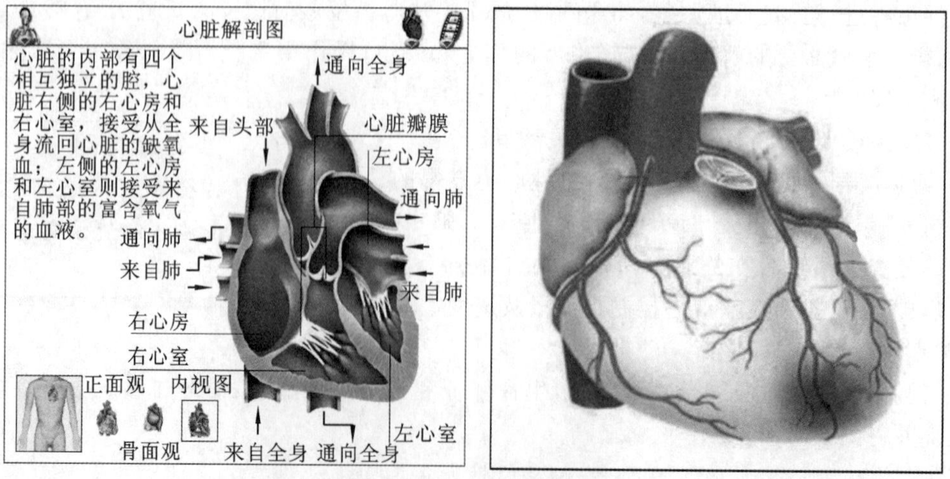

图 3-3-1　心脏解剖图

冠状动脉粥样硬化性心脏病是动脉粥样硬化导致器质性病变的常见类型，也是严重危害人类健康的常见病。本病多发生于40岁以后，男性多于女性，脑力劳动者多于体力劳动者。

【病因和危险因素】

课堂互动

引起冠心病的五大危险因素是什么？

1. 高血脂 与动脉粥样硬化形成关系最密切的是高脂血症，有高胆固醇、高甘油三酯、高低密度和极低密度脂蛋白及高密度脂蛋白血症。

2. 高血压 原发性高血压患者血压持续升高，动脉粥样硬化的发生率明显增高。

3. 高血糖 糖尿病多伴有高脂血症、凝血因子Ⅷ增高及血小板活力增高，使动脉粥样硬化的发生率明显增加，比无糖尿病者高2倍。

4. 高体重 体重超过标准体重20%的肥胖者易患本病，尤其在短期内体重明显增加者，动脉粥样硬化可急剧恶化。

5. 高年龄 本病多发生于40岁以上的男性，随着年龄的增加发病率也逐渐增高。

6. 其他 缺乏体力锻炼、有家族史、长期吸烟、“A”型性格者均易患冠心病。

【临床分型】

根据冠状动脉病变的部位、范围及病变严重程度、心肌缺血程度，可将冠心病分为以下五种临床类型。

1. 隐匿型 无症状，心电图有心肌缺血性改变者。

2. 心绞痛型 有发作性胸骨后疼痛，为一时性心肌供血不足引起，心肌可无组织形态改变或伴有纤维化改变。

3. 心肌梗死型 由于冠状动脉闭塞以致心肌急性缺血坏死，症状严重，常伴有心功能不全、心律失常、心源性休克、猝死等严重并发症。

4. 心律失常和心力衰竭型 表现为心脏增大、心力衰竭和心律失常，因长期心肌缺血导致心肌纤维化引起。

5. 猝死型 大多数病例因心肌局部发生电生理紊乱引起严重心律失常而导致原发性心跳骤停。

一、心绞痛患者的护理

情景导入

患者，男，68岁，高血压、高血脂12年，头晕、头痛、胸闷、心悸伴心前区隐痛5年，心前区压榨样痛3次，送医院急诊。

心电图：Ⅱ、Ⅲ、aVF导联的ST段压低，其余正常。

实验室检查：AST、LDH均属正常；X线检查心影未见增大，两肺无阴影，膈下未见游离气体。

心绞痛（angina pectoris）是指一时性冠状动脉供血不足，导致心肌暂时、急剧的缺血、缺氧所引起的以发作性胸痛或胸部不适为主要表现的临床综合征。

【病因及发病机制】

（一）病因

最基本的病因是冠状动脉粥样硬化引起血管管腔狭窄或痉挛；其他病因以重度主动脉瓣狭窄或关闭不全较为常见，肥厚型心肌病、先天性冠状动脉畸形、冠状动脉扩张症、冠状动脉栓塞等亦可是本病病因。

（二）发病机制

当冠状动脉病变导致管腔狭窄或扩张性减弱时，限制了血流通过量的增加，使心肌的供血量相对比较固定。一旦心脏负荷突然增加,如体力活动或情绪激动等使心肌耗氧量增加时,心肌对血液的需求增加;或当冠状动脉发生痉挛时,其血流量减少;或在突然发生循环血流量减少的情况下,冠状动脉血液灌注量突降。其结果均导致心肌血液供求之间矛盾加深,心肌血液供给不足而引起心绞痛发作。

【护理评估】

(一) 健康史

了解患者的性别、年龄、职业和工作环境,有无高血压、高血脂、糖尿病;有无心血管疾病的家族史或肥胖;是否属于"A"行为和情绪不稳容易激动型。询问患者发病时的感受,有哪些症状、体征,有无诱因并存,疼痛发作有无时间特点等等。

重点:心绞痛疼痛的特征。

(二) 身体状况

以发作性胸痛为主要临床表现,疼痛的特点如下。

1. 部位 胸骨体上段或中段之后,可波及心前区,有手掌大小范围,界限不很清楚。常放射至左肩、左臂内侧达无名指和小指,或至咽、颈、背、上腹部等。

2. 性质 压迫性不适或为紧缩、压榨、窒息感、濒死感。

3. 持续时间 多为 1～5 min,最多不超过 15 min。

4. 诱因 疼痛发生在体力劳动或激动时,也有在饱餐、寒冷、阴雨天气、吸烟时发病。

5. 缓解方式 停止原来的活动休息后,或舌下含服硝酸甘油后 1～5 min 内缓解。

6. 体征 心绞痛发作时面色苍白、表情焦虑、皮肤湿冷或出汗、血压升高、心率增快,心尖部可出现第四心音、一过性收缩期杂音。

课堂互动

请描述心绞痛疼痛的五大特征。

(三) 辅助检查

1. 心电图检查 可出现暂时性心肌缺血性 ST-T 下移(图 3-3-2);变异型心绞痛则上抬。运动负荷心电图及 24 h 动态心电图检查可明显提高缺血性心电图的检出率,目前已作为常用的心电图检查。

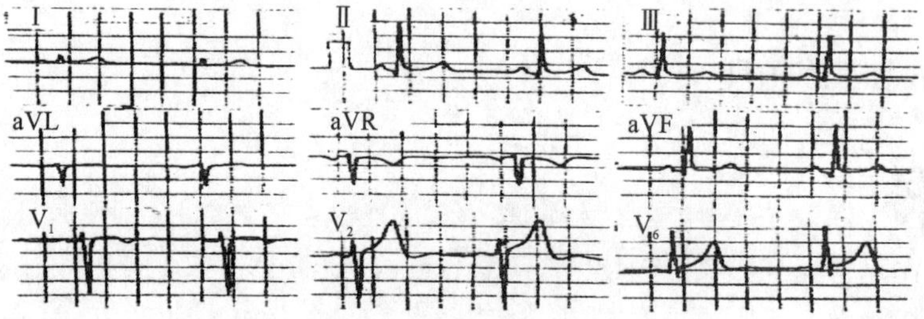

图 3-3-2 心绞痛时的心电图变化

2. 放射性核素检查 利用放射性铊或锝显像灌注缺损提示心肌供血不足或消失的区域,对心肌缺血诊断极有价值。

3. 冠状动脉造影 可显示至少一支冠状动脉主干有明显狭窄(阻塞管腔大于 75%),具有确诊价值。

(四) 心理-社会状况

患者心绞痛常在晚上睡眠时发作,影响睡眠和休息;突如其来的压榨样疼痛引起患者极度的担心和紧张,加速心肌耗氧量。患者担心自己的身体会受到严重的威胁,因此,医护人员应定期给患者进行该病相关知识的讲解和宣教,讲解该病的发生发展过程,如何预防各种病因和诱因,防止复发,调节情绪和心理状态;定期到医院复查心电图、胸片,必要时预约做冠状动脉造影检查。

(五) 处理原则

1. 一般治疗 消除或避免诱发因素,如过重的体力劳动、情绪激动、饱餐等。积极治疗及预防高血压、高脂血症、过度肥胖等。

2. 控制发作

(1) 立即就地休息。

重点:心绞痛的处理原则和措施。

(2) 药物治疗:①硝酸甘油片 0.3～0.6 mg,舌下含服,1～2 min 即开始起作用,作用持续约 30 min。②硝酸异山梨酯,每次剂量 5～10 mg,舌下含服,2～5 min 见效,作用维持 2～3 h;对不稳定型心绞痛可用硝酸甘油 5～10 mg 或鲁南欣康 20 mg 加入 250～500 mL 溶液中缓慢静脉滴注,一日一次。

3. 预防发作

(1) 硝酸酯类:如硝酸异山梨酯(消心痛)、单硝酸异山梨酯(鲁南欣康)等。

(2) β 受体阻滞剂:美托洛尔(倍他乐克)、阿替洛尔等。支气管哮喘、重度心功能不全、显著心动过缓者不宜使用此类药物。

(3) 钙通道阻滞剂:硝苯地平控释片(欣然、拜新同)、硫氮䓬酮(合心爽)。

(4) 抑制血小板聚集的药物:常用药物有阿司匹林 、双嘧达莫(潘生丁),防止血栓形成。

(5) 冠状动脉介入治疗:对符合适应证的心绞痛患者可行经皮腔内冠状动脉成形术及冠状动脉内支架植入术。

(6) 外科治疗:经冠状动脉造影后显示不适合介入治疗者,应及时做冠状动脉搭桥术。

课堂互动

如何预防心绞痛的发作,一旦发作应采取哪些措施?

【首要护理诊断/问题】

疼痛　与心肌急剧短暂性缺血、缺氧,代谢产物积聚,刺激心脏神经有关。

【次要护理诊断/问题】

(1) 活动无耐力　与心输出量减少,活动增加心肌耗氧量有关。

(2) 知识缺乏　与对疾病的过程及预后不够了解有关。

(3) 潜在并发症:有急性心肌梗死的危险。

【护理目标】

(1) 患者主诉疼痛次数减少,程度减轻。

(2) 患者能够识别引起疼痛的原因及诱因,并能够运用有效的方法缓解疼痛。

(3) 患者能够了解卧床休息的重要性,活动规律并保持最佳活动水平,表现为活动后不出现心律失常和缺氧的表现。心率、血压、呼吸维持在预定范围。

(4) 患者能够运用有效的应对机制减轻或控制焦虑。

(5) 患者能够了解疾病发生发展的过程,说出所服药物的名称、用法、作用和副作用。

【护理措施】

1. 一般护理　严密监测心电图及生命体征,观察患者有无心律失常,观察心率、面色、呼吸及血压变化并记录。心绞痛发作时立即停止活动,卧床休息,协助患者采取舒适的体位,满足其生活需要,减少探视,避免刺激患者。应摄入低热量、低脂、低盐饮食,少量多餐。

重点:引起心绞痛常见的原发疾病和预防措施。

2. 针对性护理　描记心电图,通知医生,给予持续吸氧 2～4 L/min。向患者解释引起疼痛的原因,指导患者避免心绞痛的诱发因素。按心绞痛发作的规律,在必要的活动前给予硝酸甘油预防心绞痛的发作,并教会患者采用放松技术,如深呼吸、全身肌肉放松。

根据患者心功能级别决定患者的活动量,鼓励患者及家属参与制订活动计划、活动量并根据病情逐渐增加,以不引起不适症状为度,避免过度疲劳。

3. 用药护理　遵医嘱给药,硝酸酯类药物要舌下含化,舌下应保留一些唾液,以使药物完全溶解。向患者解释硝酸酯类药物可能会出现头晕、头痛、面红、心悸等副作用。少数患者对硝酸酯类过度敏感出现体位性低血压,故应用时宜平卧位观察疗效,及时发现不良反应并加以处理。配合医生做好皮腔内冠状动脉成形术和外科手术治疗。

4. 并发症护理　评估患者疼痛的部位、性质、程度、持续时间、用药效果,严密观察患者血压、心率、心律变化和有无面色改变、大汗、恶心、呕吐等。嘱患者疼痛发作或加重时要告诉护士,警惕心肌梗死,一旦发生及时通知医生,配合抢救。

5. 心理护理 稳定患者情绪,针对患者的顾虑应耐心向患者解释病情,引导、平息其焦虑的情绪;在精神、生活方面给予帮助;针对患者存在的诱因制订教育计划,帮助患者建立良好的生活方式。

6. 健康指导

(1) 心理指导:保持良好的心态,说明精神紧张、情绪激动、焦虑等不良情绪可诱发和加重病情。

(2) 饮食指导:饮食宜清淡、易消化、低盐、低脂、低胆固醇,避免暴饮暴食,戒烟酒。禁咖啡、浓茶等刺激性饮料。肥胖者应限制饮食,减轻体重。

(3) 活动和休息指导:保持充足的睡眠,逐渐增加活动量,以不感到疲劳为宜,心绞痛发作时立即停止活动。

(4) 用药指导:坚持按医嘱服药,自我监测药物副作用,如β受体阻滞剂与钙通道阻滞剂合用时应密切注意脉搏,发生心动过缓时应暂停服药并到医院就诊。外出时随身携带硝酸甘油以应急;在家中,硝酸甘油应放在易取之处,用后放回原处。

(5) 出院指导:定期就诊,进行心电图、血糖、血脂检查,积极治疗高血压、糖尿病、高脂血症;告诉患者洗澡时应告诉家属,且不宜在饱餐或饥饿时进行,水温勿过冷或过热,时间不宜过长,门不要上锁,以防发生意外。

> **课堂互动**
>
> 出院后应采取哪些预防措施减少或减轻心绞痛的发生?如何观察心肌梗死的先兆?

嘱患者当疼痛比以往频繁、程度加重、用硝酸甘油不易缓解且伴出冷汗等时应由家属护送即刻到医院就诊,警惕心肌梗死的发生。

心绞痛患者有发生急性心肌梗死或猝死的危险,尤其是初发型、恶化型和自发性心绞痛患者。控制冠心病进展的重要方面是防治冠状动脉粥样硬化。

【护理评价】

(1)患者心前区疼痛、胸闷是否改善,病因和诱因是否消除。

(2) 有无并发心肌梗死的先兆,及时观察和处理。

知识拓展

β受体阻滞剂治疗慢性稳定型心绞痛新进展

β受体阻滞剂兼有抗心肌缺血和改善预后的双重效益,是绝大多数慢性稳定型心绞痛患者的首选抗心绞痛药物。在临床实践中,应优先选用无内在拟交感活性的选择性β_1受体阻滞剂,如美托洛尔和比索洛尔,并逐步上调剂量,使患者的静息心率降至50~60次/分。抗心绞痛作用仍不理想时,可以加用长效二氢吡啶类钙拮抗剂或硝酸酯类药物。

二、心肌梗死患者的护理

情景导入

患者,男,54岁,约40 min前进食后突然感到剑突下压榨样闷痛,并向左肩放射,伴有恶心、冷汗及濒死感。

体检:T 37.8 ℃,P 110次/分,BP 95/70 mmHg。

心电图:Ⅱ、Ⅲ、aVF导联的ST段抬高,并有深而宽的Q波;Ⅰ、aVF导联的ST段压低,偶见室性期前收缩。

实验室检查：AST、LDH 均属正常；X 线检查心影未见增大，两肺无阴影，膈下未见游离气体。

熟悉：冠状动脉的分支；容易狭窄和阻塞的冠状动脉分支，及其与心肌梗死的范围和严重程度的关系。

心肌梗死（myocardial infarction）是指因冠状动脉供血急剧减少或中断，使相应的心肌严重而持久地缺血导致心肌坏死。临床上以左心室心肌梗死最为常见，50％的心肌梗死发生于左冠状动脉前降支供血区即左心室前壁、心尖部及室间隔前三分之二。25％的心肌梗死在右冠状动脉供血区即左心室下壁、室间隔后三分之一及右心室大部分。本病多发生于 40 岁以上，男性多于女性，冬、春两季发病率较高，北方较南方为多。

【病因及发病机制】

心肌梗死的基本病因是冠状动脉粥样硬化。当患者的 1～2 支冠状动脉主支因动脉粥样硬化而导致管腔狭窄超过 75％，一旦狭窄部位斑块增大、破溃、出血，血栓形成或出现血管持续痉挛，使管腔完全闭塞，而侧支循环未完全建立或各种原因导致心排血量锐减，心肌耗氧量剧增，以致心肌严重而持久的急性缺血达 1 h 以上，即可发生心肌梗死。

【护理评估】

（一）健康史

询问患者是否有高血压、冠心病、心绞痛病史；是否存在肥胖、糖尿病、高脂血症；有无嗜好烟酒及不良生活习惯；发病前是否用药，用过哪些药物及其剂量和用法。

（二）身体状况

1. 先兆症 有 50％～81.2％的患者在起病前数日至数周有乏力、胸部不适，活动时心悸、气急、烦躁等前驱症状，其中以初发型心绞痛或恶化型心绞痛最为突出。心电图呈现明显缺血性改变。及时处理先兆症状，可使部分患者避免心肌梗死发生。

2. 症状

课堂互动

心肌梗死的疼痛特点与心绞痛有何不同？

（1）疼痛：为最早出现、最突出的症状。其性质和部位与心绞痛相似，多无明显诱因，常于安静时发生。但疼痛程度比心绞痛更加严重、剧烈，呈难以忍受的压榨、窒息或烧灼样痛，伴有大汗、烦躁不安、恐惧及濒死感，持续时间可长达数小时或数天，服硝酸甘油无效。少数急性心肌梗死患者可无疼痛，一开始即表现为休克或急性心力衰竭。

（2）全身症状：有发热，体温可升高至 38 ℃左右，持续约 1 周。伴心动过速或过缓。

（3）胃肠道症状：严重者常伴有恶心、呕吐、上腹胀痛。

（4）心律失常：见于 75％～95％ 的患者，多发生在起病 1 周内，尤以 24 h 内最常见。以室性心律失常多见，尤其是室性期前收缩。频发的、成对出现的、多源性或呈 R-on-T 现象的室性期前收缩以及短阵室性心动过速常为心室颤动的先兆。下壁梗死易发生房室传导阻滞。

（5）心源性休克：休克多在起病后数小时至 1 周内发生，发生率约为 20％，近年来由于早期采用冠状动脉再通的措施，使心肌坏死的面积及时缩小，休克的发生率大幅度下降。休克者主要表现为面色苍白、皮肤湿冷、脉细而快、大汗淋漓、烦躁不安、尿量减少，严重者可出现昏迷。

（6）心力衰竭：主要为急性左心功能不全，其发生率为 32％～48％，为梗死后心肌收缩力显著减弱或不协调所致。患者有呼吸困难、烦躁、发绀、咳粉红色泡沫样痰等急性肺水肿表现。

3. 体征 心脏浊音界可正常或轻至中度增大，心率可增快或减慢，心尖部第一心音减弱，可闻及奔马律，部分患者在心前区可闻及收缩期杂音或喀喇音，为二尖瓣乳头肌功能失调或断裂所致，亦有部分患者在起病后 2～3 天出现心包摩擦音。

（三）辅助检查

1. 心电图

（1）特征性心电图：①异常深、宽的病理性 Q 波（反映心肌坏死）；②ST 段呈弓背向上明显抬高(反映心肌损伤);③T 波倒置(反映心肌缺血)。

(2) 心电图动态改变:抬高的 ST 段可在数日至 2 周内逐渐回到基线水平;T 波倒置加深呈冠状 T,此后逐渐变浅、平坦,部分可恢复直立;病理性 Q 波大多永久存在。

课堂互动

说出心肌梗死患者心电图特征性改变和动态变化的特点。

2. 实验室检查

(1) 白细胞:24～48 h 后 WBC 升高,中性粒细胞增多,嗜酸性粒细胞减少或消失,红细胞沉降率增快。

(2) 心肌酶谱和心肌肌钙蛋白改变如表 3-3-1 所示。

表 3-3-1 心肌酶谱和心肌肌钙蛋白的变化

	CK	CK-MB	AST	LDH	LDH1	cTnT	cTnI
升高时间	<6 h	1～4 h	6～12 h	8～10 h	8～10 h	3～6 h	3～6 h
高峰时间	24 h	16～24 h	24～48 h	2～3 天	2～3 天	10～24 h	14～20 h
持续时间	3～4 天	3～4 天	3～6 天	7～14 天	7～14 天	10～15 天	5～7 天

附注:CK 肌酸激酶;CK-MB 肌酸激酶同工酶;AST 门冬氨酸氨基转移酶;LDH 乳酸脱氢酶;LDH1-乳酸脱氢酶同工酶 1;cTnT 肌钙蛋白 T;cTnI 肌钙蛋白 I。

(3) 超声心动图:可了解心室各壁的运动情况,评估左心室梗死面积,测量左心功能,诊断室壁瘤和乳头肌功能不全,为临床治疗及判断、预后提供重要依据。

重点:心肌梗死的并发症。

(四) 并发症

1. 乳头肌功能失调或断裂 发生率可达 50%。二尖瓣乳头肌因缺血、坏死等使收缩功能发生障碍,造成二尖瓣脱垂及关闭不全。

2. 心脏破裂 少见,常在起病 1 周内出现,多为心室游离壁破裂,偶有室间隔破裂。

3. 心室膨胀瘤 或称室壁瘤,主要见于左心室,发生率 5%～20%,X 线可见左心室壁局限性扩大,心尖搏动广泛;超声心动图可见心室局部有反常运动,心电图示 ST 段持续抬高。

课堂互动

心肌梗死患者发病 24 h 内引起死亡最主要的并发症有哪些?

4. 栓塞 发生率 1%～6%。见于起病后 1～2 周,以动脉栓塞多见。

5. 心肌梗死后综合征 发生率 10%,病后数周至数月内出现,可表现为心包炎、胸膜炎、肺炎等。

(五) 心理-社会状况

患者病情变化常在晚上睡眠时发作,影响睡眠和休息;突如其来的压榨样疼痛引起患者极度的担心和紧张,加速心肌耗氧量。患者担心自己的身体会受到严重的威胁,因此,医护人员应定期给患者进行该病相关知识的讲解和宣教,讲解该病的发生发展过程,如何预防各种病因和诱因,防止经常复发,如何调节情绪和心理状态;定期医院复查心电图、胸片,必要时预约做冠状动脉造影检查。

(六) 处理原则

1. 一般治疗

(1) 休息:根据病情严重程度采取合适的休息。重症急性期需绝对卧床休息 1 周,保持环境安静,给予清淡、易消化饮食。

(2) 吸氧:中等流量持续吸氧 2～3 天,重者可以面罩给氧。

(3) 严密监护:急性心肌梗死患者送入冠心病监护室(CCU)行心电图、血压、呼吸等检查,注意心功能和尿量,必要时进行血液动力学的检测,如漂浮导管做肺毛细血管嵌压和静脉压测定。

(4) 镇静止痛:尽快减除患者疼痛,常用药物有哌替啶、吗啡、硝酸甘油或硝酸异山梨酯。

2. 再灌注心肌 为了防止梗死面积扩大，缩小心肌缺血范围，应尽早使闭塞的冠状动脉再通，使心肌得到再灌注。

(1) 溶栓疗法：在起病 6 h 内使用纤溶酶激活剂效果最好。常用药物有尿激酶（urokinase，UK）、链激酶（streptokinase，SK），新型溶栓剂有重组组织型纤溶酶原激活剂（rtPA）。

(2) 急诊介入治疗：经皮腔内冠状动脉成形术(PTCA)和支架植入术。

3. 消除心律失常 心肌梗死后的室性心律失常常可引起猝死，必须及时消除。首选利多卡因 50～100 mg 静脉注射，必要时可 5～10 min 后重复。发生心室颤动时，应立即行非同步直流电复律。发生二度或三度房室传导阻滞时，尽早安装临时心脏起搏器。

4. 治疗心力衰竭 主要是治疗急性左心功能不全，除应用吗啡、利尿剂外，应选用血管扩张剂减轻左心室前、后负荷。

5. 控制休克 补充血容量，使用血管活性药物，纠正酸中毒及对症处理。

6. 其他治疗

> **课堂互动**
>
> 说出心肌梗死患者进行溶栓治疗的适应证和观察的注意事项。

(1) 抗凝疗法：肝素 500～1000 U/h 静脉滴注，一般不超过 4 周，维持凝血时间在正常的 1.5～2 倍。其他抗凝药物有口服华法林、双香豆素等；抗血小板药物有阿司匹林、替克立等。

(2) β 受体阻滞剂、钙通道阻滞剂：急性心肌梗死早期应用 β 受体阻滞剂对伴有交感神经功能亢进者防止梗死范围扩大、改善预后有利。常用药物有阿替洛尔、美托洛尔。钙通道阻滞剂亦有类似效果，常用药物有地尔硫䓬。

(3) 极化液疗法：使用极化液(10%氯化钾 10 mL、普通胰岛素 8～12 U 加入 10%葡萄糖溶液 500 mL)静脉滴注。此法对恢复心肌细胞膜极化状态，改善心肌收缩功能，减少心律失常有益；对伴有二度以上房室传导阻滞者禁用。

【首要护理诊断/问题】

疼痛　与心肌持久严重缺血、缺氧，心肌坏死有关。

【次要护理诊断/问题】

(1) 活动无耐力　与氧的供需失调有关。

(2) 有便秘的危险　与进食、活动少、不习惯床上排便有关。

(3) 潜在并发症：心律失常、心力衰竭、心源性休克等。

【护理目标】

(1) 患者主诉疼痛次数减少或消失。

(2) 患者的活动耐力增加。

(3) 患者能确认恐惧的来源，主诉恐惧感消失。

(4) 患者能描述预防便秘的措施，不发生便秘。

(5) 患者能说出诱发并发症的因素，并及时发现和处理。

【护理措施】

> **课堂互动**
>
> 心肌梗死常规的护理措施有哪些？

重点：心肌梗死的抢救和护理措施。

1. 病情观察 将患者送入 ICU 病房，严密监测其生命体征、心率、心律、心电图变化；监测血气分析、血氧饱和度；监测呼吸功能、呼吸道是否通畅；监测实验室心肌酶谱的变化、血电解质；监测溶栓的疗效、有无出血现象，如有异常及时与医生联系，配合处理和记录。

2. 一般护理

(1) 休息和活动：发病 3～7 天绝对卧床休息，保持环境安静，限制探视，减少干扰。目的是减少心肌的耗氧量，缩小梗死面积，减轻疼痛。

(2) 饮食护理：发病 4 h 内禁食，以后可进流质或半流质饮食，避免过冷、过热或过饱。饮食宜清淡、易消化、低盐、低脂；少量多餐，禁烟酒。

(3) 防止便秘：适当增加膳食纤维，防止便秘。有便秘者，每日清晨给予蜂蜜 20 mL 加适量温开水同饮;适当腹部按摩(按顺时针方向)以促进肠蠕动;遵医嘱给予通便药物如麻仁丸、果导片或缓泻剂,但禁止灌肠,以免增加腹压。

(4)中等量持续吸氧,以增加心肌氧的供应。

3. 用药护理

(1)观察病变的部位、范围、性状,遵医嘱给予吗啡或哌替啶止痛,给予硝酸甘油或硝酸异山梨酯,并及时询问患者疼痛及其伴随症状的变化情况,注意有无呼吸抑制、脉搏加快等不良反应,随时监测血压的变化。

(2)迅速建立静脉通道,保持输液通畅。每日输液量以1000~2000 mL为宜,滴速为20~30滴/分。血容量不足者可酌情增加输液量,而老人、心功能不全者必须严格控制入水量,必要时用中心静脉压(CVP)监测。

(3)溶栓护理,心肌梗死不足6 h的患者,可遵医嘱给予溶栓治疗。溶栓前询问患者是否有脑血管疾病史、活动性出血、近期大手术或外伤史、消化性溃疡等溶栓禁忌证;准确、迅速地配制并输注溶栓药物;观察患者用药后有无寒战、发热、皮疹等过敏反应,是否发生皮肤、黏膜及内脏出血等副作用,一旦出血严重应立即终止治疗,紧急处理。使用溶栓药物后,应定时描记心电图、抽血查心肌酶,询问患者胸痛有无缓解。胸痛消失、ST段回降、CPK峰值前移和出现再灌注性心律失常是溶栓成功的指征。

溶栓后间接观察的有效指标:①胸痛2 h内基本消失;②心电图抬高的ST段于2 h内回降超过50%;③2 h内出现再灌注性心律失常;④血清CK-MB峰值提前出现(14 h以内)或者根据冠状动脉造影直接判断冠状动脉是否再通。

4. 心理护理 向患者介绍ICU病房的环境、监护仪的功能和作用,帮助患者树立战胜疾病的信心;在有条件的情况下,最好有一位护士陪伴患者身旁,减轻患者对疾病和环境的恐惧;稳定患者情绪,针对患者的恐惧原因耐心向患者解释,引导、平息恐惧的情绪,在精神上、生活上给予帮助;针对患者存在的诱因制订教育计划,帮助患者建立良好的生活方式。

5. 并发症护理

(1)心律失常:急性期持续心电监护密切观察有无心律失常。若发现频发室性早搏或呈联律、多源性、R-on-T现象的室性早搏或严重的房室传导阻滞时应立即通知医生,准备好抢救设备如除颤仪、起搏器和急救药物,随时准备抢救。

(2)心力衰竭:主要处理急性左心衰竭,按急性心力衰竭常规护理。

(3)心源性休克:采取抗休克措施,如补充血容量,应用升压药、血管扩张剂及定时测血气分析,纠正酸中毒,避免脑缺血,保护肾功能。

6. 健康指导 除参见"心绞痛"患者的健康教育外,还应注意以下几点。

(1)调整和改变以往的生活方式:低糖、低脂、低胆固醇饮食,肥胖者限制热量摄入,控制体重、戒烟酒,克服急躁、焦虑情绪,保持乐观、平和的心情,避免饱餐;防止便秘;坚持服药,定期复查等。

(2)改善环境:告诉家属,患者生活方式的改变需要家人的积极配合与支持,应给患者创造一个良好的身心休养环境。

(3)休息与活动:合理安排休息与活动,注意保暖,预防感染;保证足够的睡眠,适当参加力所能及的体力活动。

【护理评价】

(1)患者主诉疼痛是否减轻或消失。

(2)患者是否能描述限制最大活动量的指征,能否按照活动计划进行活动,活动耐力是否增加。

(3)饮食是否合理,有无便秘、缺氧的表现。

(4)病情观察中,有无发现心率失常、心力衰竭、心源性休克和其他并发症,经处理是否减轻或消除;是否能自觉避免病因和诱因。

知识拓展

透壁梗死、非透壁梗死和心内膜下梗死

透壁和非透壁本来为病理诊断，但却使用心电图判断，如心电图出现 QS 波则认为是透壁梗死，如果仍有 r(R)波则为非透壁梗死；如果没有 Q 波形成，仅仅表现为明显的 ST 段压低或者 T 波倒置(大于 24 h)，一般认为是心内膜下心肌梗死。此分类方法与病理实际情况非常不符，甚至有些诊断为心内膜下心肌梗死的患者实际上不是心肌梗死，后被抛弃。

任务四　原发性高血压患者的护理

学习目标

1. 了解原发性高血压的概念、分类、发病相关因素以及诊断标准。
2. 掌握原发性高血压、高血压脑病以及高血压危象的临床表现。
3. 熟悉原发性高血压的治疗原则。
4. 掌握高血压患者的饮食护理和用药护理的措施。

情景导入

患者，男，48 岁，以“头晕、头痛 5 年”为主诉入院。患者于 5 年前出现头晕、头胀痛及嗜睡表现，紧张时加重，当时未进行特殊治疗。3 年前受强烈精神刺激后出现严重头晕、头痛，在当地医院就诊，当时测血压 190/110 mmHg。给予降压治疗后，症状明显减轻。此后，间断服用降压药物控制血压，血压在(140～160)/(95～100) mmHg 间波动。患病以来无活动后心悸、气促，无少尿及下肢水肿，无心前区不适及疼痛。

查体：体温 36.2 ℃，脉搏 90 次/分，呼吸 18 次/分，血压 160/105 mmHg，反应敏捷。发育正常，营养良好，多血质面容。无颈静脉怒张，心界不大，心率 90 次/分，主动脉瓣区第二心音亢进，律齐，无杂音。

高血压(hypertension)是以体循环动脉血压增高为主要表现的临床症候群，是最常见的心血管疾病。世界卫生组织和国际高血压学会(WHO/ISH)1999 年版将高血压定义为未服高血压药的情况下，正常成人动脉的收缩压(SBP)≥140 mmHg 和(或)舒张压(DBP)≥90 mmHg。绝大多数高血压患者的病因不明，称为原发性高血压(primary hypertension)，占所有高血压的 95%。血压升高是某些疾病的一种表现，其病因明确，称为继发性高血压，占 5%左右。

【高血压临床分类】

(1) 高血压分类标准：根据 WHO/ISH 提出的分类标准，将 18 岁以上成年人的血压按不同的水平分类，如表 3-4-1 所示。

当收缩压和舒张压属于不同分级时，以较高的级别作为标准。

(2) 老年性高血压(原发性高血压)。

(3) 高血压急症。

(4) H 型高血压。

表 3-4-1　血压水平的定义和分级

级　别	收缩压/mmHg	舒张压/mmHg
理想血压	<120	<80
正常血压	<130	<85
正常高值	130～139	85～89
1 级高血压(轻)	140～159	90～99
2 级高血压(中度)	160～179	100～109
3 级高血压(重度)	≥180	≥110
单纯收缩期高血压	≥140	<90
亚组(临界收缩期高血压)	140～149	<90

【病因】

原发性高血压病因不明,与发病有关的因素如下。

> **课堂互动**
> 说出高血压的概念、诊断标准。哪些饮食因素使血压升高和降低?

1. 年龄　发病率有随年龄增长而增高的趋势,40 岁以上者发病率高。

2. 饮食　高血压与摄入高热量、高蛋白和高钠盐的饮食,大量饮酒和吸烟呈正相关,与摄入钾、钙、镁呈负相关。

3. 体重　超重或肥胖者发病率高,其发病率是体重正常者的 2～6 倍,腹型肥胖者更易发高血压。

4. 遗传　高血压有明显的家族聚集性,约 60%高血压患者有家族史,往往发病早,病情偏重,进展较快,治疗效果和预后较差。

5. 环境与职业　有噪声的工作环境,过度紧张的脑力劳动均易发生高血压,城市中的高血压发病率高于农村。

6. 其他　血液同型半胱氨酸≥10 μmol/L,是引起动脉硬化的原因之一。

【护理评估】

(一) 健康史

了解高血压的起病方式、发病年龄,患者家族成员有无患有高血压;询问患者的职业、饮食和嗜好等;女性患者询问是否长期使用口服避孕药;了解平时的血压水平,有无接受药物治疗,是否能坚持服药,已经使用过哪些降压药。

(二) 身体评估

1. 老年性高血压　年龄超过 60 岁而达到高血压诊断标准者即为老年性高血压。临床特点:①半数以上患者以收缩压升高为主,为单纯性高血压;②部分是由中年原发性高血压延续而来;③老年性高血压患者常有心、脑、肾和血管的并发症,也容易导致体位性高血压。

1) 一般症状　多数起病缓慢,早期常无症状,约半数患者于体格检查或因其他疾病就医检测血压时才发现有高血压,少数患者甚至在出现心、脑、肾等并发症时才发现高血压。一般可有头痛、头晕、耳鸣、眼花、健忘、注意力不集中、心悸、气急、疲劳等症状。原发性高血压患者的临床表现与血压增高程度可不一致。

2) 体征　早期血压波动性升高,在精神紧张、情绪波动、劳累时血压暂时升高,休息后降至正常。随着病情进展,血压呈持续性升高。主动脉瓣区第二心音亢进呈金属音调,主动脉瓣区收缩期呈吹风样杂音,长期持续高血压可有左心室肥大体征。

3) 靶器官损害　血压持续升高,造成靶器官损害,并可出现相应表现(表 3-4-2)。

表 3-4-2 靶器官损害的临床表现

心脏疾病	肾脏疾病	脑血管疾病	血管疾病
心肌梗死	糖尿病肾病	缺血性卒中	夹层动脉瘤
心绞痛	肾功能衰竭	脑出血	症状性动脉疾病
冠状动脉血运重建	血肌酐浓度>178 μmol/L	短暂性脑缺血发作	视网膜出血或渗出
充血性心力衰竭			视神经乳头水肿

(1) 心脏：长期血压升高使心脏尤其是左心室后负荷过重，致使左心室肥厚、扩大，形成高血压性心脏病，最终导致左心衰竭。可出现劳力性呼吸困难、阵发性呼吸困难和端坐呼吸。长期血压升高有利于动脉粥样硬化的形成而发生冠心病。

(2) 肾脏：长期高血压可致肾小动脉硬化，引起肾单位萎缩、消失，最终导致肾功能衰竭(血肌酐浓度>178 μmol/L)或糖尿病肾病。肾功能减退时，可引起夜尿、多尿，尿中含蛋白、管型及红细胞，尿浓缩功能低下，出现氮质血症及尿毒症。

(3) 脑：长期血压升高使脑血管硬化，在此基础上可发生短暂性脑缺血发作、脑动脉血栓形成、腔隙性脑梗死和颅内微小血管瘤，如动脉瘤破裂则引起脑出血。

(4) 血管：①持续的血压升高可引起胸主动脉扩张和屈曲延长。当主动脉内膜破裂时，血液外渗可形成主动脉夹层动脉瘤，是高血压病少见而严重的并发症之一。下肢动脉粥样硬化，可引起间歇性跛行，并存糖尿病病变严重者可造成肢体坏疽。②视网膜动脉硬化：早期视网膜动脉痉挛，动脉变细，属Ⅰ级；以后发展为视网膜动脉狭窄硬化，动静脉交叉压迫，是Ⅱ级；眼底出血或棉絮状渗出是Ⅲ级；视神经乳头水肿为Ⅳ级。眼底出血可使患者视力下降，甚至失明。

重点：高血压对心血管系统的影响。

2. 高血压急症

(1) 恶性高血压(malignant hypertension)：多见于青、中年患者，发病快。主要表现为血压明显升高，持续舒张压>130 mmHg，眼底、肾损害比较明显，尤其是肾功能衰竭，最后出现心、脑功能障碍。

重点：高血压危象、高血压脑病的概念。

(2) 高血压危象(hypertensive crisis)：指高血压患者在短期内周围小动脉持续痉挛，血压明显升高，以收缩压升高为主，收缩压可高达 260 mmHg，并出现头痛、烦躁、心悸、恶心、呕吐、视力模糊等征象。常因紧张、疲劳、寒冷、嗜铬细胞瘤阵发性高血压发作、突然停服降压药等诱因诱发。

课堂互动

说出何谓高血压危象，何谓高血压脑病，各有哪些表现？

(3) 高血压脑病(hypertensive encephalopathy)：指血压突然或短期内迅速升高的同时，出现中枢神经功能障碍征象；是脑小动脉严重而短暂地收缩，脑循环急剧障碍，导致脑水肿、颅内压增高，表现为严重头痛、呕吐和神志改变。较轻者仅出现烦躁、意识模糊，较重者可出现抽搐、癫痫样发作、昏迷。

3. H 型高血压 同时有以下两种情况即可诊断，收缩压≥140 mmHg，舒张压≥90 mmHg；血浆同型半胱氨酸(Hcy)≥10 μmol/L。以上两种情况都符合者即可称为 H 型高血压，与缺乏叶酸有关。H 型高血压增加脑中风风险 28 倍，是普通高血压的 5～8 倍。

知识链接

高血压日

每年的 10 月 8 日即为高血压日，是 1998 年卫生部为提高广大群众对高血压危害的认识、动员全社会都来参与高血压预防和控制工作、普及高血压防治知识而设立的日子。而在我国高血压患者出现广泛化、低龄化的今天，高血压日活动的作用则更加突出。

(三) 辅助检查

1. 血压检测 24 h动态血压监测(ABPM),有助于判断血压升高的严重程度,了解血压昼夜节律,指导降压治疗以及评价降压药物疗效。血压随季节、昼夜、情绪等因素有较大波动。

2. 心电图 了解是否出现左心室肥大或伴劳损。

3. 超声心动图 在识别高血压引起的左心室肥厚方面,超声心动图为非常有意义的辅助检查。

4. X线检查 胸片可示左心室扩大。

5. 实验室检查 尿常规、血糖、血胆固醇、血甘油三酯、血浆同型半胱氨酸、肾功能、血尿酸等检查有助于发现相关的危险因素和靶器官损害。

(四) 高血压危险度分层

课堂互动
高血压的危险因素有哪些?

原发性高血压的严重程度并不单纯,与血压的升高程度有关,必须结合患者总的心血管疾病的危险因素(表3-4-3)、靶器官的损害(左心室肥厚、蛋白尿、血肌酐浓度轻度升高、超声或X线证实有粥样斑块、视网膜普遍或灶性动脉狭窄)及患者并存的临床情况做全面的评价。

表 3-4-3 影响预后的心血管疾病的危险因素(WHO/ISH,1999)

用于危险度分层的危险因素	加重预后的其他危险因素
收缩压和舒张压水平(1~3级)	高密度脂蛋白胆固醇降低
男性>55岁	低密度脂蛋白胆固醇升高
女性>65岁	糖尿病伴微量蛋白尿
吸烟	葡萄糖耐量减低
总胆固醇>5.72 mmol/L(220 mg/dL)	肥胖
糖尿病	以静息为主的生活方式
早发心血管疾病家族史	血浆纤维蛋白原增高

危险度分层可根据血压水平,结合危险因素、靶器官的损害及患者并存的临床情况,将患者分为低危、中危、高危、很高危组(表3-4-4)。

表 3-4-4 危险度分层

	血压/mmHg		
	高血压1级	高血压2级	高血压3级
	(140~159/90~99)	(160~179/100~109)	(≥180/≥110)
无其他危险因素	低危	中危	高危
1~2个危险因素	中危	中危	很高危
>3个危险因素或靶器官损害或糖尿病	高危	高危	很高危
并存临床情况	很高危	很高危	很高危

(五) 并发症

高血压危象、高血压脑病、心力衰竭、肾功能衰竭、脑卒中、血管和视网膜病变。

(六) 心理-社会状况

高血压是慢性病,发展缓慢,如能及时采取措施,改善生活方式,消除危险因素,一般预后良好,老人可以终身带病生存。否则容易导致心脑血管并发症,危及生命。因此,医护人员应定期给患者进行该病相关知识的讲解和宣教,讲解该病的发生发展过程,如何预防各种病因和诱因,防止经常复发,调节情绪和心理状态;教患者学会测量血压、体重,定期医院复查血脂、胆固醇的浓度，坚持锻炼，维持正常体重，保持良好的心理状态。

（七）处理原则

原发性高血压治疗的目的：使血压下降至正常或接近正常范围；预防或延缓并发症的发生。

重点：降压药物的作用机制和不良反应。

1. 非药物治疗

改善生活方式、平衡膳食、减轻体重、增强运动或保持良好心态，避免紧张，练习各种放松运动，保证适当睡眠等良好的行为方式。正常成人每天需要摄入 500 g 新鲜蔬菜及适量水果，以补充维生素及微量元素（血液中叶酸、维生素、能促进 Hcy 代谢）。

2. 降压药物治疗

（1）药物的类型：降压药物治疗是目前治疗高血压最有效的方法，当健康的饮食和锻炼不能有效控制血压的时候，应配合服药，见表 3-4-5。

表 3-4-5　降压药物的种类、作用机制和副作用

种　类	常用药物	药理作用	使用方法	主要副作用
利尿剂	排钾利尿剂：氢氯噻嗪、呋塞米 保钾利尿剂：氨苯蝶啶、安体舒通	抑制钠、水重吸收，减少血容量，降低心排血量	氢氯噻嗪：25 mg，1～3 次/天。呋塞米：20 mg，1～2 次/天 氨苯蝶啶：50 mg，1～3 次/天	低钾、低氯性碱中毒，血糖、血尿酸升高
β 受体阻滞剂	阿替洛尔（氨酰心安）、美托洛尔（倍他乐克）	减慢心率，使心排血量降低，以及使外周循环顺应性改变以保持外周血流量	阿替洛尔：12.5～25 mg，1～2 次/天。美托洛尔：25～50 mg，1～2 次/天	心动过缓、支气管收缩（阻塞性支气管疾病患者禁用）
钙通道阻滞剂（CCB）	硝苯地平、非洛地平（波依定）、氨氯地平（络活喜）、维拉帕米	通过阻滞 Ca^{2+} 内流以及细胞内 Ca^{2+} 移动而影响心肌和平滑肌收缩，使心肌收缩力降低、外周血管扩张、阻力下降、血压下降	硝苯地平：10 mg，2～3 次/天	颜面潮红、头痛、水肿
血管紧张素转换酶抑制剂（ACEI）	卡托普利、依那普利、贝那普利（洛丁新）、培哚普利、马来酸依那普利叶酸片	通过抑制血管紧张素转换酶（ACE）而使血管紧张素Ⅱ生成减少，同时降压、降 Hcy	卡托普利：12.5～25 mg，3 次/天。依那普利：2.5～5 mg，2 次/天。马来酸依那普利叶酸片 10 mg/0.8 mg，1～2 片/天	干咳、味觉异常、头痛、皮疹、肾功能损害、胃肠道反应、咳嗽、喉痒等
血管紧张素Ⅱ受体抑制剂（ARB）	氯沙坦（科素亚）、缬沙坦、依普沙坦、替米沙坦	可阻止血管紧张素Ⅱ与血管紧张素Ⅱ受体结合及选择性地与 AT1 受体结合	氯沙坦：50～100 mg，1 次/天	头晕
α_1 受体阻滞剂	哌唑嗪	选择性阻滞突触后 α_1 受体而引起血管阻力下降，产生降压作用	哌唑嗪：1～2 mg，2 次/天	心悸、头痛、嗜睡

（2）降压药物的选择与联合应用：一般根据个体对药物的敏感程度和身体条件，先从小剂量开始，使用 2～3 周后，若血压控制在正常范围以下可持续用药，若不能控制可换药或联合用药。

3. 高血压急症的治疗

（1）卧床休息、吸氧、避免躁动。

（2）快速降压，首选硝普钠缓慢静脉滴注，其次可选用硝苯地平舌下含服或用硫酸镁肌内注射。

课堂互动

降压药物使用的注意事项有哪些？

4. 高血压脑病的治疗 高血压脑病者宜给予脱水剂，如20%甘露醇、快速利尿剂等。有躁动或抽搐者应使用镇静剂，如地西泮或巴比妥钠。

【首要护理诊断/问题】

头痛 与血压升高有关。

【次要护理诊断/问题】

(1) 有受伤的危险 与血压升高致头晕、视力模糊以及使用降压药物引起的直立性低血压等有关。

(2) 知识缺乏：缺乏高血压病的饮食、药物治疗的有关知识。

(3) 焦虑 与血压未能满意控制、出现并发症有关。

(4) 营养失调：高于机体需要量 与摄入热量过多、缺乏运动有关。

(5) 潜在并发症：高血压危象、高血压脑病、心力衰竭、肾功能衰竭、脑卒中等。

【护理目标】

(1) 患者头痛减轻，并能识别引起头痛的诱因。

(2) 患者及家属能复述避免受伤的措施，患者没有摔倒或受伤。

(3) 能够有效预防患者发生高血压急症，发生高血压急症时，病情能及时得到发现和控制。

(4) 患者及家属能复述高血压饮食、药物治疗的相关知识。

(5) 患者主诉焦虑有所减轻，并能积极配合治疗，控制血压。

(6) 患者及其家属能复述高血压患者饮食、运动的相关知识。

(7) 能预防并发症的发生。

【护理措施】

1. 病情观察 评估患者头痛的情况，如疼痛程度、持续时间，是否伴有头晕、耳鸣、恶心、呕吐等症状。定期检测血压，发现血压急剧升高、剧烈疼痛、呕吐、大汗、视力模糊、面色及神志改变、肢体运动障碍等症状，应立即报告医生。

2. 一般护理

(1) 休息：早期患者应适当休息，尤其是工作过度紧张者。血压较高、症状明显或伴有脏器损害表现者应充分休息。通过治疗血压稳定在一般水平、无明显脏器功能损害者，除保证足够的睡眠外可适当照常工作，并提倡适当的运动，如散步、做操、打太极拳等。

(2) 饮食：应适当控制钠盐(每日钠盐控制在6 g以下)及动物脂肪的摄入，避免高胆固醇食物。多食含维生素、蛋白质的食物，适当控制食量和总热量，增加膳食纤维，以清淡、无刺激的食物为宜。禁烟、限酒。

3. 用药护理 药物一般应从小剂量开始，可联合数种药物，以增强疗效，减少副作用，应遵医嘱调整剂量，不得自行增减和撤换药物，一般患者需长期服药。降压不宜过快、过低，短期内减少组织血液供应，尤其老年人可因血压过低而影响血供。某些降压药物可造成体位性低血压，应指导患者在改变体位时动作要缓慢。当出现头晕、眼花、恶心、眩晕时应立即平卧，以增加回心血量，改善脑部血液供应。

重点：高血压急症的抢救和护理配合的措施。

4. 并发症护理

> **课堂互动**
>
> 高血压急症的护理措施有哪些？

(1) 高血压急症的护理：如发现患者血压急剧升高，同时出现头痛、呕吐等症状时，应考虑发生高血压危象或高血压脑病的可能，立即通知医生并做好以下护理：①让患者绝对卧床休息，抬高床头，避免一切不良刺激；② 遵照医嘱快速降低血压和脱水降低颅内压，有肢体抽搐的还需用药物制止抽搐；③严密监测血压、注意病情变化，意识不清者要保持呼吸道通畅，抽搐时要保证患者的安全。

(2) 心力衰竭的护理：吸氧，4～6 L/min，急性肺水肿时乙醇湿化吸氧，6～8 L/min(详见心力衰竭护理章节)。

(3) 视力障碍的护理:对于视力障碍的患者,要保证其安全,病室、走廊内要有一定照明度,清除患者活动范围内的障碍物,地面保持干燥,以免患者滑倒。

(4) 肾功能衰竭和脑血管意外的护理:详见泌尿系统和神经系统疾病护理章节。

5. 心理护理 了解患者的性格特征和有无引起精神紧张的心理社会因素,根据患者不同的性格特征给予指导,训练自我控制的能力,同时指导亲属要尽量避免各种可能导致患者精神紧张的因素,尽可能减轻患者的心理压力和矛盾冲突。

重点:高血压患者的健康教育。

6. 健康指导

(1) 病情监测:教会患者及家属测量血压的方法并做好记录,并告诉患者在测血压前 30 min 不要吸烟,避免饮刺激性饮料如浓茶、咖啡、可乐等;应在安静状态下休息 5 min 后测量,要固定部位,一般以右上肢为准,应采用同一体位测量。

(2) 合理饮食、减轻体重:限制钠盐摄入,一般每天摄入食盐不超过 6 g。限制总热量和脂肪的摄入(小于 25%总热量),增加维生素 C 的摄入,补充钙和钾盐,增加维生素。

(3) 改变不良生活习惯:戒烟限酒,避免劳累,保证充分睡眠,保证充分休息,不熬夜。患者要控制好自己的情绪,要保持轻松、稳定的情绪,避免紧张,尽量回避引起不快的人和事,家属应给患者以理解、宽容和安慰。

(4) 运动:要适当进行体力活动,以快步行走、打太极拳、做健身操等有氧运动为宜,一般每次 30～40 min,运动量以使心率达到最大心率(最大心率＝210－年龄)的 70%～85%为宜,避免剧烈运动。

(5) 坚持合理服药:告诉患者服用降压药物的目的不仅是降压,也是防止靶器官的损害,因此,必须严格按医嘱用药,不能自行更改服药时间,更不能擅自增减或停药。

(6) 复诊:患者应定期到医院门诊复诊。

(7) 需要就诊的症状:胸痛、水肿、鼻出血、血压突然升高、心悸、剧烈头痛、视物模糊、恶心、呕吐、肢体麻木、偏瘫、嗜睡、昏迷等。

【护理评价】

(1) 患者主诉头痛、头晕是否减轻或消失;是否学会测量血压和脉搏的方法;是否坚持低盐、低脂、低胆固醇、清淡少油的饮食;有无便秘、缺氧的表现;是否能自觉地避免病因和诱因。

(2) 病情观察中,有无发现高血压危象、高血压脑病、心力衰竭、脑血管意外和其他并发症,经处理是否减轻或消除。

知识拓展

马来酸依那普利分散片的药理作用

马来酸依那普利在肝脏水解为依那普利拉,后者是肾素血管紧张素转换酶抑制剂Ⅱ(AgⅡ),抑制 ACE 可以减少组织和血浆中 AgⅡ的形成,减少醛固酮分泌,提高血浆钾浓度。AgⅡ对肾素分泌的负反馈作用减弱会引起血浆肾素活性升高,ACE 也可降解缓激肽,抑制 ACE 可提高循环和局部激肽释放酶-激肽系统的活性。马来酸依那普利的降压效果出现在服药后约 1 h,高峰期出现在服药后 4～6 h,最大的降压效果一般出现在按规定剂量服药后 3～4 周,按推荐剂量长期服药治疗降压效果持续存在。

对心力衰竭患者的血流动力学检查发现马来酸依那普利可降低周围循环阻力、增加静脉容量、减少心脏前后负荷,同时增加心输出量,提高心搏指数和应激能力。

任务五　心脏瓣膜病患者的护理

学习目标

1. 了解风湿热的发病机制、风湿性心脏瓣膜病的血液动力学改变。
2. 掌握二尖瓣和主动脉瓣病变的病理生理、临床表现、诊断要点。
3. 掌握风湿性心脏瓣膜病的护理诊断、护理措施及依据。

情景导入

患者,女,32岁,农民,间断心悸、气短、咳嗽4年,加重伴不能平卧1周入院。4年前因从事体力劳动诱发心悸、气短、咳嗽,以后上述症状反复因感冒、劳动等诱发,有时痰中有血,劳动能力逐年下降。近半年在静息时也有咳嗽、呼吸困难,常在夜间睡眠时发生。

查体:二尖瓣面容,无颈静脉怒张,两肺闻及哮鸣音及少量湿啰音,心尖区触及舒张期震颤,心率122次/分,律齐,P2亢进,二尖瓣听诊区闻及舒张中晚期低调隆隆样杂音,无传导。

实验室检查:胸片示两肺淤血、肺动脉扩张、心脏呈梨形。

心电图示二尖瓣形P波;超声心动图示二尖瓣瓣叶融合,二尖瓣前后叶同向运动、呈城墙样改变。

风湿性心脏瓣膜病(rheumatic valvular heart disease)是临床上最常见的心脏瓣膜病,是风湿性瓣膜炎反复发作而导致的心脏瓣膜损害,主要累及40岁以下的人群,女性多见。最常累及的瓣膜为二尖瓣,其次为主动脉瓣。若有两个或两个以上瓣膜同时受累临床上称为联合瓣膜病变,多见于二尖瓣狭窄伴主动脉瓣关闭不全。

【病因】

二尖瓣狭窄的病因几乎均为风湿性疾病引起,2/3的患者为女性,约半数患者无急性风湿热史,但多有反复链球菌感染史,早期为单一的二尖瓣狭窄,到后期常伴有二尖瓣关闭不全或主动脉瓣关闭不全。诱因有反复风湿活动、呼吸道感染、心内膜炎、妊娠、分娩等。

二尖瓣关闭不全的主要原因是风湿性心脏病,也可因二尖瓣脱垂、先天性畸形、心内膜炎或心肌梗死后乳头肌断裂而发生。

主动脉瓣关闭不全是由风湿性疾病引起的,常常与二尖瓣狭窄并存。主动脉瓣由于风湿性炎性病变使瓣膜增厚、硬化、缩短、变形,造成主动脉瓣关闭不全。

孤立的主动脉瓣狭窄往往为先天性或钙化性主动脉瓣狭窄,少数也为风湿性疾病引起,多合并主动脉瓣关闭不全及二尖瓣病变。

【病理变化】

1. 二尖瓣狭窄的病理变化　正常成人二尖瓣口面积为4～6 cm^2。反复的风湿活动导致瓣膜炎症、粘连和狭窄,其病理生理变化可分三期。①左房代偿期:当面积狭窄到2.0 cm^2时(轻度狭窄),左心房压力升高,左心房代偿性扩大、肥厚以加强收缩。②左房失代偿期:当二尖瓣口面积达1.5 cm^2以下(中度狭窄)甚至瓣膜口面积小于1.0 cm^2时(重度狭窄),左心房扩张超过了代偿极限,左心房压力持续升高,导致肺静脉和肺毛细血管压力被动升高,肺循环淤血。③右心受累期:由于长期肺循环压力升高,使右心室负荷过重,导致右心室扩大、肥厚,最后导致右心衰竭。

2. 二尖瓣关闭不全的病理变化　左心室收缩时,由于二尖瓣关闭不全,部分血液反流入左心房,左心房因同时接受肺静脉与反流的血液而扩大;左心室舒张时,左心房内血液过多地流入左心室，左心室负荷过重而扩大，最后导致左心衰竭。

3. 主动脉瓣关闭不全的病理变化 由于主动脉瓣关闭不全，左心室舒张时，主动脉内血液大量反流至左心室，左心室既接受左心房又接受主动脉反流的血液使其容量明显增加而显著扩大，此时主动脉因反流血液明显减少，导致舒张压下降。在左心室收缩时，左心室大量血液进入主动脉使收缩压增高，脉压增大。由于左心室长期负荷过重最后引起左心功能不全。

4. 主动脉瓣狭窄的病理变化 主动脉口面积正常时大于 3.0 cm^2，当面积≤1.0 cm^2时，左心室射血受阻，后负荷增加，左心室搏出量明显减少，引起心、脑及全身动脉供血不足，同时因左心负荷过重、肥大，导致左心功能不全。

【护理评估】

一、二尖瓣狭窄

重点：二尖瓣狭窄患者典型的病理改变、心电图改变和临床特征。

二尖瓣狭窄(mitral stenosis)是风湿性心脏瓣膜病中最常见的。二尖瓣从初次风湿病变到导致狭窄，一般需要 2 年左右的时间。

（一）健康史

了解患者有无长期受潮湿、寒冷的刺激；有无长期低热、关节疼痛、无力等风湿活动史；有无在诱因的作用下出现气急、心悸或呼吸困难的表现；有无出现风湿性心脏瓣膜病的各种杂音和体征；询问患者的职业、饮食和嗜好等生活方式。

（二）身体状况

1. 症状 代偿期无症状或仅有轻微症状，失代偿期可有劳累后呼吸困难、咳嗽、咯血、声音嘶哑等症状，右心受累期可表现为食欲下降、恶心、腹胀、少尿、水肿等。

2. 体征 二尖瓣面容，心尖部可触及舒张期震颤。听诊心尖部第一心音亢进，心前区可闻及舒张期隆隆样杂音。肺动脉瓣区第二心音亢进伴分裂。有右心功能不全时可有颈静脉怒张、肝大、下肢水肿等。

> **课堂互动**
>
> 二尖瓣狭窄主要的临床特征有哪些？

3. 辅助检查 X 线检查：左心房扩大，严重者可见食管压迹，肺动脉段突出，右心室扩大，心外形呈梨形（二尖瓣型），有肺淤血征。心电图检查：二尖瓣型 P 波，并可出现各类心律失常，以心房颤动最常见。超声心动图检查：为确诊二尖瓣狭窄的可靠方法，M 型示二尖瓣前叶活动曲线双峰消失，呈城墙样改变，前叶与后叶呈同向运动，左心房扩大。二维超声心动图显示狭窄瓣膜的形态和活动度，可测量瓣口开放面积，正确提供房室大小。食管心脏超声对检出左心房血栓的意义极大。

二、二尖瓣关闭不全

（一）健康史

了解患者有无长期受潮湿、寒冷的刺激；有无长期低热、关节疼痛、无力等风湿活动史；有无在诱因的作用下出现气急、心悸或呼吸困难的表现；有无出现风湿性心脏瓣膜病的各种杂音和体征；询问患者的职业、饮食和嗜好等生活方式。

（二）身体状况

1. 症状 早期无症状，后期出现心悸、气急、左心功能不全的症状。

2. 体征 心尖搏动及心浊音界向左下移位，心尖区第一心音减弱，可闻及全收缩期粗糙的吹风样杂音，向左下及左背部传导。

3. 辅助检查 X 线检查：左心室、左心房增大，肺淤血和肺间质水肿征，肺动脉段突出。心电图检查：可有左心室肥厚及继发 ST-T 改变，常见心房颤动。超声心动图检查：左心房、左心室扩大。超声心动图：M 型显示 EF 斜率降低，A 峰消失，后叶前移和瓣膜增厚。二尖瓣关闭不全超声心动图如图 3-5-1 所示。

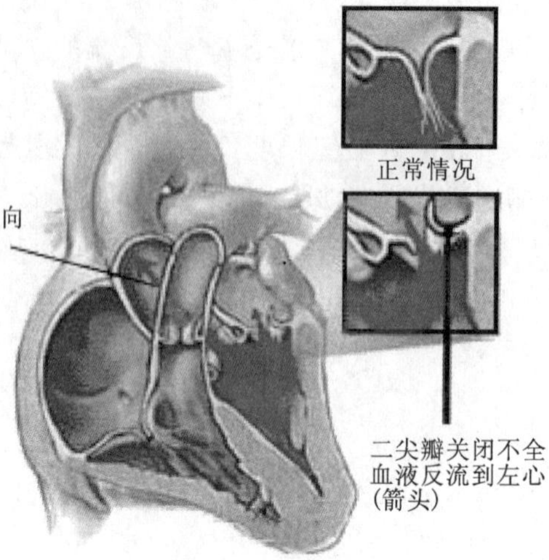

图 3-5-1　二尖瓣关闭不全超声心动图

三、主动脉瓣狭窄

（一）健康史

了解患者有无长期受潮湿、寒冷的刺激；有无长期低热、关节疼痛、无力等风湿活动史；有无在诱因的作用下出现气急、心悸或呼吸困难的表现；有无出现风湿性心脏瓣膜病的各种杂音和体征；询问患者的职业、饮食和嗜好等生活方式。

（二）身体状况

1. 症状　狭窄程度轻者多无明显症状。中、重度狭窄可有劳累后呼吸困难、晕厥、顽固性心绞痛三联征表现。个别患者出现急性左心功能不全，甚至猝死。

2. 体征　心尖搏动呈抬举性，主动脉瓣听诊区可触及收缩期震颤，并可闻及粗糙而响亮的收缩期喷射性杂音，向颈部、心尖区传导。主动脉瓣区第二心音减弱。脉细弱、脉压减小、血压偏低。

3. 辅助检查　X线：左心室正常或轻度扩大，左心房增大，主动脉瓣钙化。心电图检查：左心室肥厚及继发 ST-T 改变，可有房室传导阻滞、心房颤动等。超声心动图检查：为诊断本病最重要的方法，左心室壁增厚，主动脉瓣开放幅度减低。多普勒超声可测出主动脉瓣口面积及跨瓣压差；左心导管术可直接测出左心室与主动脉之间有明显的跨瓣压差。主动脉瓣狭窄超声心动图如图 3-5-2 所示。

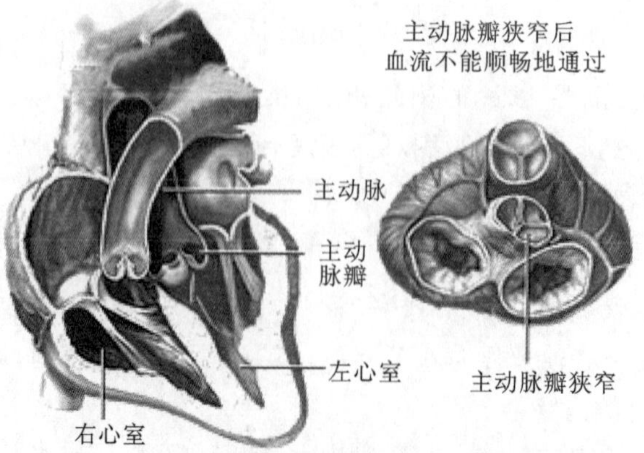

图 3-5-2　主动脉瓣狭窄超声心动图

NOTE

重点：主动脉瓣关闭不全的心电图、X线改变、临床特征。

四、主动脉瓣关闭不全

（一）健康史

了解患者有无长期受潮湿、寒冷的刺激；有无长期低热、关节疼痛、无力等风湿活动史；有无在诱因的作用下出现气急、心悸或呼吸困难的表现；有无出现风湿性心脏瓣膜病的各种杂音和体征；询问患者的职业、饮食和嗜好等生活方式。

（二）身体状况

1. 症状 早期有头部搏动感，较重出现头晕、心绞痛，后期左心功能不全表现为呼吸困难，最初为劳力性呼吸困难，随后发展为夜间阵发性呼吸困难和端坐呼吸。

2. 体征 主要体征是主动脉第二听诊区闻及高音调递减型、哈气样舒张期杂音，前倾坐位时明显，并向心尖区传导；部分患者在心尖区可闻及舒张早、中期隆隆样杂音但不伴有第一心音亢进。

> **课堂互动**
> 主动脉瓣关闭不全的临床特征有哪些？

周围血管征：脉压增大，与心脏收缩一致的点头动作、水冲脉、毛细血管搏动征、枪击音、股动脉收缩期与舒张期双重杂音等。

3. 辅助检查 X线：左心室明显扩大，呈靴形心。心电图：左心室肥大，ST-T改变。超声心动图：主动脉高速射流。主动脉瓣关闭不全超声心动图如图3-5-3所示。

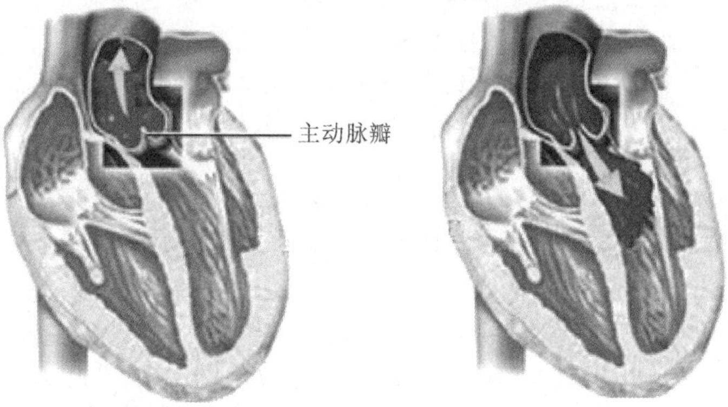

图3-5-3 主动脉瓣关闭不全超声心动图

五、并发症

重点：风湿性心脏瓣膜病的并发症。

1. 充血性心力衰竭 风湿性心脏瓣膜病最常见的并发症，也是风湿性心脏瓣膜病的主要死因。常因呼吸道感染而诱发。

> **课堂互动**
> 风湿性心脏瓣膜病的并发症有哪些？

2. 心律失常 以心房颤动最常见，多见于二尖瓣狭窄患者，开始可为阵发性，此后可发展为持续性。常为诱发心功能不全、栓塞、急性肺水肿的主要原因之一。

3. 急性肺水肿 重度二尖瓣狭窄的严重并发症，病死率较高。这些患者突然出现严重阵发性呼吸困难、发绀、咳粉红色泡沫样痰，肺内布满湿啰音。

4. 血栓栓塞 左心房扩张、淤血和心房颤动的患者，在房内易形成血栓，血栓脱落随血液运行而造成动脉栓塞，以脑栓塞最多见。其次可见于下肢动脉、肠系膜动脉、视网膜中央动脉等。

5. 亚急性感染性心内膜炎 较少见。

6. 肺部感染 较常见，为诱发心功能不全的主要原因之一。

六、处理原则

治疗原则:内科治疗目的是防止病情进展,减轻症状;防止风湿活动,改善心功能,防治并发症。

1. 预防与治疗 风湿活动时可肌内注射长效的苄星青霉素120万U,1次/月;口服抗风湿药物如阿司匹林等。

2. 并发症治疗 心功能不全者应用强心剂、利尿剂和血管扩张剂;并发呼吸道感染或感染性心内膜炎者给予足够疗程的抗感染治疗;并发心房颤动者应控制心室率及抗凝治疗,以防诱发心功能不全或栓塞。

3. 外科治疗 外科治疗是根本性解决瓣膜病的手段。常用方法有扩瓣术、瓣膜成形术、瓣膜置换术等,具体应根据病情做出选择。

(1) 二尖瓣闭式扩张术:适用于儿童瓣膜病。

(2) 直视成形术:适用于瓣膜狭窄合并关闭不全者。

(3) 瓣膜替换术:适用于瓣膜病变较重,无法成形者。人工瓣膜分成机械瓣膜和生物瓣膜,前者术后需终身抗凝。

知识链接

风湿热的临床表现

风湿热是链球菌感染后引起的一种自身免疫性疾病,可累及关节、心脏、皮肤等多系统病变。临床表现:舞蹈病、环形红斑、风湿性心脏病、游走性多关节炎,并可累及肺、胸膜、腹膜、肾及大、中型动脉等,导致相应的临床表现。

4. 介入治疗 主要针对二尖瓣狭窄、肺动脉瓣狭窄、主动脉瓣狭窄者,可行经皮球囊瓣膜扩张成形术。

(1) 经皮球囊二尖瓣扩张成形术:主要适应证是二尖瓣中至重度狭窄,瓣叶柔软无明显钙化,心功能控制在Ⅱ~Ⅲ级;无中度以上关闭不全;左心房内无血栓;无或轻度主动脉瓣病变。

(2) 经皮球囊主动脉瓣扩张成形术:主要适应证是主动脉瓣中或重度狭窄,瓣叶柔软无明显钙化,无中度以上关闭不全,无二尖瓣中度以上病变。

【首要护理诊断/问题】

活动无耐力 与心输出量减少,组织缺氧有关。

【次要护理诊断/问题】

(1) 舒适的改变:疼痛 与心肌缺血有关。

(2) 有感染的危险 与呼吸道抵抗力降低有关。

(3) 潜在并发症:心力衰竭、心律失常、潜在血栓、亚急性细菌性心内膜炎等。

【护理目标】

(1) 患者主诉活动时无不适,耐力增加。

(2) 患者主诉疼痛减轻。

(3) 注意保暖,加强耐寒锻炼,防止呼吸道感染。

(4) 患者能描述风湿性心脏瓣膜病的症状、治疗及保健措施。

【护理措施】

1. 病情观察 注意观察患者的体温、脉搏及心脏杂音变化;观察有无流鼻涕、鼻塞、咳嗽、咽喉不适,有无咽喉充血、扁桃体充血肿大;观察有无发热、关节肿痛、皮肤损害等风湿活动的表现;体温超过38.5 ℃时给予物理降温,每天4 h测量1次体温并记录降温效果。

2. 一般护理 给予高热量、高蛋白、高维生素、易消化饮食，以促进机体恢复；保证充足的睡眠，活动量根据心功能分级决定，以不出现不适症状为度；保持病室内空气流通，温、湿度适宜。

3. 用药护理 当感染发生时，嘱患者多饮白开水，遵医嘱给予抗生素及抗风湿药物治疗，观察其疗效和副作用，如阿司匹林可导致胃肠道反应、柏油样便、牙龈出血等副作用。做好口腔与皮肤护理，出汗多的患者应勤换衣裤、被褥，防止受凉。

4. 心理护理 对患者的病情进行解释和分析，及时调整患者的情绪；向需要手术的患者介绍术前的准备、术中的配合和术后的注意事项的重要性，使他们保持良好的心态积极应对。

5. 并发症护理

(1) 心力衰竭：监测生命体征；评估患者有无呼吸困难、乏力、食欲减退、少尿等症状，检查有无肺部湿啰音、肝大、下肢水肿等体征；减轻心脏负担；按心功能分级适当安排休息和活动；给予易消化、低胆固醇、低钠、高蛋白、富含维生素的食物，少量多餐；积极预防和控制感染，纠正心律失常，避免劳累和情绪激动，以免诱发心力衰竭。

(2) 心律失常的预防和护理：帮助患者稳定情绪，学会自我监测心率，一旦异常及时与医生联系。

(3) 栓塞的预防及护理：阅读超声心动图报告，注意有无心房、心室扩大及附壁血栓，心电图有无异常（尤其是心房颤动）；遵医嘱使用抗心律失常、抗血小板聚集的药物，预防附壁血栓形成；左心房内有巨大附壁血栓者应严格卧床休息，以防脱落造成其他部位栓塞；病情允许时应鼓励并协助患者翻身、下肢抬高、用温水泡脚或下床活动，防止下肢深静脉血栓形成。密切观察有无栓塞征象，一旦发生：①立即报告医生；②给予溶栓、抗凝治疗；③测下肢周径，观察其颜色和温度；④抬高患肢，局部用50%的硫酸镁湿敷，红外线照射；⑤密切观察足背动脉的搏动情况，及时发现阻塞情况。

(4) 亚急性感染性心内膜炎：观察有无发热、心悸、皮肤黏膜淤点、脑栓塞等表现；患者卧床休息，高蛋白、高热量、高维生素饮食，出汗时及时擦干，防止便秘，检查时严格执行无菌操作，按医嘱使用抗生素。

6. 健康指导

(1) 对术后患者指导：瓣膜置换术后患者的自我保护对于保证手术效果、延长手术后生存期和提高术后生存质量至关重要。为此，在术后康复期，应对患者加强健康宣传，使患者掌握抗凝药物应用的注意事项，掌握自我护理保健知识。

(2) 心理指导：使患者保持心情舒畅，避免情绪激动。

(3) 饮食指导：饮食中适当增加纤维素类食物，少量多餐，不易过饱。

(4) 休息和活动指导：保证患者充足的睡眠，活动量根据心功能分级决定，以不出现不适症状为度。

(5) 用药指导：告知患者定时服药的重要性和正确服药的方法。

(6) 防寒保暖指导：尽可能改善居住环境中潮湿、阴暗等不良条件，保持室内空气流通、温暖、干燥、阳光充足，防止风湿活动。

(7) 预防性指导：在拔牙、内镜检查、导尿术、分娩、人工流产等手术操作前应告诉医生自己有风湿性心脏瓣膜病史，以便于预防性使用抗生素，劝告扁桃体反复发炎者在风湿活动控制后2～4个月手术摘除扁桃体。育龄妇女要根据心功能情况在医生指导下控制好妊娠与分娩。

> **课堂互动**
>
> 风湿性心脏瓣膜病的预防措施有哪些？

【护理评价】

(1) 患者的风湿活动性疾病是否经常发作。

(2) 原发疾病是否得到控制并能自觉避免病因和诱因。

(3) 病情观察中是否有心力衰竭、心律失常和感染的迹象，经处理是否控制和消除。

知识拓展

老年退行性心脏瓣膜病诊断

老年患者既往无心脏病病史，近期内出现以下表现之一可供参考：①发现心脏杂音；②出现心功能不全；③出现心律失常，尤其是心房颤动或房室传导阻滞者。X 线常规检查的阳性率不高，不宜作为常规检查。超声显像具有较高的敏感性及特异性，可确定病变的部位及严重程度，是目前诊断老年退行性心脏瓣膜病的依据。

任务六　心律失常患者的护理

学习目标

1. 了解心律失常的病因、诱因和发病机制。
2. 熟悉心律失常的治疗要点。
3. 掌握心律失常的临床表现和护理措施。
4. 能运用护理程序给心律失常的患者进行整体护理。

情景导入

患者，许某，男，30 岁，发作性心慌 4 个月，4 个月前因饮酒后发作心慌，无胸痛、胸闷气短，无头痛、头晕、黑矇、晕厥等。每次发作可持续 20 min 自动缓解，反复发作。

查体：BP 130/90 mmHg，神清，精神好，双肺呼吸音清，HR 120 次/分，律齐，无杂音。

心电图检查：窦性心律，偶发室性早搏。

重点：心律失常的概念。

心律失常(cardiac arrhythmia)是指心脏冲动频率、节律、起源部位、传导速度或激动顺序等异常。按其发生原理，可分为冲动形成异常和冲动传导异常两大类。

【病因及发病机制】

(一) 病因

1. 生理因素　健康人可发生心律失常，特别是窦性心律失常和期前收缩等。情绪激动、体力活动、饱餐、吸烟、饮酒、喝浓茶或咖啡等常为诱发因素。

2. 病理因素　①心脏病：如冠状动脉粥样硬化性心脏病、风湿性心脏病、心肌炎、高血压心脏病、肺源性心脏病、先天性心脏病等。②非心源性病因：如自主神经性紊乱，内分泌代谢失常(如甲状腺功能亢进或者低下)，酸中毒和电解质紊乱(低钾血症、高钾血症和高钙血症等)，洋地黄、肾上腺素、抗心律失常药过量，中暑、电击伤、颅脑病变等也可引发心律失常。

难点：心律失常的发病机制。

(二) 发病机制

冲动形成异常

(1) 自律性异常：自主神经系统兴奋性改变或心脏传导系统的改变，均可导致窦房结的自律性升高或降低及异位起搏点的自律性增强而发放不适当的冲动；心肌缺血、缺氧及洋地黄类药物中毒等因素可使无自律性的心肌细胞(如心房、心室肌细胞)在病理状态下出现异常自律性，从而引起各种心律失常。

(2) 触发活动：指局部儿茶酚胺浓度增高、低钾血症、高钙血症、洋地黄中毒时，心房、心室与希氏束-浦肯野纤维组织在动作电位后产生触及活动，被称为后触及。若后触及的振幅增高并抵达阈值，则可引起反复激动。触发活动虽与自律性不同，但也可导致持续性、快速性心律失常。

【心律失常的分类】

(一) 冲动形成异常

1. 窦性心律失常 ①窦性心动过速；②窦性心动过缓；③窦性心律不齐；④窦性停搏。

2. 异位心律失常 ①主动性异位心律，如各种期前收缩、阵发性心动过速、心房扑动、心房颤动、心室扑动、心室颤动；②被动性异位心律，如房性、交界区或室性逸搏及逸搏心律。

(二) 冲动传导异常

1. 生理性 干扰性房室分离。

2. 病理性 ①心脏传导阻滞，如窦房传导阻滞、房内传导阻滞、房室传导阻滞、束支或分支或室内传导阻滞；②折返性阵发性心动过速。

3. 房室间传导途径异常 预激综合征。

(三) 按发作时心率快慢分类

1. 快速性心律失常 包括期前收缩、心动过速、扑动和颤动。

2. 缓慢性心律失常 包括窦性缓慢性心律失常、传导阻滞等。

【护理评估】

一、窦性心律失常

窦性心律失常(sinus arrhythmia)主要包括窦性心动过速、窦性心动过缓、窦性停搏和病态窦房结综合征。

(一) 窦性心动过速

正常窦性心律的冲动起源于窦房结，频率为 60～100 次/分。若成人窦性心律的频率超过 100 次/分，即为窦性心动过速(sinus tachycardia)。

1. 健康史

(1) 对无器质性病变患者询问有无吸烟、饮酒、饮茶或咖啡、剧烈运动、情绪激动等。

(2) 对某些病理状态患者仔细询问有无甲状腺功能亢进、发热、贫血、休克、心肌缺血、心力衰竭等疾病。

(3) 还应询问患者的用药史，应用某些药物如肾上腺素、阿托品会导致心律和心率的改变。

2. 身体状况

(1) 心率改变：患者感到心悸、胸闷、烦躁不安，心率增快。

(2) 心电图特点(图 3-6-1)：窦性 P 波，QRS 波形正常，PP 或 RR 间期<0.60 s，成人心率大多在 100～150 次/分。

重点：各种心律失常的心电图特点。

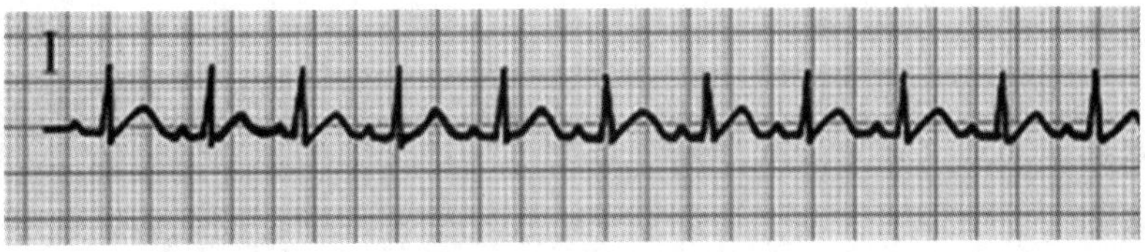

图 3-6-1 窦性心动过速

(二) 窦性心动过缓

成人窦性心率的频率低于 60 次/分，称为窦性心动过缓(sinus bradycardia)。

1. 健康史 询问他们平时的身体状况，是否爱好运动、运动量的大小，以及睡眠状态；有无服用洋地黄及抗心律失常药物如 β 受体阻滞剂、胺碘酮、钙通道阻滞剂等；有无器质性心脏病、阻塞性黄疸、颅内高压、严重缺氧、甲状腺功能减退症等病史。

2. 身体状况

(1) 一般表现:当心率过慢影响到心输出量减少时,患者会有头晕、乏力、胸闷等,严重时诱发心力衰竭或者低血压等。

(2) 心电图特点(图 3-6-2):成人窦性心律,频率为 40～60 次/分,常伴有窦性心律不齐(即不同 PP 间期之间的差异大于 0.12 s)。

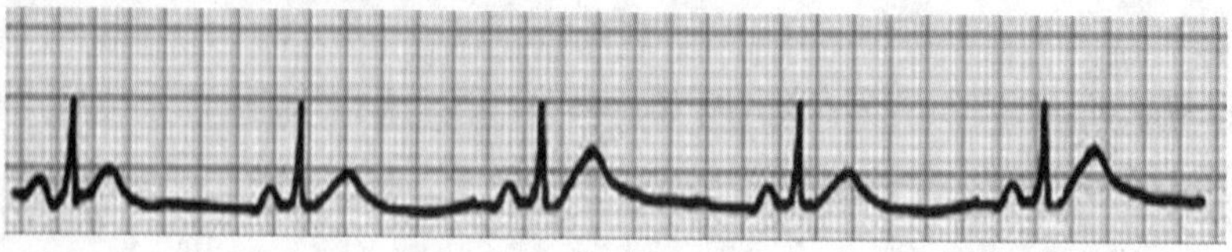

图 3-6-2 窦性心动过缓

(三) 窦性停搏

窦性停搏(sinus arrest)又称窦性静止,是指窦房结在一个不同长短的时间内不能产生冲动,出现心脏搏动的暂时停顿。长时间窦性停搏后,低位潜在起搏点,如房室结可发出逸搏或者逸搏心率控制心室。

1. 健康史 询问和观察窦性停搏是否与迷走神经张力增高或颈动脉窦过敏有关,过去是否发生过类似现象;过去是否发生过急性心肌梗死、窦房结变性与纤维化、脑血管意外等病变;是否应用过洋地黄类、乙酰胆碱等药物。

2. 身体状况 (1) 症状:长时间的窦性停搏如无逸搏,患者可出现黑矇、头晕或短暂意识障碍,严重时可发生阿-斯综合征以至死亡。

(2) 心电图特点(3-6-3):正常 PP 间期显著延长的时间内无 P 波或者 P 波与 QRS 波均不出现,长的 PP 间期与基本的窦性 PP 间期无倍数关系;长间歇后出现交界性或室性逸搏。

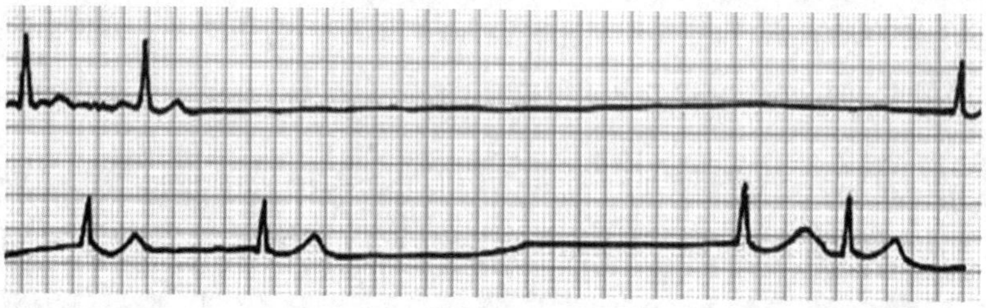

图 3-6-3 窦性停搏

(四) 病态窦房结综合征

病态窦房结综合征(sick sinus syndrome,SSS)简称病窦综合征,是由窦房结病变导致功能减退,产生各种心律失常的综合表现。

1. 健康史 询问患者是否有如下病理改变,如淀粉样变性、甲状腺功能减退、某些感染(如伤寒)、纤维化与脂肪浸润、硬化与退行性改变,均可损害窦房结;是否有窦房结周围神经和心房肌的改变、窦房结动脉供血减少、迷走神经兴奋;是否使用一些抗心律失常药物抑制窦房结功能,也可导致其功能障碍。

2. 身体状况

(1) 症状:患者出现心脑供血不足的症状:头晕、头痛、乏力、心绞痛等,严重者发生阿-斯综合征。

(2) 心电图特点:持续而显著的窦性心动过缓,心率＜50 次/分,可出现窦性停搏与窦房传导阻滞;窦房传导阻滞与房室传导阻滞并存;心动过缓-心动过速综合征(慢-快综合征),即心动过缓与房性快速性心律失常(心房扑动、心房颤动或房性心动过速)交替发作。

（五）处理原则

（1）病因治疗：治疗本病的重要措施，部分患者去除诱因即可纠正。

（2）药物及其他：①窦性心动过速一般不需要处理，可做治疗原发疾病、去除诱因等处理，必要时用β受体阻滞剂、钙通道阻滞剂减慢心率，如美托洛尔、普萘洛尔等。②无症状的窦性心动过缓无需治疗处理。出现症状者用阿托品、麻黄碱或异丙肾上腺素等药物，长期应用症状不能缓解者可考虑安置心脏起搏器。③功能性窦性停搏不需特殊处理，去除有关因素后常可自行恢复；对病理性窦性停搏有晕厥史者，应早期接受人工心脏起搏器治疗。④病态窦房结综合征无症状者定期随诊观察，有症状者应安装心脏起搏器。起搏治疗后，若患者有心动过速发作，可以同时应用抗快速心律失常药物治疗。

二、期前收缩

（一）房性期前收缩

重点：房性早搏和室性早搏的心电图特点。

房性期前收缩（atrial premature beats）又称房性早搏，指激动起源于窦房结以外心房的任何部位。正常成人可以偶发。各种器质性心脏病患者均可发生，常是快速性房性心律失常的先兆。

1. 健康史 询问患者有无器质性心脏病；有无过度劳累、过度激动、过度的紧张和情绪反应；有无其他心律失常的病史和表现；偶尔发作也见于正常人。

2. 身体状况

（1）症状、体征：偶发房性期前收缩无明显症状，频发房性期前收缩可出现胸闷、心悸，甚至加重原有心绞痛和心力衰竭症状。

课堂互动

比较房性期前收缩与室性期前收缩的特点。

（2）心电图特点（图 3-6-4）：P 波提前发生，形态与窦性 P 波不同，其 PR 间期 >0.12 s；期前收缩后多见不完全带长间歇；提前出现的 P 波后下传的 QRS 波群形态正常，少数阻滞或未下传的房性期前收缩后则无 QRS 波群发生。

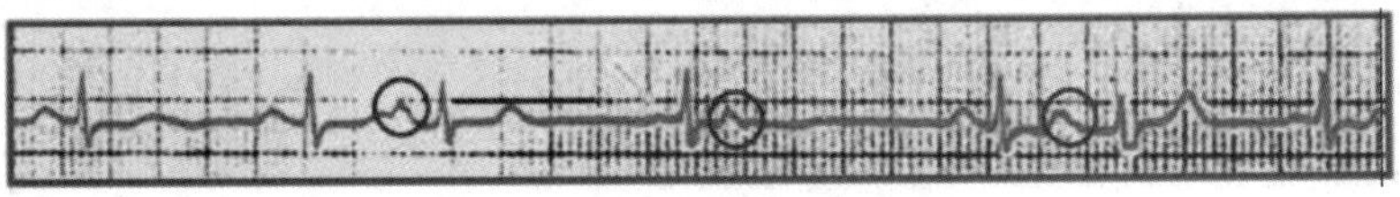

图 3-6-4 房性期前收缩

（二）房室交界性期前收缩

房室交界性期前收缩（atrioventricular junctional premature beats）简称交界性期前收缩，是房室交界区提前发出的异位激动。

1. 健康史 询问患者有无器质性心脏病；有无过度劳累、过度激动、过度的紧张和情绪反应；有无其他心律失常的病史和表现；偶尔发作也见于正常人。

2. 身体状况

（1）症状：有些患者可完全无症状或主诉心悸、漏搏。听诊可闻及提前心搏，后随一个略微长的间歇。

（2）心电图特点（图 3-6-5）：提前出现的 QRS 波群，形态通常正常，亦可出现室内差异性传导；P′波为逆行性（Ⅱ、Ⅲ、avF 导联 P 波倒置），可位于 QRS 波群之前（P′R 间期 <0.12 s）、之中（P′不可见）或之后（RP′间期 <0.20 s）；代偿间歇多完全。

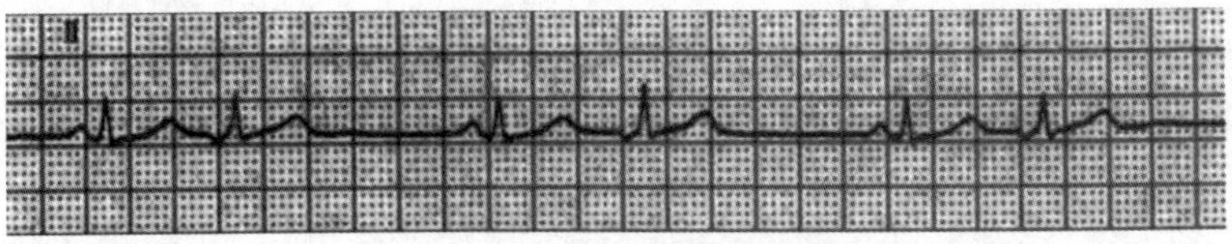

图 3-6-5 房室交界性期前收缩

(三) 室性期前收缩

室性期前收缩(ventricular premature beats)又称室性早搏,为最常见的室性异位性心律,居各种心律失常之首。

1. 健康史 正常人与各种器质性心脏病患者均可发生。正常人发生的概率随年龄增长而增加,询问有无情绪激动、精神不安、过量吸烟、饮酒及喝浓茶、咖啡等;有无冠心病、心肌病、心肌炎、风湿性心脏病等原发病史;有无电解质紊乱、缺血、缺氧、药物中毒、麻醉和手术等诱因。

2. 身体状况

(1) 症状:偶发室性期前收缩一般无特殊症状,有些患者会感到心悸、失重感或代偿间歇后有力的心脏搏动。听诊可听到第一心音,其后出现较长的间歇,第二心音强度减弱,桡动脉搏动减弱或消失。

(2) 心电图特点(图 3-6-6):提前发生的 QRS 波群,时限通常超过 0.12 s、宽阔畸形,ST 段、T 波的方向与 QRS 波群主波方向相反。室性期前收缩与其前面的窦性搏动的间期(称为配对间期)恒定,其后可见一完全性代偿间歇。室性期前收缩可孤立或规律出现,每隔一个窦性搏动后出现一个室性期前收缩,称为二联律;每隔两个窦性搏动后出现一个室性期前收缩,称为三联律;连续发生两个室性期前收缩称为成对室性期前收缩。

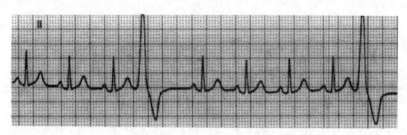

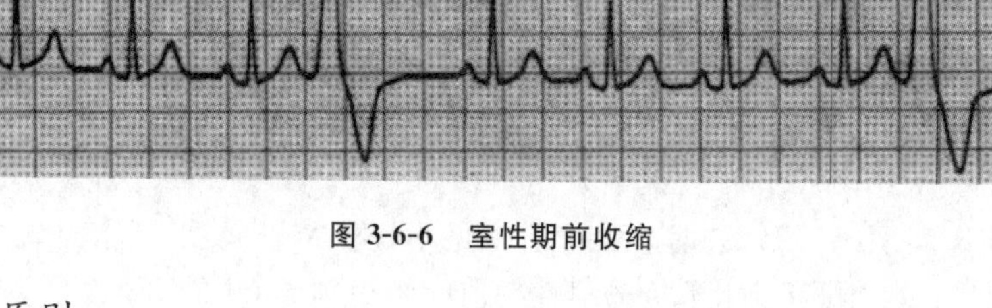

图 3-6-6 室性期前收缩

(四) 处理原则

房性期前收缩一般不需处理,需治疗原发病和密切观察病情的动态变化;室性期前收缩除了治疗原发病、去除诱发因素外,若患者症状明显可适当用β受体阻滞剂、普罗帕酮(心律平)、胺碘酮等药物。

三、阵发性心动过速

重点:阵发性室上性心动过速与阵发性室性心动过速的病因和心电图特征。

(一) 阵发性室上性心动过速

阵发性室上性心动过速(paroxysmal supraventricular tachycardia,PSVT)简称室上速,指起源于希氏束分支以上的阵发性、规则、快速性心律,相当于一系列快速重复出现的期前收缩。

1. 健康史 询问患者有无器质性心脏病史,阵发性室上性心动过速多见于无器质性心脏病患者,偶见于器质性心脏病患者;发作时是否与性别、年龄有关,与原发疾病和诱因是否相关。

2. 身体状况

(1) 症状:发作时常有心悸、胸闷、焦虑不安、头晕;晕厥、心绞痛、心力衰竭与休克者少见。大多数患者发病的特点是突然发作、突然停止,持续数秒、数小时甚至数日。

(2) 心电图特点(图 3-6-7):①心率 150～250 次/分,节律规则;②QRS 波群形态与时限正常,

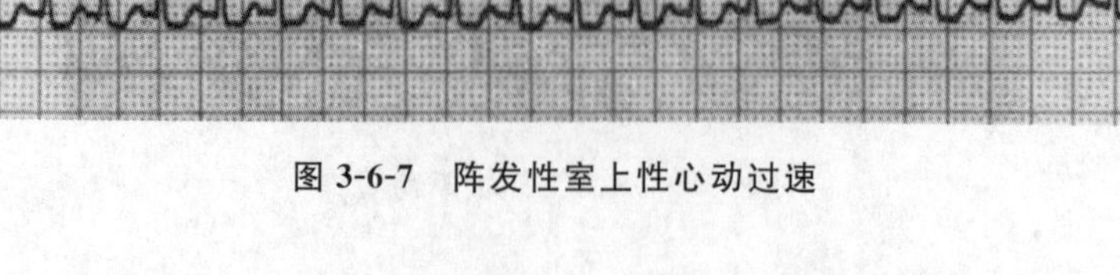

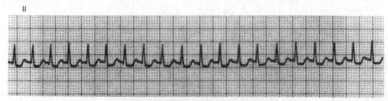

图 3-6-7 阵发性室上性心动过速

若有室内差异性传导或原有束支传导阻滞，QRS 波群可宽大畸形；③P 波为逆行性（Ⅱ、Ⅲ、aVF 导联倒置），常埋于 QRS 波群内或位于其终末部分，与 QRS 波群的关系恒定；④起始突然，通常由一个房性期前收缩触发。

（二）阵发性室性心动过速

阵发性室性心动过速（pathologic paroxysmal ventricular tachycardia）简称室速，指连续出现三个或三个以上室性期前收缩，其间没有正常的搏动。如不及时处理，可发展成为心室颤动。

1. 健康史 询问患者有无器质性心脏病史，阵发性室性心动过速多见于各种器质性心脏病患者，最常见的是冠心病、曾患心肌梗死者，其次是心肌病、心力衰竭、心脏瓣膜病患者等；询问是否有电解质紊乱、长 QT 综合征、洋地黄中毒、胺碘酮药物中毒等病史。

2. 身体状况

（1）症状：症状的轻重视发作时的心室率、持续时间、基础心脏病和心功能状况不同而异。非持续性室速（发作时间短于 30 s，能自行终止）的患者通常无症状。持续性室速（发作时间大于 30 s，需药物或电复律才能终止）常伴有明显的血流动力学障碍与心肌缺血。

（2）心电图特点（图 3-6-8）：①3 个或以上的室性期前收缩连续出现；②QRS 波群形态畸形，时限超过 0.12 s；ST 段方向与 QRS 波群主波方向相反；③心室率通常为 100～250 次/分，心律规则，亦可略不规则；④心房独立活动与 QRS 波无固定关系，形成房室剥离，偶尔个别或所有心室激动逆传夺获心房；⑤发作通常突然开始。

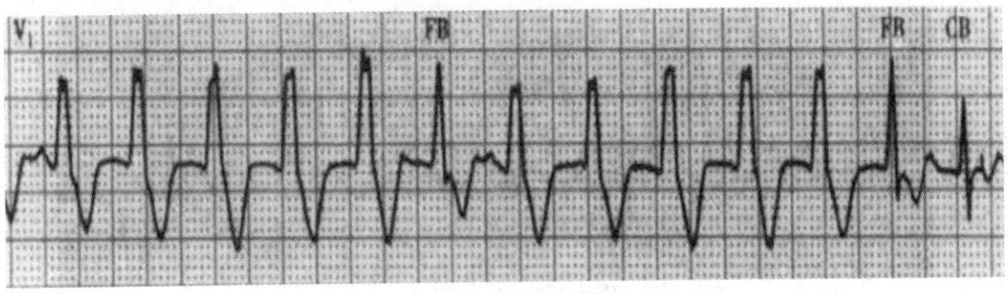

图 3-6-8 阵发性室性心动过速

（三）处理原则

阵发性室上性心动过速的治疗：①刺激迷走神经末梢的方法，此法多适用于青年人，老年人不宜用。请患者屏气后用力呼气，刺激咽部引起恶心；指压或按摩颈动脉窦，先试右侧 10 s，如无效再试左侧 10 s，切勿两侧同时加压，以免引起大脑缺血，此方法必须由医生操作；指压眼球，也是先右后左，每次不超过 10 s，不能用力过猛，否则有引起视网膜剥离的危险。②药物治疗，如腺苷、维拉帕米、洋地黄制剂、β 受体阻滞剂等。③电刺激、各种药物治疗无效者，可行同步直流电复律、经食管或心房超速调搏、射频消融术、房室交界区的电烧灼疗法等。以上治疗无效或患者出现严重心绞痛、低血压、心力衰竭时，可施行同步直流电复律。预防发作首选洋地黄、长效钙通道阻滞剂（维拉帕米缓释片）和长效 β 受体阻滞剂，可单独或联合使用。

阵发性室性心动过速的治疗，无器质性心脏病患者发生非持续性室速，无症状发作时无须治疗；器质性心脏病及持续性室速，无论有无器质性心脏病均应治疗。首选利多卡因静脉注射，发作控制后继续用利多卡因持续静脉滴注以防复发，也可选用普罗帕酮或胺碘酮。如患者已发生低血压、休克、心绞痛等症状应迅速施行同步直流电复律。洋地黄中毒引起的室速不宜用电复律，应给予药物治疗。

四、扑动和颤动

（一）心房扑动

心房扑动（atrial flutter）简称房扑。

1. 健康史 房扑可发生于无器质性心脏病者，也可

> **课堂互动**
>
> 阵发性室上性心动过速的治疗方法有哪些？

见于一些器质性心脏病患者。询问患者是否有风湿性心脏病、冠心病、高血压性心脏病、心肌病、肺栓塞、慢性充血性心力衰竭等病史；有无二尖瓣、三尖瓣狭窄与反流等现象；有无甲状腺功能亢进症、酒精中毒、心包炎等病史。

2. 身体状况

(1) 症状：心室率不快的患者可无任何症状，心室率快者则有胸闷、心悸、心绞痛及心力衰竭的表现。

(2) 体征：体格检查时可见快速颈静脉扑动，当房室传导比率发生变动时，第一心音强度亦随之变化。有时能听到心房音。

(3) 心电图特点(图 3-6-9)：①导联的 P 波消失，代之以大小、形态相同，节律规则、快速的，连续锯齿样扑动波(又称 F 波)，频率为 250～350 次/分，F 波多在 V_1、Ⅱ、Ⅲ、aVF 导联中明显可见。F 波之间密切衔接，两肢对称。②QRS 波群形态正常，伴有室内差异性传导或原有束支传导阻滞时，QRS 波群增宽且畸形。③心房扑动时，心房激动极快，但房室交界区的正常不应期相对较长，因此，不是所有的心房激动都能下传到心室，因而可产生间隔规则的部分传导，或间隔不规则的传导，常呈 2∶1、3∶1、4∶1 或不同比例的房室传导，使心室率不规则。

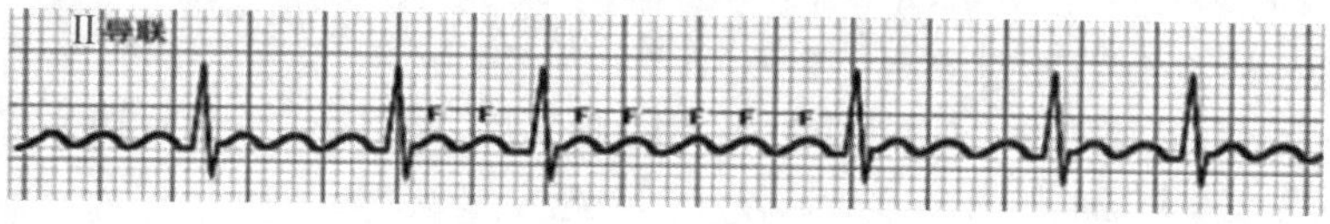

图 3-6-9　心房扑动

(二) 心房颤动

心房颤动(atrial fibrillation)简称房颤，是由于心房内多处异位起搏点发出极快而不规则的冲动(350～600 次/分)引起心房不协调的乱颤，房室传导系统仅能接受部分心房兴奋的传导，故房颤时心室搏动也快而不规则，频率为 100～160 次/分，仅次于早搏的常见心律失常。

1. 健康史　房颤的发生常与器质性心脏病、年龄老化等因素有关，最常见于风湿性心脏病二尖瓣狭窄，其次见于冠心病、心肌病、高血压性心脏病、肺源性心脏病、甲状腺功能亢进症、老年退化性心脏病等，表现为持续性房颤；阵发性房颤可见于正常人，在情绪激动、手术后、运动、急性酒精中毒后；仔细询问患者的病史和引发因素。

2. 身体状况

(1) 症状、体征：主要取决于心室率的快慢及原来心脏病的轻重。心室率不快者可无任何症状，心室率快者可有心悸、胸闷、头晕、乏力等，心室率＞150 次/分可表现为心力衰竭、心绞痛、晕厥等。听诊时典型的表现是“三个不”，即心律绝对不规则、心率快慢不一、心音强弱不等，单位时间内脉率少于心率。

重点：房颤的心电图特征及听诊的特点。

(2) 心电图特点(图 3-6-10)：①窦性 P 波消失，代之以大小、形态、间隔不一的 f 波，频率 350～600 次/分；②RR 间期绝对不规则，心室率 100～160 次/分；③QRS 波群形态一般正常(如有室内差异性传导或束支传导阻滞可增宽)。

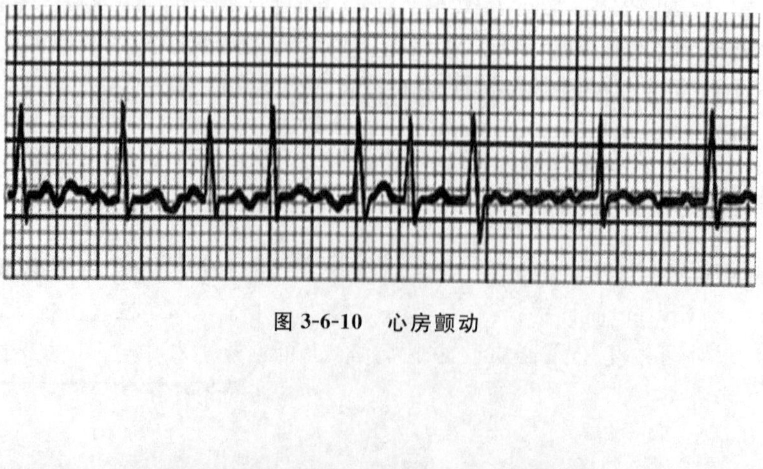

图 3-6-10　心房颤动

（三）心室扑动和颤动

心室扑动(ventricular flutter)简称室扑，是心室快而弱的无效性收缩。心室颤动(ventricular fibrillation)简称室颤，是心室肌各部位的不协调颤动。室扑是室颤的前奏，而室颤则是导致心源性猝死最常见的心律失常。

1. 健康史 询问患者有无缺血性心脏病史；有无使用抗心律失常药物；有无严重缺氧、缺血病史；有无预激综合征合并房颤与快速心室率；有无电击伤等病史。

2. 身体状况

重点：阿-斯综合征的临床表现。

(1) 症状：一旦发生，容易出现阿-斯综合征，表现为意识丧失、抽搐、发绀，继之呼吸停止、瞳孔放大，相当于心室停搏。听诊心音消失，脉搏触不到，血压测不到。

(2) 心电图特点(图 3-6-11)：心室扑动呈正弦波图形，波幅宽大而规则，频率 150～300 次/分，有时难与室性心动过速鉴别；心室颤动时 P-QRS-T 波群完全消失，代之以形态、频率及振幅完全不规则的室颤波(波浪状曲线)，其频率为 150～500 次/分。

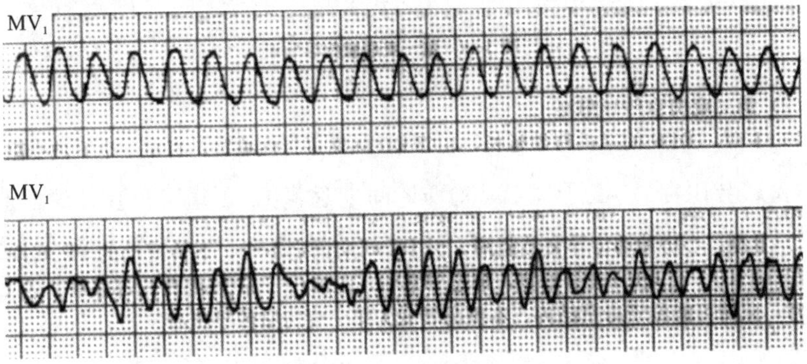

图 3-6-11 心室扑动和颤动

（四）处理原则

课堂互动

针对患者的病情变化，应用什么方法可以终止其发作？

(1) 房颤、房扑患者的处理：积极治疗原发病，对阵发性者，如持续时间短、症状不明显可无需治疗；持续性者主要控制过快的心室率，首选西地兰，可单独或与 β 受体阻滞剂或钙阻滞剂合用。最有效的复律手段仍为同步直流电复律术[同步：一般以 150～200 J 的电功率迅速电击心脏，放电与心电图 R 波降支(绝对不应期)在同一时间称为同步，使所有的心肌纤维可瞬间除极，恢复正常窦律]；如药物无效可施行导管消融术；房颤持续超过 2 天，复律前要抗凝治疗(前 3 周、后 4 周)，阿司匹林(300 mg/d)，慢性房颤有较高的栓塞发生率，如无禁忌应采用抗凝治疗。

(2) 室扑、室颤患者的处理：一旦出现室颤或心跳骤停应立即用直流电非同步电击除颤，并配合心外按压、人工呼吸等心肺复苏术。

五、房室传导阻滞

房室传导阻滞(atrioventricular block，AVB)又称房室阻滞，是窦性冲动在房室传导过程中被异常地延迟或阻滞。阻滞部位可在房室结、希氏束以及束支等，按其阻滞程度分三度：一度为窦性冲动自心房传至心室的时间延长——不完全性；二度为窦性冲动中有一部分不能传至心室——不完全性；三度为窦性冲动均不能下达心室，导致由阻滞部位以下的起搏点来控制心室活动——完全性。

1. 健康史 询问正常人或运动员，常在迷走神经张力增高时发生不完全性房室传导阻滞；询问有器质性心脏病的患者，如曾经患过急性心肌梗死、心肌炎、心内膜炎、心肌病、先天性心脏病、高血压性心脏病、甲状腺功能减退症等容易导致房室传导阻滞；询问其他因素，如有无药物中毒、电解质紊乱、心脏手术等病史；考虑患者年龄因素与精神创伤，家庭环境和社会支持力量是否不利。

2. 身体状况

1）症状、体征：一度房室传导阻滞，除原发病症状外无其他症状，听诊第一心音减弱（收缩时房室瓣接近关闭）；二度Ⅰ型房室传导阻滞（文氏现象），心悸或心搏脱漏感，听诊第一心音强度逐渐减弱并有心搏脱落；二度Ⅱ型房室传导阻滞（莫氏现象），有乏力、头晕、心悸、胸闷等症状，易发展为完全性，听诊亦有间歇性心搏脱落，但第一心音强度恒定；三度房室传导阻滞，症状取决于心室率的快慢，如疲乏、晕眩、晕厥、心绞痛、心力衰竭等。过慢导致脑缺血而出现阿-斯综合征，重者可猝死。听诊第一心音强度不一，心律慢而规则，心率20～40次/分，血压偏低，有时可闻及响亮而清晰的第一心音（大炮音）。

重点：房室传导阻滞各种类型的心电图特点。

2）心电图特点

(1) 一度房室传导阻滞（图3-6-12）：PR间期＞0.20 s；每个P波后都有QRS波群（无脱落）。

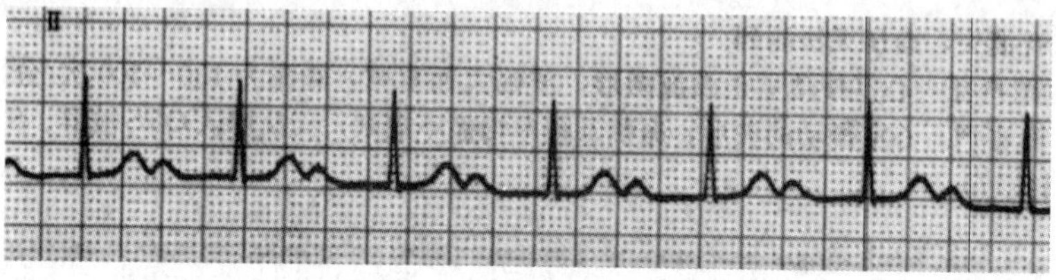

图3-6-12　一度房室传导阻滞

(2) 二度房室传导阻滞：二度Ⅰ型特点①PR间期逐渐延长，直至QRS波群脱落；②相邻的RR间期逐渐缩短，直至P波后QRS波群脱落；③包含QRS波群脱落的RR间期比两倍PP间期短；④最常见的房室传导比例为3∶2或5∶4（图3-6-13）。二度Ⅱ型特点①PR间期固定，可正常或延长；②有间歇性的QRS波脱落，常呈2∶1或3∶2（图3-6-14）。

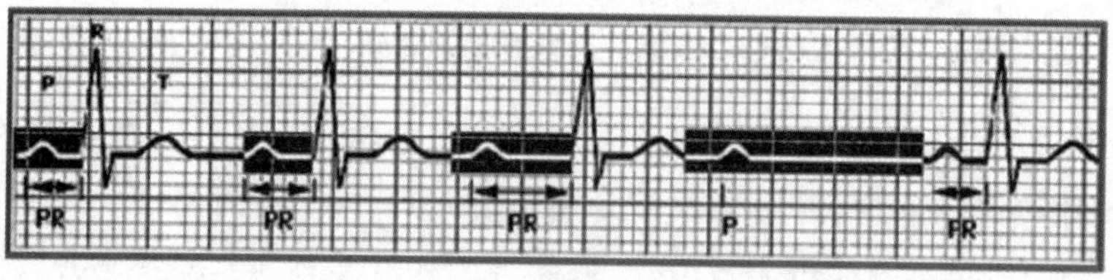

图3-6-13　二度Ⅰ型房室房室传导阻滞

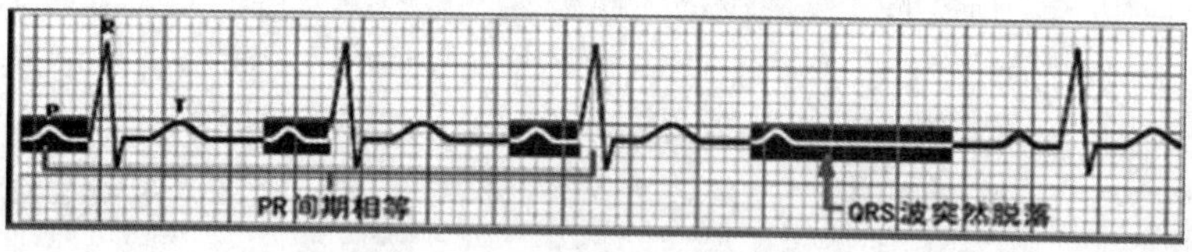

图3-6-14　二度Ⅱ型房室传导阻滞

(3) 三度房室传导阻滞：心电图特点①PP间期相等，RR间期相等，P波与QRS波群无关（房室分离）；②P波频率大于QRS波群频率；③QRS波群形态取决于阻滞部位，如阻滞部位高、在房室结，则形态正常，心室率＞40次/分；如阻滞部位低、在希氏束以下，尤其在束支，则QRS波群宽大畸形，心室率＜40次/分（图3-6-15）。

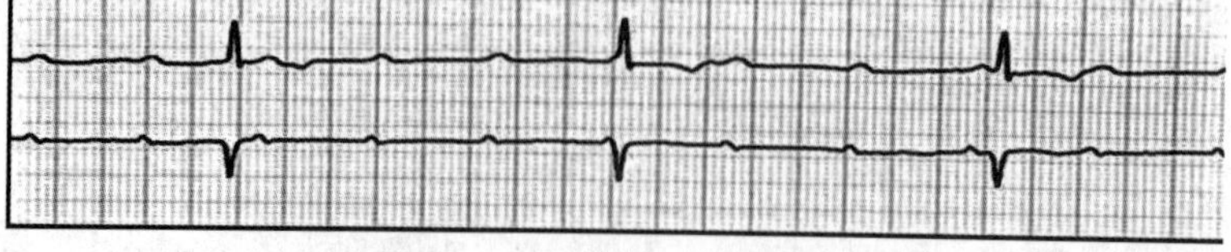

图3-6-15　三度房室传导阻滞

3. 处理原则

针对病因进行治疗。一度或二度Ⅰ型心室率不过慢且无症状者，除必要原发病治疗外，无需抗心律失常治疗；二度Ⅱ型或三度心室率慢且有血流动力学改变者可用阿托品、异丙肾上腺素等药物及时提高心室率。如心室率慢，且症状明显，应首选临时或永久性心脏起搏器治疗。

【首要护理诊断/问题】

活动无耐力　与心律失常导致心悸或心排血量减少有关。

【次要护理诊断/问题】

(1) 有受伤的危险　与心律失常引起的头晕、晕厥有关。

(2) 恐惧　与心律失常反复发作、疗效欠佳有关。

(3) 潜在并发症：猝死。

【护理目标】

(1) 患者活动耐力有所恢复。

(2) 患者情绪稳定。

(3) 未发生猝死、药物中毒、心力衰竭，或能够及时发现和处理。

【护理措施】

1. 一般护理

(1) 休息：对于偶发、无器质性心脏病的心律失常，不需卧床休息，注意劳逸结合，有血液动力学改变的轻度心律失常患者应适当休息、避免劳累。严重心律失常者尤其是期前收缩、阵发性心动过速、三度房室传导阻滞发作时应卧床休息，直至病情好转后再逐渐起床活动。

(2) 饮食护理：给予低热量、低脂、高蛋白、高维生素、易消化饮食，少量多餐，避免过饱；戒烟酒，禁食刺激性食物、喝浓茶或咖啡。保持大便通畅，以免增加心脏负担诱发心力衰竭。

(3) 给氧：对于伴有呼吸困难、发绀的缺氧患者，给予氧气吸入 2～4 L/min。

2. 病情观察

(1) 密切观察心律变化，当心电图或心电示波监护中发现以下任何一种心律失常，应及时与医生联系，并准备急救处理。①频发室性早搏(每分钟 5 次以上)或室性早搏呈二联律；②连续出现两个以上多源性室性早搏或反复发作的短阵室上性心动过速；③室性早搏落在前一搏动的 T 波之上；④心室颤动或不同程度的房室传导阻滞。

(2) 当听心率、测脉搏 1 min 以上发现心音、脉搏消失，心率低于 40 次/分或心率大于 160 次/分的情况时应及时报告医生并做出及时处理。

(3) 血压：如患者血压低于 80 mmHg，脉压小于 20 mmHg，面色苍白、脉搏细速、出冷汗、神志不清、四肢厥冷、尿量减少，应立即进行抗休克处理。

(4) 心跳骤停，突然意识丧失、昏迷或抽搐，此时大动脉搏动消失，心音消失，血压为零，呼吸停止或发绀，瞳孔放大。

3. 用药护理　根据不同抗心律失常药物的作用及副作用，给予相应的护理。治疗快速性心律失常的药物如利多卡因，可致头晕、嗜睡、视力模糊、抽搐和呼吸抑制，因此静脉注射累积不宜超过 300 mg/2 h。苯妥英钠可引起皮疹、白细胞(WBC)减少，故用药期间应定期复查 WBC 计数。普罗帕酮易致恶心、口干、头痛等，故宜饭后服用。β 受体阻滞剂使支气管收缩，增加呼吸道阻力，诱发或加重支气管哮喘的急性发作。奎尼丁与地高辛合用可使血浆中的地高辛浓度升高，增加毒性，应适当减少地高辛的用量。胺碘酮静脉用药易引起静脉炎，应选择大血管，配制浓度不要过高，严密观察穿刺部位，防止药液外渗。使用奎尼丁可出现神经系统方面改变，同时可致血压下降、QRS 波群增宽、QT 间期延长，故给药时需定期测心电图、血压、心率，若血压下降、心率减慢或不规则应暂时停药。

重点：心律失常药物治疗的作用原理和副作用。

治疗缓慢性心率失常的药物如阿托品，可以提高房室传导阻滞的心率，适用于阻滞位于房室结的患者。异丙肾上腺素适用于任何部位的房室传导阻滞，但应用于急性心肌梗死时应十分慎重，因其可能导致严重室性心律失常。在治疗缓慢性心律失常的时候，以上药物使用超过数天，往往效果不佳且易发生严重的不良反应。

重点:心跳骤停的抢救措施。

4. 心跳骤停的护理

(1) 叩击心前区并进行胸外心脏按压,通知医生,并备齐各种抢救药物及用品。

(2) 保证供氧,保持呼吸道通畅,必要时配合医生行气管插管及应用辅助呼吸器,并做好护理。

(3) 建立静脉通道,准确、迅速、及时地遵医嘱给药。

(4) 脑缺氧时间较长者,头部可置冰袋或冰帽。

(5) 注意保暖,防止并发症。

(6) 监测、记录24 h出入液量,必要时留置导尿。

(7) 严密观察病情变化,及时填写特别护理记录单。

5. 心理护理 因为频发心悸或者心跳骤停会导致患者紧张、心慌、失眠、担心预后,重者出现抑郁和恐惧,所以应给予患者心理疏导,讲解疾病知识,给予安慰和支持,增强患者战胜疾病的信心。

6. 健康指导

(1) 疾病知识指导:向患者讲解心律失常的原因及常见诱发因素,如情绪紧张、过度劳累、急性感染、寒冷刺激、不良生活习惯(吸烟、饮浓茶和咖啡)等。

(2) 生活指导:指导患者劳逸结合、有规律地生活。保持平和、稳定的情绪,精神放松,不过度紧张。保持大便通畅,避免用力排便诱发心力衰竭。

课堂互动

工作中如果遇到心律失常患者,怎样做好健康指导?

(3) 心律失常患者应自我监测:教会患者测量脉搏一天一次,每次1 min,做好记录。阵发性室上性心动过速患者发作后立即刺激咽喉致恶心、呕吐,或深呼吸,或压迫眼球可达到刺激迷走神经、终止心律失常的作用。安装人工心脏起搏器的患者应随身携带诊断卡和异丙肾上腺素或阿托品药物。心律失常患者应避免从事驾驶、高空作业等工作。

(4) 心律失常患者应定期检查:定期复查心电图、电解质、肝功能、肾功能等,因为抗心律失常药物可影响电解质平衡及肝、肾功能。用药后应定期复诊及观察用药效果和调整用药剂量,发现异常应及时就医。

知识链接

心电除颤仪的操作规程

1. 通过"输出能量设定"开关,选择合适的除颤能量。
2. 根据患者情况选择R波同步除颤或非同步除颤模式。
3. 从除颤仪上取下除颤电极,在电极表面涂以导电凝胶,并注意不要让电极膏涂到医生手上或除颤电极手柄上。
4. 将除颤电极按在患者正确的部位,在患者皮肤上小幅度地来回移动电极,以增加电极与患者皮肤之间的正常接触,然后保持电极静止,并施加11～14 kg的压力。
5. 按下除颤电极或控制面板的充电按钮进行充电,等待除颤仪提示充电完成。
6. 在充电完成后,如果需要改变能量大小,可直接将"能量设定"开关调整到需要的数值,并等待除颤仪提示充电完成。
7. 适度调节并确认电极安放的位置和施加的压力是否合适。
8. 确认没有其他人员与患者有身体接触,没有其他可能形成电流回路的路径,如监护电极盒、导联线、床栏等,高声提醒所有人员与患者保持一定的距离。
9. 同时按下除颤电极的两个"除颤"按钮。
10. 检查打印除颤后患者的心电图,确定除颤效果。

【护理评价】

经过治疗和护理，评价患者是否达到：①活动耐力恢复；②未因为头晕、晕厥受伤；③情绪稳定，焦虑减轻或缓解；④未发生猝死、药物中毒、心力衰竭，或能够被及时发现和处理。

知识拓展

使用抗心律失常药物的注意事项

抗心律失常药物绝大多数作用于心血管系统，治疗心律失常的同时，亦对血压、心排出量等都有影响。例如：奎尼丁可使血压下降，而麻黄素可以升高血压。因此，服用抗心律失常药物的患者经常要做的检查主要有以下几个。

(1) 定期查心电图，以明确心律失常的情况，必要时做 24 h 动态心电图，以观察心脏全天的情况。

(2) 定期做心功能测定，以明确心脏承受能力。

(3) 按时测血压，尤其在最初服药及改变药物剂量时，服药前后均要测血压。

(4) 经常数脉搏和心率，掌握病情变化。

(5) 经常检查肝、肾功能。由于药物多数经肝脏内代谢，经肾脏排出，为防止肝、肾功能损害，应早发现、早治疗，故要经常做肝、肾功能检查。

(6) 服用洋地黄类抗心律失常药物的患者，应定期进行血药浓度的测定及电解质浓度的测定。

任务七　心肌疾病患者的护理

学习目标

1. 了解心肌的解剖结构和生理功能。
2. 熟悉病毒性心肌炎和心肌病的病因、发病机制。
3. 掌握扩张型心肌病和肥厚型心肌病的病因、临床特点、治疗原则。
4. 掌握病例的护理计划和护理措施，培养学生的综合分析能力。
5. 熟悉疾病健康教育的内容。

一、病毒性心肌炎患者的护理

情景导入

患者，女，22 岁，发热、乏力、心悸、心前区隐痛 2 天。平素体健，2 周前因受凉后咳嗽、发热、咽痛。

查体：T 38.1 ℃，P 124 次/分，R 26 次/分，BP 128/78 mmHg，咽部充血，心率 124 次/分，偶闻及早搏。

实验室检查：血白细胞 10×10^9/L，中性粒细胞 40%，淋巴细胞 60%；血沉 30 mm/h，心电图偶见室性早搏。

思考：

(1) 该患者最可能的疾病是什么？诊断依据有哪些？

(2) 该患者存在哪些护理问题及相关因素？

(3) 如何向患者进行健康教育？

病毒性心肌炎(viral myocarditis)是由各种病毒引起的心肌局限性或弥漫性炎症。可发生于任何年龄，以儿童和青少年多见。

重点：引起病毒性心肌炎的常见病毒，临床的典型特征。

【病因及发病机制】

(一) 病因

各种病毒都可以引起心肌炎，其中以肠道和呼吸道病毒感染较常见，临床上绝大多数病毒性心肌炎由柯萨奇A、B组病毒和埃可病毒、流感病毒引起，尤其以柯萨奇B组病毒最为多见。

(二) 诱因

细菌感染、营养不良、剧烈运动、寒冷、酗酒、过度劳累、妊娠、缺氧等。

(三) 发病机制

病毒性心肌炎早期病毒可直接侵犯心肌和心肌内小血管而引起损害，同时存在免疫反应因素，免疫反应可导致心肌细胞溶解、间质水肿、单核细胞浸润等急性炎症改变。在慢性阶段，免疫反应可能是发病的主要机制。

【护理评估】

(一) 健康史

了解家庭成员的健康状况，明确家庭成员中有无发生猝死的情况，病程中有无反复发生晕厥现象等。

(二) 身体评估

1. 前驱症状 发病前1～4周大多有发热、咳嗽、咽痛或恶心、腹痛、腹泻等上呼吸道或消化道感染病史。

2. 主要症状 轻者无明显症状；较重者常有胸闷、心前驱隐痛、心悸、气短、乏力等；主要症状常有心悸、胸闷、气急、心前区隐痛、乏力等心脏受累的表现。严重时可有咳嗽、呼吸困难、急性肺水肿，严重者可发生心力衰竭，甚至猝死。

课堂互动

最常引起病毒性心肌炎的病毒有哪些？有哪些临床特征？

3. 主要体征 较常见的有各种心律失常，心率加快与体温升高不成比例，心尖部第一心音减弱、出现第三心音，重者可出现舒张期奔马律、心包摩擦音及心脏不同程度的扩大。危重者血压下降、脉细弱，出现肺部湿啰音及肝大等循环衰竭体征。

知识链接

柯萨奇病毒

柯萨奇病毒(coxsackie virus)是一种肠病毒(enterovirus)，分为A和B两类。对乳鼠的敏感性很高，妊娠期感染可引起非麻痹性脊髓灰质炎性病变，并致胎儿宫内感染和致畸。柯萨奇病毒B型感染引起特征性传染性胸肋痛(即Bornholm's disease)，可合并脑膜脑炎、心肌炎、发烧、格林-巴利综合征、肝炎、溶血性贫血和肺炎。

(三) 辅助检查

1. 实验室检查 血白细胞计数可增高，部分患者血沉增快，天冬氨酸氨基转移酶(AST)、肌酸激酶(CK)及其同工酶(CK-MB)、乳酸脱氢酶(LDH)等增高，血清中抗心肌抗体滴定度可增高。另外，从心肌或心包液等标本中可做病毒分离和心肌活组织检查协助诊断。

2. X线检查 心影正常或扩大，心力衰竭者可有肺淤血征。

3. 心电图检查 多有ST-T改变、R波降低、病理性Q波以及各种心律失常。

（四）处理原则

1. 一般治疗 休息与营养，进食易消化、富含维生素和蛋白质的食物。

2. 心肌营养 静脉滴注促进心肌代谢的药物，如能量合剂、细胞色素C、维生素C等。

3. 抗病毒治疗 干扰素或干扰素诱导剂及中药等。

4. 对症治疗 抗心律失常和抗心力衰竭治疗。

【首要护理诊断/问题】

活动无耐力 与严重心肌受损和心律失常引起的心排血量减少有关。

【次要护理诊断/问题】

(1) 体温过高 与心肌炎有关。

(2) 焦虑、恐惧 与胸痛、乏力、心悸和担心疾病影响有关。

(3) 潜在并发症：心力衰竭、心律失常。

【护理目标】

(1) 患者心肌受损减轻，心排血量增加。

(2) 患者心肌炎得到控制，体温正常。

(3) 患者焦虑的情绪减轻或消失。

【护理措施】

重点：病毒性心肌炎的预防措施。

1. 病情观察 严密观察患者生命体征、尿量及意识状态，心律失常者必须予以心电监护。发现潜在引起猝死危险的心律失常，应立即报告医生，并协助采取积极处理措施。监测血气分析、电解质及酸碱平衡。

2. 一般护理

(1) 休息与活动：环境安静、舒适，限制探望，减少不必要的干扰，保证患者有充分的休息和睡眠时间，反复向患者解释急性期严格卧床休息及病情稳定后逐渐增加活动量的意义。卧床休息直至患者症状消失，血心肌酶谱、心电图及X线检查均恢复正常后方可逐渐增加活动量。

(2) 饮食：给予低盐、高蛋白、高维生素、易消化的饮食，少量多餐，避免过饱；增加膳食纤维，保持大便通畅，必要时遵医嘱给予通便药物，戒烟酒。

3. 用药护理 因抗心力衰竭药物和抗心律失常药物有致心律失常作用，使用时应注意观察药物的疗效和不良反应；利尿剂易致水、电解质紊乱，要注意观察和纠正；血管扩张剂可产生头痛、面红，甚至体位性低血压，嘱患者服药后半小时内不要起床。

课堂互动

病毒性心肌炎常见的并发症有哪些？如何观察和处理？

4. 并发症护理 准备好抢救仪器和药物，出现严重心律失常时协助医生做好抢救工作，遵医嘱给予抗心律失常药物；有猝死表现时立即抢救，做好心脏按压和人工呼吸；出现室颤时采用非同步直流电复律和临时起搏等措施。

5. 心理护理 告诉患者体力恢复需要一定的时间，不要急于求成，当活动耐力有所增加时，应及时给予鼓励。对不愿活动或害怕活动的患者，应给予心理疏导，督促患者完成耐力范围内的活动量或采取小组活动的方式，为患者提供适宜的活动环境和氛围，激发患者活动的兴趣。病情稳定后，与患者及家属一起制订并实施每日活动计划，严密监测活动时心率、心律、血压的变化，若活动后出现胸闷、心悸、呼吸困难、心律失常等，应停止活动，以此作为限制最大活动量的指征。

6. 健康指导

(1) 预后：告诉患者本病预后大多良好，不留后遗症；部分患者可有多次发作。

(2) 休息与活动指导：患者出院后应继续休息，3～6个月后可逐渐恢复轻体力工作和学习，恢复体力活动后鼓励患者适当锻炼身体以提高机体抵抗力。指导患者多进食含维生素 C 丰富的蔬菜和水果。

(3) 注意保暖防寒,减少呼吸道感染,避免潮湿受凉。

(4) 教会患者和家属自测脉搏与心律,发生异常及时复诊。

【护理评价】

患者对疾病的抵抗能力和免疫力是否增强;能否自觉地避免病因和诱因,注意保暖,防止病毒感染;疾病恢复时是否仍有心悸、心跳增快和心率失常的表现,并能及时发现、及时就医和注意休息;出院后患者是否注意劳逸结合,适当锻炼。

二、心肌病患者的护理

情景导入

王某,男,65 岁,活动后心悸、胸闷、气急 2 个月余。2 个月前患者于上楼梯、干重活后气急、心慌、胸闷,休息片刻后症状减轻或消失,无咳嗽、咯血等症状。1 周来因感冒上述症状加重,3 天来不能平卧。

家族史:母亲在他 15 岁时死于心脏病,父亲健在。

查体:P 116 次/分,BP 128/82 mmHg,R 28 次/分;口唇、指甲中毒发绀,两肺底闻及中等量湿啰音,心尖区触及收缩期震颤,心浊音界向两侧扩大,心率 115 次/分,心前区闻及 4 级收缩期杂音,肝脾未及,下肢无水肿。

心电图:频发多源性室性期前收缩。

心脏 B 超:左心室舒张末期直径 65 mm,左心房舒张末期直径 58 mm,二尖瓣中度反流。

初步诊断:扩张型心肌病;室性期前收缩;心功能Ⅲ级。

原发性心肌病 (primary cardiomyopathy)是一组原因不明的、以心肌病变为主的心脏病。本病可分为四种类型,即扩张型心肌病、肥厚型心肌病、限制型心肌病和未定型心肌病,其中以扩张型心肌病的发病率最高,男多于女,比例为 2.5∶1;其次是肥厚型心肌病,被认为是常染色体显性遗传疾病。这里主要介绍扩张型和肥厚型心肌病。

【病因及发病机制】

(一) 扩张型心肌病

扩张型心肌病 (dilated cardiomyopathy)以心脏扩大 (特别是左心室扩大)、室壁变薄、心室收缩功能不全为特征。可产生充血性心力衰竭,常合并心律失常,病死率较高。

病因尚不清楚,可能与病毒、细菌、药物中毒和代谢异常等所致各种心肌损害有关,病毒性心肌炎也可发展为扩张型心肌病,有人认为是一种自身免疫过程引起的疾病。病理上心脏呈球形增大,心肌松弛无力。主要侵犯左心室,以心腔扩张为主,心室收缩(泵)功能降低,舒张期血量和压力升高,心排血量降低,是本病的病理生理变化。

(二) 肥厚型心肌病

肥厚型心肌病 (hypertrophic cardiomyopathy) 是以心肌非对称性肥厚、心室内腔变小、左心室血液充盈受阻、舒张期顺应性下降为特征的原因不明的心肌疾病。临床根据左心室流出道有无梗阻而分为梗阻性肥厚型及非梗阻性肥厚型心肌病。

常有明显的家族史,为常染色体显性遗传性疾病。有人认为高血压、儿茶酚胺代谢异常、高强度运动为其促发因素。

【护理评估】

(一) 健康史

了解患者家庭成员的健康状况,是否经常容易感冒,是否患过病毒性心肌炎;明确家庭成员中有无发生猝死的情况，病程中有无反复发生晕厥现象等。

（二）身体评估

重点：扩张型心肌病和肥厚型心肌病的临床表现。

1. 扩张型心肌病的临床表现

(1) 症状：起病缓慢，收缩期泵功能障碍，表现为活动后气促、胸闷、心悸、夜间阵发性呼吸困难，重者出现端坐呼吸等症状。

(2) 体征：可有心脏扩大、奔马律和严重心律失常、皮下水肿、浆膜腔积液、肝肿大，部分患者有栓塞现象。

2. 肥厚型心肌病的临床表现

(1) 症状：部分患者可完全无自觉症状而在体检中被发现或猝死。非梗阻性肥厚型心肌病患者的临床表现类似扩张型心肌病。梗阻性肥厚型心肌病患者可有劳累性呼吸困难、心悸和心绞痛，也有人伴有流出道梗阻而晕厥，甚至神志丧失而猝死。

(2) 体征：体检可有心脏轻度增大，能听到第四心音，心尖部听到收缩期杂音。流出道梗阻者可在胸骨左缘第 3～4 肋间听到较粗糙的喷射性收缩期杂音。

（三）辅助检查

重点：肥厚型心肌病的辅助检查特点。

1. 扩张型心肌病 X 线显示心脏普遍增大(图 3-7-1)、肺充血明显；心电图有明显的 ST-T 波改变，各种心律失常；超声心动图可见左、右心室及左心房扩大、左心室流出道增宽、心室壁活动度减少等。

2. 肥厚型心肌病 胸部 X 线检查：心功能不全时心影左缘明显突出，升主动脉无扩张。心电图检查：最常见左心室肥厚伴劳损及病理性 Q 波、各种心律失常。超声心动图对本病诊断有非常重要的意义，检查可示室间隔的非对称性肥厚，舒张期室间隔厚度与左心室后壁厚度之比大于或等于 1.3，左心室流出道狭窄，心室壁活动度减少等。心血管造影的主要征象：左心室流出道的倒锥形狭窄，心腔变形、缩小，半数病例可继发二尖瓣关闭不全，冠状动脉及分支开通，甚至轻度扩张。

原发性心肌病(肥厚型)胸部正位片示心脏未见明显增大，左心缘圆隆，两肺血管纹理正常。左心室造影左前斜位(图 3-7-2)示收缩期时左心室流出道轻度狭窄，左心室腔前缘凹陷，充盈缺损，提示室间隔肥厚。

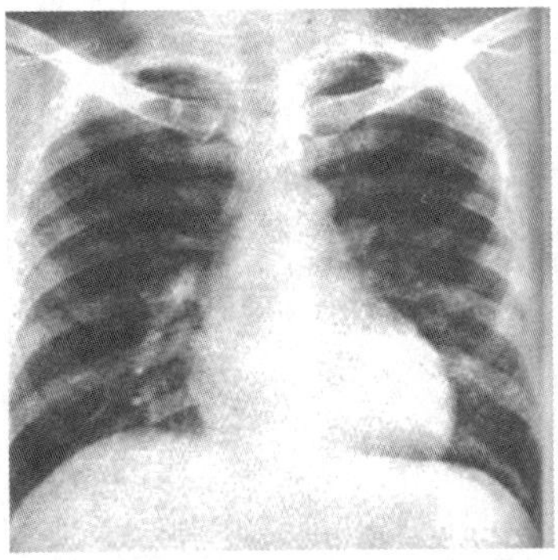

图 3-7-1　心脏普遍增大

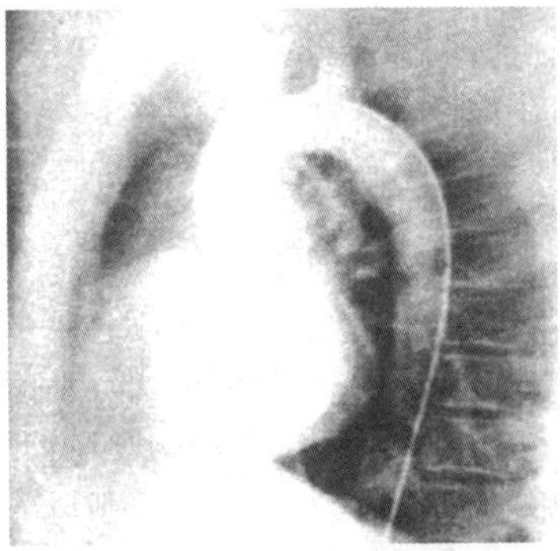

图 3-7-2　左心室造影左前斜位

（四）处理原则

1. 扩张型心肌病 主要是对症治疗，有心功能不全时与一般心力衰竭处理相同。给予洋地黄、利尿剂和血管扩张剂；另外可用 β 受体阻滞剂、抗凝剂(预防血栓)和硝酸酯类(控制心绞痛)。有条件的患者可做心脏移植。

课堂互动

扩张型心肌病与肥厚型心肌病在病理变化、病因、临床特点、治疗等方面有何不同？

2. 肥厚型心肌病 β 受体阻滞剂最常用的有倍他洛克 、普萘洛尔，钙通道阻滞剂也可使用如维拉帕米等，慎用洋地黄和利尿剂，禁用硝酸酯类。手术治疗可切除部分肥厚的室间隔，但少用。

【首要护理诊断/问题】

活动无耐力　与心肌收缩无力、心排血量减少有关。

【次要护理诊断/问题】

(1) 气体交换受损　与左心衰竭导致肺淤血有关。

(2) 疼痛 与肥厚心肌相对缺血、缺氧有关。

(3) 并发症：心力衰竭、心律失常、栓塞和感染。

【护理目标】

(1) 保持组织正常灌流，表现为脉搏有力、皮肤温暖、毛细血管充盈。

(2) 患者能够维持正常的自主呼吸。

(3) 患者主诉疼痛次数减少、程度减轻。

(4) 患者不发生感染、体温正常、病情稳定。

(5) 患者情绪稳定、乐观，配合治疗。

【护理措施】

1. 病情观察　注意观察胸痛的性质、特征及血压、心律，发现潜在引起猝死危险的心律失常或其他情况，应立即报告医生，协助采取积极处理措施。

2. 一般护理　环境要安静、舒适，温、湿度适宜，空气新鲜；病情严重者卧床休息，根据心功能级别和有无心律失常制订相应的活动计划；给予高蛋白、高维生素、低脂、低胆固醇和低盐、易消化食物，少量多餐，适当增加膳食纤维，保持大便通畅、戒烟酒。

重点：心肌病的用药护理。

3. 用药护理　持续给氧，改善心肌缺氧状态，避免剧烈活动、持重物、屏气等；做好用药护理，遵医嘱使用β受体阻滞剂和钙通道阻滞剂，注意观察不良反应，严密监测有无洋地黄中毒及水、电解质紊乱。

4. 并发症护理　严密监测患者心律、心率、血压等变化，一旦出现心力衰竭、严重心律失常或栓塞等征兆时，及时通知医生积极配合抢救。

5. 心理护理　经常与患者交谈，以了解其思想动态，及时消除患者的不良情绪。

6. 健康指导

(1) 告诉患者本病预后的注意事项，使患者了解卧床休息和限制活动的重要性；指导患者学会放松，促进休息和缓解疼痛。

(2) 饮食以低盐、富含营养、高维生素的食物为主，避免高糖、高脂饮食和刺激性食品，少量多餐。

(3) 注意保暖防寒，减少呼吸道感染。

(4) 消除诱因：扩张型心肌病应防止过度劳累，避免病毒感染、酒精中毒等导致心肌受损的因素；肥厚型心肌病应指导患者避免剧烈运动、屏气、情绪激动或持重物等，以减少猝死的发生。

(5) 坚持科学安全用药，观察不良反应，及时复诊。

【护理评价】

扩张型心肌病有无并发心律失常，心胸比值是否正常；肥厚型心肌病的症状是否逐渐加重，是否有猝死的征兆，若有应及时观察和通知医生，积极配合，防止发生意外；肥厚型心肌病要了解患者是否有阳性的家族史，家人有无类似表现或有猝死的案例。

知识拓展

心电图检查

扩张型心肌病：心电图检查以ST段压低、T波低平或倒置为主，少数出现病理性Q波。

肥厚型心肌病：心电图常示左心室肥厚及ST-T改变，部分出现Q波，房室传导阻滞和束支传导阻滞亦较常见。

限制型心肌病：心电图示低电压、心房和心室肥大、束支传导阻滞、ST-T 改变和心房颤动等心律失常。

任务八 感染性心内膜炎患者的护理

学习目标

1. 了解感染性心内膜炎的病因及发病机制。
2. 掌握感染性心内膜炎患者的身体状况与护理措施。
3. 熟练地为感染性心内膜炎患者进行健康指导。

情景导入

患者，女，45 岁，持续高热就诊。患者自诉一个半月前受凉后出现高热、乏力伴咳嗽，无痰，全身酸痛，社区医院给予青霉素治疗后以上症状无明显好转。

查体：上臂出现皮疹，T 39.8 ℃。

心脏超声显示：二尖瓣关闭不全伴有赘生物。

初步诊断为亚急性感染性心内膜炎。

感染性心内膜炎(infective endocarditis，IE)是微生物感染所致的心内膜和邻近的大动脉内膜炎症，其特征是心脏瓣膜上有赘生物形成，赘生物为大小不等、形状不一的血小板和纤维素团块，内含大量微生物和少量炎症细胞。瓣膜是最长受累部位，但感染也可发生在间隔缺损部位、腱索或心壁内膜。心腔、腱索及心壁内赘生物如图 3-8-1 所示。

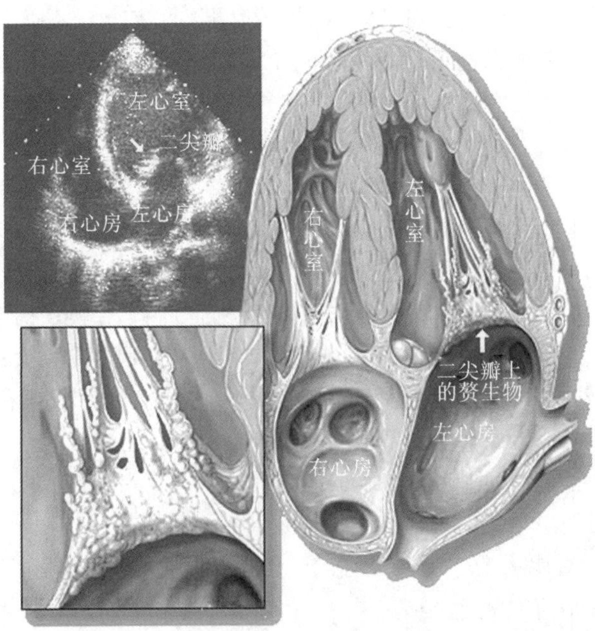

图 3-8-1 心腔内的赘生物

根据病程，可将感染性心内膜炎分为急性感染性心内膜炎和亚急性感染性心内膜炎。急性感染性心内膜炎的特征:①中毒症状明显;②病程进展迅速,数天至数周引起瓣膜破坏;③感染迁移多见;④病原体主要为金黄色葡萄球菌。亚急性感染性心内膜炎的特征:①中毒症状轻;②病程数周至数月;③感染迁移少见;④病原体主要为金黄色葡萄球菌,草绿色链球菌也较多见,其次为肠球菌。

【病因及发病机制】

1. 急性感染性心内膜炎 发病机制尚不清楚,主要累及正常心脏瓣膜。病原菌来自皮肤、肌肉、骨骼或肺等部位的活动性感染灶,循环中细菌量大、细菌毒力强,具有高度侵袭性和黏附于内膜的能力,主动脉瓣常受累。

2. 亚急性感染性心内膜炎 至少占据 2/3 的病例,发病与以下因素有关。

(1) 亚急性者主要发生于器质性心脏病,首先为心脏瓣膜病,尤其是二尖瓣和主动脉瓣膜病;其次为先天性心血管病,如室间隔缺损、动脉导管未闭、法洛四联症和主动脉缩窄。赘生物常位于血流从高压腔经病变瓣口或先天缺损至低压腔产生高速射流和湍流的下游。高速射流冲击心脏或大血管内膜处可致局部损伤,容易感染。

(2) 非细菌性血栓性心内膜炎病变:当心内膜的内皮受损暴露其下结缔组织的胶原纤维时,血小板在该处聚集,形成血小板微血栓和纤维蛋白沉着,成为结节样无菌性赘生物,是细菌定居瓣膜表面的重要因素。

(3) 短暂性菌血症:各种感染或细菌寄居的皮肤黏膜创伤(如手术、器械操作等)常导致短暂性菌血症。循环中的细菌如定居在无菌性赘生物上,即可发生感染性心内膜炎。

(4) 细菌感染无菌性赘生物:取决于发生菌血症的频度和循环中细菌的数量。细菌定居后迅速繁殖,促使血小板进一步集聚和纤维蛋白沉积,感染赘生物增大。当赘生物破裂时,细菌又被释放进入血液。

【护理评估】

(一) 健康史

评估患者有无心脏瓣膜病、先天性心脏病等病史;有无上呼吸道及其他部位的感染,如咽峡炎、喉炎、扁桃体炎等;有无静脉药瘾史;近期是否经历过拔牙或扁桃体切除术、心脏手术、器械检查等。

(二) 身体状况

1. 症状 发热是最常见的症状。亚急性者起病隐匿,可有全身不适、乏力、食欲不振和体重减轻等非特异性症状。可有弛张性低热,一般不超过 39 ℃,午后和晚上高热,常伴有头痛、背痛和肌肉关节痛。急性者呈暴发性败血症过程,有高热、寒战。突发心力衰竭者较为常见。

2. 体征

(1) 心脏杂音:80%～85%的患者可闻及心脏杂音,可由基础心脏病和(或)心内膜炎导致瓣膜损害所致。急性者比亚急性者更易出现杂音强度和性质的变化,或出现新的杂音。

(2) 周围体征:多为非特异性,今年已经不多见,可能的原因是微血管炎或微栓塞,包括:①淤点,可出现于任何部位,常见于锁骨以上皮肤、口腔黏膜和睑结膜;②指(趾)甲下线状出血;③Osler结节,常见于亚急性感染性心内膜炎,为指或趾垫出现的豌豆大的红或紫色痛性结节;④Roth斑,视网膜的卵圆形出血斑,中心呈白色;⑤Janeway 损害,为手掌和足底处直径 1～4 mm 的无痛性出血红斑。

(3) 感染的非特异性症状:如脾大、贫血、杵状指。

(4) 并发症:

①心脏并发症:心力衰竭为最常见并发症,主要由瓣膜关闭不全所致,其次可见到心肌脓肿、急性心肌梗死、心肌炎和化脓性心包炎等。

②细菌动脉瘤:多见于亚急性者,受累动脉依次为近端主动脉(包括主动脉窦)、脑、内脏和四肢动脉。一般见于病程晚期,多无症状,可扪及搏动性肿块,发生于周围血管时易诊断,如发生在脑、肠系膜动脉或其他深部组织的动脉时,往往直至动脉瘤破裂出血,方可确诊。

③迁移性脓肿：多见于急性患者，常见于肝、脾、骨髓和神经系统。

④神经系统并发症：患者可有脑栓塞、脑细菌性动脉瘤、脑出血、中毒性脑病、脑脓肿、化脓性脑膜炎等不同神经系统受累表现。

⑤肾脏并发症：大多数患者有肾损害，包括肾动脉栓塞和肾梗死、肾小球肾炎、肾脓肿等。

表 3-8-1　急性与亚急性感染性心内膜炎的比较

临床表现	急　性	亚急性
中毒症状	明显	轻
病程	进展迅速，数日或数周引起瓣膜破坏	数周至数月
感染迁移	多见	少见
病原体	金黄色葡萄球菌	草绿色链球菌

（三）辅助检查

1. 血液培养　诊断菌血症和感染性心内膜炎最重要的方法。药敏试验可为治疗提供依据。近期未接受过抗生素治疗的患者血液培养阳性率可高达 95%以上。急性患者的菌血症为持续性，应在入院后立即安排采血，在 3 h 内每隔 1 h 抽取 1 次，共计 3 次后开始治疗。2 周内用过抗生素常降低血培养的阳性率。对未经治疗的亚急性患者，应在第 1 天每隔 1 h 采血 1 次，共 3 次，如次日未见细菌生长，开始抗生素治疗。已用抗生素者，停药 2～7 天后采血。

2. 尿液检查　可见镜下血尿和轻度蛋白尿，肉眼血尿提示肾梗死。红细胞管型和大量蛋白尿提示弥漫性肾小球肾炎。

3. 血液　血常规检查进行性贫血较常见，白细胞计数正常或轻度升高，分类计数中性粒细胞轻度左移，红细胞沉降率升高。

4. 免疫学检查　患者可有高丙种球蛋白血症、出现循环中免疫复合物。病程超过 6 周的亚急性患者可检出类风湿因子阳性。

5. 超声心动图　经胸超声可诊断出 50%～75%的赘生物，经食管超声可检出直径＜5 mm 的赘生物，敏感性高达 95%以上。未发现赘生物时需密切结合临床。

6. 心电图检查　可见各种心律失常，非特异性 ST-T 段改变，典型急性心肌梗死改变等；主动脉瓣环或室间隔脓肿时可见急性心肌梗死或房室、室内传导阻滞。

7. 胸部 X 线　可了解心脏外形、肺部表现等。左心衰竭时有肺淤血或肺水肿征。肺部多处小片状浸润阴影提示脓毒性肺栓塞所致肺炎。

（四）心理-社会状况

评估患者有无因病情发作及对并发症的担忧而产生紧张、焦虑、恐惧等负性情绪；患者的职业、工作性质、劳动强度、主要经济来源、家庭经济状况及主要社会关系等；患者及家属对疾病的认知程度以及所得到的社会保健资源。

> **课堂互动**
>
> 患者的药物治疗原则和注意事项有哪些？

（五）处理原则

1. 药物治疗　抗生素应用是最重要的治疗措施，首选青霉素。用药原则：①早期应用，在连续 3～5 次血液培养后即可开始治疗。②充分用药，大剂量、长疗程应用杀菌性抗微生物药物。③静脉药为主，保持高而稳定的血药浓度。④病原微生物不明时，急性者选用针对金黄色葡萄球菌、链球菌和革兰阴性杆菌均有效的广谱抗生素，亚急性者选择针对大多数链球菌有效的抗生素。⑤已知致病微生物时，应根据药敏试验结果选择抗生素。

2. 手术治疗　感染性心内膜炎在抗生素治疗无效或者合并严重的心内并发症时应考虑手术治疗。其适应证：①严重瓣膜反流致心力衰竭；②真菌性心内膜炎；③尽量充分使用抗微生物药物，血液培养持续阳性或反复复发；④虽充分抗微生物药物治疗，仍反复发作大动脉栓塞，赘生物直径≥10 mm；⑤主动脉瓣受累致房室传导阻滞，心肌或瓣环脓肿需手术引流。

【首要护理诊断/问题】

(1) 体温过高　与感染有关。

(2) 营养失调:低于机体需要量　与感染所致的机体代谢率增高和食欲下降有关。

【次要护理诊断/问题】

(1) 焦虑　与发热、疗程长或病情反复有关。

(2) 潜在并发症:栓塞。

> **课堂互动**
>
> 该病患者目前首要护理诊断是什么?依据有哪些?

【护理目标】

(1) 患者能自我监测体温变化,体温保持在正常范围。

(2) 能保持良好的心理状态,情绪稳定。

(3) 未发生栓塞、心力衰竭,或者发生时能够及时发现和处理。

(4) 能正确叙述感染性心内膜炎的防治及配合治疗相关知识。

【护理措施】

1. 一般护理

(1) 休息与活动:高热患者应卧床休息,保持适宜的温度和湿度,采取舒适卧位,保持情绪稳定。对于心脏内存在巨大赘生物者必须绝对卧床休息以减少脱落机会。

(2) 饮食护理:鼓励患者摄入高蛋白、高热量、高维生素、易消化的软食或半流质饮食,补充机体消耗。根据病情适当饮水,做好口腔护理。并发心力衰竭者,应给予低盐、低热量饮食。

2. 病情观察

(1) 观察体温及皮肤黏膜:每 4～6 h 测量体温一次,准确绘制体温曲线,以反映体温动态变化,判断病情进展及治疗效果。观察患者有无皮肤淤点、指和趾甲下出血等皮肤黏膜损害情况。

(2) 栓塞的观察:注意观察脑、肾、肺、脾和肢体动脉等栓塞的表现,如果患者出现胸痛、气急、发绀和咯血等症状,提示肺栓塞的可能;出现腰痛、血尿提示肾栓塞;发生神志和精神改变、失语、肢体感觉或运动功能障碍、瞳孔大小不等,甚至抽搐或昏迷征象时,应警惕脑栓塞;肢体突然发生剧烈疼痛,局部皮肤温度下降,动脉搏动减弱或消失,常由于外周动脉栓塞所致;突发剧烈腹痛时,应警惕肠系膜动脉栓塞。一旦发现上述异常,应及时报告医生并协助妥善处理。

3. 发热护理　高热患者应卧床休息,给予物理降温如冰袋或温水擦浴等,准确记录体温变化。及时擦干汗液并更换衣服。保证被服干燥、清洁,以增加药物的副作用。

4. 用药护理　遵医嘱准确、按时使用抗生素,确保维持体内有效血药浓度,并观察药物疗效及不良反应;告知患者抗生素是治疗本病的关键,需坚持大剂量、长疗程的抗生素使用才能杀灭病原菌;保护静脉,使用静脉留置针或经外周静脉穿刺中心静脉置管(PICC),避免多次穿刺破坏血管和增加患者痛苦。

5. 正确采集血培养标本　告知患者采集血培养标本对患者的诊断与治疗置管的重要性,采血需反复多次,以取得患者的理解和合作。①未使用抗生素者,入院后即可采血,每隔 1 h 采血 1 次,共 3 次,次日血培养结果阳性者即可使用青霉素,阴性者则需重复采血 3 次后再开始抗生素治疗。②已经使用抗生素者,遵医嘱应停用 3～7 天后采血。③采血最佳时间为体温上升时,每次采血 10～20 mL。④采血前严格消毒皮肤,采血后严格消毒培养瓶瓶塞,并用酒精灯火苗消毒局部空气。⑤必要时在血液培养的同时加做药敏试验,以指导临床用药。

6. 健康指导

> **课堂互动**
>
> 针对该病患者,你怎样正确采集血标本?

(1) 疾病知识指导:告诉患者及家属本病的病因和病程进展特点,鼓励患者树立信心,做好长期与疾病做斗争以控制病程进展的思想准备。告诉患者坚持按医嘱用药的重要性,并定期门诊复查。有手术适应证者劝患者尽早择期手术,提高生活质量,以免失去最佳手术时机。

(2) 预防感染:尽可能改善居住环境中潮湿、阴暗等不良条件,保持室内空气流通、温暖、干燥、阳光充足。日常生活中适当锻炼,加强营养,提高机体抵抗力。注意防寒保暖,避免感冒,避免与上呼吸道感染、咽炎患者接触，一旦发生感染应立即用药治疗。在一些侵入性操作如拔牙、内镜检查、导尿术、人工流产等手术操作前应告诉医生自己有风湿性心脏病病史，以便预防性使用抗生素，劝告反复发生扁桃体炎者在风湿活动控制后2～4个月手术摘除扁桃体。

(3) 避免诱因：避免重体力劳动、剧烈运动或情绪激动。女性患者注意避免过重的家务劳动加重病情。育龄妇女要根据心功能情况在医生指导下选择好妊娠与分娩时机。

(4) 生活指导：保证充足睡眠；保持良好心态，避免精神过度紧张、长时间脑力劳动、劳逸结合。

【护理评价】

患者是否：①体温逐渐降至正常；②营养状况得到改善；③情绪稳定，能积极主动配合治疗；④未发生并发症，或并发症被及时发现并得到及时处理。

知识拓展

血液培养

血液培养是把静脉穿刺获得的血液接种到一个或多个培养瓶或培养管中，用来发现、识别细菌或其他可培养分离的微生物（如大肠杆菌、念珠菌属、霉菌属等），这些微生物存在于血液中形成菌血症或真菌菌血症。在患者的血液中检测出微生物对感染性疾病的诊断、治疗和预后有重要的临床意义。当细菌或真菌在血液中迅速繁殖超出单核-巨噬细胞系统清除这些微生物的能力时，即产生持续的菌血症，并且可感染血管外组织。病原微生物从血管外经淋巴管直接进入血流，患者可发生血管内感染（如感染性心内膜炎、真菌性动脉瘤、化脓性静脉炎、感染性动脉瘘和动静脉管炎）。

任务九　心包炎患者的护理

学习目标

1. 了解心包炎的病因及发病机制。
2. 掌握心包炎患者的身体状况与护理措施。
3. 熟练地为心包炎患者进行健康指导。

情景导入

患者在入院前1年开始出现活动后胸闷、气短，休息后可缓解，症状呈逐渐加重趋势，静息时亦有发作，并出现双下肢及颜面部可凹性水肿，夜间不能平卧，食欲减退。曾在当地医院就诊，发现胸腔积液，具体治疗不详，口服药物后症状一度好转。近1个月上述症状加重，出现干咳、憋喘不能平卧，就诊于外院，胸片及超声心动图发现大量心包积液。

心包疾病除原发感染性心包炎外，尚有肿瘤、代谢性疾病、自身免疫病、尿毒症等所致非感染性心包炎。按病程发展可分为急性心包炎（伴或不伴心包积液）、慢性心包炎、粘连性心包炎、亚急性渗出性缩窄性心包炎、慢性缩窄性心包炎等。临床上以急性心包炎和慢性缩窄性心包炎最为常见。

一、急性心包炎

急性心包炎(acute pericarditis)为心包脏层和壁层的急性炎症。可由细菌、病毒、自身免疫、物理、化学等因素引起。心包炎常是某种疾病表现的一部分或为其并发症,因此常被原发疾病所掩盖,但也可单独存在。

【病因及发病机制】

(一) 病因

过去常见的病因为风湿热、结核及细菌性感染。近年来,病毒感染、肿瘤、尿毒症性及心肌梗死性心包炎的发病率明显增多。

(1) 感染性:病毒、细菌、真菌、寄生虫、立克次体等感染引起的。

(2) 非感染性:常见的有急性非特异性心包炎及自身免疫性(风湿热、系统性红斑狼疮、结节性多动脉炎、类风湿关节炎等)、肿瘤性、代谢性疾病如尿毒症、痛风等,还有外伤或放射性等物理因素及心肌梗死等邻近器官疾病。

(二) 发病机制

心包腔(图 3-9-1)是脏层与壁层之间的间隙,正常腔内有 50 mL 左右的浆液,以润滑心脏,减少搏动时的摩擦。急性炎症反应时,心包脏层和壁层出现纤维蛋白、白细胞和少量内皮细胞组成的炎性渗出,此时尚无液体集聚,为纤维蛋白性心包炎。随着病程发展,心包腔渗出液增多,则转变为渗出性心包炎,常为浆液纤维蛋白性,体液量由 100 mL 至 2000～3000 mL 不等,可呈血性或脓性。当渗出液短时间内大量增多时,心包腔内压力迅速上升,导致心室舒张期充盈受限,并使外周静脉压升高,最终导致心排血量降低、血压下降,出现急性心脏压塞的临床表现。

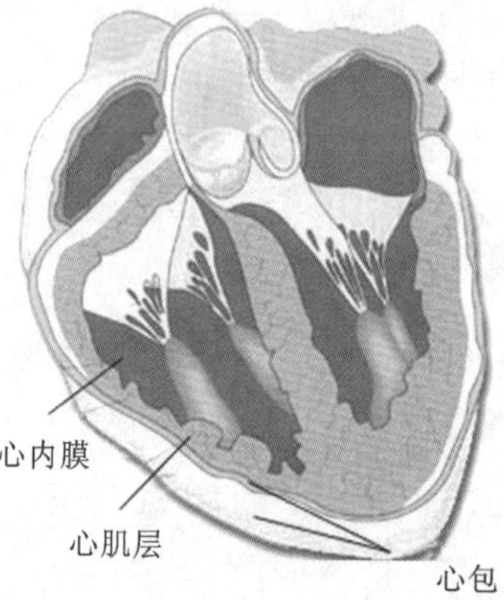

图 3-9-1　心包腔

【护理评估】

(一) 健康史

评估患者近期有无各种原因引起的全身感染,以前是否患过肺结核;有无风湿性疾病、系统性红斑狼疮、类风湿关节炎等免疫系统疾病;有无心肌梗死、尿毒症、肿瘤以及创伤、过敏、临近器官疾病等病史。

(二) 身体状况

1. 纤维蛋白性心包炎

(1) 症状:心前区疼痛为主要症状,多见于急性非特异性心包炎和感染性心包炎,缓慢进展的结核性或肿瘤性心包炎疼痛症状可能不明显。疼痛可位于心前区,性质尖锐,与呼吸运动有关,常因咳嗽、变换体位或吞咽动作而加重。疼痛也可为压榨样,位于胸骨后,需注意与心肌梗死疼痛相鉴别。

(2) 体征:心包摩擦音是纤维蛋白性心包炎的典型体征,因炎症而变得粗糙的壁层与脏层在心脏活动时相互摩擦而发生,呈抓刮样粗糙音,与心音的发生无相关性。多位于心前区,以胸骨左缘第 3、4 肋间最为明显,坐位时身体前倾、深呼吸或将听诊器胸件向胸部加压更易听到。心包摩擦音可持续数小时或持续数天、数周,当积液增多将两层心包分开时,摩擦音即可消失,心前区听到心包摩擦音即可做出心包炎的诊断。

2. 渗出性心包炎　临床表现取决于积液对心脏的压塞程度,轻者尚能维持正常的血流动力学,重者则出现循环障碍或衰竭。

(1) 症状:呼吸困难是最突出的症状,可能与支气管、肺气压及肺淤血有关。严重时有端坐呼吸,伴身体前倾、呼吸浅速、面色苍白、发绀等,也可因压迫气管、喉返神经、食管而产生干咳、声音嘶哑及吞咽困难。全身症状可表现为发冷、发热、乏力、烦躁、上腹胀痛等。

(2) 体征:心尖搏动减弱或消失,心音低而遥远,心脏叩诊浊音界向两侧扩大,皆为绝对浊音区,大量积液可在左肩胛骨下出现浊音及左肺受压迫引起的支气管呼吸音,称为心包积液征。大量心包积液可使收缩压下降,而舒张压变化不大,故脉压变小,可累及静脉回流,出现颈静脉怒张,肝大、水肿及腹腔积液。

3. 心脏压塞 急性心脏压塞表现为心动过速、血压下降、脉压变小和静脉压明显上升,如心排血量明显下降可引起急性循环衰竭、休克。亚急性或慢性心脏压塞表现为体循环静脉淤血、颈静脉怒张、静脉压升高、奇脉等。

(三) 辅助检查

1. 实验室检查 取决于原发病,感染性者常有外周血白细胞计数增加、红细胞沉降率增快等炎症反应。

2. X线检查 对渗出性心包炎有一定诊断价值。可见心影向两侧增大,而肺部无明显充血现象,是心包积液的有力证据。

3. 心电图 常规导联(除 aVR 外)普遍 ST 段抬高呈弓背向下型,一至数天后,ST 段回到基线,出现 T 波低平及倒置,持续数天或数月后 T 波逐渐恢复正常。渗出性心包炎时可有 QRS 波群低电压及电交替,无病理性 Q 波。

4. 超声心电动图 对检查心包积液简单易行,迅速可靠,M 型或二维超声心动图中均可见液性暗区。

5. 心包穿刺 主要指征是心脏压塞和能明确病因的渗出性心包炎,抽取心包穿刺液进行常规涂片、细菌培养和寻找肿瘤细胞等。

(四) 心理-社会状况

患者因心前区疼痛、呼吸困难而出现精神紧张、烦躁不安,因急性心脏压塞出现晕厥而感到恐慌;尤其是诊断不明、病情重、病程长时,患者担心急性心包炎转为慢性,而产生焦虑、消极悲观等心理反应。

(五) 处理原则

1. 病因治疗 针对病因,应用抗生素、抗结合药物、化疗药物等治疗。

2. 对症治疗 呼吸困难者给予半卧位、吸氧;疼痛者应用镇痛剂。

3. 心包穿刺 解除心脏压塞和减轻大量渗液引起的压迫症状,必要时可经穿刺在心包腔内注入抗菌药物或化疗药物等。

4. 其他 心包切开引流及心包切除术等。

二、缩窄性心包炎

缩窄性心包炎是指心脏被致密厚实的纤维化或钙化心包所包围,使心室舒张期充盈受限而产生的一系列循环障碍的病症。

【病因及发病机制】

缩窄性心包炎继发于急性心包炎,在我国以结核性心包炎最为常见,其次为化脓性或创伤性心包炎演变而来,少数与心包肿瘤、急性非特异性心包炎及放射性心包炎等有关。急性心包炎后,随着渗出液逐渐吸收可有纤维组织增生,心包增厚、粘连、钙化,最终形成坚厚的瘢痕,使心包失去伸缩性,致使心室舒张期扩张受阻、充盈减少,心搏量下降而产生血液循环障碍,长期缩窄心肌可萎缩。

【护理评估】

> **课堂互动**
>
> 该病患者护理评估的重点是什么?

(一) 健康史

询问患者既往有无心包炎病史。

（二）身体状况

心室缩窄多于急性心包炎后1年内形成，少数可长达数年，常见症状为劳力性呼吸困难，主要与心搏量降低有关。可伴有疲乏、食欲不振、上腹胀满或疼痛等症状。体征有颈静脉怒张、肝大、腹腔积液、下肢水肿、心律增快等。可见Kussmaul征，吸气时颈静脉怒张明显，心脏体检可见心浊音界正常或稍大，心尖搏动减弱或消失，心音降低，可出现奇脉和心包叩击音。

（三）辅助检查

X线检查心影偏小、正常或轻度增大；心电图有QRS波低压，T波低平或倒置；超声心动图对其诊断价值较心包积液低，可见心包增厚、室壁活动减弱、室间隔矛盾运动等；右心导管检查血流动力学可有相应改变。

（四）心理-社会状况

患者因患病影响工作和生活，且病程长、病情重，导致生活不能完全自理或需要做心包切开等治疗，因而产生焦虑不安甚至恐惧等心理反应。

（五）处理原则

早期实行心包切除术以免发展到心源性恶液质、心肌萎缩等。通常在心包感染被控制、结核活动已静止时手术，并在术后继续用药1年。

三、心包炎患者的护理

【首要护理诊断/问题】

(1) 疼痛　与心包炎症有关。

(2)气体交换受损　与肺或支气管受压、肺淤血有关。

【次要护理诊断/问题】

体温过高　与心包炎症有关。

重点：缩窄性心包炎的护理措施。

【护理措施】

1. 一般护理

(1) 协助患者取舒适卧位，如半卧位或坐位。出现心脏压塞时，患者往往被迫采取前倾位；胸痛时指导患者卧位休息，勿用力咳嗽、深呼吸或突然改变体位，以免引起疼痛加重。

(2) 饮食护理：鼓励患者摄入高蛋白、高热量、高维生素饮食。水肿时低盐饮食，水肿严重且合并腹腔积液者应给予无盐饮食。

(3) 其他：输液时控制输液速度，防止加重心脏负荷；患者衣着宽松，以免妨碍胸廓运动；根据缺氧程度给予氧气吸入；发热患者应做好口腔护理。

2. 病情观察

(1) 观察患者呼吸困难的程度，有无呼吸浅快、发绀，血气分析的结果如何；观察疼痛的部位、性质及其变化情况；评估是否可闻及心包摩擦音。

(2) 记录出入液量，定期测量体重、腹围、下肢周径，并评估营养状况，观察利尿效果。

(3) 定时测量体温并记录，观察热型。由结核引起的心包炎多为稽留热，常在午后或劳动后出现体温升高，伴有盗汗；由化脓性感染引起的心包炎为弛张热，有白细胞基数增加及血沉增快等炎症反应。

3. 用药护理　遵医嘱给予解热镇痛剂，注意有无胃肠道反应、出血等副作用。若疼痛严重，可适量使用吗啡类药物。遵医嘱给予糖皮质激素及抗菌、抗结核、抗肿瘤等药物治疗，并注意观察药物的疗效与副作用。

4. 心包穿刺术的配合与护理　配合医生行心包穿刺或切开引流术，以减轻压迫。或向心包内注射药物达到治疗的目的。

(1) 术前护理：准备用物，向患者说明手术的意义和必要性，解除思想的顾虑，必要时应用少量镇静剂；询问患者是否有咳嗽，必要时给予可待因镇咳治疗；提供屏风或隐蔽的空间，以维护患者隐私，操作前开放静脉通道，准备抢救药品如阿托品等以备急需，进行心电、血压监测，术前需行超声检查，以确定积液量和穿刺部位，并在最佳穿刺点做好标记。

(2) 术中配合：嘱患者勿剧烈咳嗽或深呼吸，穿刺过程中有任何不适立即告知医护人员。严格执行无菌操作，抽液过程中随时夹闭胶管，防止空气进入心包腔；抽液要缓慢，每次抽液量不超过 1 L，以防急性右心室扩张，一般一次抽取量不超过 200～300 mL，若抽出新鲜血液立即停止抽吸，密切观察有无心脏压塞症状，记录抽取量、性质，及时送检。密切观察患者反应和主诉，如面色、呼吸、血压、脉搏、心电等变化，如异常及时协助医生处理。

(3) 术后护理：术毕拔除穿刺针后，穿刺部位覆盖无菌纱布，用胶布固定；穿刺内 2 h 继续心电、血压监测，嘱患者休息，并密切观察患者的生命体征变化。心包引流者需做好引流管的护理，待心包引流液小于每天 25 mL 时拔除导管。

5. 心理护理 多与患者沟通，了解患者的心理状况，向其介绍疾病相关知识，如血培养、心包穿刺的目的，以及抗结核治疗用药的特点和注意事项；告诉患者急性心包炎经过积极治疗大多数可以痊愈，仅少数会演变成慢性缩窄性心包炎，解除患者的思想顾虑，使其积极配合治疗。

6. 健康指导

(1) 疾病知识指导 嘱患者注意休息，加强营养，增强机体抵抗力。进食高热量、高蛋白、高纤维素的易消化饮食，限制钠盐摄入，注意防寒保暖，防止呼吸道感染。

(2) 用药与治疗指导 告诉患者坚持足够疗程药物治疗(如抗结核治疗)的重要性。不可擅自停药，防止复发；注意药物不良反应；定期随访检查肝、肾功能，对缩窄性心包炎患者讲明行心包切除术的重要性，解除思想顾虑，尽早接受手术治疗。术后患者应坚持休息半年左右，加强营养，有利于新功能的恢复。

【护理评价】

患者是否：①体温逐渐降至正常；②胸闷、心悸、气急症状消失；③情绪稳定，心情愉悦，能积极主动配合治疗；④未发生心包填塞、心包腔大量积液等并发症。

任务十 循环系统常用诊疗技术及护理

一、心导管检查术及护理

心导管检查是通过心导管插管术进行心脏各腔室、瓣膜与血管构造及功能的检查，包括右心导管检查与选择性右心造影，左心导管检查与选择性左心造影。其目的是明确诊断心脏和大血管病变的部位与性质，病变是否引起了血流动力学改变及其程度，为采用介入性治疗或外科手术提供依据。

【适应证】

(1) 先天性心脏病(简称先心病)特别是有心内分流的先心病诊断，及术后评价。

(2) 需做血流动力学检测者，从静脉置入漂浮导管至右心及肺静脉。

(3) 主动脉弓及侧支病变，肺动脉、肺静脉和冠状动脉病变的评价。

(4) 心内电生理检查。

(5) 室壁瘤需了解瘤体大小与位置，以决定手术指征。

(6) 静脉及肺动脉造影。

(7) 选择性冠状动脉造影术。

(8) 心肌活检术。

【禁忌证】

(1) 感染性疾病，如感染性心内膜炎、败血症、肺部感染等。

(2) 严重心律失常及严重的高血压未加控制者。

(3) 电解质紊乱,洋地黄中毒。

(4) 有出血倾向者,现有出血性疾病者或正在进行抗凝治疗者。

(5) 外周静脉血栓性静脉炎者。

(6) 严重肝、肾损害者。

【操作前护理】

(1) 向患者及家属介绍手术的方法和意义,手术的必要性和安全性,以解除其思想顾虑和精神紧张,必要时手术前夜口服地西泮 5 mg,保证充足的睡眠。

(2) 指导患者完成必要的实验室检查(血尿常规、血型、出凝血时间、血电解质、肝肾功能)、胸片、超声心动图等。

(3) 根据需要行双侧腹股沟及会阴或上肢、锁骨下静脉穿刺术区备皮及清洁皮肤。

(4) 青霉素皮试及造影剂碘过敏试验。

(5) 穿刺股动脉者应检查两侧足背动脉搏动情况并标记,以便于术中、术后对照观察。

(6) 训练患者床上排尿。

(7) 指导患者衣着舒适,术前排空膀胱。

(8) 术前不需禁食,术前一餐饮食以六成饱为宜,可进食米饭、面条等,不宜喝牛奶、吃海鲜和油腻食物,以免术后卧床出现腹胀或腹泻。

【操作中护理】

(1) 严密监测患者生命体征、心律、心率变化,准确记录压力数据,出现异常及时通知医生并配合处理。

(2) 因患者采取局麻,在整个检查过程中神志始终是清醒的,因此应尽量多陪伴在患者身边,多与患者交谈,分散其注意力,以缓解其对陌生环境和仪器设备的紧张、焦虑感等。同时,告知患者出现任何不适应及时告诉医护人员。

(3) 维持静脉通道通畅,准确及时给药。

(4) 准确递送所需器材,完成手术中记录。

(5) 备齐抢救药品、物品和器材,以供急需。

【操作后护理】

(1) 卧床休息,穿刺侧肢体制动 10～12 h,卧床期间做好生活护理。

(2) 静脉穿刺者以 1 kg 沙袋加压伤口 4～6 h;动脉穿刺者压迫止血后进行加压包扎,以 1 kg 沙袋加压伤口 6 h。观察动、静脉穿刺点有无出血与血肿,如有异常立即通知医生。检查足背动脉搏动情况,比较两侧肢端的颜色、温度、感觉与运动功能情况。

(3) 监测患者的一般状态及生命体征。观察术后并发症,如心律失常、空气栓塞、出血、感染、热原反应、心脏压塞、心脏壁穿孔等。

(4) 常规应用抗生素,预防感染。

(5) 健康指导

① 出院后患者可以进行一般日常的活动,但是体育及健身运动要暂时停止,直至伤口完全复原。伤口周围有青紫色淤痕的肢体不应做剧烈运动。

② 回家后,腹股沟的伤口如有微量的血液渗出,可以用手指按压止血。如果流血不止,患者要及时就医进行加压包扎并观察。

③ 指导患者养成好的生活习惯,戒烟、戒酒,少食多餐,勿暴饮暴食,保持大小便通畅。

④ 保持心情愉快,定期回访。

二、心导管射频消融术及护理

心导管射频消融术(radio frequency catheter ablation,RFCA)是在心脏电生理技术进行心内标测定位的基础上,经皮穿刺将心导管置于引起心律失常的病灶或异常传导路径内,通过射频消融仪导管将射频电能引入心脏内，在导管头端和局部心肌内膜之间将电能转化为热能，达到一定的温度(46～90 ℃)促使特定区域的心肌细胞脱水、变性、坏死(热凝固性坏死)，阻断或消除快速性心律失常传导路径和起源点，从而根治心律失常的一种心导管介入性治疗技术。射频能量是一种低电压高频(300 kHz～1.5 MHz)电能。优点为创伤小、并发症少、安全有效。

【适应证】

(1) 预激综合征合并阵发性心房颤动和快速心室率。

(2) 房室折返性心动过速、房室结折返性心动过速、房性心动过速和无器质性心脏病的室速呈反复发作性，或合并心动过速心肌病。

(3) 发作频繁、心室率不易控制的心房扑动。

(4) 发作频繁、症状明显的心房颤动，顽固性心房扑动。

【禁忌证】

(1) 感染性疾病，如感染性心内膜炎、败血症、肺部感染等。

(2) 严重心律失常、高血压未控制者。

(3) 出血性疾病、外周静脉血栓性静脉炎。

(4) 严重肝、肾损害者。

(5) 电解质紊乱、洋地黄中毒。

(6) 造影剂过敏者。

【操作前准备】

(1) 介绍心导管射频消融术的方法和意义、手术的必要性和安全性，指导患者配合手术，必要时手术前夜口服地西泮 5 mg，保证睡眠。

(2) 配合进行血、尿、粪常规，血电解质，肝、肾功能，血型，出凝血时间，X 线胸片，心电图，超声心动图等检查。

(3) 手术部位(会阴部、两侧腹股沟、右颈胸部)常规备皮。

(4) 术前不需禁食，术前一餐以六成饱为宜。停用抗心律失常药物达 5 个半衰期。

(5) 常规行青霉素和碘过敏试验。

(6) 术前半小时给予苯巴比妥 0.1 g，肌内注射。

(7) 左下肢建立静脉通道，备齐消融导管、射频发生仪、心电程序刺激仪、多导电生理仪、C 臂 X 线机、穿刺针、动脉鞘管、多极电极管、心包穿刺包及抢救器械和药品(利多卡因、生理盐水、异丙肾上腺素、ATP、肝素及其他抢救药物)等。

【操作过程与配合】

(1) 先行电生理检查，明确消融靶点。

(2) 根据不同的靶点位置，局麻后经股静脉或股动脉置入消融导管，并使之到达靶点。

(3) 依消融部位及心律失常不同类型放电消融，30 W 放电 5～10 s，成功后再放电 30～60 s。

(4) 检测是否达到消融成功标准，如旁路逆传已不存在，各种方法不能诱发心律失常等。

(5) 整个操作均在 X 线透视下进行，并做连续的心电和压力监测。动脉穿刺成功后应注入肝素 30000 U，随后操作每延长 1 h 追加肝素 1000 U。术中严密监护患者生命体征、心率、心律，维持静脉通道畅通。术中严密观察有无误伤希氏束造成二度或三度房室传导阻滞或心脏穿孔导致心脏压塞等并发症，配合处理。

【操作后护理】

(1) 术肢制动防止出血。经静脉穿刺者术后平卧 12 h，术侧肢体制动 4～6 h。经动脉穿刺者压迫止血 30 min 后进行加压包扎，以 1 kg 砂袋加压局部伤口 6～8 h，术侧肢体制动 24 h，24 h 后如无出血，拆除弹力绷带，肢体关节才可屈曲活动。观察穿刺点是否有渗血、肿胀等情况。

(2) 术后监测：①心电监护 24 h。②测血压、脉搏、呼吸，前 2 h 每 15 min 1 次，以后每 30～60 min测量 1 次，持续 3 h，以后每 1 h 测量 1 次持续 2 h；然后每 2 h 测量 1 次，测量 24 h 直到稳定为止。③心电图监测每天 1 次，连续 3～5 天。④观察患者有无空气栓塞、出血、感染等并发症。

(3) 常规给予抗生素,一般用青霉素 640 万 U 静脉滴注,连续 3 天。

(4) 术后 2～3 天可出院,但不要负重或剧烈运动。1～2 周即可进行相对正常的生活和工作。1～2 个月可恢复完全正常的生活和工作。

三、冠状动脉造影术及护理

冠状动脉造影术(coronary arterial angiography,CAG)可以提供冠状动脉病变的部位、性质、范围、侧支循环状况等的准确资料,有助于选择最佳治疗方案,是诊断冠心病最可靠的方法。

评定冠状动脉狭窄的程度一般用 TIMI 试验所提出的分级标准。①0 级:无血流灌注,闭塞血管远端无血流。②Ⅰ级:造影剂部分通过,冠状动脉狭窄远端不能完全充盈。③Ⅱ级:冠状动脉狭窄远端可完全充盈,但显影慢,造影剂消除也慢。④Ⅲ级:冠状动脉远端造影剂完全而且迅速充盈和消除,同正常冠状动脉血流。

1. 方法 用特形的心导管经股动脉、肱动脉或桡动脉送到主动脉根部,分别插入左、右冠状动脉口,注入造影剂使冠状动脉及其主要分支显影(图 3-10-1)。

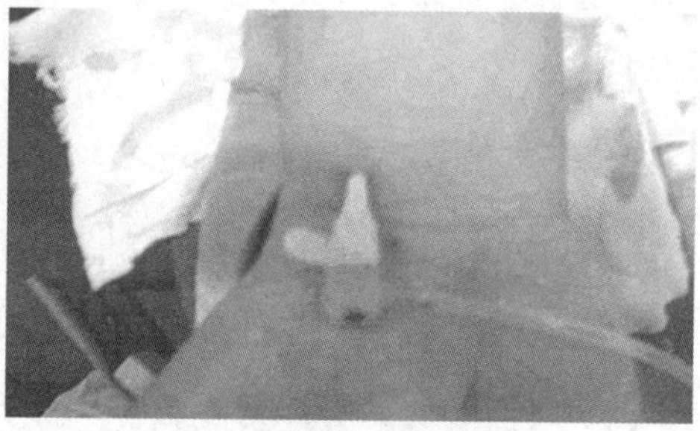

图 3-10-1 桡动脉穿刺

2. 适应证

(1) 经药物治疗后心绞痛仍较重者,明确动脉病变情况以及考虑介入性治疗或旁路移植手术。

(2) 胸痛似心绞痛而不能确诊者。

(3) 中老年患者心脏增大、心力衰竭、心率失常,疑有冠心病而无创性检查未能确诊者。

(4) 心肌梗死后再发心绞痛或运动试验阳性者。

(5) 急性冠脉综合征拟行急诊手术者。

3. 操作后护理

术后动脉穿刺部位按压 15～20 min 以彻底止血,加压包扎,沙袋压迫 6 h,术侧肢体制动 12 h,注意观察穿刺部位有无出血、血肿及足背动脉搏动情况,观察患者心律、血压及心电图变化。

四、经皮冠状动脉介入治疗及护理

经皮冠状动脉介入治疗(percutaneous coronary intervention,PCI)是用心导管技术疏通狭窄甚至闭塞的冠状动脉管腔,从而改善心肌血流灌注的方法。包括经皮冠状动脉腔内成形术(percutaneous transluminal coronary angioplasty,PTCA)、经皮冠状动脉内支架置入术(percutaneous intracoronary stent implantation)及冠状动脉内旋切术、旋磨术和激光成形术,统称为冠状动脉介入治疗。其中,PTCA 和支架置入术是冠心病的重要治疗手段。PTCA 是用以扩张冠状动脉内径、解除其狭窄,使相应心肌供血增加、缓解症状、改善心功能的一种非外科手术方法,是冠状动脉介入诊疗的最基本手段。

【方法】

(1) PTCA 是经皮穿刺周围动脉(常用桡动脉和股动脉),先做冠状动脉造影,再用指引导管将带球囊导管送入冠状动脉,到达狭窄病灶。将稀释的造影剂注入球囊,使之扩张膨胀,使狭窄管腔扩大,待血管扩张后逐渐减压,回抽造影剂,将球囊抽成负压状态撤出(图 3-10-2)。

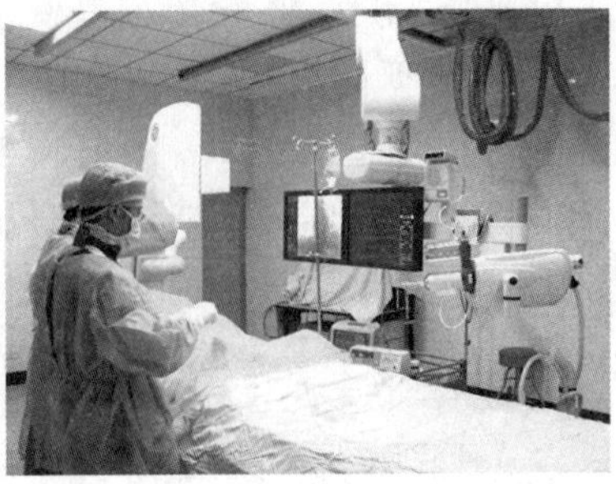

图 3-10-2 PTCA 术中

（2）经皮冠状动脉内支架置入术是将不锈钢或合金材料制成的支架置入病变的冠状动脉内，支撑其管壁，以保持管腔内血流畅通。它是在 PTCA 基础上发展而来的，目的是为了防止和减少 PTCA 后急性冠状动脉闭塞和后期再狭窄，以保证血流通畅（图 3-10-3）。

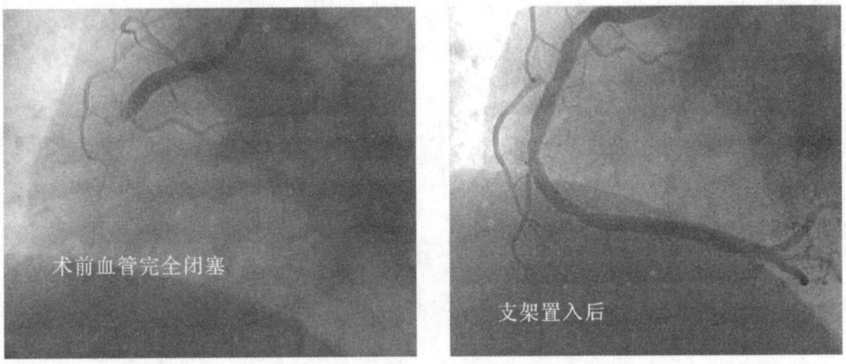

图 3-10-3 支架置入前后对比

【适应证】

（1）冠状动脉不完全狭窄，狭窄程度在 75％以上。

（2）有轻度绞痛症状或无症状，但心肌缺血的客观证据明确。狭窄病变显著，病变血管供应中到大面积存活心肌的患者。

（3）介入治疗后心绞痛复发，官腔再狭窄的患者。

（4）冠状动脉旁路移植血管再狭窄病变。

（5）新近发生的单支冠状动脉完全阻塞。

①直接 PTCA：发病 12 h 以内属于下列情况者：a. ST 段抬高和新出现的左束支传导阻滞（影响 ST 段的分析）的心肌梗死；b. ST 段抬高的心肌梗死并发心源性休克；c. 适合再灌注治疗而有溶栓治疗禁忌证者；d. 无 ST 段抬高的心肌梗死，但梗死相关动脉严重狭窄，TIMI Ⅱ级或Ⅲ级者。

② 补救性 PCI：溶栓治疗后仍有明显胸痛，抬高的 ST 段无明显降低，冠状动脉造影显示 TIMI 0～Ⅱ级血流者。

③ 溶栓治疗再通者的 PCI：溶栓治疗成功的患者，如无缺血复发表面，7～10 天后根据冠状动脉造影结果，对适宜的残留狭窄病变进行 PCI 治疗。

（6）主动脉-冠状动脉旁路移植术后复发心绞痛的患者，包括扩张旁路移植术后的狭窄，吻合口远端的病变或冠状动脉新发生的病变。

（7）不稳定型心绞痛经积极药物治疗，病情未能稳定；心绞痛发作时心电图 ST 段压低＞1 mm，持续时间＞20 min，或血肌钙蛋白升高的患者。

重点：PTCA 和经皮冠状动脉内支架置入术的护理措施。

【护理措施】

1. 术前护理 同心导管检查术外，还应注意以下几点。

（1）术前指导：向患者说明介入治疗的必要性、简单过程及手术成功后的获益等，帮助患者保持稳定的情绪，增加信心。患者进行呼吸、闭气、咳嗽训练以便于术中顺利配合手术进行。进行床上排尿、排便训练，避免术后因卧位不习惯而引起排便困难。

(2) 术前口服抗血小板聚集药物：①择期 PTCA 者术前晚饭后开始口服肠溶阿司匹林和氯吡格雷；②直接 PTCA 者应尽早顿服肠溶阿司匹林 300 mg 和氯吡格雷 300 mg。

(3) 拟行桡动脉穿刺者，术前行 Allen 试验：即同时按压桡、尺动脉，嘱患者连续伸屈五指至掌面苍白时松开尺侧，如 10 s 内掌面颜色恢复正常，提示尺动脉功能好，可行桡动脉介入治疗。留置静脉套管针，应避免在术侧上肢。

2. 术中配合 同心导管检查术外，还应注意以下几点。

(1) 告知患者如术中有心悸、胸闷等不适，应立即通知医生。球囊扩张时，患者可有胸闷、心绞痛发作的症状，应做好安慰、解释工作，并给予相应处置。

(2) 重点监测导管定位时、造影时及球囊扩张时极有可能出现的再灌注心律失常时心电及血压变化，发现异常应及时报告医生并采取有效措施。

3. 术后护理 同心导管检查术外，还应注意以下几点。

(1) 将术后患者平移至病床上，连接心电监护系统，检查静脉输液是否通畅，检查伤口有无渗血、血肿，检查足背动脉搏动情况。

(2) 常规记护理记录 24 h，密切观察生命体征变化，包括血压、心率、心律、出入液量及神志改变，有无胸痛、憋气等不适并准确记录，发现异常及时报告医生处理。

(3) 拔除动脉鞘管时的护理。

① 术后停用肝素 4～5 h 后，测定 ACT＜150 s，即可拔除动脉鞘管。

② 备好除颤仪及抢救药品，如多巴胺、阿托品。备好拔管用品，如拔管包、手套、利多卡因、纱布和加压架等。

③ 拔管前测量血压，检查足背动脉搏动，开放液体滴速，保证入液量＞1000 mL。拔管过程中严密观察血压、心率的变化，如出现血压下降、心率减慢，同时伴有打哈欠、恶心、呕吐、出汗等迷走神经反射的症状时，应立即配合医生进行抢救治疗，可立即给予多巴胺 3～5 mg 静脉推注，阿托品 0.5 mg 静脉推注。用药后患者症状很快得到缓解，不会造成严重后果。

④ 拔出鞘管后以加压架压迫伤口 30～40 min，观察确无出血、渗血后以纱布和弹力绷带加压包扎伤口，并用沙袋压迫。绷带拉紧应以下肢皮肤温度、颜色正常，不影响足背动脉搏动为适度。嘱患者在 2 h 内勿用力抬头或咳嗽，以免增加腹压引起伤口出血。

⑤ 沙袋压迫伤口 8～10 h 后去除，其间随时观察伤口、足背动脉情况。术后 24 h 拆除弹力绷带及纱布，确定无出血、血肿，生命体征平稳，患者可下床活动。

(4) 术后 24 h 后，嘱患者逐渐增加活动量。起床、下蹲时动作应缓慢，不要突然用力。经桡动脉穿刺者除急诊外，如无特殊病情变化，不强调严格卧床时间，但仍需注意病情观察。

(5) 术后鼓励患者多饮水，以加速造影剂的排泄；指导患者适量饮食，不食多餐，避免过饱；保持大便通畅；卧床期间加强生活护理，满足患者生活需要。

(6) 抗凝治疗的护理：术后常规给予低分子肝素皮下注射，注意观察有无出血倾向，如伤口渗血、牙龈出血、鼻出血、血尿、血便、呕血等。

(7) 常规使用抗生素 3 天左右，预防感染。

(8) 术后并发症的观察与护理。

① 出血及伤口感染："8"字绷带加压法固定 24 h，严密观察穿刺部位有无出血、血肿及术肢血液循环情况，及时发现，立即报告医生，把穿刺部位重新加压包扎。术肢术后 24 h 制动，避免受压、用力，测量血压、静脉输液或采血等均不在穿刺侧进行，以免加重肿胀。假性动脉瘤可采用弹力绷带加压包扎，或者超声引导下反复压迫，如果效果不佳，尤其是较大的动脉瘤，考虑超声引导下注射凝血酶及压迫包扎法，必要时外科手术修补。消化道出血护理措施：术后密切观察患者的生命体征变化，有无呕血、黑便；如有血容量不足及呕血、黑便，立即报告医生，迅速建立静脉通道，遵医嘱应用止血、扩容药物，并配血备用；备齐急救药品及物品，做好抢救准备。

② 腰酸、腹胀：多数由于术后要求平卧、术侧肢体伸直制动体位所致。应告诉患者起床活动后腰酸与腹胀自然会消失，可适当活动另一侧肢体，严重者可帮助热敷、适当按摩腰背部以减轻症状。

③ 尿潴留：因患者不习惯床上排尿而引起。护理措施：可让患者听流水声引起尿意，用温水冲洗会阴部；腹部热敷按摩膀胱区。方法：热水袋内盛 60～65 ℃热水。首先向患者做好解释工作，然后将热水袋横放于耻骨联合上 4 横指处，即膀胱区。轻轻上、下推转，时间 15～30 min，以便顺利排尿，预防尿潴留发生，或用温湿毛巾在膀胱区热敷。如穿刺部位在上肢，可将床摇起，半卧位或坐位排尿；能饮食患者给予热饮料；使用温热便盆；如上述方法无效，可行无菌导尿术。

④ 低血压：多为伤口局部加压后引发血管迷走反射所致。备好利多卡因与阿托品，协助医生在排除鞘管前局部麻醉，减轻患者疼痛感。备齐阿托品、多巴胺等抢救药品，连接心电、血压监护仪，除颤仪床旁备用，密切观察生命体征变化，及早发现病情变化。迷走神经兴奋性低血压常表现为血压下降伴心率减慢、恶心、呕吐、出冷汗，严重者心跳停止。一旦发生应立即报告医生，给予阿托品 1 mg 静脉注射，并积极配合处理。严格控制扩血管药物静脉输入时的滴速并监测血压。

⑤ 心包填塞：护理措施为立即给予高流量吸氧，立即报告医生，配合医生进行心包穿刺，准确记录心包引流液的量、色、质，经常询问有无不适。引流期间要保持引流管固定、通畅、无菌，暂时中断引流时，要正压封管，防止导管堵塞；按医嘱给予升压药，同时每 5～10 min 测量血压 1 次，密切观察心率、心律的变化；同时做好心理护理，嘱患者尽量放松。

⑥ 造影剂反应：极少数患者注入造影剂后出现皮疹或有寒战感觉，经使用地塞米松后可缓解。肾损害及严重过敏反应罕见。术后可经静脉或口服补液。在术后 4～6 h 内(拔管前)使尿量达到 1000～2000 mL，可起到清除造影剂保护肾功能和补充容量的双重作用。嘱患者多饮水，帮助造影剂排泄。

⑦ 心跳骤停：一旦发生，立即采取抢救措施，迅速准备好心电监护仪、除颤仪、临时起搏器、一次性中心静脉导管包、吸氧及吸痰装置、简易呼吸球囊、气管插管等抢救物品；备好抢救药物，如阿托品、多巴胺、硝酸甘油、利多卡因、胺碘酮、维拉帕米、肾上腺素、异丙肾上腺素等。除颤仪要处于充电状态，以最快速度除颤，积极熟练地配合医生抢救，迅速建立静脉通道，保持输液通畅，联系麻醉科进行气管插管，连接呼吸机进行辅助呼吸，同时行心肺复苏。

⑧ 遵医嘱用药：口服抑制血小板聚集的药物，如氯吡格雷 75 mg，1 次/天，连用 6～9 个月；阿司匹林 300 mg，1 次/天，3 个月后改为 100 mg，1 次/天，以预防血栓形成和栓塞所致的血管闭塞和急性心肌梗死等并发症。定期监测血小板，出凝血时间的变化。随时与医生沟通调整药物剂量。

⑨ 指导患者出院后根据医嘱继续服用药物，以巩固冠状动脉介入治疗的疗效，预防再狭窄发生。PTCA 术后半年内约有 30%的患者可能发生再狭窄，支架置入术后半年内再狭窄率约为 20%，故应定期门诊随访。

⑩ 指导患者有效控制危险因素，遵医嘱降压、降糖、调脂、抗凝，预防再狭窄发生。尤其是老年人更要注意饮食及生活方式的改变，调整原来不健康的习惯，避免狭窄再次发生。

(袁爱娣　常晓晓　范鲁宁)

项目四　消化系统疾病患者的护理

任务一　消化系统疾病常见症状和体征的护理

学习目标

1. 了解消化系统常见症状和体征的病因及发病机制。
2. 掌握消化系统常见症状和体征的概念、护理评估及护理措施。
3. 熟悉消化系统常见症状和体征的护理诊断。
4. 了解消化系统常见症状和体征的护理目标及护理评价。

一、恶心与呕吐

恶心(nausea)为上腹部不适、紧迫欲吐的感觉，并伴有迷走神经兴奋的症状，如皮肤苍白、出汗、流涎、血压降低、心动过缓等。呕吐(vomit)是指通过胃的强烈收缩迫使胃或部分小肠内容物经食管、口腔排出体外的现象。恶心与呕吐可单独发生，但多数患者先有恶心，继而出现呕吐。

【病因】

引起恶心与呕吐的常见病因：①胃炎、胃癌、消化性溃疡合并幽门梗阻；②肝炎、胆囊、胆管、胰腺、腹膜等的急性炎症；③胃肠功能紊乱；④肠梗阻；⑤消化系统以外的疾病，如脑部疾病、前庭神经病变、代谢性疾病等。

【护理评估】

(一) 健康史

明确患者是否有急慢性胃炎、消化性溃疡、病毒性肝炎、肝硬化、肠梗阻等消化系统疾病病史；明确患者有无脑膜炎、脑肿瘤、美尼尔氏病、甲状腺功能亢进症、尿毒症等消化系统以外疾病病史。明确恶心和呕吐发生的时间、诱因、与进食的关系；明确呕吐的特点及呕吐物的性质、量、颜色；明确呕吐时伴随的症状，如是否有腹痛、腹泻、发热、眩晕等。

(二) 身体状况

重点：不同疾病引起恶心、呕吐的特点。

1. 恶心与呕吐的特点　呕吐的时间、频度，呕吐物的量和性状因病种而异。上消化道出血呕吐物呈咖啡色，甚至鲜红色；消化性溃疡并发幽门梗阻时，呕吐多在餐后发生，呕吐量大，呕吐物为酸性发酵宿食；低位肠梗阻时，呕吐物带有粪臭味；急性胰腺炎可出现频繁而剧烈的呕吐，呕吐物含胆汁。大量频繁剧烈呕吐，可引起水、电解质紊乱及代谢性碱中毒。长期呕吐伴厌食者，可导致营养不良。

2. 身体评估　评估患者的生命体征、神志、营养状况，有无脱水表现，有无腹胀、腹痛、腹肌紧张，有无压痛、反跳痛，肠鸣音是否正常。

(三) 辅助检查

可进行呕吐物毒物分析或细菌培养检查，呕吐物量大者注意有无水、电解质代谢及酸碱平衡失衡。

（四）心理-社会状况

长期反复恶心、呕吐，患者容易出现烦躁不安、焦虑等心理反应。

【首要护理诊断/问题】

有体液不足的危险　与大量呕吐导致失水有关。

【次要护理诊断/问题】

（1）活动无耐力　与频繁呕吐导致失水、电解质丢失有关。

（2）焦虑　与频繁呕吐、不能进食有关。

（3）潜在并发症：窒息。

【护理目标】

患者生命体征平稳，不发生水、电解质和酸碱平衡紊乱；呕吐症状减轻或消失，逐步恢复进食，活动耐力恢复或改善；焦虑程度减轻；患者未发生窒息，或窒息时被及时发现并处理得当。

【护理措施】

1. 病情观察

（1）严密观察患者呕吐特点：观察并记录患者呕吐次数，呕吐物的量、颜色、气味、成分等；观察患者有无软弱无力、口渴及皮肤黏膜干燥、弹性降低等机体失水现象。

（2）监测生命体征：定时监测并记录生命体征，血容量不足时可出现心动过速、呼吸急促、血压下降；监测每天出入液量、尿比重、体重，观察患者有无烦躁、意识障碍甚至昏迷；监测患者血清电解质、酸碱平衡状态。

2. 一般护理

（1）休息和体位：呕吐时协助患者坐起或取侧卧位，头偏向一侧，呕吐后协助患者漱口。对于意识障碍的患者，尽可能清理口腔内的呕吐物，避免误吸而导致窒息。患者突然起身可有头晕、心悸等不适，指导患者改变体位时动作应缓慢，以免发生体位性低血压。

（2）饮食护理：为患者提供高热量、高蛋白、富含维生素、清淡易消化的流质或半流质饮食，少量多餐，并注意及时补充水分，保持水、电解质及酸碱平衡。剧烈呕吐不能进食或严重营养失调者，酌情给予肠内或肠外营养支持。

3. 用药护理　遵医嘱适当给予镇吐药物，并注意药物毒副作用。

4. 心理护理　关心患者，通过与患者及其家属交流，了解其心理状态。耐心解答患者及家属提出的问题，解释紧张、焦虑等精神因素不利于呕吐的缓解，并指导患者掌握有效减轻焦虑的方法。

【护理评价】

患者生命体征是否平稳，有无口渴、少尿、皮肤干燥等失水现象；血生化、电解质是否正常；恶心、呕吐引起的不适症状是否减轻或消失，进食情况是否改善；活动耐量是否增加，活动后有无头晕、心悸、气促或体位性低血压出现；是否能认识到自己的焦虑状态并能运用适当的应对技术。

二、腹痛

腹痛（abdominal pain）是局部感觉神经纤维受到某些因素（如炎症、缺血、损伤、理化因子等）刺激后，产生冲动传至痛觉中枢所产生的腹部疼痛和不适感。在临床上一般按起病急缓和病程长短将腹痛分为急性腹痛（acute abdominal pain）与慢性腹痛（chronic abdominal pain）。

【病因】

急性腹痛多由腹腔脏器的急性炎症、空腔脏器梗阻或扩张、腹膜炎症、腹腔内血管阻塞等引起。慢性腹痛多由腹腔脏器的慢性炎症、空腔脏器的张力变化、胃十二指肠溃疡、腹腔脏器的扭转或梗阻、脏器包膜的牵张等引起。另外，某些全身性疾病（如糖尿病酮症酸中毒、过敏性紫癜腹型、尿毒症）、泌尿生殖系统疾病（肾、输尿管结石）、腹外脏器疾病（急性心肌梗死、下叶肺炎）等也可引起腹痛。

【护理评估】

（一）健康史

明确患者腹痛发生的原因或诱因，腹痛的部位、性质和程度；腹痛发生的时间，尤其是与进食、活动、体位的关系；是否有恶心、呕吐、腹泻、呕血、黑便、发热等伴随症状；询问患者是否有缓解腹痛的方法，效果如何。

评估患者的生命体征、神志、营养状况；评估腹痛的伴随症状及相关疾病，如腹痛伴黄疸多提示胰腺、胆道系统疾病，腹痛伴休克多与腹腔脏器破裂、急性胃肠穿孔、急性出血坏死性胰腺炎、急性心肌梗死等疾病有关。

（二）身体状况

腹痛的特点：腹痛性质可表现为隐痛、钝痛、烧灼痛、胀痛、刀割样痛、钻痛或绞痛等，可为持续性或阵发性疼痛。疼痛部位、性质和程度与疾病有关，如胃、十二指肠疾病引起的腹痛多为中上腹部隐痛、烧灼痛或不适感，伴恶心、呕吐、食欲不振、嗳气、反酸等；小肠疾病引起的疼痛多在脐部或脐周，伴有腹泻、腹胀等表现；大肠疾病所致疼痛多为下腹部一侧或双侧疼痛；急性胰腺炎多出现上腹部剧烈疼痛，为持续性钝痛、钻痛或绞痛，并向腰背部呈带状放射；急性腹膜炎疼痛弥漫至全腹部，伴腹肌紧张、压痛、反跳痛。

（三）辅助检查

根据病种不同行相应的实验室检查，如血、尿、便常规检查，血生化检查，腹腔穿刺检查等，必要时需做X线钡餐检查、消化道内镜检查。

（四）心理-社会状况

急性腹痛起病急、症状重，患者往往因缺乏心理准备，会出现紧张、焦虑和恐惧心理；慢性腹痛疼痛时间长，病情反复，由于担心疾病的治疗效果和预后，患者往往出现焦虑、抑郁、悲观等心理反应。

【首要护理诊断/问题】

疼痛：腹痛　与腹腔脏器炎症、溃疡、肿瘤等疾病累及脏器包膜、壁层腹膜或内脏感觉神经有关。

【次要护理诊断/问题】

焦虑　与剧烈、反复或持续腹痛不易缓解有关。

【护理目标】

(1) 疼痛逐渐缓解或消失。

(2) 患者紧张、焦虑减轻，情绪稳定。

【护理措施】

1. 病情观察　观察并记录患者腹痛的部位、性质、程度、持续时间及相关疾病的其他临床表现。如疼痛性质突然发生改变，且经一般对症处理后疼痛不仅不能减轻反而加重，需警惕某些并发症的出现，如消化性溃疡穿孔引起弥漫性腹膜炎等，应立即报告医生并配合处理。

2. 一般护理

(1) 休息和体位：卧床休息，协助患者采取有利于疼痛减轻的体位，如急性胰腺炎患者取弯腰屈膝侧卧位；胃炎和消化性溃疡患者取屈曲位；急腹症患者应取平卧位，以减轻疼痛。对烦躁不安者应采取防护措施，以免坠床、意外伤害等发生。慢性腹痛患者应保证充足的休息，注意劳逸结合。

(2) 饮食护理：急性腹痛患者，诊断未明确前宜禁食，必要时遵医嘱行胃肠减压。慢性腹痛者，应进食营养丰富、易消化、富含维生素的饮食。同时，要根据病情指导患者合理饮食。

3. 疼痛护理

(1) 非药物缓解疼痛：教会患者非药物缓解疼痛的方法，尤其是有慢性腹痛的患者，可减轻其紧张、焦虑，提高疼痛痛阈和对疼痛的控制感。常用方法有：①转移注意力，让患者回忆有趣的往事、交谈、深呼吸或腹式呼吸、听音乐、沐浴、有氧运动等。②局部热疗法，除急腹症外，疼痛局部用热水袋进行热敷，解除痉挛。③行为疗法，指导患者通过自我意识集中注意力，使全身各部分肌肉放松，增强对疼痛的忍耐力，如放松技术、冥想、生物反馈。④针灸止痛，根据不同疾病、疼痛部位选择不同穴位针灸，如内关、足三里、中脘等穴位。

(2) 药物止痛：根据病情、疼痛性质、疼痛程度选择性给药。腹痛剧烈时，遵医嘱给予解痉药、镇痛药，并注意观察疗效及不良反应，如恶心、呕吐、口干等。癌性疼痛应遵循按需给药的原则，疼痛缓解或消失后及时停药，以减少药物耐受性和依赖性。急性剧烈腹痛诊断未明确时，不可随意使用镇痛药物，以免掩盖症状，延误诊治。

【护理评价】

(1) 患者叙述疼痛是否减轻或消失。

(2) 患者情绪是否稳定，能否应用适当的技巧减轻疼痛和焦虑。

三、腹泻与便秘

腹泻(diarrhea)指排便次数多于平日习惯的频率，且粪质稀薄，或带有未消化的食物、黏液、脓血。腹泻可分为急性和慢性腹泻，病程超过 2 个月者为慢性腹泻。便秘(constipation)是指排便次数减少或排便困难，一般指 7 天内排便次数少于 2～3 次，粪便干结。

【病因】

1. 腹泻 多由肠道疾病引起，其他原因有药物、全身性疾病、过敏和神经功能紊乱等。发生机制为肠蠕动亢进，肠壁腺体分泌增多或吸收障碍。

2. 便秘 按病因分为原发性和继发性便秘，原发性便秘多由进食量少或食物中缺乏纤维素、结肠运动功能障碍、结肠冗长、腹肌及盆腔肌张力不足等引起；继发性便秘常有原发病的表现，如肠道或腹腔肿瘤压迫、肠梗阻、肠结核、直肠病变、全身性疾病(甲状腺功能减退症、糖尿病、尿毒症等)、药物影响等。

【护理评估】

(一) 健康史

明确患者是否有引起腹泻或便秘的病史，详细询问患者腹泻发生的时间、起病原因或诱因；了解粪便的性状、排便次数、量、气味及颜色；询问便秘的症状、特点、排便时间；了解患者是否有里急后重、恶心、呕吐等伴随症状；是否有口渴、虚弱等脱水症状。

(二) 身体状况

1. 腹泻的特点 急性感染性腹泻每天排便次数多达 10 余次；细菌性痢疾可有黏液血便或脓血便；阿米巴痢疾粪便呈暗红色或果酱样；小肠疾病引起的腹泻粪便成糊状或水样，可有未完全消化的食物成分；结肠病变引起的腹泻粪便量少、黏液多，病变累及直肠可出现里急后重。

2. 便秘的特点 急性便秘可有原发病的表现，伴有腹痛、腹胀、恶心、呕吐，多见于各种原因的肠梗阻；慢性便秘多为功能性，可无特殊表现，部分患者诉口苦、食欲减退、腹胀、下腹不适等症状。慢性习惯性便秘多见于中老年人，特别是经产妇，可能与肠肌、腹肌及盆底肌的张力降低有关。

(三) 辅助检查

正确采集新鲜粪便标本做显微镜检查或细菌学检查。急性腹泻者注意监测血清电解质、酸碱平衡情况。

(四) 心理-社会状况

慢性腹泻迁延不愈，频繁腹泻影响患者正常的工作、生活和社会活动，易使患者产生自卑、焦虑心理；慢性便秘或腹泻治疗效果不明显时，患者对预后感到担忧，而紧张情绪又会诱发或加重症状,因此,应评估患者有无自卑、焦虑、紧张的心理反应,便秘与腹泻是否与其精神心理状态有关。

【首要护理诊断/问题】

(1) 腹泻　与肠道疾病或全身性疾病有关。

(2) 便秘　与饮食结构不合理、长期卧床、活动少及疾病影响有关。

【次要护理诊断/问题】

(1) 营养失调:低于机体需要量　与严重腹泻造成水、电解质紊乱有关。

(2) 潜在并发症:有体液不足的危险。

【护理目标】

(1) 患者排便情况恢复正常。

(2) 患者不适症状减轻或消失,保证机体所需水分、电解质及营养素的摄入。

(3) 患者生命体征平稳,尿量、血生化指标在正常范围。

【护理措施】

1. 病情观察　观察并记录患者排便时间、次数和量、颜色、气味等性状,并及时送检标本;观察有无其他伴随症状;对严重腹泻和便秘患者应注意观察患者皮肤颜色、温度及弹性,生命体征及尿量变化以及早发现失水的体征;长期慢性腹泻者注意观察其营养状态,以及肛周皮肤有无糜烂。

2. 一般护理

(1) 休息和体位:腹泻急性期或全身症状明显者应卧床休息,并注意腹部保暖,可用热水袋热敷腹部,以减少排便次数。便秘患者可适当活动。

(2) 饮食护理:合理饮食是护理腹泻和便秘患者的重要措施。腹泻者应以少渣、易消化食物为主,避免生冷、多纤维、刺激性强的食物。根据病情和医嘱给予禁食、流质饮食、半流质饮食或软食。便秘者应多饮水,多进食富含粗纤维素的食物,如芹菜、韭菜等,多吃新鲜蔬菜和水果。

(3) 肛周护理:腹泻患者排便频繁时,粪便刺激可使肛周皮肤损伤,引起糜烂或感染。排便后应用温水清洗肛周,保持清洁、干燥,必要时涂无菌凡士林或抗生素软膏以保护肛周皮肤。

3. 用药护理　腹泻患者遵医嘱给予止泻药、镇静药、解痉药以及其他药物治疗,注意药物效果和不良反应。便秘患者应严格遵医嘱适当给予导泻剂,如开塞露、果导片、番泻叶等,不可随意使用泻药,必要时可使用灌肠通便。

4. 心理护理　鼓励患者积极参加社会活动和体育锻炼,耐心解释病情相关知识,消除患者紧张、焦虑心理状态,使其情绪稳定、心理放松,积极配合检查和治疗。

【护理评价】

患者的排便情况是否恢复正常;伴随症状是否减轻或消失;营养状况是否改善;是否能维持体液平衡;生命体征是否平稳。

任务二　胃炎患者的护理

学习目标

1. 了解急性胃炎的病因及发病机制。
2. 掌握慢性胃炎的病因、身体状况、护理措施。
3. 熟悉慢性胃炎的病理分型和辅助检查。
4. 熟悉急、慢性胃炎患者的健康指导。

胃炎(gastritis)指各种病因引起的胃黏膜炎症,多伴有上皮损伤和细胞再生,是最常见的消化系统疾病之一。根据临床发病急缓和病程长短,一般将胃炎分为急性胃炎和慢性胃炎;根据病变部位可分为胃窦胃炎、胃体胃炎和全胃炎;根据病因不同可分为幽门螺杆菌相关性胃炎、自身免疫性胃炎、应激性胃炎和特殊类型胃炎;根据病理变化可分为浅表性胃炎和萎缩性胃炎。本节重点介绍急性胃炎和慢性胃炎。

情景导入

患者,女,47岁,类风湿关节炎病史10余年,患病期间长期服用阿司匹林缓解症状。因今日排黑便2次,故来院就诊。

体检:神志清,表情痛苦,生命体征无异常。

辅助检查:胃镜检查示胃窦部黏膜有糜烂、出血和浅表溃疡。

初步诊断:急性胃炎。

一、急性胃炎

急性胃炎(acute gastritis)是指由多种病因引起的急性胃黏膜炎症。急性起病,临床表现主要是上腹部症状。其主要病理改变为胃黏膜充血、水肿、糜烂和出血。急性胃炎主要包括:幽门螺杆菌感染引起的急性胃炎;除幽门螺杆菌以外的病原体急性感染引起的急性胃炎;急性糜烂出血性胃炎。

【病因及发病机制】

> **课堂互动**
>
> 造成该患者患病的主要原因是什么?这类药还包括哪些?

1. 药物 最常引起胃黏膜炎症的药物是非甾体类抗炎药(NSAIDs),如阿司匹林、吲哚美辛等,这类药物可通过抑制前列腺素的合成,削弱前列腺素对胃黏膜的保护作用。另外,某些抗肿瘤化疗药、抗生素、铁剂和氯化钾等可直接破坏黏膜屏障,引起胃黏膜糜烂。

2. 急性应激 可由多种严重的脏器疾病、严重创伤、大面积烧伤、颅脑病变、大手术和休克,甚至精神心理因素引起,如烧伤所致者,称Curling溃疡。急性应激引起急性胃炎的发病机制尚未明确,多数认为在上述情况下,应激的生理性代偿功能不足以维持胃黏膜的微循环正常运行,从而使胃黏膜缺血、缺氧、黏液分泌减少、局部前列腺素合成不足,导致黏膜屏障破坏、胃酸分泌增加、H^+反弥散渗入黏膜,引起胃黏膜糜烂和出血。

3. 其他因素 长期大量饮酒、急性感染、胆汁和胰液反流、胃内异物及大剂量射线照射等,均可导致胃炎。乙醇具有亲脂和溶脂性能,可导致黏膜糜烂和出血。某些细菌、病毒、胆汁和胰液反流中的胆盐等,可直接造成胃黏膜破坏。

【护理评估】

(一) 健康史

明确患者的饮食、生活习惯,是否长期饮酒、喝浓茶或咖啡,食用过热、过冷、粗糙的食物;询问患者近期有无服用非甾体类抗炎药、抗肿瘤药物、铁剂等药物;是否有严重脏器病变、大手术、大出血、大面积烧伤等病史。

(二) 身体状况

> **课堂互动**
>
> 该患者在病因基础上病情有哪些进展?依据是什么?

1. 症状 多数患者症状不明显或仅有消化不良的表现,如上腹痛、饱胀不适、恶心、呕吐、食欲减退等。上消化道出血一般量少,呈间歇性,可自行停止。临床上,急性糜烂出血性胃炎患者多以突发呕血和(或)黑便而就诊。据统计,在所有上消化道出血病例中由急性糜烂出血性胃炎所致者占1%~5%,是上消化道出血的常见原因之一。持续少量出血可导致贫血,急性大出血可引起晕厥或休克。

2. 体征 上腹部可有不同程度的压痛。

（三）辅助检查

1. 粪便检查 大便隐血试验呈阳性。

2. 纤维胃镜检查 确诊的主要依据，一般应在大出血后24～48天内进行，镜下可见胃黏膜多发性糜烂、出血、水肿，表面附有黏液和炎性分泌物。

（四）心理-社会状况

由于起病急，上腹部饱胀不适，或者出现呕血、黑便，易使患者紧张不安，特别是急性应激性出血，患者和家属常有焦虑、恐惧等心理。

（五）处理原则

去除病因，积极治疗原发病。药物引起者立即停药，遵医嘱使用抑制胃酸分泌的H_2受体阻滞剂或质子泵抑制剂，具有黏膜保护作用的硫糖铝或米索前列醇治疗；对处于急性应激状态的患者，除积极治疗原发病外，应常规给予H_2受体阻滞剂、质子泵抑制剂或米索前列醇预防；对已发生上消化道大出血者，按上消化道出血原则采取综合措施进行抢救治疗。

【首要护理诊断/问题】

舒适的改变(腹痛) 与急性胃黏膜炎症有关。

【次要护理诊断/问题】

(1) 知识缺乏：缺乏有关本病的病因及防治知识。

(2) 潜在并发症：上消化道大出血。

【护理目标】

(1) 患者腹部不适症状减轻或消失。

(2) 患者情绪稳定，能积极配合治疗和护理。

(3) 无并发症的发生或能及时发现和处理。

【护理措施】

1. 观察病情 观察患者有无上腹部不适、胀满、食欲减退的表现。严密注意上消化道出血的征象，有无呕血和(或)黑便，同时监测大便隐血，以便及时发现病情变化。

2. 一般护理

(1) 休息与活动：患者要注意休息、避免劳累，急性出血时应卧床休息，保持环境安静、舒适、温度适宜，保证患者良好的睡眠。

(2) 饮食护理：给予高蛋白、高热量、富含维生素、少渣、温凉、半流质饮食，少量多餐。如少量出血者，给予牛奶、米汤等流质饮食以中和胃酸，利于胃黏膜的修复；呕吐频繁或急性大出血者应暂禁饮食。

3. 用药护理 遵医嘱给予H_2受体阻滞剂、质子泵抑制剂、硫糖铝等药物，可预防和治疗胃黏膜出血。明显焦虑、烦躁不安者，遵医嘱酌情使用镇静剂；腹痛明显者，可选用山莨菪碱等抗胆碱能药物。并注意观察药物的疗效及不良反应。

4. 心理护理 护士应关心、体贴患者，安慰、稳定患者情绪，向患者解释有关本病的基础知识，说明及时的治疗和护理能取得明显的疗效，以解除其紧张、焦虑心理。

5. 健康指导

(1) 病因及疾病预防指导：向患者及家属介绍本病的有关知识、预防和自我护理措施。

(2) 生活指导：根据病因、具体情况进行指导，如避免使用对胃黏膜有刺激性的药物，必须服用时可选在饭后服药或同服抑酸药；饮食要有规律，避免过热、过冷、辛辣刺激性食物及浓茶、咖啡等饮料；戒烟忌酒，生活要有规律，保持轻松、愉快的心情。

【护理评价】

患者上腹部不适症状是否减轻；紧张、焦虑情绪是否减轻；有无上消化道大出血并发症的发生或能否及时发现并给予处理。

二、慢性胃炎

情景导入

患者，男，43岁。近3年来反复上腹部胀痛，伴反酸、嗳气、食欲不振等，平日嗜酒和吸烟，3天前上述症状加重，故来院就诊。

体检：神志清，消瘦，生命体征无异常。

大便检查：粪便隐血试验(+)。

胃镜：胃黏膜呈颗粒状，黏膜血管显露，色泽灰暗，皱襞细小，幽门螺杆菌检测(+)。

初步诊断：慢性萎缩性胃炎。

慢性胃炎(chronic gastritis)是指多种病因引起的胃黏膜慢性炎症。慢性胃炎是一种常见病，发病率在各种胃病中居首位，发病率随年龄增加而升高。男性稍多于女性。

慢性胃炎的分类方法很多，我国目前采用国际上新悉尼系统的分类方法，将慢性胃炎分为三大类，分别为慢性浅表性胃炎、慢性萎缩性胃炎、特殊类型胃炎。其中，慢性萎缩性胃炎又再分为多灶萎缩性胃炎和自身免疫性胃炎。本节主要介绍慢性浅表性胃炎和慢性萎缩性胃炎。

【病因及发病机制】

重点：慢性胃炎的主要病因。

(一) 病因

1. 幽门螺杆菌(*Helicobacter pylori*, Hp)感染 目前认为Hp感染是慢性胃炎最主要的病因。长期Hp感染，部分患者可进展为慢性多灶萎缩性胃炎。

2. 饮食 流行病学资料统计，长期高盐饮食和缺乏新鲜蔬菜水果等与慢性胃炎的发生密切相关。长期饮浓茶、酒、咖啡，食用过热、过冷、过于粗糙的食物，也可损伤胃黏膜。

3. 自身免疫 自身免疫性胃炎患者血清中存在壁细胞抗体和内因子抗体，可破坏壁细胞，使胃酸分泌减少甚至缺乏，还会影响维生素 B_{12} 的吸收，导致恶性贫血。

4. 其他因素 服用大量非甾体类抗炎药(NSAIDs)、各种原因引起的十二指肠液反流、老龄化致胃黏膜退行性变、某些全身性疾病等。

(二) 发病机制

1. Hp感染引起慢性胃炎的机制 ①Hp具有鞭毛结构，可在胃内黏膜层中自由活动，并依靠其黏附素紧贴胃黏膜上皮细胞，直接侵袭胃黏膜；②Hp分泌高活性的尿素酶，可分解尿素产生 NH_3，保持细菌周围中性环境，既有利于Hp在胃黏膜定植，又通过产氨作用损伤胃上皮细胞膜；③Hp分泌的空泡毒素蛋白可直接损伤胃上皮细胞，细胞毒素相关蛋白还能引起强烈的炎症反应；④Hp菌体胞壁可作为抗原诱导免疫反应。这些因素长期存在共同导致胃黏膜的慢性炎症。

2. 其他 不良的饮食习惯、各种理化因素、药物等均会削弱黏膜屏障的保护作用而破坏胃黏膜。某些全身性疾病会引起胃黏膜淤血、缺氧，进一步促进胃黏膜的破坏。

【护理评估】

(一) 健康史

了解患者的饮食习惯，是否长期饮浓茶、酒、咖啡，食用过热、过冷、过于粗糙的食物；是否长期高盐饮食；是否长期服用阿司匹林、吲哚美辛、糖皮质激素等药物；询问患者是否有慢性心力衰竭、肝硬化门静脉高压、尿毒症、营养不良、Hp感染及急性胃炎病史。

(二) 身体状况

1. 症状 慢性胃炎起病隐匿缓慢，病程迁延，绝大多数患者无明显症状，或仅有上腹隐痛、餐后胀满、反酸、嗳气、食欲减退、恶心及呕吐等，症状多与进食或食物种类有关；少数患者合并黏膜糜烂，可有上消化道出血；自身免疫性胃炎患者可出现明显畏食、贫血、体重减轻；极少数慢性多灶萎缩性胃炎，经长期演变可发展为胃癌，出现食欲减退、体重减轻及上腹部疼痛等不适症状。

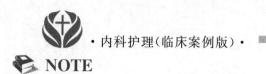

2. 体征 多数不典型,上腹部可有轻压痛。

知识链接

癌前疾病和癌前病变

恶性肿瘤的发生是一个逐渐演变的过程,人体某些器官的一些良性病变容易出现细胞异常增生,具有恶性变化倾向,这些异常增生具有癌变倾向称为癌前病变。癌前病变是恶性肿瘤发生前的一个特殊阶段,并非所有癌前病变都会变成恶性肿瘤。

癌前病变常常继发于某些慢性疾病,患这些疾病的人比其他人得癌症的机会要大大增加,因而这些疾病就被称为癌前疾病或癌前状态。癌前疾病是一个临床学概念,是一类疾病,包括病因、病理、临床症状、体征和辅助检查的异常改变。实际上,细胞癌变过程是分阶段发展和逐渐演变的。从致癌因子攻击正常组织细胞到产生癌症,一般需要10年以上甚至更长的时间。当然也有进展迅速、病程较短者。在这个漫长的过程中,癌前疾病是通过癌前病变发展成癌症的,而癌前病变也分为轻、中、重等不同阶段。

目前有关胃癌的癌前状态中属于癌前病变的有肠型化生和异型增生,属于癌前疾病的有慢性萎缩性胃炎、胃息肉、残胃炎、胃溃疡。

(三)辅助检查

1. 纤维胃镜及胃黏膜活组织检查 慢性胃炎最可靠的诊断方法。在胃镜直视下可确定病变部位,并通过胃黏膜活检确定病变类型。

2. 幽门螺杆菌检测 可通过侵入性(如快速尿素酶测定、组织学检查、幽门螺杆菌培养等)和非侵入性(如^{13}C或^{14}C尿素呼气试验、粪便幽门螺杆菌抗原检测、血清学检测等)方法检测幽门螺杆菌。其中,^{13}C或^{14}C尿素呼气试验的敏感性和特异性均较高,且无需做胃镜检查,常作为根除Hp感染治疗后复查的首选方法。

3. 血清学检查 自身免疫性胃炎血清中抗壁细胞抗体和抗内因子抗体可出现阳性,血清促胃泌素水平明显增高。多灶萎缩性胃炎时,血清促胃泌素水平正常或偏低。

4. 胃液分析 自身免疫性胃炎时,胃酸缺乏;多灶萎缩性胃炎时,胃酸分泌正常或偏低。

(四)心理-社会状况

由于慢性胃炎反复发作,病情迁延,症状时轻时重,而且有癌变的可能,患者容易产生焦虑、恐惧的心理反应。

(五)处理原则

治疗原则是去除病因、缓解症状、控制感染、防治并发症、手术治疗。

Hp感染引起的慢性胃炎,治疗方案见消化性溃疡;NSAIDs引起者应考虑停药,并给予抑制胃酸和保护胃黏膜治疗;胆汁反流者服用氢氧化铝凝胶吸附,或用硫糖铝以及胃动力药中和胆盐,防止反流;自身免疫性胃炎目前尚无特异治疗方法,伴有恶性贫血者,遵医嘱应用维生素B_{12};有胃动力学改变者,可应用促胃动力药物如多潘立酮、莫沙必利等;对于已确诊的重度异型增生,应给予预防性手术治疗,目前多采用纤维胃镜下胃黏膜切除术。

【首要护理诊断/问题】

疼痛:腹痛 与慢性胃黏膜炎性病变有关。

【次要护理诊断/问题】

(1)知识缺乏:缺乏有关本病的病因及防治知识。

(2)营养失调:低于机体需要量 与食欲减退、消化吸收不良有关。

(3)焦虑 与病情反复、病情迁延有关。

【护理目标】

(1) 患者腹部不适症状减轻或消失。

(2) 患者了解本病的有关病因及预防知识，能积极配合治疗和护理。

(3) 患者养成规律的饮食习惯，体重逐渐恢复。

【护理措施】

1. 观察病情 密切观察患者腹痛部位、性质、时间，呕吐物和大便的颜色、量以及性状等，以便及时发现病情变化。监测上消化道出血的征象，如呕血、黑便等；监测大便隐血试验、血液中血红蛋白浓度。

2. 一般护理

(1) 休息与活动：急性发作期应多卧床休息，病情缓解后适当进行运动和锻炼，但避免过度劳累。

(2) 饮食护理：帮助患者养成良好的饮食习惯，给予高热量、高蛋白、高维生素、易消化饮食，细嚼慢咽，少量多餐。指导患者及家属根据病情选择合适的食物种类，如胃酸高者，可选用牛奶、菜泥、面包等碱性食物，以中和胃酸。胃酸低者可用刺激胃酸分泌的食物，如浓缩肉汤、鸡汤等；或酌情食用酸性食物，如山楂、食醋等。指导患者及家属注意改进烹饪技巧，提供舒适的进餐环境，以增进患者食欲。

重点：慢性胃炎的饮食护理。

3. 腹痛的护理 指导患者情绪放松，避免紧张、焦虑，采用转移注意力、做深呼吸动作等方法缓解疼痛，或用热水袋热敷上腹部，以解除痉挛、减轻疼痛。

4. 用药护理 遵医嘱给予患者根除幽门螺杆菌感染的药物治疗以及应用抑酸剂、胃黏膜保护剂，注意观察药物疗效及不良反应，具体内容见消化性溃疡章节。多潘立酮的不良反应较少，偶引起肌肉震颤、惊厥等锥体外系症状，口服给药时应选择在饭前。莫沙必利可有腹痛、腹泻、口干等不良反应，在服用 2 周后，如消化道症状不改善，则停药。

5. 心理护理 因慢性胃炎病情反复、病程迁延，患者容易出现烦躁、焦虑情绪，而有异型增生的患者，常因担心癌变而恐惧、绝望。护士应主动关心、安慰患者，说明慢性胃炎经正规治疗症状改善是很明显的，异型增生者通过严密随访观察，及时切除病变，手术效果肯定，使患者树立治疗信心，配合治疗，消除焦虑、恐惧心理。

> **课堂互动**
>
> 作为一名护理人员，对该患者在生活习惯、饮食习惯、用药及预后复诊方面应如何指导？

6. 健康指导

(1) 向患者及家属介绍本病的有关知识、预防和自我护理措施，特别是病因。

(2) 指导患者生活要有规律，注意保护胃黏膜，如避免使用对胃黏膜有刺激性的药物，必须服用时可选在饭后服药或同服抑酸药；饮食要有规律，避免过热、过冷、辛辣刺激性食物及浓茶、咖啡等饮料；戒烟忌酒，劳逸结合。

(3) 嘱患者遵医嘱服用根除幽门螺杆菌药物、胃黏膜保护药等，向患者介绍药物可能出现的不良反应，如发生异常，及时复诊。有癌变倾向者，嘱患者定时随诊复查。

【护理评价】

患者腹部不适症状是否减轻或消失；是否积极配合治疗和护理，营养状态是否改善；贫血症状是否消失；是否了解本病有关的预防、保健、治疗知识；焦虑、恐惧状态是否改善。

知识拓展

幽门螺杆菌的发现与诺贝尔奖

传统观念认为应激状态、饮食习惯和胃酸分泌过多是造成消化性溃疡的主要原因，“无酸无溃疡”的观念根深蒂固。胃内呈强酸性，不可能有细菌存活，因而，当 1979 年澳大利亚 Perth 皇家医院的病理科医生 Warren 在检测胃活检标本中观察到一种以前从未报道过的弯曲状细菌，并发现这种细菌与慢性胃炎等疾病存在密不可分的关系时，他的发现立即遭到医学界的质疑：没有细菌能在酸性如此强烈的胃液中存活。他的发现不符合当时“正统”的医学理念。在旁人的质疑声中，Warren 独自研究了两年。1981年，该院消化科医生 Marshall 偶然到 Warren 课题组寻找机会。他惊讶地发现，Warren 坚持的观点是对的。他也对这种细菌产生了兴趣，并全身心投入到研究中，试图分离这种细菌。按照培养弯曲杆菌的方法，在微需氧条件下，于巧克力琼脂上培养 48 h 分离细菌。遗憾的是连续 34 个活检标本中均未发现细菌生长，培养皿被扔掉。到接种培养第 35 个标本时，正值 1982 年 4 月西方的复活节。由于是节日假期，Marshall 没有在 48 h 时去医院观察细菌生长情况。在 5 天的复活节假期后，Marshall 一上班就惊喜地发现培养基上长满了许多弯曲菌样的菌落。

以后的工作表明该菌是一种前人未报道过的“新”细菌，生长非常缓慢，其最佳培养时间是 3～5 天。从此，对胃肠疾病的研究来说，一个新的时代开始了。新发现的这种“新”细菌后来被命名为 *Helicobacter pylori*，简称 H. *pylori*，Hp。在胃组织中，Hp 长 2.5～5.0 μm，宽 0.5～1.0 μm；一端有 4～6 根鞭毛，长 30 μm，粗 2.5 nm，鞭毛为 Hp 运动所必需。Hp 专一性定居于人胃黏膜层表面，人是其唯一宿主。Marshall 和 Warren 研究了 100 例接受胃镜检查及活检的胃病患者的标本，发现 55% 的胃炎患者、77% 的胃溃疡患者、100% 的十二指肠溃疡患者存在 Hp 感染。Warren 和 Marshall 同时提出：Hp 感染导致胃炎，并进一步引起溃疡。但是，当时的医学界对他们的理论不屑一顾。尽管如此，Marshall 和 Warren 还是坚持不懈地寻找证据来支持自己的理论。

在极度的挫折感和不被认同感的驱使下，为了获得 Hp 致病的证据，处于极度无奈之中的 Marshall 决定“以身试菌”，打算让自己先患上胃炎，再自行施治。1984 年 7 月的一天，Marshall 喝下了数以亿计的 Hp(10 mL，约 10^9 cfu)培养液。一周后即出现明显的急性胃炎症状：恶心、呕吐和胃部疼痛，并且呼吸时有“腐烂”气味呼出。其后的胃镜检查证实他感染了 Hp，并得了急性胃炎。两周后，采用替硝唑抗菌治疗。开始治疗 24 h 后，症状完全缓解，Marshall 很快恢复了健康。长期随访表明，Marshall 的感染已被根除。Marshall 的“以身试菌”证实了 Hp 确实能引起胃炎的理论。但当时医学界还受传统观念统治，不认可他们的理论，反而说 Marshall 是个疯子。

随着时间的推移，Hp 感染与胃炎和消化性溃疡之间的相关性被越来越多的流行病学研究和抗生素治疗性研究所证实。Hp 导致胃炎和溃疡的理论得到医学界越来越多人的认可。Hp 是胃、十二指肠疾病的主要致病因子，根除 Hp 治疗后，胃、十二指肠疾病得到缓解或痊愈。也正是由于 Hp 的发现以及对症根除治疗，使得胃、十二指肠疾病，尤其是消化性溃疡不再是一种病程漫长、久治不愈且频频复发的疾病，而成为仅用短程抗生素和抑酸制剂治疗即可治愈的疾病；Hp 的根除治疗以及由于观念改变引起的 Hp 感染率下降也使得胃癌和胃 MALT 淋巴瘤发病率显著降低。Hp 的发现革命性地改变了世人对胃病的认识、治疗理念和治疗方法，造福了全世界数以亿计的胃、十二指肠疾病患者，是胃肠病发展史上的一个里程碑。同时，“发现 Hp 加深了人类对慢性感染、炎症和癌症之间关系的认识”(诺贝尔奖评审委员会评语)。因此，2005 年度诺贝尔医学或生理学奖授予发现并阐明 Hp 在胃炎及消化性溃疡疾病中作用的两位科学家——Marshall 和 Warren，不仅奖励他们在科学上的贡献，还奖励他们对真理的坚持和为科学献身的崇高精神。Marshall 在接受 CCTV 访问时风趣而又真实地说：“科学成果往往是像儿童那样抱着好奇心玩出来的。”两位诺贝尔奖得主的故事给我们多方面的启迪。

任务三　消化性溃疡患者的护理

学习目标

1. 掌握消化性溃疡的病因、身体状况、并发症。
2. 掌握消化性溃疡的护理措施。
3. 熟悉消化性溃疡的辅助检查和治疗常用药物。
4. 了解消化性溃疡的发病机制、护理目标、护理评价。

情景导入

患者，男，45岁，间断性中上腹部疼痛5年余，疼痛呈烧灼样，常在夜间疼醒，进食后疼痛可缓解，症状以冬、春季节为重，并伴有反酸、嗳气等，3天前无明显诱因出现黑便，3次/天，伴头晕、乏力，故来院就诊。

体检：生命体征无明显异常，剑突下偏右轻压痛。

辅助检查：既往胃镜示十二指肠球部黏膜充血水肿、前壁近大弯处有一椭圆形溃疡，边缘光滑，表面覆盖白苔，周围黏膜明显水肿。

消化性溃疡（peptic ulcer）主要指发生在胃和十二指肠黏膜的慢性溃疡，即胃溃疡（gastric ulcer，GU）和十二指肠溃疡（duodenal ulcer，DU）。溃疡的形成和多种因素有关，其中胃酸和胃蛋白酶的消化作用是溃疡形成的基本因素，故称消化性溃疡。

重点：消化性溃疡的概念和病因。

消化性溃疡是全球性的常见病，全世界约有10%的人一生中患过此病。临床上DU比GU多见，两者之比约为3∶1，男性患病多于女性。据统计，我国南方发病率高于北方，城市高于农村。DU好发于青壮年，而GU好发于中老年，后者发病的高峰比前者约迟10年。秋冬与冬春之交为本病的好发季节。

【病因及发病机制】

1. 病因　目前研究认为，消化性溃疡是一种多因素疾病，溃疡发生的基本原理是对胃、十二指肠黏膜有损害作用的侵袭因素与黏膜自身防御-修复因素之间失平衡的结果。

（1）幽门螺杆菌感染：大量研究表明幽门螺杆菌（Hp）感染是消化性溃疡的主要病因。

（2）药物因素：长期服用某些非甾体类抗炎药（NSAIDs）、抗癌药等对胃、十二指肠黏膜有损伤作用，其中以NSAIDs最明显。溃疡发生的危险性除与服用NSAIDs的种类、剂量大小和疗程长短有关外，还与同时服用抗凝血药、糖皮质激素等因素有关。

（3）胃酸和胃蛋白酶：消化性溃疡的最终形成是由于胃酸和胃蛋白酶对黏膜自身消化作用所致，胃酸和胃蛋白酶是胃液的主要成分，是对胃和十二指肠黏膜有侵袭作用的主要因素，胃酸的存在对溃疡的形成起决定作用。

（4）其他因素：下列因素可能与消化性溃疡发病有着不同程度的关系。①遗传：部分消化性溃疡患者的发病有家族史，提示该病可能存在遗传易感性，另外，O型血者发生十二指肠溃疡的危险性高于其他血型者，也曾视为间接遗传标志。②胃、十二指肠运动异常：胃溃疡患者胃排空延迟，引起十二指肠-胃反流可导致胃黏膜损伤，十二指肠溃疡患者胃排空增快，使十二指肠酸负荷增加，导致十二指肠黏膜损伤。③吸烟：吸烟者消化性溃疡发生率比不吸烟者高，吸烟可作为常见诱因影响溃疡的愈合和促进溃疡复发。④应激和心理因素：急性应激可引起应激性溃疡，长期精神紧张、焦虑、情绪易波动或过度劳累可引起慢性溃疡发作或加重。⑤不良的饮食习惯：嗜酒、咖啡、浓茶或喜食酸辣刺激性食物，饮食不规律，高盐饮食等都是消化性溃疡发病的常见诱因。

总之，消化性溃疡的发生与多种因素有关，其中幽门螺杆菌(Hp)感染和服用 NSAIDs 是已知的主要病因，胃酸在溃疡形成中起关键作用。

难点：消化性溃疡的发病机制。

2. 发病机制

侵袭因素：幽门螺杆菌感染、NSAIDs、胃酸、胃蛋白酶、胆盐、胰酶、乙醇、刺激性食物等	防御-修复因素：黏液、碳酸氢盐黏液屏障、前列腺素E、表皮生长因子、细胞更新等

【护理评估】

（一）健康史

明确是否存在长期服用阿司匹林、吲哚美辛、糖皮质激素等用药史；是否存在 Hp 感染家族聚集现象；是否有慢性胃炎、十二指肠炎病史；是否遭受重大创伤、烧伤或不良的精神刺激；是否食用过冷、过热、粗糙、辛辣等刺激性食物；是否有吸烟酗酒嗜好。

（二）身体状况

1. 症状 典型的消化性溃疡临床特点表现为慢性过程、周期性发作和节律性上腹部疼痛。上腹痛是消化性溃疡的主要症状，多数患者上腹痛长期反复发作，发作期与缓解期相交替，可达数年至数十年，多在冬春或秋冬之交发病。另外，常伴反酸、嗳气、腹胀、消瘦、贫血等消化不良症状，以及失眠、多汗等自主神经功能失调的表现。胃溃疡和十二指肠溃疡上腹疼痛特点的比较见表 4-3-1。

难点：胃溃疡和十二指肠溃疡上腹部疼痛的异同点。

表 4-3-1 胃溃疡和十二指肠溃疡上腹部疼痛特点

	GU	DU
疼痛部位	中上腹部或剑突下偏左	中上腹部或偏右
疼痛时间	多在进餐后 1 h 内发生，经 1～2 h 后逐渐缓解，称为饱餐痛	多在两餐之间发生，持续至下餐进食后缓解，称空腹痛；部分患者于午夜出现疼痛，称为夜间痛
疼痛性质	常呈钝痛、灼痛、胀痛	常呈钝痛、灼痛、胀痛或饥饿样不适感
疼痛节律	进食—疼痛—缓解	疼痛—进食—缓解

重点：消化性溃疡的并发症。

2. 体征 溃疡发作时上腹部可有局限性轻压痛，缓解期无明显体征。

3. 并发症

> **课堂互动**
>
> 该患者在原发病的基础上，目前的病情发生了什么变化？依据有哪些？

(1) 出血：消化性溃疡最常见的并发症，也是引起上消化道出血最常见的病因(约占所有病因的 50%)。溃疡侵蚀周围或深处的血管可引起不同程度的出血，轻者表现为黑便，重者出现呕血、周围循环衰竭，甚至发生低血容量性休克。

(2) 穿孔：消化性溃疡最严重的并发症。溃疡病灶穿透浆膜层则并发穿孔，临床上可分为急性、亚急性和慢性三种类型，以急性穿孔最常见。饮酒、过度劳累、服用等可诱发急性穿孔，主要表现为突发剧烈腹痛、大汗淋漓、烦躁不安，疼痛多从上腹开始迅速蔓延至全腹，腹肌紧张，有明显的压痛和反跳痛，肝脏浊音区缩小或消失，肠鸣音减弱或消失，部分患者出现休克。

(3) 幽门梗阻：多由十二指肠溃疡或幽门管溃疡引起。溃疡急性发作可因幽门部痉挛和炎性水肿而引起暂时性梗阻，可随炎症好转而缓解；慢性梗阻由于瘢痕收缩形成持久性梗阻。表现为胃排空延迟，上腹饱胀不适，疼痛于餐后加重，可伴有蠕动波，反复大量呕吐，呕吐物为发酵酸性宿食，呕吐后腹痛可稍缓解。严重频繁呕吐可致失水，低钾、低氯性碱中毒，继发营养不良、体重下降。体检可见空腹振水音及胃蠕动波。插胃管抽液量>200 mL。

(4) 癌变：溃疡癌变率较低，估计少于1%的胃溃疡患者可发生癌变，十二指肠球部溃疡一般不发生癌变。对有长期慢性胃溃疡病史、年龄>45岁、溃疡久治不愈、大便隐血试验持续阳性者，应警惕癌变，需进一步胃镜检查和定期随访。

(三) 辅助检查

1. 胃镜和胃黏膜活组织检查 确诊消化性溃疡首选的检查方法。胃镜检查不仅可直接观察溃疡的部位、病变大小、性质，还可在直视下取活组织做病理学检查及幽门螺杆菌检测；对于合并出血的还可给予止血治疗。

2. X线钡餐检查 适用于对胃镜检查有禁忌或不愿接受胃镜检查者。龛影是直接征象，对溃疡有确诊价值。

3. 幽门螺杆菌检测 消化性溃疡诊断的常规检查项目，治疗方案的选择取决于有无幽门螺杆菌感染。

4. 大便隐血试验 隐血试验阳性提示溃疡处于活动期，如胃溃疡患者持续阳性，提示有癌变可能。

(四) 心理-社会状况

消化性溃疡慢性、反复发作性疼痛的特点，易使患者产生紧张、焦虑的心理，若合并上消化道出血、癌变等并发症，患者因担忧自己的生命受到威胁而产生紧张、恐惧、抑郁等心理反应。

(五) 处理原则

治疗原则：去除病因，控制症状，促进溃疡愈合，预防复发和防治并发症。针对病因治疗如根除幽门螺杆菌，有可能彻底治愈溃疡病，是近年来消化性溃疡治疗的一大进展。

1. 药物治疗

(1) 抑制胃酸分泌的药物：溃疡的愈合与抑酸治疗的强度和时间成正比。①碱性抗酸药：中和胃酸，可迅速缓解疼痛症状，但促进溃疡愈合需长期、大量应用，副作用大，故很少单一应用。代表药有氢氧化铝、铝碳酸镁及其复方制剂等。②H_2受体阻滞剂：治疗消化性溃疡的主要药物之一，通过抑制壁细胞从而减少胃酸的分泌。代表药物有西咪替丁、雷尼替丁、法莫替丁等。③质子泵抑制剂(PPI)：PPI可使壁细胞分泌胃酸的关键酶即H^+-K^+-ATP酶不可逆失活，从而抑制胃酸分泌。抑酸作用比H_2受体阻滞剂更强且作用持久。代表药有奥美拉唑、兰索拉唑、泮托拉唑等。

(2) 保护胃黏膜：常用的胃黏膜保护剂有硫糖铝、枸橼酸铋钾和前列腺素类药物。①硫糖铝和枸橼酸铋钾能黏附、覆盖在溃疡面上形成一层保护膜，阻止胃酸/胃蛋白酶侵袭溃疡面，还能促进内源性前列腺素合成和刺激表皮生长因子分泌。②前列腺素类药物，如米索前列醇，具有抑制胃酸分泌，增加胃、十二指肠黏膜的黏液及碳酸氢盐分泌和增加黏膜血流等作用，增加胃黏膜的防御能力。

(3) 根除幽门螺杆菌治疗：对于幽门螺杆菌阳性的消化性溃疡患者，根除幽门螺杆菌不但促进溃疡愈合，而且可预防溃疡复发，从而彻底治愈溃疡。目前尚无单一药物可有效根除幽门螺杆菌，故必须联合用药。现多采用根除幽门螺杆菌三联治疗方案(表4-3-2)。近年来幽门螺杆菌对甲硝唑的耐药率迅速上升，在甲硝唑耐药率高的地区宜使用不含甲硝唑的其他三联疗法，或改用呋喃唑酮(每天200 mg，分2次)代替甲硝唑。治疗失败后的再治疗比较困难，可换用另外两种抗生素，或采用PPI、胶体铋联合两种抗生素的四联疗法。

重点：使用三联制剂治疗Hp药物的作用特点及注意事项。

2. 并发症的治疗 对上消化道大量出血经内科紧急处理无效、急性穿孔、瘢痕性幽门梗阻、内科治疗无效的顽固性溃疡、胃溃疡疑有癌变者可行手术治疗。

表 4-3-2 根除幽门螺杆菌的三联治疗方案

PPI或胶体铋	抗菌药物
PPI常规剂量的倍量/天 (如奥美拉唑 40 mg/d) 枸橼酸铋钾 480 mg/d (选择一种)	阿莫西林 1000～2000 mg/d 克拉霉素 500～1000 mg/d 甲硝唑 800 mg/d (选择两种)
上述剂量分2次服,疗程7天	

【首要护理诊断/问题】

疼痛:腹痛 与胃酸刺激溃疡面引起的炎症反应有关。

【次要护理诊断/问题】

(1) 营养失调:低于机体需要量 与疼痛致摄入量减少、呕吐、梗阻有关。

(2) 焦虑 与溃疡反复发作、病程迁延或出现并发症担心预后有关。

(3) 潜在并发症:上消化道出血、穿孔、幽门梗阻、癌变。

【护理目标】

(1) 患者疼痛缓解或消失。

(2) 消化道症状得以控制,患者营养状况改善,体重增加。

(3) 患者焦虑程度减轻或消失,情绪稳定,配合治疗和护理。

(4) 无并发症发生,或并发症被及时发现和处理。

【护理措施】

1. 观察病情 注意观察及详细了解患者上腹痛的特点和规律;观察有无呕血、黑便的发生;观察有无急性穿孔的发生;监测生命体征及腹部体征,及时发现和处理并发症。

2. 一般护理

(1) 休息和活动:根据患者病情合理安排休息时间和活动量,在溃疡活动期、症状较重时,嘱患者多卧床休息,以缓解疼痛。溃疡缓解期,鼓励患者适当活动,劳逸结合,以不感到劳累和诱发疼痛为原则,避免餐后剧烈活动;避免过度劳累、情绪紧张、吸烟、饮酒等诱发因素。夜间疼痛者,指导患者遵医嘱睡前加服1次抑酸药,以保证睡眠。

(2) 饮食护理:指导患者建立合理的饮食习惯和结构,规律进食、少食多餐、定时定量、细嚼慢咽,避免餐间零食和睡前进食。选择营养丰富、清淡、易消化的食物,症状较重的患者可以面食为主,不习惯面食者以米饭或米粥代替,避免食用刺激性较强的食物(指生、冷、硬、粗纤维多的蔬菜和水果,如生姜、蒜、韭菜、芹菜等),避免食用强刺激胃酸分泌的食品和调味品如油炸食物或浓咖啡、浓茶、辣椒、醋等。

3. 用药护理 遵医嘱用药,并注意观察药物的疗效和不良反应。各类药物的不良反应及用药护理见表 4-3-3、表 4-3-4、表 4-3-5。

重点:消化性溃疡患者的用药护理。

表 4-3-3 抑制胃酸的药物

药物种类	常用药物	不良反应	护理措施
碱性抗酸药	氢氧化铝	骨质疏松、食欲不振、便秘	应在饭后1h和睡前服用;不宜与酸性食物及饮料同服;避免与奶制品同服
	铝碳酸镁	腹泻,干扰四环素类药物吸收,必须服用时应避开服药时间	
H_2受体阻滞剂	西咪替丁	一过性肝、肾损害及腹泻、腹胀、口苦、咽干等,偶有精神异常	宜在餐中或餐后即刻服用,或将1天剂量在睡前服用;与碱性抗酸药联合应用时,两药应间隔1h以上;静脉给药应注意控制速度,速度过快可引起低血压和心律失常
	雷尼替丁	静脉用药后可有面热感、头晕、恶心等,持续10余分钟可自行消失	
	法莫替丁	不良反应少,偶见过敏反应,一旦发生,立即停药	

续表

药物种类	常用药物	不良反应	护理措施
PPI	奥美拉唑	头晕	用药期间避免开车或做其他必须高度集中注意力的工作。不良反应较为严重时，应及时停药
	兰索拉唑	荨麻疹、皮疹、瘙痒、头痛、口苦、肝功能异常等	
	泮托拉唑	不良反应少，偶有头痛和腹泻	

表 4-3-4　保护胃黏膜的药物

常用药物	不良反应	护理措施
硫糖铝	便秘、口干、皮疹、眩晕、嗜睡	宜在进餐前 1 h 服药；不能与多酶片同服，以免降低两者的效价
枸橼酸铋钾	舌苔发黑、便秘、粪便呈黑色、神经毒性	餐前 0.5 h 口服，宜用吸管直接吸入；不宜长期服用
米索前列醇	腹泻、子宫收缩	孕妇禁用

表 4-3-5　根除幽门螺杆菌的药物

常用药物	不良反应	护理措施
阿莫西林	过敏、皮疹	用药前询问患者有无青霉素过敏史，用药中注意观察有无皮疹
克拉霉素	周围神经炎、溶血性贫血	观察下肢皮肤的颜色、温度和尿液的颜色
甲硝唑	恶心、呕吐等胃肠道反应	餐后服药，或遵医嘱用甲氧氯普胺等拮抗

4. 心理护理　由于本病病程长达数年，病情反复，在患者和家属中可能产生两种截然不同的心理反应，一种是对疾病认识不足，持无所谓的态度；一种是过于紧张、焦虑，特别是并发出血、梗阻时，患者易产生恐惧心理。这两种消极反应都不利于疾病的康复。因此，护理人员应正确评估患者和家属的认识程度和心理状态，有针对性地对其进行健康教育。向担心预后的患者说明，经正规治疗和积极预防，溃疡是可以痊愈的，而过度紧张焦虑的情绪反而会诱发或加重溃疡，指导患者采用放松技术，如转移注意力、听音乐等，减轻疼痛，放松全身，保持良好的心态。同时，向对疾病认识不足的患者及家属说明本病的危害，使患者及家属能积极配合治疗，减少疾病的不良后果。

5. 并发症护理　当并发急性穿孔和持久性幽门梗阻时，应立即遵医嘱做好术前准备；亚急性穿孔和慢性穿孔时，注意严密观察疼痛的性质，指导患者按时服药；并发急性幽门梗阻时，做好呕吐物的观察与处理，指导患者禁食、禁水，行胃肠减压，并遵医嘱静脉补液。

6. 健康指导

(1) 疾病知识指导：向患者及家属讲解消化性溃疡的病因及诱发因素。嘱患者定期复诊，并指导患者了解消化性溃疡及其并发症的相关知识，如上腹疼痛节律发生变化并加剧，或发生呕血、黑便时，应及时就医。

(2) 生活指导：指导患者合理安排休息时间，劳逸结合，保持良好的心态。指导患者养成良好的饮食习惯和建立合理的饮食结构，戒除烟酒，避免摄入刺激性的食物和饮料。

(3) 用药指导：嘱患者遵医嘱服药，指导患者学会正确的服药方法、服药时间，并学会观察药物疗效和不良反应，不可擅自停药或减量，避免溃疡复发。慎用阿司匹林、吲哚美辛、咖啡因、泼尼松等致溃疡药物，定期门诊复查。

【护理评价】

患者上腹痛症状是否缓解或消失;能否合理进食,营养状态是否改善;是否掌握了有关溃疡病的防治知识,并能采取恰当的应对措施;情绪是否稳定并保持良好的心理状态;是否有上消化道出血等并发症发生或被及时发现并处理。

任务四 肠结核和结核性腹膜炎患者的护理

学习目标

1. 了解肠结核和结核性腹膜炎的病因及发病机制。
2. 熟悉肠结核和结核性腹膜炎的临床表现。
3. 掌握肠结核和结核性腹膜炎的护理措施。
4. 熟悉肠结核和结核性腹膜炎的辅助检查和治疗要点。

情景导入

患者,女,37岁,肺结核病史10年,3天前因腹痛、腹泻伴有低热、盗汗而入院。

查体:神志清,消瘦,生命体征无异常,脐周有轻压痛,腹壁触诊有揉面感,脐周可扪及大小不一的肿块。

初步诊断:结核性腹膜炎。

重点:肠结核和结核性腹膜炎的致病菌。

肠结核(intestinal tuberculosis)和结核性腹膜炎(tuberculous peritonitis)都是由结核分枝杆菌感染所致。肠结核是结核分枝杆菌侵犯肠道引起的慢性特异性炎症,结核性腹膜炎则是结核分枝杆菌侵犯腹膜引起的慢性弥漫性腹膜炎症。近年来,因人类免疫缺陷病毒感染率增高、免疫抑制剂的广泛使用等原因,部分人群免疫力有所下降,导致该病发病率有所增加。多见于青壮年,女性略多于男性。

【病因及发病机制】

1. 病因 肠结核和结核性腹膜炎的发病主要是机体免疫力低下时,继发于肺结核或体内其他部位的结核病,两者共同的感染途径如下。

(1) 直接蔓延:腹腔内结核病灶直接蔓延侵犯肠壁或腹膜。

(2) 血行播散:少数肠外结核病灶通过血行播散侵犯肠道,如粟粒型肺结核。

另外,90%的肠结核主要由人型结核分枝杆菌引起,多因开放性肺结核或喉结核患者经常吞咽含菌的痰液,或经常与开放性肺结核患者共餐而忽视餐具消毒隔离等原因导致感染;少数患者可因饮用未经消毒的带菌牛奶或乳制品而感染牛型结核分枝杆菌肠结核。

2. 发病机制 结核病的发病是机体和结核分枝杆菌相互作用的结果。结核分枝杆菌感染只是致病的条件,只有当侵入的结核分枝杆菌数量较多、毒力较大,并伴有人体免疫功能低下时才会发病。肠结核主要位于回盲部,也可累及结肠和直肠。

> **课堂互动**
>
> 造成该患者发病的最主要的病因是什么?发病期间有哪些典型表现?

【护理评估】

(一) 健康史

明确是否存在肺结核或身体其他部位结核病史,是否有低热、盗汗等结核活动期表现,是否服用过免疫抑制剂药物,是否有感染性疾病致机体抵抗力下降等。

（二）身体状况

1. 肠结核

难点：肠结核和结核性腹膜炎的临床表现。

(1) 腹痛：多位于右下腹，疼痛多为隐痛或钝痛。进餐可诱发或加重腹痛并伴有便意，排便后可有不同程度的缓解。并发肠梗阻时有腹绞痛，多位于右下腹或脐周，伴有腹胀、肠鸣音亢进、肠型和蠕动波。

(2) 腹泻与便秘：溃疡型肠结核的主要表现是腹泻，排便次数因病变严重程度的范围不同而异，一般每天 2～4 次，重者可达 10 余次，粪便呈糊状，一般无黏液、脓血，无里急后重感。有时患者会出现腹泻与便秘交替。增生型肠结核主要临床表现是便秘。

(3) 全身症状：溃疡型肠结核常有结核毒血症状，表现为不同热型的长期发热，伴有盗汗。患者倦怠、消瘦、贫血，后期可出现营养不良的表现。可同时有肠外结核尤其是活动性肺结核的表现。增生型肠结核一般情况较好，多不伴肠外结核的表现。

(4) 腹部肿块：多位于右下腹，较固定，中等质地，伴有轻度或中度压痛。

(5) 并发症：见于晚期患者，以肠梗阻多见，慢性穿孔可有瘘管形成，肠出血较少见，偶有急性肠穿孔。

2. 结核性腹膜炎

(1) 全身症状：结核毒血症常见，主要是发热和盗汗。后期可有营养不良，表现为消瘦、水肿、贫血、口角炎、舌炎等。

(2) 腹痛：多位于脐周、下腹或全腹，呈持续性隐痛或钝痛，也可始终无腹痛。当并发不完全性肠梗阻时，可有阵发性绞痛。

(3) 腹泻与便秘：腹泻常见，一般每天不超过 4 次，粪便多呈糊状，有时腹泻与便秘交替出现。患者可有不同程度的腹胀。

(4) 腹部触诊：腹壁柔韧感是结核性腹膜炎的常见体征。脐周可触及大小不一的肿块，边缘不齐，表面粗糙，活动度小。可有轻微腹部压痛，也可有少量至中等量的腹腔积液。

(5) 并发症：以肠梗阻为常见，也可出现肠瘘或腹腔内脓肿。

（三）辅助检查

1. 常见的肠结核和结核性腹膜炎辅助检查

(1) 实验室检查：血沉多数明显加快，可作为评估结核病活动程度的指标之一。结核菌素试验呈强阳性反应或结核感染 T 淋巴细胞斑点试验(T-SPOT)阳性均有助于本病的诊断。

(2) X 线检查：X 线胃肠钡餐或钡剂灌肠检查对肠结核的诊断有重要意义。溃疡型肠结核 X 线钡影呈跳跃征象，增生型肠结核 X 线表现为肠管狭窄、充盈缺损、黏膜皱襞紊乱等征象。结核性腹膜炎患者的腹部 X 线平片可看到钙化影，钡餐可发现肠粘连、肠瘘、肠腔外肿物等征象，有辅助诊断价值。

2. 其他常见的肠结核辅助检查

(1) 结肠镜检查：可直接观察到病变范围和性质，并可取肠黏膜组织活检，对肠结核有确诊价值。

(2) 大便检查：患者粪便多为糊状，肉眼观察无脓血和黏液，显微镜下可见少量脓细胞和红细胞。

3. 其他常见的结核性腹膜炎辅助检查

(1) 腹腔积液检查：腹腔积液多为草黄色渗出液，静置后可自然凝固，少数为浑浊或血性，偶为乳糜性。腹腔积液腺苷脱氢酶(ADA)活性增高(排除恶性肿瘤的原因)对本病诊断有一定特异性。

(2) 腹腔镜检查：适用于腹腔积液较多、诊断有困难者，可窥见腹膜、网膜、内脏表面有散在或集聚的灰白色结节，浆膜失去正常光泽。组织病理检查有确诊价值。

(3) 影像学检查：超声、CT、磁共振等可见到增厚的腹膜、腹腔积液、腹腔内包块及瘘管。

（四）心理-社会状况

由于结核毒血症状，以及腹痛、腹泻、倦怠、消瘦等不适，加上病程长，又需长期服药，患者易产生急躁、焦虑情绪。

（五）处理原则

治疗原则：及早给予合理、足够疗程的抗结核化学药物治疗，以达到早日治愈、预防复发和防治并发症的目的。

1. 抗结核化学药物治疗 治疗肠结核和结核性腹膜炎的关键环节。治疗方案同肺结核患者的护理。

2. 对症处理 如有大量腹腔积液，可适当放腹腔积液以减轻症状。

3. 手术治疗 对内科治疗无效的肠梗阻、肠穿孔及肠瘘者考虑手术治疗。

【首要护理诊断/问题】

疼痛：腹痛 与结核分枝杆菌侵犯肠壁或腹膜导致炎症、梗阻等有关。

【次要护理诊断/问题】

(1) 腹泻 与结核分枝杆菌致肠功能紊乱有关。

(2) 营养失调：低于机体需要量 与结核分枝杆菌毒素所致毒血症状、慢性消耗、消化吸收功能紊乱有关。

(3) 便秘 与肠腔狭窄、梗阻或胃肠功能紊乱有关。

(4) 焦虑 与慢性病程、病情迁延、长期服药有关。

(5) 潜在并发症：肠梗阻、肠穿孔、肠瘘。

【护理目标】

(1) 患者腹痛减轻或消失，结核毒性症状得以控制，营养状况改善，体重增加。

(2) 患者情绪稳定，能认识到疾病发展过程，能积极配合治疗和护理。

(3) 无并发症的发生或能及时发现和处理。

【护理措施】

1. 观察病情

(1) 腹痛的观察与护理：严密观察腹痛的性质、特点，正确评估病程进展情况。患者出现疼痛时，指导患者采取有效方法转移注意力，或采取热敷、按摩、针灸方法使疼痛感减轻；遵医嘱给予患者解痉止痛药物或行胃肠减压。如患者疼痛突然加重，压痛明显，或出现便血等应及时报告医生并积极配合抢救。

(2) 腹泻的观察与护理：监测患者的排便情况、伴随症状及大便化验结果，以便及时发现病情变化。对腹泻患者指导其选择合适的饮食，注意腹部保暖，加强肛周皮肤的护理。

重点：肠结核和结核性腹膜炎的饮食护理。

2. 一般护理

(1) 休息与活动：嘱患者卧床休息，减少活动，以降低代谢，减少消耗，减少毒素的吸收。

(2) 饮食护理：饮食应选择高热量、高蛋白、高维生素、清淡、易消化的食物，如新鲜蔬菜、水果、肉类及蛋类等，并提供舒适的进餐环境，以促进患者食欲，保证营养摄入。腹泻明显的患者应少食用乳制品、高脂肪和粗纤维食物，以免肠蠕动加快。肠梗阻的患者应禁食，并给予静脉营养。

3. 用药护理

(1) 抗结核化学药物：嘱患者按时、按量、规范服用药物，帮助患者制订切实可行的用药计划，以免漏服。

(2) 解痉止痛药物：向患者解释药物作用和可能出现的不良反应，如阿托品可松弛肠道平滑肌而减轻腹痛，但由于同时抑制了唾液腺分泌，可出现口干现象，应嘱患者多饮水，以缓解不适。

4. 心理护理 护士应与患者多交谈，耐心解释有关本病的知识，说明只要规范、合理、全程应用抗结核化学药物，症状可以逐渐减轻或治愈。指导患者掌握放松的技巧，树立战胜疾病的信心，保持轻松愉快的心情，以缓解紧张、焦虑的心情。

5. 健康指导

（1）疾病知识指导：向患者及家属介绍病情发展变化的相关知识，配合医生对原发结核病积极治疗，定期就诊复查。指导患者有关消毒、隔离等知识，防止结核病的传播，如注意个人卫生，提倡用公筷分餐，牛奶消毒后饮用，对结核患者的粪便要消毒处理等。

（2）生活指导：加强锻炼，合理营养，生活规律，劳逸结合，保持良好的心态，增强机体抵抗力。

（3）用药指导：指导患者遵医嘱服药，不要擅自减药、停药，同时要注意药物的不良反应，如恶心、呕吐等胃肠道反应及肝、肾功能损害等。定期复诊，及时了解病情变化，以利于调整治疗方案。

【护理评价】

患者腹痛、腹泻症状是否减轻；营养状态、体重等是否改善；结核毒血症状是否得以控制；有无出现并发症并得到及时纠正。

（代　莹）

任务五　炎症性肠病患者的护理

学习目标

1. 了解炎症性肠病的病因及发病机制。
2. 掌握溃疡性结肠炎和克罗恩病的临床表现。
3. 掌握溃疡性结肠炎的临床分型及特点。
4. 了解溃疡性结肠炎和克罗恩病的实验室及其他检查的临床意义。
5. 了解溃疡性结肠炎和克罗恩病的诊断要点。
6. 了解溃疡性结肠炎和克罗恩病的鉴别要点。
7. 了解溃疡性结肠炎和克罗恩病的治疗要点。
8. 掌握溃疡性结肠炎和克罗恩病的护理措施和健康指导。

炎症性肠病（inflammatory bowel disease），是指病因未明的炎症性肠病，包括溃疡性结肠炎（ulcerative colitis，UC）和克罗恩病（Crohn's disease，CD）。

重点：炎症性肠病的概念。

【病因和发病机制】

炎症性肠病的病因和发病机制目前尚未完全明确，已知肠道黏膜免疫系统异常反应所致的炎症反应在其发病中起着重要作用，目前认为该病是由多因素相互共同作用所致，主要包括环境、遗传、感染和免疫因素等。

难点：炎症性肠病的病因及发病机制。

（一）环境因素

近几十年来，炎症性肠病的发病率持续增高，这一现象首先出现在社会经济高度发达的地区，这说明饮食、吸烟、卫生条件以及其他尚不明确的环境因素的变化与该病的发生有密切关系。

（二）遗传因素

炎症性肠病的发生具有遗传倾向。研究表明，该病患者一级亲属发病率显著高于普通人群，但其配偶的发病率并不增加。克罗恩病的发病率单卵双胞显著高于双卵双胞。近年来全基因组扫描及候选基因的研究发现了不少可能与炎症性肠病相关的易感基因。目前认为，炎症性肠病不仅是多基因病，而且也是遗传异质性疾病（不同人由不同基因引起）。

（三）感染因素

微生物与炎症性肠病的发病也有密切关系，虽然至今尚未找到某一特异微生物病原与炎症性肠病有恒定关系，但普遍认为炎症性肠病(特别是CD)是针对自身正常肠道菌丛的异常免疫反应引起的。研究发现，用转基因或敲除基因方法造成免疫缺陷的炎症性肠病动物模型，在肠道无菌环境下不会发生肠道炎症，但如重新恢复肠道正常菌丛状态，则出现肠道炎症。另外临床观察发现，细菌滞留易促发CD发生，而粪便转流能防止CD复发；同时抗生素或微生态制剂的使用对某些炎症性肠病患者有益。

（四）免疫因素

肠道黏膜免疫系统反应在炎症性肠病肠道炎症的发生、发展、转归过程中始终发挥着重要作用。炎症性肠病的受累肠段产生过量抗体，黏膜T淋巴细胞功能异常。并且除了特异性免疫细胞外，肠道的非特异性免疫细胞、非免疫细胞(如上皮细胞、血管内皮细胞等)以及各种免疫因子和炎症介质(包括免疫调节性细胞因子如IL-2、IL-4、IFN-γ，促炎症性细胞因子如IL-1、IL-6、IL-8和TNF-α等)都参与了黏膜免疫炎症反应。近年来许多阻断这些炎症反应通道的生物制剂如英夫利昔(一种抗TNF-α单抗)等对该病的疗效已被证实并在临床推广应用。

目前，针对炎症性肠病的病因和发病机制，普遍认为环境因素作用于遗传易感者，在肠道菌丛的参与下，启动了难以停止的、发作与缓解交替的肠道免疫及非免疫系统，最终导致肠道黏膜损伤，溃疡经久不愈，炎性增生等病理改变。目前认为UC和CD是炎症性肠病的不同亚类，组织损伤的基本病理过程相似，但可能由于致病因素及机制不同，其最终导致组织损害的表现不同。

一、溃疡性结肠炎患者的护理

情景导入

患者，男，32岁，长期腹痛伴腹泻3年，近1周腹泻加重而入院。患者腹泻每天10余次，大便呈黏液脓血便，伴里急后重。同时伴有下腹疼痛不适，有疼痛—便意—便后缓解的规律。

查体：T 37.8 ℃，消瘦、面色苍白呈贫血貌，左下腹轻度压痛。

溃疡性结肠炎(ulcerative colitis，UC)是一种病因尚未完全清楚的直肠和结肠慢性非特异性炎症性疾病。病变主要限于直肠和结肠的黏膜与黏膜下层。临床表现为腹泻、黏液脓血便、腹痛。病情轻重不等，多呈反复发作的慢性病程。本病可发生在任何年龄，多见于20～40岁，亦可见于儿童或老年，男女发病率无明显差别。目前，本病在我国较欧美少见，且病情相对较轻，但近年患病率有明显增加，重症也较常见。

难点：溃疡性结肠炎的病理。

【病理】

病变主要位于大肠黏膜及黏膜下层，呈连续性、弥漫性分布。病变多自肛端直肠开始，逆行向近段发展，可累及全结肠及末段回肠。

活动期时黏膜呈弥漫性炎症反应。肠道固有膜内弥漫性淋巴细胞、浆细胞、单核细胞等细胞浸润，并有大量中性粒细胞和嗜酸性粒细胞浸润。大量中性粒细胞浸润、聚集在固有膜、隐窝上皮及隐窝内，形成隐窝炎、隐窝脓肿。当隐窝脓肿融合、破溃，黏膜出现广泛的小溃疡，并可逐渐融合成大片溃疡。肉眼可见黏膜弥漫性充血、水肿，表面呈细颗粒状，脆性增加、出血，糜烂及溃疡。少数暴发型或重症患者病变涉及结肠全层，可发生中毒性巨结肠，导致肠壁重度充血、肠腔膨大、肠壁变薄，溃疡累及肌层至浆膜层，常并发急性穿孔。

慢性期时可见隐窝结构紊乱，表现为腺体变形、排列紊乱、数目减少等萎缩改变，伴杯状细胞减少和潘氏细胞化生，可形成炎性息肉。由于溃疡愈合、瘢痕形成、黏膜下层及肌层肥厚，使结肠变形缩短、结肠袋消失，甚至肠腔缩窄。病程较长的患者可发生癌变。

【护理评估】

（一）健康史

明确患者在发作间歇期是否存在饮食失调、劳累、精神刺激、感染等诱因诱发或加重症状。了解患者是否具有该病家族史。

（二）身体状况

1. 症状

(1) 腹泻和黏液脓血便：见于绝大多数患者。大便次数及便血的程度反映病情轻重，轻者每天排便2～4次，便血轻或无；重者每天可达10次以上，脓血显见，甚至大量便血。黏液脓血便是本病活动期的重要表现。粪质亦与病情轻重有关，多数为糊状，重可至稀水样。

重点：溃疡性结肠炎的症状与体征。

(2) 腹痛：一般有轻度至中度左下腹或下腹的阵痛，有疼痛—便意—便后缓解的规律，常伴里急后重。中毒性巨结肠或炎症波及腹膜患者，可表现为持续性剧烈腹痛。

(3) 其他症状：可有腹胀，严重病例有食欲不振、恶心、呕吐。

(4) 全身症状：中、重型患者活动期常有低度至中度发热，急性暴发型患者常常表现为高热。重症或病情持续活动者可出现衰弱、消瘦、贫血、低蛋白血症、水与电解质平衡紊乱等表现。

(5) 肠外表现：本病可伴有多种肠外表现，包括外周关节炎、结节性红斑、坏疽性脓皮病、巩膜外层炎、口腔复发性溃疡等。

2. 体征　轻、中型患者仅有左下腹轻压痛，重型和暴发型患者常有明显压痛和鼓肠。若合并中毒性巨结肠、肠穿孔者可有腹肌紧张、反跳痛、肠鸣音减弱。

3. 并发症　患者可并发中毒性巨结肠、结肠癌、大出血、肠穿孔、肠梗阻等。

（三）辅助检查

1. 血液检查　血红蛋白在中、重型病例有轻或中度下降，白细胞计数在活动期可有增高。血沉加快和C反应蛋白增高是活动期的标志。

2. 粪便检查　粪便肉眼观常有黏液脓血，显微镜检可见红细胞和脓细胞，急性发作期可见巨噬细胞。需反复多次进行（至少连续3次）粪便病原学检查以排除感染性结肠炎。

3. 自身抗体检测　近年研究发现，血中可检测到UC和CD的相对特异性抗体外周型抗中性粒细胞胞浆抗体（pANCA）和抗酿酒酵母抗体（ASCA）。

4. 结肠镜检查　该检查是本病诊断与鉴别诊断的最重要手段之一。应做全结肠及回肠末段检查，直接观察肠黏膜变化，并取活组织检查以确定病变范围。本病病变呈连续性、弥漫性分布，从肛端直肠开始逆行向上扩展，内镜下可见：①黏膜充血、水肿、易脆、出血及脓性分泌物附着，并常见黏膜呈细颗粒状；②可见弥漫性糜烂和多发性浅溃疡；③慢性病变可见假息肉，结肠袋变浅或消失。

（四）心理-社会状况

由于疾病长期反复发作、迁延不愈，患者容易产生焦虑、绝望心理，对疾病治疗丧失信心。因此，了解患者情绪变化及对疾病的认知程度，可以帮助医护人员针对性地给予心理护理，以增强患者信心，更好地配合治疗。

（五）处理原则

治疗目的是控制急性发作，维持缓解，减少复发，防治并发症。

1. 一般治疗　加强休息、饮食和营养。活动期患者应充分休息，给予流质或半流质饮食，待病情好转后改为营养丰富少渣饮食。重型或暴发型患者应住院治疗，及时纠正水、电解质及酸碱平衡紊乱，输血纠正贫血，低蛋白血症者可补充血清清蛋白。病情严重应禁食，给予胃肠外营养治疗。

难点：溃疡性结肠炎的药物治疗。

2. 药物治疗

(1) 氨基水杨酸制剂：柳氮磺胺吡啶（SASP）是治疗本病的常用药物。该药适用于轻、中型患者或重型经糖皮质激素治疗已有缓解者。病情完全缓解后须长期用药维持治疗。对 SASP 不能耐受者可口服 5-氨基水杨酸新型制剂如美沙拉嗪、奥沙拉嗪和巴柳氮等,其优点是不良反应明显减少,但价格昂贵。

(2) 糖皮质激素:对急性发作期有较好疗效。适用于氨基水杨酸制剂疗效不佳的轻、中型患者,特别适用于重型患者及急性暴发型患者。一般予口服泼尼松每天 40～60 mg;重型患者先予较大剂量静脉滴注,病情缓解后以每 1～2 周减少 5～10 mg 用量至停药。减量期间加用氨基水杨酸制剂逐渐接替激素治疗。

病变局限于直肠者如有条件也可用布地奈德泡沫灌肠剂 2 mg 保留灌肠,每晚 1 次,该药是局部作用为主的糖皮质激素,故全身不良反应较少。

(3) 免疫抑制剂:对激素治疗效果不佳或对激素依赖的慢性持续型病例可使用硫唑嘌呤或巯嘌呤,加用这类药物后可逐渐减少激素用量甚至停用。使用抗胆碱能药物或止泻药如地芬诺酯(苯乙哌啶)或洛哌丁胺治疗腹痛、腹泻宜慎重,重型患者应禁用,因其有诱发中毒性巨结肠的危险。

一般病例无需抗生素治疗。重型有继发感染者应积极给予广谱抗生素治疗,对厌氧菌感染者应合用甲硝唑。

3. 手术治疗 若并发大出血、肠穿孔,重型患者特别是合并中毒性巨结肠经积极内科治疗无效且伴严重毒血症状者须紧急手术。

【首要护理诊断/问题】

腹泻 与炎症导致肠黏膜对水、钠吸收障碍以及结肠运动功能失常有关。

【次要护理诊断/问题】

(1) 疼痛:腹痛 与肠道炎性病变、溃疡有关。

(2) 营养失调:低于机体需要量 与畏食、消化吸收不良等有关。

(3) 焦虑 与病情反复、病程迁延有关。

(4) 有体液不足的危险 与肠道炎症致长期频繁腹泻有关。

(5) 潜在并发症:中毒性巨结肠、直肠结肠癌变、大出血、肠梗阻等。

【护理目标】

(1) 患者腹泻症状减轻,无水、电解质及酸碱平衡失调及营养不良。

(2) 患者腹痛症状减轻,情绪稳定,配合治疗和护理。

(3) 患者无并发症发生或能及时发现并发症并得到及时处理。

重点:溃疡性结肠炎的护理。

【护理措施】

课堂互动

护士应如何做好饮食护理?有哪些饮食要求?为什么?

1. 病情观察 严密观察患者生命体征以及腹痛的变化,以了解疾病的进展情况,若腹痛的性质突然改变,应注意是否发生大出血、肠梗阻、中毒性结肠扩张、肠穿孔等并发症。

2. 饮食护理 指导患者食用质软、易消化、少纤维素又富含营养、有足够热量的食物,以利于吸收,减轻对肠黏膜的刺激,供给足够的热量,维持机体代谢的需要。避免食用冷饮、水果、多纤维的蔬菜及其他刺激性食物,忌食牛乳和乳制品。急性发作期患者,应进流质或半流质饮食,病情严重者应禁食,按医嘱给予静脉补充营养,以改善全身营养状况。应注意给患者提供良好的进餐环境,避免不良刺激,以增进患者食欲。观察患者进食情况,定期测量体重,监测血红蛋白和清蛋白,了解营养状况的变化。

3. 用药护理

遵医嘱给予柳氮磺嘧啶(SASP)和(或)糖皮质激素,以减轻局部炎症,使腹痛缓解。注意观察药物的疗效及不良反应,如应用 SASP 时,患者可出现恶心、呕吐、皮疹、粒细胞减少及再生障碍性贫血等,应嘱患者餐后服药,服药期间嘱患者定期复查血象;使用糖皮质激素者,要特别注意激素的副作用,不可随意停药,以免发生反跳现象。

NOTE

4. 健康指导

(1) 指导患者合理休息与活动。在急性发作期或病情严重时均应卧床休息,缓解期也应适当休息,注意劳逸结合。

(2) 指导患者合理饮食,摄入足够的营养,忌食冷、硬及刺激性食物。

(3) 教育患者及家属正确对待疾病,让患者保持情绪稳定,树立战胜疾病的信心。

(4) 嘱患者坚持治疗,教会患者识别药物的不良反应,不要随意更换药物或自行停药。若用药期间出现疲乏、头痛、发热、手脚发麻、排尿不畅等症状,应及时就诊,以免耽误病情。

重点:溃疡性结肠炎的健康指导。

【护理评价】

(1) 患者腹泻症状是否减轻,有无水、电解质、酸碱平衡失调及营养不良。

(2) 患者腹痛症状是否减轻,情绪是否稳定,是否配合治疗和护理。

(3) 患者有无并发症发生或是否能发现并发症并及时处理。

二、克罗恩病患者的护理

情景导入

患者,女,30 岁,长期腹痛伴腹泻 3 年,近 3 天来因腹痛加剧而入院。患者表现为右下腹疼痛不适,呈痉挛性阵痛,疼痛在进食后加重。同时伴有腹泻,每天近 10 次,大便呈糊状,无黏液脓血便,无里急后重。

体检:T 38.1 ℃,明显消瘦、精神差、面色苍白呈贫血貌,右下腹明显压痛,此处可扪及一质软包块,大小约 2 cm×3 cm。

克罗恩病(Crohn's disease,CD)是一种病因尚未完全清楚的胃肠道慢性炎性肉芽肿性疾病,又称局限性肠炎,病变好发于末段回肠和邻近结肠,但从口腔至肛门各段消化道均可受累,呈节段性或跳跃式分布,但以回肠末端最多见,故又称"末端回肠炎"。

重点:克罗恩病的概念。

临床特征主要表现为腹痛、腹泻、体重下降、腹部包块、瘘管形成和肠梗阻,同时可伴有发热等全身表现以及关节、皮肤、眼、口腔黏膜等肠外损害表现。本病有终身复发倾向,重症患者病情反复,迁延不愈,预后不良。本病好发年龄多在 15～30 岁,但首次发作可出现在任何年龄组,男女患病率相近。本病在欧美发达国家较多见,且有日益增多趋势。在我国本病发病率不高,但也不罕见。

【病理】

病变可表现为同时累及回肠末段与邻近右侧结肠,也可只涉及小肠,也可局限在结肠。少数病变也可累及口腔、食管、胃、十二指肠。

难点:克罗恩病的病理特点。

大体形态上,克罗恩病的病理特点表现为病变可累及肠壁全层,肠壁增厚变硬,肠腔出现狭窄,病变呈节段性或跳跃性,而不呈连续性;黏膜溃疡早期呈鹅口疮样溃疡,随后溃疡可增大、融合,最终形成纵行溃疡或裂隙样溃疡,黏膜水肿突出表面,将黏膜分割成鹅卵石样外观。

组织学上,克罗恩病的病理特点表现为病变呈非干酪性肉芽肿,可发生在肠壁各层和局部淋巴结;溃疡形成呈缝隙状,可深达黏膜下层甚至肌层,溃疡穿透可形成内瘘、外瘘;肠壁各层均可出现炎症,可伴有固有膜底部和黏膜下层淋巴细胞聚集、黏膜下层增宽、淋巴管扩张及神经节炎等。

肠壁全层病变使肠壁增厚,肉芽肿形成,可导致肠腔狭窄,引起肠梗阻。溃疡穿孔可导致局部脓肿,或穿透至其他肠段、器官、腹壁,形成内瘘或外瘘。肠壁浆膜纤维素渗出以及慢性穿孔均可引起肠粘连。

【护理评估】

(一) 健康史

明确患者在发作间歇期是否存在饮食失调、劳累、精神刺激、感染等诱因诱发或加重症状。

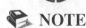

了解患者是否具有该病家族史。

（二）身体状况

重点：克罗恩病的症状与体征。

1. 症状 大多数患者起病隐匿、病程进展缓慢，通常从发病早期症状出现(如腹部隐痛或间歇性腹泻)至确诊往往需数月甚至数年。本病呈慢性病程，活动期与缓解期交替出现，有终身复发倾向。少数患者起病急，可表现为突发性腹部疼痛不适，酷似急性阑尾炎或急性肠梗阻等急腹症表现。

本病的临床表现复杂多变，腹痛、腹泻和体重下降是本病的三大主要临床表现。患者的具体表现与其临床类型、病变部位、疾病分期以及有无并发症有关。

(1) 消化系统表现。①腹痛：为患者最常见症状。腹痛多出现在右下腹或脐周，呈间歇性发作，常表现为痉挛性阵痛。由于进餐可引起胃肠反射以及肠内容物通过炎症、狭窄肠段，引起局部肠痉挛，故腹痛常于进餐后加重，排便或肛门排气后可部分缓解。患者体检常有右下腹压痛。若腹痛由部分或完全性肠梗阻引起，此时还可伴有肠梗阻症状。若出现持续性腹痛和明显腹部压痛，则提示炎症已波及腹膜或腹腔内有脓肿形成。若全腹剧痛伴腹肌紧张，常常提示病变肠段出现急性穿孔。②腹泻：也是本病常见症状，主要由病变肠段炎症渗出、蠕动增加及继发性吸收不良引起。腹泻初期为间歇发作，后期可转为持续性。粪便多为糊状，一般无脓血和黏液。若病变累及远端结肠或肛门直肠者，可出现黏液血便、里急后重等症状。③腹部包块：少数患者可由于肠粘连、肠壁增厚、肠系膜淋巴结肿大、内瘘或局部脓肿形成导致腹部包块形成，包块多位于右下腹与脐周。④瘘管形成：因溃疡穿透肠壁全层至肠外组织或器官可形成内瘘和外瘘，是克罗恩病的特征性表现。肠段之间内瘘形成可导致腹泻加重及营养不良。肠瘘通向的组织与器官可因粪便污染导致继发性感染。外瘘或通向膀胱、阴道的内瘘处均可见粪便及气体排出。⑤肛门周围病变：部分患者可出现肛门周围瘘管、脓肿形成及肛裂等病变，肛周病变表现可为部分患者的首发症状或突出的临床表现。

(2) 全身表现：本病患者也可出现较明显的全身表现，主要表现如下。①发热：多表现为间歇性低热或中度热，少数患者呈弛张高热伴毒血症。发热主要与肠道炎症活动及继发感染有关。②营养障碍：主要表现为体重下降，可伴有贫血、低蛋白血症和维生素缺乏等表现。若青春期前发病，患者可出现生长发育迟滞。其营养不良主要与慢性腹泻、食欲减退及慢性消耗等因素有关。

(3) 肠外表现：本病肠外表现与溃疡性结肠炎的肠外表现相似，但发生率较高，主要表现为口腔黏膜溃疡、皮肤结节性红斑、关节炎及眼病等。

2. 体征 患者呈慢性病容，精神差，重症患者还可出现消瘦贫血貌。轻者可有右下腹或脐周轻压痛，重症者常出现全腹明显压痛。部分病例可在右下腹和脐周触及腹部包块。

3. 并发症 肠梗阻是最常见的并发症，其次是腹腔内脓肿，溃疡可并发急性穿孔或大量便血。直肠或结肠黏膜受累者有发生癌变的危险。

（三）辅助检查

1. 实验室检查 患者可出现贫血，且贫血的严重程度常与疾病严重程度平行；活动期患者可出现血沉加快、C反应蛋白升高；若合并感染，周围血白细胞可明显增高。粪便隐血试验常呈阳性。

2. 影像学检查 小肠病变做胃肠钡剂造影，结肠病变可做钡剂灌肠检查。X线表现为节段性分布的肠道炎性病变，可见黏膜皱襞粗乱、纵行性溃疡、鹅卵石征、多发性狭窄或肠壁僵硬、瘘管形成等。腹部超声、CT、MRI可显示肠壁增厚、腹腔或盆腔脓肿等。

3. 结肠镜检查 患者可行结肠镜做全结肠及回肠末段检查。镜下可见病变呈节段性、非对称性分布，可见纵行溃疡、鹅卵石样改变，肠腔狭窄或肠壁僵硬等。

4. 活组织检查 对本病的诊断和鉴别诊断具有重要价值。本病的典型病理组织学改变为非干酪性肉芽肿，还可见裂隙状溃疡、固有膜底部和黏膜下层淋巴细胞聚集等。

（四）处理原则

克罗恩病的治疗原则及药物应用与溃疡性结肠炎相似，但也有其特殊之处。由于克罗恩病患者中对糖皮质激素无效或依赖现象比较多见，因此免疫抑制剂、抗生素和生物制剂在克罗恩病使用较为普遍。部分克罗恩病患者常常由于肠梗阻、肠穿孔、瘘管形成等并发症而需手术治疗。其治疗方法包括以下几个方面。

1. 一般治疗 患者要加强营养支持，可给予营养丰富的少渣饮食，并适当补充叶酸、维生素 B_{12} 等多种维生素，而且必须戒烟。重症患者可使用要素饮食或全胃肠外营养进行营养支持，营养支持不仅可改善患者的营养不良，还有助于诱导疾病缓解。

若出现腹痛、腹泻，必要时可酌情使用抗胆碱能药物或止泻药，若合并感染，则遵医嘱给予抗生素治疗。

2. 药物治疗

难点：克罗恩病的药物治疗。

（1）活动期治疗：

① 氨基水杨酸制剂：柳氮磺胺嘧啶仅适用于病变局限在结肠的轻、中度患者。美沙拉嗪能在回肠末段、结肠定位释放，可用于轻度回结肠型及轻、中度结肠型患者。

② 糖皮质激素：对于各型中、重度患者或对氨基水杨酸制剂无效的轻、中度患者可使用糖皮质激素治疗，该药对控制病情活动有较好疗效，但对激素无效或依赖（减量或停药短期复发）的患者应加用免疫抑制剂。

③ 免疫抑制剂：对激素治疗无效或对激素依赖的患者可加用硫唑嘌呤或巯嘌呤，加用这类药物后可逐渐减少激素用量乃至停用。剂量为硫唑嘌呤每天 1.5～2.5 mg/kg 或巯嘌呤每天 0.75～1.5 mg/kg，可维持用药至 3 年或以上，其主要不良反应表现为白细胞减少等骨髓抑制表现，故应用时应严密监测血象变化。对硫唑嘌呤或巯嘌呤不耐受者可考虑使用甲氨蝶呤。

④ 抗菌药物：某些抗菌药物如硝基咪唑类、喹诺酮类药物对本病治疗也有一定疗效。甲硝唑对肛周病变、环丙沙星对瘘管治疗有效。但抗菌药物不宜长期应用，故临床上一般与其他药物短期联合应用，以增强疗效。

⑤ 生物制剂：英夫利昔是一种抗 TNF-α 的单克隆抗体，为促炎性细胞因子的拮抗剂，近年已逐步在临床推广使用，其对传统治疗无效的活动性克罗恩病有效，且重复治疗可取得长期缓解。

（2）缓解期治疗：用氨基水杨酸制剂或糖皮质激素取得缓解者，可继续使用该药维持缓解，剂量与诱导缓解的剂量相同。使用英夫利昔取得缓解者推荐继续定期使用以维持缓解。维持缓解治疗用药时间可至 3 年或以上。

3. 手术治疗 对于合并完全性肠梗阻、瘘管与腹腔脓肿、急性穿孔或不能控制的大出血患者应进行手术治疗。

【首要护理诊断/问题】

疼痛：腹痛 与肠内容物通过炎症或狭窄肠段引起局部肠痉挛有关。

【次要护理诊断/问题】

（1）腹泻 与病变肠段蠕动增加、炎症渗出有关。

（2）营养失调：低于机体需要量 与长期腹泻、消化吸收不良、合并感染等有关。

（3）焦虑 与病情反复、疾病迁延不愈有关。

（4）有体液不足的危险 与肠道炎症致长期频繁腹泻有关。

（5）潜在并发症：肠梗阻、腹腔内脓肿、瘘管形成等。

（6）体温过高 与肠道炎症活动及继发感染有关。

【护理目标】

重点：克罗恩病的护理。

（1）患者腹泻症状减轻，无水、电解质、酸碱平衡失调及营养不良。

（2）患者腹痛症状减轻，情绪稳定，配合治疗和护理。

（3）患者无并发症发生或能及时发现并发症并及时处理。

【护理措施】

1. 病情观察 密切观察患者腹痛的部位、性质、程度以及伴随症状。若患者出现腹部绞痛，腹部明显压痛及肠鸣音亢进或消失，应考虑是否并发肠梗阻，应立即通知医生进行处理。同时还要密切观察患者腹泻的次数、粪便的性状，有无黏液脓血便，是否伴有里急后重等，并协助医生积极给予药物治疗。

2. 饮食护理 指导患者进食高热量、营养丰富、易于消化吸收的少渣软食，以减轻对肠黏膜的刺激，维持机体代谢所需。告知患者避免食用冷饮、水果、多纤维的蔬菜及其他刺激性食物，忌食牛乳和乳制品。急性发作期患者，应进流质或半流质饮食，病情严重者应给予禁食，遵医嘱经静脉补充营养，以改善全身状况。观察患者进食情况，定期监测体重、血红蛋白和清蛋白变化，了解患者营养状况有无改善。

3. 用药护理 部分患者表现为激素依赖，多因减量或停药而复发，所以需要较长时间维持用药，故应注意观察药物的不良反应。加用免疫抑制剂如硫唑嘌呤或巯嘌呤作为维持用药的患者，用药期间应监测白细胞计数，注意观察有无骨髓抑制等不良反应发生。某些抗菌药物如甲硝唑、喹诺酮类药物，长期应用不良反应大，故临床上一般与其他药物联合短期应用。

课堂互动

结合药理学知识，请思考：长期使用激素会有哪些不良反应？长期使用免疫抑制剂又会有哪些不良反应？如何护理？

重点：克罗恩病的健康指导。

4. 健康指导

(1) 疾病知识指导：由于本病病因未明，病情反复发作，病程迁延不愈，给患者带来巨大痛苦，尤其是排便次数的增加，不仅给患者的精神和日常生活带来诸多困扰，还易导致患者产生自卑、忧虑，甚至恐惧心理。护士应多安慰患者，鼓励患者树立战胜疾病的信心，以平和的心态应对疾病，自觉地配合治疗。指导患者合理休息与活动，在急性发作期或病情严重时均应卧床休息，缓解期可适当活动，但要避免劳累，注意劳逸结合。指导患者正确选择饮食。

(2) 用药指导：嘱患者坚持按疗程服药，不要随意更换药物或自行停药。教会患者识别药物的不良反应，出现异常情况要及时来医院复诊，以免耽误病情。

【护理评价】

(1) 患者腹泻症状是否减轻，有无水、电解质、酸碱平衡失调及营养不良。

(2) 患者腹痛症状是否减轻，情绪是否稳定，是否配合治疗和护理。

(3) 患者有无并发症发生或是否能及时发现并发症并及时处理。

任务六 肝硬化患者的护理

学习目标

1. 了解肝硬化的病因及发病机制。
2. 掌握肝硬化的临床表现。
3. 掌握肝硬化的治疗原则。
4. 了解肝硬化实验室检查的临床意义。
5. 掌握肝硬化的护理措施及健康指导。

情景导入

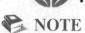

患者，男，53岁。乙型肝炎病史15年，肝功能反复有异常。乏力伴食欲不振2个月，腹胀、少

尿半月。

查体：生命体征无异常，消瘦，神志清楚，肝病面容，巩膜轻度黄染，肝掌（+），上胸部可见2枚蜘蛛痣，腹部明显膨隆，未见腹壁静脉曲张，移动性浊音（+），双下肢轻度水肿。患者精神紧张，担心癌变。

初步诊断：肝硬化（肝功能失代偿期）。

肝硬化（hepatic cirrhosis）是一种由不同病因所引起的慢性、进行性、弥漫性肝病。其病理特点主要为肝细胞变性、坏死，再生结节形成，肝脏弥漫性纤维化形成纤维隔，造成肝小叶结构破坏及假小叶形成。临床主要表现为肝功能损害与门静脉高压，晚期常出现多种严重并发症。

重点：肝硬化的概念。

【病因及发病机制】

1. 病因 引起肝硬化的病因很多，在我国以病毒性肝炎为主，欧美国家以慢性酒精中毒多见。

(1) 病毒性肝炎：主要为乙型、丙型和丁型肝炎，占60%～80%，通常经慢性肝炎演变而来，乙肝和丙肝或丁肝的重叠感染可加速肝硬化的发展。

(2) 慢性酒精中毒：在我国约占15%，长期大量饮酒（每天摄入酒精80 g达10年以上），乙醇及其代谢产物（乙醛）对肝脏的毒害作用可引起肝硬化。

(3) 胆汁淤积：持续肝内淤胆或肝外胆管阻塞时，高浓度胆酸和胆红素可损伤肝细胞，引起肝硬化。

(4) 循环障碍：慢性充血性心力衰竭、缩窄性心包炎、肝静脉和（或）下腔静脉阻塞等可引起肝脏长期淤血缺氧、坏死和结缔组织增生从而导致淤血性肝硬化。

(5) 工业毒物或药物：反复接触小剂量工业毒物，如四氯化碳、磷、砷等或长期服用某些对肝脏有毒的药物，如四环素、甲基多巴、抗结核药或抗肿瘤药等，均可导致中毒性肝炎而演变成肝硬化。

(6) 其他：如营养障碍、免疫紊乱、遗传和代谢性疾病等也可引起肝硬化。

2. 发病机制 各种因素导致肝细胞损伤，发生变性坏死，进而纤维支架塌陷，结缔组织增生，最终发展为肝硬化。

课堂互动

肝硬化患者为何会出现消化道症状？

【护理评估】

（一）健康史

明确患者是否存在本病的有关病因如有无肝炎或输血史、心力衰竭、胆道疾病史；有无长期接触化学毒物、损肝药物及酗酒史等。

（二）身体状况

1. 症状

1) 肝功能代偿期：早期症状较轻，缺乏特异性。以乏力、食欲不振为主要表现，可伴有厌油、腹胀、腹泻等。营养状况一般，肝、脾轻度肿大，肝功能多正常或轻度异常。

2) 肝功能失代偿期：

(1) 全身症状：乏力为患者早期常见症状，随病情加重患者可出现倦怠、严重乏力，同时可伴有消瘦，体重明显下降。少数患者可有不规则低热，可能与肝细胞坏死有关。

重点：肝功能失代偿期的典型症状和体征。

(2) 消化道症状：患者可出现食欲减退，餐后上腹部饱胀不适，有时伴恶心、呕吐，由于对脂肪和蛋白质耐受差，稍进食油腻饮食则可引起腹泻。部分患者还可出现肝区隐痛不适。

(3) 出血倾向：患者常有鼻出血、牙龈出血、皮肤黏膜紫癜等出血倾向，女性患者常伴有月经过多，出血倾向的发生主要与肝脏合成凝血因子减少以及脾功能亢进导致血小板破坏过多有关。此外患者还常伴有不同程度的贫血，贫血的发生与患者食欲减退、胃肠道吸收障碍、出血倾向和脾功能亢进导致红细胞破坏过多等因素有关。

(4) 内分泌紊乱的症状：由于肝功能减退导致肝脏对雌激素的灭活作用减弱，故机体雌激素增多。雌激素增多时，通过负反馈抑制腺垂体分泌促性腺激素及促肾上腺皮质激素的功能，导致机体雄激素和糖皮质激素分泌减少。雌激素与雄激素比例失调，男性患者可出现乳房发育、毛发脱落、性欲减退、睾丸萎缩，女性患者可出现月经失调、闭经、不孕等。部分患者还可出现蜘蛛痣，主要分布在面颈部、上胸、肩背和上肢等上腔静脉引流区域；手掌大小鱼际和指端腹侧部位皮肤发红称为肝掌。由于肾上腺皮质功能减退，患者可出现面部和其他暴露部位皮肤色素沉着。

肝功能减退时对醛固酮和抗利尿激素的灭活作用减弱，导致体内醛固酮及抗利尿激素增多。醛固酮作用于肾小管远曲小管，使钠重吸收增加；抗利尿激素作用于集合管，使水的重吸收增加。水钠潴留导致患者出现尿少、水肿，并进一步促进腹腔积液形成。

(5) 门静脉高压症状。

脾肿大：门静脉高压致脾静脉压力增高，脾淤血而肿大，一般为轻、中度肿大，有时可为巨脾。晚期脾肿大常伴有对血细胞破坏增加，使周围血中红细胞、白细胞和血小板减少，称为脾功能亢进。

> **课堂互动**
>
> 回顾解剖学知识，门静脉的侧支循环有哪些？

侧支循环的建立和开放是门静脉高压的特征性表现。①食管下段和胃底静脉曲张：主要是由门静脉系的胃冠状静脉和腔静脉系的食管静脉、奇静脉等开放沟通导致，常在恶心、呕吐、咳嗽、负重等时腹内压突然升高，或因进食粗糙食物机械损伤、或因胃酸反流腐蚀损伤时，导致曲张静脉破裂出血，患者可出现呕血、黑便甚至休克等表现。②腹壁静脉曲张：在门静脉高压时脐静脉重新开放并扩张，可在脐部与腹壁出现纡曲的静脉，以脐为中心向上及下腹延伸，外观呈水母头状。③痔静脉曲张：可导致内痔形成，破裂时可引起便血。

腹腔积液：肝硬化功能失代偿期最显著的临床表现。75%以上的失代偿期患者都有腹腔积液。腹腔积液出现前患者常有腹胀，进食后更加明显；大量腹腔积液患者可见腹部明显膨隆，腹壁皮肤绷紧发亮，状如蛙腹，可发生脐疝。大量腹腔积液可使膈肌抬高引起患者出现呼吸困难、心悸等症状。

重点：腹腔积液的形成机制。

腹腔积液的形成与下列因素有关：①当门静脉压力增高达 300 mmH_2O 以上时，腹腔内脏器毛细血管床静水压明显增高，组织间液回吸收减少而漏入腹腔。②低清蛋白血症：由于肝功能减退使清蛋白合成减少，以及蛋白质摄入和吸收障碍，可使血浆清蛋白下降。当血浆清蛋白低于 30 g/L 时，血浆胶体渗透压明显降低，血管内液外渗，进一步促进腹腔积液增加。③肝淋巴液生成过多：肝静脉回流受阻时，肝内淋巴液生成明显增多，每天可达 7～11 L(正常 1～3 L)，当肝内淋巴液生成超过胸导管引流能力时，淋巴管内压力增高，致使大量淋巴液自肝包膜和肝门淋巴管渗出至腹腔而加重腹腔积液。④抗利尿激素分泌增多：导致水的重吸收增加而加重腹腔积液。⑤继发性醛固酮增多：导致钠重吸收增加而加重腹腔积液。⑥肾脏因素：有效循环血量不足导致肾血流量减少，肾小球滤过率下降，肾脏排钠、排水减少而加重腹腔积液。

2. 体征　患者呈慢性肝病面容，面色黝黑，缺乏光泽。晚期患者明显消瘦，还可伴有肌肉萎缩。皮肤可见蜘蛛痣、肝掌、男性乳房发育。部分患者腹壁静脉以脐为中心显露曲张，严重者脐周静脉突起呈水母头状。肝功能明显减退、肝细胞有进行性或广泛性坏死的患者还可出现黄疸，黄疸呈持续性或进行性加深者预后不良。部分患者除明显腹腔积液外还可伴有肝性胸腔积液，以右侧较多见。

肝脏早期即可出现肿大，质地硬而边缘钝；后期肝脏可缩小，肋下常触不到。约半数患者可触及肿大的脾脏，常为中度肿大，少数重度肿大。

重点：肝硬化的并发症。

3. 并发症

(1) 上消化道出血：最常见的并发症。起病急，通常突然出现呕血、黑便。常为大量出血，易引起失血性休克，还可诱发肝性脑病。在血压稳定、出血暂停时行内镜检查可以确诊。出血原因多为曲张的食管胃底静脉破裂，少数可为并发急性胃黏膜糜烂或消化性溃疡引起。

(2) 肝性脑病：本病最严重的并发症，也是最常见的死亡原因。

(3) 感染：由于肝硬化患者抵抗力低下，同时门静脉侧支循环开放等原因，患者常可并发细菌感染，出现肺炎、胆道感染、败血症等，严重时可导致死亡。腹腔积液患者常并发自发性细菌性腹膜炎(SBP)，自发性细菌性腹膜炎是指在无任何邻近组织炎症的情况下发生的腹膜和(或)腹腔积液的细菌感染，其致病菌常为革兰阴性杆菌，通常起病比较急，主要表现为腹痛不适、腹腔积液迅速增长，严重者可出现中毒性休克，起病缓慢的患者可有低热、腹胀或腹腔积液持续不退等症状，体检可见轻重不等的全腹压痛和腹膜刺激症状。

(4) 肝肾综合征：失代偿期肝硬化出现大量腹腔积液时，由于有效循环血容量不足导致肾皮质血管强烈收缩，肾血流量明显减少，肾小球滤过率下降，患者可发生肾功能衰竭，主要表现为自发性少尿或无尿、氮质血症、稀释性低钠血症等。

(5) 原发性肝癌：如患者短期内出现肝脏迅速增大伴有持续性肝区疼痛、肝表面发现肿块或出现血性腹腔积液等情况，应考虑并发原发性肝癌。特别是病毒性肝炎肝硬化和酒精性肝硬化发生肝癌的危险性明显增高。

(6) 电解质和酸碱平衡紊乱：低钠、低钾、低氯血症及代谢性碱中毒等都是肝硬化患者常见的电解质紊乱，与长期低钠饮食、大量利尿和大量放腹腔积液等因素有关。

(7) 肝肺综合征(HPS)：指发生在严重肝病基础上的低氧血症，主要与肺内血管扩张有关。临床主要表现为严重肝病、肺内血管扩张和低氧血症的三联征。

(8) 门静脉血栓形成：如果血栓形成缓慢，临床症状不明显。若发生门静脉急性完全阻塞，患者可出现剧烈腹痛、腹胀、血便、休克，脾脏迅速增大和腹腔积液迅速增加等症状。

(三) 辅助检查

1. 血常规检查 肝功能代偿期多正常，失代偿期可出现不同程度的贫血。当脾功能亢进时，红细胞、白细胞、血小板均可见减少。

2. 肝功能检查 代偿期肝功能多正常或仅有轻度异常，失代偿期清蛋白(A)会降低，球蛋白(G)会增高，A/G 可出现降低或倒置，还可伴有谷草转氨酶(AST)、谷丙转氨酶(ALT)增高，与肝脏炎症、坏死有关；另外，还可出现凝血酶原时间不同程度的延长。

3. 腹腔积液检查 腹腔积液一般为漏出液，若并发自发性腹膜炎，其比重介于漏出液与渗出液之间，腹腔积液中白细胞数量明显增多；若并发结核性腹膜炎时，腹腔积液以淋巴细胞增高为主；若出现血性腹腔积液应警惕肝癌的发生，需做细胞学检查。

4. 影像学检查 X 线吞钡检查可诊断是否伴有食管及胃底静脉曲张。B 超、CT 和 MRI 检查可显示是否伴有脾静脉和门静脉增宽，以及肝脾大小和质地变化及腹腔积液的相关情况。

5. 内镜检查 上消化道内镜检查可确定有无食管胃底静脉曲张，并了解静脉曲张的严重程度。在并发上消化道出血时，急诊胃镜检查还可明确出血部位及原因，同时进行止血治疗。腹腔镜检查可直接观察肝脏、脾脏情况，并可在直视下对病变明显处进行穿刺做活组织检查。

6. 肝穿刺活组织检查 对肝硬化具有确诊价值，特别适用于代偿期肝硬化的早期诊断。

(四) 心理-社会状况

肝硬化为慢性病程，随着疾病加重，患者逐渐丧失工作能力，长期治病加重患者的经济负担，这些均可导致患者出现各种心理问题，应注意观察其有无焦虑、抑郁、易怒、悲观等情绪发生。

(五) 处理原则

本病目前尚无特效治疗，通常采用综合治疗措施。治疗关键在于早期诊断，针对病因加强一般治疗，尽可能使病情缓解，延长代偿期。对于失代偿期患者主要是进行对症治疗，改善肝功能，防治并发症。终末期患者则只能依赖于肝移植。

重点：肝硬化的治疗方法。

1. 一般治疗

(1) 休息：代偿期患者宜适当减少活动、避免劳累、保证休息，失代偿期时患者需增加卧床休息时间。

(2) 饮食：以高热量、高蛋白质和丰富维生素且易消化的食物为主。肝性脑病患者饮食应限制蛋白质的摄入。有腹腔积液患者应限制盐和水的摄入。禁烟酒，禁用对肝脏有损害的药物。

有食管胃底静脉曲张的患者应避免进食粗糙、坚硬食物。

(3) 支持疗法:对于病情重、进食少、营养状况差的患者,可通过静脉输液补充营养,纠正水、电解质、酸碱平衡失调。

2. 腹腔积液的治疗 有效治疗腹腔积液不仅可减轻症状,还可防止在腹腔积液的基础上所引发的并发症,如自发性细菌性腹膜炎、肝肾综合征等。

(1) 限制水、钠的摄入:每天食盐摄入量限制在1.5～2 g。限钠饮食和卧床休息是腹腔积液治疗的基础,部分轻、中度腹腔积液患者经此治疗可产生自发性利尿作用,进一步促进腹腔积液的消退。

(2) 利尿剂的使用:对限制水、钠摄入治疗无效或严重腹腔积液患者应使用利尿剂治疗。临床常将保钾利尿剂螺内酯和排钾利尿剂呋塞米联合使用,这样既可增加疗效,又可减少不良反应的发生。理想的利尿效果为每天体重减轻0.3～0.5 kg(无水肿者)或0.8～1 kg(有下肢水肿者)。利尿不可过快、过猛,以免引起水、电解质紊乱、肝性脑病和肝肾综合征等并发症。因此,使用利尿剂期间应严密监测体重变化及血生化结果。

(3) 提高血浆胶体渗透压:对低蛋白血症者,每周应定期输注清蛋白或血浆,以提高胶体渗透压,促进腹腔积液消退。

(4) 难治性腹腔积液的治疗:难治性腹腔积液是指当使用最大剂量利尿剂(螺内酯每天400 mg加上呋塞米每天160 mg)治疗而腹腔积液仍无明显减退者;或者利尿剂使用虽未达最大剂量,但腹腔积液无减退且反复诱发肝性脑病、低钠血症、高钾血症或高氮质血症者。难治性腹腔积液可使用大量放腹腔积液加输注清蛋白以及自身腹腔积液浓缩回输的方法进行治疗。

(5) 经颈静脉肝内门体分流术(TIPS):一种以血管介入的方式在肝内的门静脉分支与肝静脉分支间建立分流通道的方法。该方法可有效缓解门静脉高压,也可用于治疗门静脉高压引起的难治性腹腔积液,但易诱发肝性脑病,故不宜作为首选治疗措施。

3. 并发症的治疗

(1) 食管胃底静脉曲张破裂出血:①急性出血时出血量大,易导致失血性休克引起患者死亡,急救措施包括防治失血性休克、积极的止血措施、预防感染和肝性脑病等。②预防出血:对中、重度静脉曲张患者,需采取积极措施预防出血。目前常用β受体阻滞剂普萘洛尔,此药可通过收缩内脏血管、减少门静脉血流而降低门静脉压力。如果普萘洛尔无效或不能耐受或有禁忌证者,可考虑采取内镜下食管胃底曲张静脉套扎术或硬化剂注射治疗。在首次出血后,约70%的患者可发生再出血且死亡率高,因此在急性出血控制后,还应积极采取措施预防再出血的发生。

(2) 自发性细菌性腹膜炎(SBP):合并自发性细菌性腹膜炎时应选择对肠道革兰阴性菌有效且在腹腔积液中浓度高、对肝肾毒性小的广谱抗生素,临床常以头孢噻肟等第三代头孢菌素为首选,同时联合半合成广谱青霉素与β-内酰胺酶抑制剂的混合物和(或)喹诺酮类药物,抗生素的使用要足量、足疗程,并且静脉给药。对于急性曲张静脉出血或腹腔积液蛋白低于1 g/L的易发生自发性细菌性腹膜炎的高危患者,可给予喹诺酮类药物口服或静脉用药以预防其发生。由于自发性细菌性腹膜炎多是肠源性感染,除使用抗生素治疗外,还应尽量保持大便通畅、维护肠道正常菌群。由于腹腔积液是细菌繁殖的良好培养基,故控制腹腔积液也很重要。

(3) 肝性脑病:详见本项目任务七。

(4) 肝肾综合征(HRS):积极防治肝肾综合征的诱发因素如感染、上消化道出血、水及电解质紊乱、大剂量利尿剂的使用,并且避免使用肾毒性药物,以预防肝肾综合征的发生。肝肾综合征一旦发生,可使用特利加压素加输注清蛋白,或行颈静脉肝内门体分流术进行治疗。

(5) 肝肺综合征:目前尚无特效治疗方法,给氧只能暂时缓解症状但并不能改变自然病程。肝移植是唯一的治疗选择。

4. 手术治疗 对于食管胃底静脉曲张破裂大出血经各种治疗无效而危及生命者或伴有严重脾功能亢进者应进行手术治疗。目前主要有各种断流、分流术和脾切除术等。

5. 肝移植 此乃晚期肝硬化治疗的最佳选择,掌握手术时机,充分做好术前准备可提高手术存活率。

【首要护理诊断/问题】

营养失调:低于机体需要量　与食欲减退、消化和吸收障碍有关。

【次要护理诊断/问题】

(1) 体液过多　与肝功能减退、门静脉高压引起的水钠潴留有关。

(2) 潜在并发症:上消化道出血、肝性脑病、肝肺综合征等。

(3) 活动无耐力　与肝功能减退、大量腹腔积液有关。

(4) 有皮肤完整性受损的危险　与营养不良、水肿、皮肤瘙痒、长期卧床有关。

(5) 有感染的危险　与机体免疫力低下、门静脉侧支循环建立等因素有关。

(6) 焦虑、恐惧　与病情反复、治疗期长、担心疾病预后不佳有关。

【护理目标】

(1) 能认识到合理营养对疾病康复的重要性,自觉遵守饮食计划,摄入的营养物质能满足机体需要,营养状况改善。

(2) 皮肤未出现破损和感染。

(3) 能主动配合治疗,腹腔积液及水肿减轻,身体舒适感增加。

【护理措施】

1. 病情观察

(1) 观察患者的食欲,有无恶心、呕吐以及对饮食的爱好等;评估患者的营养状况,包括营养摄入量、体重、实验室检查的相关指标变化。

(2) 观察腹腔积液和皮下水肿的消长情况,准确记录 24 h 出入液量、每天测量腹围及体重,在患者出现进食量不足、呕吐、腹泻以及使用利尿剂及放腹腔积液治疗后更应加强监测。

(3) 监测血清水、电解质和酸碱变化,及时发现和纠正电解质及酸碱平衡紊乱。

(4) 密切观察病情,观察患者的精神、行为、言语变化,监测脑电图变化,以便及早发现并纠正肝性脑病。

2. 一般护理　患者应卧床休息,以增加肝、肾的血流量,有利于改善病情。大量腹腔积液伴呼吸困难的患者可取半卧位,使膈肌下降,以减轻呼吸困难。伴下肢水肿者,可抬高双下肢,以利于静脉回流,减轻水肿。阴囊水肿者可用托带托起阴囊,以减轻患者不适感。

3. 饮食护理　告知患者及家属,遵守必要的饮食治疗是改善肝功能、延缓肝硬化病情进展的基本措施,必须长期坚持执行。

(1) 肝硬化患者的饮食原则:高热量、高蛋白、丰富维生素、适量脂肪的易消化食物。蛋白质是肝细胞修复和维持血浆蛋白的重要物质,应保证其摄入量。但对于严重肝功能障碍的患者,不恰当地摄入过多蛋白质会加重肝脏负担,甚至诱发肝性脑病。

重点:肝硬化患者的腹腔积液护理和饮食护理措施。

(2) 蛋白质的主要来源尽可能以豆制品、鸡蛋、牛奶、鱼、瘦肉、鸡肉等为主,特别是豆制品,因其所含的芳香氨基酸较少。血氨偏高者应限制或禁止蛋白质摄入,待病情好转后再逐渐增加蛋白质的摄入量。

(3) 腹腔积液者应给予低盐或无盐饮食,食盐摄入限制在每天 1.5～2 g,进水量限制在每天 1000 mL左右,量出为入。护士要指导患者正确安排每天摄入的食盐量,并告知患者其他含钠量高的食物如咸肉、咸鱼、酱菜、罐头食品及酱油、含钠味精等也应限制食用。患者应多食含钠较少的粮谷类、瓜茄类和水果等。可多进食新鲜蔬菜和水果如苹果、柑橘等,因其含有丰富维生素可保证每天所需维生素。低盐饮食常使患者感到食物寡淡无味,影响营养物质的摄入,可指导患者添加一些调味品如柠檬汁、食醋等以增进食欲。

(4) 食管胃底静脉曲张者应进食如菜泥、肉末等软食,进餐时应细嚼慢咽,切忌进食糠皮、硬屑、鱼刺、甲壳等粗糙、坚硬的食物,以免损伤曲张的静脉导致上消化道大出血。

(5) 严格禁酒:由于肝硬化的进程不可逆转,故患者乱投医现象普遍,因此常常发生药物性肝损害,使肝硬化病情加重。护士应告知患者不可服用疗效不明确的药物、各种解热镇痛的复方感冒药以及不正规的中药偏方及保健品等,以免加重肝脏代谢负担或加重肝功能损害。失眠患者应在医生指导下慎重使用镇静、催眠药物。

(6) 营养支持:必要时可遵医嘱给予静脉输液补充营养,如高渗葡萄糖溶液、复方氨基酸、清蛋白或新鲜血浆等。

4. 对症护理 皮肤护理:应注意保持皮肤清洁,患者皮肤常有干燥、瘙痒、水肿等现象,可用温水擦浴,水温不宜过高,以免加重皮肤干燥、瘙痒。患者应穿着宽松、柔软的棉质衣物,床铺应平整、干净,定时协助患者翻身,以防止压疮或感染的发生。皮肤瘙痒严重者嘱勿搔抓,以免皮肤破溃和感染,可遵医嘱给予止痒处理。

5. 用药护理 由于短时间内大量快速利尿有可能诱发肝性脑病,故使用利尿剂时应小剂量、间歇用药,注意利尿速度不宜过快、过猛,以每天体重减轻不超过 0.5 kg 为宜。同时注意监测血清钾、钠、氯等电解质变化,使用排钾利尿剂者尤其应注意补钾。低钾患者除直接口服或静脉补充电解质外,还可通过饮食来补钾,如嘱咐患者多进食香蕉、橘子、橙子等含钾丰富的水果。

> **课堂互动**
>
> 回顾所学知识,如何做好利尿剂使用的护理?

6. 腹腔穿刺放腹腔积液的护理 术前向患者说明注意事项,测量体重、腹围、生命体征,嘱患者排空膀胱以免手术误伤。术中及术后应严密监测患者生命体征变化,观察患者有无不良反应。穿刺部位可用无菌敷料覆盖,如有渗液可用明胶海绵覆盖。术后务必绑紧腹带,以免腹内压骤降。记录抽出腹腔积液的颜色、性质和量的变化,腹腔积液标本及时送检。

7. 并发症护理 消化道出血、肝性脑病见相关章节。

8. 心理护理 肝硬化病程漫长,症状复杂多变,疾病易反复且久治不愈,尤其进入失代偿期后,患者常产生消极悲观、愤怒绝望的不良情绪,故应给予其精神上的安慰和支持,多与患者沟通交流,鼓励其说出内心感受,同时发挥家庭等支持系统的作用,减轻患者心理负担,增加配合治疗护理的依从性。

9. 健康指导 帮助患者及家属掌握本病相关知识及自我护理的方法,以延缓肝功能损害的进程。指导患者合理安排活动,保证充足的休息与睡眠。指导患者遵医嘱用药,避免使用对肝脏有毒的药物,以免用药不当,加重肝脏损害。告知患者及家属各种并发症的诱因及表现,一旦发生应及时来医院复诊。

【护理评价】

(1) 患者是否能自行选择符合饮食治疗要求的食物,并保证每天所需热量、蛋白质、维生素等营养成分的摄入。

(2) 患者是否知道减轻水钠潴留的相关措施,能否正确测量并记录出入液量、腹围和体重。

(3) 患者是否养成良好的卫生习惯,能否进行皮肤的自我防护,皮肤有无破损、感染发生。

任务七 肝性脑病患者的护理

学习目标

1. 掌握肝性脑病的定义、病因及诱因。
2. 掌握肝性脑病的临床表现。
3. 掌握肝性脑病的诊断要点和治疗要点。
4. 掌握肝性脑病实验室检查的临床意义。
5. 掌握肝性脑病的护理措施。

情景导入

患者，男，55 岁，有乙肝病史 12 年，双下肢水肿、腹胀、腹腔积液、皮肤黏膜出血 4 年。5 天前出现夜间失眠，白天昏睡。昨天食鸡蛋后出现言语含糊，答非所问。

查体：T 36.5 ℃，P 88 次/分，R 19 次/分，BP 110/75 mmHg，嗜睡，构音困难，对答不切题，注意力及计算力减退，定向力差。消瘦，慢性肝病面容，巩膜黄染，扑翼样震颤(＋)，腹壁可见静脉曲张，脾肋下 2 cm，腹部移动性浊音(＋)，双下肢可见淤点、淤斑。

初步诊断：肝硬化、肝性脑病。

重点：肝性脑病的概念。

肝性脑病(hepatic encephalopathy，HE)又称肝昏迷，是由严重肝病或门体静脉分流所引起的、以代谢紊乱为基础的中枢神经系统功能失调的综合征，其主要临床表现为意识障碍、行为失常和昏迷。临床表现轻者可仅有轻微的智力减退，严重者则出现明显的行为失常、意识障碍和昏迷。

【病因及发病机制】

难点：肝性脑病的发病机制。

1. 病因 各型肝硬化，特别是肝炎后肝硬化是引起肝性脑病最常见的病因，另外重症肝炎、暴发性肝功能衰竭、原发性肝癌、严重胆道感染及妊娠期急性脂肪肝等也可引起肝性脑病。通常肝性脑病特别是门体静脉分流性肝性脑病常有明显的诱因，常见诱因有消化道出血、大量排钾利尿、放腹腔积液、高蛋白饮食、麻醉药、催眠镇静药的不当使用、便秘、尿毒症、外科手术及感染等。

2. 发病机制 关于肝性脑病的发病机制目前尚未完全明确，一般认为本病产生的病理生理基础是由于肝功能衰竭和门体静脉分流手术造成的侧支循环，使来自肠道的许多毒性代谢产物未经肝脏解毒和清除便直接经侧支循环进入体循环，透过血-脑屏障进入中枢神经系统，引起大脑功能紊乱。目前关于肝性脑病的发病机制主要有如下假说。

> **课堂互动**
>
> 请联系发病机制思考为什么这些诱因可以诱发肝性脑病？

(1) 氨中毒学说：氨是导致肝性脑病最主要的神经毒素。虽然肾脏和肌肉均可产氨，但消化道是产氨的主要部位，氨在肠道被吸收后通过门静脉进入体循环。肠道氨来源于：①谷氨酰胺在肠上皮细胞代谢后产生(谷氨酰胺$\longrightarrow NH_3$＋谷氨酸)；②肠道细菌对含氮物质的分解(尿素$\longrightarrow NH_3+CO_2$)。氨以非离子型氨($NH_3$)和离子型氨($NH_4^+$)两种形式存在，两者的互相转化受肠道 pH 值的影响($NH_3+H^+ \rightleftharpoons NH_4^+$)。当肠道内 $pH>6$ 时，氨在肠道的吸收主要以 NH_3 的形式通过肠黏膜大量弥散入血；当肠道内 $pH<6$ 时，则 NH_3 从血液转至肠腔，随粪便排出体外。肝功能正常时可将门静脉输入的氨转变为尿素和谷氨酰胺，使之极少进入体循环。肝功能衰竭时，肝脏对氨的代谢能力明显减退；当有门体静脉分流存在时，肠道的氨不经肝脏代谢而直接进入体循环，导致血氨增高。

游离的 NH_3 具有神经毒性，且能透过血-脑屏障，通过以下途径对脑功能造成影响：①干扰脑细胞三羧酸循环，使大脑细胞的供能不足；②增加了脑对具有抑制脑功能的中性氨基酸的摄取；③当脑内氨浓度增加，脑星形胶质细胞合成的谷氨酰胺增加，而谷氨酰胺是一种很强的细胞内渗透剂，其增加可使神经元细胞肿胀导致脑水肿；④氨还可直接干扰神经的电活动。

(2) 假性神经递质学说：神经冲动的传导通过神经递质来完成。神经递质分兴奋和抑制两类，正常时两者保持生理平衡。兴奋性神经递质有儿茶酚胺中的多巴胺和去甲肾上腺素、乙酰胆碱、谷氨酸和门冬氨酸等。食物中的芳香族氨基酸如酪氨酸、苯丙氨酸等经肠菌脱羧酶的作用分别转变为酪胺和苯乙胺。当肝功能衰竭时，肝脏对酪胺和苯乙胺的清除发生障碍，这两种物质可进入脑组织形成 β 羟酪胺和苯乙醇胺。由于后两者的化学结构与正常的兴奋性神经递质去甲肾上腺素极为相似，它们可以和去甲肾上腺素受体结合，但不能传递神经冲动，因此称为假性神经递质。当假性神经递质取代了突触中的正常递质，则神经传导发生障碍。

(3) γ-氨基丁酸/苯二氮䓬(GABA/BZ)复合体学说:大脑神经元表面 γ-氨基丁酸受体与苯二氮䓬受体及巴比妥受体紧密相连,组成 GABA/BZ 复合体,共同调节氯离子通道。复合体中任何一个受体被激活均可促使氯离子内流而使神经传导被抑制。临床上肝功能衰竭患者对苯二氮䓬类镇静药及巴比妥类安眠药极为敏感,而 BZ 拮抗剂如氟马西尼对部分肝性脑病患者具有苏醒作用。

(4) 色氨酸学说:正常情况下色氨酸与清蛋白结合不易通过血-脑屏障,肝功能衰竭时肝脏合成清蛋白减少,从而造成游离的色氨酸增多,游离的色氨酸可通过血-脑屏障,在大脑中代谢生成 5-羟色胺(5-HT)及 5-羟吲哚乙酸(5-HIAA),这两者都是抑制性神经递质,参与肝性脑病的发生。

(5) 锰离子:锰具有神经毒性,正常时经肝脏分泌入胆道,然后至肠道排出。肝功能衰竭时导致锰不能正常排出而进入体循环,锰在脑部沉积不仅导致脑组织损伤,还影响 5-HT、去甲肾上腺素和 GABA 等神经递质的功能,也可造成脑星形胶质细胞功能障碍。

【护理评估】

(一) 健康史

明确是否存在有导致肝性脑病的各种病因(如肝硬化、重症肝炎、暴发性肝功能衰竭、原发性肝癌、严重胆道感染及妊娠期急性脂肪肝等)及诱因(如高蛋白饮食、消化道出血、放腹腔积液、大量排钾利尿、催眠镇静药、麻醉药、便秘、尿毒症、外科手术及感染等)。

重点:肝性脑病的症状及体征。

(二) 身体状况

症状与体征 肝性脑病的症状常因基础肝病的性质、肝细胞损害的程度以及诱因的不同而不尽相同。急性肝性脑病多见于暴发型肝炎所致的急性肝功能衰竭,患者往往无明显诱因便在起病后数周内进入肝昏迷甚至导致死亡。慢性肝性脑病多为门体分流性脑病,常见于肝硬化门体分流手术后的患者,患者多以慢性反复发作性木僵与昏迷为突出表现,常有明显诱因,如大量蛋白饮食、上消化道出血、感染等。

根据患者的意识障碍程度、神经系统表现以及脑电图改变,可将肝性脑病由轻到重分为 4 期。

一期(前驱期):轻度性格改变和行为异常,患者可表现为欣快激动或淡漠少言、衣冠不整或随地便溺。可准确回答问题,但吐词不清楚且较缓慢。可有扑翼样震颤,脑电图多数正常。此期历时数天或数周,有时症状不明显,易被忽视。

二期(昏迷前期):主要以意识错乱、睡眠障碍、行为异常为主要表现。患者意识障碍更加严重,定向力和理解力均出现不同程度减退,对时间、地点、人物的概念混乱,不能完成简单的计算和智力构图,可出现言语不清、书写障碍、举止反常,还可伴有睡眠时间倒错,昼睡夜醒,甚至出现幻觉、恐惧、狂躁等精神障碍的表现。此期扑翼样震颤存在,脑电图有特征性异常。

三期(昏睡期):主要以昏睡和精神错乱为主,患者呈昏睡状态,但可以唤醒,醒时尚可应答,但常常有神志不清和幻觉出现。此期各种神经体征持续或加重,扑翼样震颤仍可引出,脑电图有异常波形。

四期(昏迷期):患者意识完全丧失,不能唤醒。浅昏迷时患者不能唤醒,但对疼痛刺激和不适体位尚有反应,可伴有腱反射亢进和肌张力增高,因患者难以合作,扑翼样震颤无法引出。深昏迷时,各种反射均消失、肌张力降低、瞳孔散大,甚至可出现惊厥、踝阵挛和换气过度,脑电图明显异常。

上述各期无明显界限,前后期临床表现可有重叠,其程度可随病情发展而变化。轻微肝性脑病患者,由于临床表现不明显被视为健康人,但在驾驶各种交通工具时,易发生交通事故。肝功能损害严重的肝性脑病患者还可出现明显黄疸、严重出血倾向和肝臭,容易并发各种感染、肝肾综合征和脑水肿等并发症。

(三) 辅助检查

1. 血氨 慢性肝性脑病尤其是门体分流性肝性脑病患者通常伴有血氨升高,急性肝性脑病患者血氨可以正常。

2. 脑电图 肝性脑病患者的脑电图表现为节律变慢。二～四期患者表现为δ波或三相波，每秒4～7次；昏迷时可表现为高波幅的δ波，每秒少于4次。

3. 诱发电位 诱发电位是大脑皮质或皮质下层接收到各种感觉器官受刺激的信息后所产生的电位，可用于轻微肝性脑病的诊断和研究。

4. 心理智能测验 主要适用于肝性脑病的诊断和轻微肝性脑病的筛选，其方法简便，无需特殊器材，但受年龄和受教育程度的影响。老年人和教育层次比较低者在进行测试时较为迟钝，容易影响结果。

5. 影像学检查 急性肝性脑病患者若进行头部CT或MRI检查时可发现脑水肿，慢性肝性脑病患者则有不同程度的脑水肿。

（四）心理-社会状况

因患者处于大脑功能抑制状态，丧失工作能力和自理能力，影响家庭生活并给家庭带来沉重的经济负担，患者家属常出现抑郁、焦虑、厌倦等心理。当患者进入昏迷状态时，家属更是紧张、担忧、恐惧、不知所措，甚至为患者的继续治疗所带来的经济负担而产生家庭矛盾。

（五）处理原则

1. 治疗原则 积极治疗原发病，去除引发肝性脑病的各种诱因，维护肝脏功能，促进氨代谢清除及调节神经递质是治疗肝性脑病的主要措施。

2. 积极去除各种诱因

重点：肝性脑病的治疗。

（1）慎用镇静药及损伤肝功能的药物：镇静、催眠、镇痛药及麻醉剂可诱发肝性脑病，在肝硬化特别是有严重肝功能减退时应尽量避免使用。当患者发生肝性脑病出现烦躁、抽搐时禁用鸦片类、巴比妥类、苯二氮䓬类镇静剂，可试用异丙嗪、扑尔敏等抗组胺药。

（2）纠正电解质和酸碱平衡紊乱：低钾性碱中毒是肝硬化患者在进食量减少、利尿过度及大量排放腹腔积液后的常见电解质紊乱，也是诱发或加重肝性脑病的常见原因之一。因此，应加强患者的营养支持，利尿剂的用量不宜过大，大量排放腹腔积液时应静脉输入足量的清蛋白以维持有效血容量，防止电解质紊乱。肝性脑病患者应经常检测血清电解质、血气分析等，及时纠正低血钾或碱中毒等。缺钾者应补充氯化钾，碱中毒者可用精氨酸溶液静脉滴注。每天液体总量应以不超过2500 mL为宜。有腹腔积液的患者其入液量应给予控制（一般约为尿量加1000 mL），以免血液稀释、血钠过低而加重昏迷。

（3）止血和清除肠道积血：上消化道出血是肝性脑病的重要诱因之一，要尽快止血并积极清除肠道积血。可采取以下措施清除肠道积血：乳果糖或25%硫酸镁口服或鼻饲导泻，生理盐水或弱酸性溶液（如稀醋酸溶液）清洁灌肠。

（4）预防和控制感染：失代偿期肝硬化患者容易合并感染，一旦发现感染应积极控制感染，选用对肝损害小的广谱抗生素静脉给药治疗。

（5）其他：注意防治便秘；门体分流对蛋白不耐受者应避免大量蛋白质饮食；警惕低血糖的发生并及时纠正。

3. 减少肠内毒物的生成与吸收

（1）限制蛋白质饮食：起病数天内禁食蛋白质（一～二期肝性脑病可限制在每天20 g以内），神志清楚后蛋白质从每天20 g开始逐渐增加至每天1 g/kg。选择植物蛋白比较好，因其含支链氨基酸较多，含芳香族氨基酸较少，其所含非吸收性纤维被肠菌酵解产酸有利于氨的排泄。限制蛋白质饮食的同时应尽量保证热量供应以及各种维生素补充。

（2）清洁肠道：特别适用于上消化道出血或便秘患者，方法如前述。

（3）乳果糖或乳梨醇：乳果糖是一种合成的双糖，口服后在结肠可被乳酸杆菌、粪肠球菌等细菌分解为乳酸、乙酸而降低肠道的pH值。肠道酸化后可使肠道细菌产氨减少；同时，酸性的肠道环境可减少氨的吸收，并促进血液中的氨通过肠道排出。乳果糖的疗效确切，可用于各期肝性脑病及轻微肝性脑病的治疗。其剂量为每天30～60 g,分3次口服,调整剂量至患者每天排出2～3次软便。其不良反应主要有腹胀、腹痛、恶心、呕吐等。亦可用乳果糖稀释至33.3%保留灌肠。

(4) 口服抗生素:可抑制肠道产尿素酶的细菌,减少氨的生成。常用的抗生素有新霉素、甲硝唑等。新霉素的剂量为每天2～8 g,分4次口服。每天口服0.8 g甲硝唑的疗效与新霉素相似,但其胃肠道不良反应较大。

(5) 益生菌制剂:口服某些不产尿素酶的益生菌可抑制有害菌的生长,对减少氨的生成也有一定作用。

4. 促进体内氨的代谢

(1) L-鸟氨酸-L-天冬氨酸(OA):一种鸟氨酸和天冬氨酸的混合制剂,能通过促进体内的鸟氨酸循环而降低血氨。每天静脉注射20 g可使血氨降低,从而改善症状,其不良反应主要为恶心、呕吐。

(2) 鸟氨酸-α-酮戊二酸:其降氨机制与OA相同,但其疗效不如OA。

(3) 其他:谷氨酸钠或谷氨酸钾、精氨酸等药物由于至今尚无证据肯定其疗效,且这类药物对水、电解质、酸碱平衡有较大影响,故近年临床已较少使用。

5. 调节神经递质

(1) GABA/BZ复合受体拮抗剂:氟马西尼,可以拮抗内源性苯二氮䓬所致的神经抑制,对部分三～四期患者具有催醒作用。静脉注射氟马西尼起效快,但维持时间很短,通常在4 h之内。其用量为0.5～1 mg静脉注射,或1 mg/h持续静脉滴注。

(2) 减少或拮抗假神经递质:对于不能耐受蛋白质的营养不良者,补充支链氨基酸有助于改善其氮平衡。同时,支链氨基酸还可竞争性抑制芳香族氨基酸进入大脑,减少假神经递质的形成。

6. 人工肝 用分子吸附剂再循环系统(MARS)可清除肝性脑病患者血液中部分有毒物质、降低血胆红素浓度及改善凝血酶原时间,对肝性脑病的治疗具有一定疗效,可为患者赢取时间,为肝移植做准备,尤其适用于急性肝功能衰竭的患者。

7. 肝移植 肝移植是治疗各种终末期肝病的最有效手段,严重和顽固性的肝性脑病是肝移植的指征。

8. 重症监护 重度肝性脑病特别是暴发性肝功能衰竭患者,常并发脑水肿和多器官功能衰竭,应给予重症监护,积极防治各种并发症,维持有效循环血量,保证能量供应以及避免缺氧。同时还要注意保持呼吸道通畅,对深昏迷者,可做气管切开排痰给氧。还可用冰帽降低颅内温度,以减少能量消耗,保护脑细胞功能,也可静脉滴注高渗葡萄糖溶液、甘露醇等脱水药以防治脑水肿。

【首要护理诊断/问题】

意识障碍 与血氨增高干扰脑细胞能量代谢和神经传导有关。

【次要护理诊断/问题】

(1) 营养失调:低于机体需要量 与肝功能减退、消化吸收障碍、限制蛋白摄入有关。

(2) 活动无耐力 与患者营养失调、长期卧床、抵抗力低下有关。

(3) 照顾者角色紧张 与患者意识障碍、照顾者缺乏有关照顾知识及经济负担过重有关。

(4) 有感染的危险 与肝功能减退、营养摄入不足有关。

(5) 知识缺乏:缺乏预防肝性脑病的有关知识。

【护理目标】

(1) 患者的意识逐渐恢复正常,无受伤、误吸发生。

(2) 能按要求进食,营养状况得到改善。

(3) 无并发症发生或能够及时发现、处理并发症。

【护理措施】

1. 观察病情 注意早期征象如欣快或冷漠、行为异常,有无扑翼样震颤等。加强对患者体温、脉搏、呼吸、血压、瞳孔等生命体征的观察并记录。定期复查肝、肾功能及电解质的变化。对意识障碍者，应多加巡视，注意患者安全。昏迷者按昏迷患者进行护理。

重点：肝性脑病的饮食护理。

课堂互动

请结合基础护理学知识讨论：如何做好昏迷患者的护理？

2. 饮食护理 暂禁蛋白质，因食物中的蛋白质可被肠道细菌的氨基酸脱氧化酶分解产氨，故肝性脑病患者应限制蛋白质的摄入。在发病开始数日内应禁食蛋白质，每天供给足够的热量和维生素，以碳水化合物为主要食物，可口服蜂蜜、葡萄糖、果汁、面条、稀饭等。昏迷患者可以鼻饲25%葡萄糖溶液供给热量，以减少体内蛋白质分解，糖类可促使氨转变为谷氨酰胺，有利于降低血氨。当患者出现胃排空不良时应停止鼻饲，改用深静脉插管滴注25%葡萄糖溶液以维持营养。

患者神志清楚后可从小量开始逐渐恢复蛋白质饮食，开始每天20 g，每隔2天增加10 g，逐渐达到每天50 g左右，在恢复蛋白质饮食的过程中需密切观察患者对蛋白质的耐受力，反复尝试，摸索较适当的蛋白质量。如有肝性脑病复发迹象，则再度禁用蛋白质。

患者恢复蛋白质饮食应优选植物蛋白，因为植物蛋白不仅含蛋氨酸、芳香族氨基酸较少，而且含非吸收性纤维素比较多，有利于氨的排除，也可少量选用酸牛奶等含必需氨基酸的蛋白质。患者还要尽量减少脂肪的摄入，因其可延缓胃的排空。同时还要忌用维生素B_6，因其可使多巴在周围神经处转化为多巴胺，影响多巴进入脑组织，减少中枢神经系统的正常传导递质。

3. 积极消除和避免诱因

重点：如何避免肝性脑病的诱因。

(1) 保持大便通畅：便秘者可给予灌肠或导泻以避免便秘发生，对导泻患者应注意观察并记录排泄物的性质、颜色及量的变化，同时加强肛周皮肤护理。血容量不足、血压不稳定患者不能导泻，以免因大量脱水而导致周围循环衰竭。

(2) 谨慎使用药物：避免使用含氮药物以及对肝功能有损害的药物，若患者出现烦躁不安或抽搐，可注射地西泮5～10 mg。忌用水合氯醛、吗啡等药物。

(3) 注意保持水、电解质、酸碱平衡：有肝性脑病倾向的患者应避免快速和大量使用排钾利尿剂和大量放腹腔积液，以免出现电解质紊乱、酸碱平衡失调而诱发肝性脑病。

(4) 预防感染：由于机体发生感染一方面可加重肝脏吞噬、免疫和解毒的负荷，另一方面可使组织的分解代谢加速而增加产氨和机体的耗氧量。所以应积极预防感染，发生感染时应遵医嘱及时使用敏感有效的抗生素。

(5) 积极控制上消化道出血：为防止上消化道出血后肝性脑病的发生，对上消化道出血患者应及时给予灌肠和导泻，以清除肠道内积存的血液、食物或其他含氮物质，减少氨的吸收。

(6) 避免发生低血糖：禁食和限食者应积极补充热量，防止发生低血糖。因葡萄糖是大脑的重要供能物质，低血糖时脑内去氨活动停滞，氨的毒性会增加。

4. 维持体液平衡 正确记录24 h出入液量，肝性脑病患者多伴有水钠潴留，故水分摄入不宜过多，一般为每天尿量加1000 mL。对有脑水肿的患者，更要严格限制；腹腔积液严重者还需限制钠盐的摄入，钠盐应限制在每天250 mg。定时监测血电解质、血氨、尿素等的变化。

5. 用药护理

(1) 降氨药物：常用的降氨药物有谷氨酸钠、谷氨酸钾、精氨酸。一般根据患者血钠、血钾情况混合使用谷氨酸钠和谷氨酸钾。患者有肝肾综合征、尿少、尿闭时慎用谷氨酸钾，以防血钾过高。患者伴有严重水肿、腹腔积液、心力衰竭、脑水肿时慎用谷氨酸钠。使用这类药物时滴速要缓慢，滴速过快可出现流涎、呕吐、面色潮红等反应。精氨酸是酸性溶液，常用于血pH值偏高患者的降氨治疗。

(2) 乳果糖：可有效降低肠腔pH值，减少氨的生成和吸收。特别对于有肾功能损害或耳聋、忌用新霉素的患者或需长期治疗者，乳果糖常为首选药物。其不良反应主要为腹胀、腹痛、恶心、呕吐，也可引起电解质紊乱。

(3) 新霉素：少数可出现听力和肾脏损害，故服用新霉素不宜超过6个月，并做好听力和肾功能监测。

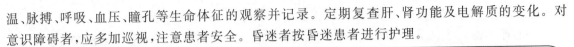

(4) 大量输注葡萄糖的过程中,必须警惕低血钾、心力衰竭和脑水肿的发生。

6. 心理护理 应加强患者及家属的心理护理,提供感情支持。昏迷患者可安排专人护理,利用媒体提供环境刺激。对烦躁患者可加床栏,必要时使用约束带,以免患者坠床,确保患者安全。医护人员应尊重患者,切忌嘲笑患者的异常行为,安慰患者,尊重患者的人格。

7. 健康指导

(1) 向患者及其家属介绍肝性脑病的相关知识以及各种诱发因素,如避免进食过量蛋白质及粗糙食物、不滥用对肝脏有损害的药物、保持大便通畅、注意避免各种感染、戒烟酒等。

(2) 让患者家属了解肝性脑病发生时的早期征象,以便患者能及时就医,得到诊治。

(3) 定期复诊。

【护理评价】

(1) 患者的意识是否逐渐恢复正常,有无受伤、误吸发生。

(2) 患者能否按要求进食,营养状况是否得到改善。

(3) 有无并发症发生或是否能够及时发现、处理并发症。

任务八 急性胰腺炎患者的护理

学习目标

1. 了解急性胰腺炎的定义、病因和发病机制。
2. 熟悉急性胰腺炎的诊断和治疗要点。
3. 熟悉出血坏死型胰腺炎的并发症。
4. 掌握出血坏死型胰腺炎的临床表现。
5. 掌握急性胰腺炎的主要护理诊断和护理措施。

情景导入

患者,男,41岁,大量饮酒、暴饮暴食后出现左中上腹部持续性钝痛5 h,伴恶心、呕吐,吐出食物和胆汁,呕吐后腹痛不减轻,不伴有腹泻。

查体:T 38.1 ℃,P 98次/分,R 22次/分,BP 100/70 mmHg,左中上腹压痛。血清淀粉酶900 U/L(Somogyi单位)。

初步诊断:急性胰腺炎。

重点:急性胰腺炎的概念。

急性胰腺炎(acute pancreatitis)是由多种病因导致胰酶在胰腺内被激活后引起胰腺组织自身消化、水肿、出血甚至坏死的炎症反应。临床症状以急性上腹部疼痛、恶心、呕吐、发热和血清淀粉酶增高等为特点。病变程度轻重不等,轻者以胰腺水肿为主,临床较多见,病情常呈自限性,预后良好,又称为轻症急性胰腺炎(MAP)。少数重症患者出现胰腺出血坏死,常继发感染、腹膜炎和休克等多种并发症,病情凶险,病死率高,称为重症急性胰腺炎(SAP)。

【病因及发病机制】

难点:急性胰腺炎的病因。

1. 病因 导致急性胰腺炎的病因很多,常见的病因主要有胆道结石、大量饮酒和暴饮暴食等。

(1) 胆道结石与胆道疾病:胆道结石、胆道感染或胆道蛔虫症等均可引起急性胰腺炎,其中以胆道结石最为常见。急性胰腺炎的发生与胆道结石关系密切,由于70%~80%的胰管与胆总管汇合成共同通道开口于十二指肠壶腹部,一旦结石嵌顿在此,将会导致胰腺炎与上行胆管炎,即

"共同通道学说"。除此以外,还存在其他机制:①梗阻:由于各种原因导致壶腹部狭窄或(和)Oddi 括约肌痉挛,使胆道内压力超过胰管内压力(正常胰管内压高于胆管内压),可造成胆汁逆流入胰管,引起急性胰腺炎。②Oddi 括约肌功能不全:胆石等移行过程中损伤胆总管、壶腹部或胆道炎症引起暂时性 Oddi 括约肌松弛,使富含肠激酶的十二指肠液反流入胰管,导致胰管损伤。③胆道炎症时细菌毒素、游离胆酸、非结合胆红素等可通过胆胰间淋巴管交通支扩散到胰腺,激活胰酶,引起急性胰腺炎的发生。

(2) 大量饮酒和暴饮暴食:大量饮酒也常引起急性胰腺炎,其发生机制为①酒精通过刺激胃酸分泌,使胰泌素与缩胆囊素分泌增加,从而使胰腺外分泌增加;②刺激 Oddi 括约肌痉挛和十二指肠乳头水肿,使胰液排出受阻,胰管内压力增加;③长期酗酒者常有胰液内蛋白含量增高,易沉淀形成蛋白栓,致胰液排出不畅。

暴饮暴食可使食糜在短时间内大量进入十二指肠,一方面可引起十二指肠乳头水肿和 Oddi 括约肌痉挛,另一方面可刺激大量胰液与胆汁分泌,由于胰液和胆汁排泄不畅,从而诱发急性胰腺炎。

(3) 胰管阻塞:胰管内结石或蛔虫、胰管狭窄、肿瘤等均可引起胰管阻塞,当胰液分泌旺盛时胰管内压力增高,使胰管小分支和胰腺泡破裂,胰液与消化酶渗入间质,引起急性胰腺炎。

(4) 手术与创伤:腹腔手术特别是胰胆或胃手术、腹部钝挫伤等可直接或间接损伤胰腺组织引起胰腺炎。ERCP 检查后,少数患者可因重复注射造影剂或注射压力过高,导致胰腺炎的发生。

(5) 内分泌与代谢障碍:任何引起高钙血症的原因,如甲状旁腺肿瘤、维生素 D 过多等,均可引起胰管钙化、管内结石形成导致胰液引流不畅,甚至胰管破裂,高钙血症还可进一步刺激胰液分泌增加和促进胰蛋白酶原激活。

任何原因引起的高血脂,都可因胰液内脂质沉着或来自胰外的脂肪栓塞引发胰腺炎。妊娠、糖尿病昏迷和尿毒症也偶可发生急性胰腺炎。

(6) 感染:一些急性传染病如急性流行性腮腺炎、传染性单核细胞增多症及柯萨奇病毒、ECHO 病毒和肺炎衣原体感染等也可引起急性胰腺炎,大多数患者症状较轻,随感染痊愈而自行消退。

(7) 药物:已知某些药物如噻嗪类利尿药、硫唑嘌呤、糖皮质激素、四环素、磺胺类等的使用可直接损伤胰腺组织,使胰液分泌或黏稠度增加,引起急性胰腺炎。

(8) 其他:少数胰腺炎患者可由十二指肠球后穿透性溃疡、邻近乳头的十二指肠憩室炎、胃部手术后输入袢综合征、肾或心脏移植术后、遗传因素等引起。尽管引起胰腺炎的病因很多,大多数患者可找到致病因素,但仍有 5%～25%的急性胰腺炎病因不明,称之为特发性胰腺炎。

2. 发病机制 急性胰腺炎的发病机制尚未完全清楚,目前认为是上述各种病因,虽然致病途径不同,但有共同的发病过程,即引起了胰腺的自身消化。正常胰腺分泌的消化酶有两种形式:一种是有生物活性的酶如淀粉酶、脂肪酶等;另一种是以前体或酶原形式存在的无活性的酶,如胰蛋白酶原、糜蛋白酶原等。在正常情况下,合成的胰酶绝大部分是无活性的酶原,当胰液进入十二指肠后,在肠激酶作用下,首先激活胰蛋白酶原,形成胰蛋白酶,在胰蛋白酶作用下使各种胰消化酶原被激活为有生物活性的消化酶,对食物进行消化。导致胰腺自身消化的途径有①各种病因导致其腺泡内酶原激活,发生胰腺自身消化的连锁反应;②胰管内通透性增加,使有活性的胰酶渗入胰腺组织,加重胰腺炎症。这两种途径在急性胰腺炎发病中可能为序贯作用。

难点:急性胰腺炎的发病机制。

一旦各种消化酶原被激活后,其产生的细胞毒作用可引起胰实质凝固性坏死、脂肪组织坏死及溶血;还可使血管舒张和通透性增加,引起水肿和休克;并且还可溶解血管弹性纤维引起出血和血栓形成。各种消化酶共同作用,最终造成胰腺实质及邻近组织的病变,细胞的损伤和坏死又进一步促使消化酶释出,加重损伤,形成恶性循环。除此以外,急性胰腺炎时胰腺组织损伤的过程中产生了一系列炎症介质如氧自由基、血小板活化因子、前列腺素、白三烯等,这些炎症介质和血管活性物质如一氧化氮(NO)、血栓素 A_2(TXA_2)等共同导致胰腺血液循环障碍,并可通过血液循环和淋巴循环输送到全身,引起多脏器功能损害。

【护理评估】

（一）健康史

明确患者是否存在有导致急性胰腺炎的各种致病因素如胆道结石、胆道感染、大量饮酒、暴饮暴食、胰管阻塞、手术创伤等。

（二）身体状况

急性胰腺炎常在暴饮暴食、高脂肪饮食或饮酒后发生。部分患者也可无任何诱因。其临床表现和病情轻重取决于病因、病理类型和诊治是否及时。

重点：急性胰腺炎的症状与体征。

1. 症状

(1) 腹痛：本病的主要表现和首发症状，患者常突然起病，腹痛程度轻重不一，可表现为钝痛、刀割样痛、钻痛或绞痛，也可呈持续性，或伴有阵发性加剧，并且腹痛不能为一般胃肠解痉药所缓解，进食后腹痛可加剧。疼痛部位多在中上腹，可向腰背部呈带状放射，取弯腰抱膝位可减轻疼痛。水肿型胰腺炎一般腹痛 3～5 天即可缓解。坏死型胰腺炎病情发展迅速，腹部剧痛持续时间较长，并且由于渗液扩散，还可引起全腹痛。极少数年老体弱患者可无腹痛或轻微腹痛。

引起腹痛的主要机制：①胰腺的急性水肿，炎症刺激和牵拉其包膜上的神经末梢引起腹痛；②胰腺的炎性渗出液和胰液外溢刺激腹膜和腹膜后组织引起腹痛；③胰腺炎症累及肠道，导致肠胀气和肠麻痹引起腹痛；④胰管阻塞或伴胆囊炎、胆道结石引起腹痛。

课堂互动

频繁的恶心、呕吐可对机体造成什么影响？

(2) 恶心、呕吐及腹胀：多数患者在起病后可出现频繁恶心、呕吐，吐出食物和胆汁，并且呕吐后腹痛并不缓解。同时可伴有腹胀，严重者甚至出现麻痹性肠梗阻。

(3) 发热：多数患者可有中度以上发热，体温通常达 38 ℃以上，可持续 3～5 天。持续发热超过 1 周以上或逐日升高、伴白细胞升高者应怀疑继发有胰腺周围脓肿或胆道感染等。

(4) 低血压或休克：主要见于重症胰腺炎患者。患者可出现烦躁不安、皮肤苍白、四肢湿冷等；极少数患者还可突然发生休克，甚至发生猝死。引起低血压或休克的主要原因为缓激肽类物质致周围血管扩张，导致有效循环血容量不足，或并发消化道出血。

课堂互动

患者为何会出现低血压或休克？

(5) 水、电解质、酸碱平衡及代谢紊乱：患者可有轻重不等的脱水，呕吐频繁者可有代谢性碱中毒。出血坏死型胰腺炎患者可出现明显脱水与代谢性酸中毒，常伴有血钙、血镁降低。因低钙血症引起手足抽搐者，是大量脂肪组织坏死分解出的脂肪酸与钙结合成脂肪酸钙，大量消耗钙所致，为重症与预后不良的征兆。

2. 体征

(1) 轻症急性胰腺炎：患者腹部体征较轻，往往与主诉腹痛程度不十分相符，可有较轻的腹部压痛，还可有腹胀和肠鸣音减少，但无肌紧张、反跳痛。

(2) 重症急性胰腺炎：患者上腹部或全腹明显压痛，并伴有腹肌紧张、反跳痛。肠鸣音可减弱或消失，还可出现移动性浊音，腹腔积液多呈血性，其中淀粉酶含量明显升高。并发脓肿时可扪及明显压痛的腹部包块，并发麻痹性肠梗阻时可出现明显腹胀。少数重症患者因胰酶、坏死组织及出血沿腹膜间隙与肌层渗入腹壁下，导致两侧胁腹部皮肤呈暗灰蓝色，称 Grey-Turner 征；导致脐周围皮肤青紫，称 Cullen 征。当胆总管或壶腹部结石、胰头炎性水肿压迫胆总管时，可引起胆道梗阻出现黄疸。

难点：急性胰腺炎的并发症。

3. 并发症

(1) 局部并发症：①胰腺脓肿，重症胰腺炎起病 2～3 周后，可因胰腺及胰周坏死继发感染而形成脓肿。此时患者可出现高热、腹痛、上腹部肿块和感染中毒症状。②假性囊肿，由胰液和液化的坏死组织在胰腺内或其周围包裹所致形成，常出现在起病后 3～4 周。囊肿多位于胰体尾部，大小几毫米至几十厘米，可压迫邻近组织引起相应症状，囊肿穿破可致胰源性腹腔积液。

(2) 全身并发症：重症胰腺炎患者常可并发不同程度的多器官功能衰竭(MOF)。①急性呼吸衰竭：患者可突然出现进行性呼吸窘迫、发绀等，经常规氧疗缺氧症状不易缓解。②急性肾功能衰竭：患者可出现少尿、蛋白尿和进行性血尿素氮、肌酐增高等肾功能衰竭表现。③心力衰竭与心律失常：患者可出现心包积液、心律失常和急性心力衰竭。④消化道出血：患者可出现应激性溃疡或黏膜糜烂导致上消化道出血，也可由胰腺坏死穿透横结肠导致下消化道出血。⑤胰性脑病：患者可出现精神异常(如妄想、幻觉、躁狂等状态)和定向力障碍等。⑥败血症及真菌感染：患者免疫力低下，容易导致机体感染。早期致病菌以革兰阴性杆菌为主，后期常为混合菌，且败血症常与胰腺脓肿同时存在；严重患者机体的抵抗力极低，加上大量使用抗生素，极易合并真菌感染。

(三) 辅助检查

1. 白细胞计数 多数患者伴有白细胞增多及中性粒细胞比例增加，严重感染者可出现核左移。

重点：急性胰腺炎的血、尿淀粉酶测定的意义。

2. 血、尿淀粉酶测定 血清淀粉酶常在起病后 6～12 h 开始升高，48 h 开始下降，持续 3～5 天。血清淀粉酶超过正常值 3 倍即可确诊。血清淀粉酶的高低不一定反映病情轻重，出血坏死型胰腺炎血清淀粉酶值可正常或低于正常。尿淀粉酶升高较晚，在发病后 12～14 h 开始升高，下降缓慢，持续 1～2 周，但尿淀粉酶值受患者尿量的影响。胰源性腹腔积液和胸腔积液中的淀粉酶值亦明显增高。

3. 血清脂肪酶测定 血清脂肪酶常在起病后 24～72 h 开始上升，持续 7～10 天，对病后就诊较晚的急性胰腺炎患者有诊断价值，且特异性也较高。

4. C 反应蛋白(CRP) CRP 是组织损伤和炎症的非特异性标志物。当胰腺坏死时 CRP 可明显升高，此指标有助于评估与监测急性胰腺炎的严重程度。

5. 生化检查 由于胰岛素释放减少和胰高血糖素释放增加，患者可出现暂时性血糖升高。持久的空腹血糖高于 10 mmol/L 通常提示胰腺坏死，患者预后不良。少数患者可出现高胆红素血症，多于发病后 4～7 天恢复正常。血清 AST、LDH 亦可增加。重症急性胰腺炎患者常出现暂时性低钙血症(血钙＜2 mmol/L)，血钙降低程度与临床严重程度正相关，若血钙低于 1.5 mmol/L 常提示预后不良。

6. 影像学检查

(1) 腹部平片："哨兵袢"和"结肠切割征"为胰腺炎的间接指征。出现弥漫性模糊影、腰大肌边缘不清，提示存在腹腔积液。

(2) 腹部 B 超：作为常规初筛检查，急性胰腺炎时 B 超可见胰腺肿大，胰内及胰周围回声异常；同时还可了解胆囊和胆道情况。

(3) CT 显像：轻症可见胰腺非特异性增大和增厚，胰周围边缘不规则；重症可见胰周围区消失。CT 对急性胰腺炎的诊断和鉴别诊断、评估其严重程度，特别是对鉴别轻和重症胰腺炎，以及附近器官是否累及具有重要价值。增强 CT 是诊断胰腺坏死的最佳方法，疑有坏死合并感染者可行 CT 引导下穿刺。

(四) 心理-社会状况

重症胰腺炎患者由于疾病突然发作，症状、体征严重，患者担忧自己的生命受到威胁而紧张和恐惧。因此，应了解患者情绪变化及对疾病的认知程度，指导并帮助患者配合医护人员进行疾病的治疗与护理。

(五) 处理原则

重点：急性胰腺炎的治疗。

急性胰腺炎治疗的两大任务：①积极去除病因；②控制胰腺炎症。急性胰腺炎，即使是 SAP，也应尽可能采用内科及内镜治疗。如诊断为胆源性胰腺炎，应尽可能在康复期完成内镜治疗或在康复后择期行胆囊切除术，避免今后复发。胰腺局部并发症也可通过内镜或外科手术治疗。

1. 监护 重症急性胰腺炎病情凶险,疾病进展迅速,应严密监测患者病情,根据症状、体征、实验室检测、影像学变化及时了解病情发展,动态评估病情严重程度。

2. 器官支持

(1) 液体复苏:旨在迅速纠正组织缺氧,也是维持血容量及水、电解质、酸碱平衡的重要措施。胰周大量渗出可导致病情发展迅速,因此,对于没有心功能障碍的患者,在最初的 48 h 内应快速静脉补液,使尿量维持在 0.5 mL/(kg·h)以上。可根据中心静脉压及时调整补液量及速度,补液不充分是导致 SAP 常见的原因之一。此外,还应根据病情补充清蛋白、血浆或血浆代用品,以维持血浆胶体渗透压。

(2) 呼吸功能支持:轻症患者可给予鼻导管给氧,力争使动脉血氧饱和度>95%。当出现急性肺损伤、急性呼吸窘迫综合征时,应及早给予机械通气治疗,并根据尿量、血压、动脉血 pH 值等参数及时调整补液量,总液量宜小于 2000 mL,并适当使用利尿剂。

(3) 肠功能维护:导泻及口服抗生素有助于减轻肠腔内细菌移位和肠道炎症反应。胃肠减压有助于减轻腹胀,同时还可抑制胰液的分泌。早期营养支持有助于肠黏膜屏障的修复及肠道功能的恢复。

(4) 连续性血液净化:当患者出现急性肾功能衰竭时,可给予连续性血液净化治疗。通过吸附剂的作用,可清除体内有害的代谢产物或外源性毒物,达到净化血液的目的。急性重症胰腺炎患者应早期使用,有助于清除部分炎症介质,以利于患者肺、肾、脑等重要器官功能的改善和恢复,避免病情进一步恶化。

3. 减少胰液分泌

(1) 禁食:食物是胰液分泌的天然刺激物,起病后应给予短期禁食,以减少胰液分泌,减轻胰腺组织的自身消化。

(2) 抑制胃酸:胃液也可促进胰液分泌,故应适当使用 H_2受体阻滞剂、质子泵抑制剂等药物抑制胃酸分泌,从而减少胰液分泌,缓解胰管内高压。

(3) 生长抑素及其类似物:天然生长抑素由胃肠黏膜 D 细胞合成,它可抑制由胰泌素和缩胆囊素刺激的基础胰液分泌。急性胰腺炎时,循环血中生长抑素水平显著降低,可给予外源性生长抑素补充 250～500 μg/h,或给予生长抑素类似物奥曲肽 25～50 μg/h,持续静脉滴注。

4. 镇痛 多数患者在静脉滴注生长抑素或奥曲肽后,腹痛可得到明显缓解。对严重腹痛者,可肌内注射哌替啶止痛,每次 50～100 mg。由于吗啡可导致 Oddi 括约肌痉挛,胆碱能受体拮抗剂如阿托品可诱发或加重肠麻痹,故均不宜使用。

5. 急诊内镜或外科手术治疗去除病因 对胆源性急性胰腺炎应尽早行治疗性 ERCP,内镜下 Oddi 括约肌切开术、取石术等微创对因治疗既有助于降低胰管内高压,又可迅速控制感染。其疗效肯定,创伤小,可迅速缓解症状,改善预后,缩短病程,节省治疗费用,避免急性胰腺炎复发。

6. 预防和抗感染 急性胰腺炎本属化学性炎症,但在病程中极易发生感染,从而导致病情向重症发展,甚至引起死亡。其感染源多来自肠道。预防胰腺感染可采取以下方法:①可给予 33% 硫酸镁每次 30～50 mL 或芒硝导泻清洁肠道,以减少肠腔内细菌生长,促进肠蠕动,有助于维护肠黏膜屏障。同时口服抗生素以进一步清除肠腔内以及已进入门静脉系统的致病菌。②尽早恢复肠内营养,有助于受损的肠黏膜修复,有效减少细菌移位。

胰腺感染后,应选择针对革兰阴性菌和厌氧菌的、能透过血胰屏障的抗生素进行治疗,如选择喹诺酮类或头孢类抗生素联合抗厌氧菌的甲硝唑。严重败血症或上述抗生素治疗无效时应使用亚胺培南。此外,如疑有真菌感染,应给予抗真菌药治疗。

7. 营养支持 对于急性轻症胰腺炎患者,在短期禁食期间可通过静脉营养补充能量。对于急性重症胰腺炎患者,在肠蠕动尚未恢复前,应先给予肠外营养。每天应以补充能量约 32 kcal/kg,氨基酸 1.2 g/kg 为宜。根据血电解质水平补充钾、钠、氯、钙、镁、磷,注意补充水溶性和脂溶性维生素,采用全营养混合液方式输入。当病情好转时,应尽早过渡到肠内营养。恢复饮食应从少量、无脂、低蛋白饮食开始，逐渐增加食量和蛋白质，直至恢复正常饮食。

8. 择期内镜、腹腔镜或手术去除病因 对于胆总管结石、胰腺分裂、胰管先天性狭窄、胆囊结石等多在急性胰腺炎恢复后择期手术，尽可能选用微创方式去除病因，防止胰腺炎复发。

9. 并发症的处理 对急性坏死型胰腺炎伴腹腔内大量渗液者，或伴急性肾功能衰竭者，可采用腹膜透析治疗；急性呼吸窘迫综合征除药物治疗外，应尽早使用呼吸机治疗，并发糖尿病者可使用胰岛素治疗。

【首要护理诊断/问题】

疼痛：腹痛 与胰腺及其周围组织炎症、水肿或出血坏死有关。

【次要护理诊断/问题】

(1) 潜在并发症：血容量不足、急性肾功能衰竭、心功能不全、DIC、败血症、ARDS。

(2) 恐惧 与腹痛剧烈及病情进展急骤有关。

(3) 知识缺乏：缺乏有关本病的病因和预防知识。

【护理目标】

(1) 患者腹痛症状减轻。

(2) 神志清楚、情绪平稳，配合治疗和护理。

(3) 生命体征平稳，无并发症发生。

【护理措施】

重点：急性胰腺炎的护理措施。

1. 病情观察 护士应密切观察患者皮肤黏膜的颜色与弹性有无变化，以评估失水程度。准确记录 24 h 出入液量，以作为补液的依据。同时还要密切观察并记录患者呕吐物及胃肠减压引流液的颜色、性质及量的变化。遵医嘱定时留取标本，监测血、尿淀粉酶及血糖、血清电解质的变化。重症胰腺炎患者如有条件应收住重症监护病房(ICU)，严密监测患者生命体征变化，还应做好动脉血气分析的测定，注意有无多器官功能衰竭的表现，如尿量减少、呼吸急促、脉搏细速等。

2. 一般护理

(1) 休息与体位：患者应绝对卧床休息，以增加脏器血流量，促进组织修复。患者可采取弯腰、屈膝侧卧位，以减轻疼痛。因剧痛辗转不安者应使用床栏防止坠床，以保证安全。

(2) 禁食和胃肠减压：大多数患者需禁食 1～3 天，伴明显腹胀者需行胃肠减压，其目的在于通过减少胃酸分泌，进而减少胰液分泌，以减轻腹痛和腹胀。应向患者及家属解释禁食的意义，并做好口腔护理。

(3) 维持水、电解质、酸碱平衡：禁食患者每天的液体入量常需达到 3000 mL 以上，故应迅速建立有效静脉通道输入液体及电解质，以维持有效循环血量。补液的量及速度应根据患者的脱水程度、年龄和心肺功能进行调节，同时根据血清电解质的水平及时补充因呕吐、发热和禁食所丢失的液体和电解质，纠正酸碱平衡失调。

3. 用药护理 腹痛剧烈者，可遵医嘱给予哌替啶肌内注射以减轻疼痛，但哌替啶反复使用可致成瘾。由于吗啡可以引起 Oddi 括约肌痉挛加重病情，故此时禁用吗啡止痛。注意监测用药前、后患者疼痛有无减轻，疼痛的性质和特点有无改变，若疼痛持续存在伴高热，则应考虑并发胰腺脓肿；如疼痛剧烈，腹肌紧张，出现明显压痛和反跳痛，提示并发腹膜炎，应立即报告医生及时处理。

4. 防治低血容量性休克 护士应特别注意患者血压、意识及尿量的变化，如出现意识改变、血压下降、尿量减少、皮肤黏膜苍白、四肢湿冷等低血容量性休克的表现，应立即配合医生进行抢救。①迅速建立静脉通道，必要时静脉切开，遵医嘱给予补液治疗，必要时输注血浆或全血，尽快补充血容量。根据血压调整给药速度，必要时通过测定中心静脉压来调整输液量和速度。②患者取平卧位，注意保暖，并给予氧气吸入。③迅速准备好抢救用物如静脉切开包、人工呼吸机、气管切开包等。④如循环衰竭持续存在，在补足血容量的前提下遵医嘱给予升压药。

5. 心理护理 安慰患者，让患者了解腹痛是本病的一个症状，消除其恐惧、焦虑情绪。教会患者放松技巧，用听音乐、与人交谈等方式分散注意力，以减轻疼痛。

6. 健康指导 向患者及家属介绍本病的相关知识，教育患者积极治疗胆道疾病，注意防治胆道蛔虫。指导患者及家属掌握饮食卫生知识，规律进食习惯，避免暴饮暴食。腹痛缓解后，应从少量低脂、低糖饮食开始逐渐恢复至正常饮食，同时应避免刺激性强、产气较多、高脂肪的食物，戒除烟酒，防止复发。

【护理评价】

(1) 患者疼痛有无减轻或缓解。

(2) 体温是否恢复至正常范围。

(3) 尿量、皮肤弹性、血压、心率等是否恢复到正常。

任务九 上消化道出血患者的护理

学习目标

1. 了解上消化道出血的定义和常见病因。
2. 了解上消化道出血病因诊断的方法。
3. 掌握上消化道出血的主要临床表现。
4. 掌握上消化道出血的治疗要点。
5. 掌握上消化道出血的健康指导。
6. 掌握上消化道大量出血患者的护理评估要点、主要护理诊断和护理措施。

情景导入

患者，男，42岁，上腹部节律性疼痛反复发作6年，每于空腹时腹痛，进食后缓解，有夜间痛。今晨进食后连续呕血3次，总量约1300 mL，呕吐物初为咖啡色，后为鲜红色，同时有稀黑便、头晕、心慌。

查体：T 36.7 ℃，P 120次/分，R 24次/分，BP 85/55 mmHg，神志清楚，口唇苍白，中上腹剑突下偏右压痛，腹水征(−)。

初步诊断：十二指肠溃疡并发上消化道大出血伴休克。

重点：上消化道大出血的概念。

上消化道出血(upper gastrointestinal hemorrhage)是指屈氏韧带以上的消化道出血，包括食管、胃、十二指肠、胰、胆道病变引起的出血，以及胃空肠吻合术后的空肠病变出血。

上消化道大出血是指在数小时内失血量超过1000 mL或循环血容量的20%，主要临床表现为呕血和(或)黑便，常伴有血容量急剧减少而引起周围循环衰竭，严重者导致失血性休克而危及患者生命。

本病是临床常见急症，在老年人、伴有严重疾病的患者中病死率相当高。及早识别出血征象，严密观察周围循环衰竭的变化，迅速准确地抢救、治疗和细致的临床护理，均是抢救患者生命的关键环节。

【病因及发病机制】

上消化道疾病以及全身性疾病均可引起上消化道出血。临床上最常见的病因依次是消化性溃疡、食管胃底静脉曲张破裂、急性糜烂出血性胃炎和胃癌。现将上消化道出血的病因归纳列述如下。

(1) 上消化道疾病：①食管疾病：食管炎如反流性食管炎、食管憩室炎等，食管癌，食管损伤如物理损伤、检查器械损伤、异物或放射性损伤及强酸、强碱或其他化学剂引起的化学损伤。②胃十二指肠疾病：消化性溃疡、胃泌素瘤、急性糜烂出血性胃炎、胃癌、胃血管异常、其他肿瘤、胃黏膜脱垂、急性胃扩张、胃扭转、膈裂孔疝、十二指肠憩室炎、急性糜烂性十二指肠炎及胃手术后病变如吻合口溃疡、吻合口或残胃黏膜糜烂、残胃癌等，其他病变如重度钩虫病、胃血吸虫病、胃或十二指肠克罗恩病、胃或十二指肠结核等。

(2) 门静脉高压引起的食管胃底静脉曲张破裂或门脉高压性胃病。

(3) 上消化道邻近器官或组织的疾病：①胆道出血，胆管或胆囊结石，胆道蛔虫病，胆囊或胆管癌，术后胆总管引流管造成的胆道受压坏死，肝癌或肝血管瘤破入胆道。②胰腺疾病累及十二指肠，胰腺癌，急性胰腺炎并发脓肿溃破。③主动脉瘤破入食管、胃或十二指肠。④纵隔肿瘤或脓肿破入食管。

(4) 全身性疾病：①血管性疾病，过敏性紫癜、遗传性出血性毛细血管扩张、弹性假黄瘤、动脉粥样硬化等。②血液病，血友病、血小板减少性紫癜、白血病、弥散性血管内凝血及其他凝血功能障碍。③尿毒症。④结缔组织病，结节性多动脉炎、系统性红斑狼疮或其他血管炎。⑤急性感染，流行性出血热、钩端螺旋体病等。⑥应激相关胃黏膜损伤，各种严重疾病引起的应激状态下产生的急性糜烂出血性胃炎乃至溃疡形成统称为应激相关胃黏膜损伤，也可发生出血，发生上消化道大出血以溃疡形成时多见。

【护理评估】

(一) 健康史

在上消化道出血的众多病因中应重点询问患者有无消化性溃疡病史；有无造成急性胃黏膜损害的药物摄入史；有无酗酒史及全身应激病史；有无引起门脉高压症的有关疾病；有无胆道、胰腺疾病史及全身性疾病的有关病史。还应了解造成出血的有关诱因，各常见病因及其特点如下。

1. 消化性溃疡 患者有慢性、周期性、节律性上腹部疼痛；出血以冬、春季节多见；出血前可有饮食失调、劳累或精神紧张、受凉等诱因，且常有上腹痛加剧，出血后疼痛减轻或缓解。

2. 急性胃黏膜损害 患者有酗酒史或长期服用阿司匹林、吲哚美辛、保泰松、糖皮质激素等损伤胃黏膜的药物史，有创伤、颅脑手术、休克、严重感染等严重疾病应激史。

3. 食管胃底静脉曲张破裂 出血患者有病毒性肝炎、血吸虫病、慢性酒精中毒等引起肝硬化的病因，且有肝硬化门静脉高压的临床表现；出血以突然呕出大量鲜红色血液为特征，且不易止血，大量出血引起失血性休克时可加重肝细胞坏死，诱发肝性脑病。

4. 胃癌 多发生在40岁以上男性，有渐进性食欲不振、腹胀伴上腹部持续疼痛、进行性贫血、消瘦、上腹部肿块，出血后上腹痛无明显缓解。

(二) 身体状况

重点：上消化道出血的症状。

1. 症状 上消化道出血的临床表现主要取决于出血量及出血速度。

> **课堂互动**
>
> 上消化道出血呕吐物最初常为什么颜色？大便常为什么颜色？

(1) 呕血与黑便：上消化道出血的特征性表现。上消化道大量出血之后均有黑便。出血部位在幽门以上者常伴有呕血，若出血量较少、速度较慢亦可无呕血。反之，幽门以下出血如出血量大、速度快，也可因血液反流入胃腔引起恶心、呕吐而表现为呕血。呕血多呈棕褐色咖啡渣样，如出血量大，未经胃酸充分混合即呕出，则为鲜红色或伴有血块。黑便呈柏油样，黏稠而发亮。当出血量大，血液在肠内推进较快时，粪便可呈暗红甚至鲜红色。

(2) 失血性周围循环衰竭：由于急性大量失血、循环血容量迅速减少可导致周围循环衰竭。患者通常表现为头昏、心慌、乏力，突然起立发生眩晕、肢体湿冷、心率加快、血压下降等。严重者可导致失血性休克。

(3) 贫血和血象变化：急性大量出血后均有不同程度的失血性贫血，但在出血早期，血红蛋白浓度、红细胞计数与血细胞比容可无明显变化。在出血后，组织液渗入血管内，使血液稀释，一般需经4 h以上才出现贫血，出血后24～72 h血液稀释达到最大限度。贫血程度除取决于失血量外,还和出血前有无贫血、出血后液体平衡状况等因素有关。

急性出血患者多为正细胞正色素性贫血,在出血后骨髓可出现明显代偿性增生,也可暂时出现大细胞性贫血;慢性出血则呈小细胞低色素性贫血。出血 24 h 内网织红细胞即可开始增高,出血停止后逐渐降至正常。

上消化道大出血后 2～5 h,白细胞计数可出现轻至中度升高,止血后 2～3 天才逐渐恢复正常。但在肝硬化患者,如同时有脾功能亢进,则白细胞计数可不增高。

(4) 发热:上消化道大出血后,多数患者在 24 h 内即可出现低热,持续 3～5 天后逐渐降至正常。引起发热的原因目前尚不清楚,可能与周围循环衰竭导致体温调节中枢的功能障碍等因素有关。

(5) 氮质血症:在上消化道大出血以后,由于大量血液蛋白质的消化产物在肠道被吸收,血中尿素氮浓度可出现暂时增高,称为肠源性氮质血症。一般于 1 次出血后数小时血尿素氮开始上升,24～48 h 即可达到高峰,大多不超出 14.3 mmol/L,3～4 天后逐渐降至正常。

重点:上消化道出血的体征。

2. 体征

(1) 生命体征:心率加快、心律失常、脉搏细速、血压下降、脉压变小、呼吸困难、体温不升或发热。

(2) 精神和意识状态:有无精神倦怠、烦躁不安、嗜睡、表情淡漠、意识不清甚至昏迷。

(3) 周围循环状况:观察患者皮肤和甲床色泽,有无面色苍白、发绀、肢体湿冷。特别要注意颈静脉充盈情况以及尿量改变。

(4) 腹部体征:观察腹部的轮廓、腹围,有无腹肌紧张、压痛、反跳痛及其发生部位和程度,有无肝脾肿大、腹腔积液、腹部包块以及肠鸣音是否异常。

(三) 辅助检查

1. 实验室检查 可测定红细胞、白细胞和血小板计数及血红蛋白浓度、血细胞比容、肝肾功能、大便隐血等,有助于评估失血量及动态观察有无活动性出血,评判治疗效果及协助病因诊断。

2. 内镜检查 出血后 24～48 h 内行急诊胃镜检查,可直接观察到出血部位,明确出血的病因,同时还可对出血灶进行止血治疗。

3. X 线钡剂检查 对明确病因亦有价值,但由于活动性出血时胃内存有积血,且多数患者处于抢救阶段不能很好配合,故检查宜在出血停止且病情基本稳定数天后进行。

4. 其他选择性动脉造影 如腹腔动脉、肠系膜上动脉造影可帮助确定出血部位,适用于胃镜及 X 线钡剂检查未能确诊而又反复出血者。对于不能耐受 X 线、内镜或动脉造影检查的患者,可做吞线试验,根据棉线有无沾染血迹及其部位,也可估计出血部位。

(四) 心理-社会状况

评估患者的心理状态,特别是慢性病或全身性疾病导致反复出血者,应观察患者有无紧张、恐惧或悲观、沮丧等心理反应,有无对治疗失去信心、不合作的情况,以及患者及其亲属对疾病和治疗的认识程度如何。

重点:上消化道出血量的评估。

(五) 出血量的评估

应详细询问患者呕血和(或)黑便的发生时间、次数、量及性状,以便估计出血量和速度。通常来说,大便隐血试验阳性提示每天出血量大于 5 mL;出现黑便提示出血量在 50 mL 以上,1 次出血后黑便持续时间取决于患者的排便次数,若每天排便 1 次,黑便约在 3 天后消失;胃内积血量达 250～300 mL 时可引起呕血;一次出血量若少于 400 mL 时,一般不引起全身症状;如出血量多于 400 mL,患者即可出现头晕、心悸、乏力等症状;如多于 1000 mL,患者即可出现急性周围循环衰竭的表现,严重者还可引起失血性休克。周围循环衰竭的表现是估计出血量的重要标准,应进行动态观察。

> **课堂互动**
>
> 上消化道出血一定有呕血和黑便吗?呕血与黑便的颜色是什么?出血量如何估计?

除了可以通过患者的临床表现来估计出血量,我们还可以通过改变体位时患者的心率、血压变化结合观察的症状和体征来估计出血量。先测平卧时的心率与血压，然后测由平卧位改为半卧位时的心率与血压，如改为半卧位时即出现心率增快大于10次/分、血压下降大于15 mmHg，同时伴有头晕、出汗甚至晕厥，则表示出血量大，血容量已明显不足。

（六）出血是否停止的判断

病情观察中患者若出现下列迹象，则提示其有活动性出血或再次出血。

(1) 反复呕血，甚至呕吐物由咖啡色转为鲜红色。

(2) 黑便次数逐渐增多且粪质稀薄，色泽转为暗红色，并伴肠鸣音亢进。

(3) 周围循环衰竭的表现经补液、输血而未明显改善，或好转后又出现恶化，血压频繁波动，中心静脉压不稳定。

(4) 红细胞计数、血细胞比容、血红蛋白测定值不断下降，网织红细胞计数持续增高。

(5) 即使在补液量足够、尿量正常的情况下，患者血尿素氮持续或再次增高。

(6) 原有脾大的门静脉高压患者，在出血后脾脏常会暂时缩小，如不见脾脏恢复肿大亦提示出血未止。

（七）处理原则

上消化道大量出血患者病情危急、变化迅速，严重者可立刻危及生命，应积极采取有效措施进行抢救治疗。抗休克、迅速补充血容量治疗应放在一切抢救治疗措施之首。

1. 一般急救措施 患者应卧床休息，保持呼吸道通畅，避免呕血时血液误吸导致窒息，必要时给予吸氧。活动性出血期间应禁食。严密监测患者生命体征如心率、血压、呼吸、尿量及神志等变化；观察患者呕血与黑便情况；定期复查血红蛋白浓度、红细胞计数、血细胞比容与血尿素氮变化；必要时进行中心静脉压测定；对老年患者应根据病情进行心电监护。

2. 积极补充血容量 尽快建立有效的静脉输液通道，立即进行交叉配血，必要时输血以尽快补充血容量。在配血过程中，可先输入平衡液或葡萄糖盐水。改善急性失血性周围循环衰竭的关键是要输血，一般输浓缩红细胞，严重活动性大出血患者可考虑输全血。出现下列情况应给予紧急输血：①改变体位时出现晕厥、血压下降和心率加快；②出现失血性休克；③血红蛋白低于70 g/L或血细胞比容低于25%。输血量视患者周围循环情况及贫血改善程度而定，尿量是有价值的参考指标。同时应注意避免因输液、输血过快或过多而引起急性肺水肿，原有心脏病患者或老年患者必要时可根据中心静脉压调节输入量及输液速度。

3. 止血措施

1) 食管胃底静脉曲张破裂大出血：本病往往出血迅猛、出血量大、再出血率高、死亡率高，故在止血措施上有其特殊性。

难点：各种药物的止血机理及用法。

(1) 药物止血：①血管加压素，此药可通过对内脏血管的收缩作用，减少门脉血流量，从而降低门脉高压。血管加压素的推荐疗法是0.2 U/min静脉持续滴注，视治疗效果可逐渐增加剂量至0.4 U/min。研究证明，只有达到上述较大剂量时，该药才能发挥止血效果，但大剂量其不良反应也较大，常见不良反应有腹痛、血压升高、心律失常、心绞痛等，严重者可引发心肌梗死。因此，应同时使用硝酸甘油以减少血管加压素引起的不良反应，同时硝酸甘油还有协同降低门静脉压的作用。用法为硝酸甘油静脉滴注，根据患者血压来适当调整剂量；也可舌下含服硝酸甘油0.6 mg，每30 min 1次。②三甘氨酰赖氨酸加压素（特利加压素），此药为加压素拟似物，与加压素相比，其止血效果好、不良反应少、使用方便（每次2 mg、4～6 h 1次、静脉推注），但价格昂贵。③生长抑素及其拟似物，此药可明显减少门脉及其侧支循环血流量，止血效果肯定，因不伴有全身血流动力学改变，故短期使用几乎没有严重不良反应。此类药物已成为近年治疗食管胃底静脉曲张出血的最常用药物。14肽天然生长抑素，用法为首剂250 μg缓慢静脉注射，继以250 μg/h持续静脉滴注。

(2) 双气囊三（四）腔管压迫止血：经鼻或口插入双气囊三（四）腔管（图4-9-1），注气入胃气囊

(囊内压 50～70 mmHg)，向外加压牵引(图 4-9-2)用以压迫胃底；若未能止血，则再注气入食管气囊(囊内压为 35～45 mmHg)，压迫食管曲张静脉。由于用气囊压迫过久会导致黏膜糜烂坏死，故持续压迫时间最长不应超过 24 h，每隔 24 h 应放气解除压迫一段时间，必要时可重复充盈气囊恢复牵引。气囊压迫止血效果肯定，但由于该方法患者痛苦大、并发症多(如吸入性肺炎、窒息、食管炎、食管黏膜坏死、心律失常等)，不能长期压迫，且停用后早期再出血率高，故目前已不推荐气囊压迫作为首选止血措施，其应用仅限于药物不能控制出血时作为暂时止血用，为准备其他更有效的治疗措施赢得时间。

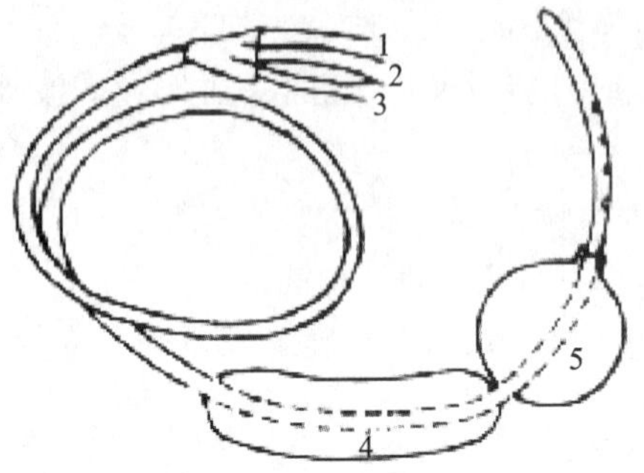

图 4-9-1　双气囊三腔管

1—胃气囊管；2—胃管；3—食管气囊管；
4—食管气囊；5—胃气囊

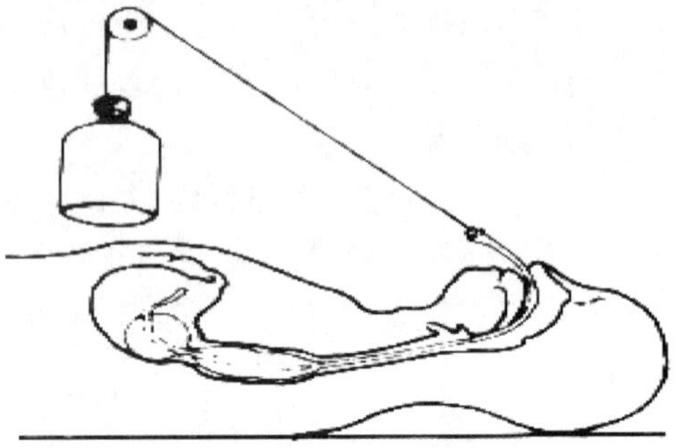

图 4-9-2　双气囊三腔管安放示意图

(3) 内镜治疗：内镜直视下注射硬化剂或组织黏合剂至曲张的静脉，或用皮圈套扎曲张静脉，不仅可以止血，还可有效防止早期再出血，是目前治疗食管胃底静脉曲张破裂出血的重要手段。一般经药物治疗(必要时加气囊压迫)大出血基本控制，患者基本情况稳定，在进行急诊内镜检查的同时可进行治疗。

(4) 外科手术或经颈静脉肝内门体静脉分流术：大量出血患者在上述方法治疗无效时唯有进行外科手术止血。有条件时亦可用经颈静脉肝内门体静脉分流术治疗，该法特别适用于准备做肝移植的患者。

2) 非曲张静脉上消化道大出血：除食管胃底静脉曲张破裂出血之外的其他病因引起的上消化道大出血，都属于非曲张静脉上消化道大出血，其中消化性溃疡所致出血最为常见。止血主要措施如下。

(1) 抑制胃酸分泌的药物：由于血小板聚集及血浆凝血功能需在 pH＞6.0 时才能有效发挥，而且新形成的凝血块在 pH＜5.0 的胃液中会迅速被消化，因此，抑制胃酸分泌、提高胃内 pH 值具有止血作用。临床上对于消化性溃疡和急性胃黏膜损害所引起的出血，常规予 H_2 受体阻滞剂或质子泵抑制剂静脉注射，后者在提高及维持胃内 pH 值的作用上优于前者。

(2) 内镜治疗：消化性溃疡出血患者约 80%不经特殊处理可自行止血，其余少数患者则会持续出血或再出血。内镜如见有活动性出血或暴露血管的溃疡应给予热探头、高频电灼、激光、微波、注射疗法或上止血夹等方法进行内镜止血。

(3) 手术治疗：经内科积极治疗仍大量出血不止危及生命者，需不失时机进行手术治疗。

(4) 介入治疗：少数严重消化道大出血患者既无法进行内镜治疗，又不能耐受手术时，可考虑进行选择性肠系膜动脉造影找到出血灶，同时进行血管栓塞治疗。

【首要护理诊断/问题】

体液不足　与上消化道大量出血有关。

【次要护理诊断/问题】

(1) 活动无耐力　与失血性周围循环衰竭有关。

(2) 有受伤的危险：创伤、窒息、误吸　与双气囊三腔管压迫食管胃底黏膜时间过长、气囊阻塞气道或分泌物反流入气管有关。

(3) 恐惧 与生命受到威胁有关。

(4) 知识缺乏:缺乏有关引起上消化道出血的疾病及其防治的知识。

【护理目标】

(1) 患者无活动性出血或再出血,血容量得到有效补充。

(2) 食管胃底黏膜无压迫性损伤,无窒息和误吸发生。

(3) 生命体征平稳,活动耐力逐渐增加。

【护理措施】

1. 病情观察 上消化道出血患者应严密监测生命体征如心率、血压、呼吸和神志等变化,必要时进行心电监护。应准确记录 24 h 出入液量,疑有休克患者应留置导尿管,监测每小时尿量,应保持尿量大于 30 mL/h。

重点:上消化道出血的护理措施。

(1) 症状、体征的观察:如患者出现烦躁不安、面色苍白、皮肤湿冷往往提示周围循环衰竭;而皮肤逐渐转暖、出汗停止则提示血液灌注好转。观察患者呕吐物和粪便的性质、颜色及量的变化,定期复查红细胞计数、血细胞比容、血红蛋白、网织红细胞计数、血尿素氮的变化,以了解贫血程度以及出血是否停止。急性大出血时,经由呕吐物、鼻胃管抽吸和腹泻,患者会丢失大量水分和电解质,故应密切监测血清电解质的变化。

(2) 患者原发病的观察:对于肝硬化并发上消化道大量出血的患者,应观察有无并发感染、黄疸加重、肝性脑病等发生。对于消化性溃疡的患者,应注意观察患者的腹痛变化。

2. 一般护理

(1) 体位与保持呼吸道通畅:大出血时患者应绝对卧床休息,取平卧位并将双下肢抬高,以保证脑部供血;呕吐时嘱患者头偏向一侧,防止窒息或误吸;必要时可用负压吸引器清除气道内的分泌物、血液或呕吐物,以保持呼吸道通畅并给予吸氧。

(2) 饮食护理:对于非食管胃底静脉曲张患者,急性大出血伴恶心、呕吐者应给予禁食,少量出血无呕吐者可进食温凉、清淡流质饮食。因进食可减少胃收缩运动并可中和胃酸,促进溃疡愈合,故这对消化性溃疡患者尤为重要。患者出血停止后可改为营养丰富、易消化、无刺激性半流质饮食或软食,少量多餐,逐步过渡到正常饮食。对于食管胃底静脉曲张患者,活动性出血时应禁食,止血后 1～2 天逐渐进食高热量、高维生素流质饮食,限制钠和蛋白质摄入,以免加重腹腔积液或诱发肝性脑病。同时应避免粗糙、坚硬、刺激性食物,且应细嚼慢咽,以防止损伤曲张静脉而再次出血。

3. 治疗及用药护理 立即建立有效的静脉输液通道,配合医生迅速、准确地实施输血、输液、各种用药及止血治疗等抢救措施,并观察治疗效果及不良反应。输液速度应先快后慢,必要时监测中心静脉压作为调整输液量和速度的依据,特别是对老年患者和心肺功能不全者尤应注意,应避免因输液、输血过多、过快而引起急性肺水肿。肝病患者应忌用吗啡、巴比妥类药物,应输新鲜血,因库存血含氨量高,以免诱发肝性脑病。

准备好各种急救药品和器材。血管加压素可引起腹痛、血压升高、心律失常、心肌缺血,甚至发生心肌梗死,故用量要准确,滴注速度应缓慢,并严密观察不良反应。患有冠心病的患者应忌用血管加压素。

4. 活动与安全护理 精神上的安静和减少身体活动有利于出血停止。少量出血者应卧床休息,大出血者应绝对卧床休息,协助患者取舒适卧位并定时变换体位,注意保暖。治疗和护理工作应有计划地集中进行,以保证患者的休息和睡眠。患者病情稳定后,逐渐增加活动量。保护患者安全,患者常在排便时或便后起立时晕厥,故应叮嘱患者坐起、站立时动作要缓慢,出现头晕、心慌、出汗时应立即卧床休息并告知护士;必要时由护士陪同如厕或暂时在床上排泄。重症患者应多加巡视,并用床栏加以保护。

5. 心理护理 关心、安慰患者,向其说明安静休息有利于止血。抢救时应忙而不乱,以减轻患者的紧张、焦虑情绪。经常巡视患者,大出血时陪伴在其身边,增加患者的信心及安全感。患者呕血或解黑便后应及时清除血迹、污物,以减少其对患者的恶性刺激。耐心解释各项检查、治疗措施,听取并解答患者或家属的提问,以减轻他们的疑虑。

难点:双气囊三(四)腔管的使用及护理。

6. 双气囊三(四)腔管的护理

(1) 双气囊三(四)腔管的应用:熟练的操作和插管后的密切观察以及细致护理是达到预期止血效果的关键。插管前应仔细检查,确保食管引流管、胃管、食管气囊管、胃气囊管通畅并分别做好标记,检查两气囊无漏气后抽尽囊内气体备用。协助医生为患者做鼻腔、咽喉部局麻,经鼻腔或口腔插管至胃内,插管至65 cm时抽取胃液,确定管道末端在胃内,并抽出胃内积血。先向胃气囊注气150～200 mL,至囊内压至50～70 mmHg并封闭管口,缓缓向外牵引导管,使胃气囊压迫胃底部曲张静脉进行止血。如单用胃气囊压迫已达到止血,则食管气囊不必充气。如未能止血,继续向食管气囊注气约100 mL,至囊内压约40 mmHg并封闭管口,使食管气囊压迫食管下段的曲张静脉进行止血。导管末端以绷带连接0.5 kg沙袋,经牵引架做持续牵引。

将食管引流管、胃管连接负压吸引器定时抽吸,观察出血是否停止,并记录引流液的颜色、性质及量的变化。可经胃管冲洗胃腔,以清除积血,减少氨在肠道的吸收,以免血氨增高而诱发肝性脑病。出血停止后放松牵引,放出囊内气体,保留导管继续观察24 h,如未再出血可考虑拔管。对昏迷患者亦可继续留置导管用于鼻饲流质食物和药液。患者拔管前应口服石蜡油20～30 mL,以润滑黏膜和导管、气囊外壁,抽尽囊内气体,以缓慢、轻巧的动作向外拔出。

气囊压迫止血一般以3～4天为限,继续出血者可适当延长。留置导管期间,应定时进行口腔护理。患者床旁应放置备用双气囊三(四)腔管、血管钳及换管所需用品,以便紧急换管时所需。

留置双气囊三(四)腔管会给患者带来不适感,有过插管经历的患者尤其易出现恐惧或焦虑,故应多巡视、陪伴患者,解释本治疗方法的目的和过程,辅以安慰和鼓励,取得患者的配合。

(2) 防创伤:留置双气囊三(四)腔管期间,应定时测量气囊内压力,以防压力不足而致未能止血,或压力过高而引起黏膜坏死。气囊充气加压12～24 h应放松牵引,放气30 min,如出血未止,再注气加压,以免食管胃底黏膜受压过久而致糜烂、出血、坏死。

(3) 防窒息:当胃气囊充气不足或破裂时,食管气囊可向上移动,阻塞于喉部而引起患者窒息,一旦发生应立即抽出食管气囊内气体,拔出管道。对昏迷患者尤应密切注意有无突然发生的呼吸困难或窒息表现,必要时约束患者双手,以防烦躁或神志不清的患者试图拔管而发生窒息等意外。

(4) 防误吸:应用四腔管时应定时经食管引流管抽出食管内积聚的液体,以防分泌物误吸引起吸入性肺炎。由于三腔管无食管引流管,必要时可另行插管进行抽吸。患者床旁应置备弯盘、纸巾等,供患者及时清除鼻腔、口腔分泌物,并嘱患者勿咽下唾液等分泌物。

7. 健康指导

(1) 根据不同病因,上消化道出血的临床过程及预后也不尽相同,应帮助患者和家属掌握有关疾病的病因和诱因、预防、治疗和护理的相关知识,以减少再度出血的发生。

(2) 合理饮食是避免诱发上消化道出血的重要环节,嘱患者注意饮食卫生和饮食规律,宜进食营养丰富、易消化的食物,避免过饥或暴饮暴食,避免粗糙、刺激性食物以及过冷、过热、产气多的食物、饮料等。

(3) 规律生活,劳逸结合,保持乐观情绪,避免长期精神紧张、过度劳累,保证身心休息。应戒烟、戒酒。应在医生指导下用药,勿擅自用药。

(4) 患者及家属应学会识别早期出血征象及应急措施,出现头晕、心悸、呕血、黑便时,患者应立即卧床休息,保持安静,减少活动;呕吐时取侧卧位以免误吸,并立即送医院治疗。慢性患者应定期门诊复查。

【护理评价】

患者的出血是否停止,有无再出血,血容量是否得到有效补充;生命体征有无恢复正常,患者的活动耐力是否增加,有无恢复至出血前状态。接受双气囊三(四)腔管压迫止血的患者有无发生窒息和误吸,是否发生食管胃底黏膜的缺血、坏死。

任务十　消化系统常用诊疗技术及护理

一、上消化道内镜检查术的护理

上消化道内镜检查包括食管、胃、十二指肠的检查，是应用最广、进展最快的内镜检查，俗称胃镜检查。通过此项检查可直接观察食管、胃、十二指肠炎症、溃疡或肿瘤等的性质、大小、部位及范围，并可在内镜下钳取组织行组织学或细胞学的病理检查。

（一）适应证

（1）上消化道症状明显而原因不明者。

（2）上消化道出血需查明原因和出血部位者。

（3）疑有上消化道肿瘤者。

（4）需要随访观察的病变，如消化性溃疡、萎缩性胃炎、反流性食管炎等。

（5）药物治疗前后对比观察或手术后的随访如胃手术后等。

（6）需内镜治疗的病变，如上消化道大出血的止血、胃内异物摘取、胃息肉摘除、内镜下乳头括约肌切开胆管取石术和胆管引流术等。

（7）疑有胰腺、胆道系统疾病，通过十二指肠镜进行逆行胰胆管造影。

（二）禁忌证

（1）严重心肺疾病及休克、严重心律失常、哮喘发作、脑出血等危重疾病患者。

（2）已知或怀疑有上消化道穿孔者。

（3）意识障碍或精神失常等不能配合者。

（4）上消化道有严重急性炎症，特别是腐蚀性炎症者。

（5）严重凝血功能障碍、胸主动脉瘤、重度食管静脉曲张、高位食管癌、高度颈胸段脊柱弯曲畸形。

（三）护理

1. 术前护理

（1）准备好各项检查用物及药物：①纤维胃、十二指肠镜检查仪器1套，并按程序连接和接通电源，开机检查各部件功能是否良好。②喉头麻醉喷雾器、无菌注射器及针头、无菌手套、弯盘、牙垫、润滑剂、酒精棉球、纱布、甲醛固定液标本瓶、细胞刷等。③药物如阿托品、地西泮、2%利多卡因或2%丁卡因等。此外，还应备有监护设备、氧气及急救药品。

（2）指导并协助患者做好各项术前准备：①向患者解释检查的目的、方法及注意事项等，教会患者配合检查的方法，消除患者紧张、恐惧等心理；遵医嘱采血做乙型或丙型病毒性肝炎的血清检查；检测出凝血时间及血小板、凝血酶原时间、肝肾功能，老年人还需做心电图检查；嘱患者取下活动性义齿，以免检查时误吸或误吞。②术前1天晚餐应进易消化食物，晚10时后禁食、禁水，有幽门梗阻者应先抽空胃内容物并清洗。③检查前5～10 min先用2%～4%利多卡因喷雾麻醉咽部2～3次，当患者感觉咽部麻木、吞咽似有梗阻感时，表明已成功局部麻醉。

2. 术中配合

（1）患者体位取左侧卧位，头部略向前倾，双腿屈曲。在患者头下放治疗巾，解开衣领和裤带，有活动性义齿应取出，嘱患者轻轻咬住牙垫。

（2）由医生独立完成操作。操作时，护士应位于患者头侧或医生旁，注意保持患者头部位置不动，插镜有恶心反应时要防止牙垫脱出，嘱患者不要吞咽唾液以免引起呛咳，可让唾液流入弯盘内或用吸引器将唾液吸出。同时嘱患者缓慢深呼吸，有助于减轻恶心、呕吐等不适反应。

(3) 配合取组织活检、黏膜染色、涂片、快速尿素酶试验及其他治疗时，需护士用手固定牙垫和扶镜，以防滑出或移位。

(4) 术中如遇胃内黏液较多、泡沫较多、有血迹、有食物残渣等影响视野清晰度时，术者可按压胃镜操作部的注水按钮冲洗镜面，也可用 50 mL 注射器吸水经钳道管注水冲洗。

(5) 术中如发现胃内有活动性出血或活检后出血较多时，需行内镜下止血。

(6) 检查结束退镜时，助手应手持纱布将镜身外黏附的黏液血迹擦掉。

(7) 进行床侧清洗。

3. 术后护理

(1) 术后 1 h 因患者咽喉部麻醉作用尚未完全消退，嘱其不要吞咽唾液，以免呛咳。麻醉作用消失后，可先少量饮水，如无呛咳方可进食。检查当天饮食以流质、半流质为宜，行活检的患者应进温凉饮食，避免出血。

(2) 检查后少数患者可能会出现咽痛、咽喉部异物感，嘱患者不要用力咳嗽，以免损伤咽喉部黏膜。如患者出现腹痛、腹胀，可进行腹部按摩，以促进排气，减轻症状。检查后数天内应密切观察患者有无呕血、黑便、腹痛、发热等消化道穿孔、出血、感染等并发症表现，一旦发现及时通知医生进行处理。

(3) 彻底清洁、消毒内镜及有关器械，妥善保管，避免交叉感染。

二、纤维结肠镜检查的护理

结肠镜检查主要用于诊断炎症性肠病以及大肠的肿瘤、出血、息肉等，并可行切除息肉、钳取异物等治疗。

(一) 适应证

(1) 原因不明的慢性腹泻、便秘、腹痛、腹胀、下消化道出血、低位肠梗阻。

(2) 钡剂灌肠发现有异常者，不能排除大肠或末端回肠的肿物。

(3) 大肠肿瘤的普查，大肠某些良性病变的追踪观察，或大肠癌术后、大肠息肉摘除术后的随访。

(4) 大肠某些疾病药物治疗的随访，以及某些炎症性肠病须做鉴别和确定累及范围及程度。

(5) 行结肠镜下治疗。

(二) 禁忌证

(1) 疑有大肠穿孔、腹膜炎者。

(2) 有严重心、肺、肾、肝及精神疾病者。

(3) 多次开腹手术或有肠粘连者。

(4) 妊娠期妇女。

(5) 大肠炎症性疾病急性活动期为相对禁忌证。

(6) 高热、衰弱、严重腹痛、低血压者，待病情稳定后方可行结肠镜检查。

(7) 不合作者及肠道准备不充分者为相对禁忌证。

(三) 护理

1. 术前护理

(1) 向患者解释检查的目的、方法及注意事项等，教会患者配合检查的方法，消除患者紧张、恐惧等心理。

(2) 嘱患者检查前 1 天进流质饮食，检查当日晨禁食。

(3) 协助患者进行肠道清洁。肠道清洁现多采用 50%硫酸镁 50～60 mL，同时在 20 min 内饮水 1000～1500 mL 进行全肠道灌洗以达到清肠效果。

(4) 遵医嘱术前给予患者肌内注射地西泮，由于该药会使患者对疼痛的反应性降低，导致发生肠穿孔等并发症时腹部症状不明显，故应特别注意。术前半小时用阿托品 0.5 mg 或山莨菪碱 10 mg肌内注射。

2. 术中配合

(1) 患者取左侧卧位，双腿屈曲，嘱患者尽量在检查中保持身体不要摆动。

(2) 常规肛门指诊，除外肛门狭窄和直肠肿瘤。

(3) 助手在镜头前端涂抹上润滑剂(一般用硅油，不可用石蜡油)后，嘱患者张口呼吸，放松肛门括约肌，以右手示指按物镜头，使镜头滑入肛门，此后按术者口令，遵照循腔进镜的原则，配合滑进、少量注气、适当钩拉、去弯取直、防袢、解袢等方法逐渐缓慢插入肠镜。

(4) 检查过程中，护士应密切注意患者反应，如患者出现腹胀不适，可嘱其做深呼吸，如出现面色苍白、呼吸急促、心悸等不适应立即停止插镜，同时建立静脉通道以备抢救及术中用药。

(5) 根据病情需要可摄像或取活组织行细胞学等检查。

(6) 检查结束退镜时，应尽量抽气以减轻患者腹胀。

3. 术后护理

(1) 术后要详细询问患者有无不适，如腹胀、腹痛、头晕、心慌等，注意观察患者的血压和腹部情况，警惕肠出血、肠穿孔等并发症的发生。嘱患者休息 10～30 min，待患者一般情况平稳后，方可离去。

(2) 术后 3 天内嘱患者进食软质、易消化食物，以利于肠道功能的恢复。

(3) 术后嘱患者注意观察大便的改变，注意有无血便、黑便，必要时行粪便隐血试验。

(4) 腹痛明显或排血便者应留院继续观察。

三、肝穿刺活组织检查术的护理

肝穿刺活组织检查术简称肝活检，是用穿刺肝组织标本进行组织学检查或将其制成涂片做细胞学检查，以明确肝脏疾病诊断，或了解肝脏病变演变过程，观察治疗效果以及判断预后。

(一) 适应证

(1) 肝功能异常或肝功能正常，但有明显症状、体征者，可做肝穿刺以明确诊断。

(2) 原因不明的黄疸或门脉高压的鉴别诊断。

(3) 原因不明的肝肿大和某些血液系统疾病的诊断。

(4) 协助各型肝炎确定诊断，判断疗效及预后。

(二) 禁忌证

(1) 全身情况衰竭者。

(2) 严重贫血者。

(3) 有出血倾向者。

(4) 有肝包虫病、肝血管瘤、肝外梗阻性黄疸、腹腔积液等患者。

(三) 护理

1. 术前护理

(1) 操作前应了解患者的基本情况，向患者解释穿刺的目的、意义及注意事项，消除其紧张心理以取得合作，并训练其屏气呼吸方法(深吸气、呼气、憋住气片刻)以利于术中配合。

(2) 术前应检查患者血小板、出凝血时间、凝血酶原时间，如有异常，应肌内注射维生素 K_1 10 mg，每天 1 次，3 天后复查；如仍不正常，不应强行穿刺。

(3) 术前应行胸部 X 线检查，观察患者有无肺气肿、胸膜肥厚。验血型，以备必要时输血。

(4) 穿刺前应测量血压、脉搏，情绪紧张者可于术前 1 h 口服地西泮 10 mg。

(5) 做好用物准备：包括无菌肝脏穿刺包、无菌手套、无菌纱布和胶布、消毒棉签、2%利多卡因注射液、碘伏、75%乙醇、治疗盘、多头腹带、小砂袋、标本瓶、无菌生理盐水、甲紫溶液等。

2. 术中配合

(1) 患者取仰卧位,稍向左倾,身体右侧靠近床缘,右臂屈置于头后,抽脓液时取坐位或半卧位。

(2) 一般穿刺选择右侧腋中线第8、9肋间,肝实音处穿刺。肝癌或肝脓肿患者,应在超声定位下穿刺。

(3) 常规消毒皮肤,铺无菌洞巾,并用2%利多卡因由皮肤至肝被膜行局部麻醉。

(4) 备好快速穿刺套针,套针内装有长2~3 cm的钢针芯活塞,操作者用橡皮管连接10 mL注射器及肝穿刺针,检查各部衔接严密无漏气时,吸无菌生理盐水3~5 mL,排净注射器内的气体。

(5) 先用穿刺锥在穿刺点皮肤上刺孔,再用肝穿刺针由刺孔沿肋骨上缘与胸壁呈垂直方向刺入0.5~1.0 cm,然后将注射器内生理盐水注入0.5~1.0 mL,以冲出针腔内可能存留的皮肤及皮下组织,以免针头堵塞。

(6) 抽吸针栓至注射器5~6 mL刻度处,制造并保持针内负压,直至手术结束。同时嘱患者先深吸气,然后于深呼气末屏气片刻。在患者屏气开始时,将穿刺针与皮肤垂直,迅速刺入肝脏组织,并立即拔出,此动作一般在1 s左右完成。绝对不能搅动穿刺针,穿刺深度一般在4~6 cm,总穿刺深度不超过6 cm。

(7) 拔出肝穿刺针后立即以无菌纱布覆盖伤口,按压穿刺部位5~10 min,再用胶布固定,并置砂袋加压4 h,缚紧腹带12 h。

(8) 用生理盐水从套针内冲出取得的肝组织置于弯盘中,挑出注入标本瓶内固定。

(9) 穿刺完毕,清理用物,标本立即送检。

3. 术后护理

(1) 术后患者应卧床休息24 h。

(2) 严密观察患者生命体征变化,如有脉搏细速、血压下降、烦躁不安、面色苍白、全身冷汗淋漓等内出血的现象,应立即通知医生进行处理。

(3) 观察患者穿刺部位情况,保持伤口清洁、干燥,注意伤口有无渗血、皮下血肿、疼痛。

(4) 观察患者有无腹痛发生,局部疼痛为术后最常见的并发症。由于局部和肝包膜受到刺激,伤口和肝区甚至右肩部会出现轻度疼痛,通常12~24 h内可自行缓解,若疼痛剧烈,在排除出血及其他创伤后可遵医嘱给予解痉止痛药。若患者出现剧烈腹痛、明显腹肌紧张,有胆汁性腹膜炎征象者,应立即通知医生进行紧急处理。

(5) 遵医嘱给予止血治疗。

(6) 做好患者的基础护理,术后1周内防止剧烈运动,避免干重体力活。

(代　莹　徐月君)

项目五　泌尿系统疾病患者的护理

任务一　泌尿系统疾病常见症状与体征的护理

学习目标

1. 了解肾性水肿、肾性高血压、尿路刺激征、尿异常的发病原因。
2. 熟悉肾性水肿、肾性高血压、尿路刺激征、尿异常的分类。
3. 掌握肾性水肿、肾性高血压、尿路刺激征、尿异常患者的临床特点、护理措施。
4. 熟悉肾性水肿、肾性高血压、尿路刺激征、尿异常的实验室指标及意义。

情景导入

患者，男，28岁，平时体质虚弱，经常呼吸道感染，3个月前感冒后，腰酸，双腿很重，走路容易疲劳，脸部轻度水肿，血压156/92 mmHg。

实验室检查，尿常规：尿蛋白(++)，红细胞(+++)。

初步诊断：肾小球肾炎。

一、肾性水肿

肾性水肿(renal edema)是由肾脏疾病引起组织间隙过多液体积聚而导致的组织肿胀、水肿，是肾小球疾病常见的临床表现，其病理学基础是水钠异常潴留。

重点：肾性水肿的分类及发病机制。

【护理评估】

(一) 健康史

了解患者既往病史，如糖尿病、原发性高血压、结缔组织疾病等均可累及肾脏；家族史，如多囊肾、遗传性肾炎等疾病具有遗传倾向；曾做过哪些检查、治疗及激素和免疫抑制剂的使用情况，患者的遵医情况等；水肿出现的经过、时间、部位、特点、伴随症状、体征及诱因(感染、劳累)。肾性水肿按发病机制可分肾病性水肿(常见于肾病综合征)和肾炎性水肿(最常见于肾小球肾炎)。

1. 肾病性水肿　既往多认为肾病性水肿发病机制的中心环节是低蛋白血症所致的血浆胶体渗透压下降，引起组织间液增多，导致水肿和有效循环血量下降。目前研究发现仅部分患者，尤其在微小病变性肾病患儿证实存在血容量减少和肾素-血管紧张素系统(RAS)激活。成人肾病综合征患者检测结果和动物实验证据表明肾内钠离子转运异常的主要机制是肾小球滤过率(GFR)下降和远端肾小管钠重吸收增加。

课堂互动

试述肾性水肿的分类及机制。

2. 肾炎性水肿　既往认为肾炎性水肿多为肾小球滤过率明显下降所致，最近研究表明肾炎性水肿的根本原因是原发性水钠潴留导致血浆容量和血管外细胞外液量的明显增多。水钠潴留的主要原因是肾小球炎症通过细胞因子或其他信号途径传递至肾小管，导

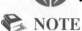

致肾小管对钠的重吸收增加,而不是肾小球滤过率明显下降。

(二) 身体状况

1. 水肿出现的时间和部位 肾炎性水肿首先发生在组织疏松部位,多表现为眼睑、颜面或腰骶部等非凹陷性水肿,常为全身性水肿。肾病性水肿特点是晨起眼睑水肿,傍晚时踝部水肿,随着水肿的加重,面部及下肢出现持续性水肿。儿童水肿受重力影响较小,主要是面部及腹部水肿;成人则主要出现双下肢水肿,重者可出现胸腔积液、腹腔积液和外生殖器水肿。

2. 伴随症状 肾炎性水肿常可伴血尿、蛋白尿、红细胞管型、少尿、高血压等,甚至出现心力衰竭、肺水肿。肾病性水肿除全身水肿外,还有蛋白尿、低蛋白血症和高脂血症。患者常伴有血压升高、贫血及感染等表现。急性期过后水肿可消退。

(三) 辅助检查

1. 尿液检查 检查内容包括尿量、颜色、透明度、气味、酸碱度和尿比重、24 h 尿蛋白、尿沉渣的镜下检查和定量计数(如细胞、管型、结晶体)、尿液的细菌学检查等。

2. 肾功能试验

(1) 肾小球滤过功能:内生肌酐清除率(Ccr)是检查肾小球滤过功能最常用的指标,其降低程度基本能反映肾实质受损的程度。Ccr 是指肾在单位时间内把若干毫升血浆中的内生肌酐全部清除的能力。测定 Ccr 前应让患者连续进行低蛋白饮食 3 天,每天摄入的蛋白质少于 40 g,并禁食肉类(无肌酐饮食),避免剧烈运动,于第 4 天晨 8 时将尿排尽,再准确收集 24 h 的全部尿液,加入防腐剂。取血 2~3 mL,与尿液同时送检,根据血、尿肌酐值的测定结果,计算出 Ccr。

(2) 肾小管功能测定:包括近端和远端肾小管功能试验。临床上通常用 β_2 微球蛋白和溶菌酶测定来估计近端肾小管功能,通过尿浓缩稀释试验、尿渗透压测定、渗透溶质清除率测定等来估计远端肾小管功能,早期浓缩功能不佳多表现为夜尿量增多。

(3) 其他肾功能试验:肾血流量测定、肾小管葡萄糖最大重吸收量试验、肾小管对氨马尿酸最大排泄量试验、肾小管性酸中毒诊断试验等。

3. 肾病免疫学检查 血浆及尿纤维蛋白降解产物(FDP)测定,血清补体测定,链球菌溶血素(ASO)试验。

4. 肾活检组织检查 简称肾活检,是获取肾脏病理标本的手段之一。经皮肾穿刺活检简称肾穿刺,是目前国内外最普及的肾活检法,对确定诊断、探讨临床与病理的联系、决定治疗方案和估计预后都有重要价值。对于内科各种原发、继发及遗传性肾实质疾病而无肾穿刺禁忌证者,均可进行肾穿刺。

5. 影像学检查 X 线尿路平片、静脉肾盂造影、B 超等。

(四) 心理-社会状况评估

疾病对患者日常生活、学习或工作的影响如何。水肿反复出现或突然出现全身性水肿,患者易产生紧张、焦虑和抑郁等负性情绪。评估患者及家属对本病及其治疗方法、预后的认知程度。

【首要护理诊断/问题】

体液过多 与水钠潴留、肾小球滤过率下降、低蛋白血症等有关。

【次要护理诊断/问题】

(1) 有皮肤完整性受损的危险 与皮肤水肿、机体抵抗力降低等有关。

(2) 焦虑或恐惧 与疾病迁延、担心预后及经济负担过重有关。

(3) 知识缺乏:对肾脏疾病的防治知识缺乏了解。

【护理目标】

(1) 患者水肿减轻或消退,症状减轻。

(2) 皮肤无破损、感染发生。

(3) 患者情绪稳定,能复述肾病的自我保健知识。

NOTE

重点：水肿患者的护理措施。

【护理措施】

1. 病情观察 严密观察并记录患者病情变化，及时监测患者的生命体征，准确记录 24 h 出入液量、体重及血压变化，注意有无高血压脑病、心力衰竭等并发症；密切监测尿常规、肾功能、电解质等的变化情况。

2. 一般护理

（1）休息：重度水肿患者应卧床休息，轻度水肿患者也应多卧床，避免劳累。安静卧床能减轻肾脏负担，并有利尿作用，有利于水肿消退。

（2）加强皮肤护理：保证皮肤清洁、干燥，衣着柔软、宽松。卧床休息时宜抬高下肢，增加静脉回流。定时协助或指导卧床患者更换体位，按摩骨隆突处。护理操作时动作要轻巧、防止损伤患者皮肤。用热水袋时水温不宜太高，以免烫伤。严重水肿者避免肌内注射，可采用静脉途径保证药物准确及时输入。及时观察皮肤有无红肿、破损、化脓等情况的发生。

（3）限制水钠摄入：严重水肿并高血压者应严格限制水钠的摄入，尿少者还需限制钾、磷的摄入。如水肿主要是因低蛋白血症引起，而肾功能正常者，可给予正常量的优质蛋白饮食（每天每千克体重 1.0 g）；对于有氮质血症的水肿患者，应摄取高热量、优质低蛋白饮食，以免引起负氮平衡。对全身性水肿患者应准确记录 24 h 出入液量保持体液平衡，即进液量＝前一天尿量＋500 mL。定期测量体重和腹围，以观察水肿消长情况。

3. 用药护理 按医嘱给予利尿剂，应用利尿剂期间，应注意观察尿量、尿比重和体重变化，并注意电解质的改变及有无有效循环血容量不足和血压下降等表现。使用糖皮质激素或其他免疫抑制剂时，应注意交代患者及家属不可擅自改变剂量或停药。

4. 心理护理 告知患者及家属水肿发生的原因，如何观察水肿的变化，说明饮食限的重要性，以取得患者的配合。同时与患者建立良好的护患关系，鼓励患者说出自己的思想顾虑，并给予心理疏导，保持患者情绪稳定。

【护理评价】

患者水肿是否减轻或消退；皮肤是否破损，有无继发感染；是否获得心理支持，焦虑是否减轻，情绪是否稳定；患者及家属是否获得相关疾病知识。

二、肾性高血压

重点：肾性高血压的分类及发病机制。

肾性高血压（renal hypertension）指由于肾脏实质性疾病和肾动脉病变引起的血压升高。肾性高血压按解剖可分为肾血管性高血压和肾实质性高血压两种，一般所说的肾性高血压是指肾实质性高血压，是继发性高血压的最常见原因之一。

【护理评估】

（一）健康史

了解患者病史，如糖尿病、原发性高血压、结缔组织疾病等均可累及肾脏，有无高脂血症、冠心病、脑卒中等；家族史，如多囊肾、遗传性肾炎等疾病具有遗传倾向；治疗经过，如患者首次发现高血压的时间、血压升高最高水平、降压药物治疗情况及效果、患者遵医行为等；是否伴有心血管危险因素，如吸烟、过量饮酒、高盐饮食、静坐生活方式、高脂血症、超重、长期精神紧张、忧郁等。

（二）身体状况

1. 肾血管性高血压 大部分均有显著持续高血压，多数收缩压高于 200 mmHg 和（或）舒张压高于 120 mmHg，以舒张压增高幅度较大为特点，易进展为恶性高血压。一般降压药治疗效果不佳。

2. 肾实质性高血压 临床表现与原发性高血压基本类似。此外还具有以下特点：舒张压较高、脉压小，血压波动小，症状较少，肢体往往湿冷，以苍白居多，恶性高血压者居多。

（三）辅助检查

常规检查血常规、尿常规、肾功能及水、电解质水平，此外还包括眼底检查；心脏评估，包括心电图检查、胸部放射学检查、心脏超声波检查、腔静脉超声波检查;周围血管的评估,包括超声波或CT、肢体动脉B超、二维多普勒和X线检查;此外还可以进行磁共振血管造影等检查。

(四)心理-社会状况

评估患者的心理反应,是否伴有紧张、焦虑、恐惧等负性情绪反应;同时应评估患者及家属对肾性高血压疾病知识防护的认识程度。

【首要护理诊断/问题】

疼痛:头痛　与血压升高及颅内压升高有关。

【次要护理诊断/问题】

(1)焦虑或恐惧　与血压控制不满意,已发生并发症有关。

(2)潜在并发症:急性心力衰竭、高血压脑病、慢性肾功能衰竭。

(3)知识缺乏:缺乏肾性高血压疾病的防治知识。

【护理目标】

患者降压达标,疼痛缓解或减轻,情绪稳定,能自诉肾性高血压疾病防治知识。

【护理措施及评价】

参考循环系统“原发性高血压”相关内容。

重点:尿路刺激征的概念。

三、尿路刺激征

尿路刺激征(urinary irritation symptoms)包括尿频、尿急、尿痛、排尿不尽感及下腹坠痛等。尿频指单位时间内排尿次数明显增加,每次尿量不多且每天尿量正常。尿急指一有尿意即要排尿,不能控制,常伴有尿失禁。尿痛指排尿时膀胱区及尿道受刺激产生疼痛或烧灼感。主要原因为尿路感染,非感染性炎症也可导致如结石、理化因素(环磷酰胺、射线等)、肿瘤和异物对膀胱黏膜的刺激等。

【护理评估】

(一)健康史

询问患者每天排尿次数,是否有尿痛、尿急及排尿不尽感等,发病的起始时间、诱因及治疗的经过,使用过哪些抗生素,药物的剂量、用法、疗程、疗效及副作用。患者有无留置导尿、进行尿路器械检查,有无泌尿系统畸形、前列腺增生、妇科炎症、结核病等病史。

(二)身体评估

体温有无升高,肾区有无胀痛或隐隐作痛。体检时有无肾区压痛、叩击痛,输尿管有无压痛点,尿道口有无红肿,有无夜尿增多等。此外,需评估患者的精神及营养状况。

(三)辅助检查

1. 尿常规检查　是否出现白细胞尿(脓尿)、血尿、尿比重降低。

2. 尿病原体检查　包括直接涂片镜检、清洁中段尿培养、膀胱穿刺尿细菌培养,是否为有意义的菌尿。传统标准将清洁中段尿培养细菌菌落计数$\geqslant 10^5$个/mL称为有意义的菌尿。此外还包括浸渍片法、化学方法等。此外还应常规行细菌药敏试验。

3. 尿路感染定位诊断检查　如尿酶测定、肾脏浓缩功能、抗体包裹细菌检查等。

4. 影像学检查　复杂性尿路感染,如怀疑存在泌尿道畸形和(或)梗阻时应行影像学检查,根据情况可选用B超、静脉肾盂造影、逆行造影、CT、磁共振或放射性核素肾显像等。

(四)心理-社会状况

尿路刺激征反复发作,且部分患者可能伴发肾功能损害,应评估患者的心理反应,是否伴有紧张、焦虑、恐惧等负性情绪状态,及其家庭、社会支持系统情况等。

【首要护理诊断/问题】

排尿异常:尿频、尿急、尿痛　与尿路感染有关。

重点:尿路刺激征的护理措施。

【护理目标】

患者的尿路刺激征有所减轻或消失。

【护理措施】

1. 休息与活动 患者急性发作期间注意休息,放松心情,避免过分紧张加重尿频。指导患者从事一些感兴趣的活动如听音乐、和室友聊天、看小说等,以分散患者对自身不舒服的注意力,减轻焦虑,缓解尿路刺激征。此外尽量少干扰患者,各项治疗、护理操作集中进行。

2. 多饮水、勤排尿 病情允许下告知患者多饮水、勤排尿,每 2 h 1 次,以达到自然冲洗尿路,减少细菌在尿路停留时间的目的。

3. 加强个人卫生 女性患者月经期间增加外阴清洗次数,穿棉质内裤,注意不穿过紧的裤子,指导患者正确清洗外阴及留取尿标本的方法,从而减轻膀胱刺激症状。

4. 疼痛护理 可采用膀胱区热敷或按摩以缓解疼痛,对于有全身症状如高热、头痛及肾区疼痛者给予退热镇痛药。

5. 药物护理 根据药敏试验给予抗生素,注意观察药物疗效及副作用,按时、按量、按疗程给药,不随意停药,以达到彻底治疗的目的。口服碳酸氢钠以碱化尿液,减轻尿路刺激征,症状明显者可给予阿托品、普鲁本辛等抗胆碱药物对症治疗。

6. 尿路感染的预防

(1) 一般措施:多饮水,保证每天尿量 2 L 以上。糖尿病患者要增加饮水量,加强盆底肌训练、膀胱功能训练;存在膀胱输尿管反流者,每 2~3 h 定时排尿,且为 2 次排尿(指每次排尿数分钟后,再重复排尿 1 次);与性生活有关的感染反复发作,应注意事后立即排尿和清洗会阴部,也可预防性使用抗生素,常用的有氟喹诺酮类和头孢菌素类;避免在浴缸水中加入起泡剂或化学添加剂;保持大便通畅。

(2) 预防留置导尿管相关尿路感染的措施:严格掌握适应证,及时拔除尿管,避免不必要的操作;必须有密闭的无菌引流系统;尿管用碘伏(碘仿)消毒后,必须从尿管中吸取尿液行尿细菌培养;引流管必须低于膀胱水平面,定期排空引流袋;及时处理导尿管堵塞与粘连,严格执行无菌操作。

【护理评估】

患者的尿路刺激征是否有所减轻或消失。

四、尿异常

尿异常(abnormal urine)主要指尿量、尿液性质及排尿异常,是泌尿系统疾病常见的症状与体征,少数正常人也可出现生理性尿异常。

【护理评估】

(一) 健康史

了解患者病史,如是否有各种急慢性肾病如慢性肾盂肾炎、肾功能衰竭、肾髓质退行性变,是否有尿路感染、结石、肿瘤、畸形及肾外疾病如尿崩症、糖尿病、肾上腺皮质功能减退、脊柱外伤史、神经精神病史。曾做过哪些检查、治疗及用药经过,患者的遵医情况及此次发病诱因,女性还需要了解月经及妊娠情况等。

(二) 身体状况

观察尿量、颜色、性质及排尿型态;伴随症状如下腹疼痛或腰区疼痛、体温升高、血压异常、水肿、胸闷、气促、胸腔积液、腹腔积液及其他感染症状等,是否出现感染、肾功能衰竭、心力衰竭、血栓形成、贫血、肾积水、恶液质等并发症。

1. 尿量异常 常见的尿量异常包括多尿、少尿、无尿。正常人每天尿量平均约为 1500 mL,尿量的多少取决于肾小球滤过率、肾小管重吸收量及两者的比例。尿量超过每天 2500 mL,称为多尿。多见于各种原因引起的肾小管功能不全,如慢性肾盂肾炎、肾小球硬化、肾髓质退行性变等,使肾小管破坏,降低肾小管对水的重吸收功能。肾外疾病见于尿崩症、糖尿病、肾上腺皮质功能减退症等,它们引起多尿的原因主要是肾小管内溶质过多或肾小管重吸收功能受到抑制。尿量少于每天 400 mL 或每天 100 mL,分别称为少尿、无尿。引起少尿或无尿的原因主要是肾小球滤过率降低,分别由肾前性(心排血量减少、血容量不足等)、肾实质性(如急、慢性肾功能衰竭)和肾后性(尿路梗阻等)三类因素引起。

2. 尿液性质异常 包括蛋白尿、血尿、白细胞尿(脓尿)、菌尿及管型尿等。

(1) 蛋白尿:每天尿蛋白含量持续超过 150 mg,蛋白质定性试验呈阳性反应,称为蛋白尿。若每天持续超过 3.5 g/1.73 m^2(体表面积)或者 50 mg/kg,称为大量蛋白尿。蛋白尿按发生机制,可分为 5 类:①肾小球性蛋白尿,最常见的一种蛋白尿,由于肾小球滤过膜通透性增加,原尿中蛋白尿超过肾小管重吸收能力所致。该类蛋白尿主要由各种肾小球器质性病变引起,少部分与生理因素有关(如剧烈运动、发热、体位改变等,生理性蛋白尿每天一般不超过 100 mg。②肾小管性蛋白尿,正常肾小球可以滤过一些较清蛋白分子质量小的蛋白质,而后在肾小管重吸收。当肾小管重吸收功能下降时,β_2-微球蛋白、溶菌酶等小分子蛋白质随尿排出增多,但一般小于每天 2 g,常见于肾小管病变,以及其他因素引起的肾间质损害的病变,如金属盐类(如汞、镉盐等)或有机溶剂(如苯、四氯化碳等)以及抗菌药物(如磺胺)引起的肾小管损害。③混合性蛋白尿,肾脏病变同时累及肾小球及肾小管而产生的蛋白尿,尿中所含的蛋白成分具有上述两种蛋白尿的特点。见于各种肾小球疾病的后期,由肾小球和肾小管均受损引起,如慢性肾炎、多种肾小管间质病变、继发性肾脏病变等。④溢出性蛋白尿,某些肾外疾病引起的血中异常蛋白质如血红蛋白(Hb)、免疫球蛋白轻链等增加,经肾小球滤过后不能被肾小管全部重吸收,见于多发性骨髓瘤、巨球蛋白血症、急性溶血性疾病等。⑤组织性蛋白尿,在尿液形成过程中,肾小管代谢产生的蛋白质和肾组织破坏分解而产生的蛋白质,以及由于炎症或药物刺激泌尿系统分泌而产生的蛋白质,如 Tamm-Horsfall 蛋白及肾小球肾炎时尿中纤维蛋白含量增加等。此类蛋白一般与肾小球性、肾小管性蛋白尿同时发生。

(2) 血尿:不同原因所致的红细胞持续进入尿中,如新鲜尿沉渣每个高倍视野红细胞大于 3 个或 1 h 尿红细胞计数超过 10 万,或 12 h 计数超过 50 万,可诊断为镜下血尿。尿外观呈血样或洗肉水样,称为肉眼血尿,此时尿液中含血量不低于 1 mL/L。肉眼血尿反复发作最常见于 IgA 肾病,血尿程度与疾病严重程度不成正比。血尿可由各种泌尿系统疾病引起,如肾小球肾炎,泌尿系统结石、结核、肿瘤、血管病变、先天畸形等,肾对药物的过敏或毒性反应等;也可由全身性疾病引起,如过敏性紫癜、风湿病、心血管疾病等;此外还有肾下垂、剧烈运动后发生的功能性血尿。新鲜尿沉渣显微镜检查示:肾小球源性血尿尿中红细胞大小形态不一,出现畸形红细胞,常伴有红细胞管型、蛋白尿等。其产生的原因主要是肾小球基底膜断裂,红细胞通过该裂缝时受血管内压力挤出时受损,受损的红细胞随后通过肾小管各段又受不同渗透压作用和酸碱度影响,而出现变形、容积变小,甚至破裂。非肾小球源性血尿是来自肾小球外的病变,如尿路感染、结石、肿瘤、畸形等,红细胞大小形态均一。

(3) 白细胞尿(脓尿)和菌尿:新鲜离心尿液每个高倍视野白细胞超过 5 个,1 h 新鲜尿液白细胞数超过 40 万或 12 h 计数超过 100 万,称为白细胞尿或脓尿,尿中白细胞明显增多常见于泌尿系统感染。肾小球肾炎等疾病也可出现轻度白细胞尿。菌尿是指中段尿涂片镜检,若每个高倍视野均可见细菌,或培养菌落计数超过 10^5 个/mL,可做出泌尿系统感染的诊断。

(4) 管型尿:尿中管型是由蛋白质、细胞或其碎片在肾小管内形成的,可分为细胞管型、颗粒管型、透明管型、蜡样管型等。正常人尿中偶见透明及颗粒管型。若 12 h 尿沉渣计数管型超过 5000 个,或镜检出现其他类型管型时,称为管型尿。其中白细胞管型是诊断肾盂肾炎或间质性肾炎的重要依据,上皮细胞管型可见于急性肾小管坏死,红细胞管型提示急性肾小球肾炎。

3. 排尿异常 包括尿频、尿急、尿痛、排尿困难、尿失禁、尿潴留、夜尿增多、滴尿等。

(1) 尿频、尿急、尿痛:见“尿路刺激征”相关内容。

(2) 排尿困难:排尿时须增加腹压才能排出,严重时发生尿潴留或充溢性尿失禁。排尿困难可分功能性和阻塞性两大类。应了解排尿困难的发生速度和病程，后尿道出血、脓肿则速度快病程短，而前列腺疾病起病缓慢病程较长。

(3) 尿失禁：一种可以得到证实的、不自主的经尿道漏尿现象，并由此给患者带来社会活动不便及个人卫生方面的麻烦。国际尿控协会将尿失禁分为压力性尿失禁、急迫性尿失禁、反射性尿失禁和充溢性尿失禁四个类型。

(4) 夜尿增多：若夜间尿量超过 750 mL，称为夜尿增多，此时尿比重低于 1.018，提示肾小管浓缩功能减退，多见于肾功能不全患者。

(5) 滴尿：排尿完毕后，仍有少量尿液从尿道排出，多见于尿道炎、前列腺炎等泌尿、生殖系统炎症。

(三) 辅助检查

1. 血液检查　分析红细胞、白细胞，血红蛋白、血小板计数等，如怀疑血液病还应及时检查出凝血时间及凝血酶原时间等。

2. 尿常规检查　是否出现白细胞尿(脓尿)、血尿、管型尿、尿比重降低等。

3. 尿蛋白的实验室检查　包括定量检查如 24 h 尿化学物质定量测定，定性检查，特殊检查如尿蛋白电泳检查、放射免疫法测定等。

4. 尿渗透压测定　若为少尿患者，任意一次尿均可送检，若渗透压大于 500 mmol/L 提示肾前性少尿，若渗透压小于 350 mmol/L 为肾性少尿。

5. 血尿的辅助检查

(1) 尿三杯试验：用来区别血尿来源的定位分析，如血尿仅见于排尿的开始为初始血尿，病变多在尿道；血尿只出现在排尿将结束时则为终末血尿，病变多在膀胱三角区、膀胱颈部或后尿道；血尿出现在排尿的全过程为全程血尿，出血部位多在膀胱、输尿管或肾脏。

(2) 尿沉渣检查及尿培养：用位相显微镜检查尿沉渣是鉴别是否为肾小球源性血尿最常用的方法。

(3) 前列腺液检查：诊断是否有前列腺炎。

(4) 其他：如 X 线检查、CT、核磁共振、膀胱尿道镜活检等。

(四) 心理-社会状况

尿异常患者常伴有负性情绪，应评估患者的心理反应，是否伴有紧张、焦虑、恐惧等负性情绪状态，及其家庭、社会支持系统情况等。

【首要护理诊断/问题】

排尿异常　与尿路感染、尿道损伤或功能障碍等有关。

【次要护理诊断/问题】

(1) 焦虑　与疾病知识缺乏或病情迁延、担心预后及经济负担过重有关。

(2) 体液过多　与尿量减少、水钠潴留、低蛋白血症有关。

(3) 体液不足　与利尿药物的使用或排尿过多有关。

(4) 潜在并发症：肾功能不全、心力衰竭、贫血等。

【护理目标】

患者未出现尿异常，了解疾病相关知识，能够正确进行疾病康复应对，未发生或有效控制并发症。

【护理措施】

详见相关疾病护理章节。

【护理评价】

患者尿异常是否找到原因，是否得到控制；是否了解尿异常引起的疾病相关知识，能否正确进行疾病康复应对并有效控制各种并发症。

任务二　肾小球肾炎患者的护理

学习目标

1. 了解急性、慢性肾小球肾炎的病因及发病机制。
2. 掌握急性、慢性肾小球肾炎的临床表现、护理措施。
3. 熟悉急性、慢性肾小球肾炎的辅助检查及治疗要点。

一、急性肾小球肾炎患者的护理

情景导入

男,7岁,小学一年级学生,主诉颜面水肿15天,血尿、进行性少尿3天。患儿15天前晨起发现双眼睑水肿,尿色发红,3天前出现尿量进行性减少(具体不详)。近2月来有反复咽部不适感,无用药史,患病以来精神、食欲稍差,大便正常,睡眠可。既往曾患"气管炎、咽炎",无肾病史。

查体:T 36.9 ℃,P 90次/分,R 24次/分,BP 160/98 mmHg。发育正常,营养中等,精神差,眼睑水肿,结膜稍苍白,巩膜无黄染。咽稍充血,扁桃体Ⅰ~Ⅱ度肿大,未见脓性分泌物,黏膜无出血点。心肺无异常。腹稍膨隆,肝肋下2 cm,无压痛,脾未及,移动性浊音(－),肠鸣音正常,双下肢压陷性水肿(＋)。

辅助检查:Hb 90 g/L,RBC 3.0×10^{12}/L,网织红细胞1.4%,白细胞12.1×10^{9}/L,中性粒细胞82%,淋巴细胞16%,单核细胞2%,PLT 200×10^{9}/L,血沉110 mm/h,尿蛋白(＋＋),红细胞10~12个/HP,白细胞1~4个/HP,比重1.010,24 h尿蛋白定量2.2 g。

血生化:尿素氮6.7 mmol/L,肌酐146.60 μmol/L,总蛋白60.9 g/L,清蛋白35.4 g/L,胆固醇4.5 mmol/L,补体C_3 0.45 g/L,ASO 800 U/L。肾活检电镜下可见肾小球上皮细胞下驼峰状大块电子致密斑。

医疗诊断:急性肾小球肾炎。

肾小球疾病(renal glomerular disease)是一组临床表现相似(如水肿、血尿、蛋白尿、高血压),但病因、发病机制、病理、病程和预后不尽相同的疾病,且主要侵犯双肾肾小球,分为原发性、继发性和遗传性三大类。其中原发性占肾小球疾病的绝大多数,多数病因不明,是引起慢性肾功能衰竭的主要疾病。

急性肾小球肾炎(acute glomerulonephritis,简称急性肾炎)是以急性发作的血尿、蛋白尿、水肿、高血压为主要临床特征的一组肾小球疾病,并可伴有一过性的氮质血症。常继发于链球菌感染后,故又称为链球菌感染后急性肾炎。好发于儿童,男性多于女性。

【病因及发病机制】

急性肾小球肾炎常由β-溶血性链球菌等"致肾炎菌株"引起的上呼吸道感染(如急性扁桃体炎、咽炎)、猩红热、皮肤感染(脓疱疮)后诱发的免疫反应引起,血液循环免疫复合物沉积于肾小球,或链球菌致病抗原种植于肾小球,形成原位免疫复合物并激活补体,中性粒细胞及单核细胞浸润,导致肾脏病变,主要累及肾小球。病理类型为毛细血管内增生性肾炎。电镜下可见肾小球上皮细胞下驼峰状大块电子致密物。免疫病理检查可见IgG、补体C_3呈粗颗粒状沉积。光镜下本病呈弥漫病变,以肾小球中内皮及系膜细胞增生为主,肾小管病变不明显。

【原发性肾小球疾病的分类】

（一）原发性肾小球疾病的病理学分类

采用1995年WHO拟定的肾小球疾病形态学分类标准。

1）轻微肾小球病变（包括微小病变性肾小球病）

2）局灶性节段性肾小球病变（包括局灶性节段性肾小球硬化）

3）弥漫增生性肾小球肾炎

（1）膜性肾病（膜性肾小球肾炎）。

（2）增生性肾小球肾炎：①系膜增生性肾小球肾炎；②毛细血管内增生性肾小球肾炎；③系膜毛细血管性肾小球肾炎；④新月体和坏死性肾小球肾炎；⑤硬化性肾小球肾炎。

4）未分类的肾小球肾炎

（二）以急性肾炎综合征起病的肾小球疾病

1. 其他病原体感染后急性肾炎 常见于多种病毒（如水痘-带状疱疹病毒、EB病毒、流感病毒等）感染极期或感染后3～5天，多数临床表现较轻，常不伴血清补体下降，肾功能一般正常，少有水肿和高血压，可自愈。

2. 系膜毛细血管性肾小球肾炎 又称膜增生性肾小球肾炎，多数有持续性低补体血症，8周内不恢复，常伴有肾病综合征，病变持续无自愈倾向。

3. 系膜增生性肾小球肾炎 部分患者有前驱感染呈急性肾病综合征表现，但患者补体C_3正常，病情无自愈。IgA肾病患者疾病潜伏期短，感染后短期即可出现肉眼血尿，部分患者血清IgA增高。

（三）急性肾小球肾炎

起病过程与急性肾炎相似，以常早期出现少尿、无尿及肾功能急剧恶化为特征。

重点：急性肾小球肾炎的临床表现。

【护理评估】

（一）健康史

了解患者发病前是否有感染、劳累等诱因，是否为初次患病并了解患病治疗经过，以及用药情况、效果、用药依从性及是否有遗传性肾炎等家族病史。

（二）身体状况

1. 前驱表现 急性肾炎常在起病前1～3周有咽炎、扁桃体炎或皮肤化脓性感染史。

2. 血尿 首发症状常为血尿，几乎所有患者都有血尿，40%为肉眼血尿，呈洗肉水样，尿中无血凝块，镜下红细胞少数可迁延数周至1～2年。

3. 蛋白尿 几乎所有患者均有蛋白尿，一般较轻。大部分患者数月后可消失，少数会持续1年以上，长期的蛋白尿，尤其是清蛋白，提示预后不良。

4. 高血压 一般为轻、中度高血压，大多给予利尿后能迅速降压，血压持续升高表明肾脏病变严重。

5. 水肿 典型表现为晨起眼睑水肿、面部肿胀，指压凹陷性不明显，儿童可能出现腹腔积液及全身水肿。

6. 肾功能异常 可有尿量减少及轻度氮质血症。起病1～2周后尿量渐增，肾小球功能可逐渐恢复。

7. 其他 常有乏力、纳差、恶心、呕吐、腰部钝痛等症状。

（三）辅助检查

1. 尿液检查 肉眼血尿或尿中有镜下红细胞，尿蛋白多为＋～＋＋，尿沉渣可有白细胞、上皮细胞、红细胞管型和颗粒管型等。

2. 免疫学检查 起病初期血清补体C_3、总补体下降，6～8周内恢复正常，此为本病的特征性表现。患者血清抗链球菌溶血素“O”(ASO)滴度升高。

3. 肾穿刺活组织检查 简称肾活检,是确诊肾脏病病理类型最可靠的方法,典型病例不需要肾活检。如肾小球滤过率进行性下降或病情于1～2个月未见全面好转,应及时做肾活检。

(四) 心理-社会状况

急性肾小球肾炎患者由于起病急,部分患者并发症多见,发病以儿童多见。患者对疾病知识缺乏,常常出现家庭应对无效,应充分评估患者及其家庭成员的心理反应,是否伴有抑郁、悲观、紧张、焦虑、恐惧等负性情绪状态及其社会支持系统情况等。

(五) 治疗原则

1. 一般治疗 急性期应卧床休息,待肉眼血尿消失、水肿消退、血压正常后逐渐增加活动。水肿或高血压者应低盐饮食,氮质血症时应限制蛋白质摄入。

2. 感染灶治疗 应选用无肾毒性的抗生素治疗,如青霉素、头孢类等,不宜用激素及细胞毒类药物。

3. 对症治疗 水肿明显者应适当使用利尿剂治疗,常选噻嗪类利尿剂,必要时改用袢利尿剂;有高血压者应选用降压药物,如血管紧张素转换酶抑制剂或钙通道阻滞剂。

4. 透析治疗 少数发生急性肾功能衰竭而有透析指征时应及时给予透析治疗。

【首要护理诊断/问题】

体液过多 与肾小球滤过率降低、尿量减少、水钠潴留有关。

【次要护理诊断/问题】

(1) 排尿异常 与肾实质损害有关。

(2) 活动无耐力 与水肿、低盐饮食和并发症等有关。

(3) 有皮肤完整性受损的危险 与皮肤受损、机体抵抗力下降有关。

(4) 有感染的危险 与肾脏损伤、机体抵抗力下降有关。

(5) 知识缺乏:缺乏自我照顾的相关知识。

(6) 潜在并发症:急性肾功能衰竭、左心衰竭。

【护理目标】

患者能自觉控制水、钠的摄入,水肿程度减轻或消失;能按活动计划进行活动;精神状态好转,活动耐力增强;患者认识感染与疾病复发及预后的关系,并能掌握预防感染的方法;延缓或未发生并发症。

【护理措施】

1. 病情观察

(1) 观察水肿及血压:观察水肿的范围、程度、出现时间,有无胸腔积液、腹腔积液等,每天测体重1次。动态监测血压变化,若患者出现血压突然升高、呕吐、头痛、复视及躁动等,提示高血压脑病,应及时报告医生。

(2) 观察脉搏、心率,有无呼吸困难,及时识别心力衰竭。

(3) 观察尿色、性质和量及肾功能变化,记录每天出入液量,及早发现有无肾功能不全表现。

2. 一般护理

(1) 饮食:患者水肿或高血压时应严格限制盐的摄入,低于每天3 g,急性期应限制蛋白质摄入。此外,饮食应易消化,热量充足。

(2) 休息:急性期应绝对卧床休息,以增加肾血流量和减少肾脏负担,症状明显者应卧床休息4～6周,对水肿明显者应加强皮肤护理。待肉眼血尿消失、水肿消退、血压正常后方可离床,逐渐增加活动量,应避免劳累和剧烈活动,坚持1～2年,待完全康复后才能恢复正常的体力劳动。

3. 用药护理 注意利尿剂和降压药的使用情况,密切观察患者尿量、血压的变化及药物副作用。少尿时应慎用保钾利尿剂和血管紧张素转换酶抑制剂,以防诱发高钾血症。

4. 并发症护理 可出现左心衰竭、急性肾功能衰竭等并发症,应按医嘱做对症处理。

5. 心理护理 患者可产生焦虑、抑郁等负性情绪,要及时疏导,帮助患者建立有效的支持系统。

6. 健康教育

(1) 急性肾炎大多预后良好，仅少数转变为慢性肾炎。患病期间应加强休息，痊愈后可适当参加体育活动；血沉正常后可恢复入托、上学，1 年后可逐渐恢复正常活动。

(2) 告知患者及家属应注意口腔清洁，保持皮肤卫生，积极预防上呼吸道及皮肤感染。反复发作的慢性扁桃体炎应摘除扁桃体。

(3) 急性肾炎的完全康复可能需要 1～2 年，临床症状消失后蛋白尿、镜下血尿可能仍然存在，应定期随访，监测病情。

【护理评价】

患者是否能自觉控制水、钠的摄入，水肿程度是否减轻或消失；是否能按活动计划进行活动；精神状态是否好转，活动耐力是否增强；是否认识感染与疾病复发及预后的关系，并能掌握预防感染的方法；是否发生并发症。

二、慢性肾小球肾炎患者的护理

情景导入

患者，男，59 岁，已婚，退休。因双眼睑、下肢水肿反复发作 3 年，加重 1 周入院。1 周前受凉感冒后眼睑及下肢水肿加重，伴恶心、呕吐、腹胀、不能进食、小便量少。

查体：T 36.4 ℃，P 84 次/分，R 21 次/分，BP 90/70 mmHg。患者神清，精神差，自动体位，贫血貌，颜面部轻度水肿，双肺呼吸音清，心率 84 次/分，律齐。腹部膨隆，腹部移动性浊音(+)。肝脾未触及，双肾无叩击痛，双膝关节以下指凹性水肿。入院后食欲、睡眠差。既往无高血压、糖尿病等慢性病史，无传染病史、冶游史及过敏史，配偶健在，育 1 子 2 女，均体健。

辅助检查：

尿常规：尿蛋白(++++)，尿潜血(++)。

血生化：血肌酐 140.4 μmol/L，胆固醇 18.67 mmol/L，尿酸 10.73 mg/dL，甘油三酯 7.28 mmol/L，总蛋白 48 g/L，血清血红蛋白 24 g/L。

入院诊断：慢性肾小球肾炎、肾功能不全代偿期。

双肾 B 超：左肾 8.2 cm×3.4 cm×3.2 cm，右肾 8.4 cm×4.1 cm×3.4 cm。双肾皮质变薄，集合系统回声紊乱。

医学诊断：慢性肾小球肾炎、慢性肾功能不全(代偿期)。

慢性肾小球肾炎(chronic glomerulonephritis，简称慢性肾炎)是指起病缓慢，病情迁延，最终发展成慢性肾功能衰竭的一组肾小球疾病。临床特点为病程长，缓慢进展，有不同程度的蛋白尿、血尿、高血压、水肿和肾功能损害。可发生于任何年龄，以中青年多见，男性多于女性。

【病因及发病机制】

慢性肾小球肾炎多数病因不明，仅少数患者由急性肾小球肾炎发展所致。大部分患者通过免疫机制引起慢性肾炎，血液循环免疫复合物沉积于肾小球，或肾小球原位的抗原、抗体结合激活补体，导致肾小球损伤、肾小球滤过率下降、水钠潴留。另外，非免疫因素如疾病过程中高血压及“健存”肾单位代偿性血液灌注压升高，脂质代谢紊乱等对肾的损害也起重要作用。本病病理变化常见有系膜增生性肾小球肾炎、系膜毛细血管性肾小球肾炎、膜性肾病及局灶性节段性肾小球硬化等，不同病理类型疾病的表现可多样化。

【护理评估】

(一) 健康史

了解患者既往病史，是否有原发性急性肾炎、反复发作肾盂肾炎病史，是否为糖尿病、原发性高血压、结缔组织等疾病继发改变；是否有家族史，如多囊肾、遗传性肾炎等疾病具有遗传倾向；了解患者曾做过哪些检查、治疗效果、用药依从性及此次发病的经过等。

(二)身体状况

本病起病缓慢、隐匿,表现呈多样性,以蛋白尿、血尿、高血压、水肿为基本临床表现,可有不同程度的肾功能减退,早期可有乏力、疲倦、贫血、腰部疼痛、纳差等。

1. 水肿 多数以水肿为首要表现,轻重不一。轻者可表现为颜面部和下肢轻度凹陷性水肿,重者可出现肾病综合征,一般无体腔积液。

2. 蛋白尿 本病必有的表现,一般每天1~3 g。

3. 高血压 血压可正常或轻度升高,以舒张压升高为特点。部分患者血压持续性中等以上程度升高,严重者可致高血压危象、高血压脑病,如血压控制不好肾功能恶化较快,预后较差。

4. 血尿 多为镜下血尿,也可有肉眼血尿。

5. 肾功能损害 多数为轻到中度。肾功能呈慢性渐进性损害,最后发展为尿毒症。其进展速度主要与病理类型相关。

6. 其他 贫血、心脑血管并发症等。

(三)辅助检查

1. 尿液检查 尿蛋白+~+++,尿蛋白定量每天小于3.5 g,尿蛋白电泳以大、中分子蛋白为主。尿红细胞+~++,呈多形性、颗粒管型、透明管型。

2. 血液检查 肾功能不全时尿素氮、肌酐增高,并发贫血时可有红细胞和血红蛋白下降。部分患者可有血脂异常,血清蛋白降低。血清补体 C_3 始终正常,或持续降低8周以上不恢复正常。

3. B超检查 双肾可有结构紊乱、皮质回声增强及减弱等改变。

4. 肾活组织病理学检查 可确定慢性肾炎的病理类型。

(四)心理-社会状况

慢性肾炎患者由于病程长、疾病反复迁延、担心预后及经济负担,常伴有负性情绪,应评估患者的心理反应,是否伴有抑郁、悲观、紧张、焦虑、恐惧等负性情绪状态,并了解其家庭、社会支持系统情况等。

(五)治疗原则

慢性肾炎的治疗以防止或延缓肾功能进行性恶化、改善或缓解临床症状及防治严重并发症为主要目标。

1. 降压治疗 高血压可加速肾小球硬化,导致肾功能恶化,故控制高血压十分重要。对容量依赖性高血压首选利尿剂;对肾素依赖性高血压首选血管紧张素转换酶抑制剂,如卡托普利、贝那普利(洛丁新)和β受体阻滞剂。血管紧张素转换酶抑制剂除能降低高血压和保护肾功能外,还有减少蛋白尿等作用。此外,还可以应用钙通道阻滞剂及血管扩张剂。

2. 饮食治疗 氮质血症的患者给予优质低蛋白饮食,如鸡蛋、鱼、瘦肉、牛奶等,限制磷的摄入。可辅以α-酮酸,α-酮酸为氨基酸的前体,可利用体内的尿素通过氨基作用转化为相应的氨基酸,故α-酮酸具有减轻尿毒症毒素蓄积,改善蛋白质营养的优点。

3. 抗血小板聚集 可口服大剂量双嘧达莫(潘生丁)或小剂量阿司匹林。

4. 中药活血化瘀 如冬虫夏草、大黄苏打及川芎等具有保护肾功能的作用。

知识链接

慢性肾脏病

1. 慢性肾脏病(chronic kidney disease,CKD) ①肾损伤至少3个月,表现为肾结构或功能异常,肾小球滤过率下降或不下降。肾损害可表现为肾病理学检查异常,或存在肾损伤标志(包括血和尿液检查异常或影像学检查异常)。②肾小球滤过率低于60 mL/(min·1.75 m^2)至少3个月;不论有无肾损伤证据。

2. 慢性肾脏病分期和临床行动计划

分期	特征	GFR/(mL/min)	临床行动计划
1	肾损伤； GFR 正常或增高	≥90	诊断和治疗； 治疗并发症； 延缓进展； 减少 CVD(脑血管疾病)危险
2	肾损伤； GFR 轻度下降	60～89	评估进展
3	GFR 中度下降	30～59	评估和治疗并发症
4	GFR 重度下降	15～29	肾脏替代治疗准备
5	肾功能衰竭	<15(或透析)	肾脏替代治疗

【首要护理诊断/问题】

营养失调:低于机体需要量　与蛋白质摄入受限及肠道吸收障碍有关。

【次要护理诊断/问题】

(1) 体液过多　与肾小球滤过率下降有关。

(2) 知识缺乏:缺乏本病防治知识。

(3) 焦虑　与疾病的复发及预后不良有关。

(4) 潜在并发症:慢性肾功能衰竭。

【护理目标】

患者能自觉控制水、钠的摄入,水肿程度减轻或消失;能正确执行饮食计划,合理选择饮食;认识疾病的诱因、防治要点,积极配合治疗;焦虑感减轻,情绪平稳。

【护理措施】

1. 休息与活动　急性发作患者有明显水肿、严重高血压、大量血尿和蛋白尿、肾功能不全时应绝对卧床休息;轻度水肿、高血压及血尿和蛋白尿不显著者,且无肾功能不全,可适当活动,从事一些力所能及的体力劳动,避免感染、过度劳累。

2. 饮食护理　一般给予低盐、优质低蛋白、高维生素饮食。每天食盐摄入不超过 6 g,氮质血症患者应限制蛋白质摄入量,一般每天 0.5～0.8 g/kg。向患者解释饮食治疗的重要性。高盐饮食可以使尿钠排出增多,平均动脉压升高,尿蛋白排出增多,加重肾损害。低蛋白饮食可以减少蛋白尿排泄,改善胰岛素抵抗,减少蛋白质代谢毒素产生等,延缓肾损害。水肿时应限制水分的摄入。

重点:慢性肾小球肾炎患者的饮食护理。

3. 用药护理　慢性肾炎用药的目的主要是为了保护肾功能、延缓或阻止肾功能衰竭进一步发展和减轻病情等,不是以消除蛋白尿和血尿为目标,具体参考“原发性高血压”相关内容;降压不宜过快、过低,尤其是老年人。降压目标:尿蛋白定量每天小于 1 g 的患者,血压应降至 130/80 mmHg;尿蛋白定量每天大于 1 g 的患者,血压则应降至 125/75 mmHg。

4. 心理护理　多数患者病程较长,疗效较差,肾功能损害逐渐加重,甚至发展为肾功能衰竭;同时又逐渐失去了正常的工作、学习和生活条件;服用免疫抑制剂、糖皮质激素类药物者多担心发生脱发、肥胖等副作用,因此患者常有紧张、焦虑等负性情绪,可引起肾血流量的减少,加重肾损害。护士应耐心细致地做好解释及护理工作,减轻患者心理负担。

5. 并发症护理　详见“慢性肾功能衰竭”护理。

6. 健康教育

(1) 告诫患者和家属要避免加重肾损害的因素,如受凉、过劳、感染、妊娠、肾毒性药物如氨基苷类抗生素、抗真菌药等。

(2) 指导患者进食高热量、高维生素、优质低蛋白、易消化食物,禁烟、酒。

(3) 定期门诊随访。告知患者病情变化的特点,如出现水肿或水肿加重、尿液泡沫增多、血压增高或急性感染等情况应及时就医。

【护理评价】

患者能否自觉控制水、钠的摄入;水肿程度有无减轻或消失;能否正确执行饮食计划,合理选择饮食;能否认识疾病的诱因、防治要点,积极配合治疗;焦虑感是否减轻。

知识拓展

肾脏穿刺活组织检查术护理

(一) 目的

协助医生完成肾脏穿刺活组织检查术以便为肾实质疾病的诊断、判断预后和指导治疗及研究肾脏疾病的发病机制、判断疗效和探讨疗效机制提供客观的依据。

(二) 操作前护理

1. 患者准备　征求患者本人及家属的同意,填写知情同意书。询问病史,特别注意有无出血性疾病和肉眼血尿、抗凝药物服用史及月经史。评估全身情况,有无尿路感染。测量血压,高血压必须控制在140/85 mmHg以下。测定血常规、肾功能、出凝血功能、血型、输血前全套(乙肝表面抗原、艾滋病、梅毒等)。做B超了解肾脏的大小及位置等。向患者讲明穿刺的目的、必要性、安全性、操作过程及术中配合的重要性,解除患者紧张焦虑情绪,必要时遵医嘱应用镇静药物。术前2～3天服用维生素K,术前排空膀胱,并指导患者练习吸气、呼气、屏气及床上排尿。

2. 用物准备　常规消毒治疗盘1套,穿刺针、无菌肾穿包(小镊子、止血钳、7号针头、孔巾和纱布、5 mL和50 mL注射器)、一次性腹带、沙袋、无菌敷料、2%利多卡因、无菌手套、无菌生理盐水、无菌手术刀、甲紫溶液、甲醛固定液标本瓶、冰瓶。

3. 自身准备及环境准备　参考无菌技术操作要求进行准备。

(三) 操作中护理

1. 协助患者取俯卧位,腹部加垫约10 cm厚的硬枕,将肾脏顶向背侧。

2. 定位并用甲紫溶液标明穿刺点,多选择右肾下极,位于第12肋至骶脊肌角的顶部,可避开肾脏大血管,避免穿入肾盏、肾盂,且右肾位置较低易于进针。临床常用的定位方法有3种。①B型超声定位:目前应用最广的定位方法。②静脉肾盂造影电视荧屏定位:碘过敏、骨髓瘤、妊娠及严重肾功能衰竭患者不能用此法定位。③经验定位:即解剖定位,定位不精确易导致穿刺失败,临床已较少应用。穿刺达肾脏时可见穿刺针随呼吸运动上下摆动。

3. 训练患者做控制呼吸运动。

4. 协助消毒皮肤、铺巾,2%利多卡因逐层局部麻醉,在穿刺点切一小口,用分叶活检针实现穿刺针随呼吸同步运动后,再让患者屏气,刺入肾保持活检针原位旋转,随后连同针管边旋转边拔出,完成取材操作。穿刺针拔出后用无菌纱布紧压穿刺点3～5 min。

5. 拔出针芯接针管抽吸,见血液即将分叶活检针插入针管,嘱患者屏气,向深进针1～2 cm刺入肾囊达被膜外,确定位置后进行穿刺。

(四) 操作后护理

1. 穿刺后卧床休息24 h,如出现肉眼血尿、腰痛或腹痛者应持续卧床直到症状消失。

2. 监测生命体征 活检后第1个小时内每15 min测血压和脉搏1次,此后每小时监测1次,连续3～4次,如无异常可改为每4 h测1次至每24 h测1次。

3. 观察尿色　观察有无肉眼血尿、血块等,此外应了解有无腰痛或腹痛、腹胀等情况。告知患者多饮水,并遵医嘱连续应用3天止血药及抗生素,预防感染及出血。

4. 监测血红蛋白和血细胞比容　术后当天和第 2 天常规检测血红蛋白和血细胞比容。评估有无出血及其严重程度。

5. 观察并发症　如血尿、肾周血肿、感染、动静脉瘘、肾盏瘘等。

6. 术后 24 h 内各班护士应注意密切观察患者生命体征的变化，并做好护理记录。

（袁爱娣）

任务三　肾病综合征患者的护理

学习目标

1. 了解肾病综合征患者的发病机制和相关实验室检查。
2. 熟悉肾病综合征患者的护理评估。
3. 掌握肾病综合征患者的护理诊断和护理措施。

情景导入

患者，男，32 岁，出租车司机，2 周前出现全身水肿，尤以面部和眼睑明显，同时伴有头昏、腹胀、食欲减退。5 天前尿量明显减少，每天不足 200 mL。

查体：血红蛋白 103 g/L，尿蛋白定性（++++），24 h 尿蛋白定量 6.8 g，血脂升高。超声检查显示腹腔积液，双肾增大。经用泼尼松、呋塞米等治疗，效果明显。

肾病综合征（nephrotic syndrome）是由多种肾小球病引起的具有以下共同临床表现的一组综合征：①大量蛋白尿（24 h 尿蛋白定量>3.5 g）；②低蛋白血症（血浆清蛋白<30 g/L）；③水肿；④高脂血症。其中前两项为诊断所必需。

【病因】

肾病综合征分为原发性和继发性两大类，且不同年龄患者继发肾病综合征的病因不同，具体见表 5-3-1。

表 5-3-1　不同年龄患者继发肾病综合征的常见病因

儿童及青少年	中老年人
系统性红斑狼疮肾炎	糖尿病肾病
过敏性紫癜肾炎	肾淀粉样变性
乙型肝炎病毒相关性肾小球肾炎	淋巴瘤或实体肿瘤性肾病
	骨髓瘤性肾病

【病理类型及临床特征】

引起原发性肾病综合征的肾小球病的病理类型有五种，各种病理类型的临床特征、对激素的治疗反应和预后不尽相同。

1. 微小病变型肾病　好发于儿童，占儿童原发性肾病综合征的 80%～90%，占成人原发性肾病综合征的 20%～25%，男性多于女性。典型临床表现为肾病综合征，15%左右伴镜下血尿，一般无持续性高血压及肾功能减退。90%对糖皮质激素治疗敏感，但复发率高达 60%。

2. 系膜增生性肾小球肾炎　此类型在我国的发病率显著高于西方国家，占原发性肾病综合征的30%,男性多于女性,好发于青少年。约50%于前驱感染后急性起病,甚至出现急性肾炎的表现。

3. 系膜毛细血管性肾小球肾炎 此类型占我国原发性肾病综合征的10%,男性多于女性,好发于青壮年。1/4～1/3的患者常在上呼吸道感染后发病,为急性肾炎的表现;50%～60%表现为肾病综合征,几乎均伴有血尿。肾功能、高血压及贫血出现早,病情多持续进展。

4. 膜性肾病 此型占我国原发性肾病综合征的25%～30%,男性多于女性,好发于中老年。起病隐匿,约80%表现为肾病综合征,约30%可伴有镜下血尿。常在发病5～10年后逐渐出现肾功能损害。

5. 局灶性节段性肾小球硬化 此型占我国原发性肾病综合征的5%～10%,好发于青少年男性。多隐匿起病,肾病综合征为主要临床表现,其中约3/4伴有血尿,约半数伴高血压,约30%有肾功能减退,部分患者可伴有近曲小管功能障碍。

【护理评估】

(一)健康史

1. 原发性肾病综合征 原发于肾脏本身的肾小球疾病,如急性肾炎、急进性肾炎等均可在疾病过程中发生肾病综合征。

2. 继发性肾病综合征 继发于全身或其他系统的疾病。

(二)身体状况

课堂互动

如何评估该患者的身体状况?

1. 大量蛋白尿 肾病综合征时,肾小球滤过膜的屏障作用受损对血浆蛋白的通透性增加,使原尿中蛋白含量增多,当其远远超过近曲小管回吸收量时就形成大量蛋白尿。而高血压、高蛋白饮食或大量输注血浆蛋白等因素均可加重尿蛋白的排出。

2. 低蛋白血症 大量清蛋白从尿中丢失,同时蛋白分解加速,如肝清蛋白合成不足以克服丢失和分解,则出现低清蛋白血症。此外,胃肠黏膜水肿导致蛋白摄入不足、吸收不良也可加重低清蛋白血症。某些免疫球蛋白和补体、抗凝及纤溶因子、金属结合蛋白及内分泌素蛋白也可减少。

3. 水肿 肾病综合征最突出的体征。这是由于低蛋白血症和血浆胶体渗透压的下降,使水分从血管进入组织间隙。另外,某些原发于肾内的水钠潴留在水肿机制中也起一定作用。

4. 高脂血症 患者表现为高胆固醇血症和(或)高甘油三酯血症,其主要与肝合成脂蛋白增加和脂蛋白分解减弱有关。

5. 并发症

(1)感染:肾病综合征的常见并发症,也是肾病综合征复发和疗效不佳的主要原因之一。与大量蛋白尿、营养不良、免疫功能紊乱及激素治疗有关。常见发生感染的部位有呼吸道、泌尿道、皮肤。

(2)血栓和栓塞:肾病综合征患者的高脂血症,以及蛋白质从尿中丢失会造成血液黏稠度增加,加之肾病综合征时血小板功能亢进、利尿剂和糖皮质激素等因素进一步加重高凝状态,患者易发生血管内血栓形成和栓塞,其中以肾静脉血栓最为多见。

(3)急性肾功能衰竭:肾病综合征时有效循环血容量的减少导致肾血流量不足,易诱发肾前性氮质血症。少数患者可出现急性肾功能衰竭,尤以微小病变型肾病者居多。

(4)蛋白质和脂肪代谢紊乱:长期低蛋白血症可导致营养不良、儿童生长发育障碍;免疫球蛋白减少可造成免疫力低下;金属结合蛋白丢失可导致铁、锌、铜等微量元素缺乏;内分泌素结合蛋白不足可诱发内分泌紊乱。

(三)辅助检查

1. 尿液检查 尿蛋白定性一般为+++～++++,尿中可有红细胞、管型等。24 h尿蛋白定量超过3.5 g。

2. 血液检查 血浆清蛋白低于 30 g/L，血中胆固醇、甘油三酯、低密度脂蛋白及极低密度脂蛋白增高。肾功能衰竭时血尿素氮、血肌酐升高。

3. 肾活检 可明确肾小球病变的病理类型，指导治疗和判断预后。

4. 肾 B 超检查 双肾正常或缩小。

（四）心理-社会状况

患者因全身水肿而产生抑郁、悲观，还因病情反复产生焦虑、恐惧心理，因此护士应评估患者及家属对疾病的了解程度、应对能力和支持系统。

（五）处理原则

治疗原则以抑制免疫与炎症反应为主，防治并发症。对明显水肿患者行利尿消肿的对症治疗。

1. 利尿消肿 治疗不宜过快、过猛，以免引起有效血容量不足、加重血液黏稠度倾向，诱发血栓、栓塞并发症。常用药物有噻嗪类利尿剂和潴钾利尿剂，联用可提高利尿作用，同时可减少钾代谢紊乱。如治疗无效时，改为渗透性利尿剂并用袢利尿剂，可获良好利尿效果，对伴有心脏病的患者应慎用此法利尿。

2. 减少尿蛋白 应用 ACEI 和其他降压药，可通过有效控制高血压而达到不同程度的减少尿蛋白的作用。

重点：糖皮质激素使用的原则和不良反应。

3. 糖皮质激素 通过抑制免疫与炎症反应，抑制醛固酮和抗利尿激素的分泌，影响肾小球基膜通透性而起到治疗作用。应注意以下几点。①起始用量要足：如泼尼松始量为每天 1 mg/kg，疗程 8～12 周。②撤减药要慢：足量治疗后每 1～2 周减少原用量的 10%，当减至每天 20 mg 时疾病易反跳，则应更加缓慢减量。③维持用药要久：以最小有效剂量（每天 10 mg）作为维持量，再服半年至 1 年或更久。激素可采用全日量顿服，维持用药期间，2 天量隔天 1 次顿服，以减轻激素的不良反应。

肾病综合征患者对激素治疗的反应可分为三种类型，①激素敏感型：即治疗 8～12 周内肾病综合征缓解。②激素依赖型：即药量减到一定程度即复发。③激素抵抗型：即激素治疗无效。

4. 细胞毒性药物 最常用的细胞毒性药物为头孢噻肟（CTX），细胞毒性药物常用于“激素依赖型”或“激素抵抗型”肾病综合征，配合激素治疗有可能提高缓解率。一般不首选及单独应用。

5. 环孢素 用于治疗激素及细胞毒性药物都无效的难治性肾病综合征，可选择性抑制辅助性 T 淋巴细胞及细胞毒性 T 淋巴细胞。一般服药 2～3 个月后缓慢减量，共服半年左右。

6. 并发症防治

（1）感染：不主张预防性使用抗生素，一旦出现感染应及时选用敏感、强效及无肾毒性的抗生素。

（2）血栓及栓塞：当血液出现高凝状态时应给予抗凝剂如肝素，并辅以抗血小板药如双嘧达莫。一旦出现血栓或栓塞时，应及早予尿激酶或链激酶溶栓，并配合应用抗凝药。

（3）急性肾功能衰竭：利尿无效且达到透析指征时应进行血液透析等。

【首要护理诊断/问题】

体液过多 与低蛋白血症致血浆胶体渗透压下降等有关。

【次要护理诊断/问题】

（1）营养失调：低于机体需要量 与大量蛋白质的丢失、胃肠黏膜水肿致蛋白质吸收障碍等因素有关。

（2）焦虑 与疾病造成的形象改变及病情复杂、易反复发作有关。

（3）有感染的危险 与皮肤水肿、大量蛋白尿致机体营养不良，激素、细胞毒性药物的应用致机体免疫功能低下有关。

（4）潜在并发症：血栓形成、急性肾功能衰竭、心脑血管并发症。

【护理目标】

患者能积极配合治疗,水肿减轻或消失;能遵照饮食原则进食,营养状况逐步改善;能正确应对疾病带来的各种问题,焦虑程度减轻;无感染发生;无血栓形成及急性肾功能衰竭等并发症的发生。

【护理措施】

> **课堂互动**
> 该患者的护理措施有哪些?

1. 病情观察 监测生命体征、体重、腹围、出入液量的变化,根据辅助检查结果,结合临床表现判断病情进展情况。如根据体温有无升高,患者有无出现咳嗽、咳痰、肺部湿啰音、尿路刺激征、皮肤破溃化脓等判断是否合并感染。

2. 一般护理

(1) 休息与活动 如有全身严重水肿、胸腔积液、腹腔积液时应绝对卧床休息,可取半坐卧位。协助患者在床上做关节活动,以防止关节僵硬及挛缩和肢体血栓形成。如患者有高血压,应适当限制活动量。水肿减轻后可行简单的室内活动,尿蛋白定量下降至每天 2 g 以下时可恢复适量的室外活动。恢复期的患者应适当进行活动。

(2) 饮食护理 ①蛋白质:提倡正常量(每天 0.8～1.0 g/kg)的优质蛋白摄入。当肾功能不全时,应根据肌酐清除率调整蛋白质的摄入量。②热量供给要充足,每天不少于 126 kJ/kg。③为减轻高脂血症,应少吃富含饱和脂肪酸的食物如动物油脂,而应多吃富含多聚不饱和脂肪酸的食物如植物油及鱼油。④水肿时低盐饮食,勿食腌制食品。⑤注意各种维生素及微量元素(如铁、钙)的补充,且应定期测量血浆清蛋白、血红蛋白等指标以评估机体营养状态。

3. 预防感染 保持水肿皮肤清洁、干燥,避免皮肤受摩擦或损伤;指导和协助患者进行口腔黏膜、眼睑结膜及阴部等的清洁;定期做好病室的空气消毒,用消毒药水拖地板、湿擦桌椅等;尽量减少病区的探访人次,对有上呼吸道感染者应限制探访;同时指导患者少去公共场所等人多聚集的地方;遇寒冷季节,嘱患者减少外出,注意保暖。

出现感染情况时,按医嘱正确采集患者的血、尿、痰、腹腔积液等标本送检,根据药敏试验使用有效的抗生素,观察用药后感染有无得到有效控制。

4. 用药护理

(1) 激素和细胞毒性药物 应用环孢素的患者,服药期间应注意监测血药浓度,观察有无副作用,如肝肾毒性、高压血症、高尿酸血症、高钾血症、多毛及牙龈增生等。

(2) 利尿药物 使用利尿药的护理见本项目任务一的相关内容。

(3) 抗凝药 如在使用肝素、双嘧达莫等的过程中,若出现皮肤黏膜、口腔、胃肠道等的出血倾向时,应及时减药并给予对症处理,必要时停药。

5. 心理护理 由于本病病程长、表现复杂、易反复发作,患者及家属易产生忧虑。因此,首先应允许患者发泄自己的郁闷,对患者的表现表示理解;还要引导患者多说话,随时将自己的需要说出来,这样消极的情绪会逐渐变为积极的配合。在此期间,随时向患者及家属报告疾病的进展情况,对任何微小的进步都应给予充分的认可,使他们重建信心。同时,要根据评估资料调动患者的社会支持系统,为患者提供最大限度的物质和精神支持。

6. 健康指导

(1) 预防指导 认识到积极预防感染的重要性,能够加强营养、注意休息、保持个人卫生,积极采取措施防止外界环境中病原微生物的侵入。

(2) 生活指导 能够根据病情适度活动,注意避免肢体血栓等并发症的产生。饮食上注意限盐,每天不摄入过多蛋白。

(3) 病情监测 指导患者学会每天用浓缩晨尿自测尿蛋白,出院后坚持定期门诊随访,密切观察肾功能的变化。

(4) 用药指导 坚持遵医嘱用药,勿自行减量或停用激素,了解激素及细胞毒性药物的常见副作用。

(5) 心理指导　意识到良好的心理状态有利于提高机体的抵抗力，增强适应能力。能保持乐观开朗的心态，对疾病治疗充满信心。

【护理评价】

患者水肿程度是否有所减轻并逐渐消退；营养状况是否有所改善；焦虑程度是否减轻；有无发生感染；有无血栓形成、急性肾功能衰竭、心脑血管等并发症的发生。

知识拓展

与继发性肾病综合征相鉴别

1. 紫癜性肾炎　青少年发病，多见于3～20岁的继发性肾病综合征中，以过敏性紫癜所致者最多见。除原发病的特征外，还有血尿、蛋白尿、高血压及水肿等肾小球肾炎特点。病史有助于诊断，肾活检多为增生性肾小球肾炎，免疫荧光多以IgA沉积为主，新月体形成多见。

2. 乙型肝炎相关肾炎　多见于儿童、青少年，尤以男性多见。最常见的病理类型是膜性肾病。患者血清乙肝病毒HBV抗原(＋)，肾活检在肾组织中找到HBV抗原(特别是e抗原)而确诊。

3. 系统性红斑狼疮　青、中年女性多发，常见于20～40岁女性，20%～50%呈现肾病综合征的临床表现。患者常有发热、皮疹、关节炎、口腔溃疡、面部蝶形红斑、浆膜炎及神经系统症状等多症状受累的肾外表现。实验室检查有抗核抗体、抗dsDNA抗体、抗Sm抗体等多种自身抗体阳性，活动期血清补体下降，血FDP阳性，血中免疫球蛋白升高。血中可找到狼疮细胞，皮肤狼疮带试验阳性。光镜下病理改变呈多样性及不典型性特点，有时可见白金耳样病变及苏木素小体，免疫病理检查呈"满堂亮"。

4. 糖尿病肾病　中老年发病，多见于糖尿病10年以上患者，尤其是胰岛素依赖型而未得到满意控制者，出现大量蛋白尿及肾病综合征时，眼底检查可见增生性视网膜病变等特殊改变。早期肾脏体积增大，肾血浆流量及肾小球滤过率增加或正常，后期肾功能减退。光镜下系膜基质增多但系膜细胞增生不明显，有时呈典型的K-W结节。

任务四　尿路感染患者的护理

学习目标

1. 了解尿路感染患者的发病机制和相关实验室检查。
2. 熟悉尿路感染患者的护理评估。
3. 掌握尿路感染患者的护理诊断和护理措施。

情景导入

患者，女，32岁，已婚，3天前劳累后出现左侧腰痛，全身乏力，并有尿频、尿急、尿痛。近1年来曾多次同样发作。查体：体温39.0℃，脉搏96次/分，呼吸22次/分，血压128/82 mmHg，左肾区叩痛(＋)，左脊肋角压痛(＋)。

血常规：白细胞12.3×10^9/L。

尿常规:蛋白(+),红细胞 3~5 个/HP,白细胞(++++),中段尿培养 10^6/mL。

尿路感染(urinary tract infection,UTI)简称尿感,是由各种病原微生物感染所引起的尿路急、慢性炎症,可分为上尿路感染和下尿路感染。上尿路感染主要是肾盂肾炎,下尿路感染主要是膀胱炎。本病以育龄女性、老年人多见,未婚少女发生率为 2%,老年男性和女性的发生率可高达 10%,多为无症状性菌尿。有症状的尿感仍以育龄期的已婚女性多见。

【病因及发病机制】

(一) 病因

> **课堂互动**
>
> 该患者的感染途径为哪些?为什么?

本病多为细菌直接引起的尿路炎症,致病菌以大肠埃希菌最常见,约占 70%以上,其次依次是变形杆菌、产气杆菌、沙雷杆菌、产碱杆菌、粪链球菌、铜绿假单胞菌和葡萄球菌,偶见厌氧菌感染。另外,其他微生物(如结核分枝杆菌、真菌、衣原体和某些病毒)侵入尿路也可引起尿感。本任务重点阐述细菌感染引起的尿路炎症。

(二) 发病机制

1. 感染途径 上行感染为最常见的感染途径。由于女性的尿道较男性短而宽,且尿道口离肛门近,尿道口常有肠源性革兰阴性杆菌寄居。当机体抵抗力下降、尿道黏膜有损伤或入侵细菌毒力大时,细菌可侵入尿道上行至膀胱、输尿管或肾脏而发生感染。此外,可见少量的血行感染。淋巴道感染和直接感染都较少见。

2. 机体抗病能力 正常情况下,细菌可进入膀胱,但并不都能引起尿感的发生。这与尿液的冲刷作用、尿路黏膜的杀菌能力、男性前列腺的杀菌作用及尿液不利于细菌生长等因素有关。

重点:尿路感染的易感因素。

3. 易感因素 在各种易感因素影响下,尿路抵抗力会被削弱,容易发生尿感。最主要的易感因素是尿路的复杂情况(如尿路结石、尿道异物、肿瘤、膀胱-输尿管反流、多囊肾等)所导致的尿流不畅,其尿感的发生率较正常者高 12 倍,有这种情况的尿感称为复杂性尿感。泌尿系统畸形和结构异常也是主要的易感因素。此外,长期卧床的慢性病、艾滋病及长期应用免疫抑制剂的患者,会因机体的抵抗力下降而易发生尿感。其他常见因素还有尿道内或尿道口周围的炎性病变、局部使用杀精化合物避孕、导尿和尿路器械检查、遗传因素等,均可增加尿感的易感性。

4. 细菌的致病力 细菌进入膀胱能否引起尿感与其致病力有很大关系,如大肠杆菌只有少数具有特殊致病力的菌株能引起症状性尿感。细菌的致病力取决于其对尿路上皮细胞的吸附能力。

【护理评估】

(一) 健康史

询问患者近期是否有感冒等使机体抵抗力下降的疾病病史,是否有手术史,是否性生活频繁,是否做过尿道侵入性检查等。

(二) 身体状况

1. 急性膀胱炎 约占尿感的 60%,患者主要表现为尿频、尿急、尿痛,伴有耻骨弓上不适。一般无全身感染的表现。常有白细胞尿,约 30%有血尿。

2. 急性肾盂肾炎

(1) 全身表现 起病急,常有寒战、高热、头痛、食欲减退、恶心、呕吐、血白细胞升高等。血培养可阳性,一般无高血压和氮质血症。

(2) 泌尿系统表现 可有或无尿频、尿急、尿痛等尿路刺激症状,多数伴腰痛、肋脊角压痛或(和)叩击痛。临床上轻症患者全身症状可不明显,仅有局部表现和尿液变化,与膀胱炎鉴别困难。

3. 无症状细菌尿 又称隐匿型尿感,即患者有真性细菌尿但无尿感症状。其发生率随年龄增长而增加,超过 60 岁的妇女发生率可达 10%,孕妇中约 5%有无症状细菌尿。

4. 并发症

(1) 肾乳头坏死　常发生于严重的肾盂肾炎伴有糖尿病或尿路梗阻时，可出现败血症、急性肾功能衰竭等。主要表现为寒战、高热、剧烈腰痛、血尿，可有脱落的坏死组织从尿中排出，发生肾绞痛。

(2) 肾周围脓肿　常由严重的肾盂肾炎直接扩散而来，患者多有尿路梗阻等易感因素。除原有肾盂肾炎症状加重外，常出现明显的单侧腰痛，向健侧弯腰时疼痛加剧。

(三) 辅助检查

1. 尿常规和尿白细胞计数　尿蛋白常为阴性或微量。少部分有较明显的镜下血尿，极少数有肉眼血尿。尿沉渣白细胞多数显著增多，如发现白细胞管型，有助于肾盂肾炎的诊断。较为准确的尿白细胞计数方法是用血细胞计数板计算，白细胞$\geqslant 8\times10^6$/L 为白细胞尿(脓尿)。有症状的尿感常有白细胞尿。

2. 尿细菌学检查　诊断尿感的主要依据。尿沉渣镜检细菌是一种快速诊断有意义细菌尿的方法，清洁中段尿沉渣用高倍镜查找，如平均每个视野有至少 20 个细菌，即为有意义的细菌尿。尿细菌定量培养的临床意义：清洁中段尿定量培养含菌量$\geqslant 10^5$/mL，为有意义的细菌尿；$10^4\sim10^5$/mL 为可疑阳性，需复查；小于 10^4/mL 则可能是污染。

3. 其他实验室检查　急性肾盂肾炎血白细胞升高，血沉可增快。

4. 影像学检查　X 线静脉肾盂造影检查(IVP)的目的是发现能用外科手术纠正的易感因素。女性 IVP 的指征：①复发的尿感；②疑为复杂性尿感；③有肾盂肾炎的临床证据；④感染持续存在，对治疗反应差。男性首次尿感亦应做 IVP。尿感急性期不宜做 IVP，可做 B 超检查确定有无结石、梗阻等。

(四) 心理-社会状况

由于本病易复发、疗程长，急性感染起病急，出现尿路刺激征时非常难受，患者易出现焦虑、紧张、急躁等情绪。应注意评估患者的情绪反应、年龄、职业、社会支持系统和常见的应对措施。

(五) 处理原则

治疗原则是合理使用抗生素，消除症状，去除和纠正易感因素，预防复发，保护肾功能。常用的是喹诺酮类或复方磺胺甲硝唑。

【首要护理诊断/问题】

体温过高　与急性肾盂肾炎发作有关。

【次要护理诊断/问题】

(1) 排尿型态异常：尿频、尿急、尿痛　与炎症刺激膀胱有关。

(2) 焦虑　与膀胱刺激征引起的不适、疾病反复发作及担心预后有关。

(3) 潜在并发症：肾乳头坏死、肾周脓肿、感染性休克。

(4) 知识缺乏：缺乏尿路感染的预防、检查配合和用药治疗等相关知识。

【护理目标】

患者体温降低或正常，排尿型态正常，没有发生并发症，情绪稳定，能够积极配合检查和治疗，基本掌握尿路感染相关知识。

【护理措施】

1. 一般护理　见“膀胱刺激征”的相关内容。

2. 病情观察　监测生命体征尤其是体温的变化，对高热患者注意做好降温和生活护理，同时观察腰痛的性质、部位、程度及变化。如患者高热不退、腰痛加剧，应考虑出现肾周脓肿、肾乳头坏死等并发症；如患者有血压降低、脉搏速弱、皮肤湿冷、谵妄或昏迷的表现，应警惕感染性休克的发生。

> **课堂互动**
>
> 该患者做尿培养时，你怎样为患者做好指导？

3. 尿细菌学检查的护理 向患者解释检查的意义和方法。做尿细菌定量培养时，最好用清晨第1次(尿液应停留膀胱8 h以上)的清洁、新鲜中段尿液送检。为保证培养结果的准确性，尿细菌定量培养时需注意：①在应用抗生素之前或停用抗生素5天之后留取尿标本。②留取尿液时要严格执行无菌操作，先充分清洁外阴、包皮，消毒尿道口，再留取中段尿液，并在1 h内做细菌培养或冷藏保存。尿标本中勿混入消毒药液，女性患者留尿时注意勿混入白带。

4. 用药护理

(1) 急性膀胱炎：①初诊用药常用3天疗法；②复诊处理在停服抗生素7天后，没有膀胱刺激征者做清洁中段尿细菌定量培养，如结果阴性表示急性膀胱炎治愈，如结果细菌$\geqslant 10^5$/mL且为同样细菌，则按肾盂肾炎处理；仍有膀胱刺激征者，做清洁中段尿细菌定量培养和尿常规。

(2) 急性肾盂肾炎：对轻型急性肾盂肾炎或经3天疗法治疗失败的尿感，应口服有效抗生素14天。较严重的急性肾盂肾炎需静脉输注肾毒性小、较便宜的敏感抗生素至患者退热72 h后，然后改用口服有效抗生素，完成2周疗程。重症急性肾盂肾炎患者可联合静脉滴注多种抗生素，直至退热72 h后，再改用口服有效抗生素，完成2周疗程。

(3) 无症状细菌尿：对于非妊娠期妇女的无症状细菌尿，一般不予治疗；对妊娠期妇女必须治疗，治疗与一般尿感相同，宜选用肾毒性较小的抗生素，如青霉素类、头孢菌素类等。学龄前儿童的无症状细菌尿也应予以治疗。

(4) 再发性尿路感染：再发性尿感是指尿感经过治疗，细菌尿转阴后再次发生真性细菌尿。再发可分为复发和重新感染。复发是指原先的致病菌再次引起感染，通常在停药1个月内发生。重新感染是指另一种新的致病菌侵入(多为1个月后)尿路引起的感染，占尿感再发的80%。对于再发的感染来诊者，应给予抗生素3天疗法(如上所述)，在疗程完毕后7天复查。为了预防再发，对于重新感染引起的再发性尿感，目前多用长疗程、低剂量抑菌疗法作为预防性治疗，如每晚临睡前排尿后口服复方磺胺甲硝唑半片，可明显降低再发率，疗程半年较佳，如停药后再发，则再开始用药1～2年；对于复发性尿感，应积极寻找并去除易感因素如尿路梗阻等，并延长疗程强化治疗。向患者解释有关药物的作用、用法、疗程及其副作用；强调必须按时、按量用药，不可擅自换、减、停药；交代患者口服复方磺胺甲硝唑期间要注意多饮水和同时服用碳酸氢钠，以增强疗效、减少磺胺结晶的形成。

5. 心理护理 见“膀胱刺激征”的相关内容。

6. 健康指导

(1) 知识宣教：患者及家属能了解本病的病因、发病机制、主要表现及治疗方法。

(2) 生活指导：患者能保持良好的卫生习惯，学会正确清洁外阴部的方法，避免擦便纸污染尿道口，经常清洗外阴，女性患者月经期间增加外阴清洗次数，以保持外阴清洁、干燥。日常多饮水，勤排尿(2～3 h排尿一次)，排尿彻底，不留残尿。平时能够劳逸结合，饮食注意营养均衡，增强机体的抵抗力。

(3) 预防指导：尽量避免使用尿路器械，如必须使用应严格执行无菌操作，并防止损伤；与性生活有关的尿感，于性交后即排尿，并按常用量服一次抗生素作为预防；有膀胱-输尿管反流者，养成“二次排尿”的习惯，即每一次排尿后数分钟再排尿一次。

【护理评价】

患者体温是否降低或正常，排尿型态是否正常，是否发生并发症，情绪是否稳定，能否积极配合检查和治疗，是否掌握了尿路感染相关知识。

(刘佳美)

任务五 慢性肾功能衰竭患者的护理

学习目标

1. 掌握慢性肾功能衰竭的临床表现和护理措施。
2. 熟悉慢性肾功能衰竭的治疗要点和有关检查。
3. 了解慢性肾功能衰竭的病因及发病机制。

情景导入

患者，女，40岁，慢性肾小球肾炎病史12年。近2个月出现全身乏力，1周前出现厌食、恶心、心悸，患者情绪低落、悲观。

查体：T 36.5 ℃，P 100次/分，R 32次/分，BP 160/95 mmHg，神志清楚，呼吸深大，面色苍白，轻度水肿，口腔有尿臭味，双肺底闻及湿啰音。

实验室检查：血常规Hb 50 g/L，RBC 1.5×10^{12}/L，WBC 4.0×10^{9}/L；尿常规尿蛋白(+)，尿常规检查见部分颗粒管型、蜡样管型；肾功能检查血尿素氮55 mmol/L，血肌酐650 mmol/L。

B超：双肾缩小。

慢性肾功能衰竭(chronic renal failure，简称慢性肾衰)是各种肾脏实质性疾病缓慢进行性发展恶化的最终结局。临床主要表现为由于肾功能减退导致代谢产物潴留引起的各种全身症状，以及水、电解质、酸碱失衡的一组临床综合征。

重点：慢性肾功能衰竭的概念、分期。

根据肾小球滤过功能的降低，我国将慢性肾功能衰竭分为四期：肾功能代偿期、氮质血症期、肾功能衰竭期和尿毒症期(表5-5-1)。

表5-5-1 慢性肾功能衰竭分期

分期	内生肌酐清除率/(mL/min)	血肌酐/(μmol/L)	临床症状
肾功能代偿期	50～80	133～177	无症状
氮质血症期	25～50	186～442	症状轻：贫血、乏力、夜尿增多等
肾功能衰竭期	10～25	451～707	症状明显：恶心、呕吐、贫血、夜尿多等，有水、电解质、酸碱失衡
尿毒症期	<10	≥707	症状重：恶心、呕吐、贫血、神经系统症状等，水、电解质、酸碱失衡

【病因及发病机制】

(一) 病因

凡是可能破坏肾结构和功能的泌尿系统疾病均能够引起慢性肾功能衰竭，包括原发性和继发性肾小球疾病、先天性肾病、慢性尿路梗阻等。国外两大主要病因是糖尿病肾病、高血压肾病，而我国常见病因依次为肾小球肾炎、糖尿病肾病、高血压肾病、狼疮性肾病等。

(二) 发病机制

难点：慢性肾功能衰竭的发病机制。

慢性肾功能衰竭的发病机制现未完全明了，目前有四种学说。

(1) 健存肾单位学说：长期慢性肾实质疾病，导致相当数量肾单位破坏，残余的健存肾单位为了代偿，必须加倍工作以维持机体正常的需要，从而加速了肾单位的进一步破坏，肾功能逐渐减退,发生肾功能衰竭。

(2) 矫枉失衡学说:肾功能不全时机体会出现一系列的不平衡,为了矫正它机体会做相应调整,这些代偿改变却又导致新的不平衡。如肾功能衰竭导致尿磷排出减少,血磷升高,血钙下降;机体为矫正这种不平衡,增加甲状旁腺激素(PTH)的分泌,促使肾排磷增多和血钙增高,最终导致继发性甲状旁腺功能亢进,引起肾性骨病等。

(3) 毒素滞留学说:肾功能衰竭时导致体内多种物质蓄积,包括 PTH、磷、尿素、肌酐、酚类等,可导致尿毒症症状。

(4) 肾小管高代谢学说:慢性肾功能衰竭时残余肾单位的肾小管呈代偿性高代谢,使氧自由基产生增多,加重细胞、组织损伤,肾小管间质病变持续,肾单位功能丧失。

另外,慢性肾功能衰竭发生还与脂质代谢紊乱、血管紧张素Ⅱ、高蛋白饮食等加速肾小球硬化等有密切关系。

【护理评估】

(一) 健康史

评估患者有无慢性肾炎、糖尿病肾病等慢性肾功能衰竭的病因;有无可能诱发肾功能损伤加重的因素,如疲劳、感染、妊娠、使用肝肾毒性药物等。

(二) 身体状况

重点:慢性肾功能衰竭主要的临床表现。

慢性肾功能衰竭早期临床症状不典型,仅实验室检查有肾功能减退,如血尿素氮、肌酐的升高等。随着病情发展,至肾功能衰竭期才逐渐出现水、电解质、酸碱平衡失调和全身各系统中毒症状。

1. 水、电解质、酸碱平衡失调 可出现高钾或低钾血症、高钠或低钠血症、水中毒或者脱水、低钙血症、高磷血症和代谢性酸中毒等。

课堂互动

思考:患者为什么会出现这样的水、电解质、酸碱失衡?

2. 全身各系统的症状

1) 消化系统 食欲减退是最早期和最常见的表现,常可伴有恶心、呕吐、腹泻等。晚期患者呼吸中常有尿味,主要与体内毒素增多和代谢性酸中毒有关。

2) 心血管系统

(1) 高血压:慢性肾功能衰竭最常见的并发症,多因水钠潴留所致。高血压最终可引起左心室肥大、心力衰竭、动脉粥样硬化,并加重肾功能损害。

(2) 心力衰竭:患者常见的死因之一,可表现为急性左心衰竭、慢性全心衰竭等。

(3) 心包炎:可分为尿毒症性及透析相关性,后者主要见于透析不充分、肝素使用过量者,心包积液者多为血性。两类心包炎临床表现相似,轻者可无症状,典型表现为胸痛,在卧位、深呼吸时加重,严重心包积液患者可有心包填塞。

(4) 动脉粥样硬化:由于高脂血症、高血压、钙磷代谢紊乱等原因,患者往往动脉粥样硬化进展迅速,冠心病是慢性肾功能衰竭患者的主要死因之一。

3) 呼吸系统 体液过多时可引起肺水肿,酸中毒表现为呼吸深大,尿毒症毒素可致尿毒症肺炎。

4) 血液系统

(1) 贫血:慢性肾功能衰竭常有的症状,主要是因为肾脏产生的红细胞生成素减少、毒素导致红细胞破坏过多、铁摄入不足、慢性失血等。

(2) 出血倾向:与患者血小板功能减退、破坏过多有关,主要表现为牙龈出血、鼻衄,严重者可表现为呕血及便血。

(3) 白细胞减少:部分患者可有白细胞计数减少,吞噬和杀菌能力减弱,易发生感染。

5) 肾性骨病 可出现纤维性囊性骨炎、骨软化症、骨质疏松症及骨硬化症等,发生原因主要与活性维生素 D_3 缺乏、继发性甲状旁腺功能亢进、营养不良等有关。

6）神经、肌肉系统　神经系统早期常有记忆力减退、注意力不易集中、易激惹等，随着病情进展，可有情绪和性格改变、出现定向力障碍以及精神错乱，晚期则有嗜睡、表情淡漠、昏迷。肌肉病变主要表现为肌无力、肌痉挛、肌肉萎缩等。

7）皮肤表现　皮肤瘙痒是常见症状之一，多与甲状旁腺功能亢进引起的钙盐有关。尿毒症患者面色萎黄，轻度水肿，呈“尿毒症面容”，与患者贫血和尿素沉积有关。

8）内分泌失调　多有性功能障碍、性欲减退，女性患者可有月经不规则、闭经，男性患者常有阳痿。甲状腺功能减退可引起基础代谢率减低，患者体温相对偏低。

9）感染　易并发各种严重感染，以肺部和尿路感染最常见，也是患者的主要死因之一，与机体免疫功能降低、白细胞功能异常有关。

（三）辅助检查

1. 血常规　血红蛋白浓度多降至 80 g/L 以下，白细胞和血小板计数正常或偏低。

2. 尿液检查　尿蛋白阳性，夜尿增多，尿比重低多固定在 1.010。尿沉渣中有红细胞、白细胞、颗粒管型和蜡样管型等。

> **课堂互动**
>
> 正常尿比重的值是多少？尿比重降低的临床意义是什么？蜡样管型的临床意义是什么？

3. 肾功能检查　内生肌酐清除率降低，血肌酐、尿素氮增高，尿酸升高。

4. 血生化　血清清蛋白降低，血钙降低，血磷升高，血清钾、钠浓度可正常、增高或降低，pH 值降低等。

5. 影像学检查　X 线和超声检查可见双肾缩小。

（四）心理-社会状况

慢性肾功能衰竭患者症状多且严重，病情迁延，预后差。相当部分的患者需要长期的透析治疗，甚至进行肾移植治疗，费用高，患者和家属压力大，容易出现焦虑、抑郁、悲观、绝望等心理。

（五）治疗原则

1. 治疗原发疾病，纠正肾功能衰竭诱因　治疗慢性肾功能衰竭的关键。

2. 延缓肾功能衰竭进一步发展

（1）饮食疗法：低蛋白饮食可以延缓肾功能进一步损伤，缓解尿毒症症状。在高热量饮食的前提下，根据肾小球滤过率调整蛋白质的入量，以优质动物蛋白为主，减少植物蛋白的摄入。

（2）必需氨基酸疗法：肾功能衰竭患者由于长期低蛋白饮食易发生营养不良，应补充必需氨基酸。

3. 对症治疗

（1）控制高血压，降低肾小球内压：首选血管紧张素转换酶抑制剂（ACEI）或者血管紧张素Ⅱ受体拮抗剂，本类药物在降压的同时可以降低肾小球内高压，减少尿蛋白的滤出，延缓肾功能损害。

（2）贫血：常用重组人类促红细胞生成素刺激红细胞生成，并补充造血原料如铁、叶酸等。严重者可适当输入新鲜血。

（3）感染：如患者并发感染，应及时选用无肾毒性的有效抗生素积极控制。

（4）纠正水、电解质、酸碱失衡。

（5）肾性骨病：可应用 1,25-$(OH)_2$-D_3（骨化三醇）提高血钙，治疗继发性甲状旁腺功能亢进。

> **课堂互动**
>
> 患者常见的水、电解质、酸碱失衡有哪些？针对性的处理方法有哪些？

（6）其他：皮肤瘙痒者可外用炉甘石洗剂，口服抗组胺药物等；高脂血症者可使用汀类或贝特类降血脂等。

4. 替代疗法

(1) 透析疗法:利用半透膜的物理原理,清除体内代谢废物和多余的水分,纠正电解质平衡紊乱的一种治疗方法,包括血液透析和腹膜透析。透析疗法可代替肾脏的排泄功能,但不能代替肾脏的内分泌和代谢功能。

(2) 肾移植:目前治疗终末性肾功能衰竭最有效的方法。为减少排异反应,应先对供者和受者进行 ABO 血型配型和 HLA 配型,选择合适的供肾者。移植后须长期使用免疫抑制剂。

5. 中医中药疗法　在西医治疗的基础上,进行中医辨证治疗,有助于保护肾功能,延缓病情进展。

知识拓展

治疗肾功能衰竭常用的中医药及其作用

中医药在慢性肾功能衰竭各期均有一定疗效,特别是肾功能不全期,尚未达到透析指标时,可使患者临床症状减轻,理化指标得到改善。常用中药及功效如下。

1. 大黄　能降低血肌酐和尿素氮水平,改善脂质代谢,抑制肾小管上皮细胞的肥大和增生,抑制肾脏代偿性肥大,减轻肾小球硬化,减轻残余肾高代谢。

2. 冬虫夏草　能改善肾功能,提高血浆蛋白含量,改善贫血及营养状态,促进肾小管上皮细胞的修复和再生,纠正各种代谢紊乱,提高机体免疫力。

3. 丹参　能提高内生肌酐清除率和肾小球滤过率,并改善肾脏供血,减轻肾脏损伤。

4. 雷公藤　具有抑制免疫及系膜细胞增生的作用,可改善肾小球滤过膜通透性,降低尿蛋白。

5. 黄芪　能明显提高细胞和体液免疫功能,提高蛋白质的合成率,降低血肌酐水平和自由基的产生。

6. 川芎和水蛭　能使血液高凝状态得到改善,增加肾血流量。

【首要护理诊断/问题】

营养失调:低于机体需要量　与消化功能紊乱、长期限制蛋白质、贫血等因素有关。

【次要护理诊断/问题】

(1) 潜在并发症:水、电解质、酸碱失衡。

(2) 活动无耐力　与心脏受损、贫血及水、电解质和酸碱平衡失调有关。

(3) 有感染的危险　与长期限制蛋白质、白细胞异常、机体抵抗力低下有关。

(4) 有皮肤完整性受损的危险　与皮肤水肿、机体抵抗力降低有关。

(5) 预感性悲哀　与病情反复、预后不良有关。

【护理目标】

(1) 患者食欲改善,保证营养摄入,增加机体抵抗力。

(2) 维持机体水、电解质和酸碱平衡。

(3) 活动耐力增强。

(4) 水肿减轻或者消退,皮肤完整,无感染发生。

(5) 保持稳定的情绪,树立积极治疗的信心。

【护理措施】

1. 病情观察　密切观察患者的生命体征、体重及 24 h 出入液量;监测有无水、电解质及酸碱失衡的临床表现;观察有无全身各系统症状,如心力衰竭、高血压、肾性骨病等;有无发热、咳嗽、尿路刺激征等感染征象等。

重点：慢性肾功能衰竭的饮食护理。

2. 一般护理

1) 饮食护理：合理的饮食在肾功能衰竭治疗中有重要意义。

(1) 蛋白质：应给予低蛋白饮食，其中 50%～60%为富含必需氨基酸的优质蛋白，尽量减少植物蛋白的摄入，具体的摄入量应根据肾小球滤过率来调节。①非糖尿病患者，当 GFR＞50 mL/min 时，蛋白质摄入量为每天 0.8 g/kg；当 GFR 在 25～50 mL/min 时，蛋白质摄入量为每天 0.6 g/kg；当 GFR＜25 mL/min，蛋白质摄入量为每天 0.4 g/kg。②糖尿病肾病患者，GFR 正常但出现蛋白尿时，蛋白质摄入量应为每天 0.8 g/kg；GFR 下降后，蛋白质的摄入量应控制在每天 0.6 g/kg。

(2) 高热量：保证足够热量，每天 30～35 kcal/kg，主要由碳水化合物和脂肪供给，以减少体内蛋白质的消耗。同时多吃蔬菜、水果，补充维生素。

(3) 增加患者食欲：提供整洁、舒适的进餐环境，加强烹饪技巧，为患者提供色、香、味俱佳的食物，促进食欲。

2) 休息：以卧床休息为主，避免过度劳累。休息与活动的量依病情适当调整。

3) 加强基础护理：保持床单位清洁、平整、干燥；指导患者穿宽松、棉质的内衣；皮肤瘙痒者遵医嘱用止痒剂，勿搔抓，以防皮肤破溃感染；做好口腔护理，饭后及时漱口。

3. 治疗配合

(1) 用药护理：遵医嘱用药，注意观察疗效和不良反应。必需氨基酸治疗以口服为宜，不能口服者可静脉输注，但切忌在氨基酸液内加入其他药物，并注意控制输液速度，以免引起不良反应；应用促红细胞生成素时，应注意观察有无高血压、头痛及癫痫发作等不良反应，定期监测血常规；骨化三醇治疗肾性骨病时，注意监测血钙、血磷浓度。

(2) 透析疗法：详见“泌尿系统常用诊疗技术及护理”。

4. 心理护理 护士应加强与患者和家属的有效沟通，耐心介绍本病的基本知识、治疗进展，指导他们正确对待疾病，保持乐观稳定情绪，树立战胜疾病的信心，积极配合治疗和护理。

5. 健康指导

(1) 疾病知识指导：向患者和家属讲解本病的相关知识，并告知本病虽预后较差，但积极治疗，坚持避免各种加重病情的诱因，如预防感染、避免劳累、不使用肾毒性药物、避免妊娠等，可以延缓病情，有效提高生存质量。

(2) 病情观察指导：准确记录 24 h 出入液量、体重及血压变化，定期监测肾功能、电解质、血浆清蛋白、血常规等，及时了解病情进展。

(3) 生活指导：强调合理饮食对本病的重要性，特别是合理的蛋白质和水、钠、钾、钙的摄入。注意劳逸结合，根据病情安排合理的活动和休息。

(4) 治疗指导：遵医嘱用药，给患者讲解药物的疗效和不良反应，避免使用肾毒性药物；长期透析患者应坚持定期透析，遵守透析规则；肾移植者应定期门诊复查，并长期遵医嘱服用免疫抑制剂。

(5) 预后：慢性肾功能衰竭为不可逆病变，患者最终均死于尿毒症。随着透析治疗和肾移植的大力开展，预后明显改善，可有效提高患者生活质量和延长寿命。

【护理评价】

(1) 患者是否食欲得到改善，营养状况得到改善，活动耐力有所增强。

(2) 患者有无水、电解质和酸碱失衡或者失衡得到改善。

(3) 水肿是否减轻或消退，皮肤是否完整无破溃，有无感染发生。

(4) 患者是否心理状况良好，积极配合治疗护理。

（蔡　莉）

项目六 血液及造血系统疾病患者的护理

血液系统由血液和造血器官组成。血液系统疾病指原发或主要累及血液、造血器官和组织的疾病，简称血液病。血液病主要由先天性造血功能缺陷或骨髓成分的恶性病变所导致，种类较多，主要包括各类红细胞疾病、白细胞疾病以及出血性疾病。其共同特点多为骨髓、肝、脾、淋巴结等器官的病理损害，周围血细胞成分质和量的改变以及出凝血机制的障碍，主要以出血、贫血、继发感染为主要特征。

任务一 血液系统疾病常见症状和体征的护理

学习目标

1. 了解血液系统的解剖结构与生理功能。
2. 了解血液系统疾病的分类。
3. 熟悉血液系统疾病常见症状的病因。
4. 掌握血液系统疾病常见症状的临床表现与护理措施。

一、贫血

贫血(anemia)是血液病最常见的症状，指单位容积外周血液中血红蛋白浓度、红细胞计数和血细胞比容低于相同年龄、性别和地区正常低值的一种临床症状。

重点：贫血的概念、病因和身体状况。

【护理评估】

（一）健康史

询问患者有无消化系统疾病，有无血液病家族史，既往身体状况。女性患者应询问月经情况。

（二）病因

贫血的常见病因如下。

1. 红细胞生成减少 常见于缺铁性贫血、巨幼细胞贫血、再生障碍性贫血等。

2. 红细胞破坏增多 常见于各种溶血性贫血，如遗传性球形红细胞增多症、自身免疫性溶血性贫血、脾功能亢进症等疾病。

3. 急、慢性失血 常见于消化道大出血、溃疡病、钩虫病、痔出血、月经过多等疾病。慢性失血是成人贫血最常见的原因。

（三）身体状况

贫血症状常与贫血发生的速度、程度、患者年龄以及机体对缺氧的代偿和既往健康状况有关。

1. 贫血发生的速度 缓慢发生的贫血，机体能逐渐适应低氧状况，患者自觉症状可较轻；发展迅速的贫血，由于红细胞携氧能力突然大幅下降，就引起全身严重缺氧而出现各系统的严重症状，甚至发生循环衰竭而死亡。

2. 贫血的程度 轻度贫血患者多无明显症状；中度贫血以上患者常会出现头晕、耳鸣、疲乏无力、活动后心悸气短等症状；重度贫血患者休息时也可有气短或心绞痛、心功能不全等。

3. 疲乏、困倦、软弱无力 贫血最常见和出现最早的症状，主要与骨骼肌供氧不足有关。皮肤黏膜苍白是贫血的主要体征，观察甲床、口唇、口腔黏膜、睑结膜及舌质较为可靠。可累及出现神经肌肉系统、呼吸循环系统、消化系统等症状。

（四）辅助检查

血常规检查，其中血红蛋白浓度测定是确定贫血的可靠指标；血涂片检查对贫血的性质、类型提供诊断线索；网织红细胞计数是判断贫血疗效的早期指标；骨髓穿刺检查，任何不明原因的贫血都应做，必要时还可做骨髓活检。

（五）心理-社会状况

贫血患者的学习、工作、社交活动均受到影响，会出现不安或易激动、烦躁、焦虑的心理；还可因反复住院等造成经济困难，或因长期用糖皮质激素治疗引起外形改变而烦恼自卑。

【首要护理诊断/问题】

活动无耐力 与贫血致组织缺氧有关。

【次要护理诊断/问题】

营养失调：低于机体需要量。

【护理目标】

患者活动耐力增强，营养得到改善。

【护理措施】

重点：贫血的护理措施。

1. 病情观察 密切观察患者的心率、脉搏、血压及呼吸，尤其是急性及重度患者。急性失血导致的贫血患者易并发晕厥或休克等。重度贫血患者常并发贫血性心脏病，如输液过多、过快易发生心功能不全。观察皮肤黏膜色泽，初步判断贫血程度。

2. 一般护理

(1) 休息与活动：根据患者贫血的程度及发生速度制订合理的休息与活动计划，适当的休息能够减少氧的消耗。恰当安排各种护理治疗时间，使患者充足休息。合理的活动量是以不感到疲劳、不加重症状为度，待病情好转逐渐增加活动量。教会患者在活动期间和活动中自测脉搏，脉搏≥100 次/分应停止活动。重度贫血伴缺氧症状者应注意：①卧床休息，抬高床头，可减少心脏负荷，并有利于肺扩张，有助于肺泡内气体的交换。②吸氧，以改善组织缺氧症状。③保暖，室内要温暖，肢端也要保暖，避免因寒冷引起肢端血管收缩，加重缺氧。④做好生活护理。应协助其完成沐浴、翻身、进食及其他日常活动，注意患者起床等改变体位时宜缓慢，防止晕倒摔伤。

(2) 饮食护理：应给予贫血患者高蛋白、高热量、高维生素、易消化饮食。缺铁性贫血患者应补充含铁质丰富的食物，如动物肝、瘦肉、蛋黄、鱼、豆类、紫菜、海带及香菇、木耳等，而谷类和大多蔬菜、水果、乳类中含铁低；巨幼细胞性贫血患者应补充富含叶酸及维生素 B_{12} 的食物，新鲜绿色蔬菜、水果、瓜、豆类、肉类、动物肝肾中均含有丰富的叶酸。同时，注意正确的烹饪方法，如肉类、肝、肾、心等内脏和禽蛋、乳等含有丰富的维生素 B_{12} 的食物中叶酸经烹饪后会丧失 50%～90%，维生素 B_{12} 将丧失 10%～30%。有些溶血性贫血患者忌食某些酸性食物和药物；恶性血液系统肿瘤患者化疗后食欲极度下降，应给予流质、低脂、易消化饮食。

3. 心理护理 针对贫血患者的不同特点，耐心细致地做好必要的疏导和解释工作。同时，主动带领患者熟悉病室环境及医护人员，消除其陌生恐惧心理；及时发现患者的需要，讲明诊疗目的、意义、方法，药物治疗的作用、用法以及新的治疗方法与技术，鼓励患者正视疾病，乐于配合治疗及护理。

【护理评价】

患者活动后有无疲乏无力及头晕、心悸，有无呼吸困难、脉搏增快等。

二、出血倾向

出血倾向(bleeding tendency)是指由于止血和凝血功能障碍而引起的机体自发性多部位出血和(或)轻微损伤后出血不止的一种症状,如皮肤黏膜反复自发出血或外伤后出血延长、不易控制的鼻出血、牙龈出血、关节出血、血尿、消化道出血、子宫出血等,出血部位可遍及全身。出血过急、过多易致严重贫血甚至危及生命。

【护理评估】

(一)健康史

注意询问和观察患者出血发生的时间、部位、范围;有无原因或诱因,出血的表现形式,有无内脏出血,女性患者的月经情况;患者的饮食营养状况;有无肝病、肾病、消化系统疾病。

(二)病因

常见的病因如下。

1. 血管壁异常 如遗传性出血性毛细血管扩张症、过敏性紫癜和某些感染性疾病等。

2. 血小板异常 如特发性血小板减少性紫癜、再生障碍性贫血、白血病、血小板无力症等。

3. 凝血机制异常 如血友病、弥散性血管内凝血(DIC)、重症肝病、尿毒症等。

4. 抗凝及纤维蛋白溶解异常 如毒蛇咬伤、抗凝药等使用不当。

(三)身体状况

重点:出血倾向患者的身体状况评估。

应注意重点评估患者有无出血的特点与体征、出血的部位和伴随症状。

1. 出血的部位 ①皮肤黏膜淤点、淤斑,多见于血管性疾病及血小板异常。②皮下软组织血肿、关节腔或内脏出血,多见于凝血异常性的疾病。③颅内出血最严重,可导致昏迷或迅速死亡。多部位出血是血液病出血的特点。

2. 出血程度 ①轻度出血:一次出血量小于 500 mL,无明显临床征象。②中度出血:出血量为 500～1000 mL,收缩压低于 90 mmHg。③重度出血:出血量大于 1000 mL,收缩压低于 60 mmHg,心率在 120 次/分以上。

3. 伴随症状 患者常有口腔黏膜血疱,提示血小板明显减少,是严重出血的征兆;呕血、黑便,提示消化道出血;突然视物模糊、呼吸急促、喷射性呕吐、颈项强直,提示颅内出血;伴贫血、肝脾淋巴结肿大、骨骼疼痛时,提示血液系统恶性肿瘤;大量出血特别伴头昏、乏力、心悸、心动过速、血压下降、大汗淋漓,提示失血性休克。

(四)辅助检查

1. 筛选试验 初步判断出血的原因。主要包括:①血管壁有无异常:出血时间(BT)、毛细血管脆性试验。②血小板有无异常:血小板计数、血块收缩试验、出血时间(BT)、毛细血管脆性试验。③凝血异常:凝血时间(CT)、活化部分凝血活酶时间(APTT)、凝血酶原时间(PT)、凝血酶时间(TT)等。

2. 确诊试验 ①血小板及血管性异常:毛细血管镜、血小板形态、血小板黏附及聚集功能、血小板相关抗体测定等。②凝血功能障碍:凝血黏附时间纠正试验及凝血酶原时间纠正试验等。③抗凝异常:AT-Ⅲ抗原及活性。④纤容异常:鱼精蛋白副凝试验。

(五)心理-社会状况

患者常因反复出血影响学习、工作、社交活动;急性出血者易引起紧张、恐惧心理;关节腔出血者也易出现紧张、恐惧等情绪变化;慢性出血者易产生悲观、抑郁情绪。

【首要护理诊断/问题】

有受伤的危险:出血　与血管壁异常、血小板减少、凝血因子缺乏有关。

【次要护理诊断/问题】

恐惧　与反复出血尤其是大出血有关。

【护理目标】

患者不发生出血或出血时能被及时发现并处理;紧张、恐惧等负性心理减轻或消失。

【护理措施】

课堂互动

患者出现了剧烈头痛、呕吐等症状,请判断出血部位。护理措施有哪些?

1. 病情观察 注意观察出血部位、出血量、出血范围,尤其应注意有无新出血、内脏出血及颅内出血的征象,结合相关实验室检查结果做出正确判断,便于及时抢救与护理配合。

2. 一般护理

(1) 休息:轻度出血的患者应适当活动,避免剧烈或易导致损伤的活动,以减少出血的危险。急性出血的患者应卧床休息,大出血的患者应绝对卧床休息,主要是由于活动时血压较高、血流加速,不利于止血。

(2) 饮食:提供高蛋白、高维生素、易消化的食物,尤其是富含维生素C及维生素D的食物,鼓励患者多食水果、蔬菜,禁酒,忌食刺激性食物。过敏性紫癜患者应避免吃可能发生过敏的食物,如鸡蛋、牛奶、鱼、虾、蟹及其他海产品等。

3. 预防出血

重点:出血倾向的护理措施。

(1) 皮肤出血的预防与护理:保持皮肤清洁,床单位平整,被褥轻软,衣着宽松,不穿高跟鞋,避免扑打、拳击。勤剪指甲,不用剃须刀片刮胡须,防止皮肤摩擦、抓伤、损伤及肢体受压。沐浴或清洗时避免水温过高或过于用力擦洗,高热患者禁用乙醇或者温水擦浴降温。各项护理操作应轻柔,尽量少用注射药物,对必须肌内注射或静脉注射者,应尽可能选用小针头,注射和穿刺部位交替使用,穿刺时避免用力拍打,结扎压脉带不宜过紧和过长,防止结扎过紧导致皮下血管损伤出血。注射后局部加压时间应适当延长。行骨髓穿刺时,应用敷料加压包扎,并观察注射或穿刺部位的渗血情况。

(2) 鼻出血的预防与护理:保持室内湿度为50%~60%,鼻腔干燥者可用棉签蘸取少许液状石蜡或抗生素软膏轻轻涂擦鼻腔;避免人为诱发出血,勿用手指挖鼻腔或人为剥去鼻腔内血痂,或外力撞击鼻部;少量出血时,可以用棉球或明胶海绵填塞,或局部冷敷;出血严重时可用凡士林油条纱布进行后鼻孔填塞术,术后定时用无菌液状石蜡滴入,以保持鼻黏膜湿润。

(3) 口腔、牙龈出血的预防与护理:避免用牙签剔牙及用硬牙刷刷牙,以防牙龈出血;牙龈渗血时,用冷开水漱口,遵医嘱局部用肾上腺素棉球或明胶海绵片贴敷,保持口腔卫生,每4~8 h用软毛刷或纱布球及非酒精类漱口液(如生理盐水)清洁口腔,清除口腔异味。口腔黏膜出血时,用生理盐水棉签清洁口腔,已结痂的血块不宜擦掉,以免引起再出血。

(4) 内脏出血的预防与护理:①呕血、便血时,应观察并记录呕吐物、排泄物的颜色、量、性质和次数,定时测量生命体征,记录出血量。少量出血时,可进无刺激性的流质饮食。大量出血时,应暂禁食,待出血停止24 h后可给予流质饮食,逐渐过渡为普通饮食。呕血时,患者头应偏向一侧,防止窒息,遵医嘱迅速建立有效静脉通道,补充血容量。②阴道出血时,要保持会阴部清洁,防止泌尿生殖系统感染。③关节腔出血或深部组织血肿时,应评估血肿和出血部位、范围、出血量,并指导患者抬高患肢,给予冰袋冷敷和压迫止血。④眼底出血时,嘱患者卧床休息,不能揉擦眼球,防止再出血或出血加重。⑤观察有无颅内出血的征象,患者一旦有头痛、恶心、呕吐、视力模糊、瞳孔大小不等甚至昏迷等时,应立即将患者置于去枕平卧位,头偏向一侧,吸氧,保持呼吸道通畅,头部置冰袋,建立静脉输液通道,密切监测并记录血压、呼吸、脉搏、瞳孔、神志的变化。颅内出血是血液病患者死亡的主要原因之一。保持大便通畅,防止排便用力过猛而诱发颅内出血。

4. 心理护理 安慰患者,耐心细致地解答患者提出的问题,谈话语速要慢,语调要平静,态度要和蔼。鼓励患者表达自己的感受。

【护理评价】

患者有无出血或出血是否逐渐控制;有无紧张、恐惧、焦虑等不良情绪。

三、继发感染

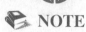

由于正常白细胞数量减少和成熟障碍导致功能异常,机体免疫力降低,贫血和化疗等影响,血液病患者容易发生感染。继发感染是白血病患者最常见的死亡原因之一。

【护理评估】

(一) 健康史

重点评估继发感染的病因、诱因、发热特点、感染部位、程度和伴随症状。常见诱因如受凉、进食不洁食物、感染性疾病接触史(如呼吸道感染或其他传染病)、皮肤黏膜破损、组织受伤等。常见病因有白血病、再生障碍性贫血、淋巴瘤等。

(二) 身体评估

> **课堂互动**
>
> 血液病患者常见的感染部位有哪些?

发热是最常见的症状。评估患者的生命体征,尤其是体温的变化。

1. 感染的部位及症状 感染可发生在各个部位,多见于口腔黏膜、咽及扁桃体、肺部、泌尿道以及肛周皮肤,严重时可发展成败血症。其中以口腔炎、牙龈炎、咽峡炎最常见;肺部感染、皮肤或皮下软组织化脓性感染、肛周炎、肛周脓肿等亦多见;尿道感染以女性居多。发热是继发感染最常见的症状。评估发热的程度,起病的急缓、持续时间及降温效果等。

2. 伴随症状 口腔炎:伴口腔黏膜小溃疡或糜烂。咽峡炎:伴咽部充血,扁桃体肿大。肺部感染:发热伴咳、嗽咳痰、肺部干湿啰音。皮肤软组织感染:伴皮肤红肿、溃烂。肛周炎或肛周脓肿:伴肛周局部红肿、疼痛、糜烂、出血。泌尿道感染:伴尿频、尿急、尿痛等。

(三) 辅助检查

(1) 监测白细胞计数及分类。

(2) 根据感染部位的不同,可选择胸片、尿常规、大便常规,分泌物涂片及培养加药敏试验等,协助诊断和指导治疗。

(四) 心理-社会资料

患者常因反复感染可出现忧郁,对治疗、生活失去信心。尤其是重症患者,病情复杂,治疗效果不佳和沉重的经济负担,患者常出现焦虑、悲观、沮丧、甚至绝望,家人常因压力大而心情沉重、悲观。

【首要护理诊断/问题】

体温过高 与继发感染有关。

【次要护理诊断/问题】

焦虑 与疾病治疗效果不佳等有关。

【护理目标】

患者体温恢复正常。无或减轻抑郁、悲观、焦虑等负性心理。

【护理措施】

(一) 病情观察

监测体温变化及热型,发热前有无寒战和伴随症状。观察感染部位的病情变化,同时注意心率、呼吸、脉搏、血压的变化。

(二) 一般护理

给予高蛋白、高热量、营养丰富易消化的流质或半流质饮食。注意饮食卫生,忌食生冷及不洁食物。

重点:预防感染的护理措施。

(三) 预防感染

> **课堂互动**
>
> 如何预防血液病感染?

1. 预防皮肤感染 保持皮肤清洁、干燥,患者勤剪指甲，勤淋浴，勤换衣裤，宜穿透气、棉质衣服；注意保暖，防止受凉；高热患者应及时擦洗和随时更换汗湿的衣物、被套、被单；年老体弱长期卧床者，每天用温水擦洗皮肤，按摩受压部位，协助翻身，预防压疮、溃疡；女性患者应注意会阴部清洁，每天清洗会阴部 2 次，月经期间增加清洗次数。

2. 预防口腔感染 每天口腔护理 4 次，根据口腔 pH 值酌情选择 1～2 种漱口液（3% 硼酸、碳酸氢钠溶液、呋喃西林溶液等）于进餐前后、睡前、晨起正确漱口，每次含漱 30 s；口腔黏膜有溃疡时，可增加漱口次数；合并真菌感染时，用 2.5% 制霉菌素溶液含漱；出现口腔黏膜疼痛影响进食与睡眠时，可给予生理盐水 200 mL 和利多卡因 200 mg 分次含漱。

3. 预防肛周感染 睡前、便后用 1∶5000 高锰酸钾溶液坐浴，每次 15～20 min。保持大便通畅预防肛裂；有痔疮、肛裂或肛周感染者，给予局部湿热药敷。

4. 预防院内感染

（1）保持病室整洁，空气新鲜，每天通风换气 2 次，每次 30 min，每天空气消毒 1～2 次，每次 20～30 min，定期用消毒液擦拭家具、地面。限制探视的人数、次数。

（2）中性粒细胞≤0.5×10^9/L 为粒细胞缺乏症，应对患者给予保护性隔离，有条件者可安排在无菌隔离室或层流室，并告诉家属，凡有呼吸道感染或其他传染病者，应避免与患者接触，探视者应戴口罩才能进入病室内，接触患者之前要认真洗手。

（3）进行各项治疗及护理操作时，严格执行无菌操作原则，避免各种导管及注射途径的感染。

（四）发热护理

（1）病室应舒适、安静、空气清新，避免噪声、直射光照。适宜的室温可防止不必要的能量消耗。

（2）鼓励患者多饮水，每天 2000 mL 以上，补充机体水分的消耗。高热者应卧床休息，降低基础代谢率。

（3）高热患者给予物理降温。如前额、腋下、腹股沟等处局部冷敷，32～34 ℃温水擦浴，4 ℃冰盐水灌肠等，有出血倾向者禁用乙醇擦浴，以避免局部血管扩张引起再出血。物理降温无效时，遵医嘱应用药物降温，密切观察用药后的反应，慎用解热镇痛药。

（五）用药护理

遵医嘱及时准确使用抗生素。重症患者可早期、足量、联合用药。抗生素要现配现用，以保证药物的有效浓度和疗效。长期使用抗生素的患者，应密切观察有无口腔黏膜二重感染征象。

【护理评价】

患者呼吸道、口腔、皮肤、泌尿道等是否发生感染；是否及时处理；体温逐渐恢复正常并保持稳定。

任务二　贫血患者的护理

学习目标

1. 了解贫血的辅助检查。
2. 熟悉贫血的分类。
3. 掌握贫血的临床表现与护理措施。

一、概述

贫血（anemia）是指人体外周血液中单位容积内血红蛋白浓度、红细胞计数和（或）血红细胞容量减少,低于同年龄、同性别、同地区的正常标准。临床上,血红蛋白浓度是诊断和判断贫血最主要的指标。在我国海平面地区,成人血红蛋白测定:男性低于 120 g/L、女性低于 110 g/L,孕妇低于 100 g/L,可诊断为贫血。但婴儿、儿童及妊娠期妇女的血红蛋白浓度较低,久居高原地区居民的血红蛋白正常值比海平面地区居民的高。同时,妊娠、低蛋白血症、充血性心力衰竭、脾大等,易被误诊为贫血。贫血是许多疾病的临床症状,不是一种独立的疾病,如慢性肝炎、慢性肾炎、恶性肿瘤、各种原因的失血等均可引起贫血。

【分类】

基于不同的临床特点,贫血有不同的分类。

(一) 根据红细胞形态特点分类

贫血常根据红细胞形态、红细胞平均体积(MCV)和红细胞平均血红蛋白浓度(MCHC)分为大细胞性贫血、正常细胞性贫血和小细胞低色素性贫血(表 6-2-1)。

表 6-2-1　贫血按红细胞形态分类

类　　型	MCV/fL	MCHC/(%)	常见疾病
大细胞性贫血	>100	32~35	巨幼红细胞性贫血
正常细胞性贫血	80~100	32~35	再生障碍性贫血、急性失血性贫血
小细胞低色素性贫血	<80	<32	缺铁性贫血

(二) 根据血红蛋白浓度分类

重点:贫血按严重程度分类和贫血的临床表现。

贫血也可根据血红蛋白浓度来划分其严重程度,分为轻度、中度、重度和极重度贫血(表 6-2-2)。

表 6-2-2　贫血按严重程度分类

Hb 浓度/(g/L)	<30	30~60	60~90	>90
贫血程度	极重度	重度	中度	轻度

(三) 根据病因及发病机制

1. 红细胞生成减少　包括骨髓造血功能障碍和造血原料不足。

2. 红细胞破坏过多　包括各种原因导致的溶血。

3. 失血　包括急性和慢性失血。

> **课堂互动**
>
> 女性,30 岁,因晕厥急诊入院,患有痔疮,检查 Hb 52 g/L,问该患者的贫血程度如何划分?贫血的病因是什么?

【身体状况】

1. 神经肌肉系统　贫血常见的症状有疲乏无力、头痛、头晕、耳鸣、晕厥、失眠、畏寒、记忆力衰退、注意力不集中。主要由于贫血导致脑组织缺氧所致。肢端麻木可由贫血并发的末梢神经炎所致。

2. 皮肤、黏膜　皮肤黏膜苍白是贫血最突出的体征,主要检查部位为睑结膜、口唇、指甲及手掌等。

3. 呼吸循环系统　轻度贫血对心肺功能影响不明显。中度贫血者体力活动后可出现心悸、气短。严重贫血者轻微活动或休息状态均可发生呼吸困难,二尖瓣区或肺动脉瓣区可听到柔和的收缩期杂音,可引起心脏扩大、心力衰竭。心电图可出现窦性心动过速、窦性心律不齐,ST 段压低,T 波低平或倒置,有时可出现心室肥厚的心电图。

4. 消化系统表现　常出现食欲减低、厌食、恶心、胃肠胀气、腹泻或便秘、舌炎和口腔炎等症状,主要由胃肠黏膜缺氧引起消化液分泌减少和胃肠功能紊乱。

5. 泌尿生殖系统　可出现多尿、尿比重低、轻度蛋白尿和肾功能障碍,男性性功能减退,女性月经失调等。

【辅助检查】

1. 血常规检查 可以确定有无贫血，贫血是否伴有白细胞、血小板数量变化。红细胞体积参数反映红细胞大小及血红蛋白改变，明确贫血的病因及发病机制，血红蛋白为贫血的严重程度判定提供依据。

2. 骨髓检查 包括骨髓细胞涂片和骨髓活检，提示贫血时造血功能的高低及造血组织是否出现肿瘤性改变，是否有坏死、纤维化，是否有髓外肿瘤浸润等。

【处理要点】

1. 病因治疗 积极寻找和去除病因、针对发病机制治疗是治疗贫血的关键环节。慢性失血只有根治出血原因，才能纠正贫血并彻底治愈。缺铁性贫血需补充铁剂治疗；巨幼细胞性贫血需补充叶酸或维生素 B_{12} 治疗；溶血性贫血则采用糖皮质激素或行脾切除；免疫相关性贫血采用免疫抑制剂；造血干细胞致异常性贫血采用干细胞移植；各类继发性贫血要治疗原发病等。

2. 对症及支持治疗 输血是治疗贫血的主要方法，其目的是短期改善贫血，恢复血容量，缓解组织器官的缺氧状态。重度贫血患者、老年或合并心肺功能不全者应输红细胞，急性大量失血患者应及时输全血或红细胞及血浆；对贫血合并出血者应根据出血机制不同采取不同的止血措施，如重度血小板减少应输血小板，肝功能异常补充肝源性凝血因子，消化性溃疡应予制酸、抗菌和保护胃黏膜治疗；对贫血合并感染者应酌情抗感染治疗。

二、缺铁性贫血患者的护理

学习目标

1. 了解铁的代谢过程。
2. 熟悉缺铁性贫血的病因、发病机制。
3. 掌握缺铁性贫血的护理评估与护理措施。
4. 学会对缺铁性贫血患者实施相应的健康指导。

情景导入

患者，女，38 岁，半年前不全流产，月经不正常，20～24 天为 1 个周期，每次持续 10 天左右，月经量多。1 个月来出现头晕、乏力、食欲下降。

查体：慢性病容，睑结膜苍白，皮肤干燥、晦暗，心率 102 次/分。

缺铁性贫血(iron deficiency anemia，IDA)是指体内储存铁缺乏，使血红蛋白合成减少，红细胞生成受阻而引起的一种小细胞低色素性贫血。它是贫血中最常见的一种，以生长发育期的儿童和育龄妇女发病率较高，在多数发展中国家，约 2/3 的儿童和育龄期妇女缺铁，其中 1/3 患有缺铁性贫血。而在发达国家，约有 20%的育龄妇女和 40%的孕妇患病，50%的儿童患病，而成年男性只有 10%。

【铁代谢】

1. 铁的分布 铁在体内广泛分布于各组织，可分为两部分：①功能状态铁，如血红蛋白铁(占体内铁 67%)，肌红蛋白铁，存在于细胞某些酶类中的铁。②储存铁(29%)，包括铁蛋白和含铁血黄素。正常成人体内含铁总量男性为 50～55 mg/kg，女性为 35～40 mg/kg。

2. 铁的来源与吸收 正常成人用于造血的需铁量每天为 20～25 mg，主要来源于衰老的红细胞破坏释放的铁，其次，来源于食物中吸收的铁。主要吸收部位在十二指肠及空肠上段。成人从食物中吸收铁 1～2 mg/d，孕、乳妇为 2～4 mg。人对动物食品的铁吸收率较高，可达 20%，人对植物食品的铁吸收率较低，为 1%～7%。影响吸收的因素有食物铁状态、胃肠功能、体内铁储存量、骨髓造血状态及某些药物等。其中:①胃酸和维生素C能使三价铁还原成二价铁,以便于吸收,同时可使铁稳定在溶解状态,防止再氧化为三价铁。②肠黏膜能根据体内储存铁的情况,调节其吸收。当体内储存铁丰富,铁蛋白处于饱和状态时,铁的吸收就减少,相反则增多。

3. 铁的转运和利用 吸收入血的二价铁大部分被氧化为三价铁,与血浆转铁蛋白结合成为运铁蛋白复合体(血清铁)后运送到组织,或通过幼红细胞膜转铁蛋白受体胞饮入细胞内,再与转铁蛋白分离并还原成二价铁,参与形成血红蛋白。

4. 铁的储存和排泄 多余的铁主要以铁蛋白和含铁血黄素的形式储存在肝、脾、骨髓、肠黏膜等器官的单核-巨噬细胞系统,当体内需铁量增加时,铁蛋白解离后可利用。正常成年男性储存铁为1000 mg,女性为300～400 mg,正常人每天铁排泄不超过1 mg,主要由胆汁或粪便排泄,育龄妇女主要通过月经、妊娠、哺乳而丢失。

【病因及发病机制】

(一)病因

重点:缺铁性贫血的病因。

1. 需铁量增加而摄入不足 需铁量增加而摄入不足是妇女、儿童缺铁性贫血的主要原因。婴幼儿、青少年、妊娠和哺乳期的妇女需铁量增加,如果饮食结构不合理或挑食偏食而导致铁摄入不足,则易引起缺铁性贫血。人工喂养的婴儿,以牛乳、谷类等含铁量较低的食物为主,不及时补充含铁较多的食品,也易引起缺铁性贫血。

2. 铁吸收不良 铁主要在十二指肠及空肠上段吸收,胃酸缺乏或胃肠黏膜吸收功能障碍均会影响铁的吸收。如胃大部切除、胃空肠吻合术后、慢性萎缩性胃炎、长期不明原因的腹泻以及服用制酸药等。

3. 铁丢失过多 慢性失血是成人缺铁性贫血最多见、最重要的原因。反复多次或持续小量的失血,如消化道溃疡、肠息肉、肠道肿瘤、月经过多、钩虫病、痔疮等,会使铁的丢失增多,体内储存铁逐渐消耗。

(二)发病机制

课堂互动

缺铁性贫血的病因有哪些?该患者的病因是什么?

1. 缺铁对铁代谢的影响 当体内储存铁降低到不足以补偿功能状态的铁时,铁代谢指标发生异常,铁蛋白、含铁血黄素降低,血清铁和转铁蛋白饱和度降低、总铁结合力和未结合铁的转铁蛋白升高。

2. 缺铁对造血系统的影响 红细胞内缺铁,血红素合成障碍。大量原卟啉不能与铁结合成为血红素,以游离原卟啉的形式积累在红细胞内或与锌原子结合成为锌原卟啉,血红蛋白生成减少,红细胞胞浆少、体积小,为小细胞低色素性贫血。严重时粒细胞、血小板的生成也减少。

3. 缺铁对组织细胞代谢的影响 组织缺铁,细胞中的含铁酶和铁依赖酶的活性降低,进而影响患者的精神、行为、体力、免疫功能及患儿的生长发育和智力。缺铁可引起黏膜组织病变和外胚叶组织营养障碍。

【护理评估】

(一)健康史

询问患者是否有与缺铁性贫血相关的病因、诱因,如有无饮食结构不合理,有无吸收不良或丢失过多的原因,有无特殊用药史,家族史和个人史;评估患者目前的状况,如体重、睡眠、食欲及治疗经过。

重点:缺铁性贫血的身体状况。

(二)身体状况

课堂互动

缺铁性贫血患者的身体状况有哪些?该患者有什么表现?

1. 贫血的表现 如面色苍白、疲倦乏力、头晕、心悸气急、耳鸣等。

2. 缺铁原发病的表现 如消化性溃疡、肿瘤或痔疮导致的黑便、血便或腹部不适,肠道寄生虫感染导致的腹痛或大便性状改变，妇女月经过多等。

3. 缺铁性贫血的特殊表现

(1) 组织缺铁表现：口角炎、舌炎、舌乳头萎缩，严重者引起吞咽困难，或咽下梗阻感等黏膜损害的表现；皮肤干燥、角化、萎缩、无光泽、毛发干枯易脱落，指(趾)甲扁平、不光整、脆薄易裂、甚至反甲(勺状甲)。

(2) 神经精神系统异常表现：患者可有神经、精神系统异常，如易激动、烦躁、头痛、易动，以儿童多见。少数患者有异食癖，喜吃生米、泥土、石子、茶叶等。儿童较明显。约 1/3 患者出现神经痛、末梢神经炎，严重者可出现颅内压增高，幼儿严重者可出现智能障碍等。

（三）辅助检查

1. 血象 典型血象为小细胞低色素性贫血。红细胞体积较正常小，形态不一，大小不等，中心淡染区扩大。MCV、MCHC 值均降低。网织红细胞正常或轻度增高。白细胞和血小板计数可正常或降低。

2. 骨髓象 增生活跃或明显活跃。以红系增生为主，粒系和巨核系无明显异常。红系中以中晚幼红细胞为主，体积变小、核染色质致密、胞浆少，边缘不整齐，有血红蛋白形成不良的表现。

3. 铁代谢的生化检查 血清铁(ST)降低(<8.95 μmol/L)，血清总铁结合力(TIBC)升高(>64.44 μmol/L)，转铁蛋白饱和度(TS)降低(<15%)。血清铁蛋白(SF)测定可准确反映体内储存铁情况(<12 μg/L)，可作为早期诊断储存铁缺乏的一个常用指标。骨髓涂片用亚铁氰化钾染色(普鲁士蓝反应)后，在骨髓小粒中无深蓝色的含铁血红素颗粒，在幼红细胞内铁小粒减少或消失，铁粒幼细胞计数<15%。

4. 红细胞内卟啉代谢 红细胞游离原卟啉在缺铁时其值升高(>0.9 μmol/L)(全血)，为诊断的一项较灵敏的指标。

（四）心理状况

患者会因疲倦乏力而感到工作能力下降，容易产生焦虑、烦躁和激动，和家人、同事关系紧张。少数患者会有不良的饮食习惯，如挑食、偏食等。

（五）治疗要点

1. 病因治疗 纠正贫血、防止复发的关键环节。一旦病因或原发病确诊后，要积极治疗。如幽门螺杆菌感染者，给予有效的抗菌药物治疗。

2. 补铁治疗 治疗缺铁性贫血的主要方法。首选口服铁剂，如硫酸亚铁，每次 0.3 g，每天 3 次；或琥珀酸亚铁 0.1 g，每天 3 次；新型口服铁剂，如多糖铁复合物(力蜚能)，其胃肠道反应少，易吸收。若口服铁剂不能耐受或胃肠道病变影响铁的吸收，可注射铁剂治疗。注射前，必须计算补充铁剂总量，避免过量致铁中毒。

计算公式如下：

$$\text{注射铁总量(mg)}=[150-\text{患者 Hb(g/L)}]\times\text{体重(kg)}\times 0.33$$

常用右旋糖酐铁，成人剂量为 50～100 mg，深部肌内注射或稀释后静脉注射，每天 1 次，直到完成总量。

【首要护理诊断/问题】

营养失调：低于机体需要量 与铁摄入不足、吸收不良、需要增加或丢失过多有关。

【次要护理诊断/问题】

(1) 活动无耐力 与缺铁性贫血引起全身组织缺血、缺氧有关。

(2) 有感染的危险 与严重贫血引起营养缺乏和衰弱有关。

(3) 潜在并发症：贫血性心脏病。

【护理目标】

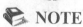

患者能叙述引起缺铁的原因,营养失调得到改善,达到营养平衡,缺铁状况得到纠正,能满足机体需要。

【护理措施】

(一) 病情观察

观察患者的面色、皮肤、黏膜,以及自觉症状如心悸、气促、头晕等有无改善,定期监测血象、血清铁蛋白等生化指标,判断药物的疗效。

课堂互动

该患者的护理措施有哪些?

重点:缺铁性贫血的饮食护理和用药护理。

(二) 饮食护理

1. 纠正不良饮食习惯 改变饮食习惯,做到不偏食、不挑食。指导患者保持均衡饮食,定时、定量,细嚼慢咽,尽可能避免无规律、无节制和进食刺激性强的食物。

2. 增加含铁丰富的食物并促进吸收 进食高蛋白、高维生素、高热量且含铁丰富、易吸收的食品或铁强化食物,是预防和辅助治疗缺铁性贫血的重要措施。同时改变不合理的饮食结构和搭配,如富含铁的食物与牛奶、浓茶等同服,牛奶改变胃内的酸性环境,浓茶与咖啡中的鞣酸与食物中的铁结合都阻碍铁的吸收。在合理的饮食结构和搭配的同时,应指导患者多吃富含维生素C的食物或口服维生素C,可增加铁的吸收。

(三) 用药护理

合理使用铁剂并向患者说明应用铁剂治疗的目的,给予必要的指导,密切观察并预防不良反应。

1. 口服铁剂的护理 ①口服铁剂常引起恶心、呕吐及胃部不适等不良反应,为预防或减轻胃肠道反应,建议患者餐后或餐中服用,避免空腹服药,如不能耐受可从小剂量开始。②谷类、乳类、茶、咖啡以及一些药物(如抗酸药及H_2受体阻滞剂)都可影响铁的吸收,应避免铁剂与之同时服用。同时,为促进铁的吸收,可服用维生素C、乳酸或稀盐酸等酸性药物或食物。③口服液体铁剂时须使用吸管,将药液吸至舌根部咽下,再喝温开水并漱口,避免牙齿及舌被染黑。④服铁剂期间,粪便会变成黑色,其原因是铁与肠内硫化氢作用而生成黑褐色的硫化亚铁,应做好解释以消除顾虑。⑤铁剂治疗强调按剂量、按疗程服药,定期检查以判断疗效。治疗1周左右网织红细胞数开始上升,2周左右血红蛋白增加可作为有效的指标,1～2个月后血红蛋白达正常。为补足体内储存铁,患者仍继续服用铁剂3～6个月,或患者血清铁蛋白>50 μg/L停药,避免药液过量而引起中毒。

2. 注射铁剂的护理 注射铁剂的不良反应有注射部位局部肿痛、硬结,皮肤染黑和过敏反应。过敏反应主要表现为面部潮红、头痛、肌肉关节痛和荨麻疹等,严重者可发生过敏性休克。注射时备好肾上腺素,做好急救准备。部分患者用药后可出现尿频、尿急,应嘱其多饮水。为避免硬结形成和药液溢出使皮肤染黑,可采用以下措施:①铁剂注射宜深,经常更换注射部位以促进吸收,避开皮肤暴露部位。②抽取药液后,更换注射针头。③采用Z形注射法或留空气注射法,以免药液溢出。

3. 铁中毒的预防及护理 急性铁中毒多发生在儿童,常因误服或超量服用铁剂引起。主要表现为头晕、恶心、呕吐、腹泻、腹痛、消化道出血、休克等,严重者可致昏迷、惊厥等,甚至死亡。慢性铁中毒多发生在45岁以上的中老年人,男性居多。慢性铁中毒症状:肝、脾有大量铁沉着,可表现为肝硬化、骨质疏松、软骨钙化、皮肤呈棕黑色或灰暗、胰岛素分泌减少而导致糖尿病。对于青少年还会使生殖器官的发育受到影响。主要采用的措施如下:①告诫患者严格按医嘱服药,勿自行加大服药剂量,或一次大剂量服药,并严防儿童误服。②注射铁剂时计算铁总量,避免长期服用铁剂或从食物中摄入铁过多。

（四）心理护理

应帮助患者及家属掌握本病的有关知识，解释缺铁性贫血的治疗效果，以消除患者的心理障碍，使其树立信心坚持治疗。

（五）健康指导

1. 加强疾病预防指导 为预防缺铁性贫血的发生，应重视在易患人群中开展卫生知识教育，如婴幼儿生长期应及时添加含铁丰富且吸收率高的食品，并注意合理搭配膳食，提倡母乳喂养，以谷类或牛奶为主食的婴幼儿可加铁剂强化食物；妊娠后期、哺乳期妇女、早产儿2个月左右可给小剂量铁剂预防；及时治疗各种慢性失血性疾病，如月经过多、消化性溃疡、肛痔出血等。

2. 加强疾病知识指导 宣教疾病知识，提高患者及家属对疾病的认识，如缺铁性贫血的病因、症状、治疗和护理。告知疾病监测内容如呼吸、心率的变化，缺铁性贫血的一般症状和特殊表现，实验室检查等。使患者和家属主动参与到疾病的治疗与康复中。

【护理评价】

患者活动后是否出现头晕、呼吸困难、脉搏增快，是否有疲乏或软弱无力；饮食结构是否合理，食欲减低、不良饮食习惯是否得到纠正，缺铁的病因是否消除，储存铁有无恢复正常。

知识链接

铁强化酱油预防缺铁性贫血

原卫生部于1999年批准NaFeEDTA为食品营养强化剂，列入《食品添加剂使用标准》(1999年增补品种)，并在2002年批准NaFeEDTA扩大应用范围(在酱油中使用)，将之列入《食品添加剂使用卫生标准》(2002年增补品种)。中国疾病预防控制中心食物强化办公室在(原)卫生部的支持下，在全球营养改善联盟等国际组织的资助下，于2003年启动"应用铁强化酱油预防和控制铁缺乏和缺铁性贫血项目"一期。据悉，现已在全国30个省试点市(县)寄宿制学校推广应用，试点地区寄宿制学校铁强化酱油覆盖率达90%以上。

三、再生障碍性贫血患者的护理

学习目标

1. 了解再生障碍性贫血的概念及发病机制。
2. 熟悉再生障碍性贫血的实验室检查。
3. 掌握再生障碍性贫血的护理评估与护理措施。
4. 学会对再生障碍性贫血患者实施相应的健康指导。

情景导入

患者，男，40岁，发热4天，咽痛、咳嗽、胸痛，近2天牙龈出血不止，急诊入院。

查体：T 39 ℃，P 110次/分，R 24次/分，BP 120/80 mmHg，意识清楚，面色苍白，咽部充血红肿，扁桃体Ⅱ度肿大，心、肺无异常，肝、脾、淋巴结未触及。

再生障碍性贫血(aplastic anemia，AA)简称再障，是一种获得性骨髓造血功能衰竭症，由多种原因导致造血干细胞的数量减少和功能障碍所引起的一种贫血。主要表现为骨髓造血功能低下、进行性全血细胞减少、贫血、出血和感染。

再障的年发病率在我国是7.4/100万,日本为(14.7～24.0)/100万,欧美为(4.7～13.7)/100万;各年龄段均可发生,老年人发病率较高,男、女性发病率无明显差异。

【病因及发病机制】

(一) 病因

本病病因不明确。50%以上患者无明确病因,可能与遗传因素有关,称为原发性再障。继发性再障可能与下列因素有关。

1. 药物及化学因素 药物及化学因素是再障最常见的致病因素。特别是氯霉素类抗生素、磺胺药、抗肿瘤化疗药物以及苯等,其中以氯霉素最多见。此类药物与所用剂量无关,与个体的敏感性有关。化学物质主要以苯及其衍生物最常见,如油漆、染料和塑料,此类物质的致病作用与剂量有关。

2. 病毒感染 肝炎病毒、流感病毒、EB病毒等。其中病毒性肝炎与再障的关系较明确,尤其是丙型病毒性肝炎,其次是乙型病毒性肝炎,统称病毒性肝炎相关性再障,预后差。

3. 物理因素 长期接触各种电离辐射如X射线、γ射线及其他放射性物质等,阻碍DNA复制,抑制细胞有丝分裂,导致造血干细胞减少,破坏骨髓微循环。

4. 其他因素 系统性红斑狼疮、慢性肾功能衰竭、阵发性睡眠性血红蛋白尿等疾病可发展成再障。

(二) 发病机制

1. 造血干/祖细胞("种子")缺陷 再障患者骨髓 $CD34^{+}$ 细胞较正常人少,具有自我更新及长期培养启动能力的细胞也明显减少,造血干/祖细胞集落形成能力显著降低,体外对造血生长因子反应差,免疫抑制治疗后恢复造血不完整。

2. 造血微环境("土壤")异常 再障患者骨髓活检除发现造血细胞减少外,还有骨髓"脂肪化",部分再障患者骨髓基质细胞体外培养生长不良。

> **课堂互动**
> 该病的常见病因有哪些?

3. 免疫异常 再障患者淋巴细胞比例增高,T淋巴细胞亚群失衡。

【护理评估】

(一) 健康史

了解患者工作和生活环境是否接触有害物质,是否在入院前服用过易致再障的药物。对育龄期妇女,还要询问孕育史。

(二) 身体状况

重点:再障患者的临床表现。

再障患者主要的身体状况表现为进行性贫血、出血、感染,多无肝、脾、淋巴结肿大。根据身体状况表现可分为重型再障和非重型再障。

1. 重型再障(SAA) 起病急,进展快,病情重。少数由非重型再障进展而来。感染和出血常为首发症状。

(1) 贫血:患者出现面色苍白、乏力、头昏、心悸和气短等症状,且进行性加重。

(2) 感染:多数患者出现发热,T 39 ℃以上,少数患者自发病到死亡均处于难以控制的高热状态之中。感染细菌主要以革兰阴性杆菌、金黄色葡萄球菌和真菌为主;感染部位以呼吸道最常见,其次为消化道、泌尿生殖道等。

(3) 出血:出血部位较广泛,皮肤可有出血点或者大片淤斑,黏膜可有血泡,可有鼻出血、牙龈出血等,可有呕血、咯血、血尿甚至颅内出血等内脏出血,颅内出血常可致其死亡。

2. 非重型再障 起病和进展都较缓慢,以贫血为主要表现,感染、出血的程度较重型再障轻,也易控制。久治无效者甚至可发生颅内出血。

(三) 辅助检查

1. 血象 全血细胞减少,淋巴细胞比例相对较高,网织红细胞绝对值低于正常。属正细胞正色素性贫血。

2. 骨髓检查 确诊再障的主要依据。重型再障患者骨髓增生低下或极度低下,粒系、红系、巨核系三系细胞增生受抑制,细胞数量明显减少,常无巨核细胞。非重型再障患者骨髓增生减低或有呈灶性增生,三系细胞不同程度减少,淋巴细胞相对增多。

(四) 心理-社会状况

重型再障患者病情较重,治疗预后差,患者会出现紧张、恐惧、情绪低落或悲观失望;长期应用激素和免疫抑制剂治疗,使体型或外貌发生改变,会产生自卑或烦恼,不愿参加社交活动。

(五) 治疗要点

再障的治疗原则为去除病因,加强支持和对症治疗,促进骨髓造血功能恢复。

1. 支持对症治疗

(1) 加强防护措施:注意个人卫生,严格执行无菌操作制度,使用抗生素,预防和控制感染;停用或禁用对骨髓有抑制的药物。

(2) 制止出血:皮肤、黏膜出血可用糖皮质激素;出血严重或有内脏出血可输血小板悬液;女性月经过多,可于月经前7～10天预防性用药。

(3) 纠正贫血:血红蛋白<60 g/L并有明显缺氧者,可输注红细胞悬液。有条件者确诊后应及早进行HLA配型,有利于骨髓移植和选择合适的献血者。

2. 针对发病机制的治疗

(1) 改善微循环药物:一叶萩碱等药物可改善骨髓微循环,调节骨髓血液灌注和造血功能。

(2) 促进骨髓造血:

①雄激素治疗:雄激素为非重型再障的首选药物,其作用机制是刺激肾脏产生更多的促红细胞生成素,常用丙酸睾酮50～100 mg,肌内注射,每天或隔天1次,疗程至少6个月。

②造血干细胞移植:骨髓移植、脐血输注和胎肝细胞输注。

③造血因子:主要用于重型再障的一种辅助性药物。常用药物有促红细胞生成素、粒细胞集落刺激因子。

(3) 免疫抑制剂:抗淋巴球蛋白(ALG)或抗胸腺细胞球蛋白(ATG)。

【首要护理诊断/问题】

有感染的危险　与粒细胞减少有关。

【次要护理诊断/问题】

(1) 活动无耐力　与贫血有关。

(2) 有损伤的危险:出血　与血小板减少有关。

(3) 自我形象紊乱　与丙酸睾酮引起的不良反应有关。

(4) 潜在并发症:颅内出血。

【护理目标】

患者能够生活自理,耐受一般活动。能采取正确、有效的措施预防感染,减少或避免加重出血,无颅内出血等并发症发生。

【护理措施】

(一) 病情观察

观察患者的面色、皮肤、黏膜,生命体征尤其是体温的变化。一旦发热,提示有感染存在,应

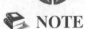

注意观察感染的症状，并配合采集实验室标本。定期监测血象。

（二）一般护理

1. 休息与活动 指导患者合理休息与活动，根据贫血程度，与患者一起制订计划，逐步提高活动耐力并防止外伤。

2. 饮食护理 高蛋白、高维生素、易消化的饮食，避免过烫、过硬、刺激性强的食物。

重点：再障患者的用药护理。

（三）用药护理

1. 遵医嘱应用丙酸睾酮 丙酸睾酮为油剂，不易吸收，常可形成硬块，甚至发生无菌性坏死，故需深部、缓慢、分层肌内注射，注意交替使用注射部位，经常检查注射部位局部有无硬结，发现硬结及时理疗，以促进吸收和防止感染。

2. 疗效及不良反应的观察 长期应用司坦唑、达那唑等雄激素类药物可损伤肝脏，治疗过程中要定期检查肝功能；ATG、ALG 可出现超敏反应、血小板减少和血清病；用药期间注意保护性隔离，预防出血和感染。定期监测网织红细胞计数和血象。观察药物疗效，通常药物治疗 1 个月左右网织红细胞上升、血红蛋白上升，3 个月后红细胞开始上升、血小板上升。

（四）心理护理

多与患者交谈，倾听患者的感受，给患者足够的关心、鼓励和照顾，使其获得心理支持，增强康复的信心；说明雄激素类药物是治疗慢性再障较有效的药物，但需要 2～3 个月才见效；介绍有关不良反应，说明病情好转后会逐渐减少药量，不良反应会消失。

（五）预防感染

护理措施参见本书相关内容。

（六）健康指导

1. 疾病知识宣教 因职业关系长期接触毒物，如放射性物质、农药、苯及其衍生物的人员，应加强卫生宣教，提高其对工作环境危害的认识，增强自我保护意识，做好防护工作或调换工作。定期检查血象。

2. 病情监测 定期体检，尤其注意血象变化。监测生命体征、体重等。指导患者学会自我照顾，如注意个人卫生和饮食卫生，饮食宜清淡、营养，适当参加户外活动，如散步、打太极拳等。

3. 用药指导 患者出院后要坚持按医嘱治疗，避免外伤、定期门诊随访。

【护理评价】

患者能说出预防感染的重要性及措施，积极配合治疗与护理，未发生感染；活动后无心悸、气短等症状，能耐受一般活动，生活自理；能采取正确、有效的措施，避免引起或加重出血，无并发症发生。

知识链接

再障治疗的基本原则

(1) 重视支持治疗，尤其是感染的预防及有效控制是治疗的关键，酌情成分输血缓解重症贫血，预防颅内出血。

(2) 分型治疗，重型再障以免疫抑制治疗(IST)或异基因造血干细胞移植为首选，非重型再障以环孢素 A(CsA)联合雄激素治疗为主。

(3) 早期诊断、早期治疗。

(4) 联合、坚持用药，不可缓解后立即停药。

（刘佳美）

任务三　出血性疾病患者的护理

学习目标

1. 了解出血性疾病的病因及发病机制。
2. 熟练掌握出血性疾病的临床表现。
3. 掌握出血性疾病的常用实验室及其他检查的临床意义。
4. 熟练掌握特发性血小板减少性紫癜急重症患者紧急处理的方法。
5. 掌握血友病的遗传规律。
6. 熟练掌握出血性疾病的护理措施。

一、特发性血小板减少性紫癜患者的护理

情景导入

患者，女，37 岁，约 1 个月前起，无明显原因下出现高热（体温 39 ℃以上），伴咽痛、乏力等。曾在当地卫生院就诊拟为“流行性感冒”，服用“百服宁”及“阿莫西林”等药物后症状好转，但病情反复，刷牙时有牙龈出血，四肢皮肤有散在大小不等的淤斑，伴月经量增多。

查体：T 36.5 ℃，P 76 次/分，R 19 次/分，BP 105/65 mmHg，患者神志清楚，焦虑，四肢皮肤有散在淤点、淤斑，呈紫红色，大小不等，不高于皮肤，无瘙痒。

实验室检查：血常规 WBC 6.8×10^9/L，RBC 3.2×10^{12}/L，Hb 85 g/L，PLT 19×10^9/L。

特发性血小板减少性紫癜（idiopathic thrombocytopenic purpura，ITP）是一组免疫介导的血小板过度破坏所致的出血性疾病，以广泛皮肤黏膜及内脏出血、血小板减少、骨髓巨核细胞发育成熟障碍、血小板生存时间缩短及血小板膜糖蛋白特异性自身抗体出现等为特征。

ITP 是最为常见的血小板减少性紫癜。发病率为（5～10）/10 万，65 岁以上老年人发病率有升高趋势。临床可分为急性型和慢性型，前者好发于儿童，后者多见于成人。男女发病率相近，育龄期女性发病率高于同年龄段男性。

【病因及发病机制】

ITP 的病因迄今未明，可能与下列因素有关。

1. 感染　细菌或病毒感染与 ITP 的发病有密切关系：急性 ITP 患者，往往在发病前 1～2 周有上呼吸道感染史；慢性 ITP 患者，常因感染引起病情加重。

2. 免疫因素　50%～70%的 ITP 患者血浆和血小板表面可检测到血小板膜糖蛋白特异性自身抗体。目前认为自身抗体致敏的血小板被单核-巨噬细胞系统过度吞噬破坏是 ITP 发病的主要机制。

3. 脾　脾脏是自身抗体产生的主要部位，也是血小板破坏的重要场所。部分患者脾脏切除后，多数血小板计数上升，表明脾脏在 ITP 发病中起重要作用。

4. 其他因素　鉴于 ITP 在女性多见，且多发于 40 岁以前，故推测本病发病可能与雌激素水平有关。现已发现，雌激素可能有抑制血小板生成和（或）增强单核-巨噬细胞系统对与抗体结合的血小板的吞噬作用。

【护理评估】

（一）健康史

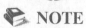

了解患者的起病方式、发病时间，有无明确的病因与诱因，主要的症状、体征及其特点，有无出血性疾病家族史，女性患者询问月经情况。

（二）身体状况

重点：急、慢性ITP的临床表现。

1. 急性型 半数以上发生于儿童。

(1) 起病方式：多数患者发病前1～2周有上呼吸道感染等病史，特别是病毒感染史。起病急骤，部分患者可有畏寒、寒战、发热。

(2) 出血：

① 皮肤、黏膜出血：全身皮肤淤点（出血直径2 mm以下）、紫癜（出血直径3～5 mm）、淤斑（出血直径大于5 mm），严重者可有血泡及血肿形成。鼻出血、牙龈出血、舌出血及口腔内黏膜出血也较常见，损伤及注射部位可渗血不止或形成大小不等的淤斑。

② 内脏出血：当血小板计数<20×10^9/L时，可出现内脏出血，如呕血、黑便、咯血、血尿、阴道出血等，颅内出血可致剧烈头痛、意识障碍、瘫痪及抽搐，是本病致死的主要原因。

> **课堂互动**
> 当患者出现颅内出血时，应如何配合医生进行抢救？

③ 其他：若出血量过大，可出现程度不等的贫血、血压下降甚至失血性休克。

2. 慢性型 主要见于成人。

(1) 起病方式：起病隐匿，多在常规查血时偶然发现。

(2) 出血倾向：相对较轻，反复出现四肢远端的散在性出血点、淤斑，鼻出血或牙龈出血，外伤后不易止血等；女性患者常见月经过多，甚至是唯一的症状。部分患者可因感染等原因而致病情突然加重，出现广泛、严重的皮肤黏膜及内脏出血。

(3) 其他：长期月经过多可出现失血性贫血。病程半年以上者，部分可出现轻度脾肿大。

（三）辅助检查

1. 血象 血小板减少最为突出，急性型血小板计数多大于20×10^9/L，慢性型血小板计数多波动于$(30\sim80)\times10^9$/L，外周血血小板形态可呈幼稚型，可见巨型血小板。

2. 骨髓象 巨核细胞增多或正常，可有成熟障碍及血小板生成的巨核细胞显著减少(<30%)。

3. 血小板膜相关抗体 患者血小板相关免疫球蛋白（尤其PAIgM）升高。

4. 其他 血块收缩不良，出血时间延长，毛细血管脆性试验（束臂试验）阳性。

> **课堂互动**
> 该病例患者诊断为ITP的依据有哪些？考虑为急性型或慢性型？为什么？

（四）心理-社会状况

ITP患者由于皮肤、黏膜出血且长期反复发作，易引起焦虑不安、脾气粗暴、固执，与家人、医护人员出现沟通障碍等心理问题。评估患者及家属对本病及其治疗方法、预后的认知程度，以及患者家属的心理承受力、对患者的态度及家庭经济情况。

（五）治疗要点

1. 一般治疗 出血严重者应注意休息。血小板计数<20×10^9/L者，应绝对卧床休息，避免外伤。

难点：糖皮质激素、免疫抑制剂的作用机制和不良反应。

2. 糖皮质激素 一般情况下为首选治疗，近期有效率约为80%。

(1) 作用机制：①减少自身抗体生成及减轻抗原抗体反应；②抑制单核-巨噬细胞系统对血小板的破坏；③改善毛细血管通透性；④刺激骨髓造血及血小板向外周血的释放。

(2) 剂量与用法：常用泼尼松1 mg/(kg·d)，分次或顿服，病情严重者用地塞米松或甲泼尼龙静脉滴注，好转后改口服。待血小板升至正常或接近正常后，逐步减量(每周减 5 mg)，最后以 5～10 mg/d 维持治疗，持续 3～6 个月。国外学者多认为，ITP 患者如无明显出血倾向，血小板计数＞30×10^9/L 者，可不予治疗。

3. 脾切除 可减少血小板破坏及抗体的产生，脾切除治疗的有效率为 70%～90%，长期完全缓解率可达 45%～60%，无效者对糖皮质激素的需要量亦可减少。

(1) 适应证：①正规糖皮质激素治疗无效，病程迁延 3～6 个月；②糖皮质激素维持量需大于 30 mg/d；③有糖皮质激素使用禁忌证。

(2) 禁忌证：①年龄小于 2 岁；②妊娠期；③因其他疾病不能耐受手术。

4. 免疫抑制剂治疗 不宜作为首选。

(1) 适应证：①糖皮质激素或脾切除疗效不佳者；②有使用糖皮质激素或脾切除禁忌证；③与糖皮质激素合用以提高疗效及减少糖皮质激素的用量。

(2) 常用药物：长春新碱、环磷酰胺、硫唑嘌呤、环孢素、利妥昔单抗等。

5. 急重症的处理 急重症包括血小板计数＜20×10^9/L 者；出血严重、广泛者；疑有或已发生颅内出血者；近期将实施手术或分娩者。

重点：ITP 急重症的处理要点。

(1) 血小板输注：成人按 10～20 单位/次给予，根据病情可重复使用(从 200 mL 循环血中单采所得的血小板为 1 单位血小板)。有条件的地方尽量使用单采血小板。

(2) 静脉注射免疫球蛋白：0.4 g/kg，静脉滴注，4～5 天为一疗程。1 个月后可重复。作用机制与单核-巨噬细胞 Fc 受体封闭、抗体中和及免疫调节等有关。

(3) 大剂量甲泼尼龙：1 g/d，静脉注射，3～5 次为一疗程，可通过抑制单核-巨噬细胞系统而发挥治疗作用。

(4) 血浆置换 3～5 天内，连续 3 次以上，每次置换 3000 mL 血浆，也有一定的疗效。

知识链接

血小板计数的安全值

得到国内外专家广泛认同的临床过程中血小板计数的安全值分别如下。

1. 口腔科 常规口腔检查≥10×10^9/L，拔牙或补牙≥30×10^9/L。
2. 手术 小手术≥50×10^9/L，大手术≥80×10^9/L。
3. 产科 正常阴道分娩≥50×10^9/L，剖宫产≥80×10^9/L。
4. 其他 对必须服用阿司匹林等非甾体类抗炎药、华法林等抗凝药物者，应维持在 50×10^9/L 以上。

【首要护理诊断/问题】

有受伤的危险：出血 与血小板减少有关。

【次要护理诊断/问题】

(1) 焦虑 与出血、病情反复发作有关。

(2) 有皮肤完整性受损的危险 与血小板减少有关。

(3) 有感染的危险 与糖皮质激素及免疫抑制剂治疗有关。

(4) 潜在并发症：颅内出血。

【护理目标】

(1) 患者身体各出血部位能被及时发现并得到有效处理。

(2) 患者理解 ITP 的常识，焦虑情绪减轻或消除。

(3) 患者能正确进行自我皮肤护理。

(4) 患者未发生感染或感染得到较好的控制。

(5) 患者能明确出血的原因，避免外伤。

重点:ITP 的护理措施。

【护理措施】

1. 观察病情 注意观察患者的出血部位和出血量、生命体征及意识变化,监测血小板计数、出血时间等,以及早发现病情变化并及时处理。

2. 一般护理

(1) 休息与活动:血小板计数<20×10^9/L 或有严重出血者,应绝对卧床休息;血小板计数在 50×10^9/L 以上者,可适当活动。

(2) 饮食护理:提供富含高蛋白、高维生素、高热量的饮食,避免进食油炸、带骨、带刺、坚硬和过热的食物。

(3) 皮肤、黏膜出血的预防和护理:剪短指甲以免抓伤皮肤,忌用牙签剔牙、硬牙刷刷牙和用手挖鼻,避免肢体碰撞和外伤,保持床单位平整,衣裤柔软、宽松,发热时禁用乙醇擦浴,静脉穿刺时避免用力拍打,尽量避免肌内注射。

(4) 预防颅内出血:血小板计数<20×10^9/L 时患者有颅内出血的危险,注意观察有无头痛、恶心、呕吐等颅内出血先兆。便秘、剧烈咳嗽会引起颅内压增高和导致颅内出血,需及时按医嘱处理,便秘者给予通便药口服或使用开塞露,剧烈咳嗽用镇咳药和抗生素治疗。

3. 用药护理

(1) 糖皮质激素:服用糖皮质激素者,应告知必须按医嘱、按时、按剂量、按疗程用药,不可自行减量或停药,以免加重病情。长期使用糖皮质激素会引起身体外形的变化、胃肠道反应或出血、诱发感染等。应向患者做好解释和指导,如餐后服药、自我监测粪便颜色、预防各种感染等。定期复查血象,以了解血小板计数的变化,指导疗效的判断和治疗方案的调整,并监测患者血压、血糖变化。

(2) 免疫抑制剂:告知长春新碱可引起骨髓造血功能抑制、末梢神经炎,环磷酰胺可致出血性膀胱炎等,指导患者注意观察有无手足感觉异常和尿液颜色变化等。

4. 心理护理 向患者及家属讲述本病为慢性病,易反复发病,使他们了解疾病的特点,学会寻找诱发因素,注意予以避免,以减少发作。另外,患者要增强治病信心,家属应给予患者精神、物质支持。

课堂互动

该患者血小板计数为 19×10^9/L,应采取哪些护理措施,使其安全度过危险期?

5. 健康指导

(1) 使患者和家属了解疾病的成因、主要临床表现和治疗方法,以便积极配合治疗与护理。指导患者避免人为损伤而诱发或加重出血,不能服用可能引起血小板减少或抑制其功能的药物,特别是非甾体类抗炎药,如阿司匹林、消炎痛等。保持充足的睡眠、情绪稳定和排便通畅,有效控制高血压等均是避免颅内出血的有效措施,必要时按医嘱服用安眠药或缓泻剂等。一旦发现皮肤黏膜出血加重或内脏出血的症状,应及时就诊。

(2) 长期服用糖皮质激素者应严格按医嘱用药,不可自行减量或突然停药,否则易出现反跳现象加重病情。为减轻药物的不良反应,可在饭后服药,必要时加用胃黏膜保护剂或制酸剂。

【护理评价】

患者焦虑是否减轻或消除;是否知晓该疾病的常识和应对措施;各部位出血能否被及时发现并得到处理,出血是否得到控制;是否能够进行适当的身体锻炼,明确预防各种外伤的重要性;皮肤组织的完整性是否良好,有无其他并发症发生。

知识拓展

与特发性血小板减少性紫癜的鉴别

1. 血栓性血小板减少性紫癜 见于任何年龄,基本病理改变为纤维蛋白栓塞小动脉,这种血管损害可发生在各个器官。临床上表现为血小板减少性出血和溶血性贫血,肝、脾肿大,溶血较急者可发热,并有腹痛、恶心、腹泻甚至出现昏迷、惊厥等神经精神症状。网织红细胞增加,破碎红细胞>2%,血清抗人球蛋白试验一般阴性。可伴有肾功能不良,如血尿、蛋白尿、氮质血症、酸中毒。预后严重,糖皮质激素仅有暂时缓解作用。

2. 再生障碍性贫血 主要临床表现为发热、贫血、出血三大症状,肝、脾、淋巴结不大。与ITP伴有贫血者相似,但一般贫血较重,白细胞总数及中性粒细胞减少明显,网织红细胞不高。骨髓红、粒系生血功能低下,巨核细胞减少或极难查见。

3. 过敏性紫癜 对称性出血斑丘疹,以下肢为多见,血小板不减少,一般易于鉴别。

4. 急性白血病 白细胞不增高的白血病需与ITP鉴别,通过血涂片可见各期幼稚白细胞及骨髓检查即可确诊。

5. 继发性血小板减少性紫癜 严重细菌感染和病毒血症均可引起血小板减少。各种脾肿大疾病、骨髓受侵犯疾病、化学和药物过敏和中毒(药物可直接破坏血小板或抑制其功能,或与血浆成分合并,形成抗原复合物,继而产生抗体,再由抗原抗体发生过敏反应,破坏血小板。过敏反应开始时可见寒战、发热、头痛及呕吐等)、溶血性贫血均可伴有血小板减少,应仔细检查,找出病因,与ITP相鉴别。

6. 红斑狼疮 血小板减少性紫癜为其早期表现,有怀疑时应检查抗核抗体及红斑狼疮细胞(LEC)。

二、过敏性紫癜患者的护理

情景导入

患者,男,36岁,1周来发现双下肢对称性皮下出血点,略高出皮肤且伴发痒,反复出现,伴双膝关节肿痛3天,自诉发病前1天跟朋友聚餐吃过较多蟹,1个月前曾有过双下肢出血点,之前也吃过蟹,未治疗自愈。

查体:T 36.5 ℃,P 90次/分,R 20次/分,BP 120/75 mmHg。患者神志清楚,双下肢出血点偏紫色,黄豆大小,略高出皮肤,无疼痛,有瘙痒感,双下肢膝关节轻度肿胀且疼痛。

实验室检查:血小板计数、出凝血时间、白细胞计数及分类均正常,尿常规显示尿蛋白(一),潜血(+++),镜检红细胞>70个/HP。

过敏性紫癜(anaphylactoid purpura)是一种常见的血管变态反应性疾病,因机体对某些致敏物质产生变态反应,导致毛细血管脆性及通透性增加,血液外渗,产生紫癜、黏膜及某些器官出血。可同时伴发血管神经性水肿、荨麻疹等其他过敏表现。本病多见于青少年,男性发病略多于女性,春、秋季发病较多。

重点:过敏性紫癜的概念。

【病因及发病机制】

(一) 病因

致敏因素甚多,与本病发生密切相关的主要如下。

1. 感染 主要为β溶血性链球菌感染。以呼吸道感染最为多见;多见于发疹性病毒感染,如麻疹、水痘、风疹等。近年研究发现,副流感嗜血杆菌的感染与紫癜性肾炎的发病及肠道寄生虫感染有关,也可能是人体对异性蛋白(如鱼、虾、蟹、蛋、鸡、牛奶等)过敏所致。

2. 药物 抗生素类:青霉素(包括半合成青霉素类等)及头孢菌素类抗生素等。解热镇痛药:水杨酸类、保泰松、吲哚美辛及奎宁类等。其他药物:磺胺类、阿托品、异烟肼及噻嗪类利尿药等。其他:花粉、尘埃、菌苗或疫苗接种、虫咬、受凉及寒冷刺激等。

(二) 发病机制

目前认为本病是免疫因素介导的一种全身血管炎症,蛋白质及其他大分子致敏原作为抗原,刺激机体产生抗体(主要为IgG),与抗原结合成抗原抗体复合物,沉积于血管内膜,引起血管炎症反应;小分子致敏原作为半抗原与机体内某些蛋白质结合构成抗原,刺激机体产生抗体,此类抗体吸附于血管及其周围的肥大细胞,当上述半抗原再度进入体内时,即与肥大细胞上的抗体产生免疫反应,致肥大细胞释放一系列炎症介质,引起血管炎症反应。此种炎症反应除见于皮肤、黏膜小动脉及毛细血管外,尚可累及肠道、肾及关节腔等部位小血管。

【护理评估】

（一）健康史

详细询问近期患者的药物使用情况、饮食情况及既往病史,注意过敏性紫癜发生的相关因素。

（二）身体状况

多数患者发病前 1～3 周有全身不适、低热、乏力及上呼吸道感染等前驱症状,随之出现典型临床表现。根据受累部位及临床表现的不同,可分为下列五种类型。

重点:五种类型过敏性紫癜的特点。

1. 单纯型(紫癜型) 最常见的类型。主要表现为皮肤紫癜,局限于四肢,尤其是下肢及臀部。紫癜常成批反复发生、对称分布,紫癜大小不等,可融合成片形成淤斑。紫癜初时为深红色,按之不褪色,数日内渐变成紫色、黄褐色、淡黄色,经 7～14 天逐渐消退。可同时伴有皮肤水肿、荨麻疹。

2. 腹型 除皮肤紫癜外,因胃肠道黏膜水肿、出血引起胃肠道症状,如恶心、呕吐、呕血、腹泻及黏液便、便血等。其中腹痛最为常见,常为阵发性绞痛或持续性钝痛,多位于脐周、下腹或全腹,发作时可因腹肌紧张及明显压痛、肠鸣音亢进而误诊为外科急腹症。在幼儿可因肠壁水肿、蠕动增强等而致肠套叠。腹部症状、体征多与皮肤紫癜同时出现,偶可发生于紫癜之前。

3. 关节型 除皮肤紫癜外,因关节部位血管受累出现关节肿胀、疼痛、压痛及功能障碍等表现。多发生于膝、踝、肘、腕等大关节,呈游走性反复性发作,关节症状一般在数月内消退,不留后遗症。在紫癜发生前,易误诊为风湿性关节炎。

4. 肾型 肾型是病情最严重的类型,发生率 12%～40%。在皮肤紫癜的基础上,因肾小球毛细血管袢炎症反应所致。多在紫癜发现后 1 周左右出现血尿、蛋白尿及管型尿。少数患者可出现水肿、高血压及肾功能不全。多数患者肾损害多在 3～4 周内恢复,少数患者因反复发作而演变为慢性肾炎或肾病综合征,甚至尿毒症。

5. 混合型 皮肤紫癜合并上述两种以上临床表现。

少数患者还可因病变累及眼部、脑及脑膜血管而出现视神经萎缩、虹膜炎、视网膜出血及水肿、中枢神经系统相关症状、体征等。

课堂互动

根据病史,该患者是何种类型的过敏性紫癜?依据有哪些?

（三）辅助检查

1. 毛细血管脆性试验 半数以上阳性,毛细血管镜可见毛细血管扩张、扭曲及渗出性炎症反应。

2. 尿常规检查 肾型或混合型可有血尿、蛋白尿、管型尿。

3. 血小板计数、功能及凝血相关检查 除出血时间可能延长外,血小板计数以及各项凝血时间试验均正常。

4. 肾功能 肾型及合并肾型表现的混合型,可有程度不等的肾功能受损,如血尿素氮升高、内生肌酐清除率下降等。

（四）心理-社会状况

患者因为反复发生皮肤紫癜和其他脏器的症状而焦虑不安,或担心影响学习、工作而产生恐惧心理。评估患者的心理素质和接受知识的能力,评估患者对疾病的认知情况,以及对服药注意事项和日常生活中需注意的问题有无认识。评估家属对患者关心和支持的力度。

（五）治疗要点

难点：抗组胺药的作用机制和不良反应。

1. 去除致病因素 防止感染，驱除肠道寄生虫，避免可能致敏的食物及药物等是治疗过敏性紫癜的关键。

2. 药物治疗

(1) 抗组胺药：盐酸异丙嗪、氯苯那敏（扑尔敏）、阿司咪唑（息斯敏）、去氯羟嗪（克敏嗪）、西咪替丁及静脉注射钙剂等。

(2) 改善血管通透性药物：大剂量维生素 C(5～10 g/d)、曲克芦丁、卡巴克络等。

(3) 糖皮质激素：一般用泼尼松 30 mg/d，顿服或分次口服。重症者可用氢化可的松 100～200 mg/d，或地塞米松 5～15 mg/d，静脉滴注，症状减轻后改口服。糖皮质激素疗程一般不超过 30 天，肾型者可酌情延长。

3. 对症治疗 腹痛较重者可予阿托品或 654-2 口服或皮下注射；呕吐严重者可用止吐药；伴发呕血、血便者，可用奥美拉唑等治疗；关节痛者可酌情用镇痛药。

4. 其他 如上述治疗效果不佳或近期内反复发作者，可酌情使用。

(1) 免疫抑制剂：如硫唑嘌呤、环孢素、环磷酰胺等。

(2) 抗凝疗法：适用于肾型患者，如低分子肝素、华法林等。

(3) 中医中药：以凉血、解毒、活血化淤为主，适用于慢性反复发作或肾型患者。

【首要护理诊断/问题】

有受伤的危险：出血 与毛细血管通透性和脆性增加有关。

【次要护理诊断/问题】

(1) 疼痛：腹痛、关节痛 与累及胃肠道黏膜、毛细血管及关节部位血管有关。

(2) 知识缺乏：缺乏有关病因预防的知识。

(3) 潜在并发症：慢性肾炎、肾病综合征、慢性肾功能衰竭。

【护理目标】

(1) 患者了解过敏性紫癜的发病因素，并学会自我监测病情。

(2) 患者焦虑、恐惧心理减轻，正确认知疾病的预后。

(3) 患者能够制订合理的休息与活动计划，疾病的并发症得到及时处理。

【护理措施】

重点：过敏性紫癜的护理措施。

1. 观察病情 观察皮肤紫癜有无进展，注意腹痛、腹部压痛和反跳痛、腹壁紧张度等情况的变化和粪便颜色，定时测量血压、脉搏，评估关节局部肿痛、功能障碍情况及有无水肿，注意尿液颜色变化，关注尿常规和肾功能检查结果。

2. 一般护理

(1) 休息与活动：急性期应卧床休息，保持环境安静、舒适，减少环境影响以避免加重焦虑。

(2) 饮食护理：给予清淡、易消化的饮食，易引起过敏的鱼、虾、牛奶、蟹等不要食用，多吃水果、新鲜蔬菜；对消化道出血者，避免过热饮食，必要时禁食，按医嘱静脉补液；对明显水肿、高血压和少尿的患者，应给予低蛋白、低盐饮食，控制摄入水量。

3. 用药护理 遵医嘱给予患者苯海拉明、维生素 C 或糖皮质激素，有关苯海拉明易引起瞌睡、困倦，糖皮质激素可致高血压、感染等不良反应，应向患者说明并认真观察。对应用糖皮质激素的患者，要加强护理，防治感染；鼓励应用环磷酰胺者多饮水，注意尿量及尿液颜色的改变。

4. 心理护理 耐心倾听患者诉说，向患者讲述疾病的相关知识，介绍治疗有效的病友与之沟通交流，鼓励患者和家属积极应对，树立战胜疾病的信心及保证患者能够得到连续性的支持。

5. 对症护理 做好皮肤护理，防止皮肤再次损伤。指导关节型患者做好关节局部制动和保暖，协助腹痛患者采取屈膝平卧位，以减轻疼痛；遵医嘱给予解痉剂和止痛剂，注意观察疗效和不良反应。

课堂互动

该患者住院期间的活动怎样安排为妥？

6. 健康指导 向患者阐明过敏性紫癜是变态反应性疾病,积极寻找和去除致病因素是防治过敏性紫癜的关键,积极预防上呼吸道感染,对可疑的过敏因素防止再次接触,尽量避免可能引起变态反应的食物和药物。指导患者自我监测病情,一旦出现大量紫癜和淤斑、明显腹痛或关节肿痛或水肿、血尿,提示病情加重,应及时就医,以免延误病情。

【护理评价】

患者焦虑是否减轻,情绪是否稳定;是否掌握该病的致病因素及疾病相关知识;是否合理安排了作息时间;皮肤完整性是否良好,并发症是否得到预防或及时处理。

知识拓展

表 6-3-1 不同类型出血性疾病的临床特征

临床特征	血小板疾病	血管性疾病	凝血障碍性疾病
性别	女性多见	女性多见	男性多见
家族史	罕见	少见	多见
出生后脐带出血	罕见	罕见	常见
手术或外伤后渗血不止	可见	少见	多见
出血诱因	多为自发出血	多为自发出血	多为外伤后出血
出血的部位	以皮肤黏膜为主,重症常有内脏出血	以皮肤黏膜为主,偶有内脏出血	以深部组织和内脏出血为主
病程及预后	迁延,预后一般	短暂,预后较好	常为终身性,预后不定

三、血友病患者的护理

情景导入

患儿,男,3岁,2天前因"牙龈出血不止"收住入院,入院时患儿四肢、前胸散在分布出血点,压之不褪色。

查体:T 36.9 ℃,P 102次/分,R 21次/分,BP 98/62 mmHg。口腔黏膜弥漫性出血点,渗血明显,四肢、前胸散在分布出血点,压之不褪色,心肺听诊可,腹软,无压痛及反跳痛,双下肢无水肿。

实验室检查:血常规 WBC 8.2×10^9/L,Hb 126 g/L,PLT 84×10^9/L。凝血功能 PT 14.8 s,APTT 72.3 s,TT 30 s;人凝血因子Ⅷ活性测定25%。

血友病(hemophilia)是一组因遗传性凝血因子缺乏而引起的出血性疾病,包括血友病A(甲)、血友病B(乙)及遗传性FⅪ缺乏症(曾称血友病丙),其中以血友病A最为常见。

重点:血友病的概念及分类。

血友病以阳性家族史、幼年发病、自发或轻度外伤后出血不止、血肿形成及关节出血为特征。血友病的社会人群发病率为(5~10)/10万,婴儿发病率约为1/5000。血友病A、B及遗传性FⅪ缺乏症的发病比例为16∶3∶1,我国的血友病中,血友病A约占80%,血友病B约占15%,遗传性FⅪ缺乏症则极少见。

【病因及发病机制】

血友病A(FⅧ缺乏)和血友病B(FⅨ缺乏)均为性染色体(X染色体)连锁隐性遗传性疾病,男性发病,女性遗传,其遗传规律见图6-3-1。遗传性FⅪ缺乏症为常染色体隐性遗传性疾病,双亲都可遗传，子女均能发病。70%的血友病A患者有家族性遗传病，30%的病例是由于基因突变导致；血友病B，有明显家族史者少，基因有高度的自发性突变率，使女性X染色体的一条随机地无作用、不活化。遗传性FⅪ缺乏症的遗传方式与血友病A相同。不同类型血友病的发病基础与其缺乏的凝血因子种类有关（血友病A、血友病B及遗传性FⅪ缺乏症分别缺乏FⅧ、FⅨ和FⅪ），但共同的结果均是造成机体内源性凝血途径正常运作的原料缺乏，凝血活酶生成减少，凝血酶原激活受限，最终导致凝血功能障碍而使患者出血或有出血倾向。

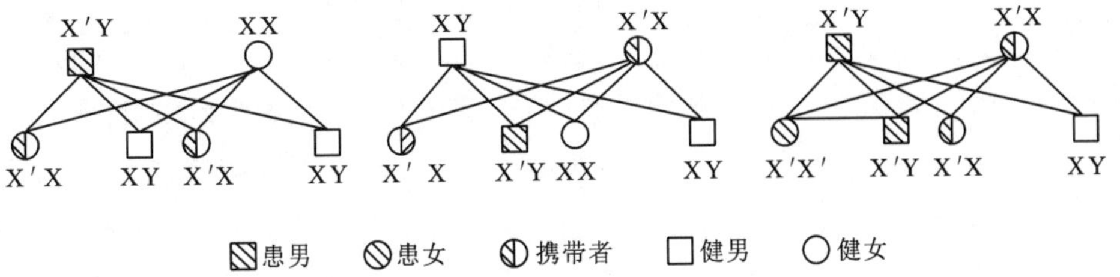

图6-3-1 血友病遗传规律示意图

【护理评估】

（一）健康史

了解患者有无血友病家族史，评估发病前有无外伤、手术等诱发出血的因素，询问既往有无反复皮肤或体腔出血史等。

（二）身体状况

重点：血友病的临床表现。

1. 出血 出血是血友病患者最主要的临床表现，出血的轻重与血友病的类型有关。血友病A出血最严重，血友病B次之，遗传性FⅪ缺乏症最轻。血友病的出血多为自发性或轻度外伤、小手术后（如拔牙、扁桃体切除）出血不止，且具备下列特征。

（1）与生俱来，伴随终身，但罕有出生时脐带出血。

（2）出血部位以皮下软组织、深部肌肉出血最常见。

（3）负重关节如膝、踝关节等反复出血甚为突出，最终可致关节肿胀、僵硬、畸形，相应肌肉萎缩，导致正常生活受限。

（4）内脏出血较少见，一旦出现后果严重，颅内出血是患者死亡的主要原因。

2. 血肿压迫症状

（1）血肿压迫周围神经可致局部疼痛、麻木及肌肉萎缩。

（2）压迫血管可致相应供血部位缺血性坏死或淤血、水肿。

（3）口腔底部、咽后壁、喉及颈部出血或血肿形成可致呼吸困难甚至窒息。

（4）压迫输尿管致排尿障碍。

（三）辅助检查

1. 血象及血小板功能 红细胞、白细胞、血小板计数大致正常；出血时间、血块回缩试验正常。

2. 筛选试验 凝血时间（CT）正常或延长，活化部分凝血活酶时间（APTT）延长、凝血酶原消耗（PCT）不良及简易凝血活酶生成试验（STGT）异常。

3. 确诊试验 通过凝血活酶生成试验（TGT）及纠正试验，可确定三种血友病的诊断与鉴别诊断，见表6-3-2。

课堂互动

该患儿目前能确诊为血友病吗？依据有哪些？与ITP、过敏性紫癜的出血有什么不同？

重点：血友病筛选试验和确诊试验。

4. FⅧ：C或FⅨ：C活性监测 FⅧ：C和FⅨ：C分别是凝血因子Ⅷ和Ⅸ的凝血活性部分，是血友病A或血友病B的发病基础，其出血程度与相应凝血因子的活性水平密切相关。该项检查主要用于血友病A或血友病B疾病严重程度的临床判断及分型，见表6-3-3。

表 6-3-2 三种血友病凝血活酶生成试验结果

血浆种类	血友病 A	血友病 B	遗传性 FⅪ缺乏症
患者血浆	延长	延长	延长
患者血浆＋正常吸附血浆	纠正	不能纠正	纠正
患者血浆＋正常血清	不能纠正	纠正	纠正

表 6-3-3 血友病的临床诊断与严重程度分型

分型	FⅧ：C 或 FⅨ：C 活性/(%)	APTT	PCT	STGT	出血表现
亚临床	25～45	可延长	可正常	多异常	大手术或严重外伤可有出血
轻	5～25	延长	缩短	异常	手术或轻度外伤可致严重出血
中	1～5	延长	缩短	异常	小手术后可有严重出血，偶有自发性出血
重	≤1	可延长	可正常	多异常	肌肉或关节自发性出血、血肿

（四）心理-社会状况

本病为终身遗传性疾病且反复发生出血，患者担心影响到工作、生活且惧怕危及生命，易产生悲观、失望和恐惧心理。了解患者的家属、亲友、单位对患者的支持程度，家庭的经济承受能力，医疗费用来源等。

（五）治疗要点

以补充凝血因子的替代治疗为主，及时处理局部出血，加强预防损伤性出血。

1. 局部止血治疗 局部压迫、局部应用凝血酶、肾上腺素、明胶海绵等可有一定的效果，必要时也可放置冰袋与冷敷。关节腔和肌肉出血时，在替代治疗的同时可抽取局部积血，以减轻局部肿胀和疼痛。

2. 补充凝血因子 补充凝血因子是目前防治血友病最有效的治疗方法。输入新鲜血浆或新鲜冷冻血浆是一种可靠的补充或替代疗法，因其含有除 TF、Ca^{2+} 以外的全部凝血因子。此外，还有如纤维蛋白原、冷沉淀物(主要含 FⅧ及纤维蛋白原等，但 FⅧ浓度较血浆高 5～10 倍)、凝血酶原复合物(含 FⅩ、FⅨ、FⅦ、FⅡ)、FⅧ浓缩制剂，或基因重组的纯化 FⅧ等制剂，可根据病情予以补充。

> **课堂互动**
>
> 该患儿在第 6 天输注凝血因子 FⅧ的过程中出现了头痛、偏瘫、瞳孔异常及神志不清，应考虑发生什么情况？进一步如何处理？

3. 药物治疗 去氨加压素(DDAVP)、糖皮质激素、6-氨基己酸、达那唑等。

4. 其他 对反复关节出血而致关节强直及畸形的患者，可在补充足量相应的凝血因子的前提下，行关节成型或人工关节置换术。目前血友病患者已开始试用基因疗法。

【首要护理诊断/问题】

有受伤的危险：出血 与凝血因子缺乏有关。

【次要护理诊断/问题】

(1) 疼痛：肌肉痛、关节痛 与深部组织、血肿或关节腔出血有关。

(2) 焦虑 与病情反复，担心影响工作、学习及危及生命有关。

(3) 有废用综合征的危险 与反复多次关节腔出血有关。

(4) 知识缺乏：缺乏血友病相关的防治知识。

(5) 潜在并发症：颅内出血。

【护理目标】

(1) 患者出血能被及时发现并得到尽快处理，无并发症发生。

(2) 患者疼痛感减轻。

(3) 患者能正确认识疾病，焦虑心理减轻。

(4) 患者掌握关节康复锻炼的基本方法。

(5) 患者能合理安排生活，避免可能诱发出血的因素。

【护理措施】

重点：血友病的护理措施。

1. 观察病情 观察患者皮下软组织、肌肉、关节腔的出血情况，注意有无内脏出血及颅内出血征象，并重视患者的自觉症状，监测血压、脉搏和意识变化，以便及时发现急危重情况，实施有效救治。

2. 一般护理

(1) 休息与活动：注意休息，合理安排适宜运动，活动中注意避免外伤。

(2) 饮食护理：给予高热量、高蛋白、易消化的清淡饮食，少食带骨、刺的食物。有内脏出血时，予以禁食，静脉补充营养物质。

3. 出血护理

(1) 出血时应积极止血，皮肤出血行加压包扎止血；口鼻黏膜出血用 1∶1000 肾上腺素棉球、明胶海绵压迫止血，必要时请五官科医护人员填塞止血；关节腔出血用弹性绷带加压包扎，并抬高患肢，保持在功能位。

(2) 平时生活中应小心使用刀、剪、锯等工具，必要时佩戴防护手套，并避免重体力劳动和剧烈活动，以免诱发出血。

(3) 尽量避免或减少不必要的穿刺或注射，如不可避免应拔针后局部按压 5 min 以上，至出血停止；尽量避免手术治疗，必须手术时，术前、术中、术后根据手术规模大小补充足够量的凝血因子。

4. 关节护理

(1) 局部疼痛：一般发生在出血的肌肉部位和关节腔，可在出血部位用冰袋冷敷，并限制活动。

(2) 关节畸形或功能障碍预防：发病初期因关节腔积血而导致不能正常活动，应卧床休息、局部制动、抬高患肢并保持肢体功能位；在疼痛、肿胀未消退之前，切忌使关节负重；当关节腔出血有效控制后，指导患者主动或被动活动关节，以防治关节强直、挛缩、功能丧失和肌肉萎缩。

5. 用药护理

> **课堂互动**
>
> 护士如何正确指导血友病患者进行踝、膝、肘、肩等关节的功能锻炼方法？

(1) 新鲜血浆或凝血因子：按输血常规操作，密切注意有无发热、寒战、发抖等不良反应，若有，应立即停止输注，报告医生，配合做好相应处理或抢救工作，保留剩余血液制品送检。

(2) 冷沉淀物：输注前应将冷沉淀物置于 37 ℃温水（水浴箱）中解冻、融化，室温下放置 1 h 活性即丧失 50%，故应在患者可耐受的速度快速输入。

(3) 去氨加压素：快速静脉注射时，应密切观察患者有无颜面潮红、头痛、心率加快、血压升高、少尿等反应，如有发生，按医嘱对症处理。

(4) 避免使用阿司匹林等有抑制凝血作用的药物。

6. 心理护理 由于患者大多发病突然，护士应多与患者及家属沟通，同时鼓励患者、关爱患者，告知血友病有关的防治知识，使其对疾病有正确的认识，增强控制疾病的信心，消除悲观情绪，积极配合治疗和护理。

7. 健康指导

重点：血友病的健康指导。

(1) 指导患者合理安排工作，避免从事可能引起损伤的工作和剧烈活动，适度参与有益于身体的日常活动，如散步、骑自行车等，应避免损伤引起出血；注意调节情绪，避免精神刺激、情绪波动过大诱发出血；避免服用抑制血小板的抗凝药物，如阿司匹林、保泰松、双嘧达莫等。

(2) 指导患者识别出血征象和压迫止血的方法，以便及时处理由外伤或其他原因引起的出血,告知如发生严重出血,应立即到医院复查及治疗。

(3) 重视遗传咨询、婚前检查和产前诊断是减少血友病发病率的重要措施。对于有家族史的患者,婚前应进行血友病的遗传咨询。重视婚前检查不但可发现血友病患者,更重要的是发现血友病基因的女性携带者。血友病患者及血友病基因的女性携带者不宜婚配,若婚配应避免生育,以减少本病的遗传。为了减少血友病患儿的出生,血友病基因的女性携带者均应进行产前诊断,一般可于妊娠第13～16周进行羊水穿刺,确定胎儿性别及基因表型,若明确胎儿为血友病患儿,应及时终止妊娠。

课堂互动

该患儿父母在患儿出院后的家庭护理中要注意什么?

【护理评价】

(1) 患者焦虑、恐惧感是否减轻或消除。

(2) 深部组织或关节腔出血是否得到有效控制,疼痛是否缓解,是否遗留关节畸形或功能障碍。

(3) 是否及时发现颅内出血并及时处理。

任务四　白血病患者的护理

学习目标

1. 了解白血病的病因及发病机制。
2. 掌握白血病的分类。
3. 熟练掌握急、慢性白血病的临床表现。
4. 掌握急、慢性白血病的常用实验室及其他检查的临床意义。
5. 熟练掌握急、慢性白血病的主要化疗方案及化疗药物。
6. 熟练掌握急、慢性白血病的护理措施。

重点:白血病的概念。

白血病(leukemia)是一类造血干细胞的恶性克隆性疾病,因白血病细胞自我更新增强、增殖失控、分化障碍、凋亡受阻,而停滞在细胞发育的不同阶段。在骨髓和其他造血组织中,白血病细胞大量增生累积,使正常造血受抑制并浸润其他器官和组织。

白血病约占癌症总发病率的5%。我国白血病发病率约为2.76/10万,与亚洲其他国家相近,低于欧美国家,以急性白血病多见,各年龄组均可发病,男性发病率略高于女性。在恶性肿瘤所致的死亡率中,白血病居第6位(男)和第8位(女),在儿童及35岁以下成人中,则居第1位。

【分类】

(1) 根据白血病细胞的成熟程度和自然病程,将白血病分为急性和慢性两大类。急性白血病(AL)的细胞分化停滞在较早阶段,多为原始细胞及早期幼稚细胞,病情发展迅速,自然病程仅几个月。慢性白血病(CL)的细胞分化停滞在较晚的阶段,多为较成熟幼稚细胞和成熟细胞,病情发展缓慢,自然病程为数年。

(2) 根据主要受累的细胞系列可将AL分为急性淋巴细胞白血病(简称急淋白血病或急淋,acute lymphoblastic leukemia,ALL)和急性粒细胞白血病(acute myeloblastic leukemia,AML)。CL则分为慢性粒细胞白血病(chronic myelocytic leukemia,CML)、慢性淋巴细胞白血病(简称慢淋白血病或慢淋,chronic lymphocytic leukemia,CLL)及少见类型的白血病,如多毛细胞白血病(hairy cell leukemia,HCL)、幼淋巴细胞白血病(prolymphocyte leukemia,PLL)等。

(3) 根据白细胞计数分类,多数患者白细胞计数增高,超过$10\times10^9/L$,称为白细胞增多性白血病;若超过$100\times10^9/L$,称为高白细胞性白血病;部分患者白细胞计数正常或减少,称为白细胞不增多性白血病。

【病因及发病机制】

人类白血病的病因尚不完全清楚，实验与临床资料表明，白血病的发病与下列因素有关。

1. 生物因素 主要是病毒和免疫功能异常。成人T淋巴细胞白血病/淋巴瘤(ATL)可由人类T淋巴细胞病毒Ⅰ型(human T lymphocytotropic virus-Ⅰ，HTLV-Ⅰ)所致。病毒感染机体后，作为内源性病毒整合并潜伏在宿主细胞内，一旦在某些理化因素作用下，即被激活表达而诱发白血病；或作为外源性病毒由外界以横向方式传播感染，直接致病。部分免疫功能异常者，如某些自身免疫性疾病患者白血病危险度会增加。

2. 物理因素 包括X射线、γ射线等电离辐射。白血病的发生取决于人体吸收辐射的剂量，全身或部分躯体受到中等或大剂量辐射后可诱发白血病；但小剂量的辐射能否引起白血病，仍不确定。日本广岛及长崎受原子弹袭击后，幸存者中白血病发病率比未受照射的人群高17～30倍。

3. 化学因素 多年接触苯以及含有苯的有机溶剂与白血病发生有关。早年制鞋工人(接触含苯胶水)的发病率高于正常人群3～20倍。有些药物可损伤造血细胞引起白血病，如氯霉素、保泰松所致造血功能损伤者发生白血病的危险性显著增高；乙双吗啉是乙亚胺的衍生物，具有极强的致染色体畸变和致白血病作用，与白血病发生有明显关系。抗肿瘤药物如氮芥、环磷酰胺、丙卡巴肼、依托泊苷等被公认为有致白血病的作用。化学物质所致的白血病以急性粒细胞白血病为多。

4. 遗传因素 家族性白血病约占白血病的7/1000，当家庭中有一个成员发生白血病时，其近亲发生白血病的概率比一般人高4倍。单卵孪生子，如果一个人发生白血病，另一个人的发病率为1/5，比双卵孪生者高12倍。有染色体畸变的人群白血病的发病率高于正常人。

5. 其他血液病 某些血液病最终可能发展为白血病，如骨髓增生异常综合征、淋巴瘤、多发性骨髓瘤、阵发性睡眠性血红蛋白尿症等。

一、急性白血病患者的处理

情景导入

患者，女，26岁，不明原因低热半月，刷牙时牙龈出血，皮肤散在出血点；1周来高热、乏力、出血加重，抗生素治疗无效。

查体：T 38.2 ℃，P 96次/分，R 20次/分，BP 115/70 mmHg，全身皮肤散在淤点、淤斑，牙龈渗血，扁桃体有脓性分泌物，胸骨下端压痛，肝肋下1 cm触及。

实验室检查：血红蛋白60 g/L、白细胞16×10^9/L、血小板24×10^9/L；涂片中有幼淋巴细胞；骨髓示增生极度活跃，淋巴细胞明显增多，以原始细胞及幼稚细胞为主，占60%，幼红细胞和巨核细胞减少。

重点：急性白血病的概念及分型。

急性白血病(AL)是造血干细胞的恶性克隆性疾病，发病时骨髓中异常的原始细胞及幼稚细胞(白血病细胞)大量增殖并抑制正常造血，广泛浸润肝、脾、淋巴结等各种脏器。表现为贫血、出血、感染和浸润等征象。

【分类】

根据细胞形态学和细胞化学分类，目前国际上常用的法美英FAB分类法(法、美、英白血病协作组，简称FAB)将急性白血病分为急性淋巴细胞白血病(acute lymphoblastic leukemia，ALL，简称急淋)和急性非淋巴细胞白血病(acute nonlymphoblastic leukemia，ANLL，简称急非淋)或急性粒细胞白血病(acute myeloblastic leukemia，AML)。

1. ALL分为3个亚型 L_1，原始和幼淋巴细胞以小细胞(直径≤12 μm)为主；L_2，原始和幼淋巴细胞以大细胞(直径>12 μm)为主；L_3(Burkitt型)，原始和幼淋巴细胞以大细胞为主，大小较一致，细胞内有明显空泡，胞浆嗜碱性，染色深。

2. AML分为8个亚型 M_0(急性粒细胞白血病微分化型);M_1(急性粒细胞白血病未分化型);M_2(急性粒细胞白血病部分分化型);M_3(急性早幼粒细胞白血病);M_4(急性粒-单核细胞白血病);M_5(急性单核细胞白血病);M_6(急性红白血病);M_7(急性巨核细胞白血病)。

2001年WHO提出髓系和淋巴肿瘤分类法将患者的临床特点与形态学(morphology)和细胞化学、免疫学(immunology)、细胞遗传学(cytogenetics)和分子生物学(molecular biology)结合起来,形成MICM分型,该分类方法综合了FBA分类法、欧美淋巴瘤分型修订方案的优点,提高了白血病诊断的准确性,使之更接近于对白血病的认识,是目前AL医疗诊断的新趋势。

【护理评估】

(一)健康史

详细询问患者有无反复的病毒感染史;是否接触过放射性物质或化学毒物,如苯、油漆、橡胶、染料或亚硝胺类物质;是否用过诱发本病的药物,如氯毒素、保泰松、抗肿瘤药物;了解患者职业、工作与居住环境及家族史;是否患有其他血液系统疾病。

(二)身体状况

AL起病急缓不一。急者可以是突然高热,类似"感冒",也可以是严重的出血。缓慢者常为脸色苍白、皮肤紫癜,月经过多或拔牙后出血难止而就医时被发现。

1. 正常骨髓造血功能受抑制表现

(1) 贫血:常为首发症状,呈进行性加重,未经治疗,贫血难以改观。贫血的主要原因是红细胞生成减少,其次为无效红细胞生成、溶血和出血。

重点:急性白血病易感染的主要原因、常见部位及致病菌。

(2) 发热:半数患者以发热为早期表现。可低热,亦可高达39~40 ℃或以上,伴有畏寒、出汗等。感染的主要原因是成熟粒细胞缺乏,其次是免疫力低下。虽然白血病本身可以发热,但高热往往提示有继发感染。感染可发生在各个部位,以口腔炎、牙龈炎、咽峡炎最常见,可发生溃疡或坏死;呼吸道感染、肛周皮肤感染亦常见,严重时可致败血症。最常见的致病菌为革兰阴性杆菌,如肺炎克雷白杆菌、铜绿假单胞菌、大肠杆菌、产气杆菌等;近年来革兰阳性球菌所致急性白血病的发病率有所上升,如金黄色葡萄球菌、表皮葡萄球菌、粪链球菌等。长期应用抗生素者,可出现真菌感染。部分患者伴有免疫功能缺陷,可发生病毒感染,如单纯疱疹病毒、带状疱疹病毒等。偶见卡氏肺孢子虫病。

(3) 出血:多数患者有出血表现,出血的主要原因是大量白血病细胞在血管中淤滞及浸润、血小板减少、凝血异常以及感染。出血可发生在全身各部位,以皮肤淤点、淤斑、鼻出血、牙龈出血、月经过多为多见。眼底出血可致视力障碍,严重时可发生颅内出血而导致死亡。急性早幼粒细胞白血病易并发凝血异常而出现全身广泛性出血,是急性白血病亚型中出血倾向最明显的一种。

> **课堂互动**
> 该患者出现的贫血、发热、出血与再生障碍性贫血有何异同?

2. 白血病细胞增殖浸润的表现

重点:急性白血病浸润的器官和组织及其表现。

(1) 淋巴结和肝脾肿大:淋巴结肿大以ALL较多见。急性白血病患者可有轻至中度肝脾肿大,但并非普遍存在。

(2) 骨骼和关节:常有胸骨下段局部压痛。可出现关节、骨骼疼痛,尤以儿童多见。发生骨髓坏死时,可引起骨骼剧痛。急性粒细胞白血病患者由于骨膜受累,还可在眼眶、肋骨及其他扁平骨的骨面形成粒细胞肉瘤(granulocytic sarcoma)或绿色瘤(chloroma),其中以眼眶部位最常见,可引起眼球突出、复视或失明。

(3) 口腔和皮:AL尤其是M_4和M_5,由于白血病细胞浸润可使牙龈增生、肿胀;皮肤可出现蓝灰色斑丘疹,局部皮肤隆起、变硬,呈紫蓝色结节。

(4) 中枢神经系统白血病(CNSL):CNSL可发生在疾病各个时期,但常发生在治疗后缓解期,这是由于化疗药物难以通过血-脑屏障,隐藏在中枢神经系统的白血病细胞不能被有效杀灭,因而引起CNSL。以ALL最常见,儿童尤甚,其次为M_4、M_5和M_2。临床上轻者表现头痛、头晕,重者有呕吐、颈项强直，甚至抽搐、昏迷等。

(5) 睾丸：出现无痛性肿大，多为一侧性，另一侧虽无肿大，但在活检时往往也发现有白血病细胞浸润。睾丸白血病多见于 ALL 化疗缓解后的幼儿和青年，是仅次于 CNSL 的白血病髓外复发的根源。

(6) 其他：白血病可浸润其他组织器官。肺、心、消化道、泌尿生殖系统等均可受累。

(三) 辅助检查

1. 血象 大多数患者白细胞增多，也有白细胞计数正常或减少。血涂片分类检查可见数量不等的原始细胞和幼稚细胞，但白细胞不增多型患者血片上很难找到原始细胞。患者常有不同程度的正常细胞性贫血，少数患者血片上红细胞大小不等，可找到幼红细胞。约 50%的患者血小板低于 $60\times10^9/L$，晚期血小板往往极度减少。

2. 骨髓象 骨髓穿刺检查是诊断 AL 的主要依据和必做检查，对临床分型、指导治疗和疗效判断、预后估计等具有重大意义。多数患者骨髓象有核细胞显著增生，以原始细胞为主，而较成熟中间阶段细胞缺如，并残留少量成熟粒细胞，形成所谓"裂孔"现象。若原始细胞占全部骨髓有核细胞的 30%以上，则可做出 AL 的诊断。此外，正常的巨核细胞和幼红细胞减少。少数患者的骨髓增生低下。奥尔(Auer)小体仅见于 AML，有独立诊断意义。

重点：急性白血病骨髓象特点及其临床意义。

3. 细胞化学 主要用于急淋、急粒及急单白血病的诊断和鉴别诊断。常用方法有过氧化物酶染色、糖原染色、非特异性酯酶及中性粒细胞碱性磷酸酶测定等。

4. 免疫学检查 通过针对白血病细胞表达的特异性抗原的检测，分析细胞所属系列、分化程度和功能状态，以区分急淋与急非淋及其各自的亚型。

5. 染色体和基因检查 急性白血病常伴有特异的染色体和基因改变。例如 90%的 M_3 有 t(15;17)(q22;q21)，该易位使 15 号染色体上的 PML(早幼粒白血病基因)与 17 号染色体上的 RARα(维 A 酸受体基因)形成 PML-RARα 融合基因。这是 M_3 发病及用全反式维 A 酸治疗有效的分子基础。

6. 其他 血清尿酸浓度增高，特别在化疗期间。尿酸排泄量增加，甚至出现尿酸结晶。患者发生 DIC 时可出现凝血象异常。M_5 和 M_4 血清和尿溶菌酶活性增高，其他类型 AL 不增高。出现 CNSL 时，脑脊液压力升高，白细胞数增加，蛋白质增多，而糖定量减少。涂片中可找到白血病细胞。

(四) 心理-社会状况

患者在明确诊断后感到异常的恐惧，难以接受；治疗效果不佳时，表现为忧心忡忡、悲观和绝望；应用化疗药物后的毒副反应使患者难以忍受，患者害怕或拒绝治疗。评估家庭主要成员对疾病的认知，对患者的态度；家庭应对能力，以及家庭经济情况，有无医疗保障等。

(五) 治疗要点

1. 对症支持治疗

(1) 高白细胞血症的紧急处理：当循环血液中白细胞数 $>200\times10^9/L$ 时，患者可产生白细胞淤滞(leukostasis)，表现为呼吸困难、低氧血症、呼吸窘迫、反应迟钝、言语不清、颅内出血等。病理学显示白血病血栓栓塞与出血并存，高白细胞不仅会增加患者早期死亡率，也可增加髓外白血病的发病率和复发率。因此当血中白细胞 $>100\times10^9/L$ 时，就应紧急使用血细胞分离机，单采清除过高的白细胞(M_3 型不首选)，同时给予化疗药物和碱化尿液，需预防白血病细胞溶解诱发的高尿酸血症、酸中毒、电解质紊乱、凝血异常等并发症。

重点：高白细胞血症和高尿酸血症的处理。

(2) 成分输血支：严重贫血可吸氧、输浓缩红细胞维持 Hb>80 g/L。白细胞淤滞时，不宜马上输红细胞以免进一步增加血黏度。如果因血小板计数过低而引起出血，最好输注单采血小板悬液。

(3) 防治高尿酸血症肾病：由于白血病细胞大量破坏，特别在化疗时更甚，血清和尿中尿酸浓度增高，积聚在肾小管，导致少尿甚至急性肾功能衰竭。因此应鼓励患者多饮水，给予静脉补液；

碱化尿液和口服别嘌呤醇。

(4) 维持营养:白血病是严重消耗性疾病,特别是化疗、放疗的副作用可引起患者消化道黏膜炎及功能紊乱。应注意补充营养,维持水、电解质平衡,给予患者高蛋白、高热量、易消化食物,必要时经静脉补充营养。

2. 化学药物治疗 化疗是目前治疗白血病最主要的方法,也是造血干细胞移植的基础。

(1) 化疗的阶段性划分:急性白血病化疗过程分为两个阶段,即诱导缓解和缓解后治疗。

① 诱导缓解:抗白血病治疗的第一阶段,化学药物治疗是此阶段白血病治疗的主要方法。主要是通过联合化疗,迅速、大量地杀灭白血病细胞,恢复机体正常造血,使患者尽可能在较短的时间内获得完全缓解(complete remission,CR),即患者的症状和体征消失;外周血象的白细胞分类中无幼稚细胞;骨髓象中相关系列的原始细胞与幼稚细胞之和≤5%。患者能否获得 CR,是急性白血病治疗成败的关键。

② 缓解后治疗:达到 CR 后进入抗白血病治疗的第二阶段,即缓解后治疗。由于急性白血病患者达到完全缓解后,体内尚有 10^8~10^9 的白血病细胞,且在髓外某些部位仍可有白血病细胞的浸润,是疾病复发的根源。缓解后治疗主要是通过进一步的巩固与强化治疗,彻底消灭残存的白血病细胞,防止病情复发。对延长 CR 期和无病存活期,争取治愈起决定作用。

(2) 化疗药物及治疗方案:根据白血病细胞动力学的原理,选择作用于细胞增殖不同阶段的药物,制订联合化疗方案,可提高疗效及延缓抗药性的发生。常用化疗药物及联合化疗方案分别见表 6-4-1 和表 6-4-2。

难点:白血病常用化疗药物的作用机制及不良反应。

表 6-4-1 白血病常用化疗药物

种类	药名	缩写	药理作用	主要不良反应
抗叶酸代谢	甲氨蝶呤	MTX	干扰 DNA 合成	口腔及胃肠黏膜溃疡,肝损害,骨髓抑制
抗嘌呤代谢	巯嘌呤	6-MP	阻碍 DNA 合成	骨髓抑制,肠胃反应,肝损害
	氟达拉滨	FLU	同上	神经毒性,骨髓抑制,自身免疫现象
	足叶乙苷	VP-16	同上	胃肠反应,脱发,骨髓抑制
抗嘧啶代谢	阿糖胞苷	Ara-C	同上	消化道反应,肝功能异常,骨髓抑制,巨幼变
	环胞苷	Cy	同上	骨髓抑制,唾液腺肿大
烷化剂	环磷酰胺	CTX	破坏 DNA	骨髓抑制,恶心、呕吐,脱发,出血性膀胱炎
	苯丁酸氮芥	CLB	同上	骨髓抑制,胃肠反应
	白消安	BUS	同上	皮肤色素沉着,精液缺乏,停经,肺纤维化
生物碱类	长春新碱	VCR	抑制有丝分裂	末梢神经炎,腹痛,脱发
	高三尖杉酯碱	HHT	同上	骨髓抑制,心脏损害,消化道反应
	依托泊苷	VP-16	干扰 DNA、RNA 合成	骨髓抑制,脱发,消化道反应
抗生素类	柔红霉素	DNR	抑制 DNA、RNA 合成	骨髓抑制,心脏损害,消化道反应
	去甲氧柔红霉素	IDR	同上	同上
酶类	门冬酰胺酶	L-ASP	影响瘤细胞蛋白质合成	肝损害,过敏反应,高尿酸血症,高血糖,胰腺炎,氮质血症
激素类	泼尼松	P	破坏淋巴细胞	类库欣综合征,高血压,糖尿病

续表

种类	药名	缩写	药理作用	主要不良反应
抗嘧啶、嘌呤代谢	羟基脲	HU	阻碍 DNA 合成	消化道反应，骨髓抑制
肿瘤细胞诱导分化剂	维 A 酸（全反式维甲酸）	ATRA	使白血病细胞分化为具有正常表型功能的血细胞	皮肤黏膜干燥，口角破裂，消化道反应，头晕，关节痛，肝损害

表 6-4-2 白血病常用联合化疗方案

ALL 诱导缓解治疗	DVLP 方案：DNR＋VCR＋L-ASP＋P
ALL 缓解后治疗	HD Ara-C 或 HD MTX
AML 诱导缓解	DA（"标准"方案）：DNR＋Ara-C HA 方案：H＋Ara-C DAE 方案：DNR＋Ara-C＋VP-16
M_3 诱导缓解	ATRA
AML 缓解后治疗	HD Ara-C；可单用或与 DNR、IDR 等联合使用

注：HD 为高剂量。

（3）中枢神经系统白血病的防治：由于化疗药物很难通过血-脑屏障，隐藏在中枢神经系统内的白血病细胞是白血病复发的最主要根源。因此，鞘内注射甲氨蝶呤或阿糖胞苷等药物，预防复发，同时可应用一定量激素，以减轻药物刺激引起的蛛网膜炎。

（4）造血干细胞移植 见相关内容。

（5）细胞因子治疗 具有促进造血细胞增殖的作用。粒细胞集落刺激因子（G-CSF）和粒细胞-巨噬细胞集落刺激因子（GM-CSF）与化疗同时应用或于化疗后应用，可以减轻化疗所致粒细胞缺乏，缩短粒细胞恢复时间，提高患者对化疗的耐受性。

【首要护理诊断/问题】

有受伤的危险：出血 与血小板减少、白血病细胞浸润等有关。

【次要护理诊断/问题】

（1）有感染的危险 与正常粒细胞减少、化疗有关。

（2）体温过高 与白血病引起感染和肿瘤细胞代谢亢进有关。

（3）疼痛：全身骨骼痛 与白血病细胞浸润骨骼有关。

（4）口腔黏膜受损 与白血病细胞浸润、化疗反应及继发真菌感染等有关。

（5）预感性悲哀 与急性白血病治疗效果差、死亡率高有关。

（6）知识缺乏：缺乏对急性白血病预防出血、感染的知识。

（7）营养失调：低于机体需要量 与白血病代谢增高、高热、化疗致消化道反应及口腔炎无法进食有关。

【护理目标】

（1）患者能积极配合，采取正确、有效的预防措施，减少或避免出血。

（2）患者能说出预防感染的重要性，积极配合，减少或避免感染的发生。

（3）患者体温有所下降或降至正常。

（4）患者自述骨痛减轻或缓解。

（5）患者能正确对待疾病，预感性悲哀消除。

（6）患者营养摄入量能满足机体需要。

（7）患者能及早发现并能叙述防止颅内出血和脑膜白血病的主要措施。

(8) 患者化疗期间能合理地休息与活动,活动无耐力的症状逐渐减轻。

(9) 患者能尽快面对或接受形象改变。

(10) 患者能说出化疗可出现的不良反应,并能积极应对。

【护理措施】

1. 观察病情 定时测患者生命体征、血象、骨髓象、血生化变化;注意有无发热、热型变化、感染表现等;注意观察患者出血的发生部位、发展或消退情况,及时发现新的出血及其先兆,并结合患者的基础疾病及实验室或其他检查结果做出判断。如急性早幼粒白血病是出血倾向最为明显的一种白血病,当患者的血小板低于 20×10^9/L 时,可发生自发性出血,特别是内脏出血;评估患者化疗后有无恶心、呕吐及胃纳情况,疲乏无力感有无改善。

2. 一般护理 注意休息和适当活动,明显出血倾向、严重贫血、感染及化疗期间等病情较重者,应绝对卧床休息,协助患者洗漱、进食、大小便等,防止病情加重。

3. 对症护理

重点:白血病感染的护理。

(1) 感染:①保护性隔离:粒细胞绝对值≤0.5×10^9/L 时,应给予保护性隔离,条件允许宜住无菌层流室或消毒隔离病房,谢绝探视,严格执行消毒隔离制度。②加强皮肤、口腔、肛门周围和会阴部的护理,定期洗澡换衣,保持皮肤清洁卫生,饭前、饭后用碳酸氢钠或氯己定漱口液漱口,大便后用1∶5000高锰酸钾溶液坐浴,女性患者应每日冲洗会阴部。③若患者出现感染征象,应协助医生做血液、咽部、尿液、粪便或伤口分泌物的培养,并遵医嘱应用抗生素。

(2) 其他护理措施:见再生障碍性贫血患者的护理。

课堂互动

该患者出现高热可采取哪些护理措施?禁忌什么?为什么?

4. 心理护理 耐心倾听患者诉说,了解其苦恼,鼓励患者表达内心的悲伤情感,给予理解和安慰;向患者说明长期情绪低落、焦虑及抑郁等会引起食欲减退、失眠及免疫功能下降,反过来加重病情,从而帮助患者认识不良的心理状态对身体的康复不利;向患者和家属说明白血病虽然难治,但目前治疗方法发展快、效果好,应树立信心,并介绍已缓解的典型病例,请长期生存的患者进行现身说法或组织病友进行养病经验的交流。

5. 化疗护理

重点:白血病化疗的不良反应及护理措施。

(1) 静脉炎及组织坏死防护。

①静脉炎及组织坏死:一些化疗药物对组织刺激性大,多次注射常会引起静脉周围组织炎症,如注射的血管出现条索状红斑、触之温度较高、有硬结或压痛,炎症消退后,注射的血管因内膜增生而狭窄,严重的可有血管闭锁。发疱性化疗药物渗漏后可引起局部组织坏死。

知识链接

化疗药物分类

根据化疗药物外渗对皮下组织损伤的程度,化疗药物可分为三类。

1. 发疱性化疗药物 一旦渗到血管外,短时间内可发生红、肿、热、痛,甚至皮肤及组织坏死,也可导致永久性溃烂,如多柔比星、表柔比星、柔红霉素、放线菌素D、丝裂霉素、氮芥、长春新碱、长春碱、长春地辛、诺维苯、安吖啶、美登素等。

2. 刺激性化疗药物 可引起轻度组织炎症和疼痛,一般不会导致皮下及组织坏死,如达卡巴嗪(DTIC)和足叶乙苷(VP-16)等。

3. 非刺激性化疗药物 对皮肤及组织无明显的刺激,如5-氟尿嘧啶(5-Fu)、顺铂(DDP)、甲氨蝶呤(MTX)等。

课堂互动

护士配制化疗药物时要做好哪些防护工作？若出现化疗药物泼洒该如何紧急处理？

② 化疗时应注意：a. 合理使用静脉：最好采用中心静脉置管，如PICC、植入式静脉输液港、颈内和锁骨下静脉置管。如果应用外周浅表静脉，尽量选择粗直的静脉留置针穿刺。b. 静脉注射时先用生理盐水冲洗，确定注射针头在静脉内方可注入药物，推注速度要慢，边推边抽回血，确保药物在血管内，药物输注完毕再用生理盐水10～20 mL冲洗后拔针，以减轻药物对局部血管的刺激。c. 联合化疗时，先输注非刺激性化疗药物，再输注刺激性化疗药物，最后输注发疱性化疗药物。

③ 发疱性化疗药物外渗的紧急处理：a. 停止：立即停止药物注入。b. 回抽：不要拔针，尽量回抽渗入皮下的药液。c. 评估：评估并记录外渗的穿刺部位、面积，外渗药液的量，皮肤的颜色、温度及疼痛的性质。d. 解毒：局部滴入生理盐水以稀释药液或用解毒剂（硫代硫酸钠溶液用于氮芥、丝裂霉素、放线菌素D等，8.4%碳酸氢钠溶液用于多柔比星、长春新碱等）。e. 封闭：利多卡因局部封闭，由疼痛或肿胀区域多点注射，封闭范围要大于渗漏区，环形封闭，48 h内间断局部封闭注射2～3次。f. 涂抹：可用50%硫酸镁溶液、中药“六合丹”、多磺酸黏多糖软膏（喜疗妥）或赛肤润液体敷料等直接涂在患处并用棉签以旋转方式向周围涂抹，范围大于肿胀部位，每2 h涂1次。g. 热敷或冷敷：局部24 h间断热敷或冷敷，热敷适用于植物碱类抗癌药物，如长春新碱、长春碱、异长春新碱；冷敷适用于蒽环类抗癌药物，如紫杉醇、氮芥、阿霉素，蒽环类抗癌药物禁忌热敷。h. 抬高：药物外渗48 h内，应抬高受累部位，以促进局部外渗药液的吸收。

④ 静脉炎的处理：发生静脉炎的局部血管禁止静脉注射，患处勿受压，尽量避免患侧卧位。使用多磺酸黏多糖软膏（喜疗妥）等药物外敷，鼓励患者多做肢体活动，以促进血液循环。

（2）消化道反应的防护。恶心、呕吐、纳差等消化道反应出现的时间及反应程度除与化疗药物的种类有关外，常有较大的个体差异，症状多出现在用药后1～3 h，持续数小时到24 h不等，体弱者症状出现较早且较重，故化疗期间应注意：①良好的休息与进餐环境，为患者提供一个安静、舒适、通风良好的休息与进餐环境，避免不良刺激。②选择合适的进餐时间，减轻胃肠道反应，建议患者选择胃肠道症状最轻时或使用止吐药后1～2 h进食，避免在治疗前、后2 h内进食；当出现恶心、呕吐时应暂缓或停止进食，及时清除呕吐物，保持口腔清洁；若患者恶心、呕吐反应严重，可每6～8 h重复给止吐药1次，维持24 h的有效血药浓度，并指导患者停止呕吐后进行深呼吸和有意识吞咽，以减轻恶心、呕吐反应。③饮食指导，告知患者和家属化疗期间摄入足够的营养，可帮助患者化疗顺利进行，给予高热量、富含蛋白质与维生素、清淡、易消化饮食，以半流质为主，少量多餐，避免进食高糖、高脂、产气过多和辛辣的食物，同时保证每天的饮水量，让家属给患者带平日最喜爱的饭菜和水果，不断改变饮食种类，改变烹饪方法，以增加食欲。进食后可依据病情适当活动，休息时取坐位和半卧位，避免饭后立即平卧。④其他，如减慢化疗药物的滴速，若胃肠道症状较严重，无法正常进食，应尽早遵医嘱通过静脉补充营养。

（3）骨髓抑制的防护。骨髓抑制是多种化疗药物共有的不良反应，骨髓抑制作用最强的时间为化疗后的第7～14天，恢复时间为之后的5～10天，但存在个体差异性。化疗期间要遵医嘱定期检查血象。化疗对于急性白血病的治疗具有双重效应，首先是有助于彻底杀死白血病细胞，但严重的骨髓抑制又可增加患者重症贫血、感染和出血的风险而危及生命。化疗期间应避免应用其他抑制骨髓的药物。一旦出现骨髓抑制，需加强贫血、感染和出血的预防、观察和护理，协助医生正确用药。

（4）口腔溃疡的护理。原则上是减少溃疡面感染的概率，促进溃疡愈合。对已发生口腔溃疡者，应加强口腔护理，每天2次，并教会患者漱口液的含漱及局部溃疡用药的方法。

① 漱口液的选择与含漱方法：一般情况下可选用生理盐水、绿茶、复发硼砂含漱液（朵贝尔溶液）等交替漱口；若疑为真菌感染可选用1%～4%碳酸氢钠溶液、制霉菌素溶液（制霉菌素片剂250万单位研磨至细粉加入无菌蒸馏水250 mL）或1∶2000的氯己定溶液；厌氧菌感染可选用1%～3%过氧化氢溶液。每次含漱时间为15～20 min，每天至少3次，溃疡疼痛严重者可在漱口

液内加入2%利多卡因溶液止痛。

② 促进溃疡面愈合的用药：碘甘油10 mL加蒙脱石散剂(思密达)1包与地塞米松5 mg，调配成糊状；此外尚可选用溃疡黏膜、外用重组人表皮生长因子衍生物(金因肽)、锡类散、新霉素、金霉素甘油等；真菌感染者可选用制霉菌素甘油。用药方法：三餐后及睡前用漱口液含漱后，将药涂于溃疡处。为保证药物疗效的正常发挥，涂药后2～3 h方可进食或饮水。此外，四氢叶酸钙(口服与含漱)对大剂量甲氨蝶呤化疗引起的口腔溃疡效果显著。

(5) 鞘内注射化疗药物的护理。协助患者采取头低抱膝侧卧位，协助医生做好穿刺点的定位和局部消毒与麻醉；推注药物速度宜慢；拔针后局部给予消毒纱布覆盖、固定，嘱患者去枕平卧4～6 h，注意观察有无头痛、呕吐、发热等化学性脑膜炎及其他神经系统的损害症状。

(6) 心脏毒性的预防与护理。柔红霉素、多柔比星、高三尖杉酯碱类药物可引起心肌及心脏传导损害，用药前后应监测患者心率、心律及血压，可予心电监护；用药时缓慢静脉滴注(<40滴/分)；注意观察患者的面色和心率，以患者无心悸为宜。一旦出现毒性反应，应立即报告医生并配合处理。

(7) 肝功能损害的预防与护理。巯嘌呤、甲氨蝶呤、门冬酰胺酶对肝功能有损害作用，用药期间应观察患者有无黄疸，并定期检测肝功能。

(8) 脱发的护理。①化疗前心理护理：向患者说明化疗的必要性及化疗可能导致脱发现象，但绝大多数患者在化疗疗程结束后，头发会再生，使患者有充分的心理准备，坦然面对。②出现脱发后的心理护理：评估患者对化疗所致落发、秃发的感受和认识，并鼓励其表达内心的感受如失落、挫折、愤怒；指导患者使用假发或戴帽子，以降低患者身体意象障碍；协助患者重视自身的能力和优点，并给予正向回馈；鼓励患者的亲友共同支持患者；介绍有类似经验的患者共同分享经验；鼓励患者参与正常的社交活动。

(9) 其他不良反应的预防与护理。长春新碱可引起末梢神经炎、手足麻木感，停药后可逐渐消失。环磷酰胺可引起出血性膀胱炎，应多饮白开水。门冬酰胺酶可引起过敏反应，用药前应皮试。急性早粒细胞白血病应用维A酸治疗，可引起维A酸综合征等，治疗期间要密切观察病情，以及时发现、有效处理。

知识链接

维A酸综合征

维A酸综合征(retinoic acid syndrome，RAS)是采用维A酸治疗急性早幼粒细胞白血病过程中最严重的不良反应，好发于治疗前、后白细胞总数较高或明显增高的患者。维A酸综合征可能与维A酸诱导大量白血病细胞分化或细胞因子的大量释放和黏附分子表达增加有关。多于首次治疗后2～21天发病，中位发病时间为7天。主要临床表现有发热、体重增加、身体下垂部位皮肤水肿、间质性肺炎、胸腔积液、呼吸窘迫、肾功能损害，偶见低血压、心包积液或心力衰竭，严重时需辅助机械通气。主要死因是弥漫性肺间质性炎症引起的呼吸衰竭。处理措施：①及时应用大剂量糖皮质激素，地塞米松10 mg静脉滴注，每天2次，连用3天；②暂时停服维A酸，症状消失后可继续使用，一般不会再出现RAS；③对症或辅助治疗，吸氧、利尿、白细胞单采清除和联合化疗等。

6. 健康指导

(1) 避免接触对造血系统有损害的理化因素如电离辐射，亚硝胺类物质，染发剂、油漆等含苯物质，保泰松及其衍生物、氯霉素等药物。如应用某些细胞毒性药物如氮芥、环磷酰胺、丙卡巴肼、依托泊苷等，应定期查血象及骨髓象。

(2) 向患者及家属阐明急性白血病虽然是造血系统恶性疾病，但目前联合化疗的效果较好，应保持乐观的情绪、规律的生活、充足的休息和合理的营养，以利于化疗顺利完成。强调诱导缓解后的巩固治疗，应按医嘱用药，定期随访，查血常规和血小板计数，必要时做骨髓检查。

(3) 指导预防出血和感染的措施，注意个人卫生，尽量减少外出和不去公共场所，以避免交叉感染；经常检查口腔、咽部有无感染，学会自测体温；发现出血、发热及骨、关节疼痛等症状时，要及时去医院检查。

【护理评价】

患者能否正确对待疾病，悲观情绪减轻并逐渐消除；能否列举出化疗的不良反应，主动配合治疗，积极采取应对措施；能否说出活动耐力下降的原因，合理安排休息和饮食；能否描述引起或加重出血的危险因素；能否采取预防措施，减少或避免出血；能否说出预防感染的重要性，有无积极配合治疗与护理。

知识拓展

急性白血病的鉴别诊断

1. 骨髓增生异常综合征　该病的 RAEB 及 RAEB-t 型除病态造血外，外周血中有原始细胞和幼稚细胞，全血细胞减少和染色体异常，易与白血病相混淆。但骨髓中原始细胞少于 20%。WHO 分类法已将 RAEB-t(原始细胞 20%～30%)划为 AL。

2. 某些感染引起的白细胞异常　如传染性单核细胞增多症，血象中出现异形淋巴细胞，但形态与原始细胞不同，血清中嗜异性抗体效价逐步上升，病程短，可自愈。百日咳、传染性淋巴细胞增多症、风疹等病毒感染时，血象中淋巴细胞增多，但淋巴细胞形态正常，病程良性。骨髓原幼细胞不增多。

3. 巨幼细胞贫血　巨幼细胞贫血有时可与红白血病混淆，但前者骨髓中原始细胞不增多，幼红细胞 PAS 反应常为阴性，予以叶酸、维生素 B_{12} 治疗有效。

4. 急性粒细胞缺乏症恢复期　在药物或某些感染引起的粒细胞缺乏症的恢复期，骨髓中原、幼粒细胞增多。但该症多有明确病因，血小板正常，原幼粒细胞中无 Auer 小体及染色体异常。短期内骨髓成熟粒细胞恢复正常。

二、慢性白血病患者的护理

情景导入

张女士，48 岁，腹部胀痛、乏力、消瘦近 1 年。

查体：轻度贫血外貌，胸骨压痛明显，心肺听诊无异常，腹软，肝肋下 2 cm 触及，脾肿大至平脐。

实验室检查：白细胞计数 $60\times10^9/L$，分类见大量中、晚幼粒细胞及嗜碱性粒细胞，血红蛋白 95 g/L，血小板 $400\times10^9/L$。骨髓检查：骨髓增生明显，以粒细胞为主，粒红比例为 15∶1，其中中晚幼及杆状核粒细胞明显增多，原始细胞和早幼粒细胞占 8%。

慢性白血病分为慢性粒细胞白血病、慢性淋巴细胞白血病和慢性单核细胞白血病。

重点：慢粒、慢淋的概念。

(1) 慢性粒细胞白血病(chronic myelocytic leukemia，CML)又称慢粒，是一种发生在多功能造血干细胞上的恶性骨髓增生性疾病(获得性造血干细胞恶性克隆性疾病)。其特点是病程发展缓慢、脾脏肿大，分为慢性期(chronic phase，CP)、加速期(accelerated phase，AP)、急变期(blastic phase or blast crisis，BP/BC)。本病各年龄组均可发病，以中年最多见，男性多于女性。

(2) 慢性淋巴细胞白血病(chronic lymphocytic leukemia，CLL)又称慢淋，是由于单克隆性小淋巴细胞凋亡受阻，存活时间延长而大量积聚在骨髓、血液、淋巴结和其他器官，最终导致正常造血功能衰竭的低度恶性疾病。CLL 绝大多数起源于 B 淋巴细胞,T 淋巴细胞较少。本病在欧美各国是最常见的白血病,而在我国、日本及东南亚国家较少见。

【护理评估】

(一) 健康史

主要询问患者有无反复小剂量或曾一次大剂量接触苯、放射线或低频电磁场,家属中是否有类似疾病的患者。

(二) 身体状况

重点:慢粒、慢淋的典型症状和体征。

1. 慢性粒细胞白血病 早期常无自觉症状,患者可因健康检查或因其他疾病就医时才发现血象异常或脾大而被确诊。CML 病程分为三期。

(1) 慢性期(CP):CP 一般持续 1～4 年。患者有乏力、低热、多汗或盗汗、体重减轻等代谢亢进的症状。常以脾脏肿大为最显著体征,可达脐或脐以下,质地坚实,平滑,无压痛。如果发生脾梗死,则脾区压痛明显。肝脏明显肿大较少见。部分患者胸骨中下段压痛。白细胞数明显增高超过 $200\times10^9/L$ 时可发生"高白细胞血症"。

(2) 加速期(AP):起病后 1～4 年间 70%慢性粒细胞白血病患者进入加速期,主要表现为原因不明的发热、虚弱、进行性体重下降、骨骼疼痛,逐渐出现贫血和出血。脾持续和进行性肿大,白血病细胞对原来治疗有效的药物发生耐药。

(3) 急变期(BP/BC):加速期从几个月到 1～2 年即进入急变期,为慢性粒细胞白血病的终末期,临床表现与急性白血病类似。多数急粒变,少数为急淋变或急单变。

2. 慢性淋巴细胞白血病 多无自觉症状,淋巴结肿大常为就诊的首发症状,以颈部、锁骨上、腋窝、腹股沟淋巴结为主。肿大的淋巴结较硬,无压痛,可移动。偶有纵隔淋巴结、腹膜后、肠系膜淋巴结肿大而引起相应的症状,50%～70%患者有轻至中度脾大,轻度肝大,但胸骨压痛少见。早期症状可能有乏力、疲倦,而后出现食欲减退、消瘦、发热、盗汗等,晚期患者骨髓造血功能受损,可出现贫血、血小板减少和粒细胞减少。由于免疫功能减退,常易并发感染,也常出现自身免疫性溶血性贫血、ITP 等。

> **课堂互动**
>
> 该患者在住院期间突然感到腹部疼痛加剧,面色苍白,BP 85/50 mmHg,你认为该患者在原有病的基础上发生了什么情况?如何配合抢救?

CML 临床分期:国际上多采用 Binet 分期。

A 期:血和骨髓中淋巴细胞增多,<3 个区域的淋巴结肿大;中数存活期>10 年。

B 期:血和骨髓中淋巴细胞增多,≥3 个区域的淋巴结肿大;中数存活期 7 年。

C 期:除与 B 期相同外,尚有贫血(Hb:男性<110 g/L,女性<100 g/L)或血小板减少($<100\times10^9/L$);中数存活期 2 年。

(三) 辅助检查

1. 慢性粒细胞白血病

(1) 慢性期。

① 血象:白细胞数明显增高,常超过 $20\times10^9/L$,可达 $100\times10^9/L$ 以上,可见各阶段粒细胞,以中性中幼、晚幼和杆状核粒细胞居多;血小板多在正常水平,部分患者增多;晚期血小板逐渐减少,并出现贫血。

重点:慢粒、慢淋骨髓象特点。

② 骨髓象:骨髓增生明显至极度活跃,以粒细胞为主,粒红比例明显增高,其中中性中幼、晚幼及杆状核粒细胞明显增多,原始细胞<10%。嗜酸、嗜碱性粒细胞增多。红细胞相对减少。巨核细胞正常或增多,晚期减少。

③ 细胞遗传学及分子生物学改变:95%以上的慢性粒细胞白血病患者血细胞中出现 Ph 染色体,t(9;22)(q34;q11),即 9 号染色体长臂上 C-ABL 原癌基因易位至 22 号染色体长臂的断裂点簇集区(BCR)形成 BCR-ABL 融合基因。

④ 中性粒细胞碱性磷酸酶(NAP):活性减低或呈阴性反应。治疗有效时 NAP 活性可以恢复,疾病复发时又下降,合并细菌性感染时可略升高。

⑤ 血液生化:血清及尿中尿酸浓度增高。血清乳酸脱氢酶增高。

(2) 加速期。

① 外周血或骨髓原粒细胞≥10%。

② 外周血嗜碱性粒细胞>20%。

③ 不明原因的血小板进行性减少或增加。

④ 除 Ph 染色体以外又出现其他染色体异常。

⑤ 粒-单系祖细胞(CFU-GM)集簇增加而集落减少。

⑥ 骨髓活检显示胶原纤维显著增生。

(3) 急变期。

① 骨髓中原粒细胞或原淋+幼淋巴细胞或原单+幼单核细胞>20%。

② 外周血中原粒+早幼粒细胞>30%。

③ 骨髓中原粒+早幼粒细胞>50%。

④ 出现骨髓外原始细胞浸润。

2. 慢性淋巴细胞白血病

(1) 血象:持续淋巴细胞增多。白细胞>10×10^9/L,淋巴细胞占 50%以上,晚期可达 90%以上,以小淋巴细胞为主。随病情发展,血小板、血红蛋白逐渐减少,发生溶血时贫血明显加重。

(2) 骨髓象:骨髓有核细胞增生明显活跃或极度活跃,淋巴细胞≥40%,以成熟淋巴细胞为主。红系、粒系及巨核系细胞均减少,伴溶血时,幼红细胞可代偿性增生。

(3) 免疫学检查:绝大多数患者的淋巴细胞源于 B 淋巴细胞,具有单克隆性及相应的免疫表达;20%患者抗人球蛋白试验阳性,晚期 T 淋巴细胞功能障碍。

(4) 细胞遗传学:50%～80%的患者出现染色体异常,部分患者出现基因突变或缺失。

(四) 心理-社会状况

慢性白血病病程长,恶性程度高,病情严重,加上出血、感染、全身衰竭、严重的化疗反应,患者随时可能面临死亡,同时担心自己会成为亲人负担,势必会产生各种不良心理反应。评估家庭主要成员对疾病的认识,对患者的态度,家庭经济情况,有无亲友,工作单位的支持和医疗保障等。

(五) 治疗要点

1. 慢性粒细胞白血病的治疗要点

(1) 高白细胞血症的紧急处理:同急性白血病,需并用羟基脲和别嘌呤醇。

(2) 化学治疗:化疗虽可使大多数 CML 患者血象及异常体征得到控制,但中位生存期(40 个月左右)并未延长,化疗时宜保持每日尿量在 2500 mL 以上和尿液碱化,加用别嘌呤醇 100 mg,每 6 h 1 次,防止高尿酸血症肾病,至白细胞数正常后停药。

难点:羟基脲、马利兰、格列卫的作用机制和不良反应。

① 羟基脲:当前治疗慢性粒细胞白血病的首选化疗药物,为细胞周期特异性抑制 DNA 合成的药物,起效快,但持续时间短。用药后两三天白细胞数即下降,停药后又很快回升。常用剂量为 3 g/d,分 2 次口服,待白细胞数减至 20×10^9/L 左右时,剂量减半。当白细胞数降至 10×10^9/L 时,改为小剂量(0.5～1 g/d)维持治疗。

② 白消安(马利兰):一种烷化剂,作用于早期祖细胞,起效慢且后作用长,剂量不易掌握。初始 4～6 mg/d 口服。白细胞数降至 20×10^9/L 停药,待稳定后改为 0.5～2 mg/d,甚至更低,保持白细胞在$(7\sim10)\times10^9$/L。

③其他药物:阿糖胞苷(Ara-C)、高三尖杉酯碱(HHT)、靛玉红、美法仑、环磷酰胺、鸟嘌呤、巯嘌呤、砷剂及其他联合化疗亦有效,但多在上述药物无效时才考虑使用。

(3) α-干扰素(α-IFN):该药与羟基脲或小剂量阿糖胞苷联合应用,可提高疗效。每天常用

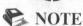

300 万～500 万 U 皮下或肌内注射，每周 3～7 次，持续用数月至数年不等。约 1/3 患者血细胞 Ph 染色体减少或消失。

(4) 酪氨酸激酶抑制：能特异性阻断 ATP 在 ABL 激酶上的结合位置，使酪氨酸残基不能磷酸化，从而抑制 BCR-ABL 阳性细胞的增殖。近年来临床应用较多的是伊马替尼(格列卫)，疗效可达 95%以上。对伊马替尼不能耐受或无效的患者，可选择第二代酪氨酸激酶抑制剂达沙替尼或尼罗替尼。

(5) 异基因造血干细胞移植：目前认为是根治 CML 的标准治疗。骨髓移植应在 CML 慢性期待血象及体征控制后尽早进行。HLA 相合同胞间移植后，患者 3～5 年无病存活率为 60%～80%。

(6) 慢性粒细胞白血病急性变的治疗：同急性白血病的治疗方法。

难点：氟达拉滨和苯丁酸氮芥的作用机制和不良反应。

2. 慢性淋巴细胞白血病的治疗要点 根据临床分期、症状和疾病活动情况而定。CLL 为一慢性惰性病程，随访结果表明早期治疗并不能延长患者的生存期，A 期患者无需治疗，定期复查即可。出现下列情况说明应开始化疗：①体重减少≥10%、极度疲劳、发热(38 ℃)>2 周、盗汗；②进行性脾肿大或脾区疼痛；③淋巴结进行性肿大或直径>10 cm；④进行性淋巴细胞增生，2 个月内增加>50%，或倍增时间<6 个月；⑤激素治疗后，自身免疫性贫血或血小板减少反应较差；⑥骨髓进行性衰竭，贫血或血小板减少出现或加重。C 期患者应予以化疗。

(1) 化学治疗：常用的药物为氟达拉滨和苯丁酸氮芥，前者较后者效果好。氟达拉滨用量一般为 25～30 mg/(m^2·d)，连续 3 天静脉滴注，每 4 周重复 1 次。其他嘌呤类药物还有喷妥司汀和克拉曲宾，烷化剂还有环磷酰胺。

(2) 免疫治疗：α-干扰素、单克隆抗体。

(3) 造血干细胞移植：在缓解期行自体干细胞移植治疗 CLL 可获得较理想的效果。

(4) 并发症治疗：CLL 患者极易感染，严重感染常为致死原因，应积极治疗。反复感染者可静脉输注免疫球蛋白。并发免疫性溶血性贫血或 ITP 者可用糖皮质激素治疗，无效且脾大明显者，可考虑切脾。

【首要护理诊断/问题】

疼痛：脾区痛　与脾大、脾梗死有关。

【次要护理诊断/问题】

(1) 有感染的危险　与正常粒细胞减少、免疫力低下有关。

(2) 恐惧　与缺乏疾病相关知识和担心疾病转归有关。

(3) 活动无耐力　与白血病引起贫血、化疗药物副作用等有关。

(4) 营养失调：低于机体需要量　与纳差、发热及代谢亢进有关。

(5) 潜在并发症：尿酸性肾病，化疗药物的不良反应。

慢性白血病急性变后护理诊断同急性白血病。

【护理目标】

(1) 患者脾区疼痛缓解。

(2) 患者能说出预防感染的重要性，积极配合，减少或避免感染的发生。

(3) 患者逐渐接受疾病，恐惧感消除。

(4) 患者化疗期间能合理地休息与活动，活动无耐力的症状逐渐减轻。

(5) 患者能说出化疗可出现的不良反应，并能积极应对。

(6) 患者营养摄入均衡，满足身体需要量。

(7) 无并发症发生。

重点：慢性白血病的护理措施。

【护理措施】

1. 观察病情 对慢性粒细胞白血病患者，应每日测量脾的大小、质地，检查有无压痛，并做好记录；如突然发生脾区剧痛，要密切观察生命体征，及时发现有无休克等脾破裂征象；出现不明原因的高热、贫血、出血加重、脾进行性肿大等急性变表现时，应及时报告医生并配合处理。对慢性淋巴细胞白血病患者注意观察有无继发感染和自身免疫性溶血性贫血表现，以便及时报告医生处理。

2. 一般护理

(1) 休息与活动　病情轻或缓解期患者适当休息；体力差者，以休息为主，化疗后下床活动10～15 min，卧床休息30 min再下床活动，患者若无不适，每天室内活动3～4次，以后逐渐增加活动时间或活动次数。保证每天睡眠7～9 h；病情较重者，应绝对卧床休息。

(2) 饮食护理　给予高热量、高蛋白质、富含维生素、适量纤维素、清淡、易消化饮食，以半流质饮食为主，少量多餐。尽可能满足患者的饮食习惯或食物的要求，增加食欲，保证足够营养，以保证化疗顺利进行。必要时，遵医嘱给予止吐药物。

3. 对症护理

(1) 缓解脾胀痛：置患者于安静、舒适的环境中，减少活动，尽量卧床休息，并取左侧卧位，以减轻不适感。指导患者进食宜少量多餐以减轻腹胀，尽量避免弯腰和碰撞腹部，以避免脾破裂。

(2) 尿酸性肾病的防护：鼓励患者多饮水，保证每日尿量在2500 mL以上，以利于尿酸和化疗药物降解产物的稀释和排泄，减少对泌尿系统的刺激。必要时遵医嘱口服别嘌呤醇，抑制尿酸形成；口服碳酸氢钠片或静脉输入5%碳酸氢钠溶液，碱化尿液。

(3) 感染：见“急性白血病患者的护理”。

4. 用药护理

(1) 羟基脲和苯丁酸氮芥的主要不良反应是骨髓抑制，化疗期间须每周查白细胞计数和血小板计数等，以便及时调整药物剂量，防止骨髓过分抑制。

(2) 环磷酰胺除可引起骨髓抑制外，还常引起出血性膀胱炎，用药期间应注意观察有无血尿，并鼓励患者多饮水。

5. 心理护理　针对慢性白血病患者病程长，担心自己会给亲人负担的心理，向患者说明在缓解期可以工作、学习，帮助患者充实精神活动内容，减少忧虑。教会患者善于自我解脱，保持乐观情绪。定期举办家属学习班，争取与家庭照顾者的最佳合作。

> **课堂互动**
>
> 该患者入院后诊断为慢粒，完善检查后医嘱予以化疗，患者对化疗有排斥、恐惧心理，如何通过护理干预使患者积极配合治疗？

6. 化疗护理　见“急性白血病患者的护理”。

7. 健康指导

(1) 慢性期病情稳定后可工作和学习，适当锻炼，但不可劳累。生活要有规律，保证充足的休息和睡眠。

(2) 向患者说明遵医嘱坚持治疗的重要性，对长期应用α-干扰素和伊马替尼治疗的患者，应注意其不良反应。α-干扰素常见不良反应为畏寒、发热、疲劳、恶心、头痛、肌肉及骨骼疼痛，肝、肾功能异常，骨髓抑制等，故应定期查肝肾功能及血象。

(3) 出现贫血加重、发热、腹部剧烈疼痛，尤其是腹部受到撞击可疑脾破裂时，应立即到医院就诊。

【护理评价】

同“急性白血病患者的护理”。

知识链接

慢性白血病的鉴别诊断

1. 其他原因引起的脾大　血吸虫病、慢性疟疾、黑热病、肝硬化、脾功能亢进等均有脾大，但各病均有各自原发病的临床特点，并且血象及骨髓象无CML的典型改变。Ph染色体及BCR-ABL融合基因均为阴性。

2. 类白血病反应　常并发严重感染、恶性肿瘤等，并有相应原发病的临床表现，白

细胞数可达 50×10^9/L。粒细胞胞浆中常有中毒颗粒和空泡。嗜酸性粒细胞和嗜碱性粒细胞不增多。NAP 反应强阳性。Ph 染色体及 BCR-ABL 融合基因阴性。血小板和血红蛋白大多正常。原发病控制后，白细胞恢复正常。

3. 骨髓纤维化　原发性骨髓纤维化脾大显著，血象中白细胞增多，并出现幼粒细胞等，易与 CML 混淆。但骨髓纤维化外周血白细胞数一般比 CML 少，多不超过 30×10^9/L，且波动不大。NAP 阳性，此外有红细胞持续出现于外周血中，红细胞形态异常，特别是泪滴状红细胞易见。Ph 染色体及 BCR-ABL 融合基因阴性。多次多部位骨髓穿刺干抽。骨髓活检网状纤维染色阳性。

任务五　淋巴瘤患者的护理

学习目标

1. 了解淋巴瘤的病因及发病机制。
2. 掌握霍奇金和非霍奇金淋巴瘤的病理和分类。
3. 熟练掌握淋巴瘤的临床表现。
4. 熟练掌握淋巴瘤的治疗要点。
5. 熟练掌握淋巴瘤放、化疗的护理措施。

情景导入

患者，男，45 岁，2 个月前发现右颈部一花生米大小肿块，质中，无触痛，表面无红、破溃，未就诊。近 1 周来，颈部肿块进行性增大至鸽子蛋大小，性质同前，伴疲乏无力、发热。

查体：T 37.7 ℃，P 90 次/分，R 21 次/分，BP 125/80 mmHg，右颈部触及 3 cm×4 cm 大小淋巴结，质中，无触痛，余处未触及。

重点：淋巴瘤的概念。

淋巴瘤(lymphoma)起源于淋巴结和淋巴组织，其发生大多与免疫应答过程中淋巴细胞增殖分化产生的某种免疫细胞恶变有关，是免疫系统的恶性肿瘤。

按组织病理学改变，淋巴瘤可分为霍奇金淋巴瘤(Hodgkin lymphoma，HL)和非霍奇金淋巴瘤(non-Hodgkin lymphoma，NHL)两大类。我国以 NHL 多见。

全世界有淋巴瘤患者 450 万以上。我国经标化后淋巴瘤的总发病率男性为 1.39/10 万，女性为 0.84/10 万，男性发病率明显高于女性，我国发病率明显低于欧美各国及日本。发病年龄以 20～40 岁为多见。城市的发病率高于农村。我国淋巴瘤的死亡率为 1.5/10 万，排在恶性肿瘤死亡的第 11～13 位。

【病因及发病机制】

淋巴瘤的病因和发病机制尚不完全清楚，但病毒学说颇受重视。

1. EB 病毒(DNA 疱疹病毒)　80%以上 Burkitt 淋巴瘤的患者血清中 EB 病毒抗体滴定度明显增高，而非 Burkitt 淋巴瘤患者滴定度增高者仅 14%；普通人群中滴定度高者发生 Burkitt 淋巴瘤的机会也明显增多，提示 EB 病毒可能是 Burkitt 淋巴瘤的病因。

2. 反转录病毒　人类 T 淋巴细胞病毒Ⅰ型(HTLV-Ⅰ)已被证明是成人 T 淋巴细胞白血病或淋巴瘤的病因。另一种反转录病毒 HTLV-Ⅱ近来被认为与 T 淋巴细胞皮肤淋巴瘤(蕈样肉芽肿)的发病有关。

3. Kaposi 肉瘤病毒（human herpes virus-8） 也被认为是原发于体腔的淋巴瘤（primary body cavity lymphoma）的病因。边缘区淋巴瘤合并 HCV 感染，经干扰素和利巴韦林治疗 HCV RNA 转阴时，淋巴瘤可获得部分或完全缓解。

4. 幽门螺杆菌 幽门螺杆菌抗原的存在与胃黏膜相关性淋巴样组织结外边缘区淋巴瘤（胃 MALT 淋巴瘤）发病有密切的关系，抗幽门螺杆菌治疗可改善其病情，幽门螺杆菌可能是该类淋巴瘤的病因。

5. 免疫缺陷 免疫功能低下也与淋巴瘤的发病有关。遗传性或获得性免疫缺陷患者伴发淋巴瘤者较正常人为多，器官移植后长期应用免疫抑制剂而发生恶性肿瘤者，其中 1/3 为淋巴瘤。干燥综合征患者中淋巴瘤的发病率比一般人高。

【病理和分型】

1. 霍奇金淋巴瘤 以肿瘤组织中存在 Reed-Sternberg 细胞（简称 R-S 细胞）为特征。R-S 细胞来源于被激活的生发中心后期 B 淋巴细胞。目前普遍采用 1965 年 Rye 会议的 HL 分型方法，按病理组织的形态学特点将 HL 分成四类（表 6-5-1）。国内以混合细胞型为最常见，结节硬化型次之，其他各型均较少见。各型并非固定不变，淋巴细胞为主型的 2/3 可向其他各型转化，仅结节硬化型较为固定。HL 的组织分型与预后有密切关系。HL 通常从原发部位向邻近淋巴结依次转移，越过邻近淋巴结向远处淋巴结区的跳跃性播散较少见。

表 6-5-1 霍奇金淋巴瘤组织学分型（1965 年 Rye 会议）

类　型	R-S 细胞	病理组织学特点	临床特点及预后
淋巴细胞为主型	R-S 细胞少见，仅占 5%	结节型浸润，主要为中小淋巴细胞	病变局限，预后较好
结节硬化型	R-S 细胞较大，呈裂隙型，又称“裂隙细胞”，此型约占 70%	胶原纤维将浸润细胞分隔成结节	年轻发病，预后相对较好
混合细胞型	R-S 细胞较多存在，与淋巴细胞、浆细胞、嗜酸性粒细胞混合存在，此型占 20%～25%	纤维化伴局限性坏死，浸润细胞呈多形性，伴血管增生和纤维化	有播散倾向，预后较差
淋巴细胞减少型	R-S 细胞数量不等，多形性，此型最为少见	主要为组织细胞浸润、弥漫性纤维化及坏死	多为老年，预后差

2. 非霍奇金淋巴瘤 NHL 大部分为 B 淋巴细胞性，病变的淋巴结切面外观呈鱼肉样，镜下正常淋巴结结构被破坏，淋巴滤泡和淋巴窦可消失。NHL 易发生早期远处扩散。有的患者在临床确诊时已播散至全身。侵袭性 NHL 常原发累及结外淋巴组织，发展迅速，往往跳跃性播散，越过邻近淋巴结向远处淋巴结转移。1982 年美国国立癌症研究所制订了 NHL 国际工作分型（IWF），依据 HE 染色的形态学特征将 NHL 分为 10 个型及其他（表 6-5-2）。

表 6-5-2 非霍奇金淋巴瘤的国际工作分型（IWF，1982）

恶性程度	病理组织学特点
低度恶性	小淋巴细胞型 滤泡性小裂细胞型 滤泡性小裂细胞与大细胞混合型
中度恶性	滤泡性大细胞型 弥漫性小裂细胞型 弥漫性小细胞与大细胞混合型 弥漫性大细胞型

续表

恶性程度	病理组织学特点
高度恶性	免疫母细胞型 淋巴母细胞型淋巴瘤(曲折核或非曲折核) 小无裂细胞型淋巴瘤(Burkitt 或非 Burkitt 淋巴瘤)
其他	毛细胞型、皮肤 T 淋巴细胞型、组织细胞型、髓外浆细胞型

【护理评估】

(一) 健康史

询问有无反复病毒感染史,有无遗传性或获得性免疫缺陷病,如艾滋病、舍格伦综合征,了解是否长期接受免疫抑制剂的治疗等。

(二) 身体状况

重点:HL 与 NHL 的典型症状和体征。

无痛性进行性的淋巴结肿大或局部肿块是淋巴瘤共同的临床表现,具有以下两个特点:①全身性,淋巴瘤可发生在身体的任何部位,其中淋巴结、扁桃体、脾及骨髓是最易受到累及的部位;②多样性,组织器官不同,受压迫或浸润的范围和程度不同,引起的症状也不同。当淋巴瘤浸润血液和骨髓时可形成淋巴细胞白血病,如浸润皮肤时则表现为蕈样肉芽肿或红皮病等。HL 和 NHL 病理组织学变化的不同也形成了各自特殊的临床表现。

1. 霍奇金淋巴瘤 多见于青年,儿童少见。

(1) 淋巴结肿大:首发症状常是无痛性颈部或锁骨上淋巴结进行性肿大(占 60%~80%),其次为腋下淋巴结肿大。肿大的淋巴结可以活动,也可以互相粘连,融合成块,触诊有软骨样感觉。饮酒后引起的淋巴结疼痛是 HL 所特有的,但并非每一个 HL 患者都是如此。

(2) 全身症状:发热、盗汗、瘙痒及消瘦等全身症状较多见。30%~40%的 HL 患者以原因不明的持续发热为起病症状,这类患者一般年龄稍大,男性较多,常累及腹膜后淋巴结。周期性发热约见于 1/6 的患者,可有局部及全身皮肤瘙痒,多为年轻女性。瘙痒可为 HL 的唯一全身症状。

(3) 压迫症状:深部淋巴结肿大可引起压迫邻近器官的症状,如纵隔淋巴结肿大可致咳嗽、胸闷、气促、肺不张及上腔静脉压迫综合征;腹膜后淋巴结肿大可压迫输尿管,引起肾盂积水。

2. 非霍奇金淋巴瘤 随年龄增长而发病增多,男性多于女性。

(1) 常以高热或各器官系统症状为主要临床表现,以无痛性颈和锁骨上淋巴结进行性肿大为首发表现者较 HL 少。

(2) 全身各器官组织受累表现:NHL 对各器官的压迫和浸润较 HL 多见。咽淋巴环病变临床有吞咽困难、鼻塞、鼻出血及颌下淋巴结肿大。累及胃肠道的部位以回肠为多,临床表现有腹痛、腹泻和腹块。肾损害主要为肾肿大、高血压、肾功能不全及肾病综合征。中枢神经系统病变以累及脑膜及脊髓为主。

(3) 淋巴结外淋巴组织病变多见,易远处扩散,发展迅速,晚期可出现发热、消瘦、盗汗。

3. 临床分期 按照 Ann Arbor(1966 年)提出的临床分期方案分期。

Ⅰ期:病变仅限于 1 个淋巴结区(Ⅰ)或单个淋巴结外器官局部受累(ⅠE)。

Ⅱ期:病变累及横膈同侧两个或更多的淋巴结区(Ⅱ),或病变局限侵犯淋巴结以外器官及横膈同侧 1 个以上淋巴结区(ⅡE)。

Ⅲ期:横膈上、下均有淋巴结病变(Ⅲ)。可伴脾累及(ⅢS)、淋巴结外器官局限受累(ⅢE),或脾与局限性淋巴结外器官受累(ⅢSE)。

Ⅳ期:1 个或多个淋巴结外器官受到广泛性或播散性侵犯,伴或不伴淋巴结肿大。肝或骨髓只要受到累及均属Ⅳ期。

记录符号:①累及的部位:E,结外;X,直径 10 cm 以上的巨块;M,骨髓;S,脾;H,肝;O,骨骼;

D,皮肤;P,胸膜;L,肺。②有无发热、体重减轻、盗汗等全身症状:A,无;B,有。

（三）辅助检查

1. 血液和骨髓检查

(1) HL 常有轻或中度贫血,骨髓涂片找到 R-S 细胞是 HL 骨髓浸润的依据,活检可提高阳性率。

(2) NHL 白细胞数多正常,伴有淋巴细胞绝对和相对增多。一部分患者的骨髓涂片中可找到淋巴瘤细胞。晚期并发急性淋巴细胞白血病时,可呈现白血病样血象和骨髓象。

2. 淋巴结活检 选取较大淋巴结做病理学检查是诊断淋巴瘤的基本方法。

3. 其他检查 胸部 X 线、腹部超生或 CT 检查,有助于对纵隔、肺门淋巴结、腹腔内及腹膜后淋巴瘤的诊断。

（四）心理-社会状况

患者在明确诊断后感到异常恐惧、难以接受,对生活、学习和工作失去信心,甚至产生无助感和绝望心理;化疗药物不良反应所引起的身体极度不适,使患者害怕或拒绝治疗。评估家庭主要成员对疾病的认识及其对患者的态度,家庭经济状况,亲友、工作单位及医疗保障系统的支持等。

（五）治疗要点

目前淋巴瘤治疗的基本方案是以化疗为主的化、放疗相结合,联合应用相关生物制剂的综合治疗。

1. 化学治疗 采用联合化疗,争取首次治疗获得完全缓解,有利于患者长期存活。HL Ⅲ、HL Ⅳ期和 NHL 低度恶性Ⅲ、Ⅳ期以及 NHL 中、高度恶性临床分期为Ⅰ、Ⅱ期的患者均以化疗为主,必要时局部放疗。常用联合化疗方案见表 6-5-3。其中 ABVD 为 HL 的首选方案,4～6 个疗程的 ABVD 联合 20～30 Gy 受累野的放疗是目前认为治疗 HL 的最佳方案。CHOP 则是侵袭性 NHL 的标准治疗方案,该方案疗效高而毒性较低。

难点:淋巴瘤常用联合化疗方案。

表 6-5-3 淋巴瘤常用联合化疗方案

方案		药物
HL	MOPP	氮芥、长春新碱、甲基苄肼、泼尼松
	ABVD	多柔比星、博来霉素、长春新碱、甲氮咪胺
	ICE	异环磷酰胺、卡铂、依托泊苷
	DHAP	地塞米松、顺铂、阿糖胞苷
	ESHAP	依托泊苷、甲泼尼龙、阿糖胞苷、顺铂
NHL	COP(基本方案)	环磷酰胺、长春新碱、泼尼松
	CHOP	环磷酰胺、多柔比星、长春新碱、泼尼松
	EPOCH	依托泊苷、多柔比星、环磷酰胺、长春新碱、泼尼松
	R-HyperCVAD	利妥昔单抗、环磷酰胺、长春新碱、多柔比星、地塞米松、甲氨蝶呤、阿糖胞苷
复发淋巴瘤	ESHAP	依托泊苷、甲泼尼龙、阿糖胞苷、顺铂

2. 放射治疗 放射治疗有扩大野照射及全身淋巴结照射两种。扩大野照射主要用于 HL ⅠA 和ⅡA 患者,疗效较好。扩大野照射除被累及的淋巴结和组织以外,还应包括可能侵及的淋巴结和组织,病变在膈上采用斗篷式,照射部位包括两侧从乳突端至锁骨上下、腋下、肺门、纵隔至横膈的淋巴结。要保护肱骨头、喉部及肺部免受照射。膈下倒"Y"字照射,包括从膈下淋巴结到腹主动脉旁、盆腔及腹股沟淋巴结,同时照射脾区。NHL 对放射敏感但易复发,若原发病灶在扁桃体、鼻咽部或为原发于骨骼的组织细胞型,局部放疗后可以获得较满意的长期缓解。放射剂量为 30～40 Gy,3～4 周为一疗程。

3. 生物治疗

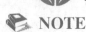

(1) 单克隆抗体:NHL 大部分为 B 淋巴细胞性,后者 90%表达 CD20。HL 的淋巴细胞为主型也高密度表达 CD20。凡 CD20 阳性的 B 淋巴细胞淋巴瘤,均可用 CD20 单抗(利妥昔单抗 375 mg/m²)治疗。该药是一种人鼠嵌合型单克隆抗体,能特异性与跨膜抗原 CD20 结合,启动介导 B 淋巴细胞的溶解反应,诱导淋巴细胞凋亡,增加淋巴细胞对化疗的敏感性。

(2) 干扰素:一种能抑制多种血液肿瘤增殖的生物制剂。其作用机制主要是与肿瘤细胞直接结合而抑制肿瘤细胞增殖和间接的免疫调节作用。对个别类型有部分缓解作用。

(3) 抗幽门螺杆菌的药物:胃黏膜相关淋巴样组织淋巴瘤经抗幽门螺杆菌治疗后部分患者症状改善,淋巴瘤消失。

4. 骨髓或造血干细胞移植 对 55 岁以下,重要脏器功能正常,如属缓解期短、难治易复发的侵袭性淋巴瘤,4 个 CHOP 方案能使淋巴结缩小超过 3/4 者,可考虑全淋巴结放疗(斗篷式合并倒"Y"字式扩大照射)及大剂量联合化疗后进行异基因或自身骨髓(或外周血造血干细胞)移植,以求最大限度地杀灭肿瘤细胞,取得较长期缓解和无病存活。

5. 手术治疗 合并脾功能亢进者如有切脾指征,可行脾切除术以提高血象,为以后化疗创造有利条件。

【首要护理诊断/问题】

体温过高 与淋巴瘤有关。

【次要护理诊断/问题】

(1) 有皮肤完整性受损的危险 与放疗引起局部皮肤烧伤有关。

(2) 营养失调:低于机体需要量 与肿瘤对机体的消耗和放疗或化疗有关。

(3) 恐惧 与担心疾病预后有关。

(4) 潜在并发症:化疗药物的不良反应。

【护理目标】

(1) 患者的体温恢复至正常范围。

(2) 患者放疗处皮肤完整,防止破损。

(3) 患者能保持足够的营养物质摄入,身体营养状况均衡。

(4) 患者能正确认识疾病,恐惧感消除。

(5) 患者能说出化疗可出现的不良反应,并能积极应对。

【护理措施】

1. 观察病情 观察患者肿大淋巴结所累及的范围、大小及有无器官组织压迫症状。评估患者化疗反应及放疗后局部皮肤状况等,监测体温、脉搏、呼吸、血象等的变化。

2. 一般护理

(1) 休息与活动:指导患者保持充足的睡眠与休息,可适当活动;有发热、明显浸润症状时应卧床休息以减少消耗。

(2) 饮食护理:给予高热量、高蛋白、高维生素、易消化饮食,以增强机体抵抗力;放、化疗期间多饮水,避免进油炸、油腻、易产气的食物。

3. 化疗护理 治疗淋巴瘤的化疗药物常有胃肠道反应、骨髓抑制、肝肾功能损害等不良反应,护理措施见"急性白血病患者的护理"。

> **课堂互动**
>
> 该患者入院后确诊为 NHL,完善检查后当日医嘱给予 CHOP 方案化疗,化疗结束后,作为责任护士对患者需做好哪些方面的综合评估?

重点:淋巴瘤患者放疗期间的护理。

4. 放疗护理

(1) 照射区的皮肤在辐射作用下一般都有轻度损伤,对刺激的耐受性非常低,易发生二次皮肤损伤。故应避免局部皮肤受到强热或冷的刺激,不宜使用热水袋、冰袋,洗澡水温以 37～40 ℃为宜;外出时避免阳光直接照射,做好适当的防晒;不要用有刺激性的化学物品，如肥皂、乙醇、油膏、碘酊、胶布，女性患者不可外涂化妆品等。放疗期间应穿着宽大、柔软、吸水性强、穿脱方便的纯棉或丝绸内衣，洗浴毛巾要柔软，沐浴时照射区皮肤应轻轻擦洗，以减少对局部皮肤的刺激、防止破损。观察放疗局部皮肤有无发红、瘙痒、灼热感以及渗液、水疱形成等，如局部皮肤有烧伤时，应涂烫伤油膏保护；如局部皮肤有溃疡、坏死，应及早清创、植皮、同时给予抗感染治疗。

(2) 放疗期间出现胃肠道反应及后期发生骨髓抑制、放射性肺炎、放射性纵隔炎时，应按医嘱及时配合护理。

(3) 定期检查血常规，若出现白细胞计数 $<3.0\times10^9/L$ 时，应及时报告医生处理。

课堂互动

该患者化疗结束后继续给予头颈部放疗，期间患者出现喉咙疼痛、声音嘶哑、吞咽困难，目前出现了什么情况？进一步如何护理？

5. 心理护理 耐心与患者交谈，了解患者对本病的认识和对患病、未来生活的看法，给予适当的解释，鼓励患者积极治疗。在长期的治疗过程中，患者可能会出现抑郁、悲观等负性情绪，甚至放弃治疗。家属要充分理解患者的痛苦和心情，注意言行，不要推诿、埋怨，要营造轻松的环境，以解除患者的紧张和不安，使患者保持心情舒畅。

6. 健康指导

(1) 缓解期或全部疗程结束后，患者仍应保证充分的休息、睡眠，适当参与室外锻炼，如散步、打太极拳、做体操、慢跑等，以提高机体免疫力。注意个人卫生，皮肤瘙痒者避免搔抓，以免皮肤破溃。沐浴时避免水温过高，宜选用温和的沐浴液。

(2) 向患者说明近年来由于治疗方法的改进，淋巴瘤缓解率已大大提高，应坚持定期巩固强化治疗，可延长淋巴瘤的缓解期和生存期。若有疲乏无力、发热、盗汗、消瘦、咳嗽、气促、腹痛、腹泻、皮肤瘙痒、口腔溃疡等身体不适或发现肿块，应及早就诊。

【护理评价】

患者能否正确认识疾病，恐惧感减轻或消失；体温是否恢复正常；是否掌握放疗处皮肤的日常护理，避免进一步损伤；是否知晓化疗的常见不良反应，主动配合治疗，积极采取应对措施；合理安排休息，机体营养物质摄入是否能满足身体需要。

知识链接

输注美罗华(利妥昔单抗)的护理

美罗华联合 CHOP 方案治疗 NHL(CD20 抗原表达阳性患者)文献报道有效率达 93.8%。3 周为 1 个疗程，共 6 个疗程。每个疗程第 1 天给予美罗华静脉滴注，剂量为 375 mg/m^2。

配制美罗华药液时首先抽取所需剂量的美罗华，排尽注射器内空气，注入生理盐水中，针头要深入液面下，缓慢注入，稀释美罗华浓度至 1 mg/mL，轻柔颠倒输液袋，使溶液混合，避免产生泡沫，注意观察注射液有无微粒或变色。

美罗华是通过专用输液器输注的，一般采用输液泵来控制输液速度，先慢后快，初始速度为 50 mg/h，最初 60 min 过后，每 30 min 递增 50 mg，直至最大速度 400 mg/h。

美罗华引起的不良反应有变态反应、寒战、发热、低血压、心律失常等，常发生在首次输液的 30 min～2 h 内，因此在输注前半小时遵医嘱给予异丙嗪 25 mg im st，塞来昔布胶囊 0.2 g po st，甲基强的松龙 10 mg iv st 以预防不良反应。滴注美罗华的过程中予以心电监护，第 1 h 内每 15 min 监测生命体征 1 次，患者耐受后每小时监测生命体征，直至输注结束。用药期间护士应严密观察不良反应，做到早发现、早报告、早处理、早解决，使患者顺利完成美罗华治疗。

任务六　多发性骨髓瘤患者的护理

学习目标

1. 了解多发性骨髓瘤的病因及发病机制。
2. 了解多发性骨髓瘤的分型。
3. 熟练掌握多发性骨髓瘤的临床表现。
4. 熟练掌握多发性骨髓瘤的治疗要点。
5. 熟练掌握多发性骨髓瘤的护理措施。

情景导入

患者,男,52岁,高中文化。2个月前无明显诱因出现腰背部疼痛,尤以活动后为甚,卧床休息后缓解,无其他不适,未就诊。近半个月,上述症状进行性加剧,并出现面色苍白、头晕、乏力,自觉活动后心悸、气促、胸闷。

查体:体温37℃,脉搏95次/分,呼吸25次/分,血压100/70 mmHg,贫血面容,活动稍受限,尚可平卧。浅表淋巴结无肿大,胸骨下段压痛,双下肢轻度水肿。

实验室及其他检查:血常规中白细胞8.0×10^9/L,血红蛋白80 g/L,血小板136×10^9/L;免疫球蛋白中IgG 40 g/L,IgM 2.0 g/L,IgA 3.0 g/L;血生化示球蛋白60 g/L;肌酐218 μmol/L,尿素氮10.6 mmol/L;尿常规中尿蛋白(+),尿本周蛋白阳性。

重点:MM的概念。

多发性骨髓瘤(multiple myeloma,MM)是浆细胞的恶性肿瘤。骨髓瘤细胞(或称异常浆细胞)在骨髓内克隆性增殖,引起溶骨性骨骼破坏;骨髓瘤细胞分泌单克隆免疫球蛋白(M蛋白),正常的多克隆免疫球蛋白合成受抑制,本周蛋白随尿液排出;常伴有贫血,肾功能衰竭和骨髓瘤细胞髓外浸润所致的各种损害。我国MM发病率约为1/10万,低于西方工业发达国家(约4/10万)。发病年龄大多在50～60岁之间,40岁以下者较少见,男女发病率之比为3∶2。

【病因及发病机制】

MM的病因至今不明。有学者认为人类8型疱疹病毒(human herpesvirus-8,HHV-8)参与了MM的发生。骨髓瘤细胞起源于B记忆细胞或幼浆细胞。细胞因子白介素-6(IL-6)是促进B淋巴细胞分化成浆细胞的调节因子。进展性MM患者骨髓中IL-6异常升高,提示以IL-6为中心的细胞因子网络失调导致骨髓瘤细胞增生。此外,接触放射线、石棉、苯、工业与农业毒物均曾考虑为可能的致病原因。

【护理评估】

(一) 健康史

详细询问患者的工作和生活环境,有无接触放射性物质或化学毒物的情况,既往有无病毒感染史,家族中有无类似患者。

(二) 身体状况

多发性骨髓瘤起病缓慢,早期可数月至数年无症状。

重点:MM的典型症状和体征。

1. 骨髓瘤细胞对骨骼和其他组织器官的浸润与破坏

(1) 骨骼破坏:骨髓瘤细胞在骨髓中增生,刺激由基质细胞衍变而来的成骨细胞过度表达IL-6,激活破骨细胞,导致骨质疏松及溶骨性破坏。骨痛为常见症状,发生率为75%,随病情发展而加重。疼痛部位多在腰骶部，其次为胸廓和肢体。活动或扭伤后剧痛者有自发性骨折的可能，多发生在肋骨、锁骨、下胸椎和上腰椎。多处肋骨或脊柱骨折可引起胸廓或脊柱畸形。骨髓瘤细胞浸润引起胸、肋、锁骨连接处发生串珠样结节为本病的特征之一，如骨髓瘤细胞浸润骨髓可引起骨髓病性贫血。单个骨骼损害称为孤立性骨髓瘤。

（2）肝、脾、淋巴结和肾脏浸润：可见肝、脾轻中度肿大，颈部淋巴结肿大，骨髓瘤肾。

（3）神经浸润：临床上以胸椎、腰椎破坏压迫脊髓所致截瘫较常见，其次为神经根受累。脑神经瘫痪较少见。多发性神经病变，呈双侧对称性远端感觉和运动障碍。如同时有多发性神经病变(P)、器官肿大(O)、内分泌病(E)、单株免疫球蛋白血症(M)和皮肤改变者(S)，称为 POEMS 综合征（骨硬化骨髓瘤）。

（4）髓外骨髓瘤：部分患者仅在软组织出现孤立性病变，如口腔及呼吸道，称为髓外骨髓瘤。

（5）浆细胞性白血病：骨髓瘤细胞浸润外周血所致，浆细胞数超过 2.0×10^9/L 时即可诊断，大多属 IgA 型，其症状和治疗同其他急性白血病。

2. 骨髓瘤细胞分泌大量 M 蛋白引起的全身紊乱

（1）继发感染：导致 MM 患者死亡的首要原因。因正常多克隆免疫球蛋白产生受抑制及中性粒细胞减少、免疫力低下，容易发生各种感染，如细菌性肺炎和尿路感染，甚至败血症。亦可见真菌、病毒感染，病毒感染以带状疱疹多见。

（2）高黏滞综合征：血清中 M 蛋白增多，尤其是 IgA 易聚合成多聚体，可使血液黏滞性过高，引起血流缓慢、组织淤血和缺氧。在视网膜、中枢神经和心血管系统尤为显著。有头昏、眩晕、眼花、耳鸣、手指麻木、冠状动脉供血不足、慢性心力衰竭等症状的患者可发生意识障碍。

（3）贫血和出血：骨髓内瘤细胞大量增生，正常造血功能受抑制，贫血常为首要症状。发病早期贫血较轻，后期贫血严重。出血则以鼻出血、牙龈出血和皮肤紫癜多见。出血的机制：①血小板减少，且 M 蛋白包在血小板表面，影响血小板的功能；②凝血障碍，M 蛋白与纤维蛋白单体结合，影响纤维蛋白多聚化，M 蛋白尚可直接影响因子Ⅷ的活性；③血管壁因素，高免疫球蛋白血症和淀粉样变性损伤血管壁。

（4）淀粉样变性和雷诺现象：少数患者，尤其是 IgD 型，可发生淀粉样变性，常见舌肥大、腮腺肿大、心脏扩大、腹泻、便秘、皮肤苔藓样变、外周神经病变以及肝肾功能损害等。如 M 蛋白为冷球蛋白，则引起雷诺现象。

3. 肾功能损害 肾功能损害为仅次于感染的致死原因。临床表现有蛋白尿、管型尿和急、慢性肾功能衰竭。急性肾功能衰竭多因脱水、感染、静脉肾盂造影等引起。慢性肾功能衰竭的发病机制：①游离轻链（本周蛋白）被肾近曲小管吸收后沉积在上皮细胞浆内，使肾小管细胞变性，功能受损，如蛋白管型阻塞，则导致肾小管扩张；②高血钙引起多尿，以至少尿；③尿酸过多，沉积在肾小管。

> **课堂互动**
>
> 该患者在一次下床如厕后，突感腰背部疼痛加剧、痛苦貌、站立困难、不能行走，目前患者发生了什么情况？进一步应如何处理？

【分型】

1. 一般分型 分为孤立型、多发型、弥漫型、髓外型、白血病型共 5 型。

2. 根据免疫球蛋白分型

（1）IgG 型：最常见，占 50%～60%，有 4 种亚型。易感染，但高钙血症和淀粉样变较少见。IgG_3 亚型易导致高黏滞综合征。

（2）IgA 型：占 25%，高钙血症明显，发生淀粉样变，出现凝血异常及出血倾向的机会较多，预后较差。

（3）IgD 型：少见，瘤细胞分化较差，易并发浆细胞性白血病，几乎 100% 发生肾损害，生存期短，预后差。

（4）IgM 型：国内少见，易发生高黏滞血症或雷诺现象。

（5）轻链型：占 20%，其中 80%～100% 有本周蛋白尿。病情进展快，骨质破坏严重，易发生肾功能衰竭和淀粉样变性。预后很差。

(6) IgE 型:很罕见。

(7) 非分泌型:占1%以下,多见于年轻人;血与尿中均无 M 蛋白,骨髓中幼稚细胞增多,有溶骨改变或弥漫性骨质疏松。

【分期】

国际分期系统(international staging system,ISS)为指导治疗和判断预后提供依据,见表 6-6-1。

表 6-6-1 国际分期系统(ISS)

分期	ISS 分期标准	中位生存期/月
Ⅰ	血清 β_2-MG<3.5 mg/L,清蛋白≥35 g/L	62
Ⅱ	介于Ⅰ期和Ⅲ期之间	45
Ⅲ	血清 β_2-MG≥5.5 mg/L,清蛋白<35 g/L	29

【辅助检查】

1. 血象 贫血为首见征象,多属正常细胞性贫血。可伴有少数幼粒、幼红细胞。血沉显著增快。晚期骨髓瘤细胞在血中大量出现,形成浆细胞性白血病。

2. 骨髓象 异常浆细胞大于 10%,并伴有质的改变,该细胞大小不一、形态各异、成堆出现。骨髓瘤细胞可呈弥漫性或灶性分布,穿刺最好自骨压痛处或多部位穿刺,以提高阳性率。骨髓瘤细胞免疫表型为 $CD38^{+}$、$CD56^{+}$,80%的骨髓瘤患者 IgH 基因重排阳性。

3. 血液生化检查

(1) 单克隆免疫球蛋白血症的检查:①蛋白电泳出现 M 蛋白;②免疫电泳发现重链,并可确定 M 蛋白的种类并对骨髓瘤进行分型;③血清免疫球蛋白定量测定显示 M 蛋白增多,正常免疫球蛋白减少。

(2) 血钙、磷测定:因骨质破坏,出现高钙血症,晚期肾功能减退,血磷也增高。本病的溶骨不伴成骨过程,通常血清碱性磷酸酶正常。

(3) 血清 β_2 微球蛋白和血清清蛋白:β_2 微球蛋白由浆细胞分泌,与全身骨髓瘤细胞总数明显相关。血清清蛋白量与骨髓瘤生长因子 IL-6 的活性呈负相关。两者均可用于评估肿瘤负荷及预后。

(4) C-反应蛋白(CRP)和血清乳酸脱氢酶(LDH):LDH 与肿瘤细胞活动有关,CRP 和血清 IL-6 呈正相关,故可反映疾病的严重程度。

(5) 尿和肾功能:90%的患者有蛋白尿,血清尿素氮和肌酐可增高。约半数患者尿中出现本周蛋白。

4. X 线检查 骨病变 X 线表现:①典型为圆形、边缘清楚如凿孔样的多个大小不等的溶骨性损害,常见于颅骨、盆骨、脊柱、股骨、肱骨等处;②病理性骨折;③骨质疏松,多在脊柱、肋骨和盆骨。为避免急性肾功能衰竭,应禁止对骨髓瘤患者进行 X 线静脉肾盂造影检查。

5. ^{99m}锝-亚甲基二膦酸盐(^{99m}Tc-MDP)γ 骨显像 可较 X 线检查提前 3~6 个月显示骨病变。

(三) 心理-社会状况

MM 属恶性肿瘤,该病组织破坏力量强,发病率高,严重危害患者的生命健康。大多数患者在确诊后会表现出恐惧、烦躁甚至悲观等心理。评估患者及家属对本病的治疗方法、预后的认知程度,以及患者家属对患者的态度,家庭应对能力及家庭经济情况等。

(四) 治疗要点

1. 化学治疗 初治病例可选用 MPT 方案,其中沙利度胺(反应停)有抑制新生血管生长的作用。VAD 方案不含烷化剂,适用于 MPT 无效者。难治性病例可使用 DT-PACE 方案,也可选用蛋白酶体抑制药硼替佐米和三氧化二砷。常用化疗方案见表 6-6-2。抗骨髓瘤化疗有效标准:①血清 M 蛋白减少 75%以上;②尿中本周蛋白排出量减少 90%以上(24 h 尿本周蛋白排出量小于 0.2 g)，即可认为治疗显著有效。

表 6-6-2　骨髓瘤常用联合治疗方案

名　称	内　容
MPT 方案	美法仑(马法兰)＋泼尼松＋沙利度胺(反应停)
VAD 方案	长春新碱＋多柔比星＋地塞米松
DT-PACE 方案	地塞米松＋沙利度胺＋多柔比星＋顺铂＋环磷酰胺＋VP-16
VD 方案	硼替佐米＋地塞米松

2. 骨质破坏的治疗　二膦酸盐有抑制破骨细胞的作用，常用帕米膦酸钠 300 mg 或唑来膦酸钠每月 4 mg 静脉滴注，可减少疼痛，部分患者出现骨质修复。放射性核素内照射有控制骨损害、减轻疼痛的疗效。

3. 自身造血干细胞移植　化疗诱导缓解后进行移植，效果较好。疗效与年龄、性别无关，与常规化疗敏感性、肿瘤负荷大小和血清 β_2-微球蛋白水平有关。年轻的患者可考虑同种异基因造血干细胞移植，为控制移植物抗宿主病的发生率，可对移植物做去 T 淋巴细胞处理。

4. 对症支持治疗　骨骼损伤者给予镇痛、局部固定或骨科手术；高钙血症应补足水分；高尿酸血症可用别嘌呤醇口服治疗；一旦发热或有感染迹象，应尽早使用抗生素控制感染；肾功能不全可用利尿剂保持尿量，必要时行透析治疗。

【首要护理诊断/问题】

疼痛：骨髓疼痛　与浆细胞浸润骨骼和骨髓及病理性骨折有关。

【次要护理诊断/问题】

(1) 躯体活动障碍　与骨痛、病理性骨折或胸椎、腰椎破坏压缩，压迫脊髓导致瘫痪等有关。

(2) 有感染的危险　与正常多克隆免疫球蛋白及中性粒细胞减少有关。

(3) 预感性悲哀　与担忧疾病预后和生存期限有关。

(4) 营养失调：低于机体需要量　与肿瘤对机体的消耗或化疗有关。

(5) 潜在并发症：化疗药物不良反应。

【护理目标】

(1) 患者疼痛减轻。

(2) 患者恢复日常基本活动。

(3) 患者情绪稳定，愿意表达自己内心的感受，并配合治疗。

(4) 患者能知晓化疗可出现的不良反应，并能积极应对。

(5) 患者能保持足够的营养物质的摄入，身体营养状况均衡。

(6) 无并发症发生或出现并发症时能及时发现和处理。

【护理措施】

1. 观察病情　从患者主观描述和客观表现中评估疼痛的程度、部位及性质，以及其对日常生活的影响；观察体温、脉搏，有无头晕、眼花、乏力，口、鼻腔、皮肤有无出血；注意尿量、尿色变化及有无水肿现象；关注骨髓象、血生化检查。

2. 一般护理

(1) 休息与活动：一般患者可适当活动，但绝不可剧烈活动，应避免负载过重，外伤及活动不当引起病理性骨折及神经损伤。

(2) 饮食：给予高热量、高蛋白、富含维生素、易消化的饮食。肾功能不全的患者，应给予低盐优质蛋白或麦淀粉饮食，以减轻肾脏负担。有高尿酸血症或高钙血症时，鼓励患者多饮水，每日尿量保持在 1500 mL 以上。

3. 骨痛和骨折护理　协助患者采取舒适的体位，可适当按摩病变部位，以降低肌肉张力，增加舒适感，但避免用力过度，以防病理性骨折。指导患者采用放松、臆想疗法、音乐疗法等，转移对疼痛的注意力；指导患者遵医嘱用止痛药，并密切观察止痛效果。病灶累及脊柱时卧硬板床和

重点：MM 的骨痛护理措施。

气垫床,保持床铺干燥、平整;搬运及翻身时,需保持脊柱成一直线,以防进一步损伤。截瘫患者应保持肢体于功能位,定时按摩肢体,防止下肢萎缩。鼓励患者咳嗽和深呼吸。协助患者洗漱、进食、大小便等,每天用温水擦洗全身皮肤,保持皮肤清洁、干燥,严密观察皮肤情况,预防压疮发生。

4. 化疗护理 治疗 MM 的化疗药物常有胃肠道反应、骨髓抑制、肝肾功能损害等不良反应,护理措施见"急性白血病患者的护理"。

5. 心理护理 给予患者理解、同情和关爱,积极与患者沟通,建立良好的护患关系,鼓励患者表达自己的想法和担忧,帮助其正确认识疾病,树立战胜疾病的信心,积极配合治疗,建立良好的家庭支持系统。

> **课堂互动**
>
> 若该患者已出现肾功能损害,为减少患者进一步肾损害的护理措施有哪些?

6. 健康指导

(1) 患者易出现病理性骨折,故应注意卧床休息,使用硬板床或硬床垫;适度活动可促进肢体血液循环和血钙在骨骼中的沉淀,减轻骨骼脱钙。注意劳逸结合,尤其是中老年患者,避免过度劳累、做剧烈运动和快速转体等动作。

(2) 遵医嘱用药,有肾损害者避免应用损伤肾功能的药物,病情缓解后仍需定期复查与治疗。若活动后出现剧烈疼痛,可能为病理性骨折,应立即就医。注意预防各种感染,一旦出现发热等症状,应及时就医。

【护理评价】

患者能否接受疾病的现实,正确对待疾病,积极配合治疗,对疾病的治疗充满信心;骨骼疼痛是否减轻或消失,日常生活能否自理,是否有骨折等并发症发生;是否能说出预防感染的措施,积极避免加重疾病的因素。

> **课堂互动**
>
> 为了该患者在住院期间健康教育达到预期的目的,护士应如何准备?

知识拓展

MM 以外的其他浆细胞病(plasma cell dyscrasia)

MM 须与下列病症鉴别:

1. 巨球蛋白血症 由骨髓中浆细胞样淋巴细胞克隆性增生所致,M 蛋白为 IgM,无骨质破坏,与 IgM 型多发性骨髓瘤不同。

2. 意义未明的单株免疫球蛋白血症(MGUS) 单株免疫球蛋白一般少于 10 g/L,且历经数年而无变化,既无骨骼病变,骨髓中浆细胞也不增多。血清 β_2 微球蛋白正常。个别在多年后转化为骨髓瘤或巨球蛋白血症。

3. 继发性单株免疫球蛋白增多症 偶见于慢性肝炎、自身免疫病、B 淋巴细胞淋巴瘤和白血病等;这些疾病均无克隆性骨髓瘤细胞增生。

4. 重链病 免疫电泳发现 γ、α 或 μ 重链。

5. 原发性淀粉样变性 病理组织学检查时刚果红染色阳性。

任务七 血液系统常用诊疗技术及护理

一、骨髓穿刺术

骨髓穿刺术(bone marrow puncture)是一种常用诊疗技术,检查内容包括细胞学、原虫和细菌学等几个方面,以协助诊断血液病、传染病和寄生虫病;可了解骨髓造血情况,作为化疗和应用免疫抑制剂的参考。骨髓移植时经骨髓穿刺采集骨髓液。

【适应证】

各种血液病的诊断、鉴别诊断及治疗随访；不明原因的红细胞、白细胞、血小板数量增多或减少及形态学异常；不明原因发热的诊断与鉴别诊断，可做骨髓培养、骨髓涂片找寄生虫等。

【禁忌证】

严重血性疾病，如血友病。

【护理】

1. 术前准备

(1) 解释：向患者解释本检查的目的、意义及操作过程，取得患者的配合。

(2) 查阅出血及凝血时间化验单。

(3) 用物准备：治疗盘、骨髓穿刺包（含骨髓穿刺针、10 mL 或 20 mL 注射器、7 号针头、洞巾、纱布等）、棉签、2%利多卡因溶液、无菌手套、玻片、培养基、酒精灯、火柴、胶布等。

2. 体位准备 首选穿刺部位为髂后上棘，次选髂前上棘、胸骨穿刺点。根据穿刺部位协助患者采取适宜的体位，髂后上棘穿刺者取侧卧位或俯卧位；胸骨、髂前上棘穿刺者取仰卧位，前者还需要用枕头垫于背后，以使胸部稍突出。

3. 术中配合

(1) 穿刺过程中，随时询问患者感受。

(2) 叮嘱患者在操作过程中不要变换体位。

(3) 观察患者面色、脉搏情况，发现异常及时处理。

4. 术后护理

(1) 解释：向患者说明术后穿刺处疼痛是暂时的，不会对身体有影响。

(2) 观察：医生操作完毕，即用无菌纱布覆盖，并用手掌按压 10 min。注意观察穿刺处有无出血，如果有渗血，立即换无菌纱块，压迫伤口直至无渗血为止。

(3) 保护穿刺处：指导患者 48～72 h 内不要弄湿穿刺处，多卧床休息，避免剧烈活动，防止伤口感染。

二、造血干细胞移植术的护理

造血干细胞移植（hematopoietic stem cell transplantation，HSCT）是指对患者进行全身照射、化疗和免疫抑制预处理后，将正常供体或自体的造血细胞（hematopoietic cell，HC）经血管输注给患者，使之重建正常的造血和免疫功能。HC 包括造血干细胞（hematopoietic stem cell，HSC）和祖细胞（progenitor cell）。造血干细胞具有增殖、分化为各系成熟血细胞的功能和自我更新能力，维持终身持续造血。

经过 40 余年的不断发展，HSCT 已成为临床重要的有效治疗方法，每年全世界移植患者数都在增加，移植患者无病生存最长的已超过 30 年。

【造血干细胞移植的分类】

(1) 按造血干细胞取自健康供体还是患者本身，HSCT 被分为异体 HSCT 和自体 HSCT。异体 HSCT 又分为异基因移植和同基因移植，后者指遗传基因完全相同的同卵孪生间的移植，供、受者间不存在移植物被排斥和移植物抗宿主病（graft-versus-host disease，GVHD）等免疫学问题，此种移植概率约占 1%。

(2) 按 HSC 取自骨髓、外周血或脐带血，又分为骨髓移植（bone marrow transplantation，BMT）、外周血造血干细胞移植（peripheral blood stem cell transplantation，PBSCT）和脐血移植（umbilical cord blood transplantation，UCBT）。其中 PBSCT 以采集 HSC 较简便、供体无需住院且痛苦少、受体 HSC 植入率高、造血重建快、住院时间短等特点，为目前临床上最常用的方法之一，逐步取代了骨髓移植。

(3) 按供受者有无血缘关系而分为血缘移植(related donor transplantation,RDT)和无血缘移植(unrelated donor transplantation,UDT)。

(4) 按人白细胞抗原(human leukocyte antigen,HLA)配型相合的程度分为 HLA 相合、部分相合和单倍型相合(haploidentical)移植。

【适应证】

1. 白血病

(1) 时机选择:成人急性白血病在第 1 次缓解后行移植术的疗效最佳;儿童急性淋巴细胞白血病单独使用化疗治愈率较高,移植可在第 2 次缓解期(CR_2)或第 3 次缓解期(CR_3)进行;慢性粒细胞白血病宜选择在慢性期进行。

(2) 移植类型选择:可行自体或异体 HSCT,但自体 HSCT 术后复发率较高,异体术后排斥反应较常见。

(3) 患者年龄:55 岁以上一般不建议实施异体 HSCT,而自体 HSCT 年龄可放宽到 65 岁。

2. 恶性淋巴瘤 化疗及放疗对恶性淋巴瘤有较好的疗效,但对某些难治性、复发患者或具有高危复发倾向的淋巴瘤可行自体或异体造血干细胞移植。

3. 多发性骨髓瘤 多发性骨髓瘤应实施异体造血干细胞移植,但移植不能使骨髓瘤所致的骨质损害恢复正常。

4. 骨髓增生异常综合征 异体 HSCT 可使部分患者获得根治,尤其是年轻人,早期接受移植可获得更好的疗效。

5. 其他非血液肿瘤疾病 急性再生障碍性贫血只能实施异体 HSCT,年龄越小疗效越好;移植前输血越少,移植后无病生存率越高。此外,先天性免疫缺陷病、先天性造血异常症、先天性骨髓异常症、地中海贫血及镰形红细胞贫血、骨髓纤维化、阵发性睡眠性血红蛋白尿以及系统性自身免疫性疾病等都通过造血干细胞移植防止病情发展,减轻症状。

【方法】

1. 供体的选择

(1) 自体 HSCT:供体是患者自己,应能承受大剂量化、放疗,能动员采集到未被肿瘤细胞污染的足量的造血干细胞。

(2) 异体 HSCT:供体首选 HLA 相合同胞,次选 HLA 相合无血缘供体。若有多个 HLA 相合者,则选择年轻、健康、男性、巨细胞病毒阴性和红细胞血型相合者。高危白血病如无 HLA 相配的供者,必要时家庭成员可作为 HLA 部分相合或单倍型相合移植的同胞供者。脐血移植除了配型,还应确定新生儿无遗传性疾病。

2. 供体的准备

(1) 心理准备:很多人对于造血干细胞捐献不了解,担心大量采集骨髓或提取外周血造血干细胞时可能带来痛苦和危险,认为捐献出去会对自己的身体健康造成影响,常出现恐惧、紧张和矛盾的心理,应及时做好解释和疏导。结合既往异体供者的健康实例和成功救治的病例,向供者说明造血干细胞捐献的价值、意义和安全性;介绍造血干细胞的采集过程、注意事项和配合要求;并介绍医院医护人员的素质、技术水平和安全措施以及现有的医疗设备等,以提高异体供者的信任感和安全感,消除其顾虑。让供体自愿地签署知情同意书。

(2) 身体准备:根据造血干细胞的采集方法及其需要量的不同,可安排供体短期留观或住院。若需采集外周血造血干细胞者,为了扩增外周血造血干细胞的数量,常予以注射粒细胞集落刺激因子(G-CSF)或其他动员剂,5 $\mu g/(kg \cdot d)$,分 1～2 次,皮下注射 4 天,在第 5 天开始用血细胞分离机采集外周血造血干细胞,一般连续采集 2 天,每次采集前 2 h 肌内注射 G-CSF 5 $\mu g/kg$。

3. 造血细胞的采集

(1) 骨髓的采集:骨髓采集已是常规成熟的技术。在无菌条件下,先予供体行硬膜外麻醉,再依所需骨髓量的不同,自其髂前和髂后上棘等 1 个或多个部位抽取骨髓。采集量以受者的体重为依据，单核细胞数为(2～4)×10^8/kg。采集的骨髓经无菌不锈钢网，以清除内含的血凝块等，装入血袋。

(2) 外周血造血干细胞的采集：外周血造血干细胞是通过血细胞分离机经多次采集而获得的。采集量为单核细胞数达到 5×10^8/kg(患者体重)。采集过程中要注意低血压、枸橼酸盐反应、低血钙综合征等并发症的预防、观察与处理。对于自体移植者，采集的外周血造血干细胞需低温或冷冻保存，如可加入冷冻保护剂 10%二甲基亚砜溶液处理后置于－196 ℃液氮罐或－80 ℃冰箱保存，待患者预处理结束后 8 h 复温输注。

(3) 脐带血造血干细胞的采集：脐带血中的 HC 和免疫细胞均相对不成熟，CBT 后 GVHD 相对少。因细胞总数相对少，不植活者相对多，造血重建速度较慢，对大体重儿童和成人进行 CBT 尚有问题。

4. 患者预处理

预处理的目的：①清除基础疾病；②抑制受体免疫功能以免排斥移植物。预处理主要采用大剂量化疗和放疗，同时使用免疫抑制剂。根据预处理的强度，移植又分为传统的清髓性造血干细胞移植和非清髓性造血干细胞移植(non-myeloablative hematopoietic stem cell transplantation, NST)。在 NST 中，供体 HC 尤其是 T 淋巴细胞与受者细胞彼此免疫耐受，形成稳定的嵌合体。虽然预处理未能清除骨髓中的白血病细胞，但移植物中输入的或由 HSC 增殖分化而来的免疫活性细胞，或以后供体淋巴细胞输注时输入的免疫细胞，将发挥移植物抗白血病(graft-versus-leukemia, GVL)作用，从而达到治愈白血病的目的。NST 主要适用于疾病进展缓慢、肿瘤负荷相对小，且对 GVL 较敏感、不适合常规移植、年龄较大(>50 岁)的患者。患者预处理时置入锁骨下静脉或颈内静脉置管。可使造血干细胞移植期间各项输注性治疗顺利进行。

【护理】

1. 无菌层流室的准备 无菌层流病房的设置与应用，是有效预防造血干细胞移植术后患者继发感染的重要保障。在粒细胞缺乏期间，严重感染主要来自细菌和真菌，将患者置于 100 级空气层流洁净室内进行严密的保护性隔离，能有效地减少感染机会。使用前，室内一切物品及其空间均需经严格的清洁、消毒和灭菌处理，并在室内不同的空间位置采样进行空气细菌学监测，完全达标后方可允许患者进入。

2. 患者进入无菌层流室前的护理

(1) 心理准备：接受造血干细胞移植的患者需单独居住于无菌层流室内半个月至 1 个月，不但与外界隔离，而且多有较严重的治疗反应，患者极易产生各种负性情绪，如焦虑、恐惧、孤独、失望甚至绝望等。因此，需要帮助患者充分做好治疗前的心理准备。①评估：了解患者、家属对造血干细胞移植的目的、过程、可能的不良反应的了解程度；是否有充分的思想准备；患者的经济状况如何等。②帮助患者提前熟悉环境；让患者提前熟悉医护小组成员，了解无菌层流室的基本环境、规章制度，有条件时可在消毒灭菌前带患者进室观看，或对入室后的生活情景进行模拟训练，以解除其恐惧、陌生和神秘感。③对自体造血干细胞移植的患者，应详细介绍骨髓或外周血造血干细胞采集的方法、过程，对身体的影响等方面的知识，消除患者的疑虑。

(2) 身体准备：

①相关检查：心、肝、肾功能及人类巨细胞病毒检查；异体移植患者还需做组织配型、ABO 血型配型等。

②消除潜在感染灶：请口腔科、眼科、耳鼻喉科和外科(肛肠专科)会诊，彻底治疗或清除已有的感染灶，如龋齿、疖肿、痔疮等；胸片排除肺内感染、结核。

③肠道及皮肤准备：入室前 3 天开始服用肠道不易吸收的抗生素；入室前 1 天剪指(趾)甲、剃毛发、洁脐；入室当天沐浴后用 0.05%氯己定药浴 30～40 min，再清洁眼、外耳道、口腔和脐部，换穿无菌衣裤后进入层流室，即刻针对患者皮肤进行多个部位(尤其是褶皱处)的细菌培养，以作为移植前对照。

(3) 患者入无菌层流室后的护理：患者经预处理后，全血细胞明显减少，免疫功能也受到抑制，极易发生严重感染、出血，而层流室是通过高效过滤器使空气净化，但无灭菌功能，必须加强全环境的保护及消毒隔离措施，最大限度地减少医源性感染。

3. 无菌环境的保持及物品的消毒

(1) 对工作人员入室的要求：医护人员入室前应沐浴，穿无菌衣裤，戴帽子、口罩，用快速皮肤消毒剂消毒双手，穿无菌袜套，换无菌拖鞋，穿无菌隔离衣，戴无菌手套后才可进入层流室，每进入1间室更换1次拖鞋。一次入室一般不超过2人，避免不必要的进出，有呼吸道疾病者不能入室，以免增加污染的机会。医护人员入室应依患者病情和感染情况，先进无感染患者的房间，最后进感染较重患者的房间，每进1间室必须更换无菌手套、隔离衣、袜套、拖鞋，以免引起交叉感染。

(2) 对病室及物品要求：病室内桌面、墙壁、所有物品表面及地面每天用消毒液擦拭2次；患者被套、大单、枕套、衣裤隔天高压消毒；生活用品每天高压消毒。凡需递入层流室的所有物品、器材、药品等要根据物品的性状及耐受性，采用不同方法进行消毒灭菌，无菌包均用双层包布，需要时打开外层，按无菌方法递入。

4. 患者护理

(1) 生活护理：各种食物(如饭菜、点心、汤类等)需经微波炉消毒后食用。口腔护理，每天3～4次；进食前后用0.05%氯己定溶液、3%碳酸氢钠溶液交替漱口。用0.05%氯己定溶液或0.05%碘伏擦拭鼻前庭和外耳道，0.5%庆大霉素或卡那霉素溶液、0.1%利福平溶液、阿昔洛韦眼药水交替滴眼，每天2～3次。便后用1%氯己定溶液擦洗肛周或坐浴盆；每晚用0.05%氯己定溶液全身擦浴1次，女性患者每天冲洗会阴1次，以保持皮肤清洁。

(2) 观察与记录：严密观察患者的自觉症状和生命体征，注意口腔黏膜有无变化，皮肤黏膜及脏器有无出血倾向，有无并发症表现，准确记录24 h出入液量。

(3) 成分输血的护理：为促进HSCT的造血重建，必要时可根据病情遵医嘱输注浓缩红细胞或血小板等成分血。为预防输血相关的GVHD，全血及血液制品在输入前必须先经^{60}Co照射，以灭杀具有免疫活性的T淋巴细胞。

(4) 用药护理：入室后患者继续口服肠道不吸收的抗生素，药物需用紫外线消毒后服用(每片每面各照射15～30 min)。在应用细胞刺激因子的过程中注意观察有无发热、皮疹、胸痛、全身肌肉及关节酸痛、头痛等表现，如有异常及时报告医生，给予对症处理。有关化疗药物的应用配合与护理，见“急性白血病患者的护理”。

(5) 锁骨下或颈内静脉导管的应用与护理：每次应用前均应常规检查局部伤口情况，严格执行无菌操作和遵守导管的使用原则，防止导管滑脱与堵塞。导管局部换药每周2～3次。封管用肝素10～100 U/mL；现临床上多采用正压接头，生理盐水封管。

(6) 心理护理：虽然患者及家属在治疗前已有一定的思想准备，但对治疗过程可能出现的并发症仍有恐惧心理，常造成失眠、多虑等。另外，由于无菌层流室与外界基本隔绝，空间小，娱乐少，患者多有较强的孤独感。根据患者的兴趣和爱好提供经灭菌处理的书籍和音像设备，并利用对讲机让家属与患者适当对话，可以减轻患者的孤独感，提高对治疗的依从性。

5. 造血干细胞输注的护理

(1) 骨髓输注的护理：包括异体骨髓的输注和自体骨髓回输。

① 异体骨髓的输注：在对患者进行预处理后再采集供体的骨髓，采集后如果供受者ABO血型相合时，即可输入；如果ABO血型不合，要待处理后(如清除骨髓中的红细胞)方可输注。输注前悬挂15～30 min；应用抗过敏药物，如异丙嗪25 mg肌内注射，地塞米松3～5 mg静脉滴注，呋塞米20 mg静脉滴注，以利尿、预防肺水肿。输注时用无滤网的输液器由中心静脉导管输入，速度要慢，观察15～20 min无反应再调整滴速，约100滴/分，一般要求在30 min内将300 mL骨髓输完，最后的少量(约5 mL)骨髓弃去，以防发生脂肪栓塞。经另一静脉通道同步输入适量鱼精蛋白，以中和骨髓液内的肝素，或根据骨髓输完后所用肝素总量，准确计算中和肝素所需鱼精蛋

白的用量，再予输注，但输注速度不宜过快，以免出现低血压、心动过速和呼吸困难等。在输注骨髓的过程中，应密切观察患者的生命体征和各种反应，有无肺水肿征兆等，若出现皮疹、酱油色尿、腰部不适等溶血现象应立即停止输入，并配合医生做好有关的救治工作。

② 自体骨髓的回输：自体骨髓液在患者进行预处理前采集，采集后加入保护液放入 4 ℃冰箱内液态保存，一般于 72 h 内，待预处理结束后，提前取出于室温下放置 0.5～1 h 复温后再回输给患者。方法同异体骨髓输注。

(2) 外周血造血干细胞输注的护理。

① 自体外周血造血干细胞的回输：为减少因冷冻剂或细胞破坏所引起的过敏反应，回输前 15～20 min 应用抗过敏药；冷冻保存的造血干细胞需在床旁以 38.5～40 ℃恒温水迅速复温融化。解冻融化后的干细胞应立即用无滤网输液器从静脉导管输入，同时另一静脉输等量鱼精蛋白以中和肝素。回输过程中为防止外周血造血干细胞中混有红细胞而引起的血红蛋白尿，需同时静脉滴注 5%碳酸氢钠溶液和 0.9%生理盐水、呋塞米和甘露醇，以维持足够的尿量，直至血红蛋白尿消失。此外，在患者能够耐受的情况下，应在 15 min 内回输 1 袋外周血造血干细胞，回输 2 袋外周血造血干细胞之间需用生理盐水冲管，以清洗输血管道。

② 异体外周血造血干细胞输注：异体外周血造血干细胞移植同异体骨髓移植一样，患者预处理后，再采集供体的外周血造血干细胞，采集后可立即输注给受者。但输注前先将造血干细胞 50～100 mL 加生理盐水稀释到 200 mL。其余与自体外周血造血干细胞回输相同。

(3) 脐带血造血干细胞输注：脐带血回输量较少，一般为 100 mL 左右，因此要十分注意回输过程中勿出现漏液现象，一般采用微量泵推注。同时密切注意患者心率变化，随时调整推注速度。

6. 移植后并发症的观察和护理

(1) 感染：HSCT 最常见的并发症之一，也是移植成败的关键。感染率高达 60%～80%。感染可发生于任何部位，病原体可包括各种细菌、真菌与病毒。一般情况下，移植早期（移植后第 1 个月）多以单纯疱疹病毒、细菌（包括革兰阴性菌与阳性菌）和真菌感染较常见；移植中期（移植后 2～3 个月）巨细胞病毒和卡氏肺囊虫为多；移植后期（移植 3 个月后）则要注意带状疱疹、水痘等病毒感染及移植后肝炎等。感染的主要原因：①移植前预处理中使用大剂量化疗，造成了皮肤、黏膜和器官等正常组织损害，使机体的天然保护屏障被破坏；②大剂量化疗和放疗破坏了机体的免疫细胞，此时中性粒细胞可降至零，机体免疫力极度低下；③移植中使用免疫抑制剂降低了移植物抗宿主反应的强度，但也进一步抑制了免疫系统对入侵微生物的识别和杀伤的功能；④留置中心静脉导管；⑤GVHD。

(2) 出血：预处理后血小板极度减少是导致患者出血的主要原因，且移植后血小板的恢复较慢。因此要每天监测血小板计数，观察有无出血倾向，必要时遵医嘱输注 25 Gy 照射后或白细胞过滤器过滤后单采血小板。

(3) 移植物抗宿主病（GVHD）：GVHD 是异基因 HSCT 后最严重的并发症，由供体 T 淋巴细胞攻击受者同种异型抗原所致。产生 GVHD 的三个要素：①移植物中含免疫活性细胞；②受体表达供体没有的组织抗原；③受体处于免疫抑制状态不能将移植物排斥掉。急性 GVHD 发生于移植后 100 天内，尤其是发生在移植后的第 1～2 周，又称超急性 GVHD。主要表现为皮肤红斑和斑丘疹（最早出现在手掌、足掌、耳后、面部与颈部）、持续性厌食和（或）腹泻（每天数次甚至数十次的水样便，严重者可出现血水样便）、肝功能异常（胆红素、ALT、AST、ALP 和 GGT 升高）等。100 天后出现的则为慢性 GVHD，移植后生存期超过 6 个月的患者，20%～50%合并慢性 GVHD。慢性 GVHD 好发于年龄大、HLA 不相合、无血缘移植、PBSCT 和有急性 GVHD 者。慢性 GVHD 的临床表现类似自身免疫性疾病表现，如系统性硬化病、皮肌炎、面部皮疹、干燥综合征、关节炎、闭塞性细支气管炎、胆管变性和胆汁淤积。发生 GVHD 后治疗常较困难，死亡率甚高。单独或联合应用免疫抑制剂（MTX、CsA、免疫球蛋白、ALG 等）和清除 T 淋巴细胞是目前预防 GVHD 最常用的两种方法。依 GVHD 发生的严重程度不同可采取局部用药或大剂量甲泼尼龙冲击治疗。护理配合中要注意:①遵医嘱正确应用各种治疗药物,如环孢素、甲氨蝶呤、糖皮质激素等,并要注意对各种药物不良反应的观察;②输注各种血液制品时,必须在常规照射等处理后执行;③密切观察病情变化,如自觉症状、生命体征、皮肤黏膜、大小便性质及其排泄情况,及早发现 GVHD 并配合做好各种救治工作;④严格执行无菌操作。

(4) 化疗药不良反应的预防与护理:

① 肝功能损害:造血干细胞移植术后约有 50% 的受者出现肝损害,其主要并发症如下。a. 肝静脉闭塞病:由于移植前超大剂量化疗药物的应用可损伤肝细胞和血管内皮细胞,部分凝血物质性能也发生改变,使肝静脉受阻,称为肝静脉闭塞病。一般发生在移植后 7～12 天,肝静脉阻塞后血液不能回流入血液循环,在血管内淤积并渗出血管壁,到达腹腔形成腹腔积液,患者可出现腹胀、体重增加,肝静脉淤血可出现肝区胀痛、黄疸。因此,移植后 1 周应注意观察患者有无上述改变,并协助医生进行有关检查,如肝功能和凝血功能的检查。b. 输血后肝炎和一过性肝损害。

② 其他不良反应:见“急性白血病患者的护理”。

【生存质量及展望】

HSCT 的成功开展使很多患者长期存活,部分患者移植后复发,自体 HSCT 的复发率较高,多发生在移植后 3 年内,复发者治疗较困难,预后也较差。大多数存活者身体、心理状况良好,多能恢复正常工作、学习和生活。10%～15%的存活者存在社会心理问题,慢性 GVHD 是影响生存质量的主要因素。由于我国独生子女家庭增多,因此研究开展无血缘关系移植及有血缘的 HLA 不全相合移植(如单倍型相合移植)意义重大。随着移植技术的不断改进及相关学科的不断发展,HSCT 必将能治愈更多的患者。

知识链接

PICC 护理

PICC 定义:PICC 是“经外周静脉穿刺置入中心静脉的导管”。PICC 是经上肢的贵要静脉、肱静脉、肘正中静脉、头静脉穿刺置管,导管的头端位于上腔静脉下 1/3 处或上腔静脉和右心房交界处。

PICC 的优点如下。

(1) 避免各类药物对血管的刺激和损伤。

(2) 减少反复静脉穿刺的痛苦。

(3) 降低传统盲穿对颈部、胸部、腹股沟部位插管产生的严重并发症。

(4) 导管材料为硅胶,柔软、生物相容性好,保护外周血管,作为中长期治疗的血管通道,保证输液安全。

PICC 适应证如下。

(1) 长期静脉输液治疗。

(2) 化疗。

(3) 全胃肠外营养(TPN)。

(4) 外周静脉穿刺困难。

(5) 输注刺激性药物。

(6) 反复输血或者血液制品。

PICC 绝对禁忌证:上腔静脉压迫综合征(静脉管腔完全压迫者)。

PICC 相对禁忌证如下。

(1) 上腔静脉压迫综合征(静脉管腔部分压迫者)。

(2) 严重的出凝血障碍。

(3) 已知或怀疑有血流感染者。

(4) 穿刺部位有感染或损伤。

(5) 乳腺癌术后患侧肢体。

(6) 预插管部位有放疗史、静脉血栓史、外伤史或血管外科手术史者。

PICC 维护的注意事项。

(1) 三向瓣膜式 PICC：输液前用 0.9% NS 20 mL 脉冲式冲管(必须使用 10 mL 以上的注射器)，不抽回血。输液后用 0.9% NS 20 mL 脉冲式冲管，正压封管。

(2) 非三向瓣膜式 PICC：输液前先抽回血(有血凝块要弃去)，用 0.9% NS 20 mL 脉冲式冲管后，用肝素钠盐水 2 mL(用 10 mL 针筒)正压封管，浓度 10～100 U/mL。封管后拔出注射器前将拇指夹尽量靠近穿刺点，夹闭后拔出注射器。

(3) 每次换膜前需观察局部有无红肿、疼痛、渗血、渗液情况。

(4) 先换接头，再换膜。

(5) 揭敷贴先撕开周围一圈，再顺着导管方向轻轻撕除，撕除后洗手。

(6) 如有红肿，测定臂围，并建议 B 超检查排除血栓性静脉炎。

(7) 消毒棉球不要太湿，特别是针眼处，避免消毒液顺着导管进入血管，刺激血管内膜，造成静脉炎、渗液等并发症。

(8) 消毒由内向外，先用酒精棉球清洁皮肤，不要碰到导管，再用碘伏棉球消毒至少 3 遍，顺—逆—顺时针。以摩擦法消毒，范围至少大于敷贴范围，以针眼为中心，直径在 15 cm 以上。

(9) 导管外露部分需先消毒再放在消毒后的皮肤上。

(10) 每次换膜时查看导管的外露部分，有内缩应外拉至原有的刻度，已外滑的导管不能内送。

(11) 消毒液完全干燥后再贴膜，贴膜及贴胶布时均需无张力贴。

(12) 贴膜时注意导管不要打折，敷贴时，在未完全贴牢前，让患者弯肘，看看有无打折，如有，重新放置导管。飞机翼请注意正反面，平的一面朝下放置，不能放在同一位置，以免压疮发生。

(13) 一定要把飞机翼固定在贴膜里面，防止导管滑脱。避免未戴手套的手直接接触导管及飞机翼。

(14) 导管的延伸管需 U 形固定在膜上，防止患者洗手时污染输液接头。

(15) 肘上穿刺的导管必须固定在肘上，防止导管脱出或断裂。

(16) 输液接头一定要预冲、旋紧。

(17) 换膜完毕洗手。

(杨军波　刘佳美)

项目七 内分泌及代谢性疾病患者的护理

由人体内分泌腺和内分泌组织所形成的内分泌系统(endocrine system),是人体一个重要的体液调节系统,其主要功能是通过分泌各种激素,调节人体的新陈代谢过程、脏器功能、生长发育、生殖衰老等生命现象,从而维持机体内环境的稳定以及适应外界环境的变化。

内分泌系统疾病是由于激素分泌不足或过度导致内分泌功能代谢紊乱;代谢性疾病是由于中间代谢某个环节障碍为主所致的疾病。内分泌系统疾病绝大多数病因不明确,需终身治愈。常见疾病:①甲状腺激素分泌过多引起的甲状腺功能亢进,或分泌不足导致的甲状腺功能减退症、呆小病;②生长激素分泌过多引起的巨人症和肢端肥大,或生长激素缺乏所致的侏儒矮小症;③肾上腺皮质分泌过多的糖皮质激素所致的库欣综合征,肾上腺皮质分泌不足所致的爱迪生病;④胰岛素分泌增多所致的胰岛细胞瘤,分泌不足或作用缺陷所致的糖尿病;⑤尿酸排泄减少或尿酸生成增多所致的痛风等。内分泌与代谢疾病种类繁多,本项目重点讨论甲状腺功能亢进、糖尿病、痛风、库欣综合征(Cushing 综合征)等。

任务一 内分泌系统疾病常见症状与体征的护理

学习目标

1. 了解几种内分泌系统疾病常见的体征。
2. 了解内分泌系统疾病常见体征的辅助检查。
3. 熟悉内分泌系统疾病常见体征的发病原因。
4. 掌握内分泌系统疾病常见体征的护理措施。

一、身材的改变

情景导入

患儿,男,6 岁,因"体重增长较快 2 年"来就诊。儿童平时食量较大,2 年前患儿食量明显增大,喜欢油腻食物和甜食,平时不喜欢活动,稍事运动后气喘吁吁。

查体:身高 118 cm,体重 37 kg,上臂皮脂厚度 14.7 mm。

血脂检测:总胆固醇(TC)7.13 mmol/L,甘油三酯(TC)2.26 mmol/L。

身材的改变(special appearance)是指容貌、体形和身高、体态、毛发、皮肤黏膜色素沉淀的异常变化。这些多与脑垂体、甲状腺、甲状旁腺、肾上腺等代谢疾病有关,容易引起患者生理和心理状态的临床征象。

【护理评估】

(一) 健康史

评估引起患者体形改变的各种因素,如生活习惯、饮食、用药、心理因素等发生及改变的时间。

（二）身体状况

1. 身材改变的特点

重点：身材外形改变的特点。

(1) 身高异常：与正常人相比身材过高或过矮。成年男性身高>200 cm，女性身高>185 cm时为身材过高，见于巨人症患者；成年男性身高<145 cm，女性身高<135 cm为身材过矮，见于侏儒症、呆小症患者。

(2) 体型异常：体型较正常人相比肥胖或消瘦。①肥胖：指实际体重超过标准体重的20%或体重指数(BMI)≥25 kg/m^2，分为单纯性肥胖和继发性肥胖。继发性肥胖多见于下丘脑、垂体病变、皮质醇增多症、2型糖尿病、甲状腺功能减退症等。②消瘦：指实际体重低于标准体重的10%或体重指数(BMI)<18.5 kg/m^2，分为单纯性消瘦和症状性消瘦，症状性消瘦多见于垂体前叶功能减退、肾上腺皮质功能减退、甲状腺功能亢进症等。

(3) 面貌异常：肢端肥大症患者可表现为脸部增长、下颚肥大、颧骨突出、嘴唇增厚、耳鼻长大等粗陋面容；甲状腺功能减退症患者可出现黏液性水肿面容，面颊及眼睑水肿、表情淡漠呈“假面具面容”，甲状腺功能亢进症患者可出现眼裂增宽、眼球突出、表情惊愕呈“甲亢面容”；Cushing综合征患者呈满月脸。

(4) 毛发的改变：毛发的质地、分布改变表现为多毛、毛发稀疏和脱落、发质干燥变细。Cushing综合征患者由于肾上腺雄激素分泌增多，患者可有毛发增多；甲状腺功能减退症患者可出现头发干燥、稀疏、睫毛脆弱和眉毛脱落，男性胡须增长缓慢。

(5) 皮肤改变：

①皮肤黏膜色素沉淀：多见于原发性肾上腺皮质功能减退、促肾上腺皮质激素(ACTH)综合征、ACTH依赖性Cushing综合征，以摩擦处、掌纹、乳晕、瘢痕处明显。

②皮肤紫纹和痤疮：紫纹是Cushing综合征的特征之一；病理性痤疮见Cushing综合征、先天性肾上腺皮质增生。

（三）辅助检查

内分泌腺功能检查：垂体、甲状腺、甲状旁腺和肾上腺皮质等功能检测有无异常，胰岛素水平是否变化。

（四）心理-社会状况

由于身体外形的改变，患者容易产生焦虑感、自卑、羞辱等心理反应，严重时可发生精神分裂。应注意评估患者是否由于身体外形改变导致心理障碍从而影响人际交往。

【首要护理诊断/问题】

自我形象紊乱　与疾病引起身体外形改变有关。

【次要护理诊断/问题】

知识的缺乏　与缺乏饮食相关保健知识有关。

【护理目标】

(1) 正确对待身体外形的改变。

(2) 患者能接受疾病的现实。

(3) 外形的改变逐渐恢复正常。

【护理措施】

重点：身材外形改变的护理措施。

1. 一般护理　指导患者合理休息及饮食，以改善身体外形的改变。如对肥胖症患者，使每日进食总量低于消耗量，重度肥胖者以低糖、低脂、低盐、高纤维素饮食为宜，养成定时、定量进餐及不吃零食的习惯。而消瘦患者应增加进食，以高热量、高蛋白、易消化饮食为主，可少量多餐。此外，对于肥胖患者，还应鼓励其积极参加体力活动，并保证足够的运动量与运动时间。

2. 提供修饰技巧　指导患者以恰当的修饰改善自我形象，如肥胖患者选择合体的衣服，甲亢突眼的患者外出时可佩戴有色眼镜，既保护眼睛又改善形象。

3. 病情观察　注意观察患者的身高、体重、毛发及其改变，以及有无其他身体外形的变化等。

4. 心理护理 身体外形的改变常使患者有自卑心理,护士应加强与患者及家属间的心理沟通,鼓励患者表达自己的心理感受,动员患者积极配合治疗,使身体外形从中得到改善,努力提高其自信心,同时还要注意有心理异常的患者,防止意外情况发生。

5. 促进社会交往 鼓励患者表达自己的感受,给予正面的引导,鼓励其积极参加社区团体活动,帮助患者接受身体外形改变的现实,教育家属和周围人群勿歧视患者,使之得到良好的社会支持。

二、肥胖

肥胖(obesity)是指机体营养高于需要量,以脂肪形式存储于体内,体重指数(BMI)≥25 kg/m^2或超过标准体重的20%,肥胖症分为单纯性肥胖与继发性肥胖,应注意肥胖症并非单纯体重增加,如果体重增加仅仅是肌肉发达,则不应认为是肥胖。

【病因及发病机制】

肥胖症是一组异质性疾病,病因未明,被认为是包括遗传和环境因素在内的多种因素相互作用的结果。总的来说,当人体的能量超过人体的消耗时,多余的能量以脂肪的形式储存于体内,导致脂肪增多而引起肥胖。

【护理评估】

课堂互动

该患儿属于哪种类型的肥胖,你的依据有哪些?

(一)健康史

评估患者是单纯性肥胖还是继发性肥胖,是否存在某些不良因素,如生活习惯、饮食、药物等;有无脂质代谢紊乱。

1. 单纯性肥胖 此类肥胖常有家族史,可能与遗传有一定关系,在环境因素中如摄入过多或消耗过少,也可促进肥胖的发生。该类患者脂肪分布均匀,但可能有高胰岛素血症、高皮质醇血症(分泌节律正常)。

2. 继发性肥胖 有原发性的表现,如下丘脑、垂体病变,皮质醇增多症,甲状腺功能减退症(简称甲减),胰岛素瘤及某些性腺疾病如多囊卵巢综合征、肥胖生殖无能症。

(二)身体状况

1. 脂肪分布特点 中心型肥胖(又称内脏型、苹果形肥胖),脂肪主要分布于腹腔和腰部,多见于男性;周围型肥胖(又称梨形肥胖),脂肪主要分布于腰以下,如下腹部、大腿和臀部。

2. 一般症状 轻度、中度肥胖常无自觉症状,重度肥胖常有气促、易疲劳、怕热多汗、腹部膨隆,部分重度肥胖患者可出现关节疼痛,负重关节出现退行性病变,皮肤易发生紫纹甚至皮炎、糜烂和化脓性真菌感染。

(三)辅助检查

重点:肥胖的评估要点。

1. 体重指数(BMI) BMI=体重(kg)/身高$(m)^2$,BMI是诊断肥胖症最重要的指标。该指标考虑了体重和身高两个因素,主要反映全身性超重的肥胖,简单且易测量,不受性别影响,但不能反映局部体脂的分布特征。

2. 腰围或腰/臀比(WHR) WHR可反映脂肪分布。受试者站立位,双足分开25~30 cm,使体重均匀分配。腰围测量髂前上棘和第12肋下缘连线的中点水平,臀围测量环绕臀部的骨盆最突出点的周径。目前认为测定腰围更为简单可靠,是诊断腹部脂肪积聚最重要的临床指标。

3. CT或MRI 计算皮下脂肪厚度或内脏脂肪量是评估体内脂肪分布最准确的方法,但不作为常规检查。

WHO制定的体重指数界值见表7-1-1。

知识链接

表 7-1-1 WHO 制定的体重指数界值

分 类	BMI/(kg/m^2)
低体重	<18.5
正常体重	18.5～24.9
超重	25～29.9
1 级肥胖	30～34.9
2 级肥胖	35～39.9
3 级肥胖	>40

（四）心理-社会状况

肥胖患者由于外表臃肿、动作迟缓，参加社交活动的能力降低，常有焦虑、自卑、抑郁等问题，指导患者适当修饰自己，改善自己的形象，提高自信心，保持乐观情绪。

（五）治疗原则

治疗的两个主要环节是减少热量摄取及增加热量消耗。以行为、饮食、运动为主的综合治疗，必要时辅以药物或手术治疗。继发性肥胖应针对病因进行治疗。各种并发症及伴随病症应给予相应处理。

难点：肥胖的治疗要点。

1. 行为治疗 通过宣传教育使患者及其家属对肥胖症及其危害性有正确的认识从而配合治疗，进而采取健康的生活方式，改变饮食和运动习惯，自觉地长期坚持，是治疗肥胖症最重要的步骤。

2. 饮食治疗 控制总进食量，采用低热卡、低脂肪饮食。对肥胖患者应制订能为之接受、能长期坚持下去的个体化饮食方案，使体重逐渐减轻到适当水平，再继续维持。

3. 运动治疗与饮食治疗相结合 长期坚持可以预防肥胖或使肥胖者体重减轻。运动量、方式、持续时间应按个体情况确定，如快走、跑步、跳高、球类等。

4. 药物治疗 当前，肥胖症的药物治疗只是行为、饮食、运动等治疗的辅助或者补充，绝不是首选和单独有效的治疗方法。目前对减重药物治疗的益处和风险的相对关系尚未做出最终评价，应在医生的指导下应用。减重药物主要有以下几类。

（1）食欲抑制剂，作用于中枢神经系统，以抑制食欲和增加饱腹感。常用药物有苯丁胺、氟西汀、苯丁胺等。

（2）代谢增强剂、甲状腺激素制剂，因其有心血管不良反应而少用。

（3）减少肠道脂肪吸收的药物，如脂肪酶抑制剂奥利司他、西布曲明等。

5. 外科治疗 可选择使用吸脂术、切脂术和各种减少食物吸收的手术，如空肠回肠分流术、胃气囊术、小胃手术或垂直结扎胃成形术等。手术有一定效果，部分患者获得长期疗效，术前并发症不同程度地得到改善或治愈。但手术可能并发吸收不良、贫血、管道狭窄等，有一定的危险，仅用于重度肥胖、减重失败而又有严重并发症，而这些并发症有可能通过体重减轻而改善者。

【首要护理诊断/问题】

营养失调：高于机体需要量 与异常体内激素代谢紊乱、饮食摄入过多、活动量减少有关。

【次要护理诊断/问题】

（1）自我形象紊乱 与疾病引起身体外形改变有关。

（2）活动无耐力 与物质代谢加快、蛋白质分解增加等因素有关。

【护理目标】

（1）患者体重控制在理想水平。

(2) 提高患者的自信心,能参加日常活动和体育锻炼。

【护理措施】

1. 饮食护理

(1) 帮助患者制订饮食行为计划和减轻体重的目标,其内容包括摄食行为(时间、地点、陪伴、环境、用具、菜单)和自尊,使患者少吃一些的同时感觉良好,护士应监督和检查计划执行情况,使每周体重下降 0.5～1 kg。

(2) 教导患者改变不良饮食行为的技巧,如限定只在家中餐桌进食,使用小容量的餐具,保持细嚼慢咽,每次进食前先喝 250 mL 水。不进食油煎食品、方便面、快餐、零食、巧克力,少食甜食等。可适当在饥饿时摄入胡萝卜、芹菜、苹果等低热量蔬菜、水果以满足饱腹感。尽量避免和减少在社交场合由于非饥饿性的因素进食。

(3) 定期评估患者的营养状况,包括体重的控制情况,实验室检查有关指标的变化。

2. 合理运动

(1) 帮助患者制订每日活动计划,注意逐渐增加活动量,避免活动过度和过猛。

(2) 指导患者每日运动的时间,每天间歇活动的时间应累计有 30 min 以上,并充分利用一切增加活动的机会,如走楼梯而不乘电梯等。若出现头昏、眩晕、胸闷或胸痛、呼吸困难、恶心、丧失肌肉控制能力等应停止运动。

3. 用药护理 对使用药物辅助减肥者,护士应指导患者正确服用,并观察和处理药物不良反应。①芬特明、安非拉酮应早、晚餐前服用;②西布曲明不良反应有恶心、口干、食欲不振、心率加快、紧张、便秘和失眠;③脂肪酶抑制剂奥利司他的主要不良反应是由于粪便中含脂肪滴较多,呈烂便、脂肪痢、恶臭。肛门常有脂滴溢出而容易污染内裤,应指导患者及时更换,并注意肛周皮肤护理。

4. 心理护理

(1) 鼓励和协助患者表达与其感觉、思考和看待自我的方式有关的感受,与患者交谈时语气应温和,耐心倾听患者的述说。

(2) 与患者讨论疾病的治疗及预后,使其明确治疗效果和转归,增加战胜疾病的信心。

(3) 鼓励患者进行自身修饰,穿着合适的衣着,增加心理舒适和美感。

(4) 加强自身修养,提高自身的内在气质。

(5) 鼓励其与他人交往,鼓励其加入社会中的支持团体。教育家属和周围人群勿歧视患者,避免伤害自尊。

5. 健康教育 肥胖症的发生与遗传及环境有关,环境因素的可变性提供了预防肥胖的可能性。应做好宣传教育工作,鼓励人们采取健康的生活方式,尽可能使体重维持在正常范围内。早期发现有肥胖趋势的个体,并对个别高危个体具体进行指导。预防肥胖应从儿童时期开始,尤其是加强对学生的健康教育。

> **课堂互动**
>
> 针对该患儿的状况,应该如何制订治疗和护理措施?

(1) 向患者说明体重超重对健康的危害性,使患者了解肥胖与心血管疾病、高血压、糖尿病等疾病的发生密切相关。使其坚信个体的主观动机是减轻体重计划获得成功的根本保证。

(2) 向患者解释基本的营养知识、饮食卫生,避免不良的饮食习惯。指导患者坚持运动,并告知短暂、间断性的运动达不到减轻体重的目的,只有坚持每天运动方能奏效。

(3) 指导其定期测量体重、腹围等以便评价自己的减重情况。

【护理评价】

(1) 患者体重是否控制在理想水平。

(2) 患者是否有自信心,能否参加日常活动和体育锻炼。

三、消瘦

消瘦(emaciation)是指由于营养摄入不足、吸收不足或者消耗过多,不能满足机体需要,表现为体重减轻,低于标准体重的10%以上或体重指数(BMI)<18.5 kg/m^2,严重消瘦者呈恶病质状

态。根据病因不同，分为单纯性消瘦和症状性消瘦，单纯性消瘦是指临床上无明显疾病原因所致的消瘦；症状性消瘦也称继发性消瘦，是由各种疾病所引起的消瘦。

【病因及发病机制】

1. 单纯性消瘦

(1) 摄入的热量不足，如偏食、挑食、厌食。

(2) 相对运动过度使机体所需能量增加，若饮食未能满足机体消耗需要时，则形成消瘦。

(3) 少数人因过度节食而消瘦。

(4) 或与遗传有关，表现为家族性瘦小特征。

2. 症状性消瘦

(1) 内分泌疾病：如垂体前叶功能减退、肾上腺皮质功能减退、甲状腺功能亢进症、糖尿病等。

(2) 消化性疾病：常见于慢性胃炎、胃下垂、胃及十二指肠溃疡等。

(3) 慢性消耗性疾病：常见于肺结核、慢性肝炎、恶性肿瘤等。

【护理评估】

(一) 健康史

评估引起消瘦的原因：如营养不良、心理因素、疾病因素等；有无神经性厌食症。

(二) 身体状况

轻度消瘦患者可出现精神萎靡、疲乏无力、食欲不振、反应迟钝、贫血、记忆力下降；严重消瘦患者可出现皮下脂肪消失、内脏下垂、周围循环不良、心率减慢、血压低、直立性晕厥；女性患者可有月经紊乱、闭经、不孕等。

重点：消瘦的身体评估。

(三) 辅助检查

体重指数(BMI)＝体重(kg)/身高$(m)^2$，BMI是诊断体型消瘦症最重要的指标。该指标考虑了体重和身高两个因素，简单且易测量。

(四) 心理-社会状况

由于患者身体瘦弱易出现精神萎靡、反应迟钝，其学习和工作能力会受到影响，女性患者还会因此导致不孕不育，因此，了解患者的心理状况对疾病的影响对护士如何针对性地进行健康教育很有帮助。

【治疗原则】

治疗的两个主要环节是增加热量摄取及减少热量消耗。强调以饮食为主的综合治疗，必要时辅以药物如脂肪乳、氨基酸等药物；症状性消瘦应针对病因进行治疗，各种并发症及伴随病应给予相应处理。

【首要护理诊断/问题】

营养失调：低于机体需要量　与异常体内激素代谢紊乱、饮食摄入过多、活动量减少有关。

【次要护理诊断/问题】

(1) 自我形象紊乱　与疾病引起身体外形改变有关。

(2) 活动无耐力　与物质代谢加快、蛋白质分解增加等因素有关。

【护理目标】

(1) 增进患者食欲，患者体重增加。

(2) 患者精神状况良好，学习、工作能力正常。

【护理措施】

1. 一般护理

(1) 休息与活动：注意休息，保证充足的休息时间，适当限制活动，减少不必要的消耗。

(2) 饮食营养：给予高热量、高蛋白、易消化饮食，同时增加新鲜水果的摄入，以增加维生素的来源。提高烹饪技巧，使食物色、香、味俱全，并适合患者口味。对于不能经口进食的患者，采用

重点：消瘦的饮食护理。

鼻饲饮食;对于消化功能差的患者,采用要素饮食;对于极度消瘦者,可遵医嘱静脉补充营养,如脂肪乳、氨基酸等。

2. 皮肤护理 对极度消瘦者应注意皮肤护理,避免骨骼突出部位碰伤或引起压疮。

3. 心理护理 解释消瘦的原因和对健康的影响,纠正患者对瘦的错误认知;对于神经性厌食症和过度节食减肥的患者帮助其解除心理、精神上的障碍。

【护理评价】

(1) 患者食欲是否好转,体重是否增加。

(2) 患者精神状况是否好转,学习、工作能力是否正常。

知识拓展

突然消瘦!警惕六种病

1. 恶性肿瘤 大多数恶性肿瘤都会先有消瘦的特征。因此,原来不瘦而近期内明显消瘦者应提高警惕。如以隐约上腹痛为主要表现的胰腺癌,常被误认为是胃病。这种病的突出症状就是体重明显减轻,甚至能在一个月内体重减轻10 kg以上。

2. 甲状腺功能亢进 老年人甲状腺功能亢进不如年轻人的容易识别,这种病大约有1/3的患者无甲状腺肿大,1/2以上的患者无明显症状,其主要表现就是越来越瘦。

3. 慢性传染病、老年结核病、慢性肝病等 许多慢性传染病也是造成老年人消瘦的常见原因。由于机体分解代谢加强,消化吸收功能减弱及继发感染,致使体内营养物质消耗过多,造成体重明显减轻。

4. 肾上腺皮质功能减退 有些患此病的老人早期只有瘦的表现,以后才逐渐出现皮肤黏膜色素沉着等典型症状和体征。

5. 胃肠道系统疾病 如慢性胃炎、消化道溃疡、慢性非特异性结肠炎等胃肠道疾病,均可造成老人不能正常进食,消化和吸收功能比较差,导致老年人营养不良而消瘦。

6. 药源性消瘦 这种消瘦往往是由于服用一些增强人体代谢的药物所引起的,如二硝基酚、甲状腺素等。由此可见,老年人如果发现自己的体重在一段时间内持续性地减轻,应该提高警惕并及时找医生咨询。

任务二 甲状腺疾病患者的护理

学习目标

1. 了解单纯性甲状腺肿、甲状腺功能亢进症、甲状腺功能减退症的定义、病因及发病机制。

2. 熟悉单纯性甲状腺肿、甲状腺功能减退症的治疗原则。

3. 熟练掌握甲状腺功能亢进症的辅助检查和治疗要点。

4. 熟练掌握甲状腺危象的急救措施。

5. 熟练掌握甲状腺功能亢进症的护理措施。

甲状腺是人体最大的内分泌腺(图7-2-1),位于颈前部,紧贴在喉与气管上端。肉眼观呈红褐色,分左、右两叶,中间与峡部相连,状似蝴蝶。峡的上缘偶有一向上延伸的锥状体。

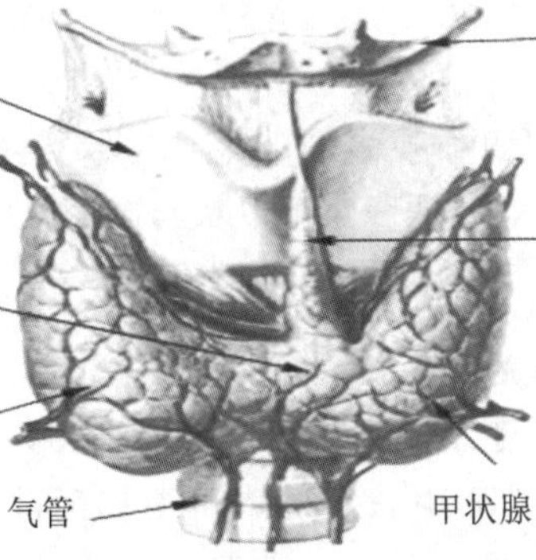

图 7-2-1 甲状腺解剖图

甲状腺左叶和右叶分别位于喉和气管颈部的两侧，上缘平甲状软骨的中部，下部达第六气管软骨环。峡部位于第 2～4 气管软骨环的前面。

甲状腺左、右叶的后外方与颈血管相邻，内面与喉、气管、咽、食管、喉返神经等相邻。因此，当甲状腺肿大时，压迫以上结构可引起呼吸困难、吞咽困难和声音嘶哑等症状，如压迫颈内静脉可引起面部水肿等。

一、单纯性甲状腺肿

情景导入

患者，女，34 岁，2 年前照镜子时发现左侧颈部肿大，未有其他不适，没有加以重视。1 个月前自觉颈粗明显，伴憋气感，无心慌，无怕热多汗，饮食正常，睡眠可，在外未行任何诊治而入院。

查体：T 36.7 ℃，P 80 次/分，R 20 次/分，BP 120/70 mmHg。全身皮肤无黄染，浅表淋巴结无肿大，眼睑无水肿，眼球无突出，颈软，气管居中，双侧甲状腺Ⅱ度肿大，质软，表面光滑，无触痛。双肺呼吸音清，未闻及杂音，周围血管征阴性。

辅助检查：FT_3 5.13 pmol/L、FT_4 17 pmol/L、TSH 2.87 mU/L。

单纯性甲状腺肿(simple goiter)是指由多种原因引起的非炎症性或非肿瘤性甲状腺肿大，故又称非毒性甲状腺肿。一般不伴有甲状腺功能异常。当本病患病率超过 10%时，称为地方性甲状腺肿。

重点：单纯性甲状腺肿的概念。

【病因及发病机制】

本病的发病机制尚不清楚，一般认为由上述一种或多种因素使甲状腺激素(TH)合成或分泌减少所导致的促甲状腺激素(TSH)分泌增加，从而引起甲状腺代偿性增生肥大。

重点：单纯性甲状腺肿的病因。

1. 碘缺乏 为引起地方性甲状腺肿的最主要病因，缺乏碘的流行地区如海拔高的山区、高原和内陆地区，由于土壤中的碘被雨水冲洗流失导致饮水和饮食中碘含量不足，不能满足机体对碘的需要，导致 TH 的合成减少。

2. 甲状腺激素的需要量增加 机体缺碘时不能合成足够的 TH，反馈引起垂体 TSH 的分泌增加，血中 TSH 水平升高，刺激甲状腺增生肥大。如在青春期、妊娠期、哺乳期、寒冷、感染、创伤和精神刺激时，由于机体对 TH 的需要量增多，可诱发或加重甲状腺肿。

3. 甲状腺激素合成、分泌的障碍 某些物质也可导致甲状腺肿，常见的致甲状腺肿的食物有卷心菜、黄豆、白菜、萝卜、坚果、木薯、小米、牛奶等，药物有硫脲类、磺胺类、对氨基水杨酸、保泰松、硫氰酸盐、秋水仙碱、锂盐、钴盐及高氯酸盐等，它们可以抑制碘离子的浓集或碘离子有机化，大量碘化物可抑制 TH 的合成和释放，从而引起甲状腺肿。另外高碘、某些遗传缺陷致 TH 合成障碍及 Tg 基因突变等均可影响甲状腺激素的合成障碍。

【护理评估】

(一)健康史

询问患者是否居住在缺碘地区(海拔高的山区、高原等),有无影响甲状腺合成和分泌的因素(摄碘过大、致甲状腺物质或药物等),是否处于甲状腺高需求量期。

重点:单纯性甲状腺肿大的症状与体征。

(二)身体状况

1. 甲状腺肿大 甲状腺肿大为其主要表现,呈慢性弥漫性肿大,质软,无压痛,多无震颤及血管杂音;甲状腺显著增大时可有压迫症状,压迫气管可致呼吸困难,压迫食管可引起吞咽困难,压迫喉返神经可引起声音嘶哑,胸骨后甲状腺肿大可引起面部青紫、肿胀、颈胸部浅静脉扩展等。病程较长者,甲状腺内形成的结节可有自主分泌功能,并可出现自主神经功能亢进。

2. 严重地方性甲状腺肿 流行地区可出现呆小病。

知识链接

甲状腺肿大分度

甲状腺肿大可分为三度。

(1)不能看出肿大但能触及者为Ⅰ度。

(2)能看到肿大又能触及,但在胸锁乳突肌以内者为Ⅱ度。

(3)超过胸锁乳突肌外缘者为Ⅲ度。

(三)辅助检查

1. 测甲状腺功能 血 T_3、T_4 一般正常,TSH 正常或偏高。

2. 甲状腺摄 ^{131}I 率及 T_3 抑制试验 摄 ^{131}I 率增高但无高峰前移,增高的摄 ^{131}I 率可被 T_3 抑制,其抑制率>50%,借此可与甲状腺功能亢进症区别。

3. 其他 如放射线核素扫描可见甲状腺弥漫性肿大,必要时可做甲状腺细针活检。

(四)心理-社会状况

单纯性甲状腺肿患者由于明显肿大的甲状腺导致颈部外形改变,产生自卑感、挫折感,也会有焦虑、恐惧等情绪反应。而在流行地区因患者数多,习以为常,不愿意配合治疗。

课堂互动

该患者的临床诊断是什么?依据有哪些?

(五)治疗原则

难点:单纯性甲状腺肿大的治疗要点。

主要针对病因治疗,其治疗措施如下。

1. 碘剂治疗 碘缺乏者应补充碘剂。缺碘性甲状腺肿流行地区可采用碘化食盐防治,正常成人(包括青春期)每日需碘约 150 μg,1~10 岁小儿每日需碘 60~120 μg,婴幼儿每日需碘约 50 μg,其余过多的碘则由尿及粪便排出。但结节性甲状腺肿的成年患者应避免大剂量碘治疗,以免诱发碘甲亢。对于摄入致甲状腺肿物质所致者,停用药物或食物后,甲状腺肿一般可自行消失。

2. 甲状腺激素替代或抑制治疗 早期轻度甲状腺肿,服用碘化钾 10~30 mg/d,或复方碘口服溶液 3~5 滴/天,一般用 3~6 个月。对中度以上甲状腺肿者和(或)伴有甲状腺激素分泌不足时,可给予甲状腺激素替代,以补充内源性甲状腺激素不足,抑制甲状腺刺激激素分泌。加服甲状腺片 40~80 mg/d,经 6~12 个月可使腺体缩小或消失,半数患者可获治愈。多发结节性及混合性甲状腺肿可能缩小,但难以完全消失,因结节的形成往往标志着甲状腺肿进入了不可逆阶段。妊娠哺乳期适当增加甲状腺片剂量,每天不超过 160 mg。

3. 手术治疗 一般而言,非毒性甲状腺肿无论是散发性还是地方性,不宜行外科手术治疗,但若是腺体过于肿大特别是巨大结节性甲状腺肿,或有并发症者引起压迫症状或疑有癌变者且给予 TH 治疗无效，宜手术治疗。

【首要护理诊断/问题】

自我形象紊乱　与甲状腺肿大致颈部增粗有关。

课堂互动

根据该患者目前的状况，请提出相应的护理诊断。

【次要护理诊断/问题】

(1) 潜在并发症：呼吸困难、声音嘶哑、吞咽困难等。

(2) 知识缺乏　与缺乏药物的使用及正确的饮食方法等知识有关。

【护理目标】

(1) 患者了解疾病相关饮食及医学知识。

(2) 患者配合治疗、颈部增粗逐渐恢复正常。

【护理措施】

重点：单纯性甲状腺肿大的护理措施。

1. 一般护理　指导患者注意劳逸结合，注意休息，不受寒冷、感染和创伤，避免精神刺激，多食含碘高的食物，如海带、紫菜等，避免摄入抑制甲状腺激素合成的食物和药物；患者的活动一般不需限制。

2. 病情观察　观察甲状腺肿大的程度、质地、有无结节和压痛，以及有无颈部增粗及局部压迫，结节如果在短期迅速增大，应警惕恶变。

3. 用药护理　对需要使用甲状腺制剂治疗的患者，指导其遵医嘱服药，不可随意增减药物，并告知患者服药的目的是抑制 TSH 分泌，缓解甲状腺肿大，如患者出现心动过速、呼吸急促、食欲亢进、怕热多汗、腹泻等甲状腺功能亢进症的表现，应及时报告医生处理。结节性甲状腺肿患者避免大剂量使用碘剂治疗，以免诱发甲状腺功能亢进症。

4. 心理护理　与他人沟通交流，消除紧张情绪，鼓励患者表达自己的心理感受，争取家属的心理支持，并告知患者通过积极治疗，身体外形的改变也可逐渐恢复，提高患者的自信心，消除患者的自卑心理。

5. 健康教育

(1) 向患者及家属解释单纯性甲状腺肿的基本知识。

(2) 告知患者如何从饮食和药物方面避免致甲状腺肿物质的摄入，并使用碘化食盐以预防单纯性甲状腺肿的发生。

(3) 告知患者一旦在颈部两侧甲状腺部位发现有肿块或自觉颈部胀痛，声音在发生改变，应立即到医院门诊检查。甲状腺在颈部较表浅部位，自我检查有利于早期发现疾病。

【护理评价】

患者能否接受疾病的现实，正确对待身体外形的改变；是否了解本病的病因及预防方法。

知识拓展

甲状腺摄 ^{131}I 试验

1. 原理　碘是甲状腺合成甲状腺激素的原料之一，放射性的 ^{131}I 也能被摄取并参与甲状腺激素的合成，其被摄取的量和速度与甲状腺功能密切相关。将 ^{131}I 引入受检者体内，利用体外探测仪器测定甲状腺部位放射性计数的变化，可以了解 ^{131}I 被甲状腺摄取的情况，从而判断甲状腺的功能。

2. 方法

(1) 停用含碘丰富的食物和药物以及其他影响甲状腺吸碘功能的物质(如海产品、碘制剂、甲状腺激素、抗甲状腺药物等)2～4 周。

(2) 空腹口服 ^{131}I 溶液或胶囊 74～185 kBq(2～5 μCi)，另取等量的 ^{131}I 放入颈部模型中作为标准源。于服药后 2 h、4 h 和 24 h 分别测量甲状腺部位、标准源以及本底的计数率。

(3) 测量仪器：甲状腺功能仪(甲功仪)。

(4) 甲状腺摄^{131}I率计算：

$$甲状腺摄^{131}I率(\%)=\frac{甲状腺计数率-本底值}{标准源计数率-本底值}\times 100\%$$

以时间为横坐标，甲状腺摄^{131}I率为纵坐标，绘制出甲状腺摄^{131}I率曲线。

3. 正常所见　正常人的甲状腺摄^{131}I率随时间延长逐渐上升，24 h达到高峰。相关参考值见表7-2-1。

表7-2-1　北京大学第一医院成人甲状腺摄^{131}I率参考值

	2 h	4 h	24 h峰时
甲状腺摄^{131}I率	10%～32%	17%～42%	25%～62%

4. 临床应用

(1) 甲状腺功能亢进症的诊断：摄^{131}I率增高，部分可伴峰时前移。

(2) 单纯性甲状腺肿的诊断：部分患者摄^{131}I率增高，但不出现高峰前移。

(3) 甲状腺功能减退症的诊断：摄^{131}I率减低。

(4) 亚急性甲状腺炎的诊断：摄^{131}I率明显减低。

二、甲状腺功能亢进症患者的护理

情景导入

患者，女，30岁，怕热、多汗、多食、体重下降、突眼、脖子增粗、脾气暴躁、心慌气短5个多月。近日因劳累后，出现高热、心悸、急促。

体检：患者消瘦、神志恍惚、烦躁。

查体：T 39.1 ℃，P 142次/分，R 32次/分，BP 100/60 mmHg，突眼，甲状腺肿大，可闻及血管杂音。

实验室检查：FT_4、FT_3升高，TSH降低。

重点：甲状腺功能亢进症的概念。

甲状腺功能亢进症(hyperthyroidism，简称甲亢)是指由多种病因导致的甲状腺激素(TH)分泌过多所引起的一组以甲状腺毒症、甲状腺肿大、眼征和自主神经系统功能失常为主的临床综合征。按其病因不同可分为多种类型，其中最常见的是毒性弥漫性甲状腺肿(Graves disease，GD)，约占全部甲亢的90%，普通人群患病率1%，男女均可发病，女性较显著，男女比例为1∶(4～6)，高发年龄为20～50岁。

【病因及发病机制】

GD的病因与机制尚未完全阐明，一般认为是以遗传易感为基础，在应激因素作用下，诱发体内的免疫功能紊乱而产生的一种自身免疫病。

1. 遗传因素　GD有明显的家族性倾向，并与一定的人类白细胞抗原(HLA)类型有关。

2. 免疫因素　GD的发病与甲状腺兴奋性自身抗体的关系十分密切。最明显的体液免疫特征是在患者血清中可检出甲状腺特异性抗体，即TSH受体抗体(TSH receptor antibody，TRAb)，也称TSH结合抑制性免疫球蛋白(TSH-binding inhibitory immunoglobulin，TBⅡ)。

TRAb分类：
- TSH受体刺激性抗体(TSAb)　TSAb+TSH受体→TSH生物效应，是GD的直接病因
- TSH刺激阻断(结合)性抗体(TSBAb)　TSBAb+TSH受体→阻断TSH与受体结合，抑制甲状腺增生和激素产生
- 甲状腺生长免疫球蛋白(TGI)　TGI+TSH受体→仅刺激甲状腺增生

3. 环境因素　感染、精神刺激、创伤等应激因素作用于免疫系统，诱发体内的免疫功能紊乱，

可引起抑制性 T 淋巴细胞(Ts)的功能和数量降低而加重器官特异性 Ts 细胞损害，以致减低了对甲状腺 Th 细胞的抑制。

【护理评估】

(一) 健康史

发病与遗传因素密切相关，应注意了解患者有无家族病史，是否有其他自身免疫性疾病病史。发病前有无精神刺激、病毒感染、劳累等因素。

(二) 身体状况

1. 甲状腺毒症表现

重点：甲亢的症状与体征。

(1) 高代谢综合征：甲状腺激素分泌增多导致交感神经兴奋性增高和新陈代谢加速者常有疲乏无力、怕热多汗、皮肤潮湿、多食善饥、体重显著下降等。

(2) 神经精神系统：多言好动、紧张焦虑、焦躁易怒、失眠不安、思想不集中、记忆力减退、手和眼睑震颤。

(3) 心血管系统：出现心悸气短、心动过速、第一心音亢进。收缩压升高、舒张压降低，脉压增大。合并甲状腺功能亢进性心脏病(简称甲亢性心脏病)时，出现心律失常、心脏增大和心力衰竭。以心房颤动等房性心律失常多见，偶见房室传导阻滞。

(4) 消化系统：稀便、排便次数增加。重者可以有肝大、肝功能异常，偶有黄疸。

(5) 肌肉骨骼系统：主要是甲亢性周期性瘫痪(thyrotoxic periodic paralysis，TPP)。TPP 伴发 GD 和多结节毒性甲状腺肿等，20～40 岁亚洲男性好发，发病诱因包括剧烈运动、高碳水化合物饮食、注射胰岛素等，病变主要累及下肢，有低钾血症。TPP 病程呈自限性，甲亢控制后可以自愈。少数患者发生甲亢性肌病，肌无力多累及近心端的肩胛和骨盆带肌群。另有少数患者可在甲亢发生的前、后或同时伴发重症肌无力。

(6) 造血系统：周围血液淋巴细胞比例增加，单核细胞增加，但是白细胞总数减低。可以伴发血小板减少性紫癜。

(7) 生殖系统：女性月经减少或闭经。男性阳痿，偶有乳腺增生(男性乳腺发育)。

2. 甲状腺肿大 多呈程度不等的弥漫性、对称性肿大，质软，随吞咽动作上下移动(图 7-2-2)。血管杂音：由于甲状腺的血流量增多，故在上、下叶外侧可闻及血管杂音和扪及震颤。

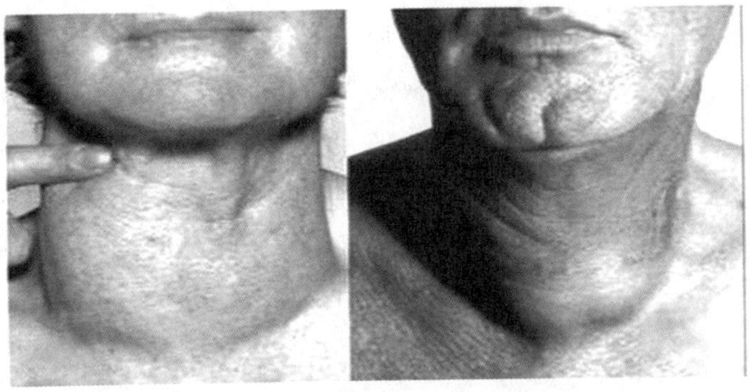

图 7-2-2 甲状腺肿大

3. 眼征 GD 的眼部表现分为两类：一类为单纯性突眼征，病因与甲状腺毒症所致的交感神经兴奋性增高有关；另一类为浸润性突眼征，发生在 Graves 眼病(近年来称为 Graves 眶病)，病因与眶周组织的自身免疫炎症反应有关(图 7-2-3、图 7-2-4)。

(1) 单纯性突眼征包括下述表现。

①轻度突眼：突眼度≥18 mm。②Stellwag 征：瞬目减少，炯炯发亮。③上睑挛缩，睑裂增宽。④von Graefe 征：双眼向下看时，由于上眼睑不能随眼球下落，显现白色巩膜。⑤Joffroy 征：眼球向上看时，前额皮肤不能皱起。⑥Mobius 征：双眼看近物时，眼球辐辏不良。

(2) 浸润性突眼征：目前认为与自身免疫有关，约占 5%，可单独存在而无甲亢，主要由眼外

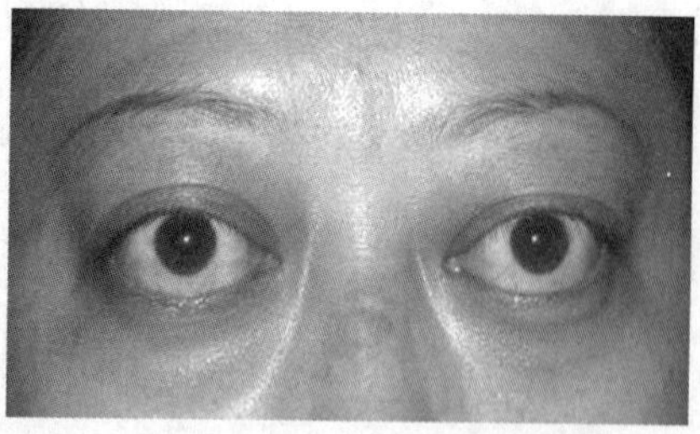

图 7-2-3 单纯性突眼征

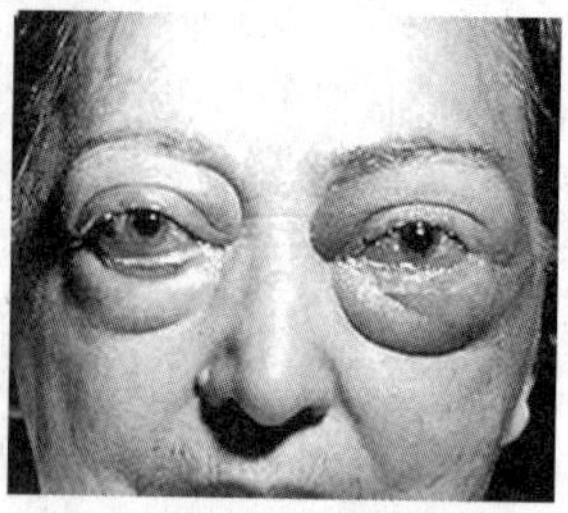

图 7-2-4 浸润性突眼征

肌群和球后组织体积增加、淋巴细胞浸润和水肿所致。突眼度>18 mm(有时可达 30 mm),双侧多不对称,除前述单纯性眼征外,常有异物感、畏光、流泪、复视、斜视、视力减退、眼球活动度变小甚至固定;严重突眼者眼睑闭合困难,球结膜及角膜外露引起充血、水肿,易继发感染形成角膜溃疡、全角膜炎甚至失明。

4. 甲状腺危象 属甲亢恶化的严重表现,病死率较高,其发病原因可能与交感神经兴奋、垂体-肾上腺皮质轴应激反应减弱,大量 T_3、T_4 释放入血有关。

主要诱因:①应激状态,如感染、精神刺激、创伤、^{131}I 治疗早期、甲亢手术前准备不充分等;②严重躯体疾病,如充血性心力衰竭、低血糖、败血症、脑血管意外、急腹症或严重创伤等;③口服过量 TH 制剂;④严重精神创伤;⑤手术中过渡挤压甲状腺。

主要表现:①高代谢:高热(39 ℃以上),大汗淋漓。②心血管:脉率快(140~240 次/分),常有心房扑动或纤颤。③消化系统:恶心、呕吐、腹泻,或因大量失水导致虚脱、休克。④神经系统:患者极度烦躁,最终昏迷。

(三)辅助检查

> **课堂互动**
>
> 该患者在原发病的基础上,目前的病情发生了什么变化?依据有哪些?

难点:甲亢的辅助检查。

1. 基础代谢率测定

常用计算公式:基础代谢率=(脉率+脉压)-111。

测定基础代谢率要在完全安静、空腹时进行。正常值为±10%;增高至 20%~30%为轻度甲亢,30%~60%为中度甲亢,60%以上为重度甲亢。

2. 血清甲状腺激素的测定(与病情成正比)

(1)血清总甲状腺素(TT_4)、总三碘甲状腺原氨酸(TT_3)测定:一般均高于正常。在甲亢与甲亢复发早期,因 TT_3 常较 TT_4 上升快,故可视其为诊断和治疗、观察的敏感指标,也可作为 T_3 型甲亢诊断的特异指标。

(2)血清游离甲状腺素(FT_4)、游离三碘甲状腺原氨酸(FT_3)测定:FT_4、FT_3 是血清中具有生物活性的甲状腺激素,不受甲状腺结合球蛋白(TBG)变化的影响,直接反映甲状腺功能状况,较 TT_4、TT_3 更具敏感性和特异性,现已广泛应用于临床。

3. 促甲状腺激素(TSH)测定 血清 TSH 浓度的变化是反映甲状腺功能最敏感的指标,尤其是对亚临床型甲亢诊断有重要意义。

4. 促甲状腺激素释放激素(TRH)兴奋试验 甲亢时 FT_4、FT_3 增高,反馈抑制 TSH,故 TSH 不受 TRH 兴奋。静脉注射 TRH400 μg 后 TSH 升高者,可排除本病;如 TSH 不增高,则支持甲亢的诊断。

5. 甲状腺摄^{131}I 率 本法诊断甲亢符合率达 90%,但不能反映病情严重程度与治疗中的病情变化,可鉴别不同病因的甲亢。正常值:用盖革计数管测定法,3 h 及 24 h 值分别为 5%~25%和 20%~45%,高峰在 24 h 出现。甲亢者 3 h>25%,24 h>45%,且高峰前移。

6. 甲状腺刺激性抗体(TSAb)测定 本病患者血中 TSAb 阳性检出率可达 80%~95%,对本病有早期诊断意义,可判断病情活动、复发,还可作为判断是否停药的重要指标。

7. 影像学检查 超声、放射性核素扫描、CT、MRI 等检查有助于甲状腺肿和球后病变性质的诊断，可根据需要选用。

（四）心理-社会状况

评估患者有无情绪不稳定，易激动，以及由此带来的人际关系恶化；有无疾病造成的自我形象紊乱；是否害怕手术而产生焦虑或恐惧心理。评估患者的家庭经济情况及承受能力。

（五）治疗原则

Graves 病的治疗包括：抗甲状腺药物治疗、放射性^{131}I 治疗及手术治疗 3 种，其中抗甲状腺药物治疗是甲亢治疗的基础。

难点：甲亢的治疗要点。

(1) 抗甲状腺药物治疗：常用药物如硫脲类有甲硫氧嘧啶(MTU)和丙硫氧嘧啶(PTU)，咪唑类有甲巯咪唑(MM，他巴唑)和卡比马唑(CMZ，甲亢平)。硫脲类药物抑制甲状腺过氧化物酶，从而抑制 TH 生成；可能还具有一定的免疫抑制作用，可使 TSAb 下降。适应证：①病情轻、甲状腺轻至中度肿大者；②年龄 20 岁以下、孕妇、年迈体弱或合并有严重心、肝、肾疾病而不宜手术者；③术前准备，甲状腺次全切除术后复发而不宜用者；④治疗前后的辅助治疗。

(2) 其他治疗甲亢的药物：①复方碘溶液：一般用较大剂量，抑制 TH 的释放，可用于甲亢手术前准备。②β 受体阻断剂：可降低周围组织对 TH 的反应如心悸、出汗等症状，也可与碘剂合用于术前准备。

(3) 放射性^{131}I 治疗：利用释放的射线破坏甲状腺滤泡上皮细胞而减少 TH。禁用于：①年龄在 20 岁以下者；②孕妇、哺乳期孕妇；③严重的心、肝、肾功能衰竭或活动性肺结核者；④外周血白细胞在 3×10^{12}/L 以下，或中性粒细胞低于 1.5×10^{12}/L 应禁用；⑤严重的浸润性突眼；⑥甲状腺危象；⑦甲状腺能摄碘者。

(4) 手术治疗：手术可行甲状腺次全切除术。禁用于：①严重心、肝、肾、肺疾病及其他不能耐受手术者；②妊娠早期及晚期（前 3 个月与后 3 个月）；③术前应用抗甲亢药控制症状及术前 2 周加服大剂量碘剂以做好充分准备，术后应防止出血、感染、喉上与喉返神经损伤、突眼恶化、甲状腺危象及甲状腺和甲状旁腺功能减退。

(5) 甲状腺危象的治疗：消除诱发因素，积极治疗甲亢是预防危象的关键，一旦发生则应立即抢救。①抑制 TH 合成：因丙硫氧嘧啶(PTU)兼有抑制 T_4 转化为 T_3 的作用，故首选 PTU，首剂量 600 mg 口服或经胃管注入，以后每次 PTU 200 mg，每天 3 次，待危象消除后再改用规定剂量。②抑制 TH 释放：在口服 PTU 后 1～2 h，加用较大剂量碘剂，如复方碘口服溶液，首次 30～60 滴，以后每 6～8 h 给予 5～10 滴。③降低周围组织对 TH 的反应：选用 β 受体阻断剂如普萘洛尔。如无心功能不全，可 30～50 mg，每 8 h 口服 1 次，危象解除后改用常规剂量。拮抗应激，可选用糖皮质激素提高机体的应激能力，氢化可的松 100 mg 静脉滴注，约每 8 h 1 次，危象解除后停用。④其他对症支持治疗：如去除诱因，有感染者使用抗感染药；发热给予物理降温，必要时药物降温，纠正水、电解质及酸碱平衡紊乱等。

(6) 浸润性突眼的治疗：对有浸润性突眼的甲亢患者，不宜采用放射性^{131}I 治疗或手术治疗。主要措施：①保护眼睛，高枕睡眠，低盐饮食，适当使用利尿剂，交替滴用抗生素与糖皮质激素眼药水；②外出时戴有色眼镜，眼睑不能闭合时使用眼罩；③早期使用免疫抑制剂如泼尼松口服，一般于 1 个月后逐渐减量至停药，必要时眼球后注射泼尼松龙；④必要时行手术或眼球后放射治疗。

(7) 胫前黏液性水肿的防治：轻者不需治疗。重者可用倍他米松软膏外敷，每晚 1 次，疗程 1 年左右，疗效较好，但停药后易复发。

课堂互动

请根据该患者的病情提出相应的护理诊断？

【首要护理诊断/问题】

营养失调：低于机体需要量　与代谢率增高导致需求大于摄入有关。

【次要护理诊断/问题】

(1) 活动无耐力　与蛋白质分解增加、肌无力等有关。

(2) 知识缺乏:缺乏甲亢知识。

(3) 应对无效　与性格及情绪改变有关。

(4) 自我形象紊乱　与甲亢所致突眼,甲状腺肿大等外形改变有关。

(5) 有组织完整性受损的危险　与甲亢所致浸润性突眼有关。

(6) 潜在并发症:甲状腺危象。

【护理目标】

(1) 保持情绪稳定,减轻紧张和焦虑心理。

(2) 改善营养,使体重增加。

(3) 能切实执行保护眼睛的措施,无感染发生,无角膜损伤。

(4) 能主动避免诱发甲状腺危象的危险因素。

【护理措施】

重点:眼症及甲状腺危象的护理措施。

1. 一般护理

(1) 环境:病室环境安静,通风良好,室温保持在 20 ℃左右,避免嘈杂,减少探视人员。

(2) 休息和活动:适当增加休息时间,保证充足睡眠,轻症患者可照常工作和学习,但不宜紧张和劳累;病情严重者应绝对卧床休息。

2. 饮食护理　给予高热量、高蛋白、高维生素、易消化饮食,成人每天总热量 3000～3500 kcal,约比正常人提高 50%,蛋白质 1.5～2 g/(kg·d),膳食中可以各种形式增加奶类、蛋类、瘦肉类等优质蛋白以纠正体内的负氮平衡。餐次以一天六餐或一天三餐间辅以点心为宜。主食应足量。每天饮水 2000～3000 mL,补偿因腹泻、大量出汗及呼吸加快引起的水分丢失,有心脏疾病者除外,以防水肿和心力衰竭。避免摄入含碘丰富的食物如海带、紫菜、海鲜,不宜使用碘盐,以免增加甲状腺素的合成从而加重病情;避免进食辛辣、刺激食物,戒烟、戒酒,禁饮对中枢神经系统有兴奋作用的浓茶、咖啡等刺激性饮料;避免进食高纤维食物,以免导致肠蠕动,加快加重腹泻。

3. 病情观察　观察生命体征,尤其是脉率和脉压,以评估基础代谢率,动态观察甲亢的治疗效果和病情变化。注意有无甲状腺危象的迹象,如原有症状加重、体温升高、心率加快、大汗淋漓、腹泻、严重乏力等,应立即与医生联系并协助处理。

4. 用药护理　遵医嘱用药,不可擅自增减或突然停药。禁用含碘药物,不宜使用含碘造影剂。药物不良反应及护理措施见表 7-2-2。

表 7-2-2　抗甲状腺药物不良反应及护理措施

药物分类	主要不良反应	护理措施
硫脲类、咪唑类	①粒细胞减少,严重时可导致粒细胞缺失症。②药疹:多为轻型。③药物性肝炎:胆汁淤积性黄疸	①服药治疗初期每周应复查白细胞,每月复查甲状腺功能 1 次,1～2 个月复查肝功能 1 次;②观察患者有无出现咽痛、发烧等现象;③白细胞为 3.0×10^9/L 或中性粒细胞为 1.5×10^9/L 时需考虑停药
β受体阻断剂	①对心脏 β_1 受体的阻滞作用,易出现心脏功能抑制的表现,有哮喘、严重心功能不全者禁用。②增加糖尿病抵抗,糖尿病患者禁用	①监测心率,心率＜60 次/分时,停药;②合并糖尿病的患者,应定时监测血糖
复方碘溶液	①过敏:血管神经性水肿,黏膜刺激症状。②嗜酸性粒细胞增加,齿龈肿胀,咽烧灼感,胃不适或吐泻	不可直接服用,将碘溶液滴于饼干或面包上再服用

5. 眼部护理

(1) 指导患者保护眼睛:外出戴深色眼镜,减少光线和灰尘的刺激。睡前涂抗生素眼膏,眼睑不能闭合者覆盖纱布或眼罩，将角膜、结膜损伤、感染和溃疡的可能性降至最低限度。眼睛勿向上凝视，以免加剧眼球突出和诱发斜视。

(2) 指导患者减轻眼部症状的方法：0.5%甲基纤维素或0.5%氢化可的松溶液滴眼，可减轻眼睛局部刺激症状；高枕卧位和限制钠盐摄入可减轻球后水肿，改善眼部症状；每日做眼球运动以锻炼眼肌，改善眼肌功能。

6. 甲状腺危象的护理 防治感染和充分的术前准备是防治危象发生的关键。一旦发生，主要抢救措施如下。①迅速建立静脉通道，给予氧气吸入，有高热时应进行物理降温。②遵医嘱使用丙硫氧嘧啶，以抑制甲状腺激素的合成和转化；使用复方碘溶液，以抑制甲状腺激素的释放；使用β-肾上腺素能受体阻滞剂降低周围组织对甲状腺激素的反应；使用氢化可的松，以拮抗应激。③保证病室环境安静、凉爽，密切观察生命体征和意识状态并记录。昏迷者加强皮肤、口腔护理，定时翻身，以预防压疮和肺炎的发生。

7. 心理护理 甲亢带给患者的不仅仅有激素水平的改变和一些特殊的体征，更重要的是很难控制的情绪变化和心理问题。在治疗期间，甲亢患者通常会出现紧张、焦虑、多疑、易怒等不良情绪，但是往往患者出现以上的不良情绪后，会导致患者的病情加重。因此，需指导患者保持开朗愉悦、积极向上的心态，避免病情的加重。

> **课堂互动**
>
> 针对患者的病情变化，应如何配合医生进行抢救和护理？

重点：甲亢患者的健康指导。

8. 健康指导

(1) 指导患者保持身心愉快，避免精神受刺激，建立良好的人际关系并提供良好的社会支持系统。维持充足的睡眠时间，避免过于劳累，以免加重病情。

(2) 向患者宣传有关甲状腺疾病的知识和眼睛的保护方法，使患者学会自我护理。指导患者穿衣领宽松的衣服，避免压迫肿大的甲状腺，严禁用手挤压甲状腺以免甲状腺激素分泌过多，加重病情。

(3) 向患者解释长期服药的重要性，指导患者按时服药，定期复查。服用抗甲状腺药物者应每周查血象1次，每隔1～2个月做甲状腺功能测定。每天清晨起床前自测脉搏，定期测量体重，脉搏减慢、体重增加是治疗有效的重要标志。如出现高热、恶心、呕吐、大汗淋漓、腹痛、腹泻、体重锐减、突眼加重等提示甲状腺危象的可能，应及时就诊。

【护理评价】

患者日常生活是否受到疾病的困扰，活动耐力是否增强，有无出现并发症并得到及时矫正。

知识链接

甲状腺功能亢进症特殊类型

1. 甲状腺功能亢进性心脏病(简称甲亢性心脏病) 在甲状腺功能亢进症时，甲状腺素对心脏的直接或间接作用所致的心脏扩大、心功能不全、心房纤颤、心绞痛甚至心肌梗死、病态窦房结综合征和心肌病等一系列心血管症状和体征的一种内分泌代谢紊乱性心脏病。占甲亢患者的10%～22%。主要见于男性甲状腺肿伴甲亢的患者。

2. 淡漠型甲状腺功能亢进症 多见于老年患者。起病隐匿，无明显高代谢综合征、甲状腺肿及眼征。主要表现：神志淡漠、乏力、嗜睡、反应迟钝、消瘦。有时仅有腹泻、畏食等消化系统症状，或仅表现为心血管症状，如原因不明的心房颤动。年老者可合并心绞痛、心肌梗死，易与冠心病相混淆。本型由于甲亢长期未能得到及时诊治，易发生甲状腺危象。

3. 妊娠期甲状腺功能亢进症 ①妊娠合并甲亢：妊娠时由于各种生理性变化及高雌激素水平可引起血TT_3、TT_4升高及心悸、多汗、怕热等高代谢症候群甚至出现生理性甲状腺肿。②HCG性甲亢：HCG与TSH的α亚基相同，两者的受体分子十分类似，

HCG和TSH与TSH受体结合存在交叉反应。患绒毛膜癌、葡萄胎、多胎妊娠时,大量HCG或HCG类似物刺激TSH受体而出现甲亢,血FT_3、FT_4升高,TSH降低,HCG显著升高。甲亢随中止妊娠或分娩后消失。

4. Graves眼病　甲状腺功能正常型Graves眼病约占5%以下,以双侧或单侧突眼为主,无甲亢的临床表现,也不伴胫前黏液性水肿。这种患者可能在突眼数月或数年后出现其他甲亢表现。其中大多数患者实验室检查可有甲状腺功能紊乱的表现。

5. 胫前黏液性水肿　属自身免疫性病变。在GD中约占5%,与浸润性突眼可同时或先后发生,亦可单独存在。多见于胫骨前下1/3部位,也见于足背、踝关节、肩部、手背或手术瘢痕处,偶见于面部。皮损为对称性,早期皮肤增厚、变粗,有广泛大小不等的棕红色或红褐色或暗紫红色突起不平的斑块或结节,边界清楚,直径5~30 mm,大小不等。皮损周围的皮肤可有感觉过敏,或伴瘙痒感。后期皮肤增厚如橘皮样或树皮样。

6. 亚临床型甲状腺功能亢进症　临床常遇到血清TSH水平在正常范围低限以下而FT_3、FT_4水平在正常范围内,没有明确的甲亢症状,也未使用甲状腺激素类药物,未发现垂体或下丘脑异常和实验室测定误差,如果TSH低下持续存在,则为亚临床甲亢。

三、甲状腺功能减退症患者的护理

情景导入

患者,女,30岁,怕冷、皮肤干燥、面色苍白、头发脱落、记忆力减退8个多月。近日因气温下降,患者出现记忆力减退、反应迟钝、便秘、月经过多。

查体:T 35.1 ℃,P 50次/分,R 12次/分,BP 86/52 mmHg。

辅助检查:Hb 78 g/L,血糖3.2 mmol/L,FT_3 2.75 pmol/L,FT_4 6.10 pmol/L,TSH 8.42 mU/L。

甲状腺功能减退症(hypothyroidism)简称甲减,是指多种原因导致甲状腺激素分泌不足或反应不足引起的一组内分泌疾病,其病理特征是黏多糖在组织和皮肤堆积,表现为黏液性水肿。临床上常出现怕冷、纳差、心动过缓、反应迟钝等表现。起病于胎儿或新生儿的甲减称为呆小病(cretinism),起病于成人则为成年型甲减,多见于中年女性,男女发病率之比为1∶10~1∶5,多数起病隐匿,发展缓慢。本节主要介绍成年原发性甲减。

【病因及发病机制】

难点:甲状腺功能减退症的病因及发病机制。

1. 自身免疫损伤　最常见的是自身免疫性甲状腺炎引起TH合成和分泌减少,包括桥本甲状腺炎、萎缩性甲状腺炎、亚急性淋巴细胞性甲状腺炎和产后甲状腺炎等。

2. 甲状腺破坏　包括甲状腺次全切、^{131}I治疗等导致甲状腺功能减退。

3. 下丘脑和垂体病变　垂体外照射、垂体大腺瘤、颅咽管瘤及产后大出血引起的TRH和TSH产生和分泌减少所致。

4. 碘过量　碘过量可引起具有潜在性甲状腺疾病者发生甲减,也可诱发和加重自身免疫甲状腺炎。

5. 抗甲状腺药物使用　如锂盐、硫脲类等可抑制TH合成。

【护理评估】

(一) 健康史

对女性患者应询问有无产后出血、休克、昏迷、产后无乳、长期闭经不育病史;对男性患者询问有无长期使用糖皮质激素,有无接受头颅部手术史、放射治疗史。

重点:甲状腺功能减退症的临床表现。

(二) 身体状况

1. 一般表现　怕冷是甲减患者最常见的症状。其他有体温偏低、少汗、体重不减或增加等,一般认为与代谢减慢有关；典型的黏液性水肿面容表现为表情淡漠、面色苍白、眼睑水肿、唇厚舌大、皮肤粗糙、毛发及眉毛稀少等。

2. 各系统表现 ①神经精神系统：反应迟钝、表情淡漠、记忆力及智力低下、嗜睡、精神抑郁，严重者发展为猜疑性精神分裂症，后期可呈痴呆、木僵等。②心血管系统：主要表现为窦性心动过缓，也有心音低弱、心界扩大，还可出现心包积液等，严重时引起甲状腺功能减退性心脏病。③消化系统：食欲减退、腹胀、便秘，严重时甚至出现麻痹性肠梗阻。④其他：常有性欲减退，女性可不育，肌软弱无力，也可有暂时性肌痉挛、肌肉疼痛。

3. 特殊表现 ①亚临床甲减是指患者无明显临床表现，血 TH 正常，THS 轻度升高，可见于甲亢治疗后，如持续发展可致临床甲减；②甲状腺功能减退性危象（甲减危象）见于病情严重者，其诱因包括寒冷以及创伤、感染、中断 TH 替代治疗及使用中枢抑制剂等，主要表现有低体温（＜35 ℃）、意识障碍，先为嗜睡逐渐发展为昏迷，其他有呼吸减慢、心动过缓、血压下降甚至休克等。

（三）辅助检查

1. 一般检查 轻至中度贫血；血胆固醇、甘油三酯常增高；血糖正常或偏低。

2. 内分泌实验室检查 血 TSH 升高是原发性甲减最早、最敏感的表现，T_3、T_4降低，必要时可做 TRH 兴奋试验以判断下丘脑、垂体性甲减，此外，抗甲状腺球蛋白抗体和抗微粒体抗体检查有助于判断自身免疫性甲状腺病。

3. 其他检查 影像学检查有助于下丘脑、垂体性病变的确定。

（四）心理-社会状况

甲状腺功能减退症患者常会表现出神经过敏、焦虑多疑、急躁易怒的症状，因此评估患者的情绪变化对疾病的认知程度，以及家属对患者的支持情况等对保证医治的顺利至关重要。

> **课堂互动**
>
> 该患者的临床诊断是什么？依据有哪些？

（五）治疗原则

1. 病因治疗 对有些病因，如能及早发现，可减少发病。

2. 替代治疗 无论何种甲减，均需 TH 替代，永久性患者需终身服用。目前应用较多的 TH，一般首选左甲状腺素（L-T_4），替代宜从小量开始，每 2～3 个月增加剂量 1 次，直至达到最好效果，用药期间宜检测甲状腺功能，以血 THS 稳定在正常范围为佳。

难点：甲状腺功能减退症的治疗要点。

3. 亚临床甲减的处理 亚临床甲减引起的血脂异常可促使动脉粥样硬化，部分亚临床甲减可发展为临床甲减。目前认为只要患者有高胆固醇血症、血清 TSH＞10 mU/L，就需要 L-T_4治疗。

4. 黏液性水肿的治疗 ①立即静脉补充 TH（L-T_3或 L-T_4），清醒后改口服维持治疗。②保持呼吸道通畅，必要时行气管切开、机械通气等。③氢化可的松 200～300 mg/d 持续静脉滴注，待患者清醒后逐渐减量。根据需要补液，但补液量不宜过多。

【首要护理诊断/问题】

便秘 与基础代谢率低、肠蠕动慢有关。

【次要护理诊断/问题】

(1) 体温过低 与机体基础代谢率降低有关。

(2) 潜在并发症：黏液性水肿、昏迷。

(3) 有皮肤完整性受损的危险 与皮肤干燥、水肿有关。

(4) 活动无耐力 与甲状腺激素合成分泌不足有关。

【护理目标】

(1) 患者便秘症状减轻或消除，恢复正常排便次数和形态。

(2) 能够保持良好的人际关系和人际交往。

(3) 生命体征保持平稳，无并发症发生。

重点:甲状腺功能减退症的护理措施。

【护理措施】

1. 一般护理

(1) 环境:调节室温为22~23 ℃,加强保暖。避免病床靠窗,以免患者受凉。

(2) 饮食护理:给予高蛋白、高维生素、低钠、低脂肪饮食,患者应细嚼慢咽、少量多餐,食物应注意色、香、味,以增加患者食欲。桥本甲状腺炎所致甲状腺功能减退症应避免摄取含碘食物和药物,以免诱发严重黏液性水肿。

2. 病情观察

(1) 观察患者神志、体温、脉搏、呼吸、血压的变化,每天记录患者体重。患者若出现体温低于35 ℃、呼吸浅慢、心动过缓、血压降低、嗜睡等表现,或出现口唇发绀、呼吸深长、喉咙水肿等黏液性水肿昏迷的症状,应迅速建立静脉通道,立即通知医生配合抢救。

(2) 注意黏液性水肿的变化,每天观察皮肤弹性与水肿情况,以及服药后的改善情况。观察皮肤有无发红、发绀、起水疱或破损等。

(3) 观察大便次数、性质、量的改变,观察有无腹胀、腹痛等麻痹性肠梗阻的表现。

3. 用药护理 指导患者按时服用药物,观察药物疗效及服用过量的症状。如出现多食消瘦、脉搏>100次/分、发热、大汗、情绪激动等情况时,提示用药过量,应及时报告医生。替代治疗最佳的效果为血TSH恒定在正常范围内。长期替代者应每6~12个月检测1次。对有心脏病、高血压、肾炎的患者,应特别注意剂量的调整,不能随意增减剂量。同时服用利尿剂时,需记录出入液量。

4. 对症护理

> **课堂互动**
> 根据该患者的状况,应如何制订相应的护理措施?

(1) 保持大便通畅:教育患者每天定时排便,以养成规律排便的习惯。同时为卧床患者创造良好的排便环境。指导患者促进便意的技巧,如适当按摩腹部,或以手指按摩肛门四周括约肌,以促进胃肠蠕动而促进排便。指导患者每日进行适度的运动,如散步、慢跑等。多进粗纤维食物,如蔬菜、水果或全麦制品。必要时根据医嘱给予轻泻剂。

(2) 皮肤护理:皮肤干燥、粗糙时,可局部涂抹乳液和润肤油以保护皮肤,洗澡时避免使用肥皂。协助患者按摩受压部位,经常翻身或下床活动,避免血液循环不良而造成压疮。

5. 心理护理 尽可能安排单人病房和固定的医护人员照顾患者,以减少环境的压力与刺激;以真挚、诚恳的态度与患者沟通,关心患者;鼓励患者倾诉自己的想法,说出对自己外观及性格改变的感受,及时给予鼓励,使患者保持乐观的情绪,感受到医护人员的重视;鼓励患者家属及亲友与患者沟通,提供心理支持,使患者感到温暖和关怀,从而增强患者的自信心。

6. 健康指导

> **课堂互动**
> 作为该患者的主管护士,患者出院时应如何做好健康指导?

(1) 告知患者发病原因及注意事项,注意个人卫生;冬季要保暖,避免出入公共场所,以预防感染和创伤;慎用镇静、安眠、止痛、麻醉等药物。

(2) 对需终身替代治疗者,向其解释终身服药的重要性和必然性,不可随意停药或更改剂量。否则可能导致心血管疾病,如心肌缺血、梗死或充血性心力衰竭。告知患者甲状腺素服用过量的症状,指导其自我检测。

(3) 给患者讲解甲减发生的原因、表现及黏液性水肿发生的原因,使患者学会自我观察。若出现低血压、心动过缓、体温降低(低于35 ℃)等,应立即就医。

【护理评价】

患者日常生活是否受到疾病的困扰,活动耐力是否增强,有无出现并发症并得到及时矫正。

任务三 脑垂体功能减退症患者的护理

学习目标

1. 了解脑垂体功能减退症的病因及发病机制。
2. 熟悉脑垂体功能减退症的临床表现。
3. 熟悉脑垂体功能减退症的治疗要点和护理措施。

情景导入

患者，女，33岁，哈族，农民，以“产后闭经、无乳2年，乏力、纳差半年”为主诉入院。

查体：T 35.6 ℃，P 66次/分，BP 95/65 mmHg，R 20次/分。患者发育正常，面色苍白，营养及精神差，皮肤黏膜略干燥，未见黄染及皮疹，无出血点。头发稀少，乳晕颜色浅淡，阴腋毛脱落。

辅助检查：性腺激素 FSH 10.5 U/L，LH 8 U/L，E_2 24 ng/L，PRO 3.5 ng/L。

脑垂体功能减退症(hypopituitarism)是指由于多种病因累积使脑垂体激素分泌减少或缺乏而引起的一系列临床综合征。主要累及的腺体为性腺、甲状腺、皮质腺及肾上腺皮质。临床表现复杂多变，但经补充所缺乏的激素后，症状可迅速缓解。

【病因及发病机制】

难点：脑垂体功能减退症的病因及发病机制。

1. 垂体瘤 成人最常见的病因。大多属于良性占位性病变。腺瘤可分为功能性和非功能性。腺瘤最大可压迫垂体，引起脑垂体功能减退。

2. 下丘脑病变 肿瘤、炎症、浸润性病变、肉芽肿等病因可直接破坏下丘脑的神经，使下丘脑细胞激素分泌减少，最终导致脑垂体分泌各种的促靶腺激素(如生长激素、催乳素等)减少。

3. 垂体缺血性坏死 妇女在妊娠期时脑垂体增生肥大，血供丰富。若围生期由于前置胎盘、胎盘早剥或子宫收缩无力引起产后大出血、休克、血栓形成，可导致垂体大部分缺血坏死，甚至发生垂体纤维化(临床上称为希恩综合征)。

4. 蝶鞍区手术、放疗和创伤 如垂体瘤的切除术也可损伤正常的垂体组织，术后放疗、鼻咽癌放疗也可损坏下丘脑和垂体，引起垂体功能减退。

5. 感染和炎症 由于病毒、细菌、真菌的感染而引起的脑膜炎、流行性出血热等可损伤下丘脑和垂体。

6. 糖皮质激素 长期使用糖皮质激素可抑制下丘脑和垂体功能，如突然停药可出现医源性垂体功能减退。最终表现为肾上腺皮质功能减退。

7. 垂体卒中 多见于垂体瘤内出血，使瘤体突然增大，从而压迫正常的垂体组织和邻近的神经组织，呈急症危象。

8. 其他 淋巴组织性垂体炎、海绵窦处颈内动脉瘤等也可压迫垂体而引起本病。

【护理评估】

(一) 健康史

询问有无垂体、下丘脑病变，如垂体肿瘤、下丘脑肿瘤、炎症、浸润性病变、蝶鞍区手术、创伤或放射性损伤等。

重点：垂体功能减退症的临床表现。

(二) 身体状况

取决于垂体受损程度，一般50%以上的垂体组织被破坏后才有症状，如破坏达75%时才有明显的临床症状,待破坏达95%时才会有严重的垂体功能减退。最早表现为促性腺激素、生长激素和泌乳素缺乏;然后可伴有促肾上腺皮质激素缺乏。希恩综合征患者多表现为全垂体功能减退,主要表现为各靶腺(性腺、甲状腺、肾上腺)功能减退但无占位性病变。

1. 性腺功能减退 常最早出现,成年女性多有产后大出血、休克、昏迷病史,患者临床表现为产后无乳、乳房萎缩、长期闭经不孕、性欲退期、性交痛;检查外阴分泌物减少,外阴、子宫和阴道萎缩,毛发脱落等;成年男性可出现性欲减退、勃起功能障碍,检查睾丸松软缩小、胡须和阴毛稀少等。

> **课堂互动**
>
> 该患者的临床诊断是什么?依据有哪些?

2. 肾上腺皮质功能减退 由于促肾上腺皮质激素的缺乏,皮质醇分泌减少,患者有明显乏力、体重减轻、恶心、呕吐、血压偏低等表现。同时由于缺乏黑色素细胞刺激素,使皮肤色素减退、面色苍白、乳晕颜色浅淡。

3. 甲状腺功能减退 表现为怕冷、嗜睡、反应迟钝、皮肤干燥变粗糙、少汗等,严重时可呈黏液性水肿面容、食欲减退、便秘、畏食、恶心、呕吐、心率减慢等。

4. 生长激素不足 成人一般无特殊症状,儿童可引起侏儒症。

5. 垂体或附近肿瘤压迫症群 除有垂体功能减退外,还伴有占位性病变的体征如视野缺损、眼外肌麻痹、视力减退、头痛、嗜睡、多饮多尿等下丘脑综合征。

6. 垂体危象 在全垂体功能减退的基础上,各种应激如感染、败血症、腹泻、呕吐、失水、心肌梗死、手术、外伤、麻醉及使用镇静剂等均可诱发垂体危象。临床表现:①高热型(体温>40 ℃);②低热型(体温<30 ℃);③低血糖型;④低血压、循环虚脱型;⑤水中毒型;⑥混合型。各种类型可伴有相应的症状,突出表现为循环系统、消化系统和精神方面的症状,如高热、循环衰竭、休克、恶心、呕吐、头痛、神志不清、昏迷等严重危垂状态。

(三)辅助检查

1. 性腺功能测定 女性血液中雌二醇水平降低,没有排卵和基础体温的改变,阴道涂片未见雌激素作用的周期改变,男性见血睾酮水平降低或正常低值,精液检查显示精子数量少、形态改变、活动度差、精液量少。

2. 甲状腺功能测定 血清中总 T_4 和游离 T_4 明显降低,而总 T_3 和游离 T_3 正常或稍有降低。

3. 肾上腺皮质功能测定 24 h尿中17-羟皮质类固醇及游离皮质醇排量减少,血皮质醇浓度降低,但节律正常,葡萄糖耐量试验血糖呈低平曲线改变。

4. 垂体激素测定 如FSH、LH、TSH、ACTH、PRL、GH等水平均有不同程度的降低。

5. 垂体储备功能降低 可做GnRH、TRH、CRH等兴奋试验,药物刺激后相应垂体激素不升高提示垂体病变,延迟提示垂体病变,延迟升高者则提示病变在下丘脑。

6. 可用X线检查、CT、MRI 了解病变部位、大小、性质及邻近组织的侵犯程度。

(四)心理-社会状况

脑垂体功能减退症患者需终身服药,患者身体外形改变、性功能障碍给患者和家庭带来身体和心理的压力,因此需评估患者精神和心理变化对日常生活、学习、工作和家庭的影响,对疾病的认知程度以及家庭、社会支持状况。

(五)治疗要点

1. 病因治疗 本病可由多种病因引起,可针对病因治疗。肿瘤患者可通过手术、化疗或放疗等措施治疗。对于出血、休克而引起的缺血性垂体坏死,关键在于预防,加强产妇围生期的监护,及时纠正产科病理状态。国内自采用新法接生及重视围生医学、加强产前保健后,分娩所致大出血的发生率已经显著下降,产后垂体坏死患者已经大大减少。

2. 激素替代治疗 多采用靶线替代治疗,需要长期甚至终身维持治疗。治疗过程中应先补给糖皮质激素,然后补充甲状腺素,以防止肾上腺危象发生。

(1) 糖皮质激素:氢化可的松为常用药物,生理剂量为20~30 mg/d,服用方法模仿生理节律，剂量随病情变化而调节，应激状态下适当增加用量。

(2) 甲状腺素：生理剂量为左甲状腺素 50～150 μg/d 或甲状腺干粉片 40～120 mg/d，对于老年人、冠心病、骨密度低的患者，宜从小剂量开始，并缓慢递增以免增加肾上腺皮质的负担，诱发危象。

(3) 性激素：育龄期妇女可进行人工周期治疗，恢复月经后维持第二性征及性功能，必要时改善性欲。男性患者可用睾酮治疗，促进蛋白质合成、增强体质、改善性功能。

3. 垂体危象的处理

(1) 立即静脉滴注 50%葡萄糖溶液 40～60 mL 以迅速抢救低血糖，以后继续静脉滴注 5%葡萄糖氯化钠溶液，每 500～1000 mL 加氢化可的松 500～100 mg，以解除急性肾上腺功能减退危象。

难点：垂体危象的紧急处理措施。

(2) 循环衰竭患者按休克原则处理，感染败血症患者积极抗感染治疗，可给予泼尼松或氢化可的松。

(3) 低温与甲状腺功能减退有关，可给予小剂量甲状腺素，并采取保暖措施使患者体温回升，高温患者给予降温治疗。

(4) 禁用或慎用麻醉剂、镇静剂、催眠药或降糖药等，以防止诱发昏迷。

【首要护理诊断/问题】

性功能障碍　与性腺分泌不足有关。

【次要护理诊断/问题】

(1) 活动无耐力　与甲状腺、肾上腺皮质低下有关。

(2) 体温过低　与继发性甲状腺功能减退有关。

(3) 潜在并发症：垂体危象。

【护理目标】

(1) 患者激素水平、性功能逐渐恢复正常。

(2) 患者精神状况良好、情绪稳定，配合治疗和护理。

(3) 控制感染等诱因，无并发症发生。

重点：垂体功能减退症的护理措施。

【护理措施】

> **课堂互动**
>
> 根据该患者目前的状况，提出相应的护理诊断。

1. 一般护理

(1) 活动与休息：保持病室环境安静、舒适，光线适中，尽量减少探视，避免劳累，保证休息，预防感染。垂体功能减退的患者通常会出现精神淡漠、血压偏低、反应迟钝、记忆力和注意力减退、动作缓慢，对周围感知能力下降，不能及时感知环境中的危险因素或发生直立性低血压而造成患者意外伤害。当发生垂体危象时需绝对卧床休息，昏迷、意识障碍者应加强安全防护。

(2) 饮食护理：给予高热量、高蛋白、高维生素饮食，由于肾上腺皮质功能减退使体内潴钠排钾能力下降，因此应保证摄入适量钠盐。

2. 观察病情　本病可引起全身衰竭，护理患者时应全面、认真观察。注意体温、脉搏、呼吸、血压和神志状态的变化，若出现嗜睡、体温升高或降低、呼吸缓慢、血压下降等情况，常提示有垂体危象的可能，应及时通知医生，积极配合抢救和治疗。

3. 用药护理　严格遵医嘱按时、按量服药，不可自行随意增减药物剂量，并向患者强调终身服药的必要性及随意停药的危险。糖皮质激素上午 8:00 服用全天量的 2/3，下午 2:00 服用余下的 1/3，服用过量易出现欣快感、失眠等；左甲状腺素片于每天清晨空腹服用，服用过量易出现心跳加快、体重减轻。

4. 垂体危象的护理

(1) 避免诱因：避免感染、败血症、腹泻、呕吐、失水、心肌梗死、手术、外伤、麻醉及使用镇静剂等诱发因素，遵医嘱服用糖皮质激素和甲状腺激素。

(2) 对症护理：一旦发生垂体危象，应绝对卧床休息，密切观察患者生命体征及意识状态，准确记录 24 h 出入液量。加强基础护理及安全防护，高热患者做好降温护理；低血压、营养不良时易诱发感染，注意保暖，保持室温为 28～32 ℃，使用热水袋保暖时，避免烫伤。

5. 心理护理 患病后，患者身心变化较大，对之前的工作和社会角色适应能力下降，会产生焦虑、恐惧等不良心理。护士要正确评估患者的心理状态，关心、体贴、尊重、支持患者；患者不同程度地出现第二性征消退，生理周期改变和性欲减退、性交痛，女性出现阴道分泌物减少，男性存在勃起障碍等影响夫妻生活，此时应鼓励配偶多给予患者支持和理解，减轻患者的忧虑感；指导患者适当修饰自己，改善自身形象，积极参加社交活动，保持情绪乐观。

6. 健康教育 指导患者避免诱因，注意日常生活规律，避免过度劳累；更换体位和动作时宜缓慢，以免发生晕厥；平时注意皮肤清洁、少到公共场所或人员密集之处，以防感染；外出随身携带识别卡，以防意外发生。

【护理评价】

患者是否能接受自我外形改变，负性情绪是否得到改善，有无出现并发症并得到及时矫正。

知识拓展

脑垂体功能减退症的中医治疗

(1) 气血两虚型：方用八珍汤或十全大补汤加减：党参、白术、茯苓、炙甘草、熟地、白芍、当归、川芎、炙黄杞、阿胶、菟丝子、仙灵脾、陈皮等。

(2) 脾肾阳虚型：治以益气健脾、温肾助阳。方用人参养荣汤合金匮肾气丸加减：红参、黄杞、白术、茯苓、炙甘草、熟地、白芍、当归、制附片、肉桂、枸芪子、菟丝子、肉苁蓉、续断、砂仁等。

(3) 肝肾阴虚型：治以滋养肝肾。方用左归饮加减：熟地、山药、萸肉、丹皮、当归、白芍、枸芪子、菟丝子、杜仲等。

(4) 阳气暴脱型：治以大补元气、回阳救逆。方用参附汤合生脉散加味：人参、制附片、干姜、甘草、麦冬、五味子、黄杞、当归、熟地、白芍等。

任务四　皮质醇增多症患者的护理

学习目标

1. 了解皮质醇增多症的病因及发病机制。
2. 了解皮质醇增多症的治疗要点和辅助检查。
3. 熟练掌握皮质醇增多症的护理措施。
4. 熟练掌握对皮质醇增多症患者的健康指导。

情景导入

患者，女，27 岁，教师。体重增加，伴乏力 1 年。患者 1 年前无明显诱因发现体重逐渐增加，近 1 年体重增加 6 kg，同时伴乏力，体力明显减退。饮食中等，无口渴、多饮、怕冷等。闭经 4 个月。

查体：T 36.7 ℃，P 86 次/分，R 23 次/分，BP 156 /98 mmHg，身高 160 cm，体重 70 kg，向心性肥胖，满月脸，皮肤薄，有痤疮，腹壁有宽大紫纹，下肢胫前凹性水肿。

辅助检查：血浆皮质醇上午8:00为870 nmol/L，下午3:00为804 nmol/L；ACTH上午8:00为190 nmol/L，下午3:00为176 nmol/L，提示水平升高，生理节律消失，且小剂量的地塞米松试验不被抑制。

皮质醇增多症(hypercortisolism)又称库欣综合征(Cushing syndrome)，为各种病因造成肾上腺分泌过多糖皮质激素(主要是皮质醇)所致病症的总称，其中最多见者为垂体促肾上腺皮质激素(ACTH)分泌亢进所引起的临床类型。主要表现为满月脸、多血质外貌、向心性肥胖、痤疮、紫纹、高血压、继发性糖尿病和骨质疏松等。

【病因及发病机制】

> **课堂互动**
>
> 运用生理学知识解释该病下丘脑-垂体-肾上腺轴之间的相互关系？

难点：皮质醇增多症的病因及发病机制。

1. ACTH依赖型皮质醇增多症 由于ACTH过多，引起肾上腺皮质增生，使其分泌过多的皮质醇。①垂体分泌过多ACTH：约占70%，其中又以垂体微腺瘤(≤10 mm)为多见。②异位ACTH综合征：垂体以外的肿瘤分泌异位的ACTH所致，最常见于支气管肺癌。

2. 非ACTH依赖型皮质醇增多症 指原发于肾上腺皮质的肿瘤分泌过多皮质醇引起的临床症候群，约占25%，其中肾上腺皮质腺瘤占20%，皮脂腺癌占5%。此组瘤的生长和分泌功能不受ACTH的控制，也不受外源性糖皮质激素的抑制。

3. 医源性类皮质醇增多症 长期大量应用糖皮质激素而引起的类皮质醇增多症，患者自身下丘脑-垂体-肾上腺轴受抑制而趋萎缩，ACTH及皮质醇分泌功能低下，一旦停药或应激，即可发生肾上腺皮质功能低下。

【护理评估】

(一) 健康史

评估引起患者身体外形改变的原因，发生改变的时间。有无伴随症状，发生症状的年龄，患者治疗及用药情况。身体外形改变是否导致患者心理障碍，有无焦虑、自卑、抑郁等心理变化。

(二) 身体状况

重点：皮质醇增多症的临床表现。

1. 对物质代谢的影响

(1) 脂肪代谢障碍：患者面部(图7-4-1满月脸)和躯干脂肪堆积(图7-4-2向心性肥胖)是本病的特征，典型者出现满月脸、水牛背、球形腹。这可能是由于过多皮质醇促进脂肪动员与合成，从而引起脂肪重新分布。

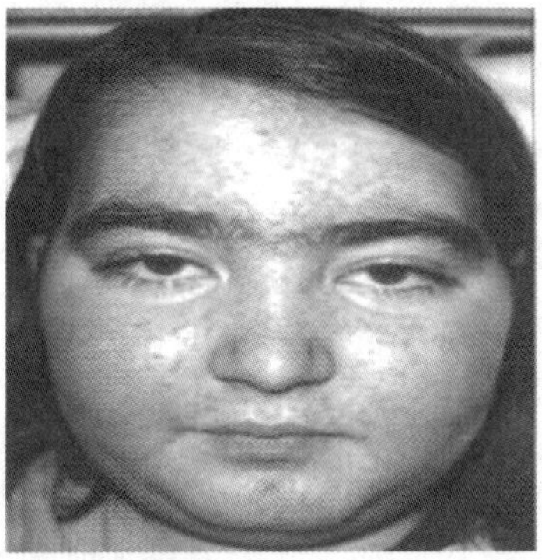

图7-4-1 满月脸

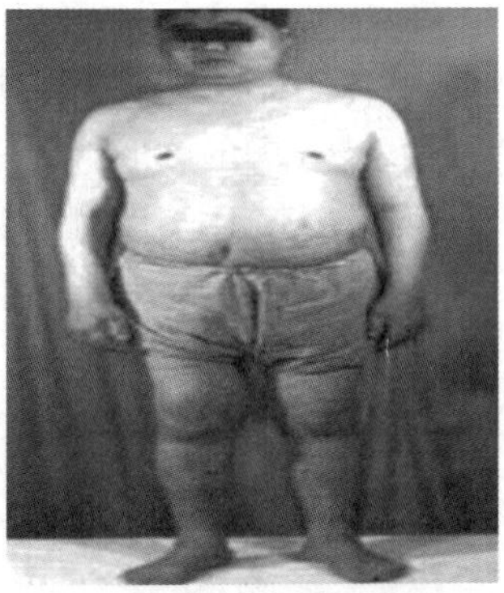

图7-4-2 向心性肥胖

(2) 蛋白质代谢障碍：大量皮质醇促进蛋白质分解，表现为皮肤菲薄，毛细血管脆性增加，通过菲薄的皮肤可见红色血管形成的典型紫纹；病程长者有肌肉萎缩，组织修复能力差，骨质疏松；儿童可致生长迟缓等。

(3) 糖代谢障碍：大量皮质醇具有抑制糖利用、促进糖异生，并可拮抗胰岛素的作用，可致血糖升高，甚至引起类固醇性糖尿病。

(4) 水、电解质代谢紊乱:可引起水肿、低钾血症等。

2. 对各系统的影响

(1) 心血管系统:高血压为本病的常见表现。可能与皮质醇增加儿茶酚胺收缩血管的作用和去氧皮质酮引起水钠潴留有关。长期高血压可致心室肥大、心力衰竭和脑血管意外等。

(2) 神经精神系统:表现为失眠、情绪不稳定、烦躁易怒、注意力不集中,严重时甚至引起精神失常。

(3) 消化系统:皮质醇可促进胃酸分泌,严重时发生消化性溃疡。

(4) 生殖系统:可发生女性男性化,月经不规则或停经、痤疮、多毛,男性可发生性功能减退,与肾上腺雄激素分泌增多及大量皮质醇抑制垂体促性腺激素分泌有关。

(5) 其他:造血系统可因皮质醇刺激骨髓,使红细胞、血红蛋白增多,此外使白细胞总数及中性粒细胞增多,但淋巴细胞和嗜酸性粒细胞减少。

3. 感染 长期皮质醇增多不仅使单核-巨噬细胞系统作用降低,抗体的产生也可受到抑制,故化脓性感染不易控制,易发生真菌感染等,因大量皮质醇具有抗炎作用,感染后炎症反应常不显著。

(三) 辅助检查

1. 内分泌实验室检查及其代谢产物测定 血皮质醇、24 h尿17-羟类固醇(17-OHCS)升高,且失去昼夜节律性。此外,也可测17-OHCS不能被抑制到对照值的50%以下,提示皮质醇增多症,可鉴别肥胖症;大剂量地塞米松抑制试验有助于鉴别垂体性库欣综合征和肾上腺皮质肿瘤或异位ACTH综合征,肾上腺皮质肿瘤或异位性ACTH肿瘤不能被抑制。

2. 其他检查 可对肾上腺、垂体行影像学检查,有助于显示病变部位。

(四) 心理-社会状况

课堂互动

该患者的临床诊断是什么?依据有哪些?

患者由于身体外形和功能的改变,容易导致自我形象紊乱,不敢面对社会,患者容易出现焦虑、抑郁等情绪甚至产生自杀倾向,因此需评估患者及家属对疾病的认知以及家属对患者的支持情况等。

难点:皮质醇增多症的治疗要点。

(五) 治疗原则

治疗原则为去除病因、降低机体皮质醇水平、避免长期用药或激素替代治疗。因引起皮质醇增多症的病因不同,治疗方法各异。

1. Cushing综合征 治疗原则:手术或放射治疗去除垂体瘤,降低ACTH的分泌,儿童Cushing综合征首选垂体放射治疗。如手术疗效不满意,加用调节神经递质或抑制皮质醇合成的药物以减少皮质醇的合成。这些药物有米托坦、氨鲁米特(氨基导眠能)和酮康唑。

2. 肾上腺肿瘤 ①肾上腺腺瘤:摘除腺瘤,保留已萎缩的腺瘤外肾上腺组织。②肾上腺皮质癌:尽早手术切除,术后如肾上腺皮质功能低下,可行激素替代治疗,如不能根治或已转移,应用皮质醇合成抑制药。

3. 异源性分泌ACTH肿瘤 明确ACTH的起源,以治疗原发癌肿瘤为主。手术切除异位分泌ACTH的肿瘤可达到很好的效果。凡体积小,恶性程度低的异位ACTH瘤,如支气管类癌手术切除可获得痊愈。

【首要护理诊断/问题】

自我形象紊乱 与皮质醇增多引起向心性肥胖,女性男性化等因素有关。

【次要护理诊断/问题】

课堂互动

请根据该患者的病情提出相应的护理诊断?

(1) 活动无耐力 与皮质醇增多引起蛋白质分解增加、肌肉萎缩等有关。

(2) 有感染的危险 与皮质醇增多引起对感染的抵

抗力降低有关。

(3) 体液过多　与皮质醇增多引起水钠潴留有关。

(4) 潜在并发症:如心力衰竭、脑血管意外、类固醇性糖尿病。

【护理目标】

(1) 患者能正视自我形象,接受现实。

(2) 患者体温、白细胞计数在正常范围内,皮肤黏膜无损伤。

(3) 患者合理搭配饮食,补充蛋白质。

【护理措施】

1. 一般护理

重点:皮质醇增多症的护理措施。

(1) 饮食指导:①宜给予患者高蛋白、高维生素、低脂、低钠、高钾的食物,预防和控制水肿;②鼓励患者食用柑橘、枇杷、香蕉、南瓜等含钾高的食物;③鼓励患者多食用牛奶、大豆、鸡蛋、蔬菜、海带和虾皮等富含钙及维生素 D 的食物,预防骨质疏松;④每餐不宜进食过多或过少,要均匀进餐。

(2) 运动与休息指导:①卧床休息,平卧时可适当抬高双下肢,轻者可适当活动;②减少或避免到公共场所,以防上呼吸道感染;③提供安全、舒适的环境,移除环境中不必要的家具或摆设,浴室应铺上防滑脚垫,避免剧烈运动,变换体位时动作轻柔,防止因跌倒或碰撞引起骨折。

(3) 生活护理指导:①保持病室环境清洁,保持室内温度、湿度适宜;②医护人员避免院内感染,双手清洁,戴手套、口罩,避免交叉感染,严格执行无菌操作,减少侵入性治疗;③教导患者和家属预防感染的知识,如注意保暖;④协助患者做好个人卫生,避免皮肤擦伤和感染,长期卧床者需定期翻身,保护骨突处,预防压疮发生,病重者做好口腔护理。

2. 病情观察　①每日监测体重,记录 24 h 出入液量;②评估水肿情况,检测电解质浓度、血压和心电图变化;③密切观察体温变化,定期检查血常规,注意有无感染现象;④观察患者有无关节痛或腰背痛等情况,及时报告医生,必要时请骨科评估是否需要助行器辅助行动。

3. 用药指导

(1) 遵医嘱服药,不可擅自减药或停药。

(2) 皮质激素替代疗法:注意观察应用激素后的副反应及手术治疗后皮质醇水平,骤降易导致急性肾上腺皮质功能不足所致的危象,如出现休克、心率加快、呼吸急促、发绀、恶心、呕吐、腹痛、腹泻、高热等要及时告知医生处理,情绪波动、感染以及某些手术并发症可诱发危象发生,应予注意避免发生。

(3) 水肿严重时,遵医嘱给予利尿剂,指导患者观察疗效及不良反应,如出现心律失常、恶心、呕吐、腹胀等低钾症状和体征时,及时告知医生。

(4) 观察肾上腺癌化疗的患者有无恶心、呕吐、嗜睡、运动失调和记忆力减退等不良反应。

4. 心理护理　观察精神症状与防止发生事故。患者烦躁不安,异常兴奋或抑郁状态时,要注意严加看护,防止坠床,用床栏或用约束带保护患者,不宜在患者身边放置危险品,避免刺激性言行,耐心、仔细,应多关心、照顾。

5. 健康指导

(1) 疾病知识宣教:告知患者有关疾病的基本知识和治疗方法,指导患者正确用药并掌握药物疗效和不良反应的观察,了解激素替代疗法的有关注意事项。

(2) 避免情绪激动,保持心情平和,轻松、稳定。指导患者按医嘱服药,不可擅自增减药量,更不可突然停服,以免发生肾上腺危象。同时指导其尽量避免过劳和到人多的公共场所,注意保暖。

(3) 身心调适:教会患者自我护理措施,适当从事力所能及的活动,以增强患者的自信心和自尊感。

【护理评价】

患者是否能接受自我外形改变,皮质醇激素水平是否下降,有无出现发热、感染等并发症并得到及时治疗。

知识拓展

大剂量地塞米松抑制试验

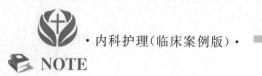

试验方法是口服地塞米松 2 mg,1 次/6 h,共 2 天。留尿、查血方法同小剂量地塞米松抑制试验。

结果分析:服药后,血、尿皮质醇值降至对照值的 50%以下为有反应。

临床意义:用于鉴别库欣综合征的病因。库欣综合征患者因肾上腺皮质肿瘤引起的高皮质醇血症已在很大程度上抑制了垂体促肾上腺皮质激素的分泌,再给予外源性糖皮质激素,也不会对促肾上腺皮质激素分泌有多大影响,血、尿皮质醇亦变化不大。而大剂量地塞米松对垂体病变引起的库欣综合征会有一定的抑制作用,使垂体促肾上腺皮质激素分泌减少,皮质醇分泌也相应减少,抑制率多能达到 50%以上。

任务五　糖尿病患者的护理

学习目标

1. 了解糖尿病的病因及发病机制。
2. 掌握糖尿病的定义、分型、辅助检查和治疗要点。
3. 掌握糖尿病急、慢性并发症和处理原则。
4. 熟练掌握糖尿病的典型表现、护理措施及健康教育的内容。

情景导入

患者,男,54 岁。口干、多饮、多尿、体重减轻 10 个月,近 2 天因受凉感冒后,出现恶心、呕吐。

查体:T 36 ℃,P 98 次/分,R 18 次/分,BP 100/70 mmHg,呼吸深大,可闻到烂苹果味,皮肤干燥,烦躁和嗜睡交替。

空腹血糖:8.7 mmol/L。餐后 2 h 血糖:13.4 mmol/L。血脂高,pH<7.0,尿酮(++)。

重点:糖尿病的概念。

糖尿病(diabetes mellitus,DM)是一组以慢性血葡萄糖(简称血糖)水平增高为特征的代谢性疾病,是由于胰岛素分泌和(或)作用缺陷所引起。长期可引起碳水化合物以及脂肪、蛋白质代谢紊乱导致眼、肾、神经、心脏、血管等组织器官的慢性进行性病变、功能减退及衰竭;病情严重或应激时可发生急性严重代谢紊乱,如糖尿病酮症酸中毒(DKA)、高渗性非酮症糖尿病昏迷等。

随着人口结构老龄化和生活方式的改变,糖尿病发病率近年来在全球多个国家呈上升趋势,而据世界卫生组织最新统计,目前全世界约有 3.47 亿人患糖尿病,而中国成年人有近 12%患糖尿病,中国已有约 1.139 亿名糖尿病患者。糖尿病已成为严重威胁人类健康的世界性公共卫生问题。

【糖尿病分型】

(一) 糖尿病分类

根据美国糖尿病协会(ADA)的建议,糖尿病现分为四类。

1. 1 型糖尿病(T1DM)　胰岛 β 细胞破坏,胰岛素绝对缺乏。

2. 2型糖尿病(T2DM) 胰岛素抵抗力为主伴胰岛素相对不足。

3. 妊娠期糖尿病(GDM) 确定妊娠后发现的糖耐量减低或糖尿病。

4. 其他特殊类型糖尿病 包括继发性DM及已经明确病因的类型。

【病因及发病机制】

糖尿病的病因及发病机制极为复杂,至今未完全阐明。不同类型糖尿病的病因不尽相同,但总的来说,都是由遗传因素及环境因素共同参与导致胰岛β细胞分泌和(或)作用缺陷所引起的引起糖、蛋白质、脂肪、水等物质代谢紊乱。

难点:糖尿病的病因及发病机制。

1. 1型糖尿病(胰岛素依赖型糖尿病)

绝大多数患者为自身免疫疾病,感染(尤其是病毒感染)、毒物等因素诱发机体产生异常自身体液和细胞免疫应答,导致胰岛β细胞损伤,胰岛素分泌减少,多数患者体内可检出抗胰岛β细胞抗体。

2. 2型糖尿病(非胰岛素依赖型糖尿病)

(1) 遗传:该类糖尿病有很强的遗传易感性,遗传学研究表明,糖尿病发病率在血统亲属中与非血统亲属中有显著差异,前者较后者高出5倍。

(2) 环境因素:可能促进糖代谢紊乱以致糖尿病的发生,如肥胖、饮食过量、体力活动减少。肥胖是2型糖尿病发生与发展的一个最重要的环境因素。肥胖或超重的人比体重保持正常的人容易患糖尿病,这是因为肥胖者胰岛素受体有缺陷,表现为受体数量减少或者受体与胰岛素的亲和力下降,从而影响了胰岛素调节血糖的作用,使血糖升高,产生糖尿病。

(3) 婴儿期低体重:出生时及婴儿期体重反映了生命早期的营养不良,影响了内分泌腺的发育,使胰岛β细胞发育不良,容易发生胰岛β细胞功能衰弱。

【护理评估】

课堂互动

该患者的临床诊断是什么?依据有哪些?

(一) 健康史

询问患者是否有家族病史;有无病毒感染、慢性肝病、胰腺炎等病史;有无不良饮食习惯、体力活动减少、肥胖、大量饮酒等相关危险因素。

(二) 身体状况

1. 代谢紊乱症候群

重点:糖尿病的症状与体征。

(1) 典型症状:胰岛素缺乏产生典型的"三多一少"症状。因糖原分解增加及葡萄糖利用减少致高血糖,产生渗透性利尿,尿量增多,烦渴多饮;血糖不被利用,功能减少,导致饥饿食亢;同时蛋白质、脂肪分解增多加之功能减少,引起消瘦、乏力。

(2) 皮肤瘙痒:由于高血糖及末梢神经病变导致皮肤干燥和感觉异常,女性可因尿糖刺激皮肤引起局部皮肤刺激,以外阴瘙痒最为常见,也可能发生全身皮肤瘙痒,但较少见。

(3) 其他:有四肢酸痛、麻木、性欲减退、月经不调、便秘、视物模糊等。

2. 急性并发症

难点:糖尿病的并发症表现。

(1) 糖尿病酮症酸中毒(diabetic ketoacidosis,DKA):各种诱因使体内胰岛素严重缺乏引起的以高血糖、高血酮、酸中毒为主要特征的临床综合征。胰岛素的严重缺乏不仅明显升高血糖,且使脂肪分解加速,大量脂肪酸在肝脏经β氧化产生大量的酮体(乙酰乙酸、β-羟丁酸及丙酮),引起临床上的酮症(酮血症及酮尿)。这些酮体均为有机酸,消耗体内大量碱,产生代谢性酸中毒,同时血糖、血酮从尿中排出时产生渗透性利尿并带出大量水分及电解质,引起机体脱水,导致循环障碍并进一步引起中枢神经功能障碍。

DKA诱发因素:感染是常见诱因,饮食不当,胰岛素治疗中断或不适当减量,应激情况如创伤、手术、妊娠和分娩等。但有时也可无明显诱因。

DKA症状与体征:糖尿病原有症状加重,尤其是烦渴、多饮、多尿;食欲减退,恶心、呕吐,少数甚至似急腹症;头疼、嗜睡、烦躁,最后可昏迷;呼吸深快,呼气中有烂苹果味;严重失水时,有尿量减少、皮肤弹性差、脉率加快、血压下降等。

(2) 高渗性非酮症糖尿病昏迷(hyperosmolar nonketotic diabetic coma):由于血糖升高引起血浆高渗透压,导致严重脱水而引起的意识障碍。此时,体内胰岛素尚能抑制脂肪分解,故无酮体,可能是血糖未能随意从尿中排出而产生严重高血糖,致使组织尤其是脑细胞严重脱水引起昏迷。高渗性昏迷时,除口渴、多尿外,主要表现为严重脱水及意识障碍。

课堂互动

该患者在原发病的基础上,目前的病情发生了什么变化?依据有哪些?

3. 慢性并发症

(1) 大血管病变:由于脂质代谢紊乱促进动脉粥样硬化,主要侵犯主动脉、冠状动脉、脑动脉、肾动脉和肢体外周动脉等,引起冠心病、缺血性或出血性脑血管疾病、肾动脉硬化、肢体动脉硬化等,是糖尿病患者最常见的死亡原因。

(2) 微血管病变:①糖尿病肾病常见于病史超过 10 年的患者。是 T1DM 患者的主要死亡原因;在 T2DM 患者,其严重性仅次于心脑血管疾病。疾病早期肾脏体积增大,肾小球滤过率增加,呈高滤过状态,以后逐渐出现间歇蛋白尿或微量清蛋白尿,随着病程的延长出现持续蛋白尿、水肿、高肾性水肿血压、肾小球滤过率降低,进而出现肾功能不全、尿毒症。②糖尿病视网膜病变是糖尿病患者失明的主要原因,还可导致黄斑病变、视力减退。

(3) 糖尿病神经病变:主要由微血管病变引起,也与山梨醇增多有关。周围神经病变最为常见,通常为对称性,下肢较上肢严重,病情进展缓慢。先出现肢端感觉异常,可伴痛觉过敏、疼痛;后期可有运动神经受累,出现肌力减弱甚至肌肉萎缩和瘫痪。也可引起自主神经损害影响心血管、胃肠道、泌尿系统及性器官的功能。

(4) 糖尿病足:由下肢远端神经异常和不同程度周围血管病变所引起的足部溃疡、感染和(或)深层组织破坏(图 7-5-1)。轻者表现为足部畸形、皮肤干燥和发凉、胼胝(高危足);重者可出现足部溃疡、坏疽。糖尿病足是截肢、致残的主要原因。

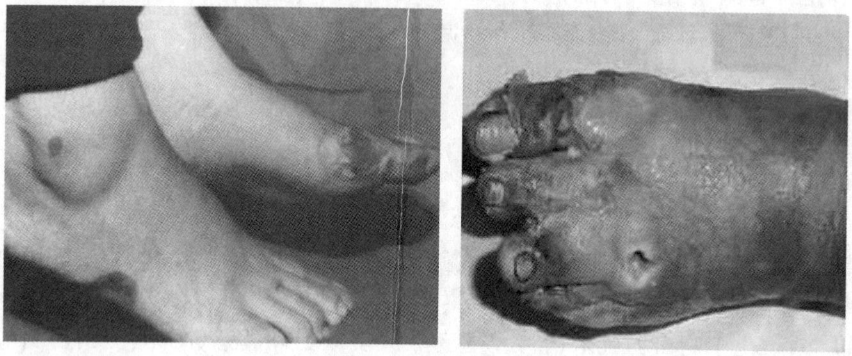

图 7-5-1 糖尿病足

知识链接

糖尿病足的 Wagner 分级法见表 7-5-1。

表 7-5-1 糖尿病足的 Wagner 分级法

分级	临床表现
0 级	有发生足溃疡危险因素,目前无溃疡
1 级	表面溃疡,临床上无感染
2 级	较深的溃疡,常合并软组织炎,无脓肿或骨的感染
3 级	深度感染,伴有骨组织病变或脓肿

续表

分级	临床表现
4级	局限性坏疽(趾、足跟或前足背)
5级	全足坏疽

（三）辅助检查

重点：糖尿病的诊断要点。

1. 尿糖测定 可作为判断疗效的监测指标，但尿糖阴性不能排除糖尿病。

2. 血糖测定 目前诊断糖尿病的主要依据。诊断时主张静脉血浆测定，正常 3.9～6.1 mmol/L。1999 年我国采用新的糖尿病诊断标准(WHO 标准)：空腹血糖(FPG)≥7.0 mmol/L 或餐后 2 h 血糖(2 HPG)≥11.1 mmol/L。血糖值汇总表参见表 7-5-2。

3. 口服葡萄糖耐量试验(OGTT) 当诊断 DM 可疑时可行此检查，且有助于判断空腹血糖过高(IFG：6.1 mmol/L≤FPG≤7.0 mmol/L)或糖耐量减低(IGT：7.8 mmol/L≤2 HPG≤11.1 mmol/L)。

表 7-5-2 血糖值汇总表(WHO 糖尿病诊断标准，1999 年)

项目	正常	IFG	IGT	糖尿病
空腹血糖	3.9～6.0	6.1～6.9		≥7.0
OGTT 中 2 h 血糖	≤7.7		7.8～11.0	≥11.1
餐后 2 h 血糖				≥11.1
任意血糖				≥11.1

注：血糖浓度单位为 mmol/L；IFG 表示空腹血糖受损；IGT 表示糖耐量异常；FPG 表示空腹血糖；2HPG 表示餐后 2 h 血糖。

4. 血浆胰岛素和 C 肽测定 C 肽与胰岛素以等分子数从胰岛细胞生成和释放，而 C 肽不受外源性胰岛素的影响，故 C 肽较胰岛素更准确地反映胰岛 β 细胞功能。

5. 其他 如糖化血红蛋白 A1(GHbA1)与糖化血浆清蛋白(FA)测定可作为病情的监测指标。GHbA1 测定反映糖尿病患者取血前 8～12 周血糖的总水平；FA 测定反映糖尿病患者近2～3 周内血糖总的水平。有条件时还可检查相应的自身抗体如胰岛细胞自身抗体(IAA)及谷氨酸脱羧酶自身抗体(GAD65)，有助于区分 1 型糖尿病或 2 型糖尿病。

知识拓展

OGTT 试验前做好四项准备

OGTT 试验(口服葡萄糖耐量试验)通常用于对疑似糖尿病患者和糖尿病高危人群的筛查。一般来讲，若某人空腹血糖在 6.1～7 mmol/L 之间，或餐后随机血糖在 7.8～11.1 mmol/L 之间，则应进行 OGTT 试验。

OGTT 试验的具体做法是空腹抽血 1 次后，口服无水葡萄糖粉 75 g(溶于 200～300 mL水中)，从服糖水第一口开始计时，于 0.5 h、1 h、2 h、3 h 分别抽血。

进行 OGTT 试验，需要做好四项准备措施：①最好从早晨 7:00—9:00 开始(开始之前受试者必须已空腹 8～14 h)；②由于 OGTT 试验需要进行 3 h，在试验过程中受试者不要喝茶及咖啡，不要吸烟，不要做剧烈运动，以免影响血糖监测的结果；③试验前 3 天内，每日主食量不少于 3 两；④试验前 3～7 天，停用可能影响糖耐量的药物，如避孕药、利尿药、苯妥英钠等。

如果 OGTT 试验空腹血糖高于 7.0 mmol/L，应改为馒头餐试验，以防加重胰岛负担、损伤细胞。

（四）心理-社会状况

糖尿病为慢性病，随着病程发展可累及多器官、多系统，多组织结构功能障碍易使人产生焦虑、抑郁等心理反应，对治疗缺乏信心，不能有效地应对，治疗的依从性较差。护士应详细评估患者对疾病知识的了解程度，患者家属对疾病知识的了解程度和态度以及患者所在社区的医疗保健服务情况等。

（五）治疗原则

重点：糖尿病的治疗要点。

糖尿病的治疗原则是早期治疗、长期治疗、综合治疗、治疗措施个体化。糖尿病的治疗目标是使血糖达到或接近正常水平，纠正代谢紊乱，消除糖尿病症状，防止或延缓并发症，延长寿命，降低死亡率。

1. 饮食治疗 饮食治疗是所有糖尿病治疗的基础，是糖尿病自然病程中任何阶段预防和控制疾病必不可少的措施，饮食治疗的目的是维持理想体重，保证未成年人的正常生长发育，纠正已发生的代谢紊乱，使血糖、血脂达到或接近正常水平。

2. 运动治疗 运动可以减肥，还有利于降低血糖。运动时应注意：①T1DM 患者运动量不宜过大，持续时间不宜过长；②对 T2DM 患者尤其是肥胖患者，适当运动有利于减轻体重，且可以提高胰岛素的敏感性，应鼓励其加强运动治疗。

3. 药物治疗

1）口服降糖药(表 7-5-3)

表 7-5-3 口服降糖药的分类及特点

药物分类	常用药举例	作用及应用	注意事项
磺脲类(Sus)	格列齐特、格列吡嗪、格列喹酮	①β细胞与受体结合后促进胰岛素释放；②主要适于 T2DM；③应用 1 个月内或有效治疗后 1～3 年可发生原发或继发失效	①不适于 T1DM、严重并发症、严重肾功能不全者及孕妇；②一般宜餐前 30 min 服用；③主要不良反应为低血糖
双胍类	二甲双胍	①增强糖利用，抑制糖异生，降低体重；②主要适用于 T2DM，也可用于 T1DM；③对正常人无降糖作用	①常见不良反应为胃肠反应，可进餐时服药；②该药促进无氧酵解，缺氧时易诱发乳酸中毒
α-糖苷酶抑制剂	阿卡波糖、福格列波糖	①抑制 α-葡萄糖苷酶，延缓糖吸收；②尤其适于空腹血糖正常而餐后血糖增高者	①与第一口饭同服；②常见不良反应为胃肠反应；③孕妇、哺乳妇、18 岁以下者不宜用
胰岛素增敏剂	罗格列酮、帕格列酮	①增强靶组织对胰岛素的敏感性，减轻胰岛素抵抗；②主要用于有胰岛素抵抗的 T2DM	①常见不良反应为上呼吸道感染、胃肠反应等；②严重肝病、孕妇、哺乳期妇女不宜使用

2）胰岛素治疗

（1）适应证：①T1DM；②T2DM 经饮食、口服降糖药治疗未获得良好控制者；③糖尿病急性并发症及重症感染；④较严重的糖尿病慢性并发症；⑤应激情况如急性心肌梗死、脑血管意外、手术、妊娠及分娩者。此外，空腹血糖过高的 T2DM 患者也可首先使用胰岛素。

（2）制剂类型：以往从动物(猪、牛等)胰腺提取的胰岛素，因内含胰升糖素等非胰岛素成分，是胰岛素制剂致敏性和抗原性的主要来源，现已逐渐少用。目前利用基因工程(重组 DNA 技术)合成的人胰岛素，纯度较高，用药后不产生胰岛素抗体，已在我国比较广泛地应用。根据起效作用快慢和维持时间长短，胰岛素分为数种类型(表 7-5-4)。

表 7-5-4 各种胰岛素制剂

类　别	胰岛素类型	注射途径	起效时间	最强时间	持续时间	注射时间
短效	胰岛素(RI)	皮下静脉	1/2～2 h 即刻	2～4 h	6～8 h	餐前 1/2 h,每天约 3 次
中效	中性鱼精蛋白锌胰岛素(NPH)	皮下	3～4 h	8～12 h	18～24 h	每天早餐前或加晚餐前 1 h,每天 1～2 次
长效	鱼精蛋白锌胰岛素(PZI)	皮下	3～4 h	14～20 h	24～36 h	每天早餐前或晚餐前 1 h,每天 1 次
预混胰岛素	预先按一定比例混合的短、中效胰岛素,如 Novolin 30R 表示 30%为短效,70%为中效					
胰岛素笔形注射器	使用预先装满胰岛素的笔芯,应用方便					

(3) 胰岛素在使用时应注意:①制剂选择,通常在使用胰岛素初期,多选用短效胰岛素,待血糖控制较稳定后,可改用中效或预混制剂;②用药途径,一般用皮下注射,但当有急性并发症或应急情况时应使用静脉滴注;③剂量调节,一般从小剂量开始,如每餐前(每餐前 30 min)试用短效胰岛素 4～8 U,三餐前的用量顺序,一般认为早餐前用量最大,晚餐前次之,午餐前最少,以后根据血糖水平调节胰岛素的用量,直至血糖控制满意。此外,现已有胰岛素泵、人工胰,可模拟胰岛素的持续基础分泌和进餐时的脉冲式释放,并且人工胰可感知血糖浓度的动态变化,能真正模拟胰岛 β 细胞分泌胰岛素的模式。

(4) 不良反应:①低血糖反应,最常见,可能与胰岛素注射过量、进食太少或运动过度有关,多见于 T1DM;②过敏反应,表现为局部过敏反应,先有注射部位瘙痒,继而皮疹,也可有恶心、呕吐、腹泻等,多见于应用动物胰岛素者,可更换制剂或批号;③胰岛素性水肿,多出现在胰岛素治疗初期,因钠潴留作用而继发轻度水肿,多可自行缓解;④屈光失常,少数患者注射胰岛素后视力模糊,因晶状体屈光度改变所致,常于数周内自行恢复;⑤脂肪营养不良,注射部位皮下脂肪萎缩或增生,更换注射部位后可自行恢复;⑥胰岛素耐药性,一般指每天胰岛素需要量超过 100 U 或 200 U,应改用单组分人胰岛素制剂。

3) 并发症的治疗

(1) 酮症酸中毒:一般认为补液是抢救酮症酸中毒首要的措施。通常使用生理盐水,补液总量可按患者原体重的 10%估计;补液速度按先快后慢的原则,如在第 1 个小时输入 500～1000 mL,第 1 个 24 h 输入 4000～5000 mL;补液种类应先盐后糖(视血糖情况而定,见胰岛素治疗)。

(2) 胰岛素治疗:小剂量短效胰岛素持续静脉滴注(即每小时每千克体重 0.1 U)是目前普遍采用的治疗方法,既能有效地抑制脂肪分解和酮体生成,又可减少低血糖、低血钾等。当血糖降至 13.9 mmol/L 时,改输 5%葡萄糖溶液并加入短效胰岛素治疗(按每 3～4 g 葡萄糖加 1 U 胰岛素计算)。待尿酮体消失后,可逐渐恢复到平时的治疗。

(3) 纠正电解质及酸碱平衡紊乱:随着上述输液及胰岛素的治疗,酸中毒可逐渐缓解,而血钾降低可能更加明显。当 pH<7.1 或 CO_2 结合力为 4.5～6.7 mmol/L 时应予纠酸(5%碳酸氢钠溶液);只要尿量>30 mL/h,一般均应补钾。

(4) 处理诱因和防治并发症,如控制感染等。

4. 其他

(1) 高渗性昏迷的治疗:使用胰岛素似 DKA,也应注意补液和纠正电解质紊乱,以及防治诱因和并发症。

(2) 妊娠合并 DM 的治疗:妊娠期糖尿病或妊娠前已有糖尿病者,两者之间均有复杂的相互影响。妊娠期间,应禁止口服降糖药,以免药物透过胎盘刺激胎儿胰岛,宜选用胰岛素治疗。

> **课堂互动**
> 针对患者的病情变化,应如何配合医生进行抢救和护理?

【首要护理诊断/问题】

营养失调:低于机体需要量　与胰岛素分泌绝对或相对不足引起糖、蛋白质、脂肪代谢紊乱有关。

【次要护理诊断/问题】

(1) 活动无耐力　与糖、蛋白质过多消耗有关。

(2) 有感染的危险　与血糖增高、脂质代谢紊乱、营养不良和微循环障碍有关。

(3) 有皮肤完整性受损的危险　与感觉障碍、皮肤营养不良有关。

(4) 潜在并发症:

① 酮症酸中毒　与代谢紊乱、酮体在体内堆积有关。

② 低血糖　与胰岛素使用不当、饮食不当有关。

③ 糖尿病足　与足部缺血性溃疡、营养不良性皮肤溃疡有关。

(5) 焦虑　与并发症的发生、经济负担重等有关。

【护理目标】

(1) 糖尿病症状逐渐得到控制,体重恢复到接近正常水平。

(2) 患者能掌握糖尿病饮食治疗的相关知识,学会正确测定尿糖、血糖及注射胰岛素。

(3) 无酮症酸中毒等急性并发症的发生。

【护理措施】

课堂互动

根据患者目前存在的护理问题,应该怎样制订合理的护理方案?

重点:糖尿病患者的饮食护理。

1. 一般护理

(1) 饮食护理:

①计算每天所需的总热量:通常根据患者的身高计算出患者的标准体重(如前),再根据标准体重和患者的工作性质计算每天所需的总热量,如成人休息时每天每千克理想体重给予105～125.5 kJ(25～30 kcal),轻体力劳动者125.5～146 kJ(30～35 kcal),中度体力劳动者146～167 kJ(35～40 kcal),重体力劳动者超过167 kJ(40 kcal),儿童、孕妇、哺乳期妇女、营养不良及消耗性疾病患者,可酌情增加10%～20%热量,而肥胖者则酌减。

②将总热量换成营养物质的供给量:根据每天所需总热量、各营养物质的供热量及其分配比例计算出糖类、蛋白质、脂肪三大营养物质的每天所需量,糖类占总热量的50%～60%,蛋白质占15%～20%,脂肪占25%～30%;糖类每克供热16.72 kJ,蛋白质每克供热16.72 kJ,脂肪每克供热37.62 kJ。

③餐次分配:将总热量进行三餐(如1/3,1/3,1/3;1/5,2/5,2/5)或四餐(1/7,2/7,2/7,2/7)分配。

④食物种类的选择:对于糖类,应忌食葡萄糖、蔗糖、蜜糖及其制品;蛋白质类食物应有1/3来自动物蛋白,伴糖尿病肾病时宜适当限制蛋白质的摄入量;对于脂肪类食物,限制动物脂肪的摄入量,少吃含胆固醇高的食物,如动物内脏、全脂牛奶、蛋黄等,提倡使用植物油,因植物油含不饱和脂肪酸多,可降低血清胆固醇;此外,提倡食用富含纤维素的食物,每天饮食中纤维素含量不少于40 g,如蔬菜、豆类、粗谷物及含糖低的水果等,且可增加患者的饱足感。

⑤患者应随身携带一些方便食品:如方便面、饼干、糖果等,以便在偶然发生低血糖时即时食用。

⑥注意按时进餐:如已服用降糖药或注射胰岛素而未能按时进食,易发生低血糖。

(2) 运动护理:应为患者提供一个安静、整洁的休息环境,告知患者在注意休息的前提下,要适当运动。告诉患者运动可增加糖的利用,增强外周组织对胰岛素的敏感性;运动可促进脂肪分解,有利于减轻体重;运动还可以增强心肺功能、增强体力以及调整患者的精神、情绪状态。但应注意:①并发急性感染及其他严重的急、慢性并发症时不宜运动或慎重安排运动;②根据患者年龄、病情、兴趣等安排不同的有氧运动,如做操、慢跑、快走、游泳等;③运动开始的时间应选在用餐1 h后为宜,空腹运动易引起低血糖反应;④对于运动持续时间,每次可持续30～60 min,T1DM患者运动持续时间不宜过长,T2DM尤其是伴肥胖症者可适当延长运动时间,有助于减肥；⑤运动强度一般以运动时的心率来衡量，以不感到明显疲劳为宜，每分钟心率＝170－年龄，T1DM患者运动量不宜过大；⑥在运动中出现饥饿感、心慌、头昏、乏力、出冷汗等，常提示低血糖反应，应立即停止活动并进食。

2. 病情观察 主要是对糖尿病患者的监测，如体重指数、血压、血糖等，目前便携式血糖计使用较普遍（采毛细血管全血测定），应指导患者正确操作。测血糖时，应测空腹、三餐后2 h及睡前的各个时点的血糖，如不能自测者可到医院测空腹和早餐后2 h的血糖，检查期间依病情而定，可3天至1个月不等。如做血糖检测有困难，也可测定尿糖，先用尿糖试纸测定。此外，可每3周检查糖化血浆清蛋白FA或每3个月查GHbA1，每半年查眼底及24 h尿清蛋白等，以早期发现有无糖尿病并发症的发生。

3. 用药护理 遵医嘱给予口服降糖药和胰岛素治疗，重点观察胰岛素的疗效与不良反应，并注意处理。

(1) 口服降糖药护理：指导患者服药方法，如磺脲类药宜在餐前约半小时服用；而双胍类药物的主要不良反应是恶心等胃肠道反应，当心、肝、肾功能不全时易诱发乳酸性酸中毒，老年患者慎用。

(2) 胰岛素治疗护理：指导患者正确使用胰岛素。胰岛素多采用皮下注射法，短效胰岛素还可静脉给药，其他方法尚未在临床上广泛应用。应教会患者胰岛素注射技术。使用胰岛素时应注意：①胰岛素适合保存在冰箱的冷藏室内（2～8 ℃），温度不宜小于2 ℃或大于30 ℃，避免剧烈晃动。②如需人工混合胰岛素，应先抽吸短效胰岛素，再抽吸浑浊的中、长效胰岛素，然后混合。③注射部位多选在腹部、上臂外侧、大腿外侧、臀部，应交替更换以免形成局部硬结，一般可按左右对称轮换注射，轮换完，换另外的左右对称部位，不同部位胰岛素吸收由快到慢依次为腹部吸收最快，其次分别为上臂、大腿、臀部。皮下注射时，胰岛素应注射到脂肪深层或脂肪与肌肉之间。④胰岛素注射要定时，一般在晚餐前30 min或1 h。⑤应用胰岛素的过程中，随时监测血糖的变化，以免发生低血糖，如确实出现低血糖反应，可立即进食果糖、含糖饮料或静脉注射50%葡萄糖溶液。

4. 并发症护理

(1) 酮症酸中毒的护理：

①避免诱因：预防各种感染；养成规律的饮食及生活起居习惯，遵医嘱用药，不随意减少胰岛素用量或停用胰岛素；脑卒中、心肌梗死、创伤、手术、妊娠、分娩时，及时给予胰岛素治疗；发生呕吐、腹泻时，保证摄入充足水分。

②病情观察：监测生命体征及意识状态，观察是否有酮症酸中毒的诱因，能识别酮症酸中毒的常见表现，如明显的多尿、多饮、恶心、呕吐，呼吸深快且有烂苹果味，心率加快、血压下降及意识障碍等，同时注意监测血糖、尿糖、尿酮及电解质和酸碱平衡情况等。

③对症护理：对于呕吐者，帮助其坐起或侧卧，头偏向一侧，以免误吸，注意清洁口腔；昏迷者按昏迷常规护理，预防压疮；绝对卧床休息，持续低流量给氧。

④用药护理：一旦发生酮症酸中毒，立即建立静脉通道，遵医嘱给予小剂量胰岛素输注，密切观察疗效及不良反应；根据血糖值及时调整胰岛素给药速度，当血糖低于13.9 mol/L时，应报告医生。

(2) 低血糖护理：监测血糖、发现低血糖后及时处理。①使用胰岛素或促胰岛分泌剂时，从小剂量开始，逐渐增加剂量，谨慎调整剂量；②定时、定量进餐，如进餐量减少，则相应减少降糖药物的剂量，若有可能误餐时，提前做好准备；③合理安排运动，运动前额外增加碳水化合物的摄入；④乙醇能直接导致低血糖，应限制乙醇摄入和避免空腹饮酒；⑤一旦确定发生低血糖，患者立刻进食的含糖食物可为2～4块糖果或方糖、5～6块饼干、半杯果汁或含糖饮料等；⑥意识障碍者，给予50%葡萄糖溶液40～60 mL静脉推注是紧急处理低血糖最常用和有效的方法。

重点：糖尿病足的护理。

(3) 糖尿病足的护理：①每天检查足部1次，注意足部皮肤是否有水疱、擦伤、裂口，局部皮肤是否有红肿，皮肤色泽及温度，足背动脉的搏动和弹性，保持足部干净、干燥；②每天适当做小腿

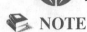

和足部运动30～60 min,如甩腿运动、提脚跟-脚尖运动、下蹲运动,平时抬高患肢,以利于血液回流,可以改善下肢血液循环;③每天用软皂洗脚、39～40 ℃温水泡脚20 min后用柔软毛巾轻轻擦干足部皮肤,不要用力揉搓;④脚汗多者可在足趾间抹些爽身粉,皮肤瘙痒或脚癣切忌抓挠;⑤患者鞋袜应宽松、舒适;⑥由于皮肤微循环障碍,寒冷时注意肢端保暖,但忌用热水袋保暖热敷以防烫伤起泡;⑦指导患者正确处理足部伤口,局部皮肤有淤血、红肿、发热时,应及早就医。

5. 心理护理 让患者了解目前虽不能根治,但合理地控制饮食,适当地运动,科学地用药,保持良好的情绪,可以很好地控制病情,并能像健康人一样工作、学习和生活。向患者讲解疾病的相关知识和胰岛素治疗的必要性,并强调终身治疗的重要性;在尽可能的条件下,协调社会各方面的关系,帮助患者解决实际困难,以减轻其心理负担,同时取得家属的配合,使患者调整不良心态,增强自我保护意识。

重点:糖尿病的健康指导。

6. 健康指导

(1) 糖尿病健康教育是落实三级预防的关键措施。倡导改变不健康的生活方式,不吸烟、少饮酒、合理膳食、经常运动、防止肥胖,可降低2型糖尿病的发生。

(2) 及早检出糖尿病,加强糖尿病的健康教育,提高患者的自我检测和自我护理能力。掌握血糖、尿糖的检测技术,掌握口服降糖药及使用胰岛素的方法。了解糖尿病控制良好的标准。

(3) 告诫患者应积极配合治疗,以延缓和(或)防止并发症的发生;告知患者感染、紧张、劳累、外伤或手术、妊娠及降糖药应用不当等会加重病情。

(4) 教育患者及其家属识别低血糖的反应,立即进食含糖的食物或饮料,必要时立即将患者送医院抢救。患者需携带识别卡,以便得到及时救治。

(5) 指导患者定期到医院复查,如有不适,及时就诊。

【护理评价】

患者血糖是否维持在理想水平,能否正确掌握糖尿病的相关知识和技能,有无出现并发症并得到及时矫正。

任务六　痛风患者的护理

学习目标

1. 了解痛风的病因及发病机制。
2. 熟练掌握痛风的临床表现及护理措施。
3. 熟练掌握痛风患者的饮食指导及健康教育。

情景导入

患者,男,63岁,左脚趾反复肿痛5年,于2周前因酒后卧床受凉而发作,在一次饮酒后,突然发生左脚大脚趾肿痛,局部灼热,难以入睡。

查体:跛行,左脚大脚趾红、肿、热、痛、功能受限。

实验室检查:血沉80 mm/h;血尿酸720 μmol/L。

X线检查:左脚大脚趾骨头处出现溶骨性缺损。

痛风(gout)是嘌呤代谢紊乱和(或)尿酸排泄减少所引起的一组异质性疾病。临床表现为高尿酸血症和尿酸盐结晶沉积所致的反复发作的关节炎、痛风石、关节畸形、慢性间质性肾炎和尿酸性尿路结石。

痛风病在任何年龄都可以发生，但最常见的是40岁以上的中年男人。根据最新统计，男女发病比例是20∶1。脑力劳动者、体胖者发病率较高。

【病因及发病机制】

重点：痛风的病因。

病因及发病机制不明。临床上分为原发性和继发性两大类，原发性痛风多由先天性嘌呤代谢异常引起，常与肥胖、糖类和脂类代谢紊乱、高血压、动脉硬化和冠心病等疾病有关；继发性痛风由其他疾病所致，如肾脏病、血液病，或由于服用某些药物、肿瘤放化疗等多种原因引起。

1. 高尿酸血症形成 痛风的生化标志是高尿酸血症。尿酸是嘌呤代谢的终产物，体内嘌呤的来源有外源性和内源性两个途径，内源性来自于人体内核苷酸或核蛋白的分解，外源性嘌呤则是食物经酶分解作用而来，人体嘌呤的主要来源为内源性尿酸，大约占80%。导致高尿酸血症的主要原因如下。

(1) 尿酸生成过多：在嘌呤代谢过程中，各环节都有酶参加调控。当嘌呤核苷酸代谢酶作用缺陷和(或)功能异常时，则引起嘌呤合成增加而导致尿酸水平增高。

(2) 肾对尿酸的排泄减少：尿酸排泄障碍是引起高尿酸血症的重要因素，包括肾小球滤过率减小、肾小管对尿酸分泌下降和(或)重吸收增加，以及尿酸盐结晶在泌尿系统沉积，尤其是原发性痛风患者80%～90%有尿酸排泄障碍。

2. 痛风 仅有高尿酸血症，不一定出现痛风表现，仅有10%～20%高尿酸血症者发生痛风。痛风的急性发作是尿酸在关节周围以结晶形式沉积引起的急性炎症反应或(和)痛风石疾病。

【护理评估】

(一) 健康史

询问患者有无家族痛风史，发病前有无原发性高血压、血脂异常、糖尿病、肾脏疾病及长期使用抑制尿酸排泄的药物；有无酗酒、过度疲劳、关节受伤、感染、摄入高蛋白及高嘌呤食物等。

知识链接

抑制尿酸排出的药物

1. 部分抗高血压药　美托洛尔等β受体阻滞剂，硝苯地平、氨氯地平等钙通道阻滞剂，都可使肾血流减少，抑制尿酸排泄，使尿酸排泄减少，从而引起痛风。

2. 中等剂量的阿司匹林　中等剂量阿司匹林(1～2 g/d)，以抑制肾小管排泄尿酸为主。临床发现75～325 mg/d用量的阿司匹林，可损害老年人肾功能和尿酸清除能力，引起痛风。

3. 抗结核药　吡嗪酰胺和乙胺丁醇都会抑制尿酸的排出，使血尿酸增高。

4. 免疫抑制剂　典型的免疫抑制剂是环孢素。一些风湿病患者，以及接受器官移植并且服用环孢素的患者，是痛风的高危人群，这是因为环孢素会减少尿酸的排出。

5. 部分抗菌药　左氧氟沙星、加替沙星、青霉素等属于抗菌药物，这些药大多由肾脏排泄，但是喹诺酮类、青霉素等抗菌药的排出会影响尿酸的排出，使体内尿酸水平升高，进而引起痛风。

(二) 身体状况

课堂互动

该患者目前处于疾病发展的哪个阶段，诊断依据是什么？

重点：痛风急性关节炎期和痛风石及慢性关节炎期的临床表现。

1. 无症状期 仅有血尿酸波动或持续性升高。无症状期长达数年至数十年才出现症状，甚至终身不出现症状。

2. 急性关节炎期 关节疼痛为痛风的首发症状。发病前可无任何先兆，诱发因素有饱餐饮酒、过度疲劳、紧张、关节局部损伤、手术、受冷受潮等。常在夜间发作的急性关节炎通常是痛风的首发症状，表现为凌晨关节痛而惊醒、进行性加重、剧痛如刀割样或咬噬样，疼痛于24～48 h达到高峰。关节局部发热、红肿及明显触痛,酷似急性感染,首次发作的关节炎多于数天或数周内自行缓解。首次发作多为单关节炎,60%～70%首发于第一跖趾关节,在以后的病程中,90%患者反复该部位受累。足弓、踝、膝关节、腕和肘关节等也是常见的发病部位。

3. 间歇期 急性关节炎发作缓解后,一般无明显后遗症状,有时仅有发作部位皮肤色素加深,呈暗红色或紫红色、脱屑、发痒,称为无症状间歇期。多数患者在初次发作后出现1～2年的间歇期,但间歇期长短差异很大,随着病情的进展间歇期逐渐缩短。

4. 痛风石及慢性关节炎期 痛风石为痛风的特征性损害(图7-6-1),是尿酸盐沉积所致。痛风石存在于任何关节、肌腱和关节周围软组织,导致骨、软骨的破坏及其周围组织的纤维化和变形。常以多关节及远端关节的损害为主,表现为骨质缺损,中心关节肿胀,形状大小各异,关节僵硬、畸形及功能受限。多见于耳廓、跖趾关节间和掌指处。

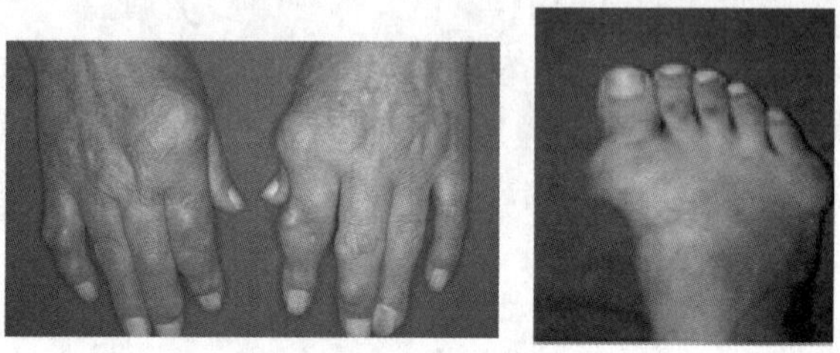

图7-6-1 痛风石

(三)辅助检查

课堂互动

该患者在原发病的基础上,目前的病情发生了什么变化?依据有哪些?

1. 血尿酸的测定 急性发作期绝大多数患者血清尿酸含量升高。男性>416 μmol/L、女性>357 mol/L,具有诊断价值。若已用排尿酸药物或糖皮质激素,则血尿酸含量可以不高。

2. 尿尿酸的测定 低嘌呤饮食5天后,留取24 h尿,采用尿酸氧化酶法检测,>3.57 mmol/L为尿酸生成过多型,通过尿尿酸测定可初步判定高尿酸血症的分型,有助于降尿酸药物的选择及鉴别尿路结石的性质。

3. 滑液及痛风石检查 急性关节炎期,行关节穿刺抽取滑液,在偏振光显微镜下,滑液中或白细胞内有负性双折光针状尿酸盐结晶,阳性率约为90%。穿刺或活检痛风石内容物,亦可发现同样形态的尿酸盐结晶。此项检查具有确诊意义,应视为痛风诊断的"金标准"。

4. X线检查 急性关节炎期可见关节周围软组织肿胀;慢性关节炎期可见关节间隙狭窄、关节面不规则、痛风石沉积,典型者骨质呈虫噬样或穿凿样缺损、边缘呈尖锐的增生硬化,常可见骨皮质翘起,严重者出现脱位、骨折。

5. 超声检查 由于大多尿酸性尿路结石X线检查不显影,可行肾脏超声检查。肾脏超声检查亦可了解肾损害的程度。

(四)心理-社会状况

痛风患者由于剧烈疼痛影响饮食和睡眠,疾病反复发作导致关节畸形和功能障碍、肾功能损害,使患者丧失劳动能力,患者容易出现焦虑、抑郁、恐惧等心理反应。评估患者及家属对疾病的认知、相关饮食知识的掌握情况。

(五)治疗原则

目前尚未有效根治原发性痛风。防治目标:①迅速终止急性关节炎发作,防止复发;②控制高尿酸血症;③处理痛风石疾病。

1. 急性关节炎期的治疗

(1) 秋水仙碱(colchicine):可抑制炎症细胞趋化,对制止炎症、止痛有特效。应及早使用,大部分患者于用药后24 h内疼痛可明显缓解。

(2) 非甾体类抗炎药(NSAIDs):通常开始使用足量,症状缓解后减量。

(3) 糖皮质激素:通常用于秋水仙碱和非甾体类抗炎药无效或不能耐受者。

2. 间歇期和慢性期的治疗 旨在控制血尿酸在正常水平。降尿酸药物分为两类。

(1) 促尿酸排泄药:抑制近端肾小管对尿酸的重吸收,以利于尿酸排泄,常用的药物有丙磺舒、苯磺唑酮、苯溴马隆。

(2) 抑制尿酸生成药:抑制黄嘌呤氧化酶,阻断黄嘌呤转化为尿酸,减少尿酸生成。用于尿酸产生过多的高尿酸血症,或不宜使用促尿酸排泄药者。

3. 肾脏病变的治疗 除积极控制血尿酸水平外,碱化尿液、多饮水也十分重要。对于痛风性肾病,在使用利尿剂时应避免使用影响尿酸排泄的噻嗪类利尿剂、利尿酸等,可选择螺内酯、呋塞米;为碱化尿液,可同时滴注适量的碳酸氢钠溶液。对于尿酸性尿路结石,大部分可溶解、自行排出,体积大且固定者可体外碎石或手术治疗。对于急性尿酸性肾病,除使用别嘌呤醇积极降低血尿酸外,应按急性肾功能衰竭进行处理。对于慢性肾功能不全可行透析治疗,必要时可做肾移植。

【首要护理诊断/问题】

疼痛:关节疼痛　与尿酸结晶沉积关节引起的炎症反应有关。

【次要护理诊断/问题】

(1) 躯体移动障碍　与疾病导致关节疼痛有关。

(2) 知识缺乏:缺乏预防痛风急性发作的知识。

(3) 焦虑　与痛风反复发作有关。

【护理目标】

(1) 患者疼痛程度缓解或消失。

(2) 患者关节功能得到恢复。

(3) 患者能够掌握痛风相关的饮食和保健知识。

【护理措施】

1. 一般护理

(1) 休息与保暖:急性期卧床休息,抬高患肢,置关节于舒适位置,避免受累使关节负重,关节疼痛缓解后 72 h 左右可恢复活动。间歇期和慢性关节炎患者应避免长时间步行和过度疲劳。注意保暖和避寒,鞋袜宽松。

> **课堂互动**
>
> 作为护士,你在饮食方面应该如何指导患者?

重点:痛风的饮食护理。

(2) 饮食:合理饮食是预防痛风发作的重要环节,应少食含嘌呤的食物,如螃蟹、虾、花生、腰果、芝麻、牛羊肉等,不食含高嘌呤的食物如甲鱼、乌鱼、紫菜、甲壳类等,不食动物肝、肾等内脏;禁酒,乙醇容易使体内乳酸堆积,对尿酸排出有抑制作用,易诱发痛风;多食碱性食物,如柑橘、西瓜、冬瓜等利于尿酸溶解排泄。伴有高血压、糖尿病的肥胖患者应予低脂、低糖饮食,防止并发症。鼓励患者多饮水,饮水 2000～3000 mL/d,促进尿酸排泄。

2. 对症护理

(1) 肾损害的护理:肾脏中的痛风石导致肾绞痛发作时,出现血尿或阻塞输尿管而引起肾盂积水,继发感染、肾功能衰竭。要注意观察患者有无腰痛、血尿,注意尿常规及生化检查的变化。嘱患者卧床休息,多饮水。

(2) 心脏受损的护理:痛风石可使心脏受损,出现传导阻滞。要注意患者的心律,有无胸闷气急,让患者卧床休息、吸氧,做好抢救准备。

(3) 疼痛的护理:急性期呈剧痛,多为游走性单关节疼痛。应嘱患者卧床休息,抬高患肢。除药物止痛外,根据病情给予冷敷或理疗,并避免患部受压。鼓励患者听音乐等放松精神、情绪,以减轻疼痛。

(4) 皮肤护理:痛风间歇期患者受累局部出现脱屑和瘙痒,可用温水加润肤露清洗,避免碱性肥皂刺激及抓破皮肤。有痛风石形成的患者,皮肤应避免摩擦、刺破,以防形成瘘管而久治不愈。

NOTE

难点:痛风患者的用药护理。

3. 用药护理 指导患者及时、准确地执行医嘱,告知患者延迟用药会导致药物的疗效降低。注意观察药物副作用,及时汇报给医生处理。

(1) 秋水仙碱:痛风治疗尤其是重症发作治疗的首选药物。在静脉滴注时,要防止漏入皮下。治疗过程中除注意有无严重腹泻、呕吐等胃肠道反应外,常需定期复查血象和肝功能,以防白细胞减少或药物性肝损害。

(2) 非甾体类抗炎药:用于痛风发作,可达到消炎和止痛的目的。本类药物应在饭后服用,必要时使用保护胃黏膜的药物,同时注意头晕、头痛、皮疹等其他反应,有活动性溃疡者禁用。

(3) 排尿酸药物:如丙磺舒,少部分患者可发生皮疹、发热和胃肠道反应;因属磺胺类,对磺胺过敏者忌用。嘱患者多饮水。

(4) 抑制尿酸合成药:如别嘌呤醇,副作用有皮疹、发热、表皮坏死松解、肝和骨髓损害等,有明显肾功能不全者应慎用或减量,并经常复查血象、肝功能。

4. 心理护理 痛风患者多为中、老年男性,突发的痛风性关节炎的剧痛,常使他们坐卧不安。沉积在关节腔或关节附近的痛风石可破坏关节,造成关节畸形,以至影响日常生活。巨大的痛风石不能穿鞋使行走困难,患者常因剧痛或反复发作性疼痛心烦意乱、疑虑重重,情绪易激动。护士应主动、热情关心患者,询问疼痛部位、程度,及时解决患者的躯体不适,为患者创造一个良好的休息环境。有计划地安排护理活动,合理安排给药时间,针对疾病特点把有关本病的知识、治疗效果介绍给患者,针对患者的心理状态予以开导,使之安心。

5. 健康教育

(1) 指导患者保持心情愉快,避免情绪紧张,生活要有规律,肥胖者应减轻体重。

(2) 教导患者严格控制饮食,避免进食高嘌呤的食物,勿饮酒,每天至少饮水 2000 mL,有助于尿酸随尿液排出。

(3) 鼓励患者定期且适度地运动,并教导患者保护关节的技巧:①运动后疼痛超过 1~2 h,应暂时停止此项运动;②使用大块肌肉,如能用肩部负重者不用手提,能用手臂者不要用手指;③交替完成轻、重不同的工作,不要长时间持续进行重体力工作;④经常改变姿势,保持受累关节舒适,若有局部发热或肿胀,尽可能避免其活动。

(4) 教导患者自我检查,如平时用手触摸耳轮及手足关节处是否产生痛风石。

(5) 嘱患者定期复查血尿酸,门诊随诊。

【护理评价】

患者关节疼痛症状是否减轻或者消失,关节功能恢复情况,能否较好地掌握痛风饮食的相关知识。

知识拓展

痛风食物选择见表 7-6-1。

表 7-6-1 痛风食物选择表

第一类 含嘌呤高的食物(每 100 g 食物含嘌呤 100~1000 mg)	
动物肝、肾、胰、心、脑,肉馅、肉汁、肉汤、鲭鱼、凤尾鱼、沙丁鱼、鱼卵、小虾、淡菜、鹅、斑鸠、石鸡、酵母	
第二类 含嘌呤中等的食物(每 100 g 食物含嘌呤 75~100 mg)	
鱼 类	鲤鱼、鳕鱼、大比目鱼、鲈鱼、梭鱼、贝壳类、鳗鱼及鳝鱼
肉 食	熏火腿、猪肉、牛肉、牛舌、小牛肉、兔肉、鹿肉、鸭肉、鸽子肉、鹌鹑肉、野鸡肉、火鸡肉
第三类 含嘌呤较少的食品(每 100 g 食物含嘌呤<75 mg)	
鱼蟹类	青鱼、鲱鱼、鲑鱼、鲥鱼、金枪鱼、白鱼、龙虾、蟹、牡蛎
肉 食	火腿、羊肉、鸡

续表

麦　麸	麦片、粗粮
蔬　菜	芦笋、四季豆、青豆、豌豆、菜豆、菠菜、木耳、蘑菇、干豆类、豆腐（忌食香椿）
第四类　含嘌呤很少的食物	
粮　食	大米、小麦、小米、玉米面、精白粉、富强粉、通心粉、面条、面包、馒头、苏打饼干
蔬　菜	萝卜、白菜、西兰花、花菜、甘蓝、胡萝卜、芹菜、黄瓜、茄子、芜菁甘蓝、莴笋、刀豆、南瓜、西葫芦、番茄、山芋、土豆、山药、海带
水　果	各种水果（少吃桃）
饮　料	茶（忌浓茶）、咖啡（忌浓咖啡）
其　他	各种植物性油脂、芝麻酱、花生酱、果酱、干果

（陈　璐）

项目八　结缔组织病患者的护理

任务一　概述和分类

学习目标

1. 了解风湿性疾病的分类。
2. 熟悉风湿性疾病的定义、基本特点。
3. 了解结缔组织病患者的护理评估要点。

结缔组织病(connective tissue disease,CTD)全称为弥漫性结缔组织病(diffuse connective tissue disease),是风湿性疾病中的一种,属自身免疫病。风湿性疾病(rheumatic diseases)简称风湿病,是指累及骨、关节及其周围软组织(肌肉、肌腱、滑囊、筋膜等)的一组疾病。其主要特点是关节疼痛、肿胀、活动障碍等,部分患者可出现关节致残和脏器功能衰竭,呈发作与缓解交替进行的慢性病程。风湿性疾病病情复杂,主要与感染、免疫、代谢、内分泌、环境、遗传、肿瘤等因素有关。

风湿性疾病的主要临床特点如下。

(1) 呈发作与缓解相交替的慢性病程。

(2) 同一种疾病,在不同个体的临床表现和预后差异甚大。

(3) 多有免疫学异常或生化改变。

(4) 不同个体对治疗效果的差异较大。

弥漫性结缔组织病包括系统性红斑狼疮(SLE)、类风湿关节炎(RA)、原发性干燥综合征(pSS)、系统性硬化病(SSc)、多肌炎、重叠综合征、血管炎等。

近年来,风湿病的发病率有日益增多的趋势。有关研究推测,风湿病很有可能成为除心脑血管疾病、肿瘤外危害人类健康的第三大类疾病。风湿病分为弥漫性结缔组织病、脊柱关节病、退行性变等十大类(表8-1-1)。

表8-1-1　风湿病的分类和疾病命名

分　类	疾病命名
1. 弥漫性结缔组织病	类风湿关节炎、系统性红斑狼疮、硬皮症、多肌炎、重叠综合征、血管炎等
2. 脊柱关节病	强直性脊柱炎、Reiter综合征、银屑病关节炎、未分化脊柱关节病等
3. 退行性变	骨关节炎(原发性、继发性)
4. 与代谢和内分泌相关的风湿病	痛风、假性痛风、马方综合征、免疫缺陷等
5. 和感染相关的风湿病	反应性关节炎、风湿热等
6. 肿瘤相关的风湿病	A. 原发性(滑膜瘤、滑膜肉瘤等) B. 继发性(多发性骨髓瘤、转移瘤等)

续表

分　类	疾病命名
7. 神经血管疾病	神经性关节病、压迫性神经病变（周围神经受压、神经根受压等）、雷诺病等
8. 骨及软骨病变	骨质疏松、骨软化、肥大性骨关节病、弥漫性原发性骨肥厚、骨炎等
9. 非关节性风湿病	关节周围病变、椎间盘病变、特发性腰痛、其他综合征（如精神性风湿病）等
10. 其他有关节症状的疾病	周围性风湿病、间歇性关节积液、药物相关的风湿综合征、慢性活动性肝炎等

【护理评估】

在全面收集患者主、客观资料的基础上，对风湿病患者进行护理评估应着重注意以下内容。

（一）健康史

(1) 应详细询问患者发病的时间，起病急缓，有无明显诱因，主要症状及其特点。如关节损害的起病方式、受累部位、数目、疼痛的性质与程度、持续时间、诱因、与活动的关系及伴随症状、功能状况及其演变，同时了解关节以外的脏器和组织受累情况。

(2) 询问患者既往史及用药史，了解患者既往就医情况，是否经过正规治疗，效果如何；进行过何种检查，结果如何；目前服用药物的情况，包括药物的种类、剂量、用法，有无不良反应等。既往有无特殊的药物摄入史，如普鲁卡因胺、异烟肼、氯丙嗪、甲基多巴等，因这些药物与系统性红斑狼疮的发生密切相关。

(3) 目前的主要临床表现及病情变化，如关节疼痛、肿胀、活动障碍，是否呈进行性加重；一般情况如体重、营养状况、食欲、睡眠及大小便有无异常等。

(4) 询问患者的出生地以及年龄、职业、工作环境等，这些因素与风湿病的发生有密切关系，如长期生活、工作在寒冷、阴暗、潮湿环境中者，类风湿关节炎的患病率较高。询问患者亲属中是否有类似疾病的发生。

（二）身体状况

1. 全身状况　生命体征、精神状态、营养状况，有无消瘦、发热等。

2. 皮肤和黏膜　皮肤有无红斑、皮疹和破损，其颜色、面积大小、形状及分布范围如何，有无口腔黏膜溃疡、皮下结节和雷诺现象。

3. 肌肉、关节及脊柱　有无肌肉萎缩和肌力减退；脊柱及关节有无红、肿、热、痛、活动受限或畸形等。

4. 其他　有无发音困难、眼部异常及视力变化，心率、心律是否正常，有无肝脾肿大。

（三）辅助检查

1. 一般检查　包括血象、尿常规、肝肾功能及血沉检查等，既有利于疾病的诊断、病情判断，也有助于药物的选择与应用、疗效及不良反应的观察与监测。如溶血性贫血、血小板减少、白细胞减少、尿蛋白阳性都与弥漫性结缔组织病有关。

2. 自身抗体检查　对风湿病的诊断和鉴别诊断，尤其是弥漫性结缔组织病的早期诊断至关重要，但普遍存在敏感性和特异性的差异问题，而且因检测技术的不足也可能导致假阳性或者假阴性的结果，因此，相关检查结果必须结合患者的临床表现方可做出正确的临床判断。常用的风湿病自身抗体检查项目如下。

(1) 抗核抗体（anti-nuclear antibodies，ANA）及 ANA 谱：对诊断 SLE 有较高的特异性，是结缔组织病的筛选试验，如果 ANA 阳性，再做包括抗双链 DNA、抗组蛋白、抗 ENA 抗体检测，以辅助鉴别疾病的种类。

(2) 类风湿因子（rheumatoid factor，RF）：很多弥漫性结缔组织病 RF 均可阳性，但也可出现于急性病毒感染如流行性感冒等,寄生虫感染及某些慢性感染性疾病,甚至某些肿瘤,因此,特异性较差。对RA的诊断有局限性,但在诊断明确的RA中,通过RF滴度可判断其活动性。

(3) 抗中性粒细胞胞质抗体(antineutrophilic cytoplasmic antibody,ANCA):对血管炎尤其是Wegener肉芽肿的诊断及其活动性的判定有帮助。

(4) 抗磷脂(APL)抗体:目前临床应用的抗磷脂抗体包括抗心磷脂抗体、狼疮抗凝物、梅毒血清试验反应假阳性等。本抗体与血小板减少、动静脉血栓、习惯性自发性流产有关。可出现在SLE,也可见于其他风湿病如干燥综合征、混合性结缔组织病等。

(5) 抗角蛋白抗体谱:一组不同于RF而对RA有较高特异性的自身抗体。

3. 关节镜和关节液检查 用于对关节病的诊治。关节镜是通过直视来观察关节腔表层结构的变化,目前多用于膝关节。本检查对关节病的诊治和研究均有一定的作用,在某些情况下,直视下可以鉴别关节病的性质,活检的组织标本病理检查对疾病的诊断也有重要的作用。其治疗作用有关节液引流(化脓性关节炎),关节腔灌洗清除破坏的软骨碎片、残物,滑膜的剔除等。抽取关节液的检查主要是鉴别炎症性和非炎症性的关节病变以及导致炎症性反应的可能原因,如关节液白细胞的计数与分类有助于区分炎性、非炎性关节炎和化脓性关节炎,对RA的诊断有一定的价值;若发现尿酸盐结晶或病原体,则分别有助于痛风或感染性关节炎的确诊。为避免标本内晶体溶解或细胞自溶,标本采集后要及时送检。

4. 影像学检查 在风湿病学中是一个重要的辅助检测手段,有助于各种脊柱关节病的诊断、鉴别诊断、疾病严重性分期、药物疗效的判断等。以X线平片检查最常用,其缺点是不易发现较小的关节破坏病灶,对关节周围软组织病变除肿胀和钙化点外很难发现其他病变,因此X线平片对早期的关节炎不敏感。当X线平片阴性而临床高度怀疑有病变时,选择性应用CT、MRI及血管造影,有利于疾病的早期诊断。

5. 其他 肌电图、活组织检查,对不同病因所致的风湿病各具不同的诊断价值。各种病理活组织检查及狼疮带试验,不仅对疾病诊断有决定性意义,同时可指导治疗。

(四) 心理-社会状况

(1) 日常生活、工作是否因患病受到影响。如系统性红斑狼疮患者常因疾病反复发作、长期不愈,并有关节疼痛、活动受限或脏器功能受损等原因影响生活、工作或学习。

(2) 对疾病的性质、过程、预后及防治知识的了解程度。

(3) 患者的心理状态,如有无敏感、多疑、易激惹、性格幼稚化、焦虑、忧郁、悲观等心理反应及其程度。

(4) 社会支持系统,患者的家庭结构、经济状况,文化、教育背景;亲属对患者所患疾病的认识和态度,对患者的关心程度;患者单位所能提供的支持;出院后的继续就医条件,以及社区所能提供的医疗服务等。

(刘 红)

任务二 结缔组织病常见症状与体征的护理

学习目标

1. 了解结缔组织病常见症状和体征的健康史、实验室及其他检查、健康教育。
2. 掌握结缔组织病常见症状及体征的身体评估、护理诊断、护理措施。

一、关节疼痛与肿胀

关节疼痛是关节受累最常见的首发症状，也是风湿性疾病患者就诊的主要原因。评估关节疼痛的起病形式、部位、性质等特点有助于诊断和鉴别诊断。疼痛的关节可有肿胀和压痛，多为关节腔积液或滑膜增生所致，是滑膜炎或周围组织炎的重要特征。

【护理评估】

（一）健康史

(1) 最常见的病因是系统性红斑狼疮、类风湿关节炎、痛风等。

(2) 发病可能与遗传、性激素和环境因素等有关；日光照射、感染、食物、药物以及生活、工作在寒冷、潮湿、阴暗环境等可诱发。

（二）身体状况

(1) 评估患者的生命体征、营养状况。

(2) 评估关节疼痛的部位和性质。不同疾病疼痛关节的分布和疼痛特点有所区别：类风湿关节炎常侵犯腕、掌指、近端指间关节，呈对称性分布，持续性疼痛；强直性脊柱炎主要侵犯脊柱、髋、踝等大关节，常呈不对称分布，疼痛为持续性；骨性关节炎为单侧或双侧膝关节受累，休息后疼痛可缓解；风湿热关节痛多为游走性；痛风多累及单侧第一趾（指）关节，疼痛剧烈。

(3) 评估关节肿胀程度和有无压痛。关节肿胀为关节炎的重要体征，压痛可由关节及其周围软组织病变引起，检查时应注意区别压痛由何部位病变所产生，关节局部发热及活动受限的情况。

(4) 风湿性疾病除关节损害的表现外，常有关节以外其他系统受侵犯。评估时要注意是否伴有全身症状如长期低热、疲乏无力、消瘦、食欲不振等表现，观察有无皮肤、肾、心、肺、肝、脾、眼等部位病变。如系统性红斑狼疮可出现面颊部蝶形红斑、肾损害；类风湿关节炎累及眼部，可引起巩膜炎；干燥综合征可有大量龋齿；皮肌炎咽肌受累，可出现吞咽困难等。

（三）辅助检查

了解自身抗体测定结果、滑液检查及关节 X 线检查结果，以明确导致关节疼痛的原因、病变严重程度、是否处于活动期及预后等。

（四）心理-社会状况

由于疾病反复发作、长期不愈，并常有关节疼痛、活动受限或脏器功能受损，影响正常生活，常给患者带来精神压力，使患者产生焦虑、抑郁、多疑、易激惹、偏执和悲观的心理反应。

【首要护理诊断/问题】

疼痛：慢性关节疼痛　与关节炎症反应有关。

【次要护理诊断/问题】

焦虑　与疼痛反复发作、病情迁延不愈有关。

【护理目标】

(1) 关节炎症反应消退，疼痛减轻或消失。

(2) 焦虑程度减轻，生理和心理上的舒适感有所增加。

【护理措施】

1. 疼痛　与慢性关节炎症、渗出、压迫有关。

(1) 病情观察：观察关节疼痛与肿胀程度、性质的改变、活动受限的情况。

(2) 休息与体位：炎症急性期关节肿胀伴体温升高时，要卧床休息。帮助患者采取舒适体位，尽可能使关节保持功能位，必要时给予小夹板或石膏托固定。避免疼痛部位受压，可用支架支起床上被子。

(3) 协助患者减轻疼痛：①为患者创造舒适、整洁的病室环境，避免过于吵闹或过于清静。

②使用放松术以分散注意力。③根据病情使用水疗、超短波、红外线、皮肤刺激疗法(冷敷、热敷、加压、震动)等治疗。④可按摩肌肉、活动关节,防止肌肉挛缩和关节活动障碍。⑤遵医嘱用药:常用非甾体类抗炎药有布洛芬、萘普生、阿司匹林、吲哚美辛等,告诉患者严格按医嘱服药的重要性以及药物的副作用和不良反应,如消化道反应,故应在饭后服用,也可遵医嘱服用胃黏膜保护剂如硫糖铝等。此外,因其能抑制前列腺素的合成,影响肾血流量,故孕妇或肾功能不全者慎用或禁用。同时注意评估用药效果,疼痛是否减轻。

2. 焦虑 与病情迁延不愈、好坏交替有关。

(1) 病情观察:观察患者精神状态是否正常,发现情绪不稳定或有精神症状时,应加强护理,防止发生自伤或外伤等意外。

(2) 心理护理:鼓励患者说出自身感受给予理解和同情,和患者一起分析产生焦虑的原因,对其焦虑程度做出评估。与患者建立良好的护患关系,委婉地向患者说明焦虑对身体状况可能产生的影响,帮助患者采取积极的措施应对焦虑感。鼓励患者建立起战胜疾病的信心。劝导患者家属多给予关心、理解,使患者获得良好的心理支持。

(3) 掌握放松技巧:教会患者及家属使用减轻焦虑的方法,如音乐疗法、按摩、松弛疗法、指导式想象、分散注意力等。

【护理评价】

(1) 患者能正确运用减轻疼痛的技术和方法,主动配合休息、药物等治疗,疼痛减轻或消失。

(2) 能认识到焦虑所引起的不良影响,能够运用适当的应对技术,焦虑程度减轻,舒适感有所增加。

二、关节僵硬与活动受限

关节僵硬常在晨起时最明显,故又称晨僵(morning stiffness),即早晨起床后自觉病变关节僵硬,如胶黏着样的感觉,难以达到平时关节活动的范围,日间长时间静止不动也可出现此征象,活动后方能缓解或消失。晨僵是判断滑膜关节炎症活动性的客观指标,其持续时间与炎症的严重程度相一致,因此,可作为判断病情活动的指标之一。临床上出现晨僵,持续时间在 1 h 以上者意义较大。早期关节活动受限主要由肿胀、疼痛引起,晚期则主要由关节骨质破坏、纤维骨质粘连和关节半脱位引起,此时关节活动严重障碍,最终导致功能丧失。

【护理评估】

(一) 健康史

(1) 评估有无类风湿关节炎、骨性关节炎、强直性脊柱炎等病史。

(2) 家族中有无类似表现的患者;患者是否生活或工作在寒冷、阴暗、潮湿的环境等。

(二) 身体状况

(1) 评估患者的全身状况。

(2) 重点评估僵硬关节的分布、活动受限的程度、有无畸形和功能障碍。评估关节僵硬与活动受限的发生时间、部位、持续时间、缓解方式,关节僵硬与活动的关系,活动受限是突发的还是渐进的,僵硬对患者生活的影响,患者以前减轻僵硬的措施及其效果。

(3) 评估患者的肌力情况,有无肌萎缩。皮肤的完整性,耳廓、肩胛、肘、骶骨等骨突处有无发红或局部损害。有无血栓性静脉炎、腓肠肌痛、肢体发红、局部肿胀、温度升高等。

(三) 辅助检查

必要时做关节影像学和关节镜检查,以了解关节损害的程度,自身抗体测定、肌肉活检对病因诊断有意义。

(四) 心理-社会状况

评估患者生活自理能力程度,以及对活动受限所产生的心理反应。因关节僵硬与活动受限,导致患者生活自理能力下降，自我形象受损，治疗效果不佳，常给患者及家属带来巨大的心理压力，产生孤独、忧虑、悲哀等心理反应，甚至对生活失去信心。

【首要护理诊断/问题】

躯体活动障碍　与关节疼痛、僵硬以及关节、肌肉功能障碍有关。

【护理目标】

患者关节僵硬和活动受限程度减轻，能进行基本的日常活动和工作。

【护理措施】

1. 病情观察　严密观察患肢的情况，并做肢体按摩，防止压疮和肌肉萎缩；卧床患者观察有无咳嗽、咳痰等肺部感染的征象；加强保护措施，尤其患者活动初期应有人陪伴，防止受伤；保持关节功能位，如用枕头、沙袋或夹板保持足背屈曲，以防止足下垂；协助患者定时翻身、适当使用抗压器材以预防压疮；采取预防便秘的措施，如保证足够的液体入量，多食用富含纤维素的食物，适当活动，必要时给予缓泻剂。如发现异常，立即报告医生。

2. 一般护理　根据患者活动受限的程度，帮助或协助患者完成日常生活护理，鼓励患者用健侧手臂进行自我照顾。夜间睡眠时注意病变关节的保暖，防止晨僵的出现；关节肿胀时，限制活动；急性期后，鼓励患者每天坚持全关节活动锻炼，以恢复关节功能，活动量以活动后出现的疼痛或不适持续时间不超过 2 h 为宜。必要时提供适当的辅助工具，如拐杖、助行器、轮椅等，并教给患者个人安全的注意事项，指导患者及家属正确使用辅助性器材，使患者既能避免长时间不活动而致的关节僵硬，又能在活动时掌握安全措施，避免损伤。

3. 心理护理　鼓励患者接受活动受限的事实，正确认识自身仍有活动能力。允许患者在能力范围内完成工作或学习，并予以鼓励，增强患者自我照顾的能力和信心。鼓励患者表达自己的感受，并表示理解和支持。

【护理评价】

(1) 患者掌握缓解关节僵硬的方法，关节疼痛、僵硬程度减轻，关节活动受限的状况得到改善，能进行适度的关节活动。卧床患者未发生压疮等并发症。

(2) 能独自进行穿衣、进食、如厕等日常活动或参加工作。

三、皮肤受损

常见的皮肤损害有皮疹、红斑、溃疡、水肿等，皮肤损害多由免疫反应导致血管炎、应用免疫抑制剂所致的感染引起。SLE 患者最具特征的皮肤损害为面部蝶形红斑。RA 患者可有皮下结节，多位于肘鹰嘴附近、枕后、跟腱等关节隆突部及受压部位的皮下；结节呈对称分布，质硬无压痛，大小不一，直径数毫米至数厘米不等。皮肌炎皮损为对称性的眼睑、眼眶周围紫红色斑疹及实质性水肿。部分患者可因寒冷、情绪激动等刺激，导致突然发作的肢端和暴露部位的皮肤苍白继而青紫再发红，并伴有局部发冷、疼痛的表现，称为雷诺现象。

【护理评估】

(一) 健康史

(1) 评估有无类风湿关节炎、系统性红斑狼疮、特发性炎性肌病等病史。

(2) 病前有无日光照射，病毒或细菌感染，食物、药物过敏等病史。

(3) 评估家族中有无患此类疾病的患者；注意患者年龄、性别与发病的关系。

(二) 身体状况

(1) 评估患者的生命体征。

(2) 评估皮损的起始时间、部位、形态、面积大小、演变特点，有助于对疾病的诊断。

(3) 评估有无口腔、鼻、指尖和肢体的溃疡，手、足的皮肤颜色和温度，有无脱发、雷诺现象等。

(三) 辅助检查

原发疾病的相关检查，尤其是免疫学检查、皮肤狼疮带试验、肌肉活检等检查的结果，以协助诊断。

(四)心理-社会状况

皮损发生在颜面部,常引起患者容貌改变,自我形象受损,患者自尊受挫,易出现孤僻、自卑的心理。由于疾病病程长、反复发作,治疗效果欠佳,患者常出现抑郁、悲观、失望等消极情绪反应。部分患者因而事业、婚姻等受挫,对生活和未来失去信心,甚至产生轻生念头。

【首要护理诊断/问题】

皮肤完整性受损　与血管炎症反应及应用免疫抑制剂等因素有关。

【次要护理诊断/问题】

组织灌注无效:外周组织　与肢端血管痉挛、血管舒缩功能调节障碍有关。

【护理目标】

(1) 患者受损皮肤面积缩小或完全修复,无感染发生。患者学会自我护理皮肤的方法。

(2) 外周血管灌注得到改善,末梢皮肤颜色正常。

【护理措施】

1. 病情观察　密切观察皮损的面积有无缩小,有无新的皮损出现。观察雷诺现象发生的频率、持续时间、诱发因素;肢体末梢有无发冷、感觉异常,皮肤有无苍白、发绀等。

2. 一般护理

(1) 饮食护理:鼓励患者摄入足够的营养和水分,给予丰富的蛋白质、维生素等,以满足组织修复的需要;饮食宜清淡、易消化,避免刺激性食物。

(2) 皮肤护理:除常规的皮肤护理、预防压疮外,还应注意以下几点。

① 保持皮肤清洁、干燥,每天用温水冲洗或擦洗,忌用碱性肥皂。

② 有皮疹、红斑或光过敏者,指导患者外出时采取遮阳措施,避免阳光直接照射裸露的皮肤,忌用日光浴;皮疹或红斑处避免涂各种化妆品或护肤品,可遵医嘱局部涂药物性软(眼)膏;若局部溃疡合并感染者,遵医嘱使用抗生素治疗的同时,做好局部清创换药处理。

③ 避免接触刺激性物品,如各种烫发和染发剂、定型胶水、农药等。

④ 避免使用容易诱发风湿病症状的药物,如普鲁卡因胺、肼屈嗪等。

3. 用药护理　针对微循环障碍可遵医嘱给予血管扩张剂和抑制血小板聚集的药物,如硝苯地平、地巴唑、山莨菪碱或低分子右旋糖酐等。肢端血管痉挛引起皮肤苍白、疼痛时,可局部涂硝酸甘油膏,以扩张血管、改善血液循环、缓解症状。

4. 避免诱因

①寒冷天气注意保暖,尽量减少户外活动或工作,避免皮肤在寒冷空气中暴露时间过长;外出时需穿保暖衣服,注意保持肢体末梢的温度,指导患者戴口罩、帽子、手套和穿保暖袜子等。②需要洗涤时宜用温水,勿用冷水洗手、洗脚。③避免吸烟、喝咖啡,防止引起交感神经兴奋,病变小血管痉挛,加重组织缺血、缺氧。④保持良好的心态,避免情绪激动和劳累而诱发血管痉挛。

常用的抗风湿药物如下。

①非甾体类抗炎药:包括布洛芬、萘普生、阿司匹林等。本类药物具有抗炎、解热、镇痛等作用,能迅速减轻炎症引起的症状。最常见的不良反应是胃肠道反应,表现为消化不良、上腹痛、恶心、呕吐等,严重者可出现出血性糜烂性胃炎,因此应指导患者饭后服用或同时服用胃黏膜保护剂、H_2受体阻滞剂或抗酸药米索前列醇等,可减轻损害;此外可出现神经系统不良反应,如头痛、头晕、精神错乱等;长期使用此类药物可出现肝肾毒性、抗凝作用以及皮疹等,故用药期间应严密观察有无不良反应,监测肝肾功能。

②糖皮质激素:有较强的抗炎、抗过敏和免疫抑制作用,能迅速缓解症状,但可能引起继发感染、无菌性骨坏死等;长期服用糖皮质激素可引起医源性库欣综合征,加重或引起消化性溃疡、骨质疏松,可诱发精神失常。在服药期间,应给予低盐、高蛋白、高钾、高钙饮食,补充钙剂和维生素D;定期测量血压,检测血糖和尿糖的变化。做好皮肤和口腔黏膜护理。强调按医嘱服药的重要

性和必要性，不能自行停药或减量过快，以免引起“反跳”现象。

③免疫抑制剂：此类药物通过不同途径产生免疫抑制作用，主要的不良反应有白细胞减少，可引起胃肠道反应、黏膜溃疡、皮疹、肝肾功能损害、脱发、出血性膀胱炎、畸胎等。应鼓励患者多饮水，观察尿液颜色，及早发现出血性膀胱炎。育龄女性服药期间应避孕。有脱发者，建议患者戴假发，以增强自尊，并做好心理护理。

【护理评价】

(1) 患者能说出皮肤防护及避免血管收缩的方法，皮肤受损面积缩小并逐渐愈合，没有新的皮肤损伤。

(2) 肢体末梢血液循环良好，手指和足趾皮肤颜色正常，雷诺现象发作频率降低。

任务三　系统性红斑狼疮患者的护理

学习目标

1. 掌握系统性红斑狼疮的护理诊断和护理措施。
2. 熟悉系统性红斑狼疮的概念、临床表现、护理要点及健康教育。
3. 了解系统性红斑狼疮有关检查、治疗原则。

情景导入

患者，女，20 岁。5 年前无诱因的前提下乏力、眼睑水肿，伴发热，体温 38～39 ℃，于我院诊断为肾病综合征，系统性红斑狼疮待排，建议进一步行肾活检。给予甲基强的松龙、环磷酰胺、血浆置换及血液透析 5 次，水肿消失出院。出院后激素正规减量。

查体：T 37 ℃，P 110 次/分，R 20 次/分，BP 130/70 mmHg，颜面部轻度水肿，面部散在蝶形红斑，咽部充血，扁桃体不大，双肺呼吸音弱，未闻及干、湿啰音，心界不大，心率 110 次/分，律齐，无杂音，肝脾不大，移动性浊音(—)，双下肢轻度水肿。

血生化检查：肌酐 207.9 μmmol/L，正常。

血气分析：正常。

血沉检查：30 mm/第 1 小时，C 反应蛋白 6.38 mg/dL，抗“O”正常。

免疫学检查：IgA 90.7 mg/dL，其余免疫球蛋白正常。补体 C3、C4 正常。

肺片：左肺片状阴影。

心电图：Q-T 间期短，Ⅱ、Ⅲ、avF 出现小 q 波。

超声心动：二尖瓣轻度关闭不全，左心扩大，收缩功能正常低限，二尖瓣少量反流，室间隔轻度增厚。

B 超检查：脂肪肝，慢性肾实质损害。

系统性红斑狼疮(SLE)是一种反复发作的，具有多系统损害表现的慢性自身免疫病。其主要临床表现除皮疹外，尚有肝、肾、心等脏器的损害，且常伴有发热、关节酸痛等全身症状。血清内可产生以抗核抗体为代表的多种自身抗体，以女性多见，患病年龄以 20～40 岁最多。近 20 年来由于诊断和治疗方法的不断进步，许多患者能得到早期诊断和有效的治疗和护理，预后大为改观。5 年和 10 年生存率可达到 94%和 80%～90%。

【病因及发病机制】

病因是遗传、环境和雌激素的共同作用所致，发病机制可能是各种外来抗原(如病原体、药物等)使B淋巴细胞产生大量不同类型的致病性自身抗体(DNA抗体、抗血小板抗体、抗红细胞抗体、抗SSS抗体、抗磷脂抗体、抗核糖体抗体等),造成大量组织损伤。SLE的主要病理变化是炎症反应和血管异常,系统性红斑狼疮病因尚不清楚,可能与多种因素有关。

1. 遗传 SLE的发病有家族倾向,患者近亲发病率高达5%～12%,同卵孪生发病率69%异卵孪生发病率3%,抗核抗体在患者家族中阳性率较正常人高。组织相容复合体抗原(HLA)的研究提示,HLA-A_1、HLA-B_8、HLA-B_{15}、HLA-B_{19}等表型均在SLE患者中增加。

2. 感染 应用电子显微镜观察到在狼疮肾炎的内皮细胞内有"病毒包涵体",皮肤、血管内皮、淋巴细胞内也能发现类似的包涵体,某些SLE患者可见麻疹病毒、风疹病毒、腮腺病毒、EB病毒的抗体滴度增高。SLE动物模型NZB/NZWF小鼠组织中可分离出C型病毒,但在人中未能证实。

3. 激素 大部分SLE患者为育龄妇女,男女之比为1∶(7～9),无论男、女性患者血中雌酮羟基化产物皆增高。

4. 环境 日光和紫外光照射能使SLE全身和皮肤症状加重,日光过敏见于20%～40%患者。日晒后出现颊、额、颈、胸、手背等处红斑。

5. 药物 服用某些药物如普鲁卡因胺、肼苯哒嗪可引起药物性狼疮,其症状与自发SLE相似,但血清补体正常,无抗双链DNA抗体和Sm抗体,极少发生肾炎和中枢神经损害,停药后症状和自身抗体消失。药物作为半抗原,引起药物过敏,有加重SLE的可能。

关于SLE的发病机理研究颇多,下列结果均证实该病属体内免疫功能障碍的自身免疫性疾病。

(1) SLE患者可查到多种自身抗体,如抗核抗体,抗单链、双链DNA抗体,抗组蛋白抗体,抗RNP抗体,抗Sm抗体等,以上均属抗细胞核物质(抗原)的抗体。其他尚有抗细胞质抗原抗体,如抗核糖体抗体、抗血细胞表面抗原的抗体、抗淋巴细胞毒抗体、抗红细胞抗体、抗血小板抗体等。

(2) SLE主要是一种免疫复合物病,这是引起组织损伤的主要机理。在70%患者有或无皮疹的皮肤中能查到免疫复合物沉积。多脏器的损伤也多是免疫复合物沉积于血管壁后引起的。在胸腔积液、心包积液、滑液、脑脊液和血液中均能查到免疫复合物。免疫复合物最主要是由DNA和抗DNA抗体形成的。

(3) 免疫调节障碍。在SLE中表现突出,大量自身抗体产生和丙种球蛋白升高,说明B淋巴细胞高度增殖活跃。T淋巴细胞绝对量虽减少,但T辅助细胞百分比常减少,而T抑制细胞百分比增加,使T_4/T_8比例失调。近年来研究发现,白介素Ⅰ、白介素Ⅱ在SLE中皆减少,α-干扰素增多而γ-干扰素减少或增多。SLE是一种异质性疾病,不同患者的免疫异常可能不尽相同。

【护理评估】

(一) 健康史

(1) 询问患者有无与本病有关的病因和诱因,如有无病毒感染、日光过敏、妊娠、药物或精神刺激等。

(2) 因本病与遗传因素关系密切,故需了解患者家族中有无患本病者。

(3) 了解患者起病的时间、特点、病情的变化,如有无发热、乏力、体重下降、食欲不振、呕吐、腹痛、腹泻,重点了解患者皮疹出现的时间及变化情况,有无关节和肌肉疼痛及其部位、性质、特点等。

重点:系统性红斑狼疮的症状和体征。

(二) 身体状况

1. 全身症状 常见发热,尤以低、中度热常见,活动期患者多有疲乏、体重下降等全身症状。

2. 皮肤黏膜损害 约80%的患者有皮肤损害。常于颜面、四肢等暴露部位出现对称性皮疹。典型者面颊及鼻梁部位可见不规则的水肿性鲜红或紫红色蝶形红斑,少数呈盘状红斑;也可于手掌大小鱼际部位的皮肤、指(趾)端及甲周出现红斑、紫癜、网状红斑、血管性水肿或硬皮病样损害。部分患者可有光过敏现象，口腔黏膜有反复发作性无痛性溃疡，遇冷后出现对称性指(趾)端苍白、发绀和潮红等肢端小动脉痉挛(雷诺现象)等。

3. 关节与肌肉 约85%患者有关节疼痛，指、腕、膝关节最常见，表现为不对称的间歇性多关节痛，偶有指关节变形。部分患者伴有肌痛，有时出现肌炎。

4. 肾脏的损害 几乎所有患者都有肾损害。早期有程度不等的水肿、高血压、血尿、蛋白尿、管型尿等；晚期可发展为肾功能衰竭，是系统性红斑狼疮患者死亡的常见原因。

5. 心血管损害 约30%患者有心血管表现，可出现贫血、血小板减少性紫癜、淋巴结肿大等，以心包炎最常见。约10%患者有心肌炎，可有气促、心前区疼痛、心律失常等表现，严重者可发生心力衰竭。

6. 呼吸系统 约1/3患者发生胸膜炎，少数患者有狼疮肺炎，临床表现有发热、干咳、胸痛、气促、低氧血症等。

7. 消化系统 约30%患者有食欲减退、恶心、呕吐、腹痛、腹泻等消化道症状。

8. 神经精神系统 约20%患者有神经系统损伤，以中枢神经系统尤其是脑损伤最为多见。出现中枢神经系统症状表示病情活动且严重，预后不佳。

（三）辅助检查

1. 血液检查 辅助检查红细胞计数及血红蛋白浓度下降；白细胞计数减少；血小板减少；血沉增快；蛋白尿、镜下血尿及管型尿等。

2. 免疫学检查

(1) 抗核抗体(ANA)：阳性率为90%，为系统性红斑狼疮标准筛选指标，但特异性低。

(2) 抗双链DNA抗体：特异性高，阳性率约为60%，抗体效价一般随病情缓解而下降。

(3) 抗Sm抗体：特异性高，阳性率为20%～30%，与系统性红斑狼疮活动性无关。

(4) 补体：CH_{50}(总补体)、C_3、C_4明显降低，提示狼疮活动，阳性率约为80%，特异性较高。

（四）心理-社会状况

由于疾病反复发作、长期不愈，影响正常生活，常给患者带来精神压力，使患者产生焦虑、抑郁、多疑、易激惹、偏执和悲观的心理反应。

（五）处理原则

病情较重者，给予强有力的药物治疗，病情缓解后则维持治疗。

1. 糖皮质激素 目前治疗SLE的主要药物。病情活动程度较严重的SLE，应给予大剂量激素和免疫抑制剂。

2. 非甾体类抗炎药 用于缓解SLE患者发热、关节肌肉酸痛等症状。

3. 抗疟药 具有抗光过敏和控制SLE皮疹的作用。

静脉滴注大剂量丙种球蛋白，对危重难治的SLE颇有效。雷公藤对狼疮性肾炎有一定的治疗效果。

【首要护理诊断/问题】

(1) 皮肤完整性受损　与自身免疫反应致皮肤炎症性损伤、光敏感有关。

(2) 疼痛　与关节的免疫性炎症反应有关。

(3) 口腔黏膜改变　与自身免疫反应、长期使用激素等因素有关。

【次要护理诊断/问题】

(1) 预感性悲哀：郁闷、焦虑、悲观厌世　与多脏器受累、久治不愈、容貌改变等有关。

(2) 潜在并发症：肾功能衰竭。

(3) 知识缺乏　与缺乏疾病知识和自我保健知识有关。

【护理目标】

(1) 患者皮肤损害消失或明显好转。

(2) 能正确应对病情变化，情绪稳定，积极配合治疗。

(3) 患者对疾病的有关知识和自我保健认识程度有所增加，能自觉避免各种加重病情的因素。

(4) 口腔黏膜溃疡逐步愈合。

(5) 患者能正确对待病情变化，学会修饰容貌，悲哀情绪减轻或消失，积极配合治疗和护理。

重点：系统性红斑狼疮的护理措施。

【护理措施】

1. 病情观察 监测生命体征，必要时进行心电监护；观察患者有无水肿、少尿、高血压、氮质血症等肾功能衰竭的表现，严格记录 24 h 出入液量；观察患者有无头痛、恶心、呕吐、颈项强直、肢体瘫痪、行为异常、忧郁、淡漠或过度兴奋、幻觉、强迫观念或偏执等情况。

2. 一般休息 保持病室环境安静、整洁，温度适宜，病床宜安排在无阳光直射的地方。急性活动期的患者应以卧床休息为主，病情缓解后可正常学习、工作，但应避免过度劳累；给予高热量、高维生素、高蛋白饮食。肾功能衰竭患者，应给予优质低蛋白饮食；心力衰竭、肾功能衰竭、水肿者，应严格限制钠盐摄入；忌食芹菜、无花果、烟熏类、蘑菇等食物，以免诱发或加重病情；避免进食辛辣等刺激性食物。

3. 对症护理 每天 3 次用清水冲洗患处，用 30 ℃左右温水湿敷红斑处，每次 30 min，忌用碱性肥皂、化妆品和其他化学药品。每日早、晚和进餐前、后用漱口液漱口，预防口腔感染；发生口腔溃疡时，可口含制霉菌素或用 2.5%制霉菌素甘油涂敷患处，也可用中药、冰硼散、锡类散等涂敷。对合并雷诺现象的患者，应注意保暖，避免吸烟、饮咖啡，以减少病变小血管痉挛。

4. 用药护理

(1) 非甾体类抗炎药：可引起胃肠道不良反应，应在饭后服用，同时服用胃黏膜保护剂，以减轻胃黏膜损伤。

(2) 糖皮质激素：主要不良反应有满月脸、水牛背、血压升高、电解质紊乱、感染等。服药期间应定期监测血压、血糖、尿糖变化。

(3) 免疫抑制剂：主要副作用是白细胞减少，也可引起胃肠道反应、黏膜溃疡、皮疹、肝功能损害、脱发、出血性膀胱炎等。在用药过程中要定期复查血象、尿常规、肝功能、肾功能；观察尿液颜色改变，及早发现出血性膀胱炎。

(4) 雷公藤、环孢素 A：主要不良反应是肾功能减退、高血压、多毛症。要注意定期监测血压和肾功能。

5. 心理护理 给患者介绍本病的有关知识，让患者及家属了解本病并非“不治之症”，如能坚持治疗，病情可以得到长期缓解。向患者说明良好的心理状态对缓解疾病和改善预后的重要性，鼓励其表达心理感受；让患者参与护理计划的制订，明确目标，积极配合治疗。

6. 健康教育

(1) 疾病知识指导：向患者及家属介绍本病的有关知识，教育患者避免一切可能诱发本病的因素，如阳光照射、妊娠、分娩、药物、手术、劳累、感冒、精神刺激等，避免接受各种预防接种；注意个人卫生，保持口腔、皮肤的清洁，忌用各种美容护肤品。

(2) 生活指导：病情稳定后，鼓励患者参加社会活动和日常工作。忌食芹菜、无花果、烟熏类、蘑菇等食物，以免诱发或加重病情；避免进食辛辣等刺激性食物。

(3) 用药指导：向患者详细介绍药物用法、用量及可能出现的不良反应，指导患者按医嘱服药，定期复诊。

【护理评价】

(1) 患者皮肤损害有无减轻或消失。

(2) 患者情绪是否稳定，能否积极配合治疗。

(3) 患者有无肾功能衰竭发生。

(4) 患者关节疼痛程度有无减轻或消失。

(5) 患者能否自觉配合口腔护理，保持口腔清洁，口腔溃疡逐渐愈合。

知识拓展

如何判断红斑狼疮活动度

系统性红斑狼疮患者如何判断疾病是否活动?

(1) 自我感觉有无乏力、易疲劳。正常情况下,患者如出现较之平时容易疲劳,经休息后没有明显改善,就应想到病情活动可能。

(2) 关节(如近端指间关节、腕关节、膝关书、踝关节等)疼痛、红肿,可伴晨僵或有关节积液。

(3) 新出现的皮疹(如颊部红斑、盘状红斑、冻疮样皮损、多形性红斑样皮损、血管炎性皮肤病变、甲周红斑等)或原有皮疹加重。

(4) 无上呼吸道感染及腹泻、尿频、尿急、尿痛等感染情况存在,不明原因的发热或不明原因的血沉明显增高。

(5) 新出现的或经常发作的口腔或鼻部溃疡。新出现的或经常发作的斑块状或弥漫性脱发。

(6) 胸膜炎症是系统性红斑狼疮患者最常见的肺部病变。患者常主诉胸痛,随呼吸运动或体位变换而加重。系统性红斑狼疮患者的心脏病变中,以心包炎最为常见。主要表现为胸骨后或心前区钝痛,或尖锐性胸痛,随呼吸、咳嗽或吞咽动作而加重,身体前倾时胸痛减轻。

(7) 若血常规检查发现白细胞、血小板、血色素低于正常水平或小便常规中出现尿蛋白、红细胞,应考虑是否有疾病活动。

(8) 不明原因的腹泻、腹痛、恶心、呕吐,经过抗感染及对症处理后没有好转,应考虑到是否有狼疮性胃肠道活动存在。

(9) 如果系统性红斑狼疮患者出现幻觉、妄想、被控制感等思维障碍,轻躁狂、抑郁等精神症状,意识障碍、定向力障碍等器质性脑病综合征及严重而持续的头痛、抽搐等,应考虑系统性红斑狼疮的中枢表现,应及早就诊。

(刘　红　袁爱娣)

任务四　类风湿关节炎患者的护理

学习目标

1. 掌握类风湿关节炎的护理诊断和护理措施。
2. 熟悉类风湿关节炎的概念、临床表现、护理要点及健康教育。
3. 了解类风湿关节炎有关的检查、治疗原则。

情景导入

患者,女,26岁,主诉四肢关节间断肿痛半年,双膝活动受限4个月。

8年前因人工流产后着凉,逐渐出现双手指肿胀,伴晨僵数小时,在当地医院就诊,诊断为类风湿关节炎,给予口服中药及静脉滴注地塞米松1周(具体症状不详)病情无明显好转,逐渐出现双肩、双肘疼痛,活动尚可。发病以来体重减轻30斤,睡眠可,饮食大小便正常。

查体:体温36.7 ℃,皮肤黏膜正常,淋巴结未触及。肺脏正常,心脏正常,腹软,触诊无反跳痛,肾区叩痛(一),生理反射存在。

辅助检查:ERS 70 mm/h,RF 185.800 U/mL,ASO<200 U/mL,CRF 65.27 U/mL。

类风湿关节炎(rheumatoid arthritis,RA)是一种以累及周围关节为主的异质性、系统性自身免疫病,以对称性、多关节慢性炎性病变为特征,呈持续、反复发作的过程。本病可发生在任何年龄,以女性高发,发病高峰为45~54岁。

【病因及发病机制】

(一)病因

1. 细菌因素 实验研究表明A组链球菌及菌壁有肽聚糖可能为导致RA发病的一个持续的刺激原,A组链球菌长期存在于体内成为持续的抗原,刺激机体产生抗体,发生免疫病理损伤而致病。支原体所制造的关节炎动物模型与人的RA相似,但不产生人的RA所特有的类风湿因子(RF)。在RA患者的关节液和滑膜组织中从未发现过细菌或菌体抗原物质,提示细菌可能与RA的起病有关,但缺乏直接证据。

2. 病毒因素 RA与病毒,特别是EB病毒的关系是国内、外学者注意的问题之一。研究表明,EB病毒感染所致的关节炎与RA不同,RA患者对EB病毒比正常人有强烈的反应性。在RA患者血清和滑膜液中出现持续高度的抗EB病毒-胞膜抗原抗体,但到目前为止在RA患者血清中一直未发现EB病毒核抗原或壳体抗原抗体。

3. 遗传因素 本病在某些家族中发病率较高,在人群调查中,发现人类白细胞抗原(HLA)-DR_4与RF阳性患者有关。HLA研究发现DW_4与RA的发病有关,患者中70%HLA-DW_4阳性,患者具有该点的易感基因,因此遗传可能在发病中起重要作用。

4. 性激素 研究表明RA发病率男女之比为1∶2~1∶4,妊娠期病情减轻,服避孕药的女性发病率减小。动物模型显示LEW/n雌鼠对关节炎的敏感性高,雄性发病率低,雄鼠经阉割或用β-雌二醇处理后,其发生关节炎的情况与雌鼠一样,说明性激素在RA发病中起一定作用。

寒冷、潮湿、疲劳、营养不良、创伤、精神因素等常为本病的诱发因素,但多数患者常无明显诱因可查。

(二)发病机制

基本病理改变是滑膜炎。目前认为本病属于一种自身免疫性疾病,其始动因子尚不清楚,可能是感染因子(如病毒、支原体或细菌等)进入人体后,其所含某些成分(如寡糖或糖肽碎片)被关节内滑膜细胞摄取并组合到滑膜细胞所合成的蛋白多糖中,使其结构发生改变而具有抗原性。这种自身抗原不仅可使机体产生抗体(IgG),同时还导致IgG分子的Fc片段结构发生改变,形成新的抗原决定簇,从而激发另一种抗体形成,即类风湿因子(RF)。血清中RF最主要的成分是IgM,亦有IgG、IgA和IgE等,是临床诊断的重要指标。IgM型的RF见于85%~95%的类风湿关节炎患者。各种免疫球蛋白类型的RF与IgG形成的免疫复合物存在于血液循环中。RF和免疫球蛋白可以在关节内合成并结合成免疫复合物,循环中的RF-IgG复合物也可以沉积于局部组织,这与关节和关节外器官、组织病变的发生有密切关系。关节滑膜内RF-IgG复合物可以固定及激活补体,产生C3a和C5a,吸引中性粒细胞和单核细胞渗出。中性粒细胞、单核细胞及滑膜细胞(A型细胞)吞噬了上述免疫复合物后,被激活并合成和释放溶酶体酶,包括中性蛋白酶、胶原酶等以及各种介质,如前列腺素、白三烯、IL-1等,导致滑膜及关节软骨的破坏。IL-1是类风湿关节炎的主要介质,由激活的巨噬细胞和滑膜细胞产生。IL-1可使滑膜细胞和软骨细胞合成和释放胶原酶和其他蛋白溶解酶,并抑制软骨细胞合成蛋白多糖,本身又是一种破骨细胞激活因子。滑膜内不仅有RF、各种免疫球蛋白及补体等,而且经免疫荧光和组织培养也说明它们可由滑膜内B淋巴细胞和浆细胞产生。即使在始动因子(如感染因子)已经不复存在的情况下,RF仍不断产生，结果导致炎性病变反复发作，成为慢性炎症。

研究结果表明，除上述体液免疫因素外，本病与细胞免疫也有密切关系。随滑膜病变转为慢性，T淋巴细胞和浆细胞明显增加，其中主要是T_4辅助细胞。T_4辅助细胞与B淋巴细胞协同作用，参与RF和免疫球蛋白合成，滑膜内HLA-DR阳性巨噬细胞和树突细胞增加，与T_4相互作用，亦与造成关节损害的免疫机制有关。

【护理评估】

（一）健康史

应询问患者关节疼痛的起始时间，疼痛的部位、性质、持续时间及缓解方式，检查关节有无畸形及功能障碍；了解有无关节外症状；询问患者以往有无细菌或病毒感染史、扁桃体炎和关节疼痛史；有无创伤史；家族中有无该类疾病史。

（二）身体状况

重点：类风湿关节炎的症状和体征。

RA多缓慢起病，在出现关节症状前数周可有发热、乏力、全身不适、纳差等全身前驱症状，以后逐渐出现典型关节症状和关节外症状，大多数呈对称性的、多发性小关节炎表现，受累关节炎以手关节如腕、掌指和近端指间关节最为常见。

1. 关节表现

（1）晨僵。

（2）关节痛：最早出现的症状，具有对称性、持续性、时轻时重的特点，最常受累的关节是腕、掌指关节和近端指间关节，其次为足趾、膝、踝、肘、肩等关节。

（3）关节梭形肿胀。

（4）关节畸形：晚期表现为腕和肘关节伸直、掌指关节半脱位、手指向尺侧偏移呈“天鹅颈样”。

（5）特殊关节表现：颈、肩、髋关节疼痛和活动受限，颞颌关节受累，讲话或咀嚼时疼痛加重，严重时张口困难。

2. 关节外表现 类风湿结节（特异的皮肤表现）、类风湿血管炎及肺间质病变、结节样改变、胸膜炎、心包炎、胃肠道症状、轻微膜性肾病、周围神经病变、贫血、干燥综合征等。

（三）辅助检查

1. 血液检查 有轻、中度贫血；活动期血沉增快、C反应蛋白增高。

2. 免疫学检查 可测得类风湿因子及抗核周因子（APF）等，抗环瓜氨酸肽（CCP）抗体是敏感性和特异性最高的抗体，以及免疫复合物、补体。

3. 关节滑液 量增多。

4. 影像学检查 关节X线检查对本病的诊断、关节病变的分期、监测病变的演变都很重要，其中以手指及腕关节的X线片价值最大。

5. 类风湿结节活检 典型改变有助于诊断。

（四）心理-社会状况

由于疾病反复发作、长期不愈，影响正常生活，常给患者带来精神压力，使患者产生焦虑、抑郁、多疑、易激惹、偏执和悲观的心理反应。

（五）处理原则

减轻关节肿痛和关节外症状，延缓病情进展，防止和减少关节的破坏，保护关节功能，最大限度地提高患者的生活质量。

1. 一般治疗 包括休息、急性期关节制动、恢复期关节功能锻炼、物理疗法等。

2. 药物治疗

（1）非甾体类抗炎药（NSAIDs）：具有镇痛、消肿的作用，是改善关节炎症状的常用药，但不能控制病情，必须与改变病情的抗风湿药同服。主要副作用是胃肠道不良反应，应避免2种以上

NSAIDs药物同时服用。

(2) 改变病情抗风湿药:具有改善和延缓病情进展的作用,但不能彻底消除滑膜炎症反应。首选甲氨蝶呤。

(3) 糖皮质激素:可迅速明显地缓解关节炎症状,改善关节功能,但不能根治本病,停药后症状复发。适用于有关节外症状者或关节炎明显或急性发作者。常用泼尼松。

(4) 植物药:雷公藤多苷、青藤碱、白芍总苷等。

3. 外科手术治疗 包括关节置换术和滑膜切除术。

重点:类风湿关节炎的护理诊断和护理措施。

【首要护理诊断/问题】

(1) 有失用综合征的危险 与关节疼痛、畸形、脊柱强直有关。

(2) 疼痛:多关节痛 与关节炎症反应有关。

【次要护理诊断/问题】

(1) 预感性悲哀 与关节可能致残,影响生活质量有关。

(2) 生活自理缺陷 与关节功能障碍、疼痛、畸形有关。

【护理目标】

(1) 关节胀痛症状基本缓解,关节功能改善。

(2) 能够面对现实,消除悲哀。

(3) 生活逐渐能够自理。

(4) 情绪稳定,心理上逐渐适应慢性病生活,重归社会和家庭。

【护理措施】

1. 一般护理

(1) 急性期卧床休息、保护关节功能,但不宜绝对卧床;症状基本控制后,鼓励患者逐渐增加活动,防止关节僵硬和肌肉萎缩。

(2) 给予丰富蛋白质和维生素的饮食。

(3) 配合药物治疗和功能锻炼。

(4) 积极活动关节,预防关节畸形。

(5) 指导脱发者戴假发,应用人工唾液、人工泪液。

2. 关节护理

(1) 晨僵:夜间戴手套保暖,起床后用热水浸泡或洗温水浴,关节局部热敷、按摩、红外线、超短波或短波透热疗法,消除关节僵硬;关节僵硬缓解后,应积极从事力所能及的活动,避免长时间不活动。

(2) 关节痛:服止痛药物,平卧硬床,不宜取高枕屈颈和膝部屈曲姿势,必要时使用矫形支架和夹板,维持关节于功能位,避免关节畸形;积极进行主动或被动锻炼,保存关节的活动功能。

(3) 关节畸形:尽可能锻炼健康肢体,以增强自理能力。

3. 用药护理

(1) 非甾体类抗炎药:应在饭后服用,同时服用胃黏膜保护剂,以减轻胃黏膜损伤。

(2) 改变病情抗风湿药:注意观察各种抗风湿药的疗效和不良反应。

(3) 糖皮质激素:主要的副作用有满月脸、水牛背、血压升高、骨质疏松、消化性溃疡等,服药期间应给予低盐、含钾丰富的食物,补充钙和维生素 D_3;定期测量血压,注意有无呕血等消化道症状。

(4) 病情观察:主要观察关节疼痛、肿胀和活动受限的变化,晨僵、关节畸形的进展或缓解的情况。

4. 健康教育 解释类风湿关节炎是慢性疾病,病情呈现、发作与缓解的交替过程,应在关节软骨尚未受到破坏、关节炎尚有逆转的可能时,尽早接受正规治疗。强调休息和康复锻炼相结合,每日定时全身和局部相结合的主动活动。避免各种诱发因素,如寒冷、潮湿、过劳、精神刺激、感染等，争取得到较长的缓解期。坚持按医嘱服药，定期门诊复查。

【护理评价】

(1) 关节疼痛缓解或消失。

(2) 日常生活能自行料理或参加轻微的劳动。

(3) 关节功能有所改善。

(4) 了解疾病的基本知识，情绪稳定，积极配合治疗和护理。

知识拓展

类风湿关节炎的危害

(1) 引发肾病、肾功能障碍，多与长期使用抗类风湿药和非甾体类抗炎药有关。停止用药后，即可逐渐改善。长期使用非甾体类抗炎药，也有可能引起间质性肾炎，虽然进展缓慢，但可导致肾功能衰竭，因此老年人和有肾病的患者应慎重使用。

(2) 引发皮肤病、坏死性脉管炎，出现一种紫癜、溃疡和坏疽混合存在的皮肤病变，多见于下肢部位。

(3) 引发呼吸道疾病，多见于胸膜炎和间质性肺炎，特别是长期患病的老年人。

(4) 引发眼病，约15%的患者可出现干燥综合征，从而引起角膜和结膜干燥不适，少数患者可并发巩膜炎、虹膜炎，多发生在角膜边缘2～3 mm处。

(5) 引发心脏病、并发心包炎和心力衰竭的可能。

(6) 引发神经系统疾病，患者往往出现神经功能障碍。原因与颈椎压迫脊髓或因滑膜炎、肌腱滑膜炎压迫周围神经有关。

(刘 红)

项目九　神经系统疾病患者的护理

学习目标

1. 掌握神经系统疾病患者常见的护理问题及护理措施。

2. 熟悉神经系统疾病患者的护理评估、常用诊疗及护理技术。

3. 了解神经系统的结构和功能。

4. 具备爱伤观念，能运用所学知识全面准确地评估神经系统疾病患者的主要护理问题，采取正确的护理措施，对患者及家属进行健康指导。

神经系统是机体内主要的功能调节系统，它起着管理、支配和调整各器官、系统的作用，使之协调、统一地完成机体复杂的生理功能，以适应不断变化的客观环境。

神经系统疾病主要是指由血管病变、感染、中毒、外伤、肿瘤、变性、自身免疫、先天发育异常、遗传、营养缺陷和代谢障碍等致病因素引起的脑、脊髓、周围神经和骨骼肌病变。临床上表现出相应的运动、感觉、反射、自主神经及高级神经活动等功能障碍。

神经系统疾病在临床上十分常见，其特点是发病率高、死亡率高、致残率高，严重威胁人民群众的生存和生活质量。

【解剖和生理】

神经系统(nervous system)由脑、脊髓及附于脑和脊髓的神经组成，分为中枢神经系统和周围神经系统。中枢神经系统包括脑(大脑、间脑、脑干、小脑)和脊髓，周围神经系统包括脑神经和脊神经。神经系统约有100万个感觉神经元和50万个运动神经元，能对内、外环境传递的信息做出适当的反应，调节机体的运动、感觉及自主神经活动，参与人类的意识、学习、记忆和综合等高级神经活动，以保持内环境的稳定和与外环境相适应。

(一) 脑

包括大脑、间脑、脑干和小脑。

1. 大脑　调控高级思维活动、情绪、行为、记忆、语言、躯体运动与躯体感觉、视觉、听觉、味觉、内脏感觉与内脏活动等。

2. 间脑　与体温、体重、代谢、饮食、睡眠和觉醒、内分泌生殖功能有关。间脑病变可致病灶对侧偏身感觉障碍。

3. 脑干　由中脑、脑桥和延髓组成，是生命中枢(包括呼吸中枢、血管运动中枢等)所在部位，还有传导功能及控制睡眠和觉醒的功能；第Ⅲ～Ⅻ对脑神经均是自脑干发出的。任何水平的脑干损伤均可造成呼吸障碍、昏迷、瘫痪、感觉障碍等，严重者很快导致患者死亡。

4. 小脑　调节肌张力和协调肌肉的运动，维持身体平衡，使自主运动功能良好。小脑损害可致共济失调、平衡和构音障碍。

(二) 脊髓和脊神经

脊髓由灰质和白质组成，位于椎管内，是四肢和躯干的初级反射中枢，上端连接延髓、下端平齐第1腰椎椎体下缘，有2处膨大，即颈膨大和腰膨大，分别是支配上肢和下肢各对脊神经的发出部位，自脊髓发出31对脊神经，包括颈神经8对、胸神经12对、腰神经5对、骶神经5对及尾神经1对，由脊神经前根、后根在椎间孔处合并而成，每条脊神经都是混合神经，分感觉、运动纤维和躯体、内脏纤维。脊髓具有传导和反射功能，其损伤可导致受损平面以下出现各种感觉、运动和括约肌功能障碍。

（三）传导功能

神经系统感受器不断接受机体内、外环境刺激，转换为神经冲动经感觉神经元传向中枢，综合分析后，再经运动神经元传至效应器，使机体做出相应的反应。传导功能主要由2大系统完成。

1. 感觉传导系统 分为痛觉、温度觉和粗触觉传导通道，深感觉和精细触觉传导通道与视觉传导通道3部分。

2. 运动传导系统 包括锥体系（皮质核束支配头、面、颈部和内脏肌肉活动、皮质脊髓束支配躯干和四肢肌肉的运动）和锥体外系（调节肌张力、协调肌肉活动、维持和调节身体姿势、进行习惯性和节律性动作等）。

（四）自主神经系统

包括交感神经和副交感神经，支配和调节内脏器官的功能，以维持体内环境的平衡。

【病因】

神经系统疾病致病因素很多，感染、脑和脊髓血管病变、变性和遗传、肿瘤、外伤、中毒、代谢性疾病、免疫障碍、先天发育异常、自身免疫障碍、营养缺陷等都是其重要的致病因素。

【分类】

神经系统疾病分类方法很多，按病变部位不同可分为以下几类。

1. 周围神经病 包括脑神经疾病（如三叉神经痛、面神经炎）、脊神经疾病（如多发性神经炎、急性炎症性脱髓鞘性多发性神经病）等。

2. 脊髓疾病 主要包括急性脊髓炎、脊髓压迫症。

3. 脑血管疾病 包括缺血性脑血管疾病（短暂性脑缺血发作、脑梗死、脑栓塞）和出血性脑血管疾病（脑出血、蛛网膜下腔出血）。

4. 锥体外系疾病（又称运动障碍疾病） 如帕金森病、肝豆状核变性等。

5. 发作性疾病 如偏头痛、癫痫等。

6. 神经-肌肉接头疾病 如重症肌无力、周期性瘫痪等。

7. 其他 如中枢神经系统感染、神经系统遗传性疾病等。

近年来，神经系统的基础研究，如神经生理、生化、免疫、遗传等获得了显著成就；神经系统的应用技术迅速发展，如电子计算机体层扫描（CT）、CT血管造影（CTA）、磁共振成像（MRI）、数字减影血管造影（DSA）、视觉诱发电位（VEP）、脑干听觉诱发电位（BAEP）、经颅多普勒超声（TCD）、24 h脑电图磁带记录及神经和肌肉活组织检查等，使神经系统疾病得以更早期、更准确地诊断。神经系统疾病病情复杂、死亡率高、并发症多、致残率高，故积极挽救患者生命、预防并发症、减轻痛苦、促进康复已成为护理神经系统疾病患者的主要目标。

任务一　神经系统疾病常见症状与体征的护理

情景导入

患者，女，70岁，丧偶，与儿、媳同住，时有冲突，心情不快，有高血压史10余年，常不规则服药。某晚因怄气头痛睡不着觉，自服药物3片，具体不详。晨起时，倾倒于地，经扶起发觉右侧肢体活动不便，口水流出，说话不清，但神志清楚，急诊入院。

查体：T 37 ℃，BP 120/90 mmHg，P 74次/分，R 18次/分，右上、下肢瘫痪；患者整日愁眉苦脸，暗自落泪。

神经系统疾病常见症状及体征包括头痛、感觉障碍、运动障碍、意识障碍及言语障碍。

一、头痛

【概述】

头痛为临床常见的症状,各种原因刺激颅内、外的疼痛敏感结构都可引起头痛。颅内的血管、神经和脑膜以及颅外的骨膜、血管、头皮、颈肌、韧带等均属头痛的敏感结构。这些敏感结构因挤压、牵拉、移位、炎症、血管的扩张与痉挛、肌肉的紧张性收缩等均可引起头痛,也可引起全身性疾病和神经症。头痛的主要分类如下。

重点:区别不同类型头痛的表现。

(一)偏头痛

偏头痛主要是由颅内、外血管收缩与舒张功能障碍引起,多为一侧颞部搏动性头痛,亦可为双侧头痛或由一侧头痛开始发展为双侧头痛,伴恶心、呕吐,常反复发作。典型偏头痛在头痛发作前先有视觉症状,表现为视物模糊、眼前闪光、暗点,或眼前出现锯齿状视物缺损等视觉先兆,但多数偏头痛并无先兆。在暗处休息、睡眠后或服用止痛药物头痛可缓解。患者多有偏头痛家族史。

(二)高颅压性头痛

颅内肿瘤、血肿、脓肿、囊肿等占位性病变可使颅内压增高,刺激、挤压颅内血管、神经及脑膜等疼痛敏感结构而出现头痛。高颅压性头痛常为持续性整个头部的胀痛、呈阵发性加剧,伴有喷射状呕吐及视力障碍。

(三)颅外局部因素所致头痛

此种头痛可以是急性发作,也可为慢性持续性头痛。常见的局部因素如下。

1. 眼源性头痛 由青光眼、虹膜炎、视神经炎、眶内肿瘤、屈光不正等眼部疾病引起头痛。常位于眼眶周围及前额,一旦眼部疾病治愈,头痛也将得到缓解。

> **课堂互动**
>
> 请根据案例分析,该患者导致头痛的原因是什么?

2. 耳源性头痛 急性中耳炎、外耳道的疖肿、乳突炎等耳源性疾病都可引起头痛。多表现为单侧颞部持续性或搏动性头痛,常伴有乳突的压痛。

3. 鼻源性头痛 由鼻窦炎症引起前额疼痛,多伴有发热、鼻腔脓性分泌物等。

4. 神经性头痛 神经性头痛亦称精神性头痛,无固定部位,多表现为持续性闷痛、胀痛,常伴有心悸、失眠、多梦、多虑、紧张等症状。

【护理评估】

(一)健康史

了解患者头痛的部位、性质、程度、规律、起始与持续时间,头痛发生的方式与经过,加重、减轻或诱发头痛的因素以及伴随症状;了解患者有无发热、头部外伤、高血压及家族史等。有些头痛可能是严重疾病的信号,如突发的头部剧痛可提示蛛网膜下腔出血,进行性加重的头痛可能为颅内进行性加重的疾病如颅内高压症等。仔细询问患者头痛是否与紧张、饥饿、精神压力、噪声、强光刺激、气候变化以及进食某些食物如巧克力、红酒等因素有关;是否因情绪紧张、咳嗽、大笑以及用力性动作而加剧;头痛的性质是胀痛、跳痛、刺痛、抑或搏动性痛,是否伴有恶心、呕吐与发热;同时还要评估患者是否因长期反复头痛而出现恐惧、忧郁或焦虑心理。

(二)身体状况

观察患者神志、瞳孔及精神状态,注意生命体征变化,外伤伤痕,眼睑是否下垂,有无颈项强直及克尼格征(凯尔尼格征)阳性。

(三)辅助检查

脑脊液检查有无压力增高,是否为血性,CT 或 MRI 检查有无颅内病灶。

（四）心理-社会状况评估

及时了解患者的心理状况，积极主动地关心患者，认真倾听患者的诉说，了解其苦闷、烦恼并加以分析和解释，鼓励患者以增强与疾病做斗争的信心。

【常用护理诊断/问题】

疼痛：头痛　与颅内、外血管舒缩功能障碍或脑器质性病变等因素有关。

【护理目标】

(1) 患者能叙述引起或加重头痛的因素，并能尽量设法避免。

(2) 患者情绪稳定，能正确运用缓解头痛的方法、合理使用止痛药、疼痛发作的次数减少或程度减轻。

【护理措施】

重点：颅内压增高头痛的病情观察。

1. 病情观察　观察患者头痛的诱发因素，疼痛的部位、时间及缓解方式。

2. 一般护理　避免诱发因素，告知患者可能诱发或加重头痛的因素如饮酒、月经来潮等；保持环境安静、舒适、光线柔和。

3. 对症护理　选择减轻头痛的方法，如指导患者做缓慢深呼吸，听轻音乐和进行气功、生物反馈治疗，引导式想象，冷，热敷，以及理疗、按摩、指压止痛法等。

4. 用药护理　指导患者按医嘱服药，告知药物作用、不良反应，让患者了解药物依赖性或成瘾性的特点。如大量使用止痛剂，滥用麦角胺咖啡因可致药物依赖。

5. 心理护理　长期反复发作的头痛，患者可能出现焦虑、紧张心理，要理解、同情患者的痛苦，耐心解释、适当诱导、解除其思想顾虑，保持身心放松，鼓励患者树立信心，积极配合治疗。

【评价】

患者能说出诱发或加重头痛的因素，能有效运用减轻头痛的方法，头痛减轻或缓解。

二、意识障碍

【概述】

意识是指人对外界环境和自身状态的识别及观察能力。意识障碍是对外界环境刺激减弱、缺乏反应的一种精神状态。临床上通过患者的言语反应，对针刺的痛觉反应、瞳孔对光反射、吞咽反射、角膜反射等来判断意识障碍的程度。

重点：意识障碍各期的症状、体征特点。

可分为以大脑抑制为主的嗜睡、意识模糊、昏睡、昏迷（浅昏迷、中度昏迷和深昏迷）和以大脑兴奋为主的谵妄。

（一）嗜睡

嗜睡是意识障碍的早期表现，是最轻的意识障碍。患者嗜睡，能被唤醒，醒后可以交流和配合体格检查，刺激停止后又入睡。

（二）意识模糊

意识模糊指患者意识的清晰度减低，对时间、地点、人物的定向力发生障碍，对声、光、疼痛的刺激仍可保持基本的反应和简单的精神活动。

（三）昏睡

昏睡是比嗜睡加重的意识障碍，患者持续处于睡眠状态。多次较重的痛觉刺激或较响的言语刺激方可唤醒，能简单、模糊且不完整地回答问题，自发性言语少。当外界停止刺激后立即进入熟睡。

（四）昏迷

1. 浅昏迷　对针刺和对用手压眶上缘有痛苦表情及躲避反应，无言语应答，并不能执行简单的命令。瞳孔对光反射、角膜反射、咳嗽反射、吞咽反射及生命体征无明显改变。

2. 深昏迷　深昏迷为自发性动作完全消失，对任何刺激均无反应，瞳孔对光反射、角膜反射、咳嗽反射、吞咽反射等均消失,生命体征常有改变。

(五)谵妄

谵妄是一种以兴奋性增高为主的高级神经中枢急性活动失调状态,是在意识清晰度降低的同时,表现为有定向力障碍,包括时间、地点、人物定向力及自身认识障碍,并产生大量的幻觉、错觉。

为准确评估意识障碍程度,国际通用 Glasgow 昏迷评定量表(表 9-1-1),总分 15 分,最低 3 分。按得分多少,评定其意识障碍程度。13～14 分为轻度障碍,9～12 分为中度障碍,3～8 分为重度障碍(多呈昏迷状态)。分数越低,表示病情越重,通常 8 分以上恢复的机会较大,7 分以下预后较差,3～5 分并伴有脑干反射消失的患者有潜在的死亡风险。

表 9-1-1　Glasgow 昏迷评定量表

睁眼反应	自动睁眼	4
	呼唤睁眼	3
	刺痛睁眼	2
	无反应	1
语言反应	正确回答	5
	回答错误	4
	语无伦次	3
	含混发音	2
	无反应	1
运动反应	可按指令动作	6
	能确定疼痛部位	5
	对疼痛刺激有肢体退缩反应	4
	对疼痛刺激肢体屈曲	3
	对疼痛刺激肢体过伸	2
	对疼痛刺激无反应	1

【护理评估】

(一)健康史

详细了解患者的发病方式及过程;有无高血压、糖尿病等可能与意识障碍有关的疾病;有无外伤或中毒,有无癫痫病史;评估患者的家庭背景,家属的心理状态及对患者的关心程度。

(二)身体状况

通过言语、疼痛等刺激检查患者有无睁眼动作、肢体反应;判断意识障碍的程度并了解是否为特殊类型的意识障碍;检查瞳孔是否等大、等圆,对光反射是否灵敏;观察生命体征变化,尤其注意有无呼吸节律与频率的改变;评估有无肢体瘫痪、头颅外伤;耳、鼻、结膜有无出血或渗液;皮肤有无破损、发绀、出血、多汗;脑膜刺激征是否阳性。

(三)辅助检查

电解质及血常规是否正常,脑电图是否提示脑功能受损,血液生化检查血糖、血脂,头部 CT、磁共振检查有无异常发现。

(四)心理-社会状况

及时了解患者的心理状况,积极主动地关心患者,认真倾听患者的诉说,了解其苦闷、烦恼并加以分析和解释,取得患者的信任,告诉患者本病经积极治疗和康复锻炼,绝大多数可以恢复,以增强患者与疾病做斗争的信心。

【常用护理诊断/问题】

意识障碍　与脑组织受损、功能障碍有关。

【护理目标】

(1) 患者意识障碍无加重或神志清楚。

(2) 不发生长期卧床引起的各种并发症。

【护理措施】

1. 病情观察　严密观察生命体征及瞳孔变化，观察有无呕吐及呕吐物的性状与量，预防消化道出血和脑疝。日常生活护理时保持床单位整洁、干燥，定时给予翻身、拍背，并按摩骨隆突处；做好大小便的护理，保持会阴部皮肤清洁；注意口腔卫生，不能自口进食者应每天口腔护理2～3次；谵妄躁动者加床栏，防止坠床，必要时做适当的约束；慎用热水袋，防止烫伤。

重点：昏迷患者如何预防压疮的形成。

2. 一般护理　给予高维生素、高热量饮食，补充足够的水分；鼻饲流质者应定时喂食，保证足够的营养供给。

3. 对症护理　保持呼吸道通畅，患者取平卧头侧位或侧卧位，及时清除口鼻分泌物和吸痰，防止舌根后坠、窒息与肺部感染。

4. 心理护理　及时了解患者家属的心理状况，积极主动地关心患者及家属，增强患者家属对患者疾病康复的信心及应对能力。

> **课堂互动**
>
> 患者对压眶刺激出现痛苦表情，没有言语应答，且不能执行简单的命令，目前患者的意识状态是怎样的？

【评价】

(1) 患者意识障碍减轻，神志较前清楚。

(2) 患者生活需要得到满足，未出现压疮、感染及营养失调等。

三、语言障碍

【概述】

语言障碍可分为失语症和构音障碍。由于大脑语言中枢的病变使患者的听、说、阅读和书写能力丧失或残缺称之为失语症。构音障碍是因神经肌肉的器质性病变，造成发音器官的肌肉无力、瘫痪，或肌张力异常和运动不协调等而出现的发声、发音、共鸣、韵律、吐字不清等异常。

（一）失语症

失语症是由于大脑皮质与语言功能有关的区域受损害所致，是优势大脑半球损害的重要症状之一。对患者自发语言、听语理解、口语复述、匹配命名、阅读及书写能力的观察和检查可以将失语症分为以下几种类型。

1. 布罗卡(Broca)失语症　以往称运动性失语或表达性失语，口语表达障碍为其突出的临床特点。患者不能说话，或者只能讲一、两个简单的字，且不流畅，常用错词，自己也知道，对他人的语言能理解；对书写的词语、句子也能理解，但读出来有困难，也不能流利地诵诗、唱歌；多伴有右上肢的轻瘫。

2. 韦尼克(Wernicke)失语症　以往称感觉性失语或听觉性失语，口语理解严重障碍为其突出特点。患者发音清晰、语言流畅，但内容不正常；无听力障碍，却不能理解他人和自己所说的话。在用词方面有错误，严重时说出的话他人完全听不懂。

3. 命名性失语症　又称遗忘性失语，患者不能说出物件的名称及人名，但可说明该物件的用途及如何使用，当他人提示物件的名称时，他能辨别是否正确。

（二）构音障碍

构音障碍为发音含糊不清而用词正确，与发音清楚用词不正确的失语不同，是一种纯语言障碍。表现为发声困难、发音不清，声音、音调及语速异常。

【护理评估】

(一) 健康史

评估患者有无言语交流方面的困难,注意语言是否含混不清或有错语;了解患者的文化水平与语言背景,如出生地、生长地及有无方言等,观察有无孤独、烦躁及悲观情绪。

(二) 身体状况

评估患者的意识水平、精神状态及行为表现,检查有无定向力、注意力、记忆力和计算力的异常;评估患者能否进行自发性谈话、命名及复述,有无音调、速度及韵律的改变;评估患者能否理解他人语言,按照检查者指令执行有目的的动作;评估患者能否自发书写姓名、地址和辨词朗读;观察患者有无面部表情改变、流涎或口腔滞留食物等。

(三) 辅助检查

头部CT、MRI检查有无异常,新斯的明试验是否为阳性反应等。

【常用护理诊断/问题】

语言沟通障碍　与大脑语言中枢病变或发音器官的神经肌肉受损有关。

课堂互动

语言障碍患者的次要护理问题有哪些?如何进行康复训练?

【护理目标】

(1) 患者能说简单的词或句子,语言功能逐渐恢复正常。

(2) 能采取有效的沟通方式表达自己的需要。

【护理措施】

1. 心理支持　体贴、关心、尊重患者,避免挫伤患者自尊心的言行;鼓励患者克服害羞心理,大声说话,当患者进行尝试和获得成功时给予表扬;鼓励家属、朋友多与患者交谈,并耐心、缓慢、清楚地解释每个问题,直至患者理解;营造一种和谐的亲情氛围和语言学习环境。

重点:语言障碍患者的康复训练。

2. 康复训练　由患者、家属及参与语言康复训练的医护人员共同制订语言康复计划,让患者、家属理解。康复目标的设立既要考虑患者希望达到的主观要求,又要兼顾康复效果的客观可能性;根据病情选择适当的训练方法,原则上是轻症者以直接改善其功能为目标,而重症者则重点放在活化其残存功能或进行试验性的治疗。

【评价】

(1) 患者口语表达、理解、阅读及书写能力逐步增强。

(2) 能借助书写或手势等体态语言与他人进行有效的沟通。

四、感觉障碍

【概述】

感觉是指各种形式的刺激作用于人体各种感觉器后在人脑中的直接反映。感觉障碍指机体对各种形式的刺激(如痛、温度、触、压、位置、振动等)无感知、感知减退或异常的一组综合征。解剖学上将感觉分为内脏感觉(由自主神经支配)、特殊感觉(包括视、听、嗅和味觉,由脑神经支配)和一般感觉。一般感觉由浅感觉(痛、温度及触觉)、深感觉(运动觉、位置觉和振动觉)和复合感觉(实体觉、图形觉及两点辨别觉等)所组成。

(一) 感觉障碍的临床表现

临床上将感觉障碍分为抑制性症状和刺激性症状两大类。

1. 抑制性症状　感觉传导通道受到破坏或功能受到抑制时,出现感觉缺失或感觉减退。在同一部位各种感觉都缺失,为完全性感觉缺失。若在同一部位仅有某种感觉障碍,而其他感觉保存,称为分离性感觉障碍。

2. 刺激性症状　感觉传导通道受刺激或兴奋性增高时出现刺激性症状。常见的刺激性症状有以下几种表现。

(1) 感觉过敏 轻微刺激引起强烈的感觉，如用针轻刺皮肤引起强烈的疼痛感受。

(2) 感觉过度 轻微的刺激引起强烈、持久的感觉。

(3) 感觉异常 没有外界任何刺激而出现的感觉。常见的感觉异常：麻木感、痒感、发重感、针刺感、蚁行感、电击感、紧束感、冷热感、肿胀感等。感觉异常出现的范围也有定位的价值。

(4) 感觉倒错 热觉刺激引起冷感觉，非疼痛刺激而出现疼痛感觉。

(5) 疼痛 疼痛为临床上最常见的症状，可分为局部疼痛、放射性疼痛、扩散性疼痛、灼性神经痛、牵涉性疼痛等。

（二）感觉障碍的定位诊断

> **课堂互动**
>
> 请同学们根据案例分析该患者感觉障碍的类型是什么？根据所学过的知识列举出放射性疼痛和牵涉性疼痛的疾病。

不同部位的损害产生不同类型的感觉障碍，典型的感觉障碍的类型具有特殊的定位诊断价值。

1. 末梢型感觉障碍 四肢远端袜子或手套型痛觉、温度觉、触觉减退，见于多发性周围神经病。

2. 节段型感觉障碍 脊髓某些节段的神经根病变可产生受累节段的感觉缺失；脊髓空洞症导致的节段性痛觉缺失、触觉存在，称为分离性感觉障碍。

3. 传导束型感觉障碍 感觉传导束损害时出现受损以下部位的感觉障碍，其性质可为感觉缺失(内囊病变的偏身感觉缺失或减退，脊髓横贯性损害的截瘫型或四瘫型感觉缺失或减退)，感觉分离(脊髓半切综合征)。

4. 交叉型感觉障碍 延髓外侧或脑桥病变时，常出现病变同侧的面部和对侧肢体的感觉缺失或减退，脑干病变为交叉型感觉障碍。

5. 皮质型感觉障碍 中央后回及旁中央小叶附近为大脑皮质的感觉中枢，支配躯体感觉与大脑皮质部位的关系类似倒置的人体形状，自上而下依次为足、小腿、大腿、躯干、手臂、面、口。病变损害某一部分，常常产生对侧的一个上肢或一个下肢分布的感觉障碍，称为单肢感觉缺失，皮质型感觉障碍的特点为精细性感觉障碍(形体觉、两点辨别觉、定位觉、图形觉)。

【护理评估】

（一）健康史

评估患者感觉障碍的部位、类型、范围及性质；了解患者是否有麻木感、冷热感、潮湿感、重压感、针刺感、震动感或自发疼痛；了解患者感觉障碍出现的时间，发展的过程，加重或缓解的因素；评估患者是否因感觉异常而烦闷、忧虑、失眠等。

（二）身体状况

评估患者的意识状态与精神状况，注意有无认知、情感或意识行为方面的异常；有无智能障碍；是否疲劳或注意力不集中；观察患者的全身情况及伴随症状，注意相应区域的皮肤颜色、毛发分布，有无烫伤或外伤疤痕及皮疹、出汗等情况。

（三）辅助检查

肌电图、诱发电位及MBI检查。

【常用护理诊断/问题】

感知改变 与脑、脊髓病变及周围神经受损有关。

【护理目标】

(1) 患者感觉障碍减轻或逐渐消失。

(2) 不发生损伤。

【护理措施】

> **重点：** 如何对感觉障碍患者进行生活护理以防止损伤？

1. 生活护理 保持床单位整洁、干燥、无渣屑，防止感觉障碍的身体部位受压或机械性刺激；避免高温或过冷刺激，慎用热水袋或冰袋，肢体保暖需用热水袋时，水温不宜超过 50 ℃，防止烫伤；对感觉过敏的患者尽量避免不必要的刺激。

2. 知觉训练 每天用温水擦洗感觉障碍的身体部位，以促进血液循环和刺激感觉恢复；同时可进行肢体的被动运动、按摩、理疗及针灸。

【护理评价】

(1) 患者感觉障碍减轻或消失，且感觉舒适。

(2) 未发生烫伤、冻伤和其他损伤。

五、运动障碍

【概述】

运动障碍可分为瘫痪、僵硬、不随意运动及共济失调等。

瘫痪

肢体因肌力下降而出现运动障碍称为瘫痪。按病变部位可分为上运动神经元性瘫痪及下运动神经元性瘫痪；不伴肌张力增高者称为弛缓性瘫痪（又称软瘫、周围性瘫痪），伴有肌张力增高者称为痉挛性瘫痪（又称硬瘫、中枢性瘫痪）；肌力完全丧失而不能运动者称为完全性瘫痪，而保存部分运动者称为不完全性瘫痪；按临床表现可分为偏瘫、交叉性瘫痪、四瘫、截瘫、单瘫、局限性瘫痪等。

（一）上运动神经元性瘫痪和下运动神经元性瘫痪

运动系统由两级运动神经元组成，第一级运动神经元位于大脑皮质中央前回，第二级运动神经元位于脑干脑神经核和脊髓前角。第一级和第二级运动神经元的联系纤维被称为锥体束（包括皮质延髓束和皮质脊髓束）。凡是二级运动神经元以上部位的传导束或一级运动神经元病变所引起的瘫痪称为上运动神经元性瘫痪；第二级运动神经元和该神经元发出的神经纤维病变所引起的瘫痪称为下运动神经元性瘫痪（表 9-1-2）。

表 9-1-2 上、下运动神经元性瘫痪的临床特点及鉴别

临床特点	上运动神经元性瘫痪	下运动神经元性瘫痪
病损部位	大脑皮质、内囊、脊髓	脊髓前角、前根、神经丛或周围神经
瘫痪范围	较广，如单瘫、偏瘫、截瘫	多局限，以肌群为主
肌张力	增高	减低
腱反射	增强	减弱或消失
病理反射	+	—
肌萎缩	无或轻度失用性萎缩	显著
肌束震颤	无	可有
皮肤营养障碍	多数无	常有
肌电图	神经传导速度正常，无失神经电位	神经传导速度降低，有失神经电位

（二）瘫痪的类型

1. 局限性瘫痪 某一神经根支配区或某些肌群无力，如单神经病变、局限性肌病、肌炎等所致的肌肉无力。

2. 单瘫 单个肢体的运动不能或运动无力，多为一个上肢或一个下肢。病变部位在大脑半球、脊髓前角细胞、周围神经或肌肉等。

重点：临床可引起交叉瘫痪的常见疾病。

3. 偏瘫 一侧面部和肢体瘫痪，常伴有瘫痪侧肌张力增高、腱反射亢进和病理征阳性等体征。多见于一侧大脑半球病变，如内囊出血、大脑半球肿瘤、脑梗死等。

4. 交叉性瘫痪 病变侧脑神经麻痹和对侧肢体瘫痪。中脑病变时表现病灶侧动眼神经麻痹，对侧肢体瘫痪；脑桥病变时表现病灶侧展神经、面神经麻痹和对侧肢体瘫痪；延脑病变时表现病灶侧舌下神经麻痹和对侧肢体瘫痪。此种交叉性瘫痪常见于脑干肿瘤、炎症和血管性病变。

5. 截瘫 双下肢瘫痪称为截瘫，多见于脊髓胸腰段的炎症、外伤、肿瘤等引起的脊髓横贯性损害。

6. 四肢瘫痪 四肢不能运动或肌力减退。见于高颈段脊髓病变，如外伤、肿瘤、炎症等和周围神经病变如吉兰-巴雷综合征。

【护理评估】

（一）健康史

了解患者起病的缓急，运动障碍的性质、分布、程度及伴发症状；注意有无损伤、发热、抽搐或疼痛；过去有无类似病史；评估患者是否因肢体运动障碍而产生急躁、焦虑情绪或悲观、抑郁心理。

（二）身体状况

检查四肢的营养、肌力、肌张力情况，了解有无肌肉萎缩及关节活动受限；检查腱反射是否亢进、减退或消失，有无病理反射；了解患者能否在床上向两侧翻身或坐起；了解患者步行的姿势、速度、节律和步幅，步行时身体各部位的运动及重心移动情况；了解步行时是否需要支持，有无病理步态；观察有无进食、构音、呼吸的异常以及抽搐和不自主运动等。其中，肌力的评估按 0～5 级划分，具体分级如下。

0 级：完全瘫痪。

1 级：肌肉可收缩，但不能产生动作。

2 级：肢体能在床面上移动，但不能抵抗自身重力即不能抬起。

3 级：肢体能抵抗重力离开床面，但不能抵抗阻力。

4 级：肢体能做抗阻力动作，但未达到正常。

5 级：正常肌力。

> **课堂互动**
>
> 若该患者经检查肢体不能自行抬起，请分析该患者肌力为几级？

重点：肌力的判断。

（三）辅助检查

CT 可了解中枢神经系统有无病灶；肌电图检查可了解脊髓前角细胞、神经传导速度及肌肉有无异常；血液生化检查可检测血清铜蓝蛋白、抗 O、血沉、心肌酶谱、血钾有无异常；神经肌肉活检可鉴别各种肌病和周围神经病。

【常用护理诊断】

（1）躯体移动障碍　与大脑、小脑、脊髓病变及神经肌肉受损、肢体瘫痪或协调能力异常有关。

（2）有废用综合征的危险　与肢体运动障碍、长期卧床有关。

【护理目标】

（1）患者能保持身体平衡，掌握各种运动锻炼的方法，肌力增强。

（2）能独立或在他人帮助下满足生活需要，生活自理能力增强。

（3）不发生运动障碍所致的各种并发症。

【护理措施】

1. 病情观察 观察患者肢体功能障碍的程度及疾病进展情况。

2. 一般护理 生活上指导和协助患者洗漱、进食、如厕、穿脱衣服及维持个人卫生，帮助患者翻身和保持床单位整洁，满足患者的基本生活需要；指导患者学会配合和使用便器，要注意动作轻柔，勿拖拉和用力过猛。

重点：对肢体功能障碍的患者进行生活护理和功能锻炼。

运动障碍的患者要防止跌倒，确保安全。床边要有护栏；走廊、厕所要装扶手；地面要保持平整、干燥，防湿、防滑，去除门槛或其他障碍物；呼叫器应置于床头患者随手可及处；穿着防滑的软橡胶底鞋；行走时不要在其身旁擦过或在其面前穿过，同时避免突然呼唤患者，以免分散其注意力；步态不稳者选用三角手杖等合适的辅助工具，并有人陪伴，防止受伤。

正确的体位摆放可以减轻患肢的痉挛、水肿，增加舒适感。床头不宜过高，床应放平，避免半卧位，仰卧时身体与床边保持平行，而不是斜卧。定时翻身能刺激全身的反应与活动，是抑制痉挛和减少患侧受压最具治疗意义的活动。患侧卧位是所有体位中最重要的体位,应给予正确引导(如指导患者肩关节向前伸展并外旋,肘关节伸展,前臂旋前,手掌向上放在最高处,患腿伸展、膝关节轻度屈曲等);仰卧位因为受颈牵张性反射和迷路反射的影响,异常反射活动增强,应尽可能少用。不同的体位均应用数个不同大小和形状的软枕给予支持。避免被褥过重或太紧;患手应张开,以避免使之处于抗重力的体位,手中不易放任何物品;也不易在足部放置坚硬的物体以试图避免足跖屈畸形,因硬物压在足底部可增加不必要的伸肌模式的反射活动。

3. 对症护理 重视患侧刺激和保护,通常患侧的体表感觉、视觉和听觉减退,有必要加强刺激。家具的布置应尽可能地使患侧接受更多的刺激,如床头柜、电视机应置于患侧,所有的护理工作如帮助患者洗漱、进食、测血压、测脉搏等都应在患侧进行;家属与患者交谈时也应握住患侧手,避免偏瘫患者的头转向健侧,以致忽略患侧身体和患侧空间。避免患肢的损伤,尽量不在患肢静脉输液,慎用热水袋热敷。

4. 心理护理 给患者提供有关疾病、治疗及预后的可靠信息;鼓励患者正确对待疾病,消除忧郁、恐惧心理或悲观情绪,摆脱对他人的依赖心理;关心、尊重患者,多与患者交谈,鼓励患者表达自己的感受;避免任何刺激和伤害患者自尊的言行,尤其在喂饭、帮助患者洗漱和处理大小便时不要流露出厌烦情绪;营造一种舒适的休养环境和亲情氛围。正确对待康复训练过程中患者所出现的诸如注意力不集中、缺乏主动性、情感活动难以自制等现象,鼓励患者克服困难,增强自我照顾的能力与自信心。

5. 健康指导 与患者、家属共同制订康复训练计划,并及时评价和修改;告知患者及家属早期康复锻炼的重要性,指导患者急性期床上的患肢摆放、翻身及床上的上、下移动;协助和督促患者早期床上主动训练;鼓励患者使用健侧肢体从事自我照顾的活动,并协助患肢进行主动或被动运动;教会家属协助患者锻炼的方法与注意事项,使患者保持正确的运动模式;指导和教会患者使用自助工具;必要时选择理疗、针灸、按摩等辅助治疗。

躯体活动障碍的患者要鼓励患者尽早坐起。坐位时其上肢应始终放置于前面的桌子上,可在臂下垫一软枕以帮助上举;轮椅活动时,应在轮椅上放一桌板,保证手不悬垂在一边。选择性运动有助于缓解痉挛和改善已形成的异常运动模式,教会患者正常的运动方法。主动与被动运动相结合。如伸手、抬腿、床上翻身、拉绳等床上锻炼;进行稳坐、站稳后下蹲、行走等训练;手的屈伸、抓握、捻动、扣扣子、系鞋带等精细动作训练;练习使用轮椅及健侧肢体帮助患侧肢体的康复训练。

【评价】

(1) 患者能逐步接受和适应运动障碍的事实,积极配合和坚持肢体功能康复训练,日常生活活动能力逐步增强。

(2) 未发生压疮、感染、肌肉萎缩、关节畸形和受伤等并发症。

任务二 周围神经疾病患者的护理

学习目标

1. 掌握周围神经疾病患者的护理评估要点。
2. 熟悉周围神经疾病的治疗原则及主要措施。
3. 了解周围神经疾病的病因及发病机制。
4. 能够运用理论知识观察病情、提出护理问题、采取适当的护理措施;指导患者合理用药,能提出三叉神经痛的预防措施。

情景导入

患者，女，64岁，6年前不明原因出现右面部剧烈疼痛，呈刀割样或针刺样，每次发作持续15～30 s，每天发作数次，说话、刷牙、进食等均可引起疼痛发作，间隙期无任何症状，不伴有头昏、头痛。在院外给予苯妥英钠，疼痛缓解且发作次数减少。4天前，患者疼痛加重，每天发作数十次，持续1 min。患病以来，精神差，常常痛不欲生。既往有高血压病史，无烟酒嗜好。

查体：体温36.5 ℃，脉搏78次/分，呼吸20次/分，血压125/85 mmHg。痛苦面容，右手护面，右面部无感觉异常，右鼻唇沟及右第二磨牙有明确的扳机点，角膜及睫毛反射正常。胸腹部无异常。

一、三叉神经痛患者的护理

三叉神经痛(trigeminal neuralgia，TN)是一种原因未明的三叉神经分布区内短暂而反复发作的剧痛，又被称为痛性抽搐。本病常在春、秋季加重。

【病因及发病机制】

病因尚不清楚，可能为致病因子使三叉神经脱髓鞘而产生异位冲动式伪突触传递所致，同时可能伴有中枢抑制失效。继发性三叉神经痛多为脑桥小脑角占位性病变(如血管畸形、动脉瘤、肿瘤、慢性脑膜炎等)压迫三叉神经根以及多发性硬化等引起。极少数患者可因用不同金属质料补牙诱发。

【护理评估】

(一) 健康史

询问疼痛发生的部位、性质、程度、急缓，持续性还是发作性，疼痛起始与持续时间，发作频率及激发、加重或缓解的因素。与气候变化及进食、洗脸、说话等日常动作的关系。有无伴发头晕、恶心、畏光、耳鸣、复视、发热等症状。询问既往健康史及家庭史情况。

(二) 身体状况

(1) 70%～80%的病例发生在40岁以上，女性稍多于男性，多为一侧发病。疼痛大多位于单侧，以右侧多见。极少数表现为双侧。

重点：三叉神经痛的临床特点。

(2) 以面部三叉神经分布区内突发的剧痛为特点，似触电、刀割、火烫样疼痛，以面颊部、上、下颌或舌疼痛最明显；口角、鼻翼、颊部和舌等处最敏感，轻触、轻叩即可诱发，故有“触发点”或“扳机点”之称。严重者洗脸、刷牙、谈话、咀嚼都可诱发，以致不敢做这些动作。发作时常突然停止说话、进食等活动，疼痛侧面部可呈现痉挛，即“痛性痉挛”，皱眉咬牙、张口掩目，或用手掌用力揉搓颜面以致局部皮肤粗糙、增厚、眉毛脱落、结膜充血、流泪及流涎。表情呈精神紧张、焦虑状态。

(3) 每次发作从数秒至2 min不等。其发作来去突然，间歇期完全正常。

(4) 疼痛可固定累及三叉神经的某一分支，尤以第二、三支多见，也可同时累及两支，三支同时受累者少见。

(5) 病程可呈周期性，开始时发作次数较少，间歇期长，随着病程进展使发作逐渐频繁，间歇期缩短，甚至整日疼痛不止。本病可缓解，但极少自愈。

(6) 原发性三叉神经痛者神经系统检查无阳性体征。继发性三叉神经痛者多伴有其他脑神经及脑干受损的症状和体征。

(7) 体格检查无明显异常，亦为诊断原发性三叉神经痛的依据之一。

(三) 辅助检查

无特殊辅助检查。

（四）心理-社会状况

评估患者有无因病情反复发作及对并发症的担忧而产生焦虑、紧张、恐惧等情绪。了解患者的工作、生活情况，心理承受能力，以及家属对疾病的认知程度、社会支持情况及所能得到的社会保健资源和服务情况。

（五）处理原则

迅速有效止痛是治疗本病的关键。

1. 药物治疗 首选卡马西平，在疾病早期可控制大部分患者的疼痛，但疗效随时间延长而逐渐降低。首次 0.1 g，3 次/天，口服，可逐渐加量直至有效，最大剂量为 1.2 g/d，疼痛停止后逐渐减量。其次可选用苯妥英钠、氯硝西泮、巴氯芬等。

2. 封闭治疗 三叉神经周围支封闭是临床治疗三叉神经痛的常用方法。注射的部位主要是三叉神经分支通过的骨孔，如眶上孔、眶下孔、下齿槽孔、颏孔、翼腭孔等。所用药物包括无水乙醇、苯酚溶液、多柔比星、链霉素等。

3. 经皮半月神经节射频电凝疗法 能恒久地治愈三叉神经痛，但穿刺操作的准确性难以把握。

4. 手术治疗 适用于一般治疗均无效者，可考虑三叉神经感觉根部分切断术。这一方法通常有效，但也常可导致面部麻木。

【首要护理诊断/问题】

疼痛：急性、慢性面颊、上下颌及舌疼痛　与三叉神经受损(发作性放电)有关。

【次要护理诊断/问题】

焦虑　与疼痛反复、频繁发作有关。

【护理目标】

(1) 患者能复述并能避免引起三叉神经痛的因素，疼痛减轻或消失。

(2) 能保持良好的心理状态，情绪稳定。

【护理措施】

1. 一般护理 保持病室及病室周围安静、安全，室内光线柔和，避免周围环境的各种刺激。器质性头痛患者应绝对卧床休息，减少头部活动，休息室床头抬高 15°～30°。饮食宜清淡，富含营养、高维生素、易消化，避免粗糙、干硬、辛辣的食物，保证机体营养，严重者予以流质饮食。

2. 病情观察 观察患者头痛的性质、部位、时间、频率、强度，加重或缓解的因素。

3. 对症护理 与患者讨论减轻头痛的方法，如精神放松、听轻音乐或指导式想象。偏头痛可用手指压迫颈总动脉或单侧头部动脉，可暂时性缓解头痛。向患者解释头痛的原因及引起或加重头痛的诱因并设法避免。

知识链接

卡马西平用药护理

(1) 护士应告知患者药物治疗除了会引起上述不良反应外，还可能带来更严重的并发症，如再生障碍性贫血、粒细胞缺乏、严重的过敏反应及肝功能损害。

(2) 治疗前要抽血化验，一个月、三个月、之后每半年检验一次，作为定期监测。还需监测肝脏酶学变化及血尿素氮的含量。

(3) 卡马西平会引起胎儿畸形，要确保患者没有怀孕。

(4) 进餐时服用卡马西平可减少恶心、呕吐的发生，如有头晕、嗜睡等症状，请勿从事驾车、操作重型机器、高空作业等工作。

(5) 患者出现发热、咽喉痛、口腔溃疡、淋巴结肿大、皮疹、恶心、呕吐、黄疸等症状，可能发生了药物中毒，要及时就诊。

4. 用药护理 指导患者按时服药,讲解常用药物的作用及副作用。如卡马西平可致眩晕、复视、瞌睡、恶心、呕吐、步态不稳,多在数日后消失。

5. 心理护理 由于咀嚼、打哈欠、讲话等可诱发疼痛,患者常不敢做这些动作,且出现面容憔悴、精神忧郁和情绪低落,护理人员应给予疏导、安慰和支持,帮助患者树立与疾病做斗争的信心,积极配合治疗。

6. 健康教育 帮助患者及家属掌握本病有关的治疗和训练方法,告诉患者及家属本病的临床特点及诱发因素,患者应注意以下几个方面以避免触及触发点而引起发作:用棉垫及温水洗脸;如因刷牙触发牙痛,可改为饭后漱口;在室温下进餐、喝温热饮料;用健侧咀嚼;进食微温的软食;避免受风;避免触摸面部;避免床铺震动。

指导患者生活规律,保持稳定的情绪和良好的心态。遵医嘱合理用药,学会识别药物不良反应;不要随意更换药物或停药,发现不适,及时就诊。

【护理评价】

经过治疗和护理,评价患者是否达到以下两点。

(1) 能说出并主动避免引起三叉神经痛的因素,疼痛减轻。

(2) 情绪稳定。

知识拓展

三叉神经痛护理要点

(1) 典型的三叉神经痛可表现为患者面部阵发性剧烈疼痛。

(2) 随着患者年龄的增长,疼痛发作会越来越频繁。

(3) 三叉神经痛经典的治疗方法是应用抗惊厥药物,如卡马西平、苯妥英钠。

二、面神经炎患者的护理

情景导入

男,60岁,因生气后突然双眼闭合不全,耳后不适,口角左偏,无耳鸣,肢体活动及大小便正常,既往无高血压、糖尿病。

护理体检:生命体征正常。

神经系统检查:右侧耳后乳突区压痛,右耳廓和外耳道感觉减退,右侧额纹消失,右眼闭合不全,右侧鼻唇沟变浅,口角下垂,示齿时口角歪向左侧,鼓气时右侧漏气,舌前2/3右侧味觉减退,面部感觉无异常,四肢肌力、感觉正常。

辅助检查:脑MRI未见异常。

面神经炎又称特发性面神经炎(facial neuritis)或Bell麻痹(Bell palsy),是指茎乳孔内面神经非特异性炎症所致的周围性面瘫,是最常见的周围神经疾病。

【病因及发病机制】

本病的病因及发病机制尚未明确。各种原因如风寒、病毒感染和自主神经功能紊乱等引起的局部神经营养血管痉挛,导致神经缺血水肿、脱髓鞘,严重者可有轴突变性。由于骨性面神经管仅能容纳面神经通过,而毛细血管扩张,面神经水肿,面神经受到压迫可引起本病。

【护理评估】

(一) 健康史

询问患者是否为急性起病及其症状进展情况。有无病毒、细菌感染史,有无肿瘤、颅骨骨折或由慢性病(糖尿病、GBS)引起的神经功能障碍。询问神经功能受损情况,了解患者的精神、心理状态,突起的口角歪斜、流涎等面部形象改变可导致患者焦急、烦躁或情绪低落。

(二)身体状况

本病可发生于任何年龄,男性多于女性。症状的严重程度取决于神经损害程度。通常为单侧面部上、下均受累,双侧受累者不到1%。一般起病较急,于数小时或1~3天内症状达高峰,或于清晨洗脸、漱口时突然发现一侧面颊动作不灵、嘴巴歪斜。病侧面部表情肌完全瘫痪者,前额皱纹消失、眼裂扩大、鼻唇沟平坦、口角下垂,露齿时口角向健侧偏歪。病侧不能做皱额、蹙眉、闭目、鼓气和撅嘴等动作。鼓腮和吹口哨时,因患侧口唇不能闭合而漏气。进食时,食物残渣常滞留于病侧的齿颊间隙内,并常有口水自该侧淌下。由于泪点随下睑内翻,使泪液不能按正常引流而外溢。若病变在中耳鼓室者可出现说话时回响过度和病侧舌前2/3味觉缺失。影响膝状神经节时,还可出现病侧乳突部疼痛,耳廓与外耳道感觉减退,外耳道或鼓膜出现疱疹,称为亨特(Hunt)综合征。

(三)辅助检查

无须做特殊检查。但下列检查有助于不典型患者的诊断和鉴别诊断及判断神经损害及恢复情况。

1. 脑脊液检查 如无蛋白-细胞分离现象可排除格林-巴利综合征。

2. 电诊断检查 包括肌电图、神经传导时间测定、神经兴奋性和面神经电网。能够了解面神经阻滞和变性的程度。对判断预后有帮助,健侧与患侧神经兴奋性闭值相差3.5 MA以上,提示预后差。

3. 血糖、血常规、颅脑CT等检查 可帮助鉴别和确定病因。

(四)心理-社会状况

评估患者因口角歪斜,自身形象改变而有焦虑与恐惧等情绪。患者口角歪斜(尤其是在谈话时面神经抽搐较厉害,总觉得害羞和难为情),患者心理负担重,多开导患者积极配合治疗。

(五)处理原则

面神经炎的治疗原则包括改善局部血液循环,减轻面神经水肿,缓解神经压迫,促进功能恢复。

1. 药物治疗 急性期尽早使用糖皮质激素治疗,可用地塞米松10~15 mg/d,7~10天;或口服泼尼松,初始剂量为1 mg/(kg·d),顿服或分2次口服,连续5天,以后7~10天内逐渐减量。B族维生素药物可促进神经髓鞘的恢复,维生素B_1 100 μg,维生素B_{12} 500 μg均1次/天,肌内注射。如为带状疱疹感染引起的Hunt综合征,可口服无环鸟苷。

2. 理疗 急性期采用茎乳孔附近超短波透热疗法、红外线照射或局部热敷等,有助于改善局部血液循环,消除神经水肿,恢复期可行碘离子透入疗法,针刺或电针治疗。

重点:面神经炎的康复护理。

3. 康复治疗 只要患侧面肌能活动,即开始自我功能训练,对着镜子做皱眉、抬额、闭眼、露齿、鼓腮和吹口哨等动作。每天数次,每次10~20 min,并辅以面部肌肉按摩。

4. 手术疗法 病后2年仍未恢复者,可考虑手术治疗。但目前疗效尚未肯定,严重面瘫的患者可做整容手术。

5. 预防眼部并发症 因不能闭眼、瞬目而角膜长期暴露者易发生感染,可用眼罩、眼药水和眼药膏加以防护。

【首要护理诊断/问题】

(1)自我形象紊乱 与面神经受损导致口角歪斜有关。

(2)疼痛:下颌角后、乳突或麻痹侧耳后疼痛 与面神经病变累及膝状神经节有关。

【次要护理诊断/问题】

焦虑 与疼痛和自我形象改变有关。

【护理目标】

(1) 能正确对待疾病，会自我护理和自我修饰。

(2) 疼痛减轻或消失，舒适感增强。

【护理措施】

> **课堂互动**
> 结合案例，如何对该患者进行康复训练和心理护理？

1. 一般护理 急性期注意休息，出门穿风衣或系围巾等。饮食宜清淡，严重者给予流质饮食；有味觉障碍的应注意食物的冷热度，防止烫伤。

2. 用药护理 应加强观察药物的疗效和副作用。特别是应用糖皮质激素的患者，注意观察有无胃肠道出血、感染现象并及时测量血压。

3. 对症护理 对不能闭眼者，应用眼罩，局部涂眼膏，滴眼药水、润滑剂，以防角膜感染。指导患者做康复治疗。面部不对称者可行物理治疗，对着镜子进行面肌训练(抬眉、紧闭眼睑、皱鼻、露齿笑)，每天训练数次，每次 15～20 min。

4. 心理护理 鼓励患者表达对面部形象的自身感受和对疾病预后的担心，指导患者克服急躁情绪和害羞心理。告知患者本病预后良好，要正确地对待疾病，积极配合治疗。

5. 健康教育 患者应掌握本病的康复治疗知识和自我护理方法，如合理休息、肌力恢复后开始进行面肌功能锻炼及按摩，保持口腔清洁、健侧咀嚼，防止眼部并发症，积极治疗疾病，树立信心，保持情绪稳定，预防受凉感冒，注意保暖和适当修饰。

【护理评价】

(1) 能够正确对待疾病，表现为心态良好，积极配合治疗，主动进行面肌训练，面瘫症状逐渐改善。

(2) 自觉舒适，表现为疼痛减轻或消失。

三、急性炎症性脱髓鞘性多神经根病患者的护理

情景导入

赵某，男，30 岁，2 周前因感冒出现流眼泪、流鼻涕，2 天前出现双侧手指、足趾麻木异样感和刺痛，前臂和小腿刺痛，1 天前出现双下肢无力，需扶持才能站立，行走拖拽，双眼闭合无力，双口角流涎，食物易滞留于双面颊部，吞咽困难。

急性炎症性脱髓鞘性多神经根病(demyelinating polyneuropathy，AIDP)又称吉兰-巴雷综合征(Guillain-Barre syndrome，GBS)，为急性或亚急性起病的大多可恢复的多发性脊神经根(可伴脑神经)受累的一组疾病。可能与感染、疫苗接种等因素有关。其临床特征为急性起病，迅速出现四肢对称性弛缓性瘫痪，合并颅神经麻痹、手套和袜套样四肢感觉障碍以及严重而多变的自主神经症状。

GBS 可发生于任何人、任何年龄，男女患病率相等，约 10 万人中有 1 人患病。本病预后良好，少数患者会留有肌无力、麻木等后遗症，少数复发，极少数死亡，主要危险是呼吸肌麻痹。因此，抢救呼吸肌麻痹是本病提高治愈率、减少死亡率的关键。

重点： GBS 的主要死亡原因及主要抢救措施。

【病因及发病机制】

本病的病因和发病机制尚未完全明确。目前认为该病是一种由免疫介导的周围神经病。病因及发病机制类似于 T 淋巴细胞介导的实验性变态反应性神经病。支持自身免疫学说的理由：发病前患者有上呼吸道、肠道感染史；局部地区当肠道感染本病时有流行倾向；预防流感的疫苗接种后，本病发生率增加。

【护理评估】

(一) 健康史

明确发病前 1～4 周有无发热、腹痛、腹泻等肠道感染史或发热、咳嗽等上呼吸道感染表现，

有无近期免疫接种史、慢性乙肝病史等。5%～10%的患者健康情况与医疗操作如小手术有关。

（二）身体状况

1. 症状 本病急性或亚急性起病，进展迅速，在数日至2周内达到高峰，5周后逐渐缓解。病前1～4周有胃肠道或呼吸道感染症状，或有疫苗接种史。

(1) 运动障碍：四肢对称性瘫痪(首发)，表现为从下肢开始的上行性进展性肌无力。瘫痪可始于下肢、上肢或四肢同时发生，下肢常较早出现，可自肢体远端向近端发展或相反，或同时受累，波及躯干，严重者可累及肋间肌和膈肌而致呼吸肌麻痹，患者可由呼吸困难发展致呼吸衰竭而死亡。

(2) 感觉障碍：肢体远端感觉异常，如烧灼感、麻木、刺痛和不适感，和/或呈手套、袜套型感觉减退。自脚趾开始，呈向上及向心性发展。

(3) 脑神经、延髓麻痹：45%～75%患者可出现脑神经伤害，以双侧面瘫为多见；延髓麻痹，表现为构音障碍、吞咽困难。

(4) 自主神经功能紊乱：以心脏损害最常见也最严重，严重患者可出现窦性心动过速、体位性低血压、高血压和暂时性尿潴留、多汗，皮肤潮红、手足肿胀、营养障碍、肺功能障碍等。

(5) 疼痛：常见症状之一，患者常诉臀部、大腿及肩部疼痛，夜间加重。

(6) 视神经乳头水肿：1%患者因脑脊液压力增高引起。

2. 体征 发作期肌力下降、四肢活动障碍，呼吸肌受累可出现呼吸困难甚至窒息。

（三）辅助检查

1. 脑脊液检查 蛋白含量明显增高而细胞数正常，称为蛋白-细胞分离现象，为本病的最重要的特征性表现，在发病后2～3周最明显。

2. 肌电图检查 早期可正常。当神经髓鞘脱失时，运动和感觉神经传导速度明显减弱。

（四）心理-社会状况

由于疾病突然发作，病情凶险、进展迅速，患者担忧自己的生命受到威胁而紧张和恐惧。因此，了解患者有无因四肢进行性瘫痪、呼吸困难而产生的紧张、焦虑、恐惧等负面情绪变化及对疾病的认知程度，多开导患者积极配合。

（五）处理原则

治疗原则主要是对症、对因治疗，支持疗法及预防和控制并发症的发生。

1. 血浆置换疗法 在2周内接受此疗法可缩短病程、减少并发症。

2. 大剂量免疫球蛋白治疗 效果同血浆置换疗法。

3. 肾上腺糖皮质激素 对慢性型效果较好。

4. 免疫抑制剂 使用相关免疫抑制剂。

5. 神经细胞营养药物 如B族维生素、辅酶A、ATP等以有利于神经功能的恢复；恢复期可用针灸、按摩、运动等方法，促进肢体功能的恢复。

6. 辅助呼吸 呼吸肌麻痹是GBS的主要危险。重症患者应收入重症监护病房治疗，正确使用呼吸机是抢救呼吸肌麻痹最有效的措施，可以注意保持呼吸道通畅，预防呼吸道感染。

本病预后良好，大多数患者可完全或接近完全恢复，仅有少数患者可留有肢体挛缩后遗症。

知识链接

GBS的诊断要点

(1)病前1～4周内感染史。

(2)急性或亚急性起病。

(3)两侧对称性运动和感觉多发性周围神经病的症状：四肢弛缓性瘫痪，有手套、袜子样感觉障碍，可有脑神经损害。

(4)脑脊液蛋白-细胞分离现象：蛋白升高、细胞正常或稍高。

(5)神经电生理异常表现：神经传导速度减慢或阻滞。

【首要护理诊断/问题】

低效性呼吸型态　与病变累及呼吸肌导致呼吸无力有关。

【次要护理诊断/问题】

(1) 营养失调：低于机体需要量　与延髓麻痹致吞咽障碍有关。

(2) 躯体移动障碍　与四肢肌肉进行性瘫痪有关。

(3) 潜在并发症

①吸入性肺炎：与呼吸肌麻痹、呼吸道分泌物引流不畅、吞咽障碍致误吸有关。

②心肌炎：与病变累及心肌有关。

> **课堂互动**
>
> 患者首要的护理诊断/问题是什么？

【护理目标】

(1) 患者能进行有效呼吸，皮肤、黏膜无发绀，血气分析值在正常范围。

(2) 经鼻饲等方法进食，避免误吸，患者可获得足够的营养。

(3) 瘫痪肢体得到良好护理，无压疮及挛缩畸形等发生；运动功能逐渐恢复。

(4) 维持正常心肺功能，无并发症发生。

(5) 消除或控制疼痛。

(6) 维持合适的交流。

> **课堂互动**
>
> 护士进行病情观察时，特别要注意哪些方面的内容？

【护理措施】

1. 观察病情　呼吸衰竭是最严重的并发症。可将患者送进 ICU 病房，监测患者的血氧饱和度，当患者血氧饱和度下降时，应增加吸氧流量。若肺活量低于 800 mL 或动脉血气监测结果恶化，患者可行气管切开进行机械通气。床头常规备吸引器、气管切开包及机械通气设备，以便及时抢救。

2. 一般护理

(1) 休息与活动：协助患者取半卧位，指导患者深呼吸和有效咳嗽，协助更换体位、清理口鼻分泌物，必要时给予吸痰。加强晨间及晚间护理，保持皮肤及床单的清洁、干燥，衣着柔软、无皱褶，经常更换体位，避免局部受压。预防尿潴留和便秘的发生。

(2) 饮食护理：鼓励进食营养丰富的易消化食物，补充 B 族维生素饮食对神经髓鞘形成有重要作用；吞咽困难者，除静脉补液和静脉高营养外，应及早插胃管给予鼻饲流质饮食。

(3) 安全护理：防止患者坠床、跌倒，确保患者安全。患者活动区域应设置保护性护栏或扶手；地面应清洁、干燥；患者行走时要防止意外摔伤。

3. 用药护理　指导患者遵医嘱正确服用药物，告知药物服用方法、剂量及注意事项和不良反应等。如使用免疫抑制剂会出现发热、面红，减慢输液速度可减轻症状；某些镇静安眠药物可产生呼吸抑制。

4. 心理护理　鼓励患者说出内心感受，允许患者表达出对患病的恐惧感受，指导患者进行自我心理调整。同时告知患者本病经过积极治疗和康复锻炼后大多预后良好，以增强患者的治疗信心。

> **课堂互动**
>
> 如果患者及家属的焦虑、恐惧情绪明显，护士如何做好心理护理？

5. 健康指导　应使患者了解肢体瘫痪的恢复过程，使之安心配合治疗和护理。病情稳定后，应早期进行肢体功能锻炼，如主动-被动运动、步态训练等；坚持针灸、按摩和理疗，可防止或减轻肢体畸形。保证足够的营养，增强机体抵抗力，避免受凉及感冒。

【护理评价】

(1) 患者血气分析值在正常范围，能进行有效呼吸，皮肤、黏膜无发绀。

(2) 患者获得足够的营养。

(3) 瘫痪肢体得到良好护理,无压疮及挛缩畸形等发生;运动功能逐渐恢复。

(4) 维持正常心肺功能,无并发症发生。

(5) 消除或控制疼痛。

(6) 能够维持合适的交流。

知识拓展

GBS 并发症的预防及护理

(1) 病室定时通风、消毒,防止院内感染的发生。

(2) 长期卧床不能自主咳嗽、痰液积聚而并发肺炎者,应鼓励咳嗽排痰,定时翻身拍背,以利于痰液排出;如痰液黏稠可行超声雾化吸入;吸痰时应严格遵守无菌技术操作原则。加强口腔护理,防止口腔感染。

(3) 患者肢体不能自主运动及感觉缺失,易致压疮及外伤,肌肉挛缩致肢体关节畸形。应向患者及家属宣传翻身和早期肢体运动的重要性,使之配合治疗和护理。

(4) 保持肢体轻度伸展,开始时帮助患者被动运动,防止肌肉废用性萎缩,维持运动功能;瘫痪肢体应处于功能位,防止足下垂、爪形手等后遗症的发生,必要时用"T"型板固定双足;瘫痪肢体禁用热水袋,以免烫伤。

(5) 穿抗血栓弹力长袜,预防深静脉血栓形成及并发的肺栓塞。

(6) 提供良好的修养环境,保证患者安静休息;严密观察心率、心律、血压等变化,必要时心电监测;静脉输液时应严格,为了保证有效的容量负荷,合理地应用血管活性药及正性肌力药,可以考虑有创性监测血压、中心静脉压或肺动脉楔压及心输出量。

任务三　脑血管疾病患者的护理

学习目标

(1) 了解脑血管疾病的概念及分类。

(2) 熟悉脑血管疾病的致病因素、预防分级。

(3) 熟悉常见脑血管疾病实验室及其他检查、治疗要点。

(4) 熟悉常见脑血管疾病患者的临床表现、护理措施及保健指导。

(5) 具有关心、爱护、尊重患者的职业素质及团队协作精神。

脑血管疾病(cerebrovascular disease,CVD)是由各种病因使脑血管发生病变而导致脑部神经功能受损的一组疾病,亦称中风、卒中。我国脑血管疾病居死亡原因第一位。临床发病率、死亡率和致残率均高、严重危害人们的健康。本病与心脏病、恶性肿瘤构成人类的三大致死病因。近年来呈上升趋势,在卫生工作中被列为重点防治的一种疾病。

【脑血管疾病的病因及危险因素】

(一) 病因

1. 血管壁病变　动脉粥样硬化及高血压性动脉硬化最常见,其次为动脉炎(钩端螺旋体、风湿、结核、梅毒)、发育异常(先天性脑动脉瘤、脑动脉畸形)、外伤所致的动脉损害等。

2. 血液流变学异常及血液成分改变

(1) 血液黏度增高：如高脂血症、高血糖症、高蛋白血症、白血病、严重贫血、红细胞增多症等。

(2) 凝血机制异常：如血小板减少性紫癜、血友病、使用抗凝剂、DIC 等。此外妊娠、产后及术后也可出现高凝状态。

(3) 血流动力学改变：如高血压、低血压或血压急骤波动、心功能障碍、心律失常等。

(4) 其他：各种栓子(如空气、脂肪、肿瘤和寄生虫等)引起的脑栓塞、脑血管痉挛等。

(二) 危险因素

1. 可干预的因素 有高血压、糖尿病、心脏病、高同型半胱氨酸血症、TIA 或脑卒中病史、肥胖、无症状性颈动脉狭窄、酗酒、吸烟、抗凝治疗、脑动脉炎等。

2. 不可干预的因素 有年龄、性别、种族、遗传和家族史等。其中高血压是脑卒中最重要的独立危险因素。

【脑血管疾病的分类】

按病变性质将脑血管疾病分为出血性脑血管疾病和缺血性脑血管疾病。前者包括脑出血和蛛网膜下腔出血；后者包括短暂性脑缺血发作、脑梗死(脑血栓形成、脑栓塞、腔隙性脑梗死)。临床上以脑血栓形成最常见，以脑出血病情最严重。

重点：脑血管疾病的三级预防。

【脑血管疾病的三级预防】

脑血管疾病一旦发生，不论何种类型，迄今均缺乏有效的治疗方法，且死亡率和致残率较高，因此，预防非常重要。

1. 一级预防 发病前的预防，也是三级预防中最关键的一环。在社区人群中首先筛选可干预的危险因素，找出高危人群，进行预防(干预)，即积极治疗相关疾病，提倡合理饮食，适当运动、根据存在的各种危险因素和严重程度的不同，坚持治疗，进行护理干预。

2. 二级预防 对已有短暂性脑缺血发作或可逆性脑缺血发作的早期诊断，及时治疗，防止发展成为完全性脑卒中。

3. 三级预防 脑卒中发生后积极治疗，防治并发症，减少致残，提高患者的生活质量，预防复发。

除了对危险因素进行非药物性干预外，主要的预防性药物有阿司匹林、噻氯匹啶和华法林等。

一、短暂性脑缺血发作患者的护理

情景导入

患者，男，68 岁，3 天前无明显诱因出现发作性右上、下肢无力，严重时右上肢不能抬举，右下肢不能行走，持续约 15 min 后可完全缓解。入院前共发作 5 次。无黑矇、言语障碍、肢体麻木等症状。既往有高血压病、糖尿病病史，持续吸烟史。

护理检查：血压 145/85 mmHg，神经系统查体(一)，右颈动脉听诊区可闻及收缩期杂音。

辅助检查：脑 MRI 示腔隙性脑梗死。

脑血管造影：右侧颈内动脉起始段狭窄 90%。

短暂性脑缺血发作(transient ischemic attack，TIA)是颈动脉系或椎-基底动脉系统血管供血不足，导致突发短暂性、可逆性脑缺血及相应供血区的神经功能障碍。每次发作历时短暂，一般不超过 30 min，通常在 24 h 内完全恢复，常反复发作。近期频繁发作的 TIA 是脑梗死的特级警报，应引起高度重视。TIA 约 1/3 在 5 年内发展为卒中。

【病因及发病机制】

重点：TIA 的主要病因。

本病的病因和发病机制尚不清楚，但主要的病因是动脉粥样硬化导致的动脉狭窄，也可能与心脏病、血液成分改变、血流动力学改变、心功能障碍、高凝状态等多种因素有关。发病机制主要是小动脉发生微栓塞所致,此外脑内血管痉挛也参与发病环节。

【护理评估】

(一)健康史

应向患者询问既往有无动脉粥样硬化、高血压、糖尿病、高脂血症、心脏病及以前类似发作的病史,本次起病的形式及症状持续时间,生活习惯及家族史等。

重点:TIA 发作的特点。

(二)身体状况

TIA 多发于 46～70 岁,男性多于女性。突然起病,表现为脑组织某一局部的神经功能缺失。历时短暂,持续数分钟或十余分钟缓解。无后遗症,可反复发作。每个患者的局灶性神经功能缺失症状常按一定的血管支配区而反复出现。临床上常将 TIA 分为颈动脉系统 TIA 和椎-基底动脉系统 TIA 两大类。

1. 颈动脉系统 TIA 以单侧肢体无力或不完全性偏瘫,感觉异常或减退为常见症状。短暂的单眼一过性黑矇是颈内动脉分支眼动脉缺血的特征性症状,优势半球(常为左侧)缺血时可有失语症,对侧同向偏盲较少见。

2. 椎-基底动脉系统 TIA 以阵发性眩晕、平衡障碍为常见症状,一般不伴耳鸣,可出现复视、眼球震颤、构音障碍、吞咽困难、共济失调等。其特征性症状为跌倒发作(患者扭头时下肢突然失去张力而跌倒,无意识丧失)和短暂性全面性遗忘症(短时间记忆丧失,持续数十分钟)。

(三)辅助检查

1. 头部 CT 主要目的是明确颅内可能引起 TIA 样表现的其他结构性病变的性质,如肿瘤、慢性硬膜下血肿、血管畸形、脑内小的出血灶等。

2. 头部 MRI 发现脑内缺血性病变的灵敏性比头部 CT 高,特别是在发现脑干缺血性病变时更佳。

3. 脑血管造影 主要表现为较大的动脉血管壁(颈内动脉及颅内大动脉)及管腔内有动脉粥样硬化性损害。

4. 血液检查 可有血糖、血脂、血黏度异常。

(四)心理-社会状况

多数患者因神经定位症状而产生恐惧心理,部分患者可因反复发作但未产生后遗症而疏忽大意。

(五)处理原则

对短暂性脑缺血发作应当进行积极治疗,降低血液黏度,调整血液的高凝状态,控制和维持血压在正常范围内,终止和减少短暂性脑缺血发作,预防或推迟脑梗死的发生。

1. 病因治疗 病因明确者,应针对病因进行积极治疗。

难点:频发 TIA 的治疗。

2. 药物治疗

(1) 抗血小板凝集剂:主要是抑制血小板聚集和释放,使之不能形成微小血栓。常用肠溶阿司匹林,50～100 mg,每天 1 次;潘生丁 50～100 mg,3 次/天。

(2) 抗凝治疗:若患者发作频繁,用其他药物疗效不佳,又无出血疾病禁忌者,可抗凝治疗。常用药物有肝素、双香豆素等,如肝素可用超小剂量 1500～2000 μg 加 5%～10%葡萄糖溶液 500 mL静脉滴注,每天 1 次,7～10 天为 1 个疗程。必要时可重复应用,疗程间隔时间为 1 周,但在应用期间,要注意出血并发症。

(3) 扩容治疗:低分子右旋糖酐静脉滴注,可扩充血容量,改善微循环。

(4) 中医药治疗:常用川芎、丹参、红花等药物,有活血化淤,改善微循环,降低血液黏度的作用。

(5) 手术治疗:脑血管造影或多普勒超声证实有颅内动脉狭窄者,药物治疗无效时可考虑手术治疗。

【首要护理诊断/问题】

恐惧 与突发神经定位症状而致组织器官功能障碍有关。

【次要护理诊断/问题】

潜在并发症：脑卒中。

【护理目标】

(1) 患者心理状态稳定，认识并正视疾病。

(2) TIA 发作次数减少。

【护理措施】

1. 病情观察 密切观察患者的生命体征。观察 TIA 有无发作，发作的次数，每次发作持续的时间。帮助患者寻找和去除自身危险因子。

2. 用药护理 指导患者按医嘱正确服药，不得随意停药或换药。观察每种药物的作用及不良反应。在使用抗凝剂治疗时，应密切观察有无出血倾向，出现异常应及时报告医生并给予积极治疗。

3. 饮食护理 指导患者低盐、低脂、低胆固醇、充足蛋白质和丰富维生素的饮食，戒烟、酒，忌辛辣、油炸食物，避免过度饥饿和暴饮暴食。

4. 心理护理 了解患者及家属的思想顾虑，详细告知本病的病因、常见症状、防治知识及自我护理方法。帮助其消除恐惧心理，树立与疾病斗争的信心。

5. 健康指导 按医嘱正确服药，合理饮食，生活起居规律，坚持适当的体育锻炼和运动，避免各种引起循环血容量减少、血压降低的因素，如大量呕吐、腹泻、高热、大汗等，以防止血液浓缩而诱发脑血栓的形成。使患者认识到此病的危害性，出现肢体麻木、无力、头晕、头疼、复视、突然跌倒应引起重视，及时就医。

重点：健康指导的重点内容。

【护理评价】

(1) 没有发生任何伤害。

(2) 能够掌握疾病的相关知识和自我护理知识，生活方式正常，心态平和。

(3) 没有发生脑卒中等并发症。

知识拓展

TIA 是急症，发病后 2～7 天内是脑卒中的高风险期，对患者进行紧急评估和干预可以减少脑卒中的发生(表 9-3-1)。

表 9-3-1 ABCD² 评分量表

年 龄	≥60 岁	1 分
血压	首次就诊血压：收缩压≥140 mmHg 和(或)舒张压≥90 mmHg	1 分
临床特征	偏侧肢体无力	2 分
	言语障碍但无偏侧肢体无力	1 分
	无言语障碍或者肢体无力	0 分
症状持续时间	≥60 min	2 分
	10～59 min	1 分
	＜10 min	0 分
既往糖尿病史	有	1 分
总评分		7 分

危险分层	TIA 发病后 7 天内发生脑梗死的风险
0～3 分，低危组	1.2%

续表

4～5分,中危组	6%～12%
6～7分,高危组	11%～24%

二、脑血栓形成患者的护理

情景导入

患者,男,55岁,昨日晨起发现左侧肢体麻木,中午开始不能活动。语言不清,同时伴有头晕,恶心欲吐,有高血压病史3年。

护理检查:血压160/90 mmHg,神志清楚,语言流利,左侧鼻唇沟浅,伸舌偏左,左侧肢体偏瘫,左侧病理征阳性,左侧痛觉减退,双眼左侧偏盲。

辅助检查:头部CT示右侧基底节区低密度梗死灶。

脑血栓形成(cerebral thrombosis,CT)是脑血管疾病中最常见的一种,指颅内、外供应脑部的动脉血管壁粥样硬化导致血管增厚、管腔狭窄闭塞和血栓形成,引起脑局部血液供应减少或供血中断,致某一血管供血范围内的脑组织缺血、缺氧,软化、坏死,临床上产生相应的神经系统症状和体征。

重点:脑血栓形成最常见的病因。

【病因及发病机制】

1. 病因 脑血栓形成最常见的病因是脑动脉粥样硬化,若同时伴有高血压,两者相互影响,使病情加重。高脂血症、糖尿病可加速脑动脉粥样硬化的进展。另外,各种动脉炎、先天性血管狭窄、肿瘤、血液高凝状态均可引发该病。

2. 发病机制 在动脉粥样硬化、高脂血症等病因基础上,脑血管受损、管壁粗糙、管腔狭窄,当血流缓慢、血压下降时,胆固醇易沉积于内膜下层,引发血管壁脂肪透明变性,进一步纤维增生,动脉变硬,管壁厚薄不均,使血小板及纤维素等血中有形成分沉着,形成血栓。血栓逐渐增大,最终完全闭塞。

【护理评估】

(一)健康史

询问患者病前及起病情况,了解起病的时间、方式,有无明显的前驱症状和伴发症状。了解患者的年龄、性别,有无高血压、糖尿病、高脂血症、TIA病史,有无脑血管疾病的家庭史,有无长期高盐、高动物脂肪饮食和烟酒嗜好,是否经常进行体育锻炼等。

(二)身体状况

重点:脑血栓的临床表现。

1. 临床特点 本病好发于50～60岁及以上中老年人,动脉粥样硬化老年人多,且伴有高血压、冠心病或糖尿病;年轻发病者以各种原因的脑动脉炎多见。病前可有头昏、头痛、肢体麻木、无力等前驱症状,约有1/4的患者曾有TIA史,多数在安静休息或睡眠时发病。神经缺失症状通常在1～2天达到高峰。患者大多意识清楚或有不同程度的意识障碍。

2. 典型神经系统表现

(1)大脑中动脉闭塞症状　主要影响内囊区供血,导致“三偏征”(偏瘫、偏身感觉障碍、偏盲)。

(2)颈内动脉闭塞症状　大脑中动脉闭塞症状,病灶侧单眼一过性黑矇,颈动脉搏动减弱等。

(3)椎-基底动脉闭塞症状　表现为交叉性瘫痪、交叉性感觉障碍、复视、眼肌麻痹、眼球震颤、构音障碍、吞咽困难、眩晕、呕吐、共济失调。

(三)辅助检查

对脑血栓形成患者应进行血、尿常规检查,以及血糖、血脂、血液流变学、心电图等检查。腰穿检查脑脊液多正常，大面积梗死时压力可增高。CT 检查，发病当天 CT 检查多无改变，24 h 后梗死区出现低密度梗死灶。脑干梗死 CT 常显示不佳。MRT 可清晰显示梗死区，脑血管造影可显示血栓形成部位、程度及侧支循环。

（四）心理-社会状况

脑血栓形成起病突然，致残率高，出现多种功能障碍等易造成患者出现情绪低落、抑郁等心理问题。长期的疾病负担也会给患者及家庭带来较重的负担和长期影响，护理人员应综合评估患者的心理状况及家庭经济的支持情况。

（五）处理原则

对于卒中患者，遵循超早期、个体化、整体化原则，建议收入卒中单元。

1. 急性期治疗

重点：早期溶栓的目的。

(1) 超早期溶栓治疗　脑血栓形成后，关键在发病 6 h 以内的超早期，尽快恢复缺血区的血液供应，挽救"缺血区半暗带"。迅速进行溶解血栓治疗，使血管尽快再通，挽救未完全死亡的脑细胞，缩小梗死灶。常用的溶栓药物有尿激酶、链激酶、组织型纤溶酶原激活剂（γt-PA）、乙酰化纤溶酶原激活剂复合物（APSAC）等。使用溶栓药物前首先须经头部 CT 证实无出血灶，并应监测出凝血时间、凝血酶原时间等。

重点：调整血压的注意事项。

(2) 调整血压　患者在急性期的血压应维持在比发病前稍高的水平，除非血压过高（收缩压大于 220 mmHg），一般不使用降压药物，切忌过度降压使脑灌注压降低，导致脑缺血加剧，加重脑梗死。血压低者可通过补液或给予适量升压药物提升血压，如多巴胺等。

课堂互动

脑血栓形成的急性期维持患者血压于平时较高水平的目的是什么？

(3) 防治脑水肿　当梗死范围大或发病急骤时可引起脑水肿，加剧脑组织的缺血、缺氧，导致脑组织坏死，应尽早防治。发病 48 h 至 5 天为脑水肿高峰期。如患者意识障碍加重，出现颅内压增高症状，应进行降低颅内压的治疗。常用 20% 甘露醇 125～250 mL 快速静脉滴注。发病期7～24 h 内尽量避免葡萄糖静脉滴注，可能会加重半暗区的脑损害；心肾功能不全的患者可改用呋塞米 20～40 mg 静脉注射。

2. 抗凝治疗　主要用于进展性脑梗死患者，防止血栓继续扩展。严格掌握适应证、禁忌证，对出血性梗死或有高血压者均禁用抗凝治疗。

3. 改善微循环　低分子右旋糖酐可降低血液黏度，并有抗血小板聚集作用，改善微循环，每天 500 mL 静脉滴注，10～15 天为一个疗程，有出血倾向、颅内压增高、心功能不全者禁用。

4. 脑保护治疗　通过降低脑代谢、干预缺血，引发细胞毒性机制，减轻脑损伤。脑保护剂包括自由基清除剂（过氧化物歧化酶、维生素 E 和维生素 C 等）、阿片受体阻断剂纳洛酮、钙通道阻断剂、尼莫地平、胞磷胆碱等。早期小于 2 h 还可用头部亚低温治疗。

5. 高压氧舱治疗　为神经组织的再生和神经功能的恢复提供良好的物质基础。脑血栓形成患者若呼吸道没有明显的分泌物，呼吸正常，无抽搐以及血压正常者，宜尽早配合高压氧舱治疗。

6. 抗血小板聚集治疗　见本节短暂性脑缺血发作。

7. 脑代谢活化剂　可用三磷酸腺苷、细胞色素 C、胞二磷胆碱、辅酶 A 等。

8. 中医药治疗　通常采用活血化淤、通经活络治疗，可用丹参、川芎、红花、地龙等。

9. 康复治疗　应早期进行，要求患者、医护人员、家属均应积极系统地进行患肢运动和语言功能等的训练和康复治疗，应从起病到恢复期，贯穿于医疗和护理的各个环节和全过程。

知识链接

什么是卒中单元？

卒中单元（stroke unit）是指改善住院卒中患者的医疗管理模式，专为卒中患者提供药物治疗、肢体康复、语言训练、心理康复和健康教育、提高疗效的组织系统。

卒中单元的核心工作人员包括临床医生、专业护士、物理治疗师、职业治疗师、语言训练师和社会工作者。

【首要护理诊断/问题】

(1) 躯体活动障碍　与偏瘫或平衡能力降低有关。

(2) 有失用综合征的危险　与意识障碍、偏瘫所致长期卧床有关。

【次要护理诊断/问题】

(1) 生活自理能力缺陷　与肢体瘫痪有关。

(2) 潜在并发症:压疮、肺部感染、出血。

【护理目标】

(1) 日常生活需要得到满足,能配合肢体功能的康复训练,躯体活动能力逐步增强。

(2) 生活自理能力逐步提高或恢复原来日常生活的自理水平。

(3) 能用简短的文字或其他方式有效地表达基本需要,保持沟通能力。

(4) 能正确对待疾病,焦虑减轻或消失,情绪稳定。

(5) 坚持进行肢体功能锻炼,无并发症的发生。

【护理措施】

重点:一般护理、康复护理措施。

1. 一般护理　急性期绝对卧床休息,取平卧位。给予低盐、低脂饮食,鼓励有吞咽能力的患者进食,避免粗糙、干硬、辛辣刺激性食物,若有吞咽障碍者可给予流质或半流质饮食,必要时采用鼻饲法。饮食过程中注意防止窒息,床旁可配备吸引装置,如果患者发生呛咳、误吸或呕吐,应立即给予抢救。协助卧床患者完成日常生活护理。保持皮肤清洁、干燥,及时更换衣服、床单等,指导患者学会配合或使用便器,保持大小便通畅和会阴部清洁。将日常用品和呼叫器置于易拿取的地方,方便患者随时取用。

2. 病情观察　密切观察患者神志、瞳孔、生命体征、临床表现。注意有无颅内高压症状、出血情况、原有症状加重或出现新的瘫痪症状、心律失常、呼吸困难。

3. 用药护理　了解各类药物的作用、不良反应和注意事项。

4. 康复护理　给患者讲解早期活动的必要性和重要性,教会患者保持关节的功能位,防止关节变形而失去正常功能。教会患者及家属锻炼和翻身的技巧,训练患者的平衡和协调能力。对于语言沟通障碍的患者应指导其进行简单而有效的交流,加强语言功能的训练。

5. 心理护理　护士应主动关心、开导患者,同时叮嘱家属给予患者物质和精神上的支持,鼓励或组织病友交流经验,树立其战胜疾病的信心。

6. 健康教育　积极防治高血压、糖尿病、高脂血症、冠心病、肥胖症等,定期做健康检查,早发现、早治疗。起居规律,参加锻炼,忌烟酒,合理饮食,对于老年人要预防直立性低血压致脑血栓形成。教会患者有关的康复治疗知识和自我护理方法,鼓励患者做力所能及的事情,不要过分依赖家人,多参加一些有益的社会活动。

【护理评价】

(1) 生活需要得到满足,日常活动能力逐步增强。

(2) 能掌握进食和防止呛咳与窒息的恰当方法,营养需要得到满足,吞咽功能逐步恢复正常。

(3) 能采取有效的沟通方式表达自己的需要,并能配合语言训练,语言表达能力逐步增强。

(4) 能正确认识和对待疾病,焦虑减轻或消失,心态正常。

(5) 未发生感染、压疮。

(6) 未发生受伤、肢体挛缩畸形。

知识拓展

洼田饮水试验

洼田饮水试验是日本学者洼田俊夫提出的，分级明确、清楚，操作简单，利于选择有治疗适应证的患者，要求患者意识清楚并能够按照指令完成试验。检查方法：患者端坐，喝下 30 mL 温开水，观察所需时间和呛咳情况。

1 级（优）能顺利地 1 次将水咽下。

2 级（良）分 2 次以上，能不呛咳地咽下。

3 级（中）能 1 次咽下，但有呛咳。

4 级（可）分 2 次以上咽下，但有呛咳。

5 级（差）频繁呛咳，不能全部咽下。

评定：

正常：1 级，5 s 之内。

可疑：1 级，5 s 以上或 2 级。

异常：3～5 级。

疗效判断标准：

治愈：吞咽障碍消失，饮水试验评定 1 级。

三、脑出血患者的护理

情景导入

患者，男，64 岁，患者于 1 h 前出现右侧肢体无力，不能活动，不能言语，伴饮水呛咳，无恶心、呕吐、流涎，无大汗淋漓，无胸闷气促，无呼吸困难，无意识不清、肢体抽搐、大小便失禁。既往“高血压病”多年，最高血压在 200/90 mmHg 左右。

护理检查：体温 36.6 ℃，呼吸 20 次/分，脉搏 66 次/分，血压 190/90 mmHg。神志清，精神疲倦，记忆力、计算力、定向力正常，言语含糊，颈软，克尼格征阴性。右侧肢体肌力 0～1 级，左侧肢体肌力 5 级。右侧巴氏征（+），左侧病理征未引出。

辅助检查：头颅 CT 显示左侧丘脑出血，出血破入左侧侧脑室。

脑出血（cerebral hemorrhage）是指原发性非外伤性脑实质内的出血。多发生于 55 岁以上的中老年人，发生在大脑半球者占 80%，仅有少数发生在脑干和小脑，是死亡率和致残率最高的一种常见病。

【病因及发病机制】

重点：脑出血最常见的病因。

1. 病因 高血压和动脉粥样硬化是脑出血最常见的病因。另外，颅内动脉瘤、脑内动静脉畸形、脑动脉炎、血液病、抗凝及溶栓治疗等均可并发脑出血。

2. 发病机制 脑出血的发病多是在原有高血压和脑血管病变的基础上，当用力和情绪激动时，使血压骤升所致，其发病机制可能与以下因素有关。

（1）高血压使脑小动脉形成微动脉瘤，后者可能破裂引起出血。

（2）高血压引起脑小动脉痉挛，造成其远端脑组织缺氧、坏死，发生出血和脑水肿。

（3）脑动脉外膜及中层较薄弱，缺乏外弹力层，易破裂出血。

（4）大脑中动脉与其所发生的深穿支——豆纹动脉呈直角，后者又由动脉主干直接发出一个小分支，所以豆纹动脉所受的压力较高，且此处也是微动脉瘤多发的部位，因此当血压骤然升高时，豆纹动脉出血最常见，从而导致内囊附近出血。

【护理评估】

(一)健康史

(1)既往有高血压、动脉粥样硬化史。

(2)发病前有精神紧张、情绪激动、劳累或用力排便等诱因存在。

(3)病前有先兆表现及起病的形式。

(4)有无本病的家族史,患者的生活习惯、年龄、烟酒嗜好、体重等。

(二)身体状况

多在白天体力活动、酒后或情绪激动时突然起病,往往在数分钟至数小时内病情发展到高峰。患者先有进行性加重的头痛、头晕、呕吐,随即出现意识障碍,颜面潮红、呼吸深沉而有鼾声,脉搏缓慢有力、血压升高(180 mmHg 以上)、全身大汗、大小便失禁。根据出血部位的不同,出现不同的神经系统局灶体征。

重点:内囊出血引起"三偏征"的表现。

1. 内囊出血 可分为轻症和重症。除脑出血的一般症状外,此类患者常有头和眼转向出血病灶侧,呈双眼"凝视病灶"状。同时可有典型的"三偏"症状,即出血灶对侧偏瘫、偏身感觉障碍和对侧同向偏盲。如出血灶在优势半球,可伴有失语。轻症患者多意识清楚,而重症患者的临床特点为发病急,昏迷快而深,反复呕吐。如呕吐物为咖啡样液体时,多是丘脑下部功能障碍引起应激性溃疡而致上消化道出血。如两侧瞳孔不等大,出血侧瞳孔散大或先缩小后散大,多为天幕疝的表现。

2. 脑桥出血 小量出血可无意识障碍,表现为交叉性瘫痪,头和眼转向非出血侧,呈"凝视瘫肢"状;大量出血常破入第四脑室,患者随即进入昏迷状态、双侧瞳孔缩小呈针尖样、呕吐咖啡样胃内容物、中枢性高热、中枢性呼吸障碍,病情常迅速恶化,多数在 24～48 h 内死亡。

3. 小脑出血 常表现为枕部剧烈头痛、眩晕、频繁呕吐和平衡障碍,但无肢体瘫痪。当出血量较多时,可有颅神经麻痹、两眼向病变对侧同向凝视,肢体瘫痪及病理反射阳性。

4. 脑室出血 多数病例为小量出血,表现为头痛、呕吐、脑膜刺激征阳性,一般无意识障碍和神经系统定位症状,预后良好。大量脑室出血时,患者迅速出现昏迷、频繁呕吐、针尖样瞳孔、四肢弛缓性瘫痪及去大脑强直,预后不良,多迅速死亡。

(三)辅助检查

> **课堂互动**
>
> 请结合脑血栓形成与脑出血两个病案,列表分析两类疾病在发病特点上有何区别?

1. 血液 血常规检查可发现外周血白细胞暂时性增高。

2. 脑脊液 脑脊液检查呈均匀血性,压力升高。

3. CT 和 MRI 脑 CT 扫描是临床确诊脑出血的首选检查,早期呈高密度出血影,可准确显示出脑出血灶的部位、范围,并可据此计算出血量及判断其预后,1 周后呈现低密度或囊性变;MRI 检查有助于区别陈旧性脑出血和脑梗死。

4. DSA 可检出脑动脉瘤、脑动静脉畸形、Moyamoya 病和血管炎。

(四)心理-社会状况

患者如能清醒,面对突然发生的感觉障碍与肢体瘫痪的残酷现实以及担心预后,表现为情绪沮丧、悲观绝望,对自己生活的能力和生存的价值丧失信心,且因失语或构音困难而不能表达情感,使患者内心苦闷,心情急躁。严重脑出血患者神志不清、病情危重,家属多处于紧张、恐惧的状态。

(五)处理原则

急性期治疗的原则:防止再出血,降低颅内压和控制脑水肿、维持生命功能、防止并发症、降低死亡率和致残率。

1. 调控血压 脑出血急性期一般不需使用降压药。若收缩压超过 200 mmHg 或者舒张压超过 120 mmHg,可适当给予温和的降压药,降压不宜过快、过低。

2. 控制脑水肿 脑出血发生后 48 h 水肿达高峰，由于脑实质内突然出现血肿的占位效应，引起脑室受压，中线结构移位，颅内压急剧升高，可出现脑疝危及生命，因此控制脑水肿、降低颅内压是脑出血急性期处理的一个重要环节。

3. 止血药和凝血药 合并消化道出血时，可选用 6-氨基己酸(FACA)、氨甲环酸，还可经鼻饲或口服云南白药、三七粉等。

4. 防止并发症 及早给予足量抗生素防止肺炎。

5. 手术治疗 对大脑半球出血量在 30 mL 以上和小脑出血量在 10 mL 以上均可开颅清除血肿。对破入脑室者，可行脑室穿刺引流。

【首要护理诊断/问题】

(1) 疼痛：头痛 与出血性脑血管疾病致颅内压增高有关。

(2) 急性意识障碍 与脑出血有关。

(3) 躯体移动障碍 与脑血管破裂形成的血肿使锥体束受损导致肢体瘫痪有关。

【次要护理诊断/问题】

(1) 自理能力缺陷综合征 与出血性脑血管疾病致肢体瘫痪、意识障碍有关。

(2) 语言沟通障碍 与出血性脑血管疾病病变累及舌咽、迷走神经及大脑优势半球的语言中枢有关。

(3) 有受伤的危险 与出血性脑血管疾病致意识障碍及感觉障碍有关。

(4) 潜在并发症：脑疝、上消化道出血。

【护理目标】

(1) 患者头痛减轻或消失。

(2) 患者意识障碍无加重，或神志逐渐清醒。

(3) 能说出逐步进行功能锻炼的方法，能使用合适的器具增加活动量，活动量有增加。

(4) 生活自理能力逐渐增强，能参与进食、穿衣、如厕、沐浴和使用器具等活动。

(5) 能以非语言沟通方式表达自己的需要，能有效地与医护人员和家属进行沟通，能说出训练语言功能的方法，语言功能好转或恢复。

(6) 能说出引起患者受伤的危险因素，未发生外伤。

(7) 生命体征稳定，无严重并发症的发生。

【护理措施】

1. 一般护理

重点：一般护理和脑疝的观察。

(1) 休息与安全 急性期绝对卧床休息，抬高床头 15°～30°以减轻脑水肿；侧卧位，防止呕吐物反流；发病 24～48 h 避免搬动，保持环境安静，严格限制探视，避免各种刺激，各项治疗的护理操作应集中进行；保持床单位整洁、干燥，防止压疮形成；协助做好口腔、皮肤和大小便护理，保持肢体的功能位置。

(2) 饮食 禁食 24～48 h，给予高蛋白、高维生素的清淡饮食；不能进食者，应给予鼻饲流质食物；恢复期患者应避免刺激性食物，以免诱发消化道出血。

2. 病情观察

重点：脑出血患者急性期的护理措施。

(1) 脑疝的观察 密切观察生命体征、瞳孔、神志的变化，出现异常应及时通知医生，配合抢救。

(2) 上消化道出血的观察 观察患者有无呕血、便血等消化道出血症状，每次鼻饲前要抽吸胃液，如有咖啡色胃液或患者大便是黑色，立即通知医生紧急处理。

3. 对症护理 保持呼吸道通畅，为防止呕吐物造成窒息，患者头应偏向一侧。若不能有效咳痰，必要时应吸痰，甚至配合医生做气管切开。对高热患者应给予物理降温或人工冬眠，伴惊厥者按医嘱给予抗惊厥药，及时做好排便护理，保持大便通畅。

4. 用药护理 注意观察止血药、降颅压药物的疗效及副作用，为防止脑疝，应控制液体摄入量，注意尿量与电解质的变化，尤其应注意有无低血钾发生。

5. 心理护理 鼓励患者增强生活的勇气与信心，消除不良心理反应。向患者及家属说明锻炼的重要性，告知患者病情稳定后应尽早锻炼，越早疗效越好。告诉患者只要坚持功能锻炼，许多症状和体征可在1～3年内逐渐改善，以免因心理压力而影响脑功能的恢复。

6. 健康教育 避免诱发因素，告知患者避免情绪激动和不良刺激，勿用力排便。生活规律，保证充足的睡眠、适当的锻炼，劳逸结合。饮食以清淡为主，戒烟、忌酒。积极治疗原发病，坚持康复训练，教会家属有关的护理知识和改善后遗症的方法，尽量让患者做到日常生活自理，康复训练时注意克服急于求成的心理，做到循序渐进，持之以恒。

【护理评价】

经过治疗和护理，评价患者是否能够达到以下几点。

(1) 意识障碍程度逐渐减轻，能主动配合治疗和护理。

(2) 未发生脑疝、上消化道出血，或脑疝抢救成功、上消化道出血得到控制。

(3) 患者未发生肢体失用等并发症。

知识拓展

急性卒中处理的6D

Detection(发现)——早期发现症状。

Delivery(输送入院)——迅速将患者送到医院。

Door(住院)——分类后守住普通病房、卒中单元或重症监护室。

Data(数据)——迅速做CT检查、体检和病史采集。

Decision(决断)——应用药物还是其他治疗。

Drug(药物)——适时开始治疗。

四、蛛网膜下腔出血患者的护理

情景导入

患者，女，67岁，在做家务时突觉头痛剧烈，坐下休息后未缓解，呕吐胃内容物1次伴小便失禁，既往有“高血压”史。

查体：体温36.5℃，脉搏68次/分，呼吸24次/分，血压175/105 mmHg。神清语利，精神差，被动体位。颈部有抵抗感，心、肺、腹检查未见异常，四肢肌力和肌张力正常，腱反射正常，左侧巴氏征(+)，右侧巴氏征(±)。

辅助检查：

(1) 颅脑CT 头颅结构完整，鞍上池、环池、脚间池及双侧外侧裂池、小脑幕均见不规则高密度影，右侧颞叶见片状不规则高密度影，中线结构居中，右侧侧脑室受压变小，出血量为10～20 mL。

(2) 血常规 白细胞16.7×10^9/L，中性74%。

(3) 腰穿 脑脊液呈血性，压力220 mmH_2O，蛋白质1.0 g/dL。

蛛网膜下腔出血(subarachnoid hemorrhage，SAH)指软脑膜血管破裂，血液直接流入蛛网膜下腔所致。SAH约占急性脑卒中的10%，占出血性脑卒中的20%。

重点：最常见的病因。

【病因及发病机制】

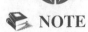

最常见的病因是先天性颅内动脉瘤，其次为动静脉畸形、动脉粥样硬化、血液病、各种感染所致的脑动脉炎、脑底异常血管网病等。脑血管有上述病变时，当重体力劳动、情绪变化、血压突然

升高、酗酒时脑底部及脑表面血管破裂，血液流入蛛网膜下腔。

【护理评估】

（一）健康史

既往有无先天性动脉瘤、动静脉畸形、脑炎等病史；既往抗凝治疗情况等。询问有无剧烈运动、极度情绪激动、用力咳嗽和排便等诱因，发病前有无前驱症状等。

（二）身体状况

课堂互动

蛛网膜下腔出血典型的症状体征有哪些？

重点：好发人群及临床特点。

1. 症状 起病急骤，多在用力或情绪激动等情况下诱发，表现为血压急骤上升，粟粒样动脉瘤破裂者多见于40～60岁，动静脉畸形常在10～40岁发病。突出表现为突发异常剧烈头痛、喷射性呕吐，头痛再次发生常提示再次出血。出血常引起血压急骤上升，最初2周内脑膜刺激可引起体温升高达39 ℃、短暂意识丧失、烦躁不安、畏光、颈背部或下肢疼痛。有些患者伴有癫痫发作，重症患者迅速陷入昏迷状态。

2. 体征 常有颈项强直等脑膜刺激征，此为蛛网膜下腔出血最具有特征性的体征。一侧动眼神经麻痹，提示该侧动脉瘤破裂，少数患者可有短暂或持久的局限性神经体征，如偏瘫、偏盲或失语等，眼底检查可见玻璃体下片状出血。

3. 并发症 再出血是SAH主要的急性并发症，20%的动脉瘤患者病后10～14天发生再出血，使死亡率约增加1倍；病后10～14天为迟发性脑血管痉挛高峰期，是死亡和伤残的重要原因。

（三）辅助检查

1. 实验室检查 凡疑为蛛网膜下腔出血者，均应进行脑脊液检查。出血后数小时，脑积液呈均匀血性，压力明显增高，蛋白常增多，糖和氯化物正常，是诊断的重要依据，但应注意腰穿有脑疝形成的风险。病初进行血和尿常规检查发现有周围血白细胞增高和一过性糖尿及蛋白尿。

2. 其他检查 首选CT检查，可显示高密度出血的征象，但不易显示出动脉瘤，大多数病例可显示局限的血块，提供出血部位的线索。小量蛛网膜下腔出血时，CT检查常不能发现，仍需腰穿确诊。

诊断蛛网膜下腔出血的病因时，脑血管造影是最有意义的辅助检查。目前多采用数字减影法全脑血管造影（DSA）。

（四）心理-社会状况

评估患者有无突然病情发作而对疾病预后的担忧，有无焦虑、恐惧等心理问题；评估患者的年龄、职业、性格特征、家庭、经济状况等；评估患者及家属对疾病的认知情况、家庭社会支持情况。

（五）处理原则

蛛网膜下腔出血的治疗原则：去除引起蛛网膜下腔出血的病因，防治继发性脑血管痉挛，制止继续出血和预防复发。

1. 一般处理 对于蛛网膜下腔出血的一般处理与高血压性脑出血相同，应严格绝对卧床休息4～6周，尽量避免一切可能使患者的血压和颅内压增高的因素，如用力排便、情绪激动等。对头痛和躁动不安者应用足量的止痛剂、镇静剂，以保持患者安静休息，如索米痛片、异丙嗪、可待因，必要时可短期用氟桂利嗪30 mg，口服或0.1 g肌内注射。

2. 防止脑血管痉挛 凡能降低细胞内钙离子水平的药物均能扩张血管，解除因蛛网膜下腔出血引起的血管痉挛。

（1）如应用尼莫地平24～48 mg静脉滴注，每天1次，共7～10天。或在出血后口服尼莫地平60 mg，每4 h 1次，持续21天。

（2）用异丙肾上腺素和盐酸利多卡因：异丙肾上腺素用0.4～0.8 mg加入5%葡萄糖溶液150 mL静脉滴注，每8 h 1次；利多卡因2 g加入5%葡萄糖盐水500 mL中，由另一肢体静脉缓慢滴入,24 h 1次。当病情稳定或好转后,可于1～2天后逐渐减量,共用2～9天。

3. 止血治疗 为制止继续出血和预防再出血,一般主张在急性期使用大剂量止血剂。

(1) 6-氨基己酸:第1天为36～48 g加入5%葡萄糖溶液内静脉滴注,以后每天24 g,连续使用7～10天,改口服,逐渐减量,通常用药时间不宜少于3周。

(2) 氨甲环酸:PAMBA的衍化物,但其抗血纤维蛋白溶酶的效价要比EACA强8～10倍,比PAMBA略强,具有上述两药的相同功能。可与5%葡萄糖注射液混合使用,每次250～500 mg静脉滴注,每天1～2次。本品毒性低,无副作用,且有消炎作用。

(3) 凝血质:具有促使凝血酶原变为凝血酶的作用。每次15 mg肌内注射,每天2～4次。

(4) 酚磺乙胺:能促使血小板数增加,缩短凝血时间以达到止血效果。每次250～500 mg肌内注射或静脉注射,每天2～3次。

4. 降低颅内压 处理方法同脑出血的治疗。

5. 手术治疗 对颅内动脉瘤、颅内动静脉畸形,可采用手术切除或血管内介入治疗,是防止再出血的最根本方法。

【首要护理诊断/问题】

疼痛:头痛 与脑水肿、颅内压增高,血液刺激脑膜或继发性脑血管痉挛有关。

【次要护理诊断/问题】

(1) 潜在并发症:脑疝、蛛网膜下腔再出血。

(2) 恐惧 与剧烈头痛、担心再出血及预后有关。

(3) 生活自理缺陷 与长期卧床有关。

【护理目标】

(1) 头痛减轻或消失。

(2) 避免各种可诱发再次出血的因素。

(3) 能积极配合治疗,认识到卧床的重要性。

(4) 卧床期间基本生活得到满足,未发生压疮、感染等并发症。

(5) 情绪稳定,恐惧感减轻或者消失,以积极心态面对疾病。

【护理措施】

重点:防止再出血的护理措施。

1. 一般护理 与脑出血护理相似,主要是防止再出血。绝对卧床休息4～6 h,抬高床头15°～30°,避免搬动和过早离床活动。保持环境安静、严格限制探视,避免各种刺激。避免一切可能使血压和颅内压增高的因素。防止咳嗽和打喷嚏,对剧烈头痛和躁动不安者,可应用止痛剂、镇静剂。

2. 病情观察 密切观察生命体征、瞳孔、意识等变化,出现脑疝先兆及时报告并处理。初次发病第2周最易发生再出血。如患者再次出现剧烈头痛、呕吐、昏迷、脑膜刺激征等情况,及时报告医生并处理。

3. 对症护理 指导头痛患者使用放松术,如缓慢的深呼吸、全身肌肉放松等使头痛减轻的方法,必要时遵医嘱用止痛药。

4. 用药护理 按医嘱使用脱水剂、止血药。防止出血后继发性脑血管痉挛,引起缺血性神经损伤,遵医嘱使用尼莫地平,注意观察其不良反应,如有异常及时报告医生处理。

5. 心理护理 向患者解释该病的病因,保持患者情绪稳定。减轻疼痛,有利于疾病的恢复。同时医护人员应做到操作、说话、走路、关门动作要轻,同时使室内灯光变柔和,以减少患者的烦躁情绪。

知识链接

蛛网膜下腔再出血的特点

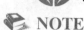

蛛网膜下腔再出血发生的时间一般在首次出血后的2周内。其临床特点为首次出

血后病情稳定或好转的情况下，突然再次出现剧烈头痛、呕吐、抽搐、昏迷等。

6. 健康教育 告之患者本病的治疗和预后的有关知识，使患者明确再次出血的危害性，配合医生及早进行脑血管造影，查明病因，必要时手术治疗。养成良好的排便习惯，保持稳定的情绪，避免剧烈活动和从事重体力劳动。女性患者1～2年应避免妊娠和分娩。

【护理评价】

(1) 头痛逐渐减轻或消失。

(2) 能积极避免各种诱发因素，未发生再出血。

(3) 卧床期间未发生压疮、感染等并发症。

(4) 能正视和正确对待疾病，情绪稳定。

任务四 帕金森病患者的护理

学习目标

1. 了解帕金森病的概念及致病因素。
2. 掌握帕金森病患者的临床表现、护理措施及保健指导。
3. 具有爱伤的职业素质及团队协作精神。

情景导入

患者，男，62岁，3年前开始出现手抖、行走时起步困难。静止性震颤起始于一侧上肢，静止时明显，运动时减轻，睡眠时停止，后逐渐扩展至四肢。未诊治，病情逐渐加重，伴生活自理能力下降而入院就诊。病情加重后患者不愿出门和交友。神志清楚，步态不稳，行走时呈"前冲步态"。心、肺、腹部检查均未发现阳性体征。

帕金森病(parkinson disease，PD)又称震颤麻痹(paralysis agitans)，是一种多发于中老年人的进行性神经系统变性疾病，临床以静止性震颤、运动迟缓、肌强直和姿势步态障碍等为主要特征。PD多发于50岁以上中老年人，在我国大约有170万帕金森病患者，55岁以上人群患病率为1%，发病率无明显性别、社会经济水平、文化程度差异，并随年龄增长而增高。

【病因及发病机制】

本病的病因至今未明，目前认为是多因素共同参与的结果，与大脑中名为黑质的神经元受损有关，通常黑质细胞释放出多巴胺(DA)，多巴胺可在黑质与大脑其他部分、纹状体之间传递信号，这些信号可协调肌肉控制运动。

1. 年龄老化 研究发现，衰老是DA主要的危险因素。30岁以后黑质DA能神经元、酪氨酸羟化酶和多巴脱羧酶活力、纹状体DA递质水平随年龄增长逐渐减少，提示年龄老化与发病有关。但是，仅少数老年人患PD，因此衰老只是促使PD发病的因素之一。

2. 环境因素 流行病学调查显示，长期接触杀虫剂、除草剂或某些工业化学品等均可能增加PD发病的危险性。

3. 遗传因素 约10%的PD患者有家族史，遗传因素在本病中所起的作用仍不能肯定，绝大多数患者为散发。

4. 内分泌因素 雌激素、叶酸水平低。

5. 药物因素 抗精神病药物氯丙嗪、止吐药甲氧氯普胺和抗癫痫药丙戊酸盐。

6. 毒物 锰尘、MPTP(一种海洛因的副产品)。

【护理评估】

(一) 健康史

了解家族中是否有患同种疾病的患者,是否有长期工业毒素和农业毒素接触史,以及有无继发性因素如高血压脑动脉硬化、脑炎、外伤、服用吩噻嗪类药物史等。

(二) 身体状况

重点:帕金森病的临床表现。

起病隐匿,进展缓慢,逐渐加重。首发症状多为震颤,其次是步行障碍、肌强直、运动迟缓及平衡和协调问题。症状常呈"N"字形进展,即从一侧上肢开始,逐渐波及同侧下肢、对侧上肢及下肢。

1. 静止性震颤 首发症状,开始多为一个手指轻微震颤,随后发展到整个手臂。多由一侧上肢远端开始,随病情进展,震颤可逐步波及同侧及对侧上、下肢,下颌、口唇等。典型表现是拇指与屈曲的示指间呈"搓丸样"动作。静止时震颤明显,精神激动时加重,随意动作时减轻,入睡后消失,故称为"静止性震颤"。

2. 肌强直 指关节被动运动阻力增高,典型表现为急性抽搐。关节被动运动时阻力增高始终一致,称为"铅管样强直";均匀的阻力中出现断续停顿,称为"齿轮样强直"。患者常诉肌痛、疲倦或头、上身、脊柱或腿部疼痛。颈肌、躯干肌强直使躯体呈特殊的屈曲体姿。

3. 运动迟缓 随意动作减少、动作笨拙、缓慢。运动迟缓是自主运动丧失的典型表现。早期手指精细动作如系纽扣或鞋带困难,以后出现书写时字越写越小,呈现"写字过小征"。面肌强直表现为表情和瞬目动作减少,形成"面具脸"。晚期肌张力增高致起床、翻身、步行、变换方向等均有困难。消化功能减退可出现吞咽、消化、排泄障碍等症状。

4. 步态障碍 平衡功能减退、姿势反射消失致步态不稳、易摔跤,出现步伐缓慢、步态不稳和弯腰姿势。步态障碍是病情进展的重要标志。

5. 其他 自主神经症状如便秘、出汗异常、性功能减退等常见。有的患者晚期可出现痴呆。语言困难,声音变得单调、轻柔、模糊。

(三) 辅助检查

1. 血液检查 常规化验一般无异常,若血象明显增高,应考虑感染的存在。

2. 脑电图检查 除基础波形稍呈慢波化外,无明显变化。

3. 影像学检查 CT、MRI 等影像学检查无特征性变化,部分患者有脑萎缩。

4. 功能显像检测 采用 PET 或 SPECT 与特定的放射性核素检查,疾病早期即可发现 PD 患者脑内多巴胺转运体功能显著降低和多巴胺递质合成减少。

5. 基因检测 DNA 印迹技术、PCR、DNA 序列分析等在少数家族性 PD 患者可能会发现基因突变。

(四) 心理-社会状况

本病发病后治愈率不高,患者焦虑不安、自卑、绝望;由于不自主震颤、"面具脸"、运动缓慢、完成精细动作难等,使患者自我形象受损,出现社交孤独;后期生活难以自理,出现无价值心理改变。

(五) 处理原则

重点:治疗原则和常用药物。

1. 药物治疗 首选且主要的治疗手段。

(1) 抗胆碱能药:可以协助维持纹状体的递质平衡,主要适用于震颤明显的年轻患者。常用药物有苯海索等。

(2) 金刚烷胺:可促进神经末梢释放 DA,并阻止其再吸收,从而减轻症状。可单独或与抗胆碱能药合用。

(3) 左旋多巴与复方左旋多巴:治疗本病最基本和最有效的药物。由于 DA 不能通过血-脑屏障，对脑部DA缺乏的替代疗法需应用其先驱物左旋多巴。从62.5～125 mg开始，逐渐增加其剂量，餐前1 h或餐后1.5 h服用。将左旋多巴与外周多巴脱羧酶抑制剂制成复方左旋多巴可增强疗效和减少外周副作用，常用复方左旋多巴有美多芭和帕金宁。

(4) DA受体激动剂：目前的推荐首选药物，尤其适用于早期年轻患者。常用药物有普拉克索、罗匹尼罗、吡贝地尔等，从小剂量开始，逐渐增加。

2. 手术及干细胞治疗 对药物治疗失效同时出现异动症者可行外科手术治疗。手术方法主要有神经核毁损术和脑深部电刺激术。干细胞移植结合基因治疗是一种正在探索中的新疗法。

3. 中医、康复及心理治疗 作为辅助手段对改善症状起到一定作用。

【首要护理诊断/问题】

自理缺陷　与震颤、肌强直、运动减少有关。

【次要护理诊断/问题】

(1) 营养失调：低于机体需要量　与咀嚼和吞咽困难有关。

(2) 自我形象紊乱　与震颤、流涎、面肌强直、运动迟缓有关。

(3) 个人和家庭妥协性应对能力失调　与生活方式和自我概念改变、角色紊乱有关。

(4) 潜在并发症：外伤、压疮、感染。

【护理目标】

(1) 能力逐渐增强。

(2) 能进行恰当的自我修饰，自信心和自我照顾能力增强，生活需要得到满足。

(3) 能说出药物治疗知识和自我护理知识。

(4) 合理饮食，营养均衡，不发生呛咳或窒息。

(5) 排便规律，不发生便秘或便秘减轻。

(6) 不发生外伤、压疮、感染等并发症。

【护理措施】

(一) 一般护理

重点：一般护理。

(1) 给予高热量、高维生素、低盐、低脂、低胆固醇、含适量优质蛋白(高蛋白饮食摄入可降低左旋多巴的疗效)的易消化食物，少量多餐(每天进餐6次)，多食水果、蔬菜、粗粮等，以防止便秘。吞咽困难及动作迟缓的患者需摄入易咀嚼、易吞咽的促进食欲的食物。流涎过多的患者可使用吸管，进食、饮水时尽量使患者保持坐位或半卧位，集中注意力，如手颤严重可协助患者进食。

(2) 保证充分的休息，避免精神刺激。生活日用品置于患者伸手可及处，行走时起动和终止应给予协助，做好安全防护。

(3) 鼓励患者自我护理，如进食、穿衣、移动等，做自己力所能及的事情，避免过分依赖他人。晚期完全卧床者，应适当抬高床头(一般15°～30°)。生活不能自理的患者应满足舒适和基本生活需要。

(二) 药物护理

指导患者掌握正确的服药方法、注意事项、疗效及不良反应。

(1) 左旋多巴最常见的副作用为异动症和症状波动，此外还有恶心、呕吐、低血压、心律失常、不安和失眠、多梦、幻觉等。异动症表现为肢体的舞动、躯干的摇摆、下颌的运动、做各种手势和痉挛样活动或坐立不安等。活动性溃疡慎用，精神病者禁用。

(2) 多巴胺受体激动剂副作用与左旋多巴类似。有精神病史患者禁用。一般从小剂量开始，逐渐增加剂量。若患者已经出现幻觉或意识混乱，则应禁用DA。

(3) 抗胆碱能药物常见不良反应有口干、汗液分泌减少、肠鸣音减弱、排尿困难、瞳孔调节功能不良等。青光眼、前列腺肥大及严重便秘者禁用。

(4) 金刚烷胺的副作用较少见，常用于晚期治疗，有不宁、神志模糊、下肢网状青斑、足踝水肿等。有肾功能不全、癫痫病史者慎用。哺乳期妇女禁用。

（三）康复锻炼

重点：帕金森病患者的康复护理要点。

鼓励早期患者加强主动运动，尽量参与各种形式的活动，如散步、打太极拳等，每天活动各关节2～3次，防止和推迟关节强直与肢体挛缩。指导患者进行面肌训练，如鼓腮、噘嘴、示齿、伸舌、吹吸等，以改善面部表情和吞咽困难，协调发音，保持呼吸通畅。晚期患者出现显著的运动障碍时可协助患者在床上进行四肢肌肉按摩等被动关节活动。

知识链接

帕金森病患者的运动护理

(1) 监测卧位及立位血压。

(2) 去除环境危险因素。

(3) 给患者充分的时间适应运动。

(4) 采纳患者或治疗师的建议，安装自助扶手等。

(5) 请理疗师参与治疗。

(6) 因运动状况会随着药物治疗方案而发生波动，应监测并记录运动和运动障碍状况及其与药物治疗方案的关系。

（四）心理护理

鼓励患者表达出焦虑、恐惧等情感；尊重患者，维护患者的自尊，必要时向患者提供某些隐蔽的场所；注意患者的整洁修饰，帮助其树立良好的自我形象；鼓励患者积极参加灵活性不强的活动，增强患者的自信心。

（五）健康教育

讲解本病的相关知识，合理饮食，防寒保暖。注意家庭环境的安全，不要单独外出，防止伤害事故的发生；督促、鼓励患者参与各项康复运动。在医生的指导下正确服药，定期复查肝、肾功能、血常规和监测血压。

【护理评价】

(1) 能够维持现存的功能或躯体活动能力逐渐增强。

(2) 患者的自信心和自我照顾能力逐渐增强，生活需要得到满足。

(3) 熟悉药物治疗的方法及自我护理知识。

(4) 能合理饮食，各项营养指标正常。

(5) 养成定时排便的习惯，未发生便秘。

(6) 未发生外伤、压疮、感染等并发症。

知识拓展

药物假日疗法

药物假日疗法指长期应用左旋多巴或左旋多巴复方类制剂治疗后可出现多巴胺受体敏感性的改变，如暂停几天到数周的治疗可改善受体的敏感性，从而让其恢复药物的疗效，然后从小剂量逐渐加大。国外报道帕金森病患者采用此法治疗后症状呈进行性加重，如药物停用太快或太突然会发生药物戒断综合征，严重者可危及生命。药物假日疗法目前认为是无益的，已不主张采用。

任务五　癫痫患者的护理

学习目标

1. 了解癫痫的概念及致病因素。
2. 掌握癫痫患者的临床表现、护理措施及保健指导。
3. 具有爱伤意识及良好的团队协作精神。

情景导入

患者，女，25 岁，发作性意识丧失伴四肢抽搐 3 年，再发 1 天。3 年前开始出现发作性意识丧失，跌倒在地，眼球上翻，口吐白沫，有时带血沫，伴四肢抽搐，小便失禁。每次发作持续 3～5 min，每月发作 2～3 次，醒后不能回忆。睡眠不足、劳累后易发。今日与人争执后再发。既往有头部外伤史。

辅助检查：脑电图检查正常，头颅 MRI 未见异常。体检及各项检查均正常。患者兄弟有相同病史。

癫痫(epilepsy)是各种原因导致的脑部神经元高度同步化异常放电的临床综合征。根据异常放电神经元的部位和放电扩散的范围，癫痫发作可表现为不同程度的运动、感觉、意识、精神、行为、自主神经障碍，或兼而有之。癫痫是神经系统疾病中仅次于脑卒中的第二大常见疾病。

【病因及发病机制】

（一）病因

1. 特发性癫痫　病因未明，与遗传密切相关。

2. 症状性癫痫　有各种明确的中枢神经系统结构损伤或功能异常，如先天性脑积水、脑外伤(尤其是产伤，是新生儿、婴儿期癫痫的常见病因)、感染、脑血管疾病、肿瘤、中毒、变性疾病等。

3. 隐源性癫痫　占全部癫痫的 60%～70%。临床表现提示为症状性癫痫，但目前的检查手段尚不能发现明确的病因。

此外，遗传因素、年龄、睡眠以及内环境改变(如内分泌失调、疲劳、饥饿、饮酒、便秘、情感冲动、闪光、音乐、惊吓等)均可影响其发病。

（二）发病机制

癫痫的发病机制至今尚未完全阐明，推测为异常神经元集合体高度同步化电活动的结果。

【分类】

国际抗癫痫联盟(ILAE)根据癫痫发作的临床表现及脑电图改变，提出癫痫发作的国际分类方法。

1. 部分(局灶)性发作

(1) 单纯性：无意识障碍，可分为运动、感觉(体感或特殊感觉)、自主神经、精神症状性发作。

(2) 复杂性：有意识障碍，可为起始的症状，也可由单纯部分性发作发展而来，并可伴有自动症等。

(3) 部分性发作继发泛化：由部分性发作起始发展为全面性发作。

2. 全面(泛化)性发作　包括强直-阵挛、强直、阵挛、肌阵挛发作(抽搐性)；失神(典型失神与非典型失神)、失张力发作(非抽搐性)。

3. 不能分类的癫痫发作 除上述分类以外的各种类型，临床少见。

【护理评估】

（一）健康史

重点：强直阵挛发作的临床特点。

应询问发病前身体的健康情况，包括有无脑部疾病、药物中毒史、代谢障碍病史、癫痫家族史等；发作时有无前驱症状，了解发作的频率、时间和地点；询问患者的年龄、有无妊娠或正在行经期；发作前有无睡眠不足、疲乏、饥饿、饮酒、便秘、感情冲动、过度换气、过度饮水等诱发因素；有无在某种特定条件下（如闪光、音乐、下棋、刷牙等）发作的情况。

（二）身体状况

癫痫的症状复杂多样，但发作多具有发作性、短暂性、重复性、刻板性的特点。

1. 部分性发作 一侧大脑半球局部神经元的异常放电。

(1) 单纯部分性发作 多见于症状性癫痫，无意识障碍。发作时间短，一般不超过 1 min，以局部症状为特征。可表现为局部或一侧肢体及面部阵发性抽搐。抽搐可自一处开始，按大脑皮质运动区的分布顺序延伸。如杰克逊(Jackson)癫痫，表现为抽搐自一侧拇指沿手指、腕部、肘部、肩部扩展。

(2) 复杂部分性发作 又称精神运动性发作，占成人癫痫发作的 50%以上。有不同程度的意识障碍。以发作性意识障碍、精神症状、自动症为特征。有的仅表现为意识障碍；有的表现为意识障碍和自动症；有的表现为意识障碍与运动症状。自动症指在癫痫发作时或发作后意识模糊状态下出现的具有一定协调性和适应性的无意识活动。

(3) 部分性发作继发全面性发作 单纯部分性发作可发展为复杂部分性发作，单纯或复杂部分性发作均可泛化为全面强直-阵挛发作。

2. 全面性发作 双侧大脑半球同时受累所致。

> **课堂互动**
>
> GTCS 各期的临床表现有哪些？

(1) 全面强直-阵挛发作(GTCS) 最常见的发作类型之一，以意识丧失和双侧强直后出现阵挛为特征。发作可分三期。①强直期，在心慌、头晕等特殊感觉后患者突然意识丧失，喉部痉挛，尖叫一声，跌倒在地，呼吸停止，双眼上翻或向上凝视，口先强张，而后突闭，可能咬破舌尖，口吐白沫或血沫，继而全身骨骼肌持续性收缩，颈部和躯干先屈曲而后反张，上肢先上举后旋转为内收旋前，下肢从屈曲转变为强烈伸直，强直期持续 10～20 s。②阵挛期，肌肉呈一张一弛交替性抽动，阵挛频率由快变慢，松弛期逐渐延长，此期持续 0.5～1 min 或更长；最后一次强烈阵挛后，抽搐突然终止。在上述两期中可见呼吸暂停，心率加快，血压升高，舌咬伤，汗液、唾液和支气管等分泌物增多，瞳孔散大、光反射消失，病理反射阳性。③惊厥后期，此期尚有短暂的痉挛，表现为牙关紧闭。全身肌肉松弛，大小便失禁；呼吸首先恢复，继而血压、心率、瞳孔等恢复正常，意识逐渐恢复。清醒后常感到头昏、头痛、全身酸痛和疲乏无力，对发作全无记忆。从发作开始至意识恢复历时 5～15 min。

(2) 强直发作 弥漫性脑损伤儿童多见，多发于睡眠中。主要表现为全身骨骼肌强直性收缩，常伴明显的自主神经症状。发作持续时间约数秒至数十秒。

(3) 阵挛发作 几乎均见于婴幼儿，以重复阵挛性抽动伴意识丧失为特征。之前无强直期，持续 1 min 至数分钟。

(4) 失神发作 典型失神发作以突然短暂意识丧失(5～10 s)和运动中断为特征。双眼凝视，呼之不应，一般不会跌倒，事后立即清醒，继续原来的活动，醒后不能回忆。

(5) 肌阵挛发作 常见于预后较好的特发性癫痫患者。表现为快速、短暂、触电样肌肉收缩，可遍及全身或仅局限于某个肌群或肢体。

(6) 失张力发作 由于部分或全身肌肉张力突然丧失出现垂颈、张口、肢体下垂或躯干失张力跌倒，持续数秒到 1 min，事后立即清醒和站起。

3. 癫痫持续状态(status epilepticus) 一次癫痫发作持续 30 min 以上，或连续多次发作、发作间期意识或神经功能未恢复至正常水平。任何类型癫痫均可出现癫痫持续状态，但通常是指全面强直-阵挛发作持续状态。多由于突然停用抗癫痫药或因饮酒、合并感染、孕产等所致，常伴有高热、脱水和酸中毒。

（三）辅助检查

1. 脑电图检查 诊断癫痫的重要检查。在患者发作间歇期，首次检查阳性率为50%以上，如采用过度换气、眼前闪光刺激等诱发试验，可将阳性率提高到80%。但由于少数正常人的脑电图也可呈异常改变，所以单凭一次检查结果不能确诊癫痫。

2. 头颅X线、脑血管造影、头颅CT及MRI检查 可确定脑结构性异常或损害，有助于发现继发性癫痫的病因。

3. 血常规、血糖、血寄生虫检查 可了解患者有无贫血、低血糖、寄生虫病等。

（四）心理-社会状况

癫痫某些类型发作有碍自身形象，尤其是发作时伴尿失禁，常严重挫伤了患者的自尊心。此外，癫痫反复发作影响正常的生活与工作，使患者终日忧心忡忡，害怕及担忧发作，对生活缺乏自信。如家庭、社会对患者抛弃、隔离，更可使其出现自卑、孤独、离群的异常心态。

（五）处理原则

1. 癫痫发作时的治疗 原则是预防外伤及其他并发症，而不是立即用药。

2. 发作间歇期的治疗 药物治疗的原则：①尽可能单药治疗、小剂量开始，逐渐增量。②当一种药物达到最大有效血药浓度仍不能控制发作时再加第二种药物。③偶尔发病、脑电图异常而临床无癫痫症状及每次发作均伴有发热的5岁以下儿童一般不用抗癫痫药物。④经治疗，发作已停止4～5年，脑电图随访癫痫活动消失者可开始减量，但不能突然停药。合并用药者先改为单一用药，单一用药者应逐渐减量，停药过程一般要达到6个月或以上。

常用的抗癫痫药物有苯妥英钠、卡马西平、苯巴比妥、丙戊酸钠、乙琥胺、扑痫酮、氯硝西泮等。根据癫痫发作的类型选择相应的药物，如特发性首选丙戊酸钠，次选苯妥英钠；失神发作性首选乙琥胺，次选丙戊酸钠；单纯部分性发作首选卡马西平，次选苯妥英钠；复杂部分性发作首选卡马西平，次选苯妥英钠等。抗癫痫药物的常见副作用有胃肠道反应、眩晕、嗜睡、共济失调等。

3. 癫痫持续状态的治疗

(1) 迅速控制抽搐：地西泮10～20 mg静脉注射，推注速度不超过2 mg/min。同时配合使用异戊巴比妥、苯妥英钠、水合氯醛等药物。

(2) 对症处理：经常吸痰，保持呼吸道通畅，必要时气管切开、给氧。高热者采取物理降温。观察并纠正血象、血液酸碱度和电解质的变化。脑水肿者给予甘露醇和呋塞米，同时注意预防和控制感染。

> **课堂互动**
>
> 癫痫持续状态的抢救护理措施有哪些？

4. 手术治疗 长时间正规单药治疗或先后用两种抗癫痫药达到最大耐受剂量或经一次正规的联合治疗仍无效者可予手术治疗。常用前颞叶切除术、癫痫病灶切除术、颞叶以外的脑皮质切除术等。

知识链接

难治性癫痫

难治性癫痫又称为顽固性癫痫，目前国内外尚无统一的定义。无中枢神经系统进行性疾病或占位性病变，但临床迁延，经2年以上正规抗癫痫治疗，抗癫痫药单独或合用，达到患者能耐受的最大剂量，血药浓度达到有效范围，仍不能控制发作，且影响日常生活，方可确定为难治性癫痫。难治性癫痫患者占癫痫患者的20%～30%。

【首要护理诊断/问题】

(1) 有窒息的危险　与癫痫发作时喉头痉挛、气道分泌物增多有关。

(2) 有受伤的危险　与癫痫发作时全身肌肉抽搐发作及意识突然丧失有关。

【次要护理诊断/问题】

(1) 自尊紊乱　与抽搐发作时难堪的外观形象，使患者的自尊心被破坏有关。

(2) 潜在并发症：癫痫持续状态。

【护理目标】

(1) 患者呼吸道通畅，未发生窒息。

(2) 家属能说出发作时的处理措施，受伤的危险减小甚至不受伤。

(3) 学会适当地调整心态，能保持良好的心态，参与正常的社交活动。

【护理措施】

重点：癫痫发作时的护理措施。

(一) 一般护理

(1) 嘱患者出现先兆时立即平卧，避免摔伤。

重点：癫痫持续状态的处理措施。

(2) 对癫痫发作的患者(尤其GTCS或癫痫持续状态者)应取头低侧卧位，下颌稍向前，解开衣领和裤带，必要时使用吸引器或气管切开以保持呼吸道通畅；在保持呼吸道通畅的同时给予吸氧；有义齿者取下，及时用牙垫或压舌板以防止咬伤舌头；抽搐时勿用力按压患者肢体以防止骨折或脱臼；癫痫持续状态者应专人守护，床旁加护栏，极度躁动者必要时予约束带限制活动。

(3) 发作停止、意识恢复过程中仍应加强安全保护，防止自伤或伤人。

(二) 病情观察

观察癫痫发生的类型、诱因、发作持续的时间及次数，发作时患者呼吸、神志的改变，发作时有无外伤、窒息等。

(三) 治疗护理

遵医嘱正确用药，注意观察药物的疗效和副作用。用药前做血、尿一般检查和肝肾功能检查，以备对照。服药后定期体检，每月复查血象，每季做生化检查。

(四) 心理护理

多关心患者的自觉症状，鼓励患者表达自己的感受，予以情感支持，创造良好的护患关系。指导患者与家属之间的沟通，努力克服自卑心理，树立自信、自尊的良好心态。

(五) 健康教育

(1) 生活有规律，保持心情愉快，戒烟、戒酒，避免癫痫发作的诱因。

(2) 保持良好的饮食习惯，食物以清淡且富含营养为宜，忌食辛辣食物、饮食过饱和饮兴奋性饮料。

(3) 鼓励其适当参与体力和脑力劳动，禁止从事攀高、游泳、驾驶及电焊等带有危险的活动。

(4) 强调按医嘱用药的重要性，不能随意增减或撤换。定期门诊复查。

(5) 随身携带病情诊疗卡，注明姓名、家庭住址、联系电话、病史等，以备癫痫发作时能及时联系与处理。

【护理评价】

重点评价患者自我感觉及异常表现的程度如何，能否正确对待疾病。

知识拓展

世界癫痫日

2002年，国际癫痫署、国际抗癫痫联盟和世界卫生组织共同发起了“全球抗癫痫运动”来纪念意大利一位著名癫痫治疗专家，而这位癫痫专家Valentine恰好与情人节

Valentine's Day 同名，因此他们宣布 2 月 14 日为“世界癫痫日”。

任务六　神经系统疾病常用诊疗技术及护理

一、腰椎穿刺术及护理

【概述】

腰椎穿刺术是将腰椎穿刺针通过腰椎间隙刺入脊髓蛛网膜下腔引流出脑脊液或注入药物的一项诊疗技术。常用于检查脑脊液的性质、测定或降低颅内压，也用于鞘内注射药物、检查椎管有无阻塞等。

（一）适应证

(1) 中枢神经系统感染如脑膜炎、脑炎。

(2) 疑有颅内出血，如蛛网膜下腔出血、脑出血破入脑室。

(3) 中枢神经系统血管炎及颅内转移瘤的诊断及鉴别诊断。

(4) 脱髓鞘疾病。

(5) 有剧烈头痛、昏迷、抽搐或瘫痪而疑为中枢神经系统疾病者。

(6) 中枢神经系统疾病鞘内给药治疗、脊髓造影等。

（二）禁忌证

(1) 颅内压明显增高，特别是怀疑有后颅窝肿瘤或已有脑疝迹象者。

(2) 穿刺部位有化脓性感染或脊椎结核或开放性损伤、脊髓压迫症的脊髓功能处于即将丧失的临界状态者。

(3) 明显出血倾向或病情危重不宜搬动者。

（三）操作方法

1. 安置体位　患者取去枕弯腰侧卧位，脊背接近床沿，屈颈抱膝，背部弯成弓形，使椎间隙增宽，便于进针，注意保暖。

2. 确定穿刺点　一般成人取第 3～4 腰椎棘突间隙(相当于两髂后上嵴连线与正中线的相交处)。

3. 穿刺部位　协助医生以 2%碘酊和 70%乙醇常规消毒穿刺部位皮肤；打开腰椎穿刺包，待医生戴好无菌手套、铺上洞巾后，护士用胶布固定洞巾两上角；打开 1%普鲁卡因溶液安瓿，协助医生抽吸进行局部麻醉。

4. 穿刺进针　检查穿刺针、测压管、注射器是否通畅，衔接是否紧密等；医生持腰椎穿刺针沿腰椎间隙垂直进针，当感到阻力突然消失时，说明已进入蛛网膜下腔。此时，护士协助患者保持体位，嘱患者勿乱动，以免发生断针、软组织损伤及手术视野被污染。

5. 测压　穿刺成功后，拔出针芯，若见脑脊液流出，立即将针芯插回。如需测脑脊液压力，应嘱患者全身放松，然后协助医生接上测压管进行测压；询问患者的感受，鼓励患者继续配合。若脑压不高，可拔出针芯留取脑脊液 2～5 mL 于无菌试管中送检。

6. 动力试验　对疑有蛛网膜下腔阻塞者可做动力试验(压颈试验)，即测定初压后，护士协助压迫患者双侧颈静脉 10 s 后观察判断。

(1) 压颈后脑脊液压力立即上升至原来水平的 2 倍，解除压迫后 20 s 内又降至原来水平为阳性，表明蛛网膜下腔通畅。

(2) 压颈后脑脊液压力不上升为阴性，表明蛛网膜下腔完全阻塞。

(3) 压颈后脑脊液压力缓慢上升,解除压迫后又缓慢下降为阴性,表明蛛网膜下腔不完全阻塞。

7. 穿刺点护理 放液及测压完毕后插回针芯,拔出穿刺针,穿刺点消毒后覆盖无菌纱布,并予胶布固定。

【护理】

1. 穿刺前护理

(1) 术前指导:确认患者信息(核对患者床号、姓名);向患者及其家属说明腰椎穿刺的目的、必要性、操作过程、穿刺时所采取的特殊体位和术中注意事项,以消除恐惧感,取得患者同意与配合。

(2) 物品准备:常规消毒治疗盘1套,无菌腰椎穿刺包(包括腰椎穿刺针、5 mL及50 mL注射器、测压管及三通管、血管钳、洞巾、纱布若干),1%普鲁卡因溶液或2%利多卡因针剂、无菌手套、胶布,根据需要备无菌试管、培养瓶、注射药物等。

(3) 患者准备:做普鲁卡因皮试并将结果记录于病历上;洗净穿刺部位皮肤;嘱排空大小便,在床上静卧15~30 min。

(4) 环境要求 环境整齐、清洁,温、湿度适宜,酌情关闭门窗,无对流风。

2. 穿刺中护理

(1) 穿刺中协助患者采取并保持正确体位,若针头偶尔刺到马尾神经,患者可有下肢电击样疼痛,该症状可迅速消退,不需处理。穿刺结束后协助整理用物,记录脑脊液量、颜色与性质并送检。

(2) 病情观察:注意观察患者病情及生命体征的变化,随时询问患者有无不适,如有异常立即报告医生处理。

3. 穿刺后护理

(1) 体位:穿刺后嘱患者去枕平卧4~6 h,颅压高者平卧12~24 h,以防穿刺后反应如头痛、恶心、呕吐、眩晕等发生。

(2) 病情观察:继续观察患者有无颅内压增高或降低症状、有无脑疝及感染等穿刺并发症。若出现头痛可能为颅内压过低所致,可嘱其多饮水或静脉滴注生理盐水并延长卧床休息时间。

(3) 保持穿刺部位的纱布干燥,观察有无渗血和渗液,嘱患者24 h内不宜淋浴。

二、脑血管造影及护理

【概述】

脑血管造影是将造影剂(碘制剂)注入颈动脉、肱动脉、椎动脉或股动脉内,经连续X线摄影技术记录造影剂随血液循环进入脑内的不同时间、行径和分布,显示出脑动脉、静脉、静脉窦的形态和部位,从而对颅内动脉瘤、血管畸形和颅内占位性病变进行诊断的一种操作技术。

(一) 适应证

(1) 脑血管疾病:如颅内动脉瘤、动静脉畸形、动脉狭窄闭塞、脑动脉痉挛等。

(2) 颅内占位性病变和颅脑外伤:如脑肿瘤、颅内血肿、硬膜下血肿、硬膜下积液等。

(二) 禁忌证

(1) 有严重出血倾向者。

(2) 对造影剂或麻醉剂过敏者。

(3) 病情危重不能耐受手术者。

(4) 穿刺部位皮肤感染者。

(三) 操作方法

1. 颈动脉造影 患者取头过伸仰卧位,常规消毒铺巾,局麻后于胸锁关节上4~5 cm,胸锁乳突肌内侧缘、颈动脉搏动明显处进针，穿刺颈动脉。将60%泛影葡胺10 mL在2 s内迅速注入颈总动脉，当注入最后3 mL时立即拍片，6 s内连续拍2～3张，正位应有动脉和深静脉期，侧位应有动脉、脑浅静脉和深静脉期。造影剂总量不宜超过1 mL/kg，造影满意后拔针并压迫止血。

2. 椎动脉造影 于颈椎第5～6横突孔直接穿刺入椎动脉。造影剂用量、注入速度、摄片方法同颈动脉造影。椎动脉造影摄片位置用侧位和额枕位。

3. 全脑血管造影 可经肱动脉或股动脉插管做全脑血管造影。

【护理】

（一）造影前准备

1. 相关知识介绍 向患者及家属解释血管造影的必要性和造影过程中可能出现的反应，取得患者及家属的同意与配合。嘱患者术前4～6 h禁食，术前30 min排空大小便。儿童或烦躁不安者应在麻醉下进行。

2. 化验检查 检查患者的出凝血时间、血小板计数，做普鲁卡因及碘剂过敏试验，阳性者禁忌。

3. 皮肤准备 清洗穿刺部位的皮肤，备皮5 cm×5 cm。若经肱动脉或股动脉穿刺，插入导管前应按外科手术的要求备皮，皮肤有破损、感染者应暂缓造影。

4. 用物准备 60%泛影葡胺、1%普鲁卡因、生理盐水、肝素、股动脉穿刺包、无菌手套、沙袋及抢救药物等。

（二）造影后护理

1. 病情观察 密切观察呼吸、血压，有无造影剂引起的不良反应并及时处理；肢体制动6～12 h，并注意观察足背动脉是否有搏动和远端皮肤色泽、温度等。

2. 穿刺点护理 穿刺部位加压包扎如股动脉穿刺点用沙袋压迫止血6～24 h，注意穿刺部位有无渗血、血肿。

3. 活动与饮食 嘱平卧4 h后才能起床活动或进食；术后24 h多饮水以促进造影剂排泄。

三、脑室穿刺和持续引流术及护理

【概述】

脑室穿刺和持续引流术是经颅骨钻孔行脑室穿刺后，将带有侧孔的引流管前端置于脑室内，末端接无菌引流瓶，将脑脊液引流至体外的一项诊疗技术。它可用于直接、客观、及时地监测颅内压变化的情况，引流血性或炎性脑脊液，以促进患者康复。在紧急情况下，也能迅速降低因脑室系统的阻塞和各种原因所致急性颅内压增高（甚至脑疝者的颅内压力），以抢救生命。

（一）适应证

（1）自发性或外伤性脑室内出血，或脑内血肿破入脑室系统。

（2）肿瘤和其他颅内病变引起的脑积水。

（3）后颅窝手术前。

（4）开颅术中和术后颅内压监测。

（5）在术后持续引流血性脑脊液。

（二）禁忌证

（1）穿刺部位有明显感染。

（2）有严重出血倾向者。

（三）操作方法

1. 准备穿刺点 前角穿刺选择冠状缝前2.0 cm，距正中线2.5 cm相交处，针头垂直指向两外耳道连线；后角穿刺选择枕外隆凸上方6～7 cm及矢状线旁3 cm的相关处。

2. 体位 取俯卧位或侧卧前倾位。

3. 方法

(1) 剃发,常规消毒穿刺部位头皮。

(2) 打开无菌包,术者戴无菌手套、铺洞巾,用2%利多卡因溶液局麻,当术者进针时协助患者保持正确体位。

(3) 在颅骨上钻孔以暴露硬脑膜,将硬脑膜做十字切开至骨孔边缘,在无血管的大脑表面稍行切开。

(4) 刺入脑室穿刺针,前角穿刺时穿刺针头与矢状面平行,针尖向后、向下,对准两侧外耳道连线,深度4.0~6.0 cm。后角穿刺时穿刺针指向前外方,与矢状面成15°,即穿刺向侧眉弓的外端。深度5~6 cm。

(5) 缓慢进针,刺入3 cm后,每推进1 cm即拔出针芯,观察有无脑脊液流出。脑脊液流出时即穿刺成功,置引流管前端于脑室内,末端接引流瓶。

(6) 进针过程中严禁针身摆动,更不可中途改变方向,防止脑组织损伤及出血。若脑脊液从针内溢出,表示脑压高,应用针芯或手指堵住针管,以免放液速度过快。否则脑压骤降,可导致一系列的严重并发症。

【护理】

(一) 术前护理

1. 相关知识介绍 告知患者及家属脑室穿刺引流的目的、方法和注意事项,征得家属的同意并签字。躁动者必要时给予镇静剂。

2. 皮肤准备 剃光头,协助医生按脑室穿刺引流的不同部位备皮并定位。

3. 用物准备 消毒剂、麻醉剂、颅骨钻、脑室穿刺引流包、无菌引流瓶、硅胶导管及抢救药品等,必要时备颅内压监测装置。

4. 造影前准备 需做脑室造影者,造影前4 h禁食、禁饮。

(二) 术中和术后护理

1. 病情观察 术中协助患者保持正确的体位并严密观察神志、瞳孔及生命体征变化,尤其注意呼吸改变,异常者应立即报告医生。

2. 术后护理 术后接引流瓶于床头,缓慢引流脑脊液,平缓降低颅内压;引流瓶应置于穿刺处上方10~15 cm处;避免引流过快,防止脑室内出血、硬膜外或硬膜下血肿、脑卒中(脑瘤内出血)或诱发小脑幕上疝;抢救脑疝、脑危象的紧急情况下,可先快速放些脑脊液,再接引流管。

3. 保持引流管通畅

(1) 脑室引流瓶内的液面随患者的心跳和呼吸上、下波动说明引流通畅;若波动不明显时,可嘱患者咳嗽或按压双侧颈静脉使颅内压暂时升高,液面即可上升,解除压迫后液面随即下降,也证明引流通畅。

(2) 仪器监测脑室引流时,应观察监测仪上颅内压的波长和参数(正常的波形是一个心动周期内由3个脉搏波组成,并随心跳与呼吸上、下波动),若波形近于直线,说明引流管腔已阻塞,应及时通知医生处理。

4. 详细观察引流液 每24 h测量一次引流液,观察并记录引流液的量、颜色及引流速度。若有颅内继发感染、出血、脑脊液吸收功能下降或循环受阻时,分泌量超过500 mL/24 h,应及时报告医生处理。若引流液的血性程度突然增高且速度明显加快,则可能为脑室内再出血,应在保持引流通畅的同时尽早行CT检查以查清病因,调节引流瓶悬挂的高度以控制脑脊液的流速。

5. 预防潜在并发症 持续脑室引流可并发感染及低颅压。

(1) 预防感染,严格执行无菌操作,严密观察伤口敷料是否干燥,有无渗血、渗液并及时更换;保持引流管通畅,每天更换一次引流袋;搬动患者时应夹闭引流管以防引流液逆流;病室每日用紫外灯消毒30 min,每天消毒穿刺点,引流时间最多不超过7 h,必要时遵医嘱服用抗生素。

(2) 引流时间过长可致低颅压疼痛,应观察生命体征与瞳孔变化,有无恶心、呕吐和强迫体位并及时通知医生。

(3) 教会家属及患者减轻疼痛的方法如按摩、听音乐、深呼吸等，同时保持病室安静，减少刺激和探视。

6. 拔管前 夹闭引流管 24 h，密切观察，无头痛、呕吐等症状时方可拔去引流管。

7. 拔管后 常规消毒头皮穿刺点和切口处并盖以无菌敷料，用胶布稍加压包扎伤口处，密切观察渗漏情况。如局部有脑脊液渗漏，应及时报告医生并处理。

8. 术后测体温 每 4 h 1 次，测量 3 天。测血压、脉搏、呼吸，每 20 min 1 次，直至平稳。

四、高压氧治疗及护理

【概述】

高压氧治疗是让患者在密闭的加压装置中吸入高压力、高浓度的氧，从而提高血氧张力与血氧含量、加速侧支循环形成；降低颅内压，减轻脑水肿，改善和纠正脑缺血、缺氧，促进觉醒反应和神经功能的恢复。

(一) 适应证

(1) 一氧化碳中毒。

(2) 缺血性脑血管疾病。

(3) 脑炎、中毒性脑病。

(4) 神经性耳聋。

(5) 多发性硬化、脊髓及周围神经外伤、老年痴呆。

(二) 禁忌证

(1) 恶性肿瘤，尤其是已发生转移者。

(2) 出血性疾病，如颅内血肿、椎管或其他部位有活动性出血可能者。

(3) 颅内病变诊断不明者。

(4) 严重高血压(大于 160/95 mmHg)、心力衰竭者。

(5) 原因不明的高热、急性上呼吸道感染、急慢性鼻旁窦炎、中耳炎、咽鼓管通气不良者。

(6) 肺部感染、肺气肿、活动性肺结核者。

(7) 妇女月经期或妊娠期。

(8) 氧中毒和不能耐受高压氧者。

(三) 操作方法

1. 治疗前的准备

(1) 检查舱内各部件的性能及运转状况、有无漏气，舱窗的有机玻璃有无裂缝，压力表及氧气管道有无异常，电照明是否正常。

(2) 若无供热系统，冬季舱内可用电炉预热至 24 ℃后进行治疗；夏季舱内降温至 28 ℃后才能进行治疗。

(3) 熟悉病情并测生命体征，采血标本做血气分析检查。

2. 操作步骤

(1) 患者平卧床上，操纵人员小心地将床推入舱内，锁紧舱门，拉出转向子使指示器头指向水平位置，以保证安全。

(2) 进行对话，如无故障则关闭减压阀，利用微动机构的氧气流量计向舱内供氧，同时通知舱内“开始加压”。

(3) 用氧气把舱内空气置换出来，进行洗舱，保证舱内氧浓度在 90%以上，其方法：①连续洗舱法：舱内压力升高至 0.2 kg/cm^2后，开启减压阀，调整该阀使加压等于减压。此时舱内压力不变，继续 3～5 min，即开始将舱内空气放出。②加减压力洗舱法：将舱内压力升至 2.0 kg/cm^2后，关闭加压阀,开启减压阀,使舱内压力降至正常,然后升压,如此反复3次加减压后,再继续升至使用压力。一般压力范围为(2~3)×101.3 kPa。

(4) 当压力达到指定的治疗压力时,给予换气10 min,之后稳压30~40 min,减压前再换气一次。

(5) 稳压完毕,开始减压,减压必须按指定方案进行,用减压表监测。

(6) 减压完毕,待舱内压力完全消除,压力表降至"0"位时才能打开舱门,严禁舱内压力未解除便打开,以免发生危险。

【护理】

(1) 向患者解释治疗的目的,介绍高压氧的治疗环境,消除紧张、恐惧感;嘱患者餐后1~2 h进舱,勿饱食、饥饿和酗酒。

(2) 禁止携带易燃、易爆品和各种火源进舱。指导患者及时更换全棉衣帽,并嘱患者不能将手表、钢笔、保温杯等带入舱内,以防损坏。

(3) 加压或减压过程中舱内有一定温度变化,应备好棉衣,以防着凉。

(4) 教患者掌握打哈欠、捏鼻鼓气法、咀嚼法、吞咽法等调节中耳气压的方法,以防压破鼓膜。若仍耳痛不止,应报告医生,立即停止加压并对症止痛。鼓膜未破者,休息数日可恢复;若鼓膜已破,应保持局部干燥,避免冲洗及用药,可用抗生素防止感染,愈合前不能再加压治疗。

(5) 加压过程中注意观察生命体征变化。加压速度不宜过快,如出现血压增高,心率、呼吸减慢,是正常加压反应,不必做特殊处理。若发现患者烦躁不安、颜面或口周肌肉抽搐、出冷汗或突然干咳、气急或患者自诉四肢麻木、头昏、眼花、恶心、无力等症状时,可能为氧中毒,应立即报告医生,并摘除面罩,停止吸氧,改吸舱内空气;出现抽搐时应防止外伤和咬伤。

(6) 减压时嘱患者平稳呼吸,勿屏气用力咳嗽;保持呼吸道通畅,防止气管痉挛或阻塞,以免肺不张;开放各种引流管,保持引流通畅;出舱前做好保暖及肢体活动的准备。

(7) 治疗后6~24 h密切观察生命体征,注意有无减压病发生,若出现减压病症状应再度给予高压氧治疗。

(霍枚玫)

五、数字减影脑血管造影术和支架植入术的护理

学习目标

1. 了解数字减影脑血管造影术和支架植入术的应用。
2. 掌握数字减影脑血管造影术和支架植入术的术前护理及术后护理。

情景导入

杨女士,32岁,5天前不明原因突发头痛,3 h前头痛加剧难以忍受,无恶心、呕吐,急诊收入院。入院后立即给予CT诊断为蛛网膜下腔出血,考虑为脑动脉瘤破裂致,医嘱为立即施行数字减影脑血管造影和介入手术,如果你是该患者的责任护士,你应该怎么做好该患者的术前和术后护理?

(一) 数字减影脑血管造影术

数字减影脑血管造影术(digital subtraction angiography,DSA)是医学影像学中电子计算机与常规X线血管造影相结合的一项新技术。数字减影的工作原理是建立在图像相减的基础之上,将造影剂进入血管前的一帧或多帧图像采集存储下来作为蒙像,并以造影剂进入血管后的图

像一帧一帧地依次相减，除去不变的骨骼和软组织等结构，浓度很低的造影剂充盈的血管被突出地显示出来，并可以动态显示出血液流动情况，因而能清晰地显示病灶，提高疾病发现率与诊断的标准率。DSA 目前已广泛用于脑血管疾病的诊断、疗效的观察：如动脉狭窄闭塞、动脉痉挛、动脉瘤、动静脉畸形等定位、定性检查；对于脑出血、蛛网膜下腔出血，DSA 可进一步查明导致出血的病因；对于缺血性脑血管疾病，DSA 可清楚地显示脑血管的形态、结构、循环时间，狭窄血管的部位、程度，栓子的大小、位置，缺血代偿情况等信息，因此被认为是诊断脑血管疾病的金标准；DSA 技术对肿瘤染色也有独到之处，对颅脑肿瘤的诊断具有重要价值。

应用 DSA 也可完成介入治疗，评价介入治疗的效果。

（二）数字减影脑血管造影术及支架植入术的护理

数字减影脑血管造影及介入治疗是在医学影像学的监控引导下，经股动脉穿刺置管，采用血管内介入技术对脑血管疾病进行诊断和直接治疗，包括经导管数字减影脑血管造影检查、脑动静脉畸形的栓塞、血栓形成的溶栓、血管成形和支架植入术、肿瘤血管的栓塞或局部注入化学药物等，脑血管造影及支架植入术损伤轻、痛苦小，但有较高的风险。

由于神经系统的功能繁多，解剖结构复杂，脑组织细胞损伤的不可再生性，使介入治疗也存在一定的风险性，术后可能会出现严重的并发症。因此，做好并发症的观察和护理非常重要。

1. 术前护理　主要包括患者准备和材料准备。

（1）心理护理：脑血管造影是创伤性检查，患者对于操作的步骤，术中、术后可能遇到的情况产生内心焦虑，因此，术前应把造影操作的步骤、麻醉方式，术中要注意的问题、术后体位、饮食、大小便情况都向患者做好解释，以缓解患者的焦虑情绪，同时指导患者做好围手术期训练，消除患者紧张、恐惧的心理。

（2）观察并记录患者的神志情况、瞳孔大小及生命体征的变化，记录术前血压、肢体肌力及足背动脉搏动情况以备术后观察对照，能及时发现是否有动脉血栓形成。

（3）保证患者有充足的睡眠，必要时给予镇静催眠药。

（4）术前排尿训练：接受介入治疗的患者术后常因平卧位及肢体制动、担心穿刺处出血等各种因素造成排尿困难，术前接受排尿训练，能较好地预防排尿困难的出现。

（5）如果是脑动脉瘤患者，应避免一切诱发动脉瘤破裂的因素，如通便、镇咳、镇静，保持安静的环境，绝对卧床休息，避免情绪激动，保持血压平稳，严密观察血压，应用尼莫地平静脉缓慢泵入，减少脑血管痉挛。

（6）完成各项术前准备工作，术前完成各项检查，如腹股沟备皮、药物过敏试验、准备溶栓药物，术前晚禁食、禁饮，保证睡眠，如需行血管内支架辅助弹簧圈置入栓塞动脉瘤者，应遵医嘱术前口服肠溶阿司匹林药物。

2. 术后护理

（1）密切观察意识、瞳孔及生命体征，每小时监测体温、脉搏、呼吸、血压、瞳孔变化并记录，观察肢体活动情况并与术前相比较，注意患者有无头晕、头痛、呕吐、失语、肌力下降、癫痫等神经系统症状，同时严密观察血压变化，血压维持在 120～130/80～90 mmHg，以增加脑灌注，防止脑组织缺血、缺氧。

（2）穿刺部位的观察及护理：因术中穿刺、全身肝素化，穿刺点易出血及形成皮下血肿，因此术后局部给予弹力绷带加压包扎，绝对卧床 24 h，穿刺侧肢体制动。严密观察穿刺部位局部有无渗血、淤血、出血肿胀。24 h 后如无异常则可去除加压包扎，穿刺点常规消毒后给予纱布覆盖。

（3）密切观察穿刺侧足背动脉搏动：术后穿刺侧血管壁损伤、肢体制动、血流缓慢等可形成血栓，故应密切观察穿刺侧足背动脉搏动有无减弱或消失，皮肤颜色是否苍白，皮肤温度是否正常，下肢有无疼痛及感觉障碍，并与对侧肢体进行比较。应加强巡视，认真观察穿刺肢体情况。如果出现肢端苍白，小腿剧烈疼痛、麻木，皮肤温度下降，则提示有动脉血栓可能，应及时报告医生采取措施。同时应嘱患者经常轻微活动非穿刺侧肢体，尤其对于年龄较大的患者，以防深静脉血栓形成。

(4) 做好患者生活护理,关心患者饮食、床上大小便等,为患者创造一个舒适安静的环境。

> **课堂互动**
> 术后为何要观察穿刺侧足背动脉搏动?

(5) 疼痛护理:患者严格卧床 24 h,穿刺肢体处于伸直、制动、平卧位,若感觉全身酸痛、背痛难忍,给予平卧,或向患侧翻身 60°,或向健侧翻身 20°～30°,交替更换体位,保持髋关节伸直,小腿可弯曲,健侧下肢自由屈伸,并随时按摩受压部位,以减轻患者痛苦。

(6) 避免肾功能损伤:患者回病房麻醉清醒后,应鼓励多饮水,遵医嘱给予补液治疗,以利于造影剂从肾脏中排泄,避免肾功能损伤。

(7) 做好饮食指导,给予高蛋白、高热量、富含维生素及易消化的食物。

3. 术后并发症的观察及护理

(1) 脑血管痉挛、脑梗死的观察:出血后血液分解产物刺激脑血管、术中微导管及栓塞材料对血管壁的机械刺激均能导致脑血管痉挛的发生,血管痉挛或斑块脱落导致血栓形成造成脑梗死。除术中选择合适的导管、操作轻柔外,术后应密切观察患者意识、瞳孔、语言及四肢活动情况,观察有无头痛、恶心、呕吐、张口困难、肢体活动障碍等神经系统症状并认真记录,与术前神经功能进行对比,及早发现脑血管痉挛及脑梗死症状,避免急性脑缺血、脑水肿等严重后果的发生。

(2) 脑出血的观察:导管的机械刺激可导致动静脉瘘破裂再出血,也可因患者紧张、情绪激动、排便等引起动脉压突然升高,头部静脉回流受阻引起的出血,表现为头痛、恶心、呕吐、烦躁不安、颈项强直、意识障碍等,应嘱患者保持心情平静,避免情绪激动,保持大便通畅,密切观察生命体征、意识、瞳孔、肢体活动的变化,发现异常及时报告医生。

(3) 脑过度灌注综合征:支架植入术后常见且严重的病症之一,常表现为头痛、肢体功能障碍、脑水肿或颅内出血等症状,在临床护理中应给予心电监护,严密监测血压等变化,将平均动脉压控制在原来水平的 2/3,根据血压高低随时调整补液输入速度,保持血压平稳,以预防及减轻脑过度灌注综合征的发生。

(4) 血管迷走神经反射及低血压:术后 4～6 h 因疼痛、精神紧张等多种因素致迷走神经反射、血容量不足、应用扩血管药物不当等发生低血压,护士应密切观察患者的生命体征,发现异常及时通知医生处理并及时做好详细记录。

> **课堂互动**
> 术后药物治疗的观察与护理有哪些注意点?

(5) 药物治疗的观察与护理:为减轻及预防术后并发症,术后常采用抗凝、解痉等药物治疗。用药时需注意如下内容。①术后采用尼莫地平静脉输入,以有效缓解脑血管痉挛,改善脑缺血。但此药可引起血压明显下降,用药过程中一定要严格掌握用量及滴速。采用微泵控制输入速度及流速。输液过程每小时测量血压、脉搏、呼吸一次,并注意有无面色潮红、血压下降、心动过速等临床表现。输液结束后再次测量血压,与基础血压及使用中血压对比,以判断用尼莫地平后血压是否改变及改变程度,为医生用药提供可靠数据。②术后应用抗凝药物,预防血管内血栓形成。严格掌握用药剂量,在抗凝治疗期间,严密观察有无出血倾向,如患者的意识变化、大小便颜色、皮肤黏膜有无出血点和淤斑等。各种穿刺或注射局部压迫止血时间要大于 5 min。

(曹莹莹)

项目十　传染病患者的护理

任务一　总　　论

学习目标

1. 掌握感染、隐性感染、传染性、潜伏期、传染源、传染期的概念。能对传染病患者进行护理评估，能进行流行病学资料收集。

2. 掌握传染病的基本特征、流行过程的环节、流行性、隔离、消毒、检疫的知识。能根据A系统隔离法与隔离要求安置患者，能正确进行消毒操作。能按照传染病区区域进行划分和护理管理。

3. 了解《中华人民共和国传染病防治法》规定管理的传染病及要求。能对发热、发疹患者进行观察及护理。

传染病(communicable diseases)是由病原微生物和寄生虫感染人体后产生的有传染性的疾病。历史上传染病曾给人类造成很大的灾难，新中国成立后，在“预防为主，防治结合”的卫生方针指引下，许多传染病得到控制、减少或消灭，但有的传染病如病毒性肝炎等仍然广泛存在，已经被消灭的传染病仍有死灰复燃的可能，新发现的传染病如传染性非典型肺炎、人感染高致病性禽流感等，也随时对人类造成危害。社会的进步、交通的发达、人员的流动为传染病的传播提供了便利，因而传染病的防治工作面临巨大的挑战，时刻也不能放松。

重点：传染病与感染性疾病的区别。

重点：传染病学与流行病学的区别。

传染病护理学是研究传染病患者生物、心理、社会等方面健康问题的发生、发展规律，运用护理程序实施整体护理，以达到恢复和保持患者健康的一门专业性较强的临床护理学科。传染病护理在传染病防治工作中具有重要作用，医护人员通过严格的消毒隔离措施，控制传染源，切断传播途径，防止传染病的传播和流行。护理人员通过对传染病患者实施整体护理，促进患者身心更快、更好地康复；通过大力开展社区健康教育，增加社区人群传染病的防治知识，提高预防传染病的意识，降低传染病的发病率。

重点：传染病护理与其他临床护理课程的不同之处。

一、感染与免疫

【感染的概念】

感染(infection)是病原体和人体之间相互作用的过程。在漫长的生物进化过程中，有些病原体与人体宿主的某个部位之间形成了互相适应、互不损害的共生状态，如肠道中的大肠杆菌等。但这种平衡是相对的，当某些因素导致宿主的免疫功能受损(如患艾滋病)或机械损伤使病原体离开其固有的寄生部位而到达其他部位，如大肠杆菌进入呼吸道或泌尿道时，就会引起人体的损伤，产生机会性感染。大多数病原体与人体之间是不适应的，由于适应程度不同，双方斗争的后果也各异，从而产生各种不同的表现。

临床可发生各种形式的感染情况。人体初次被某种病原体感染称为首发感染。人体在被某种病原体感染的基础上再次被同一种病原体感染称为重复感染。人体同时被两种或两种以上的病原体感染称为混合感染。人体在被某种病原体感染的基础上再被新的病原体感染称为重叠感染,如慢性乙型肝炎病毒重叠感染戊型肝炎病毒。发生于原发感染后的其他病原体感染称为继发感染,如麻疹继发细菌、真菌感染。

【感染过程的表现】

病原体通过各种途径进入人体后,就开始了感染过程。感染后的表现主要取决于病原体的致病力和机体的免疫功能,也受来自外界的因素如药物干预、放射治疗等的影响。传染病感染过程的表现形式有以下5种。

重点:感染后不同宿主临床表现不同。

(一) 病原体被清除

病原体被清除(eliminating of pathogen)是指病原体进入人体后,人体通过非特异性免疫屏障将其清除,如皮肤与黏膜的屏障作用和胃酸的杀菌作用等,也可由来自母体或人工注射的抗体而获得的特异性被动免疫所中和,也可通过预防接种或感染后获得的特异性主动免疫所清除,不产生病理变化,也无临床症状。

(二) 隐性感染

重点:隐性感染是主要的传染源。

隐性感染(covert infection)又称亚临床感染,是指病原体入侵人体后,仅引起机体发生特异性的免疫应答,而不引起或只引起轻微的组织损伤,因而在临床上不显出任何症状、体征,甚至生化改变,只能通过免疫学检查才能发现。在大多数传染病中,是以隐性感染最常见,如脊髓灰质炎和流行性乙型脑炎等。隐性感染过程结束后,多数人获得不同程度的特异性主动免疫,病原体被清除。少数人病原体持续存在于体内,称为无症状病原体携带者,如伤寒、细菌性痢疾、乙型肝炎等。

重点:显性感染后机体应答的结果不同。

(三) 显性感染

显性感染(overt infection)又称临床感染,是指病原体侵入人体后,不但引起机体免疫应答,而且通过病原体本身的作用或机体的变态反应导致组织损伤,引起病理改变和临床表现。在大多数传染病中,仅少数传染病(如麻疹、天花)表现为显性感染。显性感染后,病原体可被清除,感染者可获得稳定而持久的免疫力,不易再受感染,如伤寒。但也有些传染病感染后免疫力不巩固,易再感染而发病,如细菌性痢疾、流行性感冒等。还有少部分患者成为慢性病原的携带者。

(四) 病原体携带状态

病原体携带状态(carrier state)是指病原体侵入人体后,在人体内生长、繁殖并不断排出体外,而人体不出现任何疾病状态的整个时期,如伤寒、细菌性痢疾、霍乱、白喉、乙型肝炎、流行性脑膜炎等。按病原体种类不同可分为带病毒者、带菌者与带虫者等。按其发生的时期不同,分为潜伏期携带者、恢复期携带者或慢性携带者;按携带病原体持续时间不同,分为急性携带者(持续3个月以下)和慢性携带者(持续3个月以上)。所有病原携带者的共同特点是病原体在体内持续生长、繁殖并排出体外,且没有明显的临床症状,容易被忽视,因而是重要的传染源,更具流行病学意义。

重点:病原携带者的流行病学意义。

(五) 潜伏性感染

潜伏性感染(latent infection)指病原体感染人体后,寄生在机体中某些部位,由于机体免疫功能足以将病原体局限化而不引起临床表现,但又不足以将病原体清除时,病原体可暂时潜伏起来,当机体免疫功能下降时,才引起显性感染,如单纯疱疹、带状疱疹、结核、疟疾等。潜伏性感染期间,病原体一般不排出体外,没有传染性。

重点:五种感染过程的表现可以相互转变。

上述5种表现形式,在不同的传染病中各有侧重,且在一定条件下可相互转变。一般来说,隐性感染最常见,病原体携带状态次之,显性感染所占比例最少。

【感染过程中病原体的致病力】

病原体侵入人体后能否引起疾病,取决于病原体的致病能力和机体的免疫功能。病原体的致病能力包括以下4个方面。

（一）侵袭力

侵袭力是指病原体侵入机体并在体内生长、繁殖的能力。有些病原体可直接侵入人体，如钩端螺旋体和钩虫丝状蚴等；有些病原体则需经消化道或呼吸道进入人体，引起病变；有些病原体如破伤风杆菌，侵袭力较弱，需经伤口进入人体；病毒性病原体，常通过与细胞表面的受体结合进入细胞。

（二）毒力

重点：内、外毒素产生的不同作用。

毒力包括毒素和其他毒力因子。毒素包括外毒素与内毒素。外毒素通过与靶细胞的受体结合，进入细胞内而起作用。内毒素通过激活单核-巨噬细胞，释放细胞因子而起作用。其他毒力因子中，有些具有穿透能力，如钩虫丝状蚴；有些具有侵袭能力，如痢疾杆菌；有些具有溶组织能力，如溶组织阿米巴原虫。

（三）数量

在同一种传染病中，入侵病原体的数量一般与致病能力成正比。但在不同的传染病中，能引起疾病的最少病原体数量差别很大，如伤寒需要 10 万个菌体，而细菌性痢疾仅需 10 个菌体即可致病。

（四）变异性

病原体可因环境或遗传等因素而产生变异。一般来说，在人工培养多次传代的环境下，可使病原体的致病力减弱，如卡介苗；而在宿主之间反复传播的病原体可使致病力增强，如肺鼠疫。病原体的抗原变异可逃避机体的特异性免疫作用而引起疾病，如流行性感冒病毒、丙型肝炎病毒和人类免疫缺陷病毒等。有些病毒可在动物或家禽中流行一段时间后出现变异，再传染给人类，如禽流感等。

【感染过程中机体的免疫应答】

重点：保护性免疫应答的非特异性免疫与特异性免疫的区别。

机体的免疫应答对感染过程的表现和转归起着重要的作用。免疫应答分为保护性免疫应答和变态反应两大类。保护性免疫应答有利于机体抵抗病原体入侵与破坏；变态反应促进病理生理过程和组织损伤。保护性免疫应答分为非特异性免疫与特异性免疫。

（一）非特异性免疫

非特异性免疫是先天就有的，又称先天性免疫，是机体对进入体内异物的一种清除机制，无抗原特异性，主要表现为以下 3 个方面的功能。

1. 免疫屏障 包括皮肤黏膜屏障、血-脑屏障和胎盘屏障。

2. 吞噬作用 肝脏、脾脏、骨髓、淋巴结、肺泡等组织中的巨噬细胞和血液中的单核细胞、中性粒细胞等，均具有强大的吞噬作用。

3. 体液因子的作用 包括存在于体液中的补体、溶菌酶和各种细胞因子，如白介素、肿瘤坏死因子、γ-干扰素、粒细胞-巨噬细胞集落刺激因子等。细胞因子主要是由单核-巨噬细胞和淋巴细胞被激活后释放的激素样肽类物质，这些因子能直接或通过免疫调节作用清除病原体。

（二）特异性免疫

重点：细胞免疫与体液免疫的区别。

特异性免疫是指通过对抗原特异性识别而产生的免疫，又称为获得性免疫。感染后的免疫通常都是特异性免疫，能够抵抗同一种病原微生物的重复感染，是一种主动免疫。包括 T 淋巴细胞介导的细胞免疫和 B 淋巴细胞介导的体液免疫。

1. 细胞免疫 主要通过 T 淋巴细胞来完成。抗原进入机体，刺激 T 淋巴细胞致敏，致敏的 T 淋巴细胞与相应抗原再次相遇时，发生分化、增生，并释放多种淋巴因子，通过细胞毒性作用和淋巴因子来杀伤病原体及其所寄生的细胞。许多细胞内病原体的清除，细胞免疫起到重要的作用。

2. 体液免疫 主要通过 B 淋巴细胞来完成。抗原进入机体，刺激 B 淋巴细胞致敏，转化为浆细胞，并产生能与相应抗原结合的抗体，即免疫球蛋白（immunoglobulin，简称 Ig）。Ig 在化学

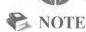

结构上分为5类,即IgM、IgG、IgA、IgD、IgE,它们主要作用于细胞外的微生物,但功能各不同。IgM在感染过程中首先出现,但持续时间不长,是近期感染的标志;IgG在临近恢复期出现,持续时间较长;IgA主要是呼吸道和消化道黏膜上的局部抗体;IgE主要作用于原虫和蠕虫;IgD在机体含量较少,不易测出。

二、传染病流行的基本条件及影响因素

传染病的流行过程是指传染病在人群中发生、发展和转归的过程。构成流行过程必须具备的3个基本条件即传染源、传播途径和易感人群。流行过程也受到社会因素和自然因素的影响。

【传染病流行的基本条件】

(一)传染源

重点:主要的传染源。

传染源(source of infection)是指病原体已在体内生长、繁殖并能排出病原体的人或动物。包括患者、隐性感染者、病原携带者、受感染的动物等。

1. 患者 在不同的传染病中,不同类型的患者其流行病学意义不同。急性期患者通过咳嗽、呕吐、腹泻等症状使病原体播散。慢性期患者可长期污染环境。轻型传染病患者人数多,症状不典型而不易被识别,因此作为传染源意义更大。

2. 隐性感染者 由于无任何症状和体征而不易被发现,因此,在某些传染病(如脊髓灰质炎、流行性脑脊髓膜炎等)中,隐性感染者是重要的传染源。

3. 病原携带者 由于不出现症状,能长期排出病原体,因而也是重要的传染源,对某些传染病(如伤寒、细菌性痢疾等)具有重要的流行病学意义。

4. 受感染的动物 以啮齿类动物最常见,其次是家禽与家畜。这些以动物作为传染源的疾病称为动物源性传染病。以野生动物为传染源传播的疾病称为自然源性传染病,如鼠疫、肾流行性出血热等。动物源性传染病由于动物源受地理、气候等自然因素影响较大,因此常存在于特定的地区,并具有严格的季节性。

(二)传播途径

重点:水平传播。

传播途径(route of transmission)是指病原体离开传染源后,到达另一个易感机体的途径。传播途径由外界环境中各种因素组成,各种传染病有其各自的传播途径,传播途径可以是单一途径,也可以是多个途径。包括水平传播和垂直传播。

1. 水平传播 病原体在人群个体之间的传播。主要通过以下5种途径传播。

(1)呼吸道传播:主要通过污染的空气、飞沫、尘埃传播,如流行性感冒等。

(2)消化道传播(又称粪-口传播):主要通过污染的手、水、食物传播。苍蝇是重要的传播媒介,如伤寒、痢疾等。

(3)接触传播:性接触传播,如艾滋病;日常生活接触传播,通过污染的手、用物、玩具传播,如痢疾、白喉等;通过污染的土壤传播,如破伤风、炭疽、寄生虫等。

(4)虫媒传播:以吸血节肢动物(蚊子、跳蚤、螨等)为中间宿主的传染病,如疟疾、斑疹伤寒等。

(5)血液/体液传播:某些病原体存在于患者或携带者的血液和体液中,可通过应用血液制品、分娩、性交等传播,如乙型肝炎、丙型肝炎、艾滋病、性病等。

2. 垂直传播 病原体通过母亲的胎盘、产道及哺乳方式传染给胎儿或婴儿,又称为母婴传播。

(1)胎盘传播:受感染孕妇体内的病原体可经胎盘血液使胎儿遭受感染,如艾滋病、麻疹、乙型肝炎等。

(2)产道传播:在分娩过程中,胎儿经过母体产道时,胎儿的皮肤、黏膜、呼吸道接触母体的分泌物和血液等可受病原体感染,例如艾滋病、淋病等。

(3)哺乳传播:母亲分娩后病原体可通过母乳喂养感染婴儿,如艾滋病、乙型肝炎等。

NOTE

（三）易感人群

重点：人群易感性、易感人群、易感者之间的关系。

易感人群是指对某种传染病缺乏免疫力的人群。

人群易感性(susceptible)是指人群对某种传染病容易感染的程度。对某一传染病缺乏特异性免疫力的人称为易感者(susceptible person)。易感者在某一特定人群中的比例决定该人群的易感性。易感者的比例在人群中达到一定水平时，如果又有传染源和合适的传播途径，则传染病的流行很容易发生。在普遍推行人工自动免疫的干预下，可把易感者水平降至最低，使流行不再发生。

1. 影响人群易感性的因素 新生儿增加、易感人口的迁入等可使人群易感性升高；免疫接种可提高人群对传染病的特异性免疫力，是降低人群易感性最重要的措施。全球消灭天花的辉煌成就，其最重要的对策是实施痘苗接种计划。

2. 与流行的关系 易感者大量减少后，免疫者增加，能抑制传染病的流行，甚至使之停止；传染病只有在易感人群、传染源都存在，而且有一定的传播途径时才能发生流行，这是构成传染病流行的3个基本环节。

【影响传染病流行的因素】

（一）自然因素

自然因素主要是指气候、地理、生态等因素，对流行过程的发生和发展有重要的影响，如冬季，寒冷、干燥有利于呼吸道传染病的流行；炎热的夏天，气温高、雨水多，有利于蚊、蝇孳生，可促使肠道传染病及虫媒传染病发病率呈季节性升高。又如南方江河湖多，水草丛生，有利于钉螺的孳生，易发生血吸虫病。

（二）社会因素

社会因素包括社会制度、风俗习惯、经济、生活条件以及文化水平等，对传染病的流行起决定性的作用。近年来，人口流动、生活方式、饮食习惯的变化，环境污染引起的生态环境改变，均导致新发传染病或某些传染病发病率升高，如 H_5N_1、H_7N_9 人禽流感、艾滋病、疟疾等，因此传染病的防治工作仍很严峻，我国政府高度重视突发急性传染病的预防和控制。

三、传染病的特征

重点：病原体、传染性、流行病学特征。

【传染病的基本特征】

（一）病原体

每种传染病都是由特异的病原体(pathogen)所引起的，包括微生物与寄生虫。如甲型肝炎的病原体是甲型肝炎病毒(HAV)，艾滋病的病原体是人类免疫缺陷病毒(HIV)，疟疾的病原体是疟原虫等。临床上检出病原体对诊断传染病有重要的意义。

（二）传染性

传染性(infectivity)是指病原体由宿主体内排出，经一定途径传染给另一个宿主的特性。各种传染病都具有一定的传染性，这是传染病与其他感染性疾病的主要区别。如耳源性脑膜炎和流行性脑脊髓膜炎，在临床上都表现为化脓性脑膜炎，但前者无传染性，无须隔离，而后者有传染性，属于传染病，必须隔离。传染病患者具有传染性的时期称为传染期，是决定患者隔离期限的重要依据。

（三）流行病学特征

传染病的流行过程在自然因素和社会因素的作用下，表现出一定的特征。

1. 流行性 传染病在一定条件下，有能在人群中广泛传播、蔓延的特性。按其强度可分为散发、流行、大流行、暴发。

(1) 散发：某种传染病在某地常年一般发病水平。

(2) 流行：某种传染病的发病率显著高于当地常年的发病水平。

(3) 大流行:某种传染病在一定时间内迅速蔓延,波及范围广,超出国界或洲界者。

(4) 暴发:在短时间(数日,通常为该病的潜伏期内)集中发生大量同一种传染病,这些病例多由同一传染源或共同的传播途径所引起。

2. 季节性 在每年的一定季节出现发病率升高的现象。如冬、春季节,呼吸道传染病发病率升高;夏、秋季节,消化道传染病发病率升高;如流行性乙型脑炎在夏、秋季(每年的7、8、9月)蚊子活跃时发病率升高。

3. 地方性 由于受地理、气候等自然因素或人们生活习惯等社会因素的影响,某些传染病仅局限在一定的地区内发生,这种传染病称为地方性传染病,如血吸虫病多发生于在钉螺容易存在的长江以南地区。以野生动物为主要传染源的疾病,称为自然疫源性传染病或人兽共患疾病,如流行性出血热、鼠疫、钩端螺旋体病、传染性非典型肺炎等。存在这种疾病的地区称为自然疫源地。

(四) 感染后免疫

人体感染病原体后,无论显性感染或隐性感染均能产生针对病原体及其产物(如毒素)的特异性免疫,属于主动免疫,可通过抗体(抗毒素、中和抗体等)的检测而获知。感染后免疫的持续时间在不同传染病中有很大差异。一些传染病(如麻疹、脊髓灰质炎、流行性乙型脑炎、伤寒)感染后的免疫持续时间最长,往往保持终身;一些传染病(如流行性感冒、细菌性痢疾、钩端螺旋体病、阿米巴病)感染后的免疫持续时间较短,仅为数月至数年。蠕虫病感染后通常不产生保护性免疫,因而往往产生重复感染(如血吸虫病、钩虫病、蛔虫病等)。

【传染病的临床特点】

(一) 病程发展的阶段性

急性传染病的发生、发展和转归,通常分为4个阶段。

重点:不同病原体感染在不同患者的潜伏期不同。

1. 潜伏期 从病原体侵入人体起,至开始出现临床症状为止的时期,称为潜伏期(incubation period)。潜伏期通常相当于病原体在体内繁殖、转移、定位、引起组织损伤和功能改变至临床症状出现之前的整个过程。每一个传染病的潜伏期都有一个范围,是检疫、隔离的重要依据。

2. 前驱期 从起病至症状明显开始为止的时期称为前驱期(prodromal period)。在前驱期中的临床表现通常是非特异性的,如头痛、发热、疲乏、食欲不振、肌肉酸痛等,为许多传染病所共有,一般持续1～3天。起病急骤者可无此期表现。

3. 症状明显期 症状明显期(period of apparent manifestation)是指急性传染病患者度过前驱期后,出现该传染病所特有的症状、体征。本期又可分为症状上升期、极期和缓解期。在某些传染病(如脊髓灰质炎、乙型脑炎等)中,仅少部分患者转入症状明显期。经症状明显期后,大部分患者随即转入恢复期。

4. 恢复期 机体免疫力增强至一定程度,体内病理生理过程基本终止,患者症状及体征基本消失,临床上称为恢复期(convalescent period)。在此期间体内可能还有残余病理改变或生化改变,病原体还未完全清除,许多患者的传染性还要持续一段时间,但食欲和体力均逐渐恢复,血清中的抗体效价也逐渐上升至最高水平。

重点:复发与再燃的区别。

传染病患者在恢复期结束后,机体功能仍长期未能复原者称为后遗症,多见于中枢神经系统传染病如脊髓灰质炎、脑膜炎等。

有些传染病患者进入恢复期后,已稳定退热一段时间,由于潜伏于组织内的病原体再度繁殖至一定程度,使初发病的症状再度出现,称为复发(relapse)。有些患者进入恢复期后,体温尚未稳定下降至正常,病情加重,体温再次升高,称为再燃(recrudescence)。复发与再燃常见于伤寒、疟疾、细菌性痢疾等传染病。

重点:各种热型的不同之处。

(二) 常见症状与体征

1. 发热 许多传染病所共有的最常见、最突出的症状。热型是传染病的重要特征之一,具有鉴别诊断意义,常见热型如下。①稽留热:体温常在39 ℃以上,24 h内波动幅度不超过1 ℃,见于伤寒等。②弛张热:24 h内波动范围超过1 ℃,但最低体温仍高于正常体温,见于重症肺结核、流行性出血热等。③间歇热：24 h 内体温波动于高热与常温之间或至常温之下，见于疟疾等。每一种传染病的发热程度及持续时间不同，如短期高热可见于痢疾、流行性乙型脑炎；长期高热见于伤寒、布氏杆菌病急性期；长期低热见于结核病、艾滋病等。

传染病的发热过程可分为 3 个阶段，即体温上升期、极期和体温下降期。体温上升期是指体温骤然上升至 39 ℃以上，常伴有寒战。极期是指体温上升到一定高度，持续数天至数周。体温下降期是指体温可缓慢下降，几天后降到正常。

2. 发疹 许多传染病在发热的同时伴有发疹现象，又称为发疹性感染，有皮疹和黏膜疹。不同传染病疹的形态、出疹时间、分布部位、出疹顺序、疹的消退及伴发症状不同，对传染病的诊断和鉴别诊断有重要的参考价值。

知识链接

常见传染病疹子的出疹时间口诀

常见传染病疹子的出疹时间依次为 1 痘（水痘）、2 猩（猩红热）、3 花（天花）、4 麻（麻疹）、5 斑（斑疹伤寒）、6 伤（伤寒），或总结为：痘（水痘）猩（猩红热）花（天花）麻（麻疹）斑（斑疹伤寒）伤（伤寒）。

（1）出诊时间：水痘、风疹多发生于病程第 1 天，猩红热于第 2 天，天花于第 3 天，麻疹于第 4 天，斑疹伤寒于第 5 天，伤寒于第 6 天等。

重点：各种皮疹的特征。

（2）皮疹的形态：皮疹按形态可分为以下几种。①斑疹呈红色，既不高起也无凹陷，见于斑疹伤寒、猩红热等。②丘疹呈红色，突出于皮肤，见于麻疹、猩红热等。③斑丘疹是斑疹和丘疹同时存在，在斑疹的底盘上出现丘疹，见于猩红热、风疹、伤寒等。④疱疹为高出于皮肤、黏膜的小水疱，疱内有液体，见于水痘、单纯疱疹、带状疱疹等病毒性疾病，若合并细菌感染称为脓疱疹。⑤出血疹，为局部血管破裂出血造成的皮下出血，若出血斑点直径＜2 mm 称为淤点；直径为 3～5 mm者，称为紫癜；直径＞5 mm 者，称为淤斑。多见于流行性出血热、败血症、流行性脑脊髓膜炎等。⑥荨麻疹又称风团，为暂时性水肿性隆起，大小不等，形态不一，呈苍白色或淡红色，见于血清病、过敏性疾病、病毒性肝炎等。

（3）皮疹的分布：水痘的皮疹主要分布于躯干；流行性出血热的出血点多见于腋下；麻疹的皮疹先出现于耳后、发际、面部，然后向躯干、四肢蔓延，最后达手、足。

3. 毒血症状 病原体的各种代谢产物引起发热以外的多种症状称为毒血症状，如疲乏、全身不适、厌食、头痛及肌肉、关节和骨疼痛等。严重者可有意识障碍、中毒性脑病、呼吸循环衰竭、休克等，有时还引起肝、肾损害。

4. 单核-巨噬细胞系统反应 临床上表现为肝、脾和淋巴结肿大。

（三）临床类型

临床分型对治疗、隔离、护理等具有指导意义。根据传染病临床过程的长短可分为急性、亚急性、慢性；根据病情轻重可分为轻型、中型、重型、暴发型；根据临床特征可分为典型及非典型等。

四、传染病的护理评估与治疗措施

【护理评估】

做好传染病的护理评估是正确实施疾病护理的首要步骤，传染病护士除了对患者的健康史、身体状况、心理因素、社会因素、辅助检查资料进行评估以外，还需要对流行病学资料进行评估，才能得出完整的临床诊断和护理诊断，给疾病的有效治疗、预防控制及护理措施提供重要依据。

（一）流行病学资料

重点：流行病学资料的内容。

流行病学资料包括年龄、性别、职业、旅居地区、当地气候情况、当地人群传染病发病情况、接触史、既往传染病史、预防接种史、发病季节、卫生情况、饮食情况等。不同传染病有高度选择性，应根据每个传染病的流行病学特征重点询问。如乙型脑炎重点观察发病季节、询问蚊子叮咬、疫苗接种史、当地人群发病情况等。甲型肝炎重点询问饮食情况、接触人群的发病情况、甲肝疫苗接种史、既往甲肝史等。血吸虫病有一定的地区分布特点，重点询问疫水接触史、当地钉螺发现情况等。

（二）临床资料

重点：临床症状、体征及辅助检查。

全面准确的临床资料来源于翔实的病史采集和细致的查体和密切动态观察临床变化及病情演变，这对诊断有重要意义。如观察生命体征及神志变化，体重、营养变化；皮肤、黏膜有无皮疹、黄疸，是否有瘙痒或并发感染；全身浅表淋巴结有无肿大、压痛等临床表现。

（三）实验室检查

重点：采集标本的方法。

实验室检查包括一般实验室检查、病原学检查、免疫学检查、分子生物学检查等。常规检查为诊断提供初步线索，生化及血清学检查提供诊断依据，病原学检查可最终确诊。在进行病原学检查时，为提高阳性检出率，护士必须掌握标本采集及送检的注意事项：①采集标本时应严格注意无菌操作；②病程不同，采集标本的时间不同，如败血症应在寒战、发热时采血，疟疾应在体温的高峰期或稍后一点时间采血检测最佳；③采集标本尽量在抗病原体药物应用之前；④尽可能采集病变明显部位的材料，如细菌性痢疾患者取其有脓血或黏液的粪便，肺结核患者取其干酪样痰液等；⑤标本采集后尽快送检，如脑膜炎奈瑟菌；⑥送检标本的化验单上应注明来源和目的，使实验室能正确选用相应的培养基和适宜的培养环境。

【治疗措施】

（一）治疗原则

传染病的治疗应坚持治疗、护理与预防并驾齐驱的原则，采用以病原治疗为主、对症支持治疗并重的综合治疗。机体、病原体、药物之间的相互关系及三方的实际情况决定治疗的难易程度。心理因素在疾病的转归中也发挥着重要作用，必须考虑各方面因素，设计综合个体化的治疗方案。

（二）治疗方法

重点：对症治疗和病原治疗。

1. 支持治疗及护理　支持治疗的目的是维持机体内环境的稳定，提高机体的抗感染能力，包括基础、营养、器官功能支持治疗等。根据病情可给予流质、半流质、普食等饮食，重症患者需鼻饲，以保证热量供给、补充营养素，增加抗病能力，必要时可通过静脉输入营养物质等。

良好的基础护理，特别是对于危重症患者，是防止并发症、降低病死率、提高治愈率不可缺少的手段；同时根据病原体和感染途径的不同制订相应的消毒、隔离措施。

2. 对症治疗　对症治疗的目的在于降低消耗、减轻损伤、减少痛苦、调节各系统功能及保护重要脏器，使患者度过危险期，为进一步治疗赢得时间，促进康复。如高热者及时降温，呕吐者应及时止泻等。

3. 病原治疗　也称特异性治疗，具有清除病原体、根除或控制传染源的目的，常用药物有抗生素、血清免疫制剂等。

4. 免疫治疗　多数情况下，感染会削弱免疫功能，造成免疫系统的紊乱。低下的免疫力可使感染蔓延，易继发感染；过强的免疫可导致组织损伤。目前免疫治疗药物主要包括细胞因子类（如白介素类、干扰素、胸腺素等）、免疫球蛋白、免疫抑制剂等。

5. 心理治疗　心理因素可使机体免疫功能下降，病原微生物容易侵入并致病，同时患病后的不适和痛苦又可使患者产生焦虑、烦躁、沮丧等情绪，甚至对治疗产生抵触。慢性感染者由于病程长、治疗费用较大、社会歧视等因素对治疗丧失信心，产生悲观情绪，影响治疗效果。

6. 中医治疗　中医治疗传染病不仅对病原体有一定的抑制或杀灭作用，而且在清除毒素、解热镇痛、调整免疫功能等方面具有独特的优势。

7. 康复治疗　某些传染病，如病毒性脑炎、流行性乙型脑炎、脊髓灰质炎等可有不同程度的后遗症，需要采取针灸、按摩、功能锻炼、高压氧治疗等康复治疗措施，以促进机体康复。

五、传染病的种类及预防措施

【传染病的种类】

重点：37 种传染病。

《中华人民共和国传染病防治法》将传染病分为甲、乙、丙三大类，共 37 种。

甲类传染病 2 种：鼠疫、霍乱。

乙类传染病 25 种：传染性非典型肺炎、艾滋病、病毒性肝炎、脊髓灰质炎、人感染高致病性禽流感、麻疹、流行性出血热、狂犬病、流行性乙型脑炎、登革热、炭疽、细菌性和阿米巴痢疾、肺结核、伤寒和副伤寒、流行性脑脊髓膜炎、百日咳、白喉、新生儿破伤风、猩红热、布鲁氏菌病、淋病、梅毒、钩端螺旋体病、血吸虫病、疟疾。

丙类传染病 10 种：流行性感冒、流行性腮腺炎、风疹、急性出血性结膜炎、麻风病、流行性和地方性斑疹伤寒、黑热病、包虫病、丝虫病，除霍乱、细菌性和阿米巴痢疾、伤寒和副伤寒以外的感染性腹泻病。

重点：各类传染病的管理制度。

患者、接触者、病原携带者和动物都可作为传染源，必须对它们加强管理。

【预防传染病的措施】

针对传染病流行的三个环节采取综合措施，达到消灭和预防传染病的目的。

（一）管理传染源

1. 对患者的管理　对患者应尽量做到"五早"，即早发现、早诊断、早报告、早隔离、早治疗。传染病报告制度是早期发现传染病的重要措施，必须严格遵守。任何单位和个人发现传染病患者或者疑似传染病患者时，应当及时向附近的疾病预防控制机构或者医疗机构报告。

报告时间：①甲类传染病，为强制管理传染病，城镇要求于发现后 2 h、农村要求于发现后 6 h 内上报；②乙类传染病，为严格管理传染病，城镇要求于发现后 6 h 内上报，农村不超过 12 h；③丙类传染病，为监测管理传染病，要求于发现后 24 h 内上报。

对乙类传染病中的传染性非典型肺炎、炭疽中的肺炭疽和人感染高致病性禽流感和脊髓灰质炎，必须采取甲类传染病的报告、控制措施。

2. 对接触者的管理　接触者是指曾经和传染源发生过接触的人，可能受到感染而处于疾病的潜伏期。对传染病的接触者，应分别按具体情况采取检疫措施（如医学观察、留验）或预防接种。

3. 对病原携带者的管理　早期发现病原携带者十分重要，对在人群中检出的病原携带者应进行治疗、健康指导、调整工作岗位和随访观察。为做到早期发现病原携带者，凡是传染病接触者、曾患过传染病者及流行区居民和服务性行业、托幼机构、供水行业的工作人员应定时普查，以及时检出病原携带者。

4. 对动物传染源的管理　对动物传染源，如属有经济价值的家禽、家畜，应尽可能加以治疗，必要时宰杀后加以消毒；如无经济价值者则设法消灭。

5. 国境卫生检疫　按照有关规定，国际检疫传染病为鼠疫、霍乱和黄热病，而流行性感冒、疟疾、脊髓灰质炎、斑疹伤寒、登革热、回归热为我国监测的传染病。另外对患有艾滋病、性病、麻风病和开放性肺结核的外国人，应阻止其入境。

（二）切断传播途径

应根据传染病的不同传播途径采取不同的措施。如消化道传染病，应着重加强饮食卫生、个人卫生及粪便管理，保护水源，消灭苍蝇、蟑螂、老鼠等。对呼吸道传染病，应着重进行空气消毒，加强通风，保持空气新鲜，提倡外出时戴口罩，流行期间避免大型集会等。对虫媒传染病，应大力重点：疫源地消毒与预防性消毒的区别。

开展爱国卫生运动，采用药物等措施进行防虫、杀虫、驱虫。对血源性传染病应加强血液制品管理、防止医源性传播。

消毒是切断传播途径的重要措施。消毒是指消灭污染环境的病原体，包括消灭传播媒介即杀虫措施。消毒有疫源地消毒(包括随时消毒与终末消毒)及预防性消毒两大类。消毒方法有物理消毒法和化学消毒法两种。

(三) 保护易感人群

1. 增强非特异性免疫力 非特异性免疫力是生物个体生来就有的、能遗传给后代、不涉及免疫识别和免疫反应的增强。加强体育锻炼、调节饮食、养成良好的卫生生活习惯、改善居住条件、保持良好的人际关系、保持心情愉快等措施可以提高机体非特异性免疫力，以增强人群对传染病的抵抗力。

2. 提高特异性免疫力 人体可通过隐性感染、显性感染或预防接种获得对该种传染病的特异性免疫力，其中预防接种起关键作用。

3. 药物预防 对某些尚无特异性免疫方法或免疫效果尚不理想的传染病，在流行期间可给易感者口服预防药物，对于降低发病率和控制流行有一定作用。如口服磺胺嘧啶预防流行性脑脊髓膜炎，口服乙胺嘧啶预防疟疾等。

知识链接

计划免疫(预防接种)

计划免疫是指根据某些传染病的发生规律，将有关疫苗，按科学的免疫程序，有计划地给人群接种，使人体获得对这些传染病的免疫力，从而达到控制、消灭传染源的目的。20 世纪 70 年代中期，我国提出的免疫计划主要内容为“四苗防六病”，即对 7 周岁及以下儿童进行卡介苗、脊髓灰质炎三价糖丸疫苗、百白破三联疫苗和麻疹疫苗的基础免疫和及时加强免疫接种，使儿童获得对结核病、脊髓灰质炎、百日咳、白喉、破伤风和麻疹的免疫。随着科技进步和医药卫生事业的发展，计划免疫不断扩大其内容，又将甲型肝炎、乙型肝炎、流行性脑脊髓膜炎、流行性乙型脑炎、风疹、流行性腮腺炎、流行性出血热、炭疽和钩端螺旋体病等 9 种传染病纳入国家免疫规划。目前我国已经将以上 15 种传染病纳入了国家免疫规划。

六、传染病患者的护理

【传染病科分区及管理】

要做好传染病护理，护士必须首先掌握传染病科分区及管理，以便对传染病患者进行科学管理，患者的有序安置、人员的有序流动、对传染病患者的正确评估都是做好传染病护理的重要内容。

(一) 传染病科区域划分

重点：传染病区的三区划分与管理。

传染病科分为清洁区、污染区和半污染区，简称传染病房的“三区”。进入传染病院或综合医院传染病科工作时，护理人员必须熟练掌握分区情况，并严格遵守分区工作规范，防止交叉感染。

1. 清洁区 凡未被病原微生物污染的区域称为清洁区，如办公室、示教学习室、值班室、配餐室和库房、工作人员使用的厕所等，清洁区不允许患者进入。

2. 污染区 凡已被病原微生物污染或被患者直接接触和间接接触的区域称为污染区，这些区域是患者生活的地方及被患者排泄物、用物等污染的地方，如病房、患者使用的厕所、浴室和清洁间(污物处理室)等。

3. 半污染区 有可能被病原微生物污染或被间接轻度污染的区域称为半污染区，如更衣室、治疗室、实验室、消毒室、走廊、楼梯和电梯等。

（二）传染病科对医护人员的管理要求

（1）对临床上诊断为传染病的患者，必须立即填写传染病报告卡，向有关部门报告。

（2）病室按相同的病种收治患者，并按病种穿隔离衣。穿隔离衣时，只能在规定的污染区与半污染区范围内活动。

（3）在工作中应严格遵守隔离技术，污染区的物品不能放入清洁区，污染的手不能触摸非污染物。在污染区工作时，应戴口罩、帽子，穿隔离服。接触不同病种传染病的患者前均应洗手。

（三）传染病科对其他人员的要求

（1）做好入院处理工作，按规定限制携带物品。患者的食具、卫生洁具等物品为个人专用，不得与他人共用。

（2）患者不得进入不同病种其他患者的病房中活动，不得进入清洁区。

（3）向患者亲属介绍隔离制度，必要时应穿隔离衣，作药物预防或免疫学预防。

（4）患者出院时，其用具应做消毒处理后才可带出医院。

【传染病的隔离】

（一）隔离的定义

将传染病患者或病原携带者安置在指定的地方，与健康人和非传染病患者分开，便于集中治疗和护理，防止传染和扩散。

（二）隔离管理制度

重点：落实隔离管理制度。

（1）凡传染病医院、综合医院的传染病科室必须划分清洁区、半污染区及污染区，隔离单位应有标记，病室门口挂隔离衣，走廊设消毒液，门口要有消毒脚垫及门把套。

（2）各类患者均应在指定的各自范围内活动，不得请假外出。如需去其他科室检查应由医护人员陪同，并采取相应的隔离措施。

（3）按不同病种使用医疗器械，如体温表、叩诊锤、听诊器等。

（4）住院传染病患者不准家属陪护，甲类传染病患者禁止探视，其他患者可定时在指定地点隔栏探视或电视探视。对必须探视及陪护的人员应指导他们执行隔离制度。

（5）患者出院、转科、死亡，应进行终末消毒。病床、家具等用消毒水擦洗，消毒后才能给其他人使用。

（6）医护人员必须严格遵守消毒隔离制度，做到在病区内不吸烟、不进食，双手接触患者或污染物后必须消毒，不倚靠墙壁，不坐患者床凳等，要定期体检并接受有关的预防注射或服药。

（三）隔离的种类及要求

1. 呼吸道隔离（蓝色标志） 适用于经患者飞沫、尘埃传播的呼吸道传染病，如流行性感冒、流行性脑脊髓膜炎等。

隔离要求：①相同病种可同住一室，床间距至少 2 m，必要时置屏风；②患者一般不能外出，如必须外出，应戴口罩；③接近患者时，应戴口罩，必要时穿隔离衣、戴手套；④患者的呼吸道分泌物应先消毒后弃去，痰具每天消毒；⑤室内保持适宜的温、湿度。病室每天通风至少 3 次，紫外线消毒每天 2 次。

重点：隔离的种类及隔离要求。

2. 消化道隔离（棕色标志） 适用于经患者排泄物、污染食物或餐具传播的消化道传染病，如伤寒、细菌性痢疾及甲型、戊型肝炎等。

重点：做一个合格的传染病区护士的标准。

隔离要求：①同病种的患者可同住一室，若条件不允许，不同病种的患者也可同住一室，但患者之间必须实施床边隔离，床间距离应在 2 m 以上；②接触患者时穿隔离衣，护理不同病种的患者要更换隔离衣，接触患者、被污染物品后以及护理下一个患者前应严格消毒双手；③患者的生活用具专用，用后要消毒，患者的呕吐物及排泄物应随时消毒，然后弃去；④室内保持无苍蝇、无蟑螂。

3. 严密隔离(黄色标志) 适用于甲类传染病或有高度传染性及致死性的传染病。如霍乱、非典型肺炎等。

隔离要求:①患者应住单间病室,无条件时,同病种的患者可住同一病室,房内物品专用,门窗关闭并禁止随意开放,门外应有"严密隔离"标志,门口应放置用消毒液浇洒的门垫,门把手包有消毒液浸湿的布套,禁止探视和陪住。②凡入室者必须戴帽子、口罩,穿隔离衣、隔离鞋,戴手套。接触患者及污染敷料后、护理下一个患者前应严格消毒双手。③污染敷料要装袋、贴标签,消毒处理,患者的分泌物、排泄物及污染品应及时严格消毒处理。④病室每日消毒,患者出院或死亡后,应进行终末消毒。

4. 接触隔离(橙色标志) 适用于由体表或伤口排出的病原微生物接触皮肤或黏膜破损处而引起的传染病,如婴幼儿的急性呼吸道感染、新生儿感染、大面积烧伤等。

隔离要求:①接触患者时戴口罩、戴手套、穿隔离衣;②接触患者或污染物品后及护理下一个患者前要洗手;③污染物品要弃去,需装袋、贴标签,送消毒处理。

5. 血液/体液隔离(红色标志) 防止直接或间接接触感染的血液及体液引起的传染病,如乙型肝炎、丙型肝炎、钩端螺旋体病、疟疾、艾滋病等。

隔离要求:①接触患者或其血液/体液时要戴手套、穿隔离衣,若皮肤沾染其血液/体液后应立即清洗;②工作中注意避免损伤皮肤,用过的针头、注射器浸入消毒液后送中心消毒室做毁形处理;③污染物装袋、贴标签后送出销毁或消毒处理;④血液污染室内物品表面时,要立即用次氯酸钠溶液清洗消毒。

6. 脓汁/分泌物隔离(绿色标志) 防止因直接或间接接触感染部位的脓汁或分泌物引起的传染病。适用于轻型皮肤和伤口感染、溃疡、脓肿、小面积烧伤感染等。隔离要求同接触隔离。

7. 结核杆菌隔离(AFB隔离)(灰色标志) 用于肺结核患者痰涂片结核杆菌阳性者或阴性但X线检查证实为活动性结核者。

隔离要求:①隔离室有特别的通风设备,关闭门窗,同疗程者可同住一室;②医护人员接触患者时应戴口罩、穿隔离衣,患者咳嗽时应戴口罩,接触患者或污染物品后、护理下一个患者之前要洗手;③污染物品要彻底清洗、消毒或弃去。

【传染病的消毒】

(一) 消毒的目的

消毒就是消除或杀灭由传染源排到外界环境中的病原体,从而切断传播途径,防止院内交叉感染及传染病继续播散。

(二) 消毒的种类

1. 疫源地消毒 对有传染源存在或曾经有过传染源的地方进行的消毒。按时间又可分为随时消毒和终末消毒。随时消毒是指对传染病患者的排泄物、分泌物以及被污染的物品随时进行的消毒,以便及时杀灭从传染源排出的病原体,防止传播。终末消毒是指传染病患者出院、转科或死亡后,对患者及其所住的病室与用物进行一次彻底的消毒,以便杀灭残留在疫源地内各种物体上的病原体。

2. 预防性消毒 对疑有传染源存在或可能被病原体污染的场所和物品所进行的消毒,以预防传染病的发生,如医院环境日常卫生处理,餐具及饮用水消毒,饭前、便后洗手等。

(三) 消毒的方法

1. 物理消毒法 利用物理因素杀灭或消除病原微生物及其他有害微生物的方法。主要包括自然净化、机械除菌、热力消毒灭菌、电离辐射消毒、微波消毒、超声波消毒、过滤除菌等。物理消毒法经济、简便,应用广泛。

2. 化学消毒法 应用化学消毒剂使病原体蛋白质凝固、变性或使其失去活性而将其杀死的方法。根据化学消毒剂的消毒性能将其分为以下几种。①高效消毒剂,能杀灭包括细菌芽孢、真菌孢子在内的各种病原微生物,如2.5%碘酊、戊二醛、过氧乙酸、甲醛等。②中效消毒剂,能杀灭除细菌芽孢以外的各种病原微生物，如乙醇、部分含氯制剂、氧化剂、溴剂等。③低效消毒剂，只能杀死细菌繁殖体和亲脂类病毒，对真菌也有一定作用，如汞、洗必泰(氯己定)及某些季铵盐类消毒剂等。

常用的物理消毒法、化学消毒法，其具体操作方法见《基础护理技术》相关章节。

七、传染病常见症状体征的护理

(一) 发热的护理

1. 常见护理诊断

体温过高　与病原体感染后释放各种内、外源性致热原，或与体温中枢功能紊乱有关。

2. 护理措施

(1) 休息及环境：患者应卧床休息，宜穿透气、棉质衣服。保持环境整洁、空气清新，室温维持20～24 ℃，湿度55%～60%为宜，注意通风换气。患者若有寒战应注意保暖。

(2) 降温措施：常用物理降温方法，可用冰袋冷敷头部或大动脉处，也可用25%～50%乙醇或32～36 ℃温水擦浴等；物理降温效果欠佳者，可配合药物降温；高热惊厥者，可遵医嘱采用亚冬眠疗法。在降温过程中的注意事项如下。①避免持续长时间冰敷同一部位，以防止局部冻伤。②注意周围循环状态，有脉搏细速、面色苍白、四肢厥冷者，禁用冷敷和乙醇擦浴。③全身发疹者，禁用乙醇擦浴降温。④药物降温时，退热药用量不宜过大，以免大汗导致虚脱。⑤采用亚冬眠疗法前应先补足血容量，用药过程中避免搬动患者，观察生命体征，保持呼吸道通畅。

重点：传染病患者发热的降温措施。

(3) 病情观察：按规定时间测量体温，一般每4 h测量1次体温，观察伴随症状、体征的变化。及时正确地做好记录，掌握热度、热程与热型。

(4) 加强口腔、皮肤护理：高热易发生口腔炎，可用生理盐水于饭后、睡前漱口。病情重者，协助口腔护理。患者大汗后给予温水擦拭，及时更换衣裤，保持皮肤清洁、干燥，使患者有舒适感，防止感冒。

(5) 补充营养及液体：结合病情，能进食者给予高热量、高维生素、营养丰富的流质或半流质饮食，指导患者摄取足够的液体，维持水和电解质平衡。必要时遵医嘱给予静脉输液。

(二) 发疹的护理

1. 常见护理诊断

组织(皮肤或黏膜)完整性受损　与病原体和(或)代谢产物引起皮(黏膜)疹有关。

重点：发疹患者的皮肤护理。

2. 护理措施

(1) 向患者及其家属解释导致皮疹、黏膜疹的相关知识，介绍配合治疗、护理的方法，保持局部皮肤清洁、干燥，每天用温水清洗(禁用肥皂水)，衣被宽松、勤换洗。

(2) 床铺保持清洁、平整，勤翻身，避免压伤、碰撞和损伤；皮疹消退、脱皮不完全者，可用消毒剪刀修剪，忌撕扯，以防出血、感染。穿刺时应避开皮疹处。有出血倾向或合并出血性皮疹者，穿刺后应适当延长按压时间。局部瘙痒患者，用炉甘石洗剂、2%甲紫溶液、5%疱疹净等局部涂擦。合并溃疡、感染者做相应处理。

(3) 口腔黏膜疹者，常规用温水或朵贝尔溶液漱口，每天2～3次，每次进食后用温水清洁口腔；合并溃疡者，局部可用3%过氧化氢溶液洗净后涂以冰硼散；避免进食过冷或过热的食物，鼓励用吸管吸服。

(4) 眼结膜充血、水肿者，应注意保护眼睛，保持局部清洁，防止继发感染，如可用4%硼酸水或生理盐水清洁眼痂，滴0.25%氯霉素眼药水或抗生素眼膏，每天2～4次。

(5) 观察皮疹或黏膜疹，掌握皮疹(黏膜疹)类型、出现时间、顺序、分布及疹退后是否有脱屑、脱皮、结痂、色素沉着等变化，并及时做好记录。

八、传染病区医护人员的职业防护

传染病区医护人员的职业防护对保证自身安全和预防传染病的播散十分重要。如果医护人员职业防护意识薄弱,一旦被感染,不仅威胁到医护人员自身的健康,而且在院内造成交叉感染。因此,医护人员在诊疗过程中的职业危险越来越受到关注。据美国职业安全管理局(OSAA)统计显示,卫生行业及相关部门人员在工作期间感染人数有上升趋势,如人类免疫缺陷病毒(HIV)、乙型肝炎病毒(HBV)及丙型肝炎病毒(HCV)等,锐器伤害及其感染是最主要的原因。一场突如其来的 SARS 疫情让人类措手不及,它带走了几千人的生命,其中 1/3 是医护人员,这场灾难暴露出我国医院职业防护意识薄弱、职业防护技术落后的问题,它为我们敲响了医护人员职业防护的警钟!

【医护人员分级防护原则】

医护人员的职业防护分为 3 级,以传染性非典型肺炎为例介绍分级防护原则。

重点:医护人员的防护原则。

(一) 一级防护

(1) 适用于门(急)诊医护人员。

(2) 应穿工作服、隔离衣、戴工作帽和 12 层以上的棉纱口罩。

(3) 每次接触患者后应立即洗手和消毒。

(二) 二级防护

(1) 适用于进入隔离病区或观察室的医护人员,还包括接触患者、采集标本、处理其分泌物、排泄物及处理、转运死亡患者尸体的医护人员和司机等。

(2) 进入隔离病区和留观室时,必须戴 12 层以上的棉纱口罩或 N95 口罩,每 4 h 更换一次或潮湿时更换,并戴手套、帽子、鞋套,穿隔离衣。

(3) 每次接触患者后应立即洗手和消毒。

(4) 对患者实施近距离操作时要戴防护眼镜。

(三) 三级防护

(1) 主要针对与患者密切接触或对患者实施特殊治疗的医护人员,如为患者实施吸痰、气管切开和气管插管的医护人员。

(2) 除应采取二级防护外,还应戴全面型呼吸防护器。

【医护人员的职业防护方法】

(一) 提高自我防范意识

作为一名传染病区的医护人员,应该提高自我防范意识。了解传染病医疗、护理工作的特殊性,掌握各种传染病的流行特点,认识职业感染的途径及职业感染的危害性,普及职业危害预防的概念和措施,了解预防接种、标准预防的重要性。学会防护用物的选择,正确处理污染锐器、血标本、医疗垃圾等。

重点:医护人员洗手及手消毒方法。

(二) 加强洗手和手消毒

在医院感染传播途径中,医护人员的手是造成医院内感染的重要原因。规范洗手及手消毒方法,加强手部卫生的监管力度,是控制医院感染的一项重要措施,也是对患者和医护人员双向保护的有效手段。手部卫生应加强以下监督管理:①严格按照洗手指征的要求进行规范洗手和手消毒;②使用正确的洗手(七步洗手法)和手消毒方法,并保证足够的洗手时间;③确保消毒剂的有效使用浓度;④定期进行手的细菌学检测;⑤定期与不定期监控各护理单元的护理人员手卫生情况,对存在的问题提出改进意见。

知识链接

国际洗手日

世界卫生组织将 2005 年 10 月 15 日定为首个“国际洗手日”,以后每年的 10 月 15 日为“国际洗手日”,目的是呼吁全世界通过“洗手”以加强卫生意识,把洗手的好习惯带到生活中的每一天、每一个地方，有效将“大健康”理念由表及里，层层推进，直至深入人心，从而防止传染病的扩散。在我国，每年约有8.36亿人次患腹泻，其中1/3是儿童，而用肥皂洗手就可以将腹泻致死率减半，急性呼吸道感染致死率减少1/3。特别是针对医护人员，洗手更重要，它是控制医院感染的一项重要措施，也是对患者和医护人员双向保护的有效手段。

（三）正确使用各种防护用品

1. 各种防护用品的应用

重点：口罩的应用方法。

（1）口罩：应根据不同的操作要求选用不同种类的口罩。一般医疗活动，可佩戴纱布口罩或医用外科口罩。纱布口罩应保持清洁、干燥，定期更换与消毒。接触经空气、飞沫传播的呼吸道感染患者时，应戴医用防护口罩或全面型呼吸防护器，其效力能维持6～8 h，遇污染或潮湿，应及时更换且要进行面部密合性试验。

（2）护目镜/防护面罩/全面型防护面罩。下列情况应使用护目镜/防护面罩：①在进行诊疗、护理操作时可能发生被患者血液、体液、分泌物等喷溅时。②近距离接触经飞沫传播的传染病患者时。若为呼吸道传染病患者进行气管切开、气管插管等近距离操作，可能发生患者血液、体液、分泌物喷溅时，应使用全面型防护面罩。佩戴前应检查有无破损，佩戴装置有无松解。使用过的应清洁与消毒。

（3）帽子：进入洁净环境前、进行无菌操作时应戴帽子。帽子被患者血液、体液污染时，应立即更换；布质帽子应保持清洁、干燥，定期更换与清洁；一次性帽子应一次性使用。

（4）防护服：根据制作材质的不同，防护服分为一次性防护服和重复使用的布制防护服。下列情况应穿防护服：①可能受到患者血液、体液、分泌物、排泄物污染时；②对患者实行保护性隔离时，如护理大面积烧伤患者、骨髓移植患者以及大创面换药时；③对感染性疾病患者如多重耐药菌感染患者等实施隔离时。

（5）防水围裙：根据材质防水围裙分为复用的塑胶围裙及一次性使用防水围裙。可能有患者的血液、体液、分泌物及其他污染物质喷溅、进行复用医疗器械的清洗时应穿防水围裙。一次性防水围裙应一次性使用，受到明显污染时应及时更换；重复使用的塑胶围裙，用后应及时清洗与消毒；遇有破损或渗透时，应及时更换。

知识链接

防护服使用注意事项

防护服应为防水材料制作，否则应在外面加穿防水围裙。使用过程中，防护服应遮盖全部的衣服和外露的皮肤，保持里面及领部清洁，穿、脱防护服时勿接触面部。

医护人员接触多个同类传染病患者时，防护服可连续应用，接触疑似患者，防护服应在每个患者之间进行更换，防护服被患者血液、体液、污物污染时，应及时更换。使用后应放置在指定的容器内，一次性防护服不能重复使用。

重点：手套的使用方法。

（6）手套：戴手套是预防经“手”感染的另一个有效方法。应根据操作的需要，选择合适的手套。接触患者的血液、体液、分泌物、排泄物及污染物品时，应戴手套。

（7）鞋套：应具有良好的防水性能，并一次性应用。下列情况应穿鞋套：在区域隔离预防，从半污染区进入污染区时；负压病房的隔离预防，从缓冲区进入病房时。鞋套应在规定区域内穿，离开该区域时应及时脱掉鞋套。发现破损应及时更换。

知识链接

戴手套的注意事项

①医护人员手上有伤口时必须戴手套;②诊疗护理不同的患者之间应更换手套,操作中手套破损后应立即更换;③对一些特殊患者有时需戴双层手套,如对艾滋病患者进行手术和有关检查时;④操作完成后脱去手套,按规定程序与方法洗手,戴手套不能替代洗手,必要时进行手消毒。

重点:防护用品的穿脱程序。

2. 医护人员防护用品的穿脱程序

1) 穿戴防护用品应遵循的程序

(1) 清洁区进入半污染区:洗手→戴帽子→戴医用防护口罩→穿工作衣裤→换工作鞋→进入半污染区。手部皮肤破损的戴乳胶手套。

(2) 半污染区进入污染区:穿隔离衣或防护服→戴护目镜/防护面罩→戴手套→穿鞋套→进入污染区。

2) 脱防护用品应遵循的程序

(1) 医护人员离开污染区进入半污染区前:摘手套、消毒双手→摘护目镜/防护面罩→脱隔离衣或防护服→脱鞋套→洗手和/或手消毒→进入半污染区,洗手或手消毒。使用过的物品分别放置于专用污物容器内。

(2) 从半污染区进入清洁区前:洗手和/或手消毒→脱工作服→摘医用防护口罩→摘帽子→洗手和/或手消毒后,进入清洁区。

(3) 离开清洁区:沐浴、更衣→离开清洁区。

(四) 处理污染物、标本和废物时的防护

1. 锐物处理 戴手套处理用过的针头或其他锐器,及时放入专门的容器中,以免他人在清理器械或物品时被刺伤。

2. 血标本处理 化验标本应放在带盖的试管内,再放到密闭的容器内戴手套送检,在送检过程中防止标本溢出。

3. 血渍清理 处理地面、墙壁、家具上的血渍时,先用1∶10的漂白水浸润15～30 min,再戴手套用抹布擦拭,擦拭后立即彻底洗手。

4. 医疗废物的处理 所有废弃的医疗用品,如各种废弃的标本、污染敷料及一次性的锐利器械等均应放在有标记的专门容器内,送往规定地点进行焚烧处理。

课堂互动

患者,男,胸部开放性损伤,120急救车转运过程中,患者的血液喷溅到急诊医生的身上、脸上和眼睛里;到达医院后另一名医生为患者手术的过程中,手指被扎破,手术衣、口罩被患者喷出的鲜血染湿,经6 h抢救,患者脱离险境,3天后患者确诊为艾滋病病毒携带者。

请分析:抢救他的医生能不能排除感染艾滋病的可能?他们当时应该采取哪些防护措施?

重点:针刺伤的防护。

(五) 针刺伤的防护

针刺伤已成为严重危害护士健康的问题,也成为血源性疾病传播的主要途径。目前已证实有20多种病原体可经针刺伤传播,其中最常见是乙型肝炎病毒(HBV)、丙型肝炎病毒(HCV)、人类免疫缺陷病毒(HIV)等。有调查发现,护士、医生、医技人员及后勤人员中,由于护士接触锐器机会多,被刺伤的人数最多,其中被针头刺伤后感染HIV的概率约为0.3%,感染HBV的概率为6%～30%,感染HCV的概率约为1.8%。针刺伤引起的交叉感染防护措施包括以下几个方面。①安全处理使用过的针头：用过的针头应立即丢入利器箱，不要人工毁损、弯曲或双手回套针帽，改掉操作后回套针帽的习惯，以防刺破手指。②护理人员在工作中不慎被刺伤，受患者血液、体液污染时，应立即从近心端向远心端反复挤压受伤部位，挤出部分血液，然后用流水冲洗，用碘酒、乙醇擦拭、消毒伤口，待干燥后贴上无菌敷料，且进行相关病毒血清检查和采取有关的治疗措施。

知识链接

正确使用针头收集箱

针头收集箱可降低50%针刺伤，收集箱应不易刺破、防漏、可密封，并贴有明显的标签，不要将针头放入过满的针头收集箱内。收集箱应放置到位，便于使用、便于清理，保证安全。

（六）增强医护人员的免疫力

重点：增强医护人员免疫力的方法。

1. 增强非特异性免疫力 医护人员要增强体质，注意劳逸结合，避免过度劳累，提高抵抗疾病的能力。

2. 疫苗接种 有些传染病可通过暴露前的疫苗接种来预防，如乙型肝炎表面抗原阴性的医护人员均应接种乙肝疫苗预防。

（褚青康）

任务二 病毒性传染病患者的护理

学习目标

1. 了解病毒性肝炎、艾滋病、流行性乙型脑炎、麻疹、水痘和带状疱疹、流行性腮腺炎、流行性出血热、传染性非典型肺炎、流行性感冒的病原学、流行病学及发病机制。

2. 熟练掌握病毒性肝炎、艾滋病、流行性乙型脑炎、麻疹、水痘和带状疱疹、流行性腮腺炎、流行性出血热、传染性非典型肺炎、流行性感冒的护理评估。

3. 熟练掌握病毒性肝炎、艾滋病、流行性乙型脑炎、麻疹、水痘和带状疱疹、流行性腮腺炎、流行性出血热、传染性非典型肺炎、流行性感冒的治疗要点、护理诊断和护理措施。

一、病毒性肝炎患者的护理

情景导入

患者，男，45岁，1个月来低热、全身乏力、食欲不振，恶心，1周以来上述症状明显加重，不思饮食、恶心、呕吐，尿呈浓茶色，体重较前减轻3 kg。

身体评估：T 38.3 ℃，重病容，嗜睡，巩膜及皮肤深度黄染，皮肤可见淤斑，未见肝掌及蜘蛛痣，心肺（一），腹胀明显，腹腔积液征（十），肝脾触诊不满意。

重点：病毒性肝炎的概念；病毒性肝炎与其他肝炎的区别。

病毒性肝炎（viral hepatitis）是由多种肝炎病毒引起的以肝脏损害为主要表现的一组全身性传染病。目前按病原学分类已确定的有甲型肝炎、乙型肝炎、丙型肝炎、丁型肝炎、戊型肝炎。各型肝炎以乏力、食欲减退、厌油、肝大、肝功能异常为主要表现，部分病例出现黄疸。甲型和戊型肝炎为急性感染，经粪-口传播；乙型、丙型、丁型肝炎多呈慢性感染，少数可发展为肝硬化或肝细胞癌，主要经血液、体液等途径传播。

【病原学】

目前已证实甲、乙、丙、丁、戊五型肝炎病毒为各型病毒性肝炎的病原体。

重点：五种肝炎病毒的病原学特征。

(一) 甲型肝炎病毒

甲型肝炎病毒(HAV)属于微小 RNA 病毒科中的嗜肝 RNA 病毒属。HAV 能感染人的血清型只有一个，因此只有一个抗原抗体系统，感染后早期产生 IgM 抗体，是近期感染的标志，一般持续 8～12 周。IgG 抗体是过去感染的标志，可长期存在。

HAV 外界抵抗力较强，耐酸碱，室温下可生存 1 周，在贝壳类动物、污水、泥土中可生存数月，80 ℃ 5 min 或 100 ℃ 1 min 才能使之灭活。对有机溶剂较为耐受。对甲醛、氯及紫外线等敏感。

重点：HBV 的抗原抗体系统的意义。

(二) 乙型肝炎病毒

乙型肝炎病毒(HBV)是嗜肝 DNA 病毒科。可在电镜下观察，HBV 感染者的血清中存在三种形式的病毒颗粒：大球形颗粒(Dane 颗粒)、小球形颗粒和管形颗粒。Dane 颗粒由包膜和核心组成，包膜内含乙型肝炎表面抗原(HBsAg)、糖蛋白与细胞脂质；核心内含环状双股 DNA、DNA 聚合酶、核心抗原(HBcAg)，是病毒复制的主体。HBV 的抵抗力很强，对热、低温、干燥、紫外线及一般浓度的消毒剂均能耐受。煮沸 10 min、65 ℃ 10 h 或高压蒸汽可被灭活，对 0.2%苯扎溴铵溶液、0.5%过氧乙酸溶液、戊二醛敏感。

HBV 的抗原抗体系统如下。① HBsAg 和抗-HBs：急性患者 HBsAg 持续 1～6 周，最长可达 20 周，慢性患者和无症状携带者则可持续多年，甚至终身。抗-HBs 出现于 HBsAg 转阴后数周到数月，可持续多年，为保护性的抗体。② HBcAg 和抗-HBc：核心抗原存在于受感染的肝细胞核中，血液中游离的 HBcAg 极少，故临床上一般不检测 HBcAg，而检测其抗体。IgM 型核心抗体只出现于急性乙肝和慢性乙肝急性发作时，持续时间不长。IgG 核心抗体则可长期存在。③HBeAg和抗-HBe：HBeAg 阳性，说明 HBV 在复制和传染性强。抗-HBe 出现于 HBeAg 转阴后。如果 HBeAg 转阴、抗-HBe 出现、同时 HBV DNA 也转阴，则说明 HBV 复制减少或停止；但如果 HBV DNA 仍持续阳性，则说明 HBV 发生了变异，病毒仍在复制，仍有传染性。

(三) 丙型肝炎病毒

丙型肝炎病毒(HCV)属于黄病毒科丙型肝炎病毒属。该病毒对有机溶剂敏感，如 10%氯仿可杀灭 HCV，紫外线、煮沸等亦可使 HCV 灭活。血清加热至 60 ℃ 10 h 或 1/1000 甲醛 6 h 处理后，可使 HCV 丧失活性。

HCV 的抗原抗体系统：血清中 HCVAg 含量很低，检出率不高。抗-HCV 不是保护性抗体，是 HCV 感染的标志。

(四) 丁型肝炎病毒

丁型肝炎病毒(HDV)是一种缺陷病毒。必须在 HBV 或其他嗜肝 DNA 病毒的辅助下才能复制、表达抗原，引起肝损害。HDV 可与 HBV 同时感染人体，但大多数是在 HBV 感染的基础上引起重叠感染。

HDV 的抗原抗体系统：HDVAg 最早出现，然后分别是抗-HDV IgM 和抗-HDV IgG。抗-HDV 不是保护性抗体。HDV RNA 是诊断 HDV 感染最直接的依据。

(五) 戊型肝炎病毒

戊型肝炎病毒(HEV)为无包膜的球形 RNA 病毒。在碱性环境下稳定，对热、氯仿均敏感。

HEV 的抗原抗体系统：血液中检测不到 HEVAg，可检出抗-HEV，抗-HEV IgM 在发病初期产生，阳性是近期感染的标志，抗-HEV IgG 多数于发病后 6～12 个月转阴，但亦可持续数年。

NOTE

【流行病学】

（一）传染源

重点：各型肝炎的传染源及传播途径。

1. 甲型、戊型肝炎 甲型肝炎无病毒携带状态，传染源为急性患者和隐性感染者，后者较前者多见。患者一般在起病前2周至血清丙氨酸氨基转移酶(ALT)高峰期后1周传染性最强，少数患者可延长至起病后30天。

2. 乙型、丙型、丁型肝炎 传染源是急性和慢性(包括肝炎肝硬化)患者和病原携带者。慢性患者和病原携带者作为传染源的意义更大。

（二）传播途径

1. 甲型、戊型肝炎 以粪-口传播为主，水源污染和水生贝类(如毛蚶)受污染可致暴发流行。日常生活接触常为散发性发病。

2. 乙型、丙型、丁型肝炎 常因含病毒的血液和体液经破损的皮肤黏膜进入易感者体内导致感染。主要有以下传播途径。

(1) 血液、体液传播：含有病毒的微量血液进入人体即可造成感染。如输血和血液制品、注射、手术、针刺、共用剃刀和牙刷、血液透析、器官移植等均可引起传播。现已证实唾液、汗液、精液、阴道分泌物、乳汁等均含有病毒，密切的生活接触和性接触亦能导致传播。

(2) 母婴传播：我国婴幼儿HBV感染的重要途径，包括宫内感染、围生期传播、分娩后传播。宫内感染可能因妊娠胎盘轻微剥离而导致。围生期和分娩过程中传播是主要的传播方式，婴儿因破损的皮肤或黏膜接触血液、羊水或阴道分泌物而感染。分娩后传播主要是母乳喂养导致。

（三）人群易感性

人类对各型肝炎普遍易感。甲型肝炎以幼儿和学龄前儿童发病较多，但遇暴发流行时各年龄组均可发病。HBV感染者多发生于婴幼儿及青少年，其高危人群包括HBsAg阳性母亲的新生儿、HBsAg阳性者的家属、反复输血及血液制品者、血液透析者、多个性伴侣者、静脉药瘾者、接触血液的医务工作者等。新生儿通常因不具有来自母体的抗-HBs而普遍易感。30岁以后我国有近半数的人检查出抗-HBs。感染后或疫苗接种后出现抗-HBs者有免疫力。人类对丙型肝炎普遍易感。戊型肝炎隐性感染多见，显性感染主要见于成年人。

（四）流行病学特征

重点：病毒性肝炎的流行病学特征。

病毒性肝炎在我国属高发病。据中国疾病控制中心近5年法定传染病发病例数统计，病毒性肝炎年发病数占我国乙类传染病的第一位。甲型肝炎血清中抗-HAV IgG的检出率达80%。全世界HBsAg携带者3.5亿，我国有1亿左右。全球HCV感染者约1.7亿，我国约3000万。丁型肝炎人群的发病率约1%。戊型肝炎人群的发病率约20%。随着乙肝疫苗的广泛接种，乙肝发病率将逐步下降。甲型肝炎的发病率与居住条件、卫生习惯及教育程度密切相关，农村高于城市，发展中国家高于发达国家。戊型肝炎有明显的季节性，冬、春季为高峰，流行多发生于雨季或洪水后，均由于粪便污染水源所致；原有慢性HBV感染者或妊娠晚期妇女感染HEV后病死率高。乙型、丙型、丁型肝炎以散发为主，HBV感染有家庭聚集现象，无明显季节性。

知识链接

我国历史上甲肝和戊肝的流行

1988年上海市由于食用受粪便污染的未煮熟的毛蚶而引起新中国成立以来最大的一次甲肝流行，4个月内共发生31万例。1986年9月—1988年4月，新疆南部地区的和田、喀什和克孜勒苏三地发生了一起戊肝流行，波及其所辖23个县市，持续20个月，经历了2个流行期，约12万人发病，发病率约为2.96%，死亡707人，死亡率约为0.59%，均是由于水源受到持续污染所致。

【发病机制】

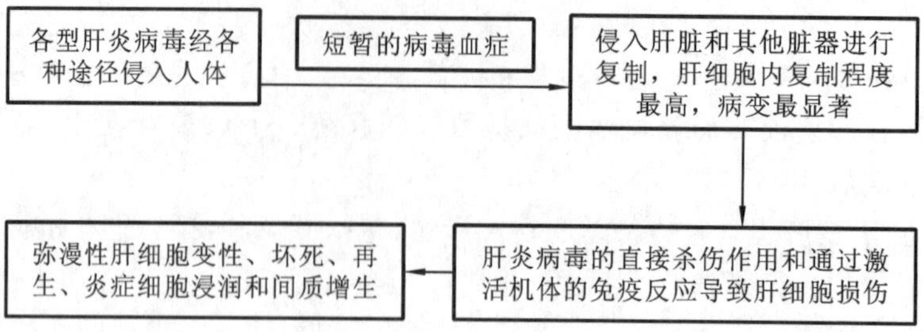

【护理评估】

(一) 健康史

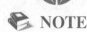

1. 病史 询问患者有无食欲不振、体重减轻、恶心、呕吐；皮肤黄疸持续的时间、是否进行性加重，有无皮肤瘙痒、瘙痒部位及程度；大小便情况；有无出血的表现；患者神志及精神状态的变化等。

2. 流行病学资料 询问当地有无肝炎流行；有无与肝炎患者接触史；个人饮食及饮水卫生情况；有无注射、输血及使用血液制品的病史；是否进行过肝炎疫苗接种等。

(二) 身体状况

不同类型肝炎潜伏期不同，甲型肝炎2～6周，平均4周；乙型肝炎1～6个月，平均3个月；丙型肝炎2周～6个月；丁型肝炎4～20周；戊型肝炎2～9周，平均6周。

1. 急性肝炎 根据有无黄疸分为急性黄疸型和急性无黄疸型肝炎，各型病毒均可引起。

(1) 急性黄疸型肝炎 典型临床经过分为三期，总病程2～4个月。①黄疸前期：甲型、戊型肝炎起病急，80%患者有畏寒、发热，体温在38～39 ℃。乙型、丙型、丁型肝炎起病多相对较缓，仅少数有发热。常见症状为全身乏力、食欲减退、厌油、恶心、呕吐、上腹饱胀不适、肝区疼痛、尿色加深等，肝功能改变主要为ALT升高。少数患者以发热、头痛、上呼吸道感染为主要表现。本期平均持续5～7天。②黄疸期：患者自觉症状好转，发热消退，但小便颜色加深，可见皮肤、巩膜出现不同程度黄染，1～3周内黄疸达高峰。有些患者可有一过性大便颜色变浅、皮肤瘙痒、心动过缓等梗阻性黄疸表现。肝大，有压痛及叩击痛。部分病例有轻度脾大。肝功能检查ALT和胆红素增高，尿胆红素阳性。本期持续2～6周。③恢复期：黄疸逐渐消退，症状逐渐消失，肝、脾回缩，肝功能逐渐恢复正常。此期持续1～2个月。

重点：急性无黄疸性肝炎为主要传染源。

(2) 急性无黄疸型肝炎 除无黄疸外，其他临床表现与黄疸型肝炎相似。症状一般较轻，恢复较快，病程大多在3个月内。有少数患者因无明显症状而易被忽视。

急性丙型肝炎的临床表现一般较轻，无明显症状，2/3以上为无黄疸型。血清ALT轻、中度升高。即使是急性黄疸型病例，血清总胆红素一般不超过52 μmol/L。

急性丁型肝炎可与HBV感染同时发生或继发于HBV感染中(重叠感染)，其临床表现部分取决于HBV感染状态。同时感染者的临床表现与急性乙型肝炎相似，大多数表现为黄疸型，预后良好，极少数可发展为重型。重叠感染者病情常较重，ALT升高可达数月之久，部分可发展为暴发型肝炎，此种类型大多会转变为慢性。

戊型肝炎与甲型肝炎相似，但黄疸前期较长，平均10天，症状较重，自觉症状至黄疸出现后4～5天方可缓解，病程较长。妊娠晚期妇女患戊型肝炎时，容易发生肝功能衰竭，可能与血清免疫球蛋白水平低下有关。HBV慢性感染者重叠感染戊型肝炎者病情常较重，死亡率增高。

2. 慢性肝炎 慢性肝炎仅见于乙、丙、丁3型肝炎。急性肝炎症状迁延不愈或反复发作，病程超过6个月，或原有乙型、丙型、丁型肝炎或HBsAg携带者因同一病原体再次出现肝炎症状、体征和肝功能异常者。发病日期不明，或虽无肝炎病史，但根据症状、体征、化验及B超检查符合慢性肝炎表现者。

(1) 轻度 病程较轻，反复出现乏力、厌油、食欲减退、头晕、尿黄等症状，肝脏轻度肿大并有轻触痛，可有轻度脾大。部分患者无症状、体征。肝功能指标仅1～2项轻度异常。

(2) 中度　症状、体征、实验室检查居于轻度和重度之间。

(3) 重度　有乏力、食欲缺乏、腹胀、尿黄等明显肝炎症状，伴肝病面容、肝掌、蜘蛛痣、脾大，明显肝功能异常如ALT或天冬氨酸氨基转移酶(AST)反复或持续升高、清蛋白明显降低、丙种球蛋白明显升高、凝血酶原活动度极度降低等。

重点：不同重型肝炎的护理评估。

3. 重型肝炎(肝功能衰竭)　病毒性肝炎最严重的一种类型，各型肝炎病毒均可引起，预后差，病死率高，占全部肝炎的0.2%～0.5%。重型肝炎的病因和诱因复杂，包括重叠感染(如乙型肝炎重叠戊型肝炎)、机体免疫力降低、妊娠、劳累、精神刺激、饮酒、应用肝损害的药物、合并感染或其他疾病如甲状腺功能亢进症、糖尿病等。根据病理组织学特征和病情发展速度，可分为4类。

(1) 急性重型肝炎(急性肝功能衰竭，acute liver failure，ALF)：亦称暴发型肝炎(fulminant hepatitis)，发病多有诱因。以急性黄疸型肝炎起病，但病情发展迅猛，2周即出现极度乏力，消化道症状明显，迅速出现Ⅱ度以上肝性脑病。有明显出血现象，凝血酶原时间显著延长及凝血酶原活动度<40%。黄疸进行性加深，胆红素每天上升≥17.1 μmol/L，或大于正常值的10倍，出现酶-胆分离。肝浊音界进行性缩小，出现中毒性鼓肠、肝臭和急性肾功能衰竭(肝肾综合征)。本病死亡率极高，病程不超过3周。

(2) 亚急性重型肝炎(亚急性肝功能衰竭，subacute liver failure，SALF)：亦称亚急性肝坏死。以急性黄疸型肝炎起病，发病15天至24周出现上述症状者属于此型。首先出现Ⅱ度以上肝性脑病者称为脑病型；首先出现腹腔积液者，称为腹腔积液型。其晚期可有难治性并发症，如脑水肿、消化道大出血、严重感染、电解质紊乱及酸碱平衡失调等。白细胞升高，血红蛋白下降，低血糖，低胆固醇，低胆碱酯酶。一旦出现肝肾综合征，预后极差。本型病程较长，常超过3周或至数月，容易转化为慢性肝炎或肝硬化。

(3) 慢性加急性(亚急性)重型肝炎：亦称慢性加急性(亚急性)肝功能衰竭(acute-on-chronic liver failure，ACLF)，是在慢性肝炎基础上出现的急性或亚急性肝功能失代偿。

(4) 慢性重型肝炎(慢性肝功能衰竭，chronic liver failure，CLF)：在肝硬化的基础上表现肝功能进行性减退导致的腹腔积液和门静脉高压、凝血功能障碍和肝性脑病的慢性肝功能失代偿。

重点：淤胆型肝炎的临床表现特征。

4. 淤胆型肝炎(cholestatic hepatitis)　以肝内淤胆为主要表现的一种特殊临床类型，亦称毛细胆管型肝炎。急性淤胆型肝炎起病类似急性黄疸型肝炎，但症状较轻，大多数患者可恢复。在慢性肝炎或肝硬化的基础上发生上述表现者为慢性淤胆型肝炎。有梗阻性黄疸的临床表现：黄疸深，皮肤瘙痒，粪便颜色变浅，肝大。肝功能检查血清总胆红素明显升高，以直接胆红素为主，γ-谷氨酰转肽酶(γ-GT或GGT)、碱性磷酸酶(ALP或AKP)、总胆汁酸(TBA)、胆固醇(CHO)等升高。消化道症状轻，ALT、AST升高不明显，PT无明显延长，PTA>60%。

重点：活动性与静止性肝硬化的不同之处。

5. 肝炎肝硬化　根据肝脏炎症情况分为活动性和静止性肝硬化两种类型。

(1) 活动性肝硬化：有慢性肝炎活动的表现，乏力及消化道症状明显，黄疸，肝缩小，质地变硬，ALT升高，清蛋白下降。伴有腹壁、食管静脉曲张，脾脏进行性增大，门静脉、脾静脉增宽等门脉高压症表现。

(2) 静止性肝硬化：无肝脏炎症活动的表现，症状轻，可有上述体征。根据肝组织病理和临床表现分为代偿性和失代偿性。①代偿性肝硬化：早期肝硬化，属Chid-Pugh A级。ALB≥35 g/L，TBil<35 μmol/L，PTA>60%，可有门脉高压症，但无腹腔积液、肝性脑病和上消化道出血。②失代偿性肝硬化：中晚期肝硬化，属Chid-Pugh B、C级。有明显肝功能异常及失代偿征象，如ALB<35 g/L，A/G<1.0，TBil>35 μmol/L，PTA<60%，可有腹腔积液、肝性脑病或门静脉高压引起的食管、胃底静脉曲张或破裂出血。

未达到肝硬化诊断标准，但肝纤维化较明显者，称为肝炎肝纤维化。

重点：肝性脑病与出血的并发症。

6. 并发症　肝内并发症多发生于HBV或HCV感染，主要有肝硬化、肝细胞癌、脂肪肝。肝外并发症包括胆道炎症、胰腺炎、糖尿病、甲状腺功能亢进症、再生障碍性贫血、溶血性贫血、心肌炎、肾小球肾炎等。不同病原所致重型肝炎均可发生以下严重的并发症。

(1) 肝性脑病(hepatic encephalopathy):肝功能不全所引起的神经精神综合征,可发生于重型肝炎和肝硬化。

(2) 出血:主要病因有①凝血因子、血小板减少;②胃黏膜广泛糜烂和溃疡;③门静脉高压。

(3) 肝肾综合征(hepatorenal syndrome):往往是严重肝病的终末期表现。主要表现为少尿或无尿、氮质血症、电解质平衡失调。

(4) 感染:重型肝炎易发生难以控制的感染,以胆道、腹膜、肺感染多见,以革兰阴性杆菌为主,细菌主要来源于肠道。应用广谱抗生素后常合并真菌感染。

(三) 辅助检查

1. 血常规 急性肝炎初期白细胞总数正常或偏高,黄疸期白细胞正常或稍低,淋巴细胞相对增多,可见异常淋巴细胞。重型肝炎时白细胞总数可升高,红细胞及血红蛋白可下降。肝硬化和脾功能亢进者可有血小板、红细胞、白细胞减少。

重点:不同病因的尿液检查结果不同。

2. 尿液检查 尿胆红素和尿胆原的检测有助于黄疸的鉴别诊断。肝细胞性黄疸时两者均为阳性,溶血性黄疸以尿胆原为主,梗阻性黄疸以尿胆红素为主。

3. 肝功能检查

重点:肝功能的血清酶检测及凝血酶原时间、活动度检测。

(1) 血清酶检测:以血清 ALT 为最常用的反映肝细胞功能的指标。重型肝炎可出现 ALT 快速下降,而胆红素不断升高,称为酶-胆分离,提示肝细胞大量坏死。AST 也升高,与肝炎的严重程度呈正相关。血清胆碱酯酶(CHE)活性明显降低常提示肝损害严重。γ-谷氨酰转肽酶(γ-GT)、乳酸脱氢酶(LDH)及碱性磷酸酶(ALP 或 AKP)均有参考价值。

(2) 血清蛋白:血清总蛋白减少,清蛋白降低,清球比值(A/G)下降或倒置,反映肝功能显著下降,常有助于慢性活动性肝炎、肝硬化及重型肝炎的诊断。

(3) 胆红素:血清总胆红素升高,多见于急性肝炎和淤胆型肝炎,其含量与肝损害程度呈正相关。

(4) 凝血酶原时间(PT)、凝血酶原活动度(PTA):PT 延长、PTA 下降与肝损害严重程度密切相关。PTA＜40%是诊断重型肝炎或肝功能衰竭的重要依据,亦是判断其预后的敏感指标。

(5) 血氨:血氨升高提示肝性脑病。

(四) 病原学检查

1. 甲型病毒性肝炎

(1) 抗-HAV IgM:血清抗-HAV IgM 检测阳性是 HAV 新近感染的标准。发病后数天即可检出,3～6 个月即可转阴。

(2) 抗-HAV IgG:出现较晚,于 2～3 个月达高峰,持续多年或终身。属于保护性抗体,具有免疫力的标准。

重点:乙肝病毒的病原学检测。

2. 乙型病毒性肝炎

(1) HBsAg 和抗-HBs:HBsAg 阳性表示 HBV 感染,HBsAg 阴性不能排除 HBV 感染。抗-HBs 阳性表示对 HBV 有免疫力,是保护性抗体,少数患者始终不出现抗-HBs。HBsAg 和抗-HBs 同时阳性见于乙型肝炎恢复期。

(2) HBcAg 和抗-HBc:血清中 HBcAg 主要存在于 HBV 完整颗粒的核心,游离的极少,常规方法不能检出。抗-HBc 阳性表示 HBV 处于复制状态,有传染性。抗-HBc IgM 是 HBV 感染后较早出现的抗体,绝大多数出现在发病第 1 周,多数在 6 个月内消失,高滴度抗-HBc IgM 阳性提示急性期或慢性肝炎急性发作。抗-HBc IgG 在血清中可长期存在,高滴度抗-HBc IgG 表示现症感染,常与 HBsAg 并存;低滴度的抗-HBc IgG 表示过去感染,常与 HBsAg 并存。单一抗-HBc IgG 阳性者可以是过去感染,也可以是低水平感染,特别是高滴度者。

(3) HBeAg 和抗-HBe:HBeAg 阳性是 HBV 复制活跃和传染性强的标志。如 HBeAg 持续存在预示趋于慢性。HBeAg 消失而抗-HBe 产生称为血清转换。抗-HBe 阳性可显示病情好转,但不能作为无传染性的标志。近年来研究表明,抗-HBe 阳性血清中也有一定比例的 HBV DNA

阳性。

(4) 乙型肝炎病毒脱氧核糖核酸(HBV DNA)和 HBV DNA 聚合酶:两者都位于 HBV 核心部位,与 HBsAg 几乎同时出现于血液中,是 HBV 感染最直接、最特异和最灵敏的指标。

知识链接

大三阳与小三阳

乙肝病原学检测中,如果 HBsAg、HBeAg、抗-HBc 同时阳性称为大三阳,可能为急性或慢性乙型肝炎,提示 HBV 复制,传染性强。如果 HBsAg、抗-HBe、抗-HBc 同时阳性称为小三阳,急性 HBV 感染趋向恢复或慢性 HBsAg 携带者,传染性相对较弱。

3. 丙型病毒性肝炎 血清中抗-HCV 为非保护性抗体,其阳性为 HCV 感染的标志。抗-HCV IgM 见于丙型肝炎的急性期,高效价的抗-HCV IgG 常提示现症感染。HCV RNA 在血液中含量很少,可用 PCR 检出。HCV RNA 阳性是病毒感染和复制的标志。

4. 丁型病毒性肝炎

(1) HDV Ag、抗-HDV IgM 和抗-HDV IgG:HDV Ag 阳性是诊断 HDV 感染的直接证据。抗-HDV IgM 阳性是现症感染的标志。抗-HDV IgG 不是保护性抗体,高滴度的抗-HDV IgG 提示感染持续存在,低滴度提示感染静止或终止。

(2) HDV RNA:检测阳性是诊断 HDV 感染最直接的依据。

5. 戊型病毒性肝炎

(1) 抗-HEV IgM 和抗-HEV IgG:抗-HEV IgM 阳性是近期感染的标志,多数在 3 个月内转阴。抗-HEV IgG 急性期滴度较高,恢复期明显下降。若抗-HEV IgG 滴度较高,或由阴性转为阳性,或由低滴度转为高滴度,均可诊断为 HEV 感染。

课堂互动

该患者可能是什么疾病?身体评估依据有哪些?

(2) HEV DNA:在粪便和血液标本中检测到 HEV DNA 是诊断 HEV 感染的直接标志。

(五) 心理-社会状况

患者对肝炎一般知识的了解情况、对预后的认识、对所出现的各种症状的心理反应及表现;患者对患肝炎后住院隔离的认识,有无被歧视、孤独感,是否有意回避他人;患病后对工作、学习、家庭造成影响,家庭经济情况;社会支持系统对肝炎的认识及对患者的关心程度;患者的应对能力等。

(六) 处理原则

重点:不同病毒感染的急性肝炎的治疗。

各型肝炎的治疗原则均以充足休息、合理营养为主,辅以适当的药物,避免饮酒、过度劳累和损害肝脏的药物。

1. 急性肝炎 急性肝炎以一般治疗及对症治疗为主。一般不采用抗病毒治疗,但急性丙型肝炎例外,因急性丙型肝炎容易转为慢性,早期应用抗病毒药物可防止转变成慢性,可采用普通干扰素或长效干扰素,疗程 24 周,同时加用利巴韦林治疗。

2. 慢性肝炎 一般采用综合治疗,除了合理休息和营养外,还应根据患者的具体情况采用保护肝细胞、调节机体免疫功能、抗病毒及抗纤维化等治疗。亦可采用中医中药辨证论治。

(1) 改善和恢复肝功能 ①非特异性护肝药:维生素类、还原型谷胱甘肽、葡醛内酯(肝泰乐)等。②降酶药:五味子类药、山豆根类、垂盆草等。③促进能量代谢药物:肌酐、ATP、辅酶 A 等。④退黄药物:茵栀黄、丹参、右旋糖酐 40、山莨菪碱等。

重点:干扰素的使用时机。

(2) 抗病毒治疗 ①干扰素:干扰素用于慢性乙型肝炎和丙型肝炎的抗病毒治疗。干扰素治疗慢性乙型肝炎的适应证:有 HBV 复制(HBeAg 阳性及 HBV DNA 阳性)同时 ALT 升高者。有下列情况之一者不宜用干扰素治疗:血清胆红素在正常值上限 2 倍以上;失代偿性肝硬化;有自身免疫性疾病;有重要器官病变。推荐方案(成人):普通干扰素每次 5 MU,每周 3 次,皮下或肌内注射,疗程 4～6 个月,根据病情可延长至 1 年。长效干扰素每周 1 次,疗程 1 年。②核苷类药物:目前该类药物仅用于乙型肝炎的治疗,对 HBV DNA 复制有较强的抑制作用。主要药物有拉米夫定、阿德福韦、恩替卡韦和替比夫定等。

(3) 免疫调节　如胸腺素、转移因子、特异性免疫核糖核酸等。某些中草药提取物如猪苓多糖、香菇多糖也有免疫调节作用。

(4) 抗肝纤维化治疗　主要有丹参、冬虫夏草等。

3. 重型肝炎　原则是以支持和对症疗法为基础的综合治疗,促进肝细胞再生,预防和治疗各种并发症。对难以保守恢复的病例,有条件时可采用人工肝支持系统,争取适当时期行肝移植。

课堂互动

针对患者目前的病情,应如何进行治疗?

4. 淤胆型肝炎　早期治疗同急性黄疸型肝炎,黄疸持续不退时,可适量加用激素治疗,2 周后逐步减量。

5. 肝炎肝硬化　治疗基本同慢性肝炎和重型肝炎的治疗。有脾功能亢进或门静脉高压者可选用手术或介入治疗。

重点:预防措施。

(七) 预防

1. 控制传染源　急性期应隔离治疗,慢性患者和病毒携带者应定期检测各项传染指标,禁止献血和从事饮食、托幼等自来水工作。

2. 切断传播途径　推行健康教育制度;加强血源管理,提倡使用一次性注射器,对医疗器械实行“一人一用一消毒制”等。搞好饮食、饮水及个人卫生,搞好粪便、食物管理,灭蝇。

3. 保护易感人群

(1) 主动免疫:①甲型肝炎疫苗有减毒活疫苗和灭活疫苗两种;②乙型肝炎应用乙肝疫苗,高危人群可每次 10～20 μg,0、1、6 个月注射;新生儿在首次接种(必须在出生后 24 h 内完成)后 1 个月和 6 个月再分别接种 1 次疫苗。

(2) 被动免疫:对各种原因已暴露于 HBV 的易感者,包括 HBsAg 阳性母亲所分娩的新生儿,可用高效价乙型肝炎免疫球蛋白(HBIG),使用剂量为新生儿 100 U,成人 500 U,一次肌内注射,免疫力可维持 3 周。

知识链接

被乙肝患者血液污染器械意外刺伤者的处理

在护理乙肝患者的过程中,如被 HBsAg 阳性血液污染的针头或其他锐利器械刺伤皮肤,应立即挤出少量血液,以流动水冲洗,再用碘伏消毒后包扎伤口;如污血溅于眼、鼻、口等黏膜内时,立即用生理盐水或清水冲洗。以上两种情况经初步处理后,若已知自己 HBsAg 或抗-HBV 阳性则不需特殊处理,不清楚者应尽早肌内注射 HBIG,并抽血查 HBsAg 及抗-HBs,如 HBsAg 及抗-HBs 均为阴性,2 周后再接种乙肝疫苗。

提示:因不同肝炎临床表现不同,首要护理诊断不同。

【首要护理诊断/问题】

活动无耐力　与肝细胞受损、能量代谢障碍有关。

【次要护理诊断/问题】

(1) 营养失调:低于机体需要量　与患者摄入不足和呕吐有关。

(2) 有皮肤完整性受损的危险　与肝细胞受损影响胆盐排泄,胆盐沉积于皮肤致皮肤瘙痒有关。

(3) 知识缺乏:缺乏肝炎的传播途径、治疗、护理和预防等相关知识。

(4) 潜在并发症:肝性脑病、上消化道出血、肝肾综合征等。

【护理目标】

(1) 体力增强,能进行适量体力活动。

(2) 食欲好转,体重增加。

(3) 皮肤无破损,情绪稳定。

(4) 能了解疾病的有关知识,积极配合治疗。

(5) 无并发症的发生或并发症症状较轻。

【护理措施】

1. 病情观察 密切观察患者生命体征、意识;消化道症状及黄疸程度;有无心悸、呼吸困难、腹腔积液;皮肤黏膜有无淤点、淤斑,有无呕血、便血等出血倾向;血红蛋白、血小板计数、凝血酶原时间、凝血酶原活动度等指标;是否有肝性脑病、肾功能不全等早期表现;重型肝炎和肝功能衰竭患者应严格记录 24 h 出入液量,监测尿常规、尿比重、血清钾和钠、血肌酐、血尿素氮,一旦发现病情变化,及时报告医生,积极配合抢救。

2. 一般护理

1) 消毒与隔离 甲、戊型肝炎从发病之日起按消化道隔离 3 周;急性乙型肝炎按血液(体液)隔离至 HBsAg 阴性;慢性肝炎(乙型、丙型)按病毒携带者管理。

重点:不同病毒性肝炎的隔离。

2) 休息与活动 急性肝炎、重型肝炎、慢性肝炎活动期、ALT 升高者均应卧床休息。根据病变的不同时期指导患者休息:①急性肝炎早期安静卧床休息(发病后 1 个月内),症状好转,黄疸减轻,肝功能改善后,每天轻微活动 1~2 h,以不感到疲劳为度。以后随病情进一步好转,指导逐渐增加活动量。肝功能正常后 1~3 个月可恢复日常活动和工作,但仍应避免过劳及重体力劳动。②慢性肝炎可根据病情及肝功能状况指导患者合理休息与活动,以不感到疲劳为度。③重型肝炎患者应绝对卧床休息,保持情绪稳定,做好口腔和皮肤护理。

3) 饮食 合理的营养、适宜的饮食可以改善患者的营养状况,促进肝细胞再生和修复,利于肝功能恢复。

重点:不同病毒性肝炎患者的饮食,尤其蛋白质的摄入要求。

(1) 急性肝炎患者宜进清淡、易消化、维生素丰富的食物,如蛋羹、清肉汤、豆浆等。保证足够热量,每天碳水化合物 250~400 g,多食水果、蔬菜,如患者食欲差可喝糖水、果汁,或静脉补充 10%葡萄糖溶液加维生素 C。蛋白质每天 1~1.5 g/kg。伴腹胀时减少产气食物,如牛奶、豆浆等的摄入。黄疸消退、食欲好转后,可逐渐增加饮食,但应避免暴饮暴食,防止营养过剩。恢复期患者可过渡至普通饮食。

(2) 慢性肝炎患者宜适当进高蛋白、高热量、高维生素、易消化的食物。适当增加蛋白质的摄入,蛋白质每天 1.5~2.0 g/kg,以优质蛋白为主,如牛奶、鸡蛋、瘦肉、鱼等。

(3) 重症肝炎患者宜进低脂、低盐、高糖、高维生素、易消化的流质或半流质饮食,少食多餐,注意食物的色、香、味以增加患者的食欲。进食不足者,遵医嘱输入 10%~15%葡萄糖溶液,加适量胰岛素,总液量以 1500 mL/d 为宜;有肝性脑病先兆者,应限制或禁止蛋白质摄入,每天蛋白质摄入低于 0.5 g/kg;合并腹腔积液、少尿者,应低盐或无盐饮食,钠限制在 500 mg/d,进水量每天不超过 1000 mL,以减少水钠潴留。

(4) 各型肝炎患者均不宜长期摄入高糖、高热量饮食,尤其是肥胖和有糖尿病倾向的患者,以防诱发脂肪肝和糖尿病。各型肝炎患者均应戒烟和酒,以免加重肝损害。

3. 对症护理

(1) 皮肤护理:黄疸型肝炎患者由于胆盐沉积刺激皮肤,引起皮肤瘙痒,具体护理措施如下。①保持床单位清洁、干燥,衣服宜柔软、宽松,经常换洗。②每天用温水清洗皮肤,不宜使用肥皂、化妆品等刺激性用品。③及时修剪指甲,避免搔抓,防止皮肤破损,对已有破损者,则应保持局部清洁、干燥,预防感染。④瘙痒重者局部可涂擦止痒剂,也可口服抗组胺药。

(2) 呕吐、腹泻护理:给予清淡易消化饮食,少食多餐;记录 24 h 出入液量;严重者暂禁食,遵医嘱静脉补充所需营养;保持床单位整洁,加强肛周皮肤护理。

重点:肝性脑病的护理。

4. 并发症护理

(1) 肝性脑病护理:密切观察患者的精神症状,慢性病毒性肝炎患者要定期检查其定向力、计算力,及时发现肝性脑病的早期表现。昏迷患者按昏迷常规进行护理。

(2) 出血的护理:观察有无牙龈出血、鼻出血、皮肤淤斑、呕血、便血及注射部位出血等,并密切观察生命体征,注意出血程度。告知患者不要用手指挖鼻或用牙签剔牙,不用硬毛牙刷刷牙,刷牙后有出血者可用棉签擦洗或用水漱口。注射后局部至少压迫 10 min,以避免出血。若发生消化道出血,按照消化道出血常规护理。

(3) 肝肾综合征护理:肝肾综合征是肝功能严重受损的表现。对出现少尿或无尿的患者应严格记录出入液量,根据“量出而入”的原则控制入液量,以免导致稀释性低钠血症而诱发肝性脑病。控制蛋白质的摄入和禁止含钾饮食。禁用有肾毒性的药物,如氨基糖苷类等药物。注意利尿剂的利尿效果,对大量利尿、大量及多次放腹腔积液、严重感染的患者应加强观察,以免诱发肝功能衰竭。

课堂互动

针对首要的护理问题,采取哪些护理措施才能使该患者活动耐力增加?

5. 用药护理 指导患者按医嘱用药,向患者说明药物的名称、剂量、给药时间和方法,教会患者观察疗效和副作用。避免滥用药物,如吗啡、苯巴比妥类、磺胺类及抗结核等药物以免加重肝脏损害。

重点:病毒性肝炎患者的心理护理。

重点:观察患者性格的改变。

6. 心理护理 急性病患者由于对疾病的不了解、隔离治疗、活动受限等,易出现紧张、焦虑、恐惧心理;慢性病患者因病情反复、久治不愈,担心疾病预后等出现焦虑、悲观、孤独、抑郁等消极心理,表现为少言寡欢、情绪低落、自卑孤独、睡眠障碍等。在治疗护理中应注意介绍疾病的相关知识,如主要症状、体征、治疗方法、护理措施、疾病预后及隔离的意义,鼓励患者与病友多交谈等以增加患者对疾病的了解;多与患者交流沟通,随时了解患者的心理活动,鼓励患者说出自己的想法和感受,及时进行疏导,使患者产生安全感,消除焦虑、抑郁等不良心理,保持豁达、乐观的心情,增强战胜疾病的信心,有利于疾病早日康复。

7. 健康指导

(1) 宣传肝炎预防知识 “一人一用一消毒制”等。甲型肝炎做好“三管一灭”即管好饮食、饮水及粪便,灭蝇。乙型肝炎做好“一人一针一管”。对高危人群应及早接种甲型肝炎疫苗或乙型肝炎疫苗。

重点:生活指导及疾病预防知识。

(2) 疾病知识宣教:宣教各类病毒性肝炎的发病、传播途径、主要表现、转归、预防等知识;强调早期隔离的必要性,急性肝炎彻底治疗的重要性;减少探视和陪护,以免交叉感染。

(3) 生活指导:①指导患者规律生活,劳逸结合,待症状消失、肝功能恢复 3 个月以上,可逐渐恢复原工作,坚持正常工作和学习,但避免劳累。②加强营养,适当增加蛋白质的摄入,多食蔬菜水果,但要避免长期高热量、高脂肪饮食。不吸烟、不饮酒。③实施适当的家庭隔离,如患者的食具、用具和漱洗用品应专用,定时消毒;患者应注意卫生,养成良好的卫生习惯;禁止献血,避免血液、体液及排泄物污染环境,其排泄物、分泌物可用 3%漂白粉消毒后弃去;家中密切接触者,可接种相应肝炎疫苗进行预防。④凡接受输血、大手术应用血液制品的患者,出院后应定期检查肝功能及肝炎病毒标记物,以便早期发现由血液和血液制品为传染途径所致的各型肝炎。

【护理评价】

(1) 体力是否明显改善,是否能进行适量的体力活动。

(2) 食欲是否增加,营养状况是否逐渐改善。

(3) 情绪是否乐观或稳定。

(4) 是否能了解疾病的有关知识,积极配合治疗。

(5) 有无并发症发生或是否能够及时发现并发症并得到及时处理。

二、艾滋病患者的护理

情景导入

患者，男，38 岁。持续发热、乏力、咳嗽、腹泻、消瘦 2 个月余。5 年前有多次卖血史。

查体：面色苍白，双肺呼吸音粗，右下肺可闻及湿啰音，全身淋巴结肿大。

免疫学检查：$CD4^{+}$ T 淋巴细胞为 $0.3\times10^{9}/L$，HIV 抗体阳性。

艾滋病又称获得性免疫缺陷综合征(acquired immunodeficiency syndrome，AIDS)，是由人类免疫缺陷病毒(HIV)引起的慢性传染病。此病主要经性接触、血液及母婴传播。HIV 主要侵犯、破坏 $CD4^{+}$ T 淋巴细胞，导致机体细胞免疫功能严重缺陷，最终并发各种严重机会性感染和肿瘤。本病传播迅速，病程长，病死率极高。

重点：艾滋病的概念。

【病原学】

HIV 为单链 RNA 病毒，属于反转录病毒科慢病毒亚科。病毒呈圆形或椭圆形，直径为 100～120 nm，有两层结构，外层为类脂包膜，表面有锯齿样突起，内有圆柱状核心，由 RNA 反转录酶、DNA 多聚酶和结构蛋白等组成。目前将 HIV 分为两型，即 HIV-1、HIV-2，全球流行的主要是 HIV-1，HIV-2 在西非地方性流行。HIV 具有广泛的细胞和组织嗜性，既是嗜淋巴细胞的病毒又是嗜神经细胞的病毒，主要感染 $CD4^{+}$ T 淋巴细胞、单核-巨噬细胞、B 淋巴细胞、小神经胶质细胞和骨髓干细胞等。HIV 侵入人体可刺激产生抗体，但中和抗体少，作用非常弱，因此血清中可同时存在抗体和病毒，但仍有传染性。

HIV 对外界抵抗力弱。对热敏感，56 ℃ 30 min 即能灭活，亦能被 75%乙醇、0.2%次氯酸钠溶液及漂白粉灭活。但对 0.1%甲醛、紫外线和 γ 射线均不敏感。

【流行病学】

1. 传染源 患者及 HIV 无症状携带者为本病的传染源，后者尤为重要。无症状而血清 HIV 抗体阳性的感染者更具有传染病学意义。血清病毒阳性而 HIV 抗体阴性的窗口期感染者也是重要的传染源。

2. 传播途径

重点：性接触传播。

(1) 性接触传播：性接触是艾滋病传播的主要方式。HIV 主要存在于血液、精液和阴道分泌物中，唾液、眼泪和乳汁等体液中也含 HIV。HIV 通过性接触摩擦所致细微破损处即可侵入机体致病。精液含 HIV 量(100 万～1000 万个/mL)远高于阴道分泌物。

(2) 血液或血液制品接触传播：毒瘾者共用针头，输入被 HIV 污染的血液或血液制品等均可被感染。

(3) 母婴传播：感染 HIV 的孕妇可经胎盘传给胎儿，也可经产道及血性分泌物、哺乳等传给婴儿。目前认为 HIV 阳性孕妇发生母婴传播的概率为 11%～60%。

(4) 其他：接受 HIV 感染者的器官移植、人工授精或污染的器械等，医护人员被 HIV 污染的针头刺伤或经破损皮肤侵入也可被感染。目前无证据表明可经食物、水、昆虫或生活接触传播。

3. 易感人群 人群普遍易感，15～49 岁发病者占 80%，儿童和妇女的感染率逐年上升。高危人群为男性同性恋、静脉药瘾者、性乱者、血友病、多次接受输血或血液制品者。

4. 流行特征 自 1981 年美国首次报道 AIDS 以来，约 200 个国家和地区发现 HIV 感染者，发展中国家疫情严重，全世界约 90%的 HIV 感染发生于防治能力非常有限的发展中国家。

联合国艾滋病规划署公布的数据显示，截至 2013 年年底，全球约有 3500 万人携带艾滋病病毒，同年艾滋病新感染人数为 210 万人，相关死亡人数达到 150 万人，新发感染者总体呈下降趋势。撒哈拉沙漠以南非洲地区仍是艾滋病病毒感染者最多的地区，感染率达到 4.9%，感染者占全球感染总数约 70%。

1985 年我国首次报告艾滋病病例，艾滋病总体疫情呈低流行，新发感染者呈下降趋势，但青年学生感染者却逐年增长。三种传播途径都有发生,经性传播在不断增加。截至 2014 年 2 月 28 日,全国报告现存活 HIV/AIDS 患者 448226 例,死亡 138956 例。

【发病机制】

难点:艾滋病的发病机制。

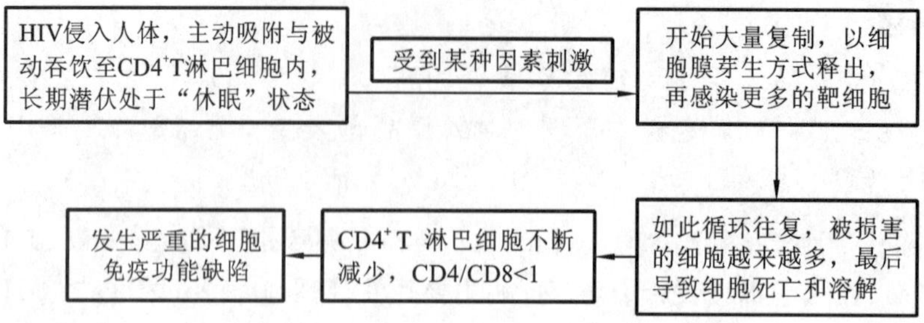

【护理评估】

(一)健康史

1. 病史 患病的起始时间,有无明显诱因,主要症状及其特点,伴随症状及其并发症,既往检查、治疗经过及效果,目前的主要不适及用药,潜伏期的长短,有无毒血症状等。

2. 流行病学资料 应询问当地有无艾滋病流行;是否与艾滋病患者有密切接触或不明性伴史;是否有注射、输血及使用血液制品的历史。

(二)身体状况

本病潜伏期较长,短至数月,长至 10 余年,平均时间约有 9 年,一般认为 2～10 年可发展为艾滋病。根据艾滋病临床表现分为急性期、无症状期和艾滋病期。

重点:HIV 初次感染患者急性期的临床特征有哪些?

1. 急性期 初次感染 HIV 的 2～4 周后可出现发热、全身不适、头痛、厌食、恶心、肌痛、关节痛、淋巴结肿大等症状。其中,发热最常见。大部分患者临床症状轻微,持续 1～3 周后缓解。血清可检出 HIV 及 p24 抗原。$CD4^+$ T 淋巴细胞一过性减少,导致 CD4/CD8 比例倒置,还可出现血小板减少。

2. 无症状期 此期没有任何症状,但血清中能检测出 HIV 和 HIV 核心蛋白及包膜蛋白抗体,$CD4^+$ T 淋巴细胞逐渐下降。此期具有传染性。此阶段实际上是 AIDS 的潜伏期。此期持续时间一般为 6～8 年。

3. 艾滋病期 本期临床表现复杂,包括 HIV 相关症状、各种机会性感染和肿瘤。

1) HIV 相关症状 持续 1 个月以上的发热、乏力不适、盗汗、厌食、体重下降、慢性腹泻和易感冒等症状。部分患者表现为神经精神症状,如记忆力减退、性格改变、头痛、癫痫和痴呆等。另外,还可出现持续性淋巴结肿大,其特点为除腹股沟淋巴结外的其他部位两处或两处以上淋巴结肿大。肿大的淋巴结直径在 1 cm 以上,质地柔韧,无压痛、无粘连,一般持续肿大 3 个月以上。部分患者淋巴结肿大 1 年后才逐步消散,也可反复肿大。可有肝脾大。

2) 各种机会性感染和肿瘤

(1) 呼吸系统:以肺孢子菌肺炎常见。艾滋病因机会性感染而死亡的病例中,约 50%死于肺孢子菌肺炎。主要表现为慢性咳嗽、发热、呼吸急促和发绀等。胸部 X 线显示间质性肺炎。此外,巨细胞病毒、结核杆菌、鸟分枝杆菌、念珠菌、隐球菌等均可引起肺部感染。卡波西肉瘤也常侵犯肺部。

重点:HIV 引起各种机会性感染和肿瘤在神经系统中有何表现?

(2) 中枢神经系统症状:出现神经系统症状者可达 30%～70%,包括机会性感染,如脑弓形虫病、隐球菌脑膜炎、巨细胞病毒脑炎等;机会性肿瘤,如原发性脑淋巴瘤和转移性淋巴瘤;艾滋病痴呆综合征;无菌性脑炎,可表现为头晕、头痛、癫痫、进行性痴呆等。

(3) 消化系统:以白色念珠菌、疱疹和巨细胞病毒感染较为常见,引起口腔炎、食管炎或溃疡,表现为吞咽困难和胸骨后烧灼感。胃肠黏膜常受到疱疹病毒、隐孢子虫、鸟分枝杆菌和卡波西肉瘤的侵犯,表现为慢性腹泻和体重减轻,肝大及肝功能异常等。

(4) 皮肤黏膜:卡波西肉瘤常侵犯下肢皮肤和口腔黏膜,表现为紫红色或深蓝色浸润或结节。

其他常见的有鹅口疮、复发性口腔溃疡、牙龈炎、口腔毛状白斑等。口腔毛状白斑表现为舌的两侧边缘有粗厚的白色突起。此外，皮肤带状疱疹、传染性软疣、尖锐湿疣、真菌性皮炎等也较常见。

(5) 眼部：常见有巨细胞病毒性视网膜炎、弓形虫视网膜脉络膜炎、眼部卡波西肉瘤等。

(三) 辅助检查

1. 血、尿常规检查 有不同程度贫血、白细胞计数降低、血小板减少。尿蛋白呈阳性。

2. 免疫学检查 T淋巴细胞绝对计数下降，$CD4^+$ T淋巴细胞计数也下降，CD4/CD8<1.0。

3. 血生化检查 可有血清转氨酶及肾功能异常等。

课堂互动

该患者可能是什么疾病？身体评估依据有哪些？需要什么辅助检查？

4. 血清学检查

(1) 抗体检测：采用ELISA法检测患者血清、尿液、唾液或脑脊液HIV抗体，可获得阳性结果。HIV抗体检测是目前确诊HIV感染最简便而有效的方法。但在窗口期虽有HIV的感染，HIV抗体也可为阴性。

重点：强调艾滋病的确诊方法。

知识链接

艾滋病窗口期

艾滋病病毒进入人体到抗体产生的这段时期称为窗口期。此期感染者体内已有病毒，具有传染性，但抗体检测呈阴性，极易漏诊，在流行病学上更具有意义。目前国际公认的窗口期是6个月，但随着检验方式的进步，窗口期已经大大缩短。根据中国艾滋病预防与控制中心临床病毒研究室的最新研究成果显示，窗口期已经缩短为2～6周。

(2) 抗原检测：采用ELISA检测血清中HIVp24抗原，有助于抗体产生窗口期和新生儿早期感染的诊断。

(四) 心理-社会状况

评估患者及其亲属对艾滋病的认识程度、心理状态，对住院患者及隔离治疗的认识，患者的家庭成员及其对患者的关怀程度等。

(五) 处理原则

艾滋病至今尚无特别有效的治疗方法，可酌情采用抗病毒治疗和对症治疗。目前认为早期抗病毒治疗既能缓解病情，又能减少机会性感染和肿瘤等并发症的发生。

1. 抗病毒治疗 国内目前抗HIV的药物可分为以下4大类。

(1) 核苷类反转录酶抑制剂：此类药物能选择性与HIV反转录酶结合，从而抑制HIV的复制和转录，延缓HIV感染者病情进展，延长艾滋病患者的存活时间。包括齐多夫定(ZDV)、拉米夫定(3TC)和司坦夫定(d4T)等。

(2) 非核苷类反转录酶抑制剂：主要作用于HIV反转录酶的某个位点，使其失去活性，从而抑制病毒的复制。主要药物有奈韦拉平(NVP)、依非韦伦(EFV)等，但该类药物易产生耐药性。

(3) 蛋白酶抑制剂：通过阻断HIV复制和成熟过程中所必需的蛋白质合成，从而抑制病毒的复制。主要制剂有替拉那韦(TPV)、利托那韦(RTV)等。

(4) 整合酶抑制剂：主要有拉替拉韦(RAV)。

鉴于仅用一种抗病毒药物易诱发HIV突变，并产生耐药性，因而目前主张联合用药，称为高效抗反转录病毒治疗(HAART)，亦称鸡尾酒疗法。

2. 免疫治疗 基因重组IL-2与抗病毒药物同时应用有利于改善机体的免疫功能。

知识链接

鸡尾酒疗法

鸡尾酒疗法由美籍华裔科学家何大一于1996年提出，是通过三种或三种以上抗病毒药物联合使用治疗艾滋病。该疗法可减少耐药性，最大限度抑制病毒的复制，恢复被破坏的机体的免疫功能，从而延缓病情进展，延长患者生命，提高生活质量。该疗法把蛋白酶制剂与多种抗病毒的药物联合使用，既可以阻止艾滋病病毒的复制，又可以防止体内产生耐药性的病毒。

3. 并发症的治疗

(1) 肺孢子菌肺炎：可用喷他脒每天3～4 mg/kg，肌内注射或静脉滴注。或首选SMZ-TMP治疗，轻、中度患者口服治疗，重症患者可静脉用药，疗程2～3周。

(2) 卡波西肉瘤：齐多夫定(ZDV)与干扰素联合治疗，或应用博来霉素、长春新碱、阿霉素联合化疗。

(3) 隐孢子虫感染和弓形虫病：应用螺旋霉素或克林霉素治疗。

(4) 巨细胞病毒：可用阿昔洛韦7.5～10 mg/kg或更昔洛韦5 g，每天静脉滴注2次，疗程为2～4周。

(5) 隐球菌脑膜炎：应用两性霉素B或氟康唑治疗。

> **课堂互动**
>
> 针对该患者的病情，应如何进行治疗？

4. 支持及对症治疗 加强营养、补充维生素及叶酸，对忧郁或绝望者进行心理治疗。

5. 预防性治疗 HIV感染而结核菌素试验阳性者异烟肼治疗4周；$CD4^+$ T淋巴细胞$<0.2\times10^5$/L者用喷他脒或SMZ-TMP预防肺孢子菌肺炎；针刺或实验室意外感染者，在2 h内用ZDV(AZT)或d4T+DDI等治疗，疗程4～6周。

6. 中医治疗 某些中草药有抑制病毒的作用，如甘草、苦瓜、天花粉、紫花地丁、黄芩等。可应用人参、黄芪、当归、阿胶、菟丝子、麦冬等具有升高T淋巴细胞数量的中药，以及增强和调节机体免疫力、增强免疫球蛋白作用的药物。

重点：患者不同的临床表现首要护理诊断不同。

【首要护理诊断/问题】

活动无耐力　与营养不良、长期发热、腹泻等导致机体消耗增多有关。

【次要护理诊断/问题】

(1) 组织完整性受损　与病菌、真菌等机会性感染和卡波西肉瘤有关。

(2) 营养失调：低于机体需要量　与长期腹泻、厌食、消耗大、情绪低落有关。

(3) 气体交换受损　与并发肺部感染有关。

(4) 恐惧　与预后不良、疾病折磨、被人歧视有关。

(5) 社交孤立　与患者实施强制性管理，采取严格血液和体液隔离，被他人歧视有关。

(6) 有传播感染的危险　与疾病的无症状表现及传播途径有关。

【护理目标】

(1) 机会性感染减少。

(2) 活动能力增强。

(3) 体温恢复正常。

(4) 恐惧感减轻。

(5) 了解本病的传染性与隔离措施。

(6) 学会自我护理，延长生命。

【护理措施】

1. 病情观察 加强病情观察，及时发现机会性感染，观察感染的部位、性质与程度，特别注意肺部、皮肤黏膜、胃肠道、口腔及神经系统等处的感染。定时评估患者的生命体征、营养状况等。及时发现各种并发症，详细记录病情变化。

2. 一般护理

（1）环境与休息：急性期发热时和艾滋病期绝对卧床休息。为保证患者休息，应保持病室安静、舒适、空气清新。无症状感染者可进行正常的工作和学习。

（2）饮食：给予高热量、高蛋白、高维生素、易消化的饮食，保证营养供给，增强机体的抗病能力。对于厌食的患者，应结合患者原有的饮食习惯，提供色、香、味俱全的食物，促进患者的食欲；有呕吐者，可暂禁食 2 h 后再给予食物；严重者，在饭前 30 min 给予止吐药物；对于腹泻者，应少量多餐，给予少渣或无渣饮食，并鼓励其多饮水。

3. 对症护理 加强口腔和皮肤护理，防止继发感染或减轻口腔、外阴真菌、病毒等感染引起的不适。长期腹泻的患者要注意肛周皮肤的护理，每次排便后用温水清洗局部皮肤，再用吸水性良好的软布或纸巾吸干，也可涂润肤油保护皮肤。

> **课堂互动**
>
> 针对首要的护理问题，采取哪些护理措施才能使该患者病情稳定？

4. 用药护理 遵医嘱给予抗病毒、抗感染、抗肿瘤治疗，观察药物的疗效与副作用。如应用抗病毒药物齐多夫定有严重的骨髓抑制作用，可引起贫血、中性粒细胞和血小板减少等症状，应定期检查血常规，当中性粒细胞$<0.5\times10^{9}$/L 时，及时通知医生进行处理。

5. 心理护理 由于艾滋病缺乏特效治疗，加上疾病本身的折磨，患者易出现焦虑、抑郁、恐惧等心理反应，部分患者可出现报复、自杀等极端行为。护士首先要以正确的态度对待患者，发扬人道主义精神，关心、体贴、尊重患者，不歧视，多与其沟通，了解患者的心理状态，了解并满足其需要，解除患者的孤独感和恐惧感。同时动员其亲属和朋友关怀、同情、支持患者，使患者以积极的心态面对现实，树立战胜疾病的信心。

重点：艾滋病患者的心理变化特征。

6. 健康指导

（1）无症状期感染者个人保健指导：①指导患者正确看待疾病，回归正常生活，加强营养，合理休息，提高机体抵抗力。②自觉遵守公共道德，避免传染给他人，就诊时应主动申明。③保护自己，对一般性的感染积极治疗，避免重复感染和继发感染。④定期到医院复查，坚持治疗，密切观察病情变化，病情改变时立即就诊。

重点：无症状期感染者个人保健指导。

（2）家庭护理指导：①指导家庭成员掌握预防方法，杜绝疾病的传播。如性生活指导；患者日常生活用品单独使用并定期消毒；接触患者血液、体液污染过的物品要戴手套或使用辅助工具，避免直接接触；女性患者行经期防止血液溅污室内设施，防止疾病的传播。②向患者及家属介绍预防或减少机会性感染的措施，满足患者正常的生活习惯和所需的卫生条件，防止患者继发感染。③家属和朋友给患者以关怀、同情、鼓励，做好心理护理使其回归正常生活。④为患者提供足够的营养，增强抗病能力。

【护理评价】

（1）机会性感染是否减少。

（2）恐惧感是否减轻。

（3）活动能力是否增强。

（4）体温是否恢复正常。

（5）疾病的隔离措施是否落实到位。

（6）是否学会自我护理，疾病监测，延长生命。

三、流行性乙型脑炎患者的护理

情景导入

患者，女，3岁。因高热、头痛、呕吐 2 天，频繁抽搐 1 天于 2012 年 7 月 28 日入院。

查体：T 39.5 ℃，精神倦怠，颈项强直。巴氏征阳性(双侧)。正在查体过程中患儿发生抽搐，为全身强直性抽搐，历时 7 min。

重点：流行性乙型脑炎的概念。

流行性乙型脑炎(epidemic encephalitis B)简称乙脑，是由乙脑病毒(Japanese encephalitis virus)引起的以脑实质炎症为主要病变的急性传染病。本病经蚊虫传播，流行于夏、秋季，多发生于儿童，临床上以高热、意识障碍、惊厥、呼吸衰竭及脑膜刺激征为特征。重症患者病死率达20％～50％，可留有神经系统后遗症。

【病原学】

乙型脑炎病毒简称乙脑病毒，属虫媒病毒乙组的黄病毒科，为单股正链 RNA 病毒。病毒呈球形，直径 40～50 nm，有包膜。包膜中镶嵌有糖基化蛋白(E 蛋白)和非糖基化蛋白(M 蛋白)。其中 E 蛋白是病毒的主要抗原成分，由它形成的表面抗原决定簇具有血凝活性和中和活性，同时还与多种重要的生物学活性密切相关。本病毒能寄生在人或动物的细胞内，尤其在神经细胞内更适宜生长繁殖，故又称嗜神经病毒。本病毒抵抗力不强，加热 56 ℃ 后 30 min 或 100 ℃ 2 min 即可灭活，但对低温和干燥的抵抗力很强，用冷冻干燥法在 4 ℃冰箱中可保存数年。

重点：主要传染源。

【流行病学】

1. 传染源 乙脑是人畜共患的自然疫源性疾病，主要的传染源是家畜、家禽。其中猪饲养面广、更新快，对乙脑病毒的自然感染率高，幼猪在流行季节几乎 100％感染，因此猪是重要的传染源。人被感染后仅发生短期毒血症且血中病毒数量较少，不是主要的传染源。

2. 传播途径 蚊子是乙脑的主要传播媒介。国内传播乙脑病毒的蚊种有库蚊、伊蚊和按蚊，三带喙库蚊是主要传播媒介。蚊虫吸血后，病毒先在蚊体内增殖，然后移至唾液腺，经叮咬传播给人或动物，再由动物感染更多蚊虫。蚊子携带病毒越冬，并可经卵传代，是病毒的长期宿主。此外，受感染的候鸟、蠛蠓、蝙蝠也是乙脑病毒的越冬宿主。

3. 人群易感性 人对乙脑病毒普遍易感。感染后多数呈隐性感染并获得免疫力。出现典型症状的只占少数。乙脑患者大多数为 10 岁以下儿童，以 2～6 岁儿童发病率最高。近年由于计划免疫的实施，成人和老年人的发病率相对增加。

4. 流行特征 乙脑主要分布在亚洲。我国除东北北部、青海、新疆、西藏外均有乙脑流行。在热带地区乙脑全年均可发生；温带和亚热带地区，乙脑呈季节性流行，80％～90％的病例集中在 7、8、9 月。乙脑一般呈散发，家庭成员中少有同时多人发病。

【发病机制】

难点：乙脑的发病机制。

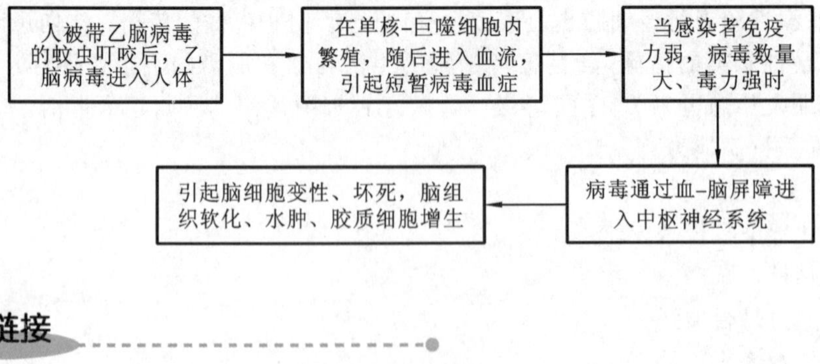

知识链接

乙脑的发现

日本曾有两次乙脑的大流行，日本学者根据其两次表现，为了与甲型脑炎相区别而命名为日本乙型脑炎。1934 年，日本学者首先从死亡患者的脑组织中分离出乙脑病毒。新中国成立后，我国命名为流行性乙型脑炎，简称乙脑。

【护理评估】

（一）健康史

1. 病史 患病的起始时间，有无明显起因，主要症状及其特点，有无伴随症状及并发症，既往检查、治疗经过及效果，目前主要的不适及用药，有无毒血症等。

2. 流行病学资料 是否为发病季节，是否接种过乙脑疫苗。

重点：高热、抽搐、呼吸衰竭是乙脑的主要三大症状。

（二）身体状况

潜伏期4～21天，一般为10～14天。典型的临床经过分为4期。

1. 初期 病程第1～3天，体温在1～2天内升高到39～40℃，伴头痛、恶心和呕吐，多有精神倦怠或嗜睡，可有颈部强直及抽搐。

2. 极期 病程第4～10天。

(1) 高热：体温常高达40℃以上，多呈稽留热，轻者持续3～5天，重者可达3周，一般为7～10天。发热越高，热程越长，病情越重。

(2) 意识障碍：包括嗜睡、定向力障碍、谵妄、昏迷等。神志不清最早可见于病程第1～2天，但多见于第3～8天，通常持续1周左右，重者可长达4周以上。嗜睡具有早期诊断意义，是大脑皮质、丘脑、脑干网状结构功能障碍所致。昏迷为意识障碍最严重的阶段，昏迷越早、越深，时间越长，则病情越重、预后越差。

重点：处理高热、抽搐，防止出现呼吸衰竭。

(3) 惊厥或抽搐：可由高热、脑实质炎症及脑水肿所致。多于病程第2～5天出现，先见于面部、眼肌、口唇的小抽搐，随后肢体呈阵挛性抽搐，重者出现全身抽搐、强直性痉挛，历时数分钟至数十分钟不等，均伴有意识障碍。频繁抽搐可导致发绀、脑缺氧、脑水肿，甚至呼吸暂停。长时间或频繁抽搐可加重脑缺氧和脑实质损害。

(4) 呼吸衰竭：主要是中枢性呼吸衰竭，常因脑实质炎症，特别是延髓呼吸中枢损害、脑水肿、脑疝和低钠性脑病引起。表现为呼吸节律不规则及幅度不均，如呼吸表浅、双吸气、叹息样呼吸、潮式呼吸、抽泣样呼吸等，最后呼吸停止。如继发小脑幕切迹疝，除呼吸异常外，可表现为患侧瞳孔先变小，随病情进展逐渐散大。患侧上眼睑下垂、眼球外斜。病变对侧肢体的肌力减弱或麻痹，病理征阳性；如继发枕骨大孔疝则表现为极度烦躁、深昏迷、面色苍白、眼球固定、瞳孔散大、对光反射消失等。

此外，可因并发肺部感染、呼吸道痰液阻塞或脊髓受侵犯、呼吸肌麻痹表现为周围呼吸衰竭，出现呼吸困难、呼吸表浅、呼吸短促、呼吸先快后慢、胸式或腹式呼吸减弱、发绀明显，但呼吸节律整齐。

(5) 其他神经系统症状和体征：多在病程10天内出现，第2周后就较少出现新的神经症状和体征。常有浅反射消失或减弱，深反射如膝、跟腱反射等先亢进后消失，病理性锥体束征阳性。昏迷者可有肢体强直性瘫痪、偏瘫或全瘫，伴肌张力增高；还可出现脑膜刺激征，以较大儿童或成人多见，表现为颈项强直、凯尔尼格征、布鲁津斯基征阳性（婴幼儿脑膜刺激征可无，但可出现前囟膨隆）；根据病变损害部位不同，还可出现相应的神经症状，如失语、听觉障碍、吞咽困难、语言障碍，出现各种震颤等。

高热、抽搐及呼吸衰竭是乙脑极期的严重症状，三者相互影响，呼吸衰竭常为致死的主要原因。多数患者在本期末体温下降、病情改善，进入恢复期，少数患者因严重并发症或脑部损害重而死亡。

3. 恢复期 极期过后，体温逐渐下降，神经精神症状逐日好转，一般于2周左右可完全恢复。重症患者可有一短期精神"呆滞"阶段，经积极治疗后大多数患者于6个月内恢复。

4. 后遗症期 患病6个月后如仍留有神经精神症状者称为后遗症。发生率为重症患者的5%～20%，以失语、瘫痪及精神失常最为多见。如继续积极治疗，仍可望有一定程度的恢复。

此外，乙脑并发症发生率为10%，以支气管肺炎最常见，其他为肺不张、尿路感染、败血症等，重症患者也可出现应激性溃疡导致消化道大出血等。

（三）辅助检查

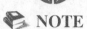

1. 血常规 白细胞计数常在$(10\sim20)\times10^9/L$,病初中性粒细胞在80%以上,随后以淋巴细胞占优势,部分患者血象始终正常。

2. 脑脊液 压力增高,外观无色透明或微混,白细胞计数多在$(50\sim500)\times10^6/L$,个别可达$1000\times10^6/L$以上,分类早期以中性粒细胞为主,随后则淋巴细胞增多。蛋白轻度升高,糖正常或偏高,氯化物正常。少数患者在病初脑脊液检查可正常。

3. 血清学检查

(1) 特异性IgM抗体测定:最早在病程第3～4天即出现阳性,2周达高峰,可做早期诊断。

(2) 其他抗体的检测:补体结合抗体,具有较高的特异性,抗体水平可维持1年,主要用于流行病学调查。血凝抑制抗体出现较早,抗体水平可维持1年,主要用于临床诊断和流行病学调查。

4. 病毒分离 病程第1周内死亡病例的脑组织中可分离到病毒,但脑脊液和血中不易分离到病毒。

> **课堂互动**
>
> 该患者可能是什么疾病？评估依据有哪些？

（四）心理-社会状况

患者及其亲属对流行性乙型脑炎的认识程度、心理状态,对住院及康复治疗的认识,患者的家庭成员组成及其对患者的关怀程度,医疗费的支付问题等。

（五）处理原则

1. 治疗原则 目前,对乙脑治疗尚无有效的抗病毒药物,以对症处理为主,尤其对高热、惊厥和呼吸衰竭等危重症状的处理是抢救患者、降低病死率、减少后遗症的关键。

2. 一般治疗 病室应安静,对患者要尽量避免不必要的刺激,降低室温。注意口腔及皮肤的清洁。防止发生压疮。注意精神、意识、体温、呼吸、脉搏、血压以及瞳孔的变化。给予足够的营养及维生素。

> **课堂互动**
>
> 针对该患者的病情,应如何进行治疗？

3. 对症治疗

(1) 高热:物理降温为主,药物降温为辅,同时降低室温。可用30%乙醇擦浴,在腹股沟、腋下、颈部放置冰袋;也可用降温床或冷褥。幼儿或年老体弱者可用50%安乃近滴鼻,防止过量退热药物致大量出汗而引起虚脱。高热伴抽搐者可用亚冬眠疗法,以氯丙嗪和异丙嗪每次各0.5～1 mg/kg,肌内注射,每4～6 h 1次,疗程3～5天,用药过程中要注意呼吸道通畅并严密观察生命体征的变化。

(2) 惊厥或抽搐:①因高热所致者,降温后即可止惊。②因呼吸道分泌物阻塞所致脑细胞缺氧者,应及时吸痰、给氧,保持呼吸道通畅,必要时气管插管。③因脑水肿所致者,应立即采用脱水剂治疗。可用20%甘露醇以1～2 g/kg静脉滴注或推注。④因脑实质炎症引起的抽搐,可给予镇静剂或亚冬眠疗法。

(3) 呼吸衰竭:①保持呼吸道畅通,定时翻身拍背、吸痰、给予雾化吸入以稀释分泌物,低流量给氧。②中枢性呼吸衰竭有呼吸表浅、节律不整或发绀时,可用呼吸兴奋剂洛贝林,成人每次3～6 mg,小儿每次0.15～0.2 mg/kg,静脉注射或静脉滴注。③由脑水肿所致者用脱水剂治疗。可用血管扩张剂改善微循环,减轻脑水肿。如东莨菪碱,成人每次0.3～0.5 mg,小儿每次0.02～0.03 mg/kg,用葡萄糖溶液稀释,静脉注射或静脉滴注,15～30 min重复使用,一般用1～5天。经上述处理无效,病情危重者,可气管插管或气管切开建立人工气道。

(4) 恢复期及后遗症的处理:注意加强智力、语言和运动功能锻炼,可用理疗、针灸、按摩、高压氧等治疗。

重点:预防措施。

（六）预防

1. 管理传染源 隔离患者至体温正常。加强对家畜的管理,特别是仔猪,流行季节前对猪进行疫苗接种，能有效地控制乙脑在人群中的流行。

2. 切断传播途径 灭蚊与防蚊是预防本病的主要措施。应注意消灭蚊虫孳生地，重点做好牲畜棚尤其是猪圈的灭蚊工作，消灭越冬蚊和早春蚊。使用蚊帐、蚊香或驱蚊剂，防止蚊虫的叮咬。

3. 保护易感人群 目前国内采用地鼠肾细胞灭活和减毒活疫苗进行预防接种，安全性大、反应轻、效果好，人群保护率可达76%～90%。疫苗接种应在开始流行前1个月完成，注射后2～3周产生免疫力，免疫期为1年。接种对象为10岁以下儿童和从非流行区进入流行区的人员。凡有过敏体质、严重心肾疾病、中枢神经系统疾病或发热的患者禁用。

【首要护理诊断/问题】

体温过高 与毒血症及脑部炎症有关。

【次要护理诊断/问题】

(1) 意识障碍 与脑实质损害、抽搐、惊厥有关。

(2) 气体交换受损 与呼吸衰竭有关。

(3) 有受伤的危险 与惊厥、意识障碍有关。

(4) 营养失调：低于机体需要量 与高热、呕吐、吞咽困难或昏迷不能进食有关。

(5) 有皮肤完整性受损的危险 与昏迷和长期卧床有关。

【护理目标】

(1) 体温降至正常。

(2) 神志清楚，情绪稳定。

(3) 呼吸道保持通畅，呼吸平稳，无发绀。

(4) 没有坠床，没有发生压疮。

(5) 营养均衡，体重增加。

【护理措施】

重点：高热、抽搐、昏迷的护理。

1. 病情观察 注意观察患者生命体征、瞳孔大小、意识障碍的变化，观察抽搐及呼吸衰竭的表现。密切注意患者有无支气管肺炎、肺不张、败血症、尿路感染、压疮以及应激性溃疡所致的上消化道大出血等并发症的迹象，一旦发现及时与医生联系并处理。使用人工呼吸机时要对患者进行监护。

2. 一般护理

(1) 环境与休息：将患者安置在安静、有防蚊设备的病室内，控制室温在30 ℃以下，避免噪声、强光刺激。有计划集中地进行护理操作，避免诱发惊厥或抽搐，做好皮肤、眼、鼻、口腔的清洁护理。

(2) 饮食：鼓励患者多进食清淡流质饮食，有吞咽困难或昏迷者给予鼻饲，或遵医嘱静脉补充足够的营养和水分。

3. 对症护理

(1) 惊厥、抽搐的护理：①患者应卧床休息，保持病室安静，防止强声、强光刺激。集中进行各种检查、治疗和护理操作，尽量减少对患者的刺激，避免惊厥、抽搐的发生。②一旦发现惊厥或抽搐，应及时处理：清除呼吸道分泌物，保持呼吸道通畅；吸氧以改善脑缺氧；将开口器置于患者的上、下臼齿之间，防止舌咬伤，用舌钳将舌头拉出，以防舌后坠阻塞呼吸道。③床架护栏，以防患者坠床受伤。④遵医嘱使用止惊药物。⑤因高热引起惊厥、抽搐者，给予降温处理；由脑水肿、颅内压增高引起者给予脱水剂治疗。

(2) 呼吸衰竭的护理：①密切观察患者的呼吸频率、节律、意识状态等的改变。若有呼吸困难、发绀、叹息样呼吸则为呼吸衰竭的表现，应立即报告医生。②保持呼吸道通畅。鼓励患者多翻身，协助拍背，痰液黏稠可雾化吸入，痰阻者吸痰。③吸氧。采用鼻导管吸氧法，氧流量1～2 L/min。遵医嘱使用药物，注意观察其疗效和副作用。④若有突然发生的呼吸停止、呼吸肌麻痹等，经一般处理仍不能维持其换气功能者，应及时配合医生行气管切开或气管插管；若有自主呼吸停止、严重换气障碍者,可应用人工呼吸机辅助呼吸。

(3) 意识障碍的护理:①昏迷患者应取头高脚低位,头部抬高 15°～30°,以利于脑水肿消退。头偏向一侧,以防舌后坠阻塞呼吸道。定时吸痰保持呼吸道通畅。②伴发热能进食的患者,应多给予清淡流质饮食,有吞咽困难、昏迷不能进食者,可行鼻饲或静脉补充足够的水分和营养。③协助做好生活护理。为防止压疮形成,定时擦洗身体、更换衣服,勤翻身、拍背、按摩皮肤。及时清理大小便。做好眼、鼻、口腔的清洁护理。④有肢体瘫痪者,应将肢体放于功能位,并进行肢体按摩,防止肌肉萎缩和功能障碍。恢复期患者神志清楚后仍留有后遗症者,应尽早进行针灸、理疗、按摩、功能锻炼、语言训练等,配合药物治疗,帮助患者尽快康复。

4. 用药护理 在使用退热药时,防止用药过量致大量出汗而引起虚脱;使用镇静药物如地西泮、苯巴比妥时,必须注意此类药物的呼吸抑制作用。

5. 心理护理 恐惧是住院患者突出的表现。患者患病后来到完全陌生的环境,生活方式发生了改变,各种检查和治疗带来的痛苦,更加重了恐惧心理。由于患者及家属害怕传染上其他传染病,因此传染病患者及家属忧心忡忡,不能安心住院治疗,处在心理矛盾和忧虑之中,所以做好心理护理就更为重要,要向患者及家属做好安慰、鼓励工作,让患者增强战胜疾病的信心,解除其紧张、恐惧心理。

> **课堂互动**
> 针对首要的护理问题,采取哪些护理措施才能使该患者好转?

6. 健康指导

(1) 防蚊、灭蚊:重点是做好稻田、大面积水坑、家畜圈的灭蚊工作。

(2) 疫苗注射及宿主动物的管理:一般在流行前 1～2 个月对易感儿童进行预防接种。猪是乙脑病毒的主要宿主,做好对猪等家畜的管理并进行预防接种。

(3) 普及乙脑有关知识:对患者及家属讲解乙脑的发病原因、临床表现和诊治方法,流行季节出现高热、头痛、意识障碍者,应及时到医院就诊。

(4) 康复治疗:对留有后遗症的患者,应鼓励患者坚持治疗和锻炼,应用针灸、理疗、按摩、功能锻炼、语言训练等,使患者尽可能康复。

【护理评价】

(1) 体温是否降至正常范围。

(2) 神志是否转清楚,情绪是否稳定。

(3) 呼吸道是否保持通畅,是否呼吸平稳,有无发绀。

(4) 是否受伤,是否有压疮。

(5) 营养是否均衡,体重是否正常。

四、麻疹患者的护理

情景导入

患儿,男,3 岁。以“发热 4 天,出疹 2 天”为主诉入院。患儿 4 天前出现发热、咳嗽、畏光、流泪,体温 39.6 ℃。2 天前开始出现皮疹。初见于耳后,后逐渐延及全身。

查体:患儿精神差,全身皮肤可见散在淡红色斑丘疹,压之褪色,大小不等,疹间皮肤正常。双侧睑结膜明显充血,咽部充血,双侧扁桃体轻度肿大,口腔黏膜见 Koplik 斑。左肺可闻及湿啰音。测体温 39.6 ℃,心率 132 次/分,律齐,各瓣膜听诊区未闻及杂音。

> **课堂互动**
> 该患者可能患什么疾病?依据有哪些?

重点:麻疹的概念。

麻疹(measles)是由麻疹病毒引起的一种急性呼吸道传染病,临床上以发热、咳嗽、流涕等卡他症状和眼结合膜炎为主要表现,特征性表现为口腔麻疹黏膜斑(Koplik spots)及皮肤斑丘疹。本病好发于儿童,传染性极强,但预后大多获得终身免疫。

【病原学】

麻疹病毒属副黏病毒科麻疹病毒属，仅有一个血清型，抗原性稳定。其在外界生活力不强，在空气飞沫中保持传染性不超过 2 h。对日光和一般消毒剂很敏感，日光照射或在流通空气中 20～30 min 即失去致病力。该病毒不耐热，55 ℃时 15 min 即被破坏，但耐寒、耐干燥。

【流行病学】

1. 传染源 麻疹患者是唯一的传染源，自发病前 2 天（潜伏期末）至出疹后 5 天眼结膜、鼻、口咽和气管等分泌物中均含有病毒，具有传染性。如合并肺炎，传染期可延长至出疹后 10 天。恢复期患者分泌物中无病毒。

2. 传播途径 呼吸道飞沫传播为主要途径。主要通过打喷嚏、咳嗽和说话等排出的病毒经口、咽、鼻或眼结膜侵入易感者。密切接触者可经过沾染病毒的手传播。通过患者衣物、玩具、用品等间接传播较少见。

3. 人群易感性 人群普遍易感。易感者接触后 90%以上发病。6 个月以内的婴儿很少发病。6 个月至 5 岁的小儿发病率最高，男女无差异。病后获得持久免疫力。

4. 流行特征 麻疹一年四季均可发病，以冬、春季多见。近年来随着麻疹减毒活疫苗的广泛接种，麻疹的流行在世界范围内已得到较好的控制，但在流动人口较多及未普种疫苗的地区易暴发流行。

【发病机制】

重点：皮疹的发病机制。

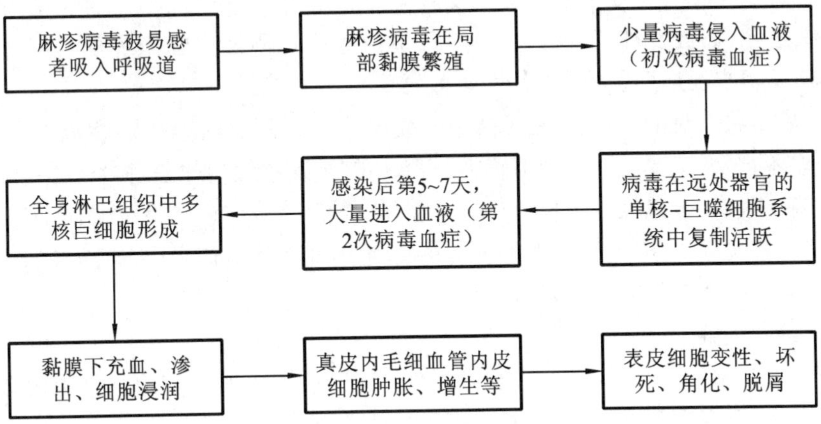

【护理评估】

（一）健康史

1. 病史 患病的起始时间，有无咳嗽、流涕、眼结膜充血、畏光、流泪及咽部充血等卡他症状，既往检查、治疗经过及效果，目前的主要不适及用药，有无毒血症状等。

2. 流行病学资料 是否为疾病的高发季节，是否接种过麻疹疫苗。

（二）身体状况

潜伏期一般为 6～21 天，平均 10 天左右，曾接受过免疫者可延长至 3～4 周。潜伏期末可有低热、精神差等全身不适症状。

1. 典型麻疹 典型麻疹临床经过可分为 3 期。

重点：典型麻疹的临床表现。

（1）前驱期（出疹前期）：从发热至出疹，一般 3～4 天。出现类似上呼吸道感染的症状。①发热：多为首发症状，中度以上发热，随着体温的升高可出现全身中毒症状，如全身不适、食欲减退、精神不振、呕吐、腹泻等。②急性卡他症状：在发热的同时出现咳嗽、流涕、流泪、咽部充血等症状。③眼部症状：患者表现为结膜炎、眼睑水肿、眼泪增多、畏光，下眼睑边缘可有一条明显充血的横线（Stimson 线），对诊断麻疹有帮助。④麻疹黏膜斑：在起病 2～3 天，约 90%患者在两侧近第一臼齿的颊黏膜上出现直径 0.5～1.0 mm 灰白色小点，周围有红晕，初起仅数个，1～2 天迅速增多并融合，一般在麻疹出现后 2～3 天消失，对麻疹的早期诊断具有特殊意义。

(2) 出疹期:多在发热后3～4天出现皮疹,3～5天出齐。始于耳后发际,渐及面、颈部,然后自上而下蔓延至胸、背、腹、四肢,最后到达手掌和足底,表示皮疹已出齐。皮疹初为淡红色斑丘疹,大小不等,直径2～4 mm,高出皮肤,压之褪色。皮疹数量逐渐增多,可融合成片,皮疹颜色由淡红色、鲜红色到暗红色,疹间皮肤正常。可有全身浅表淋巴结和肝脾轻度肿大。高热时常有谵妄、嗜睡,多为一过性,热退后消失。肺部有湿啰音,X线检查可见肺纹理增多。

(3) 恢复期:一般为3～5天。皮疹出齐后,体温开始下降,全身症状明显减轻。皮疹按出疹先后顺序依次消退,消退时有糠麸样脱屑,留有浅褐色色素沉着,1～2周完全消失。

2. 非典型麻疹

(1) 轻症麻疹:多见于机体有一定免疫力者,症状较轻,麻疹黏膜斑不明显,皮疹稀疏,无并发症。

(2) 重症麻疹:见于体弱或有严重感染者,病死率高。有以下3种类型:①中毒性麻疹:起病即高热,持续在40～41 ℃,早期出现大片紫蓝色融合性皮疹,伴气促、心率加快、发绀,常有谵妄、昏迷、抽搐。②休克性麻疹:出现循环衰竭或心力衰竭,有高热、面色苍白、肢端发绀、四肢厥冷、心音变弱、心率快、血压下降等。患儿皮疹色暗淡、稀少,出疹不透或皮疹刚出又突然隐退。③出血性麻疹:皮疹为出血性,压之不褪色,同时可有内脏出血。

(3) 异型麻疹:接种灭活疫苗后引起。表现为高热、头痛、肌痛,无口腔黏膜斑。皮疹从四肢远端开始延及躯干、面部,呈多形性,常伴水肿及肺炎。国内不用麻疹灭活疫苗,故此类型少见。

3. 并发症

1) 喉炎　麻疹病毒本身可导致整个呼吸道炎症。由于3岁以下小儿喉腔狭小、黏膜层血管丰富、结缔组织松弛,如继发细菌或病毒感染,可造成呼吸道阻塞。临床表现为声音嘶哑、犬吠样咳嗽、吸气性呼吸困难及三凹征,严重者可窒息死亡。

重点:并发症肺炎。

2) 肺炎　麻疹最常见的并发症,占麻疹患儿死因的90%以上,多见于5岁以下小儿。由麻疹病毒引起的肺炎多不严重,主要为继发肺部感染,病原体有金黄色葡萄球菌、肺炎球菌、流感杆菌、腺病毒等,也可为多种细菌混合感染。表现为高热持续、咳嗽、脓性痰、气急、发绀、肺部啰音等。

3) 心肌炎　多见于2岁以下重型麻疹或并发肺炎和营养不良者,表现为气促、烦躁、面色苍白、心率快、短期内肝大等急性心力衰竭症状。

4) 神经系统并发症

(1) 脑炎　发病率为1‰～2‰,多在出疹后2～5天再次发热,外周血白细胞增多,出现意识障碍、惊厥等症状。病死率为10%～25%,存活者中20%～50%留有运动、智力或精神上的后遗症。

(2) 亚急性硬化性全脑炎　麻疹病毒所致远期并发症,属亚急性进行性脑炎,少见,发病率为(1～4)/100万。患者多有典型麻疹病史,潜伏期2～17年。表现为大脑功能渐进性衰退,如智力减退、性格改变、肌阵挛、视听障碍,最终因昏迷、强直性瘫痪死亡。脑脊液检查麻疹抗体持续强阳性。

知识链接

麻疹疫苗接种

大量研究证实,小儿由母体中带来的麻疹抗体要到出生8个月以后才完全消失,所以麻疹疫苗的初次接种时间应安排在出生第8个月以后。麻疹疫苗接种后所产生的免疫力持续4～6年,而不能保持终身。因此,接种麻疹疫苗后4年还应加强接种一次。

(三) 辅助检查

1. 血常规　出疹期白细胞、中性粒细胞数下降,淋巴细胞相对增多。若白细胞增多常提示继发细菌感染。

2. 病原学检查　早期从鼻咽部、眼等分泌物中分离到麻疹病毒均可肯定诊断。

3. 血清抗体检测 皮疹出现1～2天内用酶联免疫检测法从血中检出特异性IgM抗体，对本病也有早期诊断价值。

（四）心理-社会状况

患者及其亲属对麻疹的认识程度、心理状态，对住院及康复治疗的认识，患者的家庭成员组成及其对患者的关怀程度等。

（五）处理原则

目前尚无特效抗麻疹病毒药物，以对症治疗和中医治疗为主。关键在于加强护理，积极防治并发症。

1. 对症治疗 高热者补液，必要时可应用小剂量解热药物；咳嗽可用祛痰止咳剂；烦躁不安可用少量镇静剂；必要时给氧；维持水、电解质及酸碱平衡等。

2. 中医治疗 根据不同病期进行辨证施治。前驱期以透疹解表为主，如宣毒发表汤等，出疹期以清热解毒为主，如银翘散加减等，恢复期宜养阴清肺。

3. 并发症治疗 患者出现支气管肺炎、喉炎等并发症，可根据致病菌药敏结果选用抗菌药物，蒸气吸入、服用止咳祛痰剂等，重症者可用泼尼松或地塞米松静脉滴注，喉阻塞严重者应及早考虑气管切开。

> **课堂互动**
>
> 针对患者的病情变化，应如何配合医生进行治疗？

（六）预防

1. 控制传染源 对麻疹患者应早发现、早隔离、早治疗。患者采取呼吸道隔离，隔离至出疹后5天，有并发症者延长至10天。对密切接触的易感者隔离检疫3周，做被动免疫者应隔离4周。集体托幼机构的儿童应暂停接送，并加强晨间检查，发现疫情及时上报。

2. 切断传播途径 流行期间避免易感儿童到公共场所或探亲访友；病房每天通风并用紫外线照射消毒；患者衣物应在阳光下暴晒；医护人员或成人在接触患者后，应穿脱隔离衣和洗手并在空气流通的环境中停留30 min，方能接触其他易感儿童，以防传播。

3. 保护易感人群 接种麻疹减毒活疫苗是预防麻疹的最佳办法，接种主要对象为婴幼儿，但未患过麻疹的儿童和成人均可接种麻疹减毒活疫苗。在接触麻疹患者后5天内，立即给予丙种球蛋白肌内注射以预防发病，被动免疫可维持8周。

【首要护理诊断/问题】

体温过高 与毒血症、继发感染有关。

【次要护理诊断/问题】

（1）皮肤完整性受损 与麻疹病毒感染所致皮疹有关。

（2）营养失调：低于机体需要量 与食欲下降、高热消耗增加有关。

（3）潜在并发症：喉炎、肺炎、心肌炎、脑炎。

【护理目标】

（1）患者体温降至适当水平，不适感减轻。

（2）组织损害情况改善，表现为红肿减退、皮疹消退，皮肤无感染。

（3）能够正常进食，食欲改善，营养失调好转。

（4）不发生继发感染，如支气管肺炎，或并发症得到及时缓解。

【护理措施】

1. 病情观察 麻疹并发症多且严重，应密切观察生命体征；出疹顺序、部位及皮疹颜色，有无糠麸样脱屑；意识状况；是否出现喉炎、肺炎、心肌炎、脑炎等并发症表现。

2. 一般护理

（1）活动与休息：患者卧床休息。保持室内空气新鲜、湿润，光线柔和，避免冷风直吹患者及强光直射眼睛。以室内温度在18～20 ℃，湿度维持在50%～60%为宜。保持床单位清洁、平整，经常更换体位，衣服宽松，忌“捂汗发疹”，出汗后及时更换衣被。

(2) 饮食:高热时给予营养丰富、易消化的流质或半流质饮食,少量多餐;疹退后要给予高蛋白、高维生素饮食,尤其是富含维生素 A 的食品,如动物的肝脏和胡萝卜,防止角膜混浊、软化、穿孔。多饮水,可少量多次饮用白开水,以利于毒素的排出,脱水及摄入过少者可静脉补液。

重点:发热的护理及皮肤护理。

3. 对症护理

(1) 发热:体温在 39.5~40 ℃及以上可服用小剂量退热剂,禁用乙醇擦浴,以免影响皮疹透发及体温骤降。

(2) 皮疹:出疹期及疹退后常有皮肤瘙痒,应剪短指甲,以防抓破皮肤继发感染。瘙痒者可擦炉甘石洗剂,皮肤干燥者可涂润滑油。

(3) 保持眼、鼻、口腔清洁:可用生理盐水或 4%硼酸溶液清洁双眼,洗后滴 0.25%氯霉素眼药水或红霉素眼膏,每天 2~4 次,可加服维生素 A 预防干眼病;及时清除鼻腔分泌物,保持鼻腔通畅;常规用温水或朵贝尔溶液彻底清洗口腔 2~3 次/天,以保持口腔清洁、黏膜湿润;口唇或口角干裂者,局部涂以甘油或无菌石蜡油。

重点:发热与皮疹的关系。

4. 用药护理 高热者(体温 40 ℃以上者)酌情用少量退热剂;烦躁不安或惊厥者可给予苯巴比妥等镇静剂;咳嗽严重用止咳祛痰药或行超声雾化吸入;体弱病重者可早期肌内注射丙种球蛋白。麻疹属于中医"温热病"范畴,根据不同的病期辨证论治。高热期应驱邪外出,宜辛凉透发,可服银翘散;在出疹期宜清热解毒透疹,可服桑菊饮;恢复期养阴生津,调理脾胃,可服沙参麦冬汤。

课堂互动

针对首要的护理问题,采取哪些护理措施才能使该患者好转?

5. 心理护理 护理人员应多和患者沟通交流,鼓励患者说出自己的感受和想法,对患者提出的问题耐心解释。多与患儿接触,给予关心、鼓励,教会患儿父母必要的护理措施,解除患儿及家属的恐惧心理。

6. 健康指导

(1) 宣传麻疹的预防知识:加强传染源管理,养成良好的卫生习惯,麻疹流行季节不要带儿童到人口密集的地方,幼儿及未患过麻疹的儿童应接种麻疹疫苗。

(2) 疾病知识宣教:对患者及家属讲解麻疹的原因、临床表现、诊治方法,流行季节发现身体不适如发热等症状及时就诊。患者病后有持久免疫力,大多为终身免疫。同时也应加强营养和体育锻炼,防止其他疾病的发生。

【护理评价】

(1) 患者体温是否下降至合适水平,不适感是否减轻。

(2) 组织损害情况是否改善,皮疹是否出齐,是否消退,皮肤有无感染。

(3) 体重是否保持不变或稍有增加。

(4) 不发生继发感染或发生后能够得到及时治疗。

五、水痘患者的护理

情景导入

患儿,女,5 岁。因发热 3 天,伴全身出现多处皮疹及水疱而就诊。

查体:T 38.5 ℃,P 108 次/分,R 30 次/分。烦躁、哭闹,脸部、躯干及四肢均有皮疹,同一部位可见各种红色斑疹、丘疹、疱疹,以躯干为多,瘙痒严重。

重点:水痘的概念。

水痘(varicella,chickenpox)是由水痘-带状疱疹病毒所引起的急性呼吸道传染病。原发感染为水痘,临床上以全身分批出现迅速发展的斑疹、丘疹、疱疹与结痂为临床特征,多见于儿童。水痘痊愈后,病毒继续潜伏在感觉神经节内,经再次激活即可引起带状疱疹,多见于成年人,临床表现为沿身体一侧周围神经分布成簇的疱疹。

【病原学】

水痘-带状疱疹病毒(varicella zoster 病毒,VZV)属疱疹病毒,为双链的脱氧核糖核酸(DNA)病毒。直径为 150～200 nm,为有包膜的正二十面体。该病毒在外界环境中生活能力较弱,不耐高温,不耐酸,不能在痂皮中存活,易被消毒剂灭活。但能在疱疹液中－65 ℃下存活 8 年。

【流行病学】

1. 传染源 水痘及带状疱疹患者为主要传染源,自水痘出疹前 1～2 天至皮疹干燥结痂时,均有传染性。易感儿童接触带状疱疹患者,也可发生水痘,但少见。

2. 传播途径 主要通过飞沫和直接接触传播。孕妇患水痘可感染胎儿。

3. 人群易感性 人群普遍易感,但学龄前儿童发病最多。6 个月以内的婴儿和大于 20 岁者较少见。病后获得持久免疫,一般不再发生水痘,但体内高效价抗体不能清除潜伏的病毒,以后可发生带状疱疹。

4. 流行特征 呈全球性分布。水痘全年均可发生,以冬、春季多见。带状疱疹发病无明显季节性。本病传染性很强,易感者接触患者后约 90%发病,幼儿集体机构易引起流行。

【发病机制】

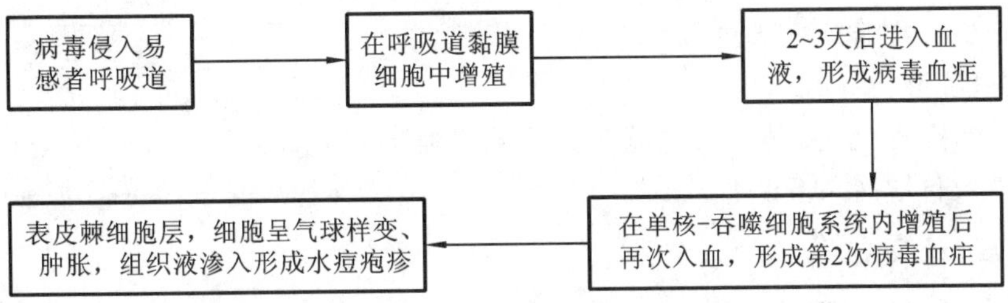

重点:引起水痘的病原体、传播途径及发病机制。

知识链接

带状疱疹

带状疱疹是患水痘后,部分病毒沿感觉神经末梢传入,长期潜伏于脊神经后根神经节、三叉神经节的神经细胞内,当成人尤其是老人受凉、疲劳、创伤、患恶性肿瘤、应用免疫抑制剂或病后虚弱引起机体免疫力下降时,病毒被激活,导致神经节炎,并沿神经下行至相应的皮肤节段,造成簇状疱疹及神经痛,称为带状疱疹。

重点:带状疱疹与水痘的关系。

【护理评估】

(一) 健康史

1. 病史 患儿起病时间,近期在托儿所、幼儿园是否有水痘流行,家人、邻居等密切接触者中有无水痘患者,主要症状及特点。

2. 流行病学资料 询问当地有无水痘流行。

(二) 身体状况

1. 前驱期 婴幼儿常无前驱症状。年长儿或成人可有发热、头痛、全身不适、食欲减退及上呼吸道症状,持续 1～2 天。发热同时或 1～2 天后出疹。

2. 皮疹期

重点:疱疹的特征。

(1) 皮疹:先见于躯干、头部,后延及全身。皮疹发展迅速,开始为红斑疹,数小时内变为丘疹,再形成疱疹,疱疹时感皮肤瘙痒,然后干结成痂,此过程有时只需 6～8 h,如无感染,1～2 周后痂皮脱落,一般不留瘢痕。

(2) 皮疹性状:常呈椭圆形,直径 3～5 mm,周围有红晕,疱疹浅表易破。疱液初为透明,后混浊,继发感染可呈脓性,结痂时间延长并可留有瘢痕。

(3) 皮疹分布:呈向心性分布,躯干最多,其次为头面部及四肢近端。数目由数个至数千个不等。

(4) 皮疹出现特征:皮疹分批出现,同一部位可见斑疹、丘疹、疱疹和结痂同时存在。

(5) 其他症状:口腔、外阴、眼结合膜等处黏膜可发生浅表疱疹,易破溃形成浅表性溃疡,有疼痛。

水痘为自限性疾病,一般 10 天左右自愈。少数不典型病例表现为播散型水痘,新生儿水痘病死率高。先天性水痘能引起胎儿畸形。水痘患儿可继发皮肤细菌感染、继发性肺炎、水痘脑炎,一般于出疹后 1 周左右发生。水痘应注意与天花、丘疹样荨麻疹相鉴别。

3. 并发症

(1) 水痘肺炎:患者可先出现鼻塞、咽痛、发热、头痛、全身肌肉酸痛等上呼吸道感染症状,累及肺部时出现干咳、少痰、胸痛等。

(2) 水痘脑炎:患者可表现为意识障碍、惊厥或抽搐、脑膜刺激征及颅内压升高,严重者可因呼吸衰竭而死亡。

(三) 辅助检查

1. 血常规 白细胞总数正常或稍增高,分类计数正常。

2. 疱疹刮片 新鲜疱疹刮片可见多核巨细胞及核内包涵体。

3. 病毒分离 在起病 3 天内取疱疹液做细胞培养,其病毒分离阳性率高。

4. 血清抗体检测 用补体结合试验等方法测定血清抗体,双份血清效价增高 4 倍以上为阳性。

> **课堂互动**
>
> 该患者可能是什么疾病?依据有哪些?

(四) 心理-社会状况

患者及其亲属对水痘的认识程度、心理状态,对住院隔离及康复治疗的认识,患者的家庭成员组成及其对患者的关怀程度;支付医疗费用有无困难等。

(五) 处理原则

本病以对症治疗、加强护理,防止皮肤继发感染为原则。

1. 对症治疗 遵医嘱肌内注射维生素 B_{12} 可促进皮疹干燥结痂。皮肤瘙痒可用炉甘石洗剂或口服抗组胺药物,疱疹破裂可涂龙胆紫或抗生素软膏,继发感染及时用抗生素。

2. 抗病毒治疗 一般水痘患者不需抗病毒治疗。对免疫缺陷及免疫抑制的患者,应尽早使用抗病毒药物治疗,如阿昔洛韦、干扰素、阿糖腺苷等。

3. 防治并发症 若皮肤继发感染,可加用抗菌药物。如并发脑炎出现脑水肿及颅内高压者可脱水治疗,禁用糖皮质激素。

> **课堂互动**
>
> 针对患者的病情,应如何配合医生进行治疗?存在的护理诊断是什么?

(六) 预防

1. 控制传染源 水痘从患者出疹前 2 天直到全部疱疹结痂均具有传染性,因此患者应隔离至疱疹全部结痂或出疹后 7 天。对易感儿童接触者医学观察 21 天。

重点:切断传播途径。

2. 切断传播途径 病室加强通风换气,集体托幼机构宜采用紫外线空气消毒;避免与急性期患者接触,患者呼吸道分泌物、污染物应消毒。

3. 保护易感人群 接种水痘病毒减毒活疫苗可有效预防;细胞免疫缺陷者、免疫抑制剂治疗者、患有严重疾病者、易感孕妇及体弱者等易感者在接触患者 72 h 内肌内注射带状疱疹免疫球蛋白或丙种球蛋白,可降低发病率或减轻症状。

知识链接

合理使用糖皮质激素类药物

糖皮质激素类药物能抑制人体网状内皮系统的吞噬功能,减少抗体生成,降低机体免疫力，不但不能抑制和杀灭病毒，反而能阻止溶酶体的破裂，使之不能释放出核酸酶去破坏病毒核酸。故在对水痘进行治疗的过程中，若应用激素，有激活水痘病毒的可能，从而导致病情迅速恶化。

【首要护理诊断/问题】

皮肤完整性受损 与水痘病毒和继发细菌感染有关。

【次要护理诊断/问题】

(1) 体温过高　与毒血症有关。

(2) 有传播感染的危险　与呼吸道及疱液排出病毒有关。

【护理目标】

(1) 组织损害情况改善，皮疹消退，皮肤无感染。

(2) 体温降至正常范围。

(3) 能严格执行消毒隔离措施。

【护理措施】

1. 病情观察　注意观察患者生命体征，出疹顺序、部位，皮疹颜色，皮肤有无继发感染等。如发现患者高热不退、咳喘，或呕吐、头痛、烦躁不安或嗜睡，可能发生肺炎、脑炎等，应及时报告医生。

重点：观察发热与皮疹是否出齐。

2. 一般护理

重点：皮疹的护理。

(1) 休息与活动：急性期卧床休息。保持室内适宜的温度与湿度，定时通风换气或用紫外线空气消毒。适时增减衣被，衣服宜宽大、柔软，被褥平整、清洁，防止因穿过紧的衣服和盖过厚的被子，造成过热引起疹子发痒。

(2) 饮食：给予高蛋白、高维生素、易消化的饮食。补充足够的水分，多喝白开水和果汁。

3. 对症护理　水痘患者常有皮肤瘙痒，应注意保持皮肤及口腔清洁，水痘期间患者可以简单冲凉，并吸干身上的水分，再抹上止痒药，让身体清爽、舒服。剪短指甲，保持手的清洁，如果是婴儿可以给他/她戴上棉质手套，避免抓破皮疹引起感染。

4. 药物护理　发热患儿不宜使用阿司匹林等退热药，以免并发其他综合征。水痘患者一般禁用糖皮质激素，若患水痘前，因其他疾病长期使用激素治疗者，应尽快减为生理剂量或停止使用。

5. 心理护理　注意多与患者交流沟通，讲解水痘的相关知识，并说明本病无特效治疗，是自限性疾病，护理得当预后良好，不留瘢痕，以解除患者的恐惧心理。

6. 健康指导

(1) 宣传水痘预防知识：积极开展水痘预防宣传工作，水痘患者应隔离至疱疹全部结痂或出疹后7天；流行季节尽量少带儿童去人多的公共场所，室内保持空气流通；注意保持皮肤及手的清洁卫生，养成良好的卫生习惯。

(2) 疾病知识宣教：对患者及家属讲解水痘的原因、临床表现、诊治方法，流行季节出现发热、皮疹等症状及时就诊。水痘病后有持久免疫力，大多终身免疫。应加强营养及体育锻炼，以防带状疱疹的发生。

【护理评价】

(1) 组织损害情况是否改善，皮疹消退，皮肤无感染。

(2) 体温是否降至正常。

(3) 是否能严格执行消毒隔离措施。

六、流行性腮腺炎患者的护理

情景导入

患儿，男，3岁。因发热、两侧腮部肿胀、疼痛2天就诊。

体检：T 39.5 ℃，两腮呈弥漫性肿大，触之有灼热感，有压痛，张口咀嚼、进食时疼痛加剧。

重点：流行性腮腺炎的概念。

流行性腮腺炎(mumps)是由腮腺炎病毒所引起的儿童和青少年中常见的呼吸道传染病。临床特征为腮腺非化脓性肿痛，并可侵犯其他腺体组织、脏器及神经系统，是一种全身性疾病。

课堂互动

该患儿可能是什么疾病？依据有哪些？

【病原学】

腮腺炎病毒属副黏液病毒，是单股 RNA 病毒，呈球形，直径 100～200 nm。有脂蛋白包膜，表面有小突起的糖蛋白。该病毒含有两种抗原即 V 抗原(病毒抗原)和 S 抗原(可溶性抗原)，感染后可出现相应抗体。V 抗体出现较迟，一般感染后 2～3 周才出现，有保护作用。S 抗体起病后 1 周出现，可保持 6 个月，无保护作用。人是本病毒唯一的宿主。

腮腺炎病毒抵抗力低，紫外线照射可迅速灭活，加热 55～60 ℃ 20 min 可灭活，但 4 ℃时可存活 2 个月。

【流行病学】

重点：腮腺炎的传染源。

1. 传染源 患者及隐性感染者为主要传染源。腮腺肿大前 7 天至肿大后 9 天，可从患者的唾液、血液、尿液等中分离出大量病毒，具有传染性。

2. 传播途径 主要通过飞沫传播，密切接触亦可传播，孕妇感染后可通过胎盘传染给胎儿，导致胎儿畸形或死亡。

3. 人群易感性 人群普遍易感。90%的病例发生于 1～15 岁，尤其是 5～9 岁的儿童。无免疫力的成人亦可发病，病后可获较持久的免疫力。

4. 流行特征 全年均可发病，但以冬、春季为主。在儿童集体机构可暴发流行。

【发病机制】

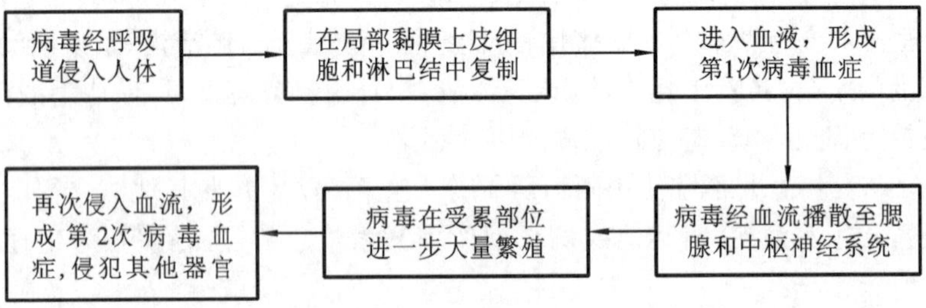

【护理评估】

（一）健康史

1. 病史 患病的起始时间，有无发热、发热的程度、热型；有无头痛、乏力、纳差等症状。既往检查、治疗经过及效果，目前的主要不适及用药。

2. 季节 是否为发病的高峰季节，有无腮腺炎患者接触史，是否接受过腮腺炎减毒活疫苗注射。

（二）身体状况

潜伏期 14～25 天，平均 18 天。多数患者以耳下部肿胀为首发症状。

1. 全身表现 部分患者有发热、畏寒、头痛、食欲不振等前驱症状。1～2 天后腮腺逐渐肿大，体温可达 39 ℃以上，成年患者一般较严重。

重点：腮腺肿大的特征。

2. 局部症状 腮腺肿胀最具特征性。一般以耳垂为中心，向前、后、下发展，状如梨形，边缘不清，同时伴周围组织水肿；局部皮肤紧张，发亮但不发红，触之坚韧有弹性，有轻触痛；言语、咀嚼(尤其是进酸性饮食)时唾液分泌增加使疼痛加剧；通常一侧腮腺肿胀后 1～4 天累及对侧，双侧肿胀者约占 75%。颌下腺或舌下腺也可同时被累及。腮腺管开口处早期可有红肿，挤压腮腺始终无脓性分泌物自开口处溢出。腮腺肿胀大多于 1～3 天达到高峰，持续 4～5 天逐渐消退而恢复正常。全程 10～14 天。颌下腺和舌下腺也可同时受累，或单独出现。颌下腺肿大，表现为颈前下颌肿胀并可触及肿大的腺体。

3. 并发症

(1) 神经系统：脑膜炎或脑膜脑炎发病率为5%～25%，临床表现为急性高热伴剧烈头痛、呕吐、嗜睡或意识障碍，脑膜刺激征阳性等。脑脊液检查均呈病毒性脑炎或脑膜炎的改变。一般预后良好，个别重症患者可导致死亡。

(2) 生殖系统：腮腺炎病毒易侵犯成熟的生殖腺体，故多见于青春后期的成年患者。睾丸炎常见于腮腺肿大后1周左右，突发高热、寒战、睾丸肿痛，伴剧烈触痛。病变常为单侧，很少导致不育症；卵巢炎主要表现为下腹疼痛，月经周期失调。一般不影响生育能力。

(3) 胰腺炎：发病率约为5%，儿童少见。常发生于腮腺肿胀后1周左右，以中上腹剧痛和触痛、腹肌紧张为主要症状。伴呕吐、发热、腹胀和便秘，有时可扪及肿大的胰腺。

(三) 辅助检查

1. 血常规 白细胞计数正常或稍低，后期淋巴细胞相对增多。

2. 血清和尿淀粉酶 90%患者的血清淀粉酶有轻度和中度增高。淀粉酶增高程度往往与腮腺肿胀程度成正比。无腮腺肿大的脑膜炎患者，尿中淀粉酶也可升高。疑并发胰腺炎时除检测淀粉酶外，血清脂肪酶测定有助于明确诊断。

3. 血清学检查 血清或脑脊液中特异性IgM抗体增高可做早期诊断。

4. 病毒分离 早期患者可在唾液、尿、血、脑脊液中分离到病毒。

(四) 心理-社会状况

患者及其亲属对流行性腮腺炎的认识程度、心理状态，对住院治疗及隔离治疗的认识，患者的家庭成员对患者的关怀程度等。

(五) 处理原则

1. 抗病毒治疗 发病早期可试用利巴韦林每天1 g，儿童15 mg/kg，静脉滴注，疗程5～7天。

2. 对症治疗 患者应卧床休息，呼吸道隔离直至腮腺肿胀完全消退。高热患者可采用物理降温或使用解热剂。

3. 中医治疗 青黛散、紫金锭、醋调外敷，口服板蓝根冲剂等。针灸治疗也有一定疗效。

4. 并发症治疗

> **课堂互动**
>
> 针对患者的病情，应如何配合医生进行治疗？

(1) 脑膜炎或脑膜脑炎：按病毒性脑膜炎处理。头痛剧烈者可用20%甘露醇进行脱水治疗。必要时可短期使用糖皮质激素。

(2) 睾丸炎：用丁字带托住肿大的睾丸可减轻疼痛，局部间歇进行冷敷。男性成年患者在本病早期应用己烯雌酚，每天3次，每次1 mg，能减轻肿痛，预防睾丸炎发生。

(六) 预防

1. 控制传染源 对腮腺炎患者应尽早隔离，隔离至腮腺肿大消退后3天，一般不少于10天。集体儿童机构留验3周。

重点：预防措施。

2. 切断传播途径 病室加强通风换气，集体托幼机构宜采用紫外线空气消毒；避免与急性期患者接触，患者呼吸道分泌物、污染物应消毒。

3. 保护易感人群 强调预防的重点是应用疫苗进行主动免疫，可用腮腺炎减毒活疫苗（国际上推荐应用麻疹-腮腺炎-风疹三联疫苗）进行皮内、皮下接种，亦可采用喷鼻或气雾方法，预防效果可达90%以上。疫苗可致胎儿畸形，孕妇禁用。年幼体弱者接触患者后5天内应注射特异性免疫球蛋白。

【首要护理诊断/问题】

疼痛 与腮腺肿胀有关。

【次要护理诊断/问题】

(1) 体温过高　与病毒感染有关。

(2) 有传播感染的可能　与病原体排出有关。

(3) 潜在并发症:脑膜脑炎。

【护理措施】

1. 病情观察　密切观察患者生命体征变化;有无气道阻塞;观察患者的意识及精神状态,是否出现意识障碍;腮腺肿胀程度的变化,颌下腺或舌下腺有无受累;睾丸、腹部有无疼痛等。

2. 一般护理　急性期卧床休息。给予营养丰富、清淡、易消化半流质或流质饮食,避免进食酸、辣、硬而干燥的食物。注意保持口腔卫生,协助患者经常用生理盐水或复方硼砂溶液漱口。鼓励患者多饮水。

重点:对症护理措施。

3. 对症护理

(1) 高热:以物理降温为主,如头部冷敷、温水或乙醇擦浴等,必要时遵医嘱使用退热剂,注意观察降温效果;多饮水,维持体液平衡等。

(2) 疼痛:腮腺局部外敷中药制剂或间歇冷敷,必要时遵医嘱使用止痛剂,避免引起疼痛加重。

(3) 口腔护理:注意口腔卫生,餐后、睡前用淡盐水漱口或刷牙,以保持口腔清洁、卫生,防止继发感染。

4. 并发症护理　并发睾丸炎可用棉花垫或丁字带将肿胀的睾丸托起,注意避免束缚过紧影响血液循环,局部间歇冷敷治疗,严重者可用2%普鲁卡因局部封闭;并发胰腺炎应注意腹痛的表现,予以禁食,按胰腺炎护理;并发脑膜脑炎参见本教材“流行性乙型脑炎”的相关护理内容。

> **课堂互动**
>
> 针对首要的护理问题,采取哪些护理措施才能使该患者好转?

5. 用药护理　遵医嘱给予抗病毒药物及用解热镇痛药,应注意观察药物疗效及不良反应。

6. 心理护理　注意多与患者交流沟通,讲解腮腺炎的相关知识,增加患者的安全感,以解除患者的恐惧心理。并注意支持和安慰其家人,稳定情绪,密切配合,有利于治疗顺利进行。

7. 健康指导

(1) 宣传腮腺炎的预防知识:向社区居民宣传腮腺炎的预防方法,重点是应用疫苗接种;流行期间,幼儿园等儿童集中的机构应加强通风、空气消毒。

(2) 疾病知识宣教:向患者及家属宣教腮腺炎的相关知识,如病因、临床表现、传播途径、可能出现的并发症等,减少疾病传播。

(3) 家庭护理宣教:对居家治疗的单纯性腮腺炎患者,指导家属做好消毒与隔离、用药护理;为患者提供营养丰富、清淡的流质饮食或软食,减少刺激;家属应做好病情观察,患者如出现高热、呕吐、精神差等立即住院治疗。

知识拓展

腮腺炎种类

腮腺炎包括化脓性(细菌性)和非化脓性(流行性腮腺炎、病毒感染)。化脓性腮腺炎是由细菌感染引起的,常为一侧腮腺肿大,局部皮肤红肿热痛,界限清楚,早期质硬,后期有波动感。挤压腮腺管口有脓溢出。血象白细胞增多,中性粒细胞相对增多。

【护理评价】

(1) 患者疼痛是否减轻,局部肿胀是否减轻。

(2) 患者体温是否保持在正常范围,不适感是否减轻。

(3) 是否发生并发症,发生后是否得到及时治疗。

(4) 是否能够执行消毒隔离措施，感染没有扩大。

七、流行性感冒患者的护理

情景导入

患者，男，12岁，发热2天伴咳嗽、流涕、咽痛1天入院。3天前患者因受寒后出现寒战、发热，体温最高达39.7 ℃，伴头痛、流涕、咽干喉痒、喉痛、干咳、肌肉酸痛和全身不适。病后精神差，食欲减退、恶心，大便每天2～3次，稀便。

查体：T 39.5 ℃，P 116次/分，R 30次/分，呼吸急促，无发绀，咽部充血，扁桃体无肿大，双肺呼吸音粗，可闻及少许湿啰音。

流行性感冒(influenza)简称流感，是由流感病毒引起的急性呼吸道传染病。临床表现以高热、乏力、头痛及全身中毒症状为主，而上呼吸道症状相对较轻。本病潜伏期短，传染性强、传播迅速。主要通过飞沫传播。病原体有甲、乙、丙三型流感病毒，特别是甲型流感病毒易发生变异，可引起反复流行或大流行。

重点：流行性感冒的概念。

【病原学】

流感病毒属于正黏病毒科，呈球形或丝状，其中球形直径80～120 nm，丝状流感病毒长度可达400 nm。病毒由包膜、基质蛋白和核心组成，核心包含病毒单股负链RNA，具有特异性。基质蛋白构成病毒的外壳骨架，起到保护病毒核心并维系病毒空间结构的作用。病毒包膜中主要有两种糖蛋白，即血凝素(hemagglutinin，HA)和神经氨酸酶(neuraminidase，NA)，NA的作用主要是协助释放病毒颗粒，促其黏附于呼吸道上皮细胞，此外还能促进病毒颗粒的播散。HA在病毒进入宿主细胞的过程中起主要作用。

重点：病毒变异导致流行。

流感病毒根据感染的对象可分为人、猪、马及禽流感病毒。其中人流感病毒根据其核蛋白和基质蛋白 M_1 的抗原性分为甲、乙、丙三型(A、B、C三型)，三型间无交叉免疫。甲型根据H和N的抗原性不同分为若干亚型，H分为16个亚型(H1～H16)，N有9个亚型(N1～N9)。感染人的甲型流感病毒主要为H1～H7，和N1～N9亚型有关。

流感病毒不耐热，65 ℃加热30 min或煮沸(100 ℃)1 min可灭活。流感病毒对紫外线及常用消毒剂(如1%甲醛、过氧乙酸、含氯消毒剂)均敏感，但对干燥及寒冷有相当耐受力，真空干燥或−20 ℃以下仍可存活。

流感病毒的最大特点是易于发生抗原变异，由于不断发生抗原变异导致反复流行。其中甲型流感病毒变异最频繁、传染性强，常引起流感大流行。20世纪发生的4次世界大流行，均由甲型流感病毒引起，乙型及丙型流感病毒的抗原性非常稳定。

【流行病学】

1. 传染源 患者和隐性感染者是主要的传染源。发病1～7天有传染性，病初2～3天传染性最强。甲型流感可有动物传染源，如猪、马、牛及鸟类等。

2. 传播途径 主要经呼吸道飞沫传播，也可通过接触被污染的手、日常用具等间接传播。

3. 易感人群 人群普遍易感，感染后可获得对同型病毒的免疫力，但维持时间短且不同亚型间无交叉免疫性。病毒变异后，人群无免疫力，人群重新感染反复发病。

4. 流行特征 本病好发于冬、春季。流感病毒具有较强的传染性，常突然发生，迅速传播，发病率高，流行过程短，极易引起流行和大流行。甲型流感暴发一般每隔10～15年就会发生1次，因抗原变异而产生一个新的亚型，人类对其缺乏免疫力，故引发世界性大流行。乙型流感可引起局部流行，而丙型流感多为散发。

【发病机制】

难点：流感的发病机制。

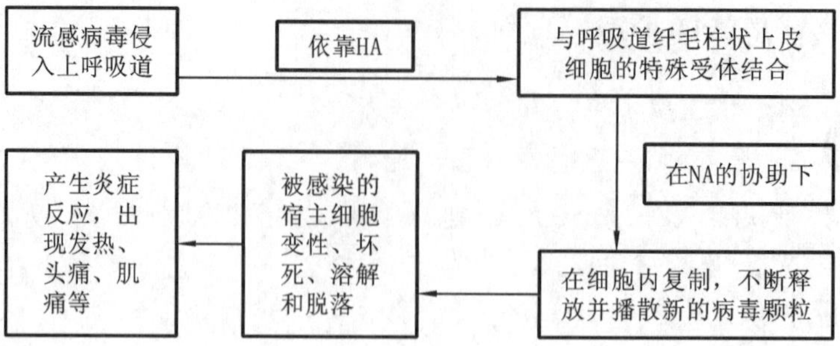

【护理评估】

(一) 健康史

了解个人的健康状况、当地流感流行情况、生活习惯、工作环境和工作条件，发病前是否与可疑病死禽类密切接触等。

(二) 身体状况

重点：单纯型与肺炎型流感的临床表现。

潜伏期一般为1～3天，最短者仅数小时。各型流感病毒所致症状基本表现一致，但可有轻重不同。

1. 典型流感(单纯型) 突起畏寒、发热，伴头痛、乏力、全身酸痛及食欲下降等中毒症状。体温可达39 ℃以上，部分患者可伴有鼻塞、流涕、咽痛、干咳等局部症状。查体可见面色潮红、眼结膜及咽部充血。肺部听诊可闻及干啰音。病程4～7天，但咳嗽和乏力可持续数周。

2. 肺炎型流感 主要见于老人、婴幼儿、慢性病患者及免疫力低下者。起病初期症状与典型流感相似，1天后病情迅速加重，出现高热持续不退、咳嗽、咳痰、呼吸困难、发绀及胸闷等症状，甚至剧烈咳嗽伴血性痰，可伴有心、肝、肾功能衰竭。体检时两肺呼吸音减弱，双肺满布湿啰音，但无肺实变体征。X线胸片显示双肺絮状阴影，散在分布。白细胞计数下降，中性粒细胞减少，痰细菌培养阴性，抗生素治疗无效。多于5～10天内发生呼吸衰竭或循环衰竭，预后较差。

3. 轻型流感 急性起病，轻度或中度发热，全身和呼吸道症状轻，2～3天痊愈。

4. 其他类型流感 除流感的症状和体征外，还伴有肺外表现。

(1) 胃肠型：出现腹痛、腹泻、呕吐等消化道症状。

(2) 脑膜炎型：表现为意识障碍、颅内压增高、脑膜刺激征等神经系统症状。

(3) 心肌炎型和心包炎型：病变累及心肌、心包。

(4) 肌炎型：仅见于儿童，以横纹肌溶解为主要表现。

5. 并发症 呼吸系统并发症包括急性鼻窦炎、急性化脓性扁桃体炎、细菌性肺炎和细菌性气管炎等；肺外的并发症有瑞氏综合征(Reye's syndrome)、中毒性休克、中毒性心肌炎等。

知识链接

瑞氏综合征(Reye's syndrome)

瑞氏综合征又称脑病-肝脂肪变综合征，是由脏器脂肪浸润所引起的，以脑水肿和肝功能障碍为特征，多见于儿童，病因不明。表现为剧烈头痛、呕吐、嗜睡、昏迷和惊厥等，伴有肝大、肝功能损害。

(三) 心理-社会状况

询问患者病后的心理反应，疾病对生活的影响。了解患者对住院与隔离的认识，是否有被约束及孤独感。患者及家属对疾病的认识，对护理和治疗的要求。

（四）辅助检查

1. 血常规 白细胞总数正常或减少，中性粒细胞减少显著，淋巴细胞相对增多。若继发细菌感染时，白细胞及中性粒细胞增多。

2. 病原分离 确诊的主要依据。在发病3天内取患者的含漱液或鼻咽部、气管分泌物，接种于鸡胚或组织培养，进行病毒分离。

> **课堂互动**
> 该患者可能是什么疾病？依据有哪些？

3. 血清学检查 分别取急性期及2周后的血清，进行血凝抑制试验或补体结合试验，血清抗体效价4倍或以上增长，则为阳性。

4. 免疫荧光法检测抗原 起病3天内鼻黏膜压片染色找包涵体，荧光抗体检测可呈阳性。

5. 肺部X线检查 肺炎型者可见肺部散在絮状阴影，以肺门处较多。

（五）处理原则

1. 对症治疗 高热者，给予物理降温，必要时遵医嘱使用解热镇痛药；干咳者可口服咳必清，有痰者给予止咳祛痰药；有呼吸、循环衰竭应给予相应处理。

2. 抗流感病毒治疗 目前主要选用金刚烷胺、奥司他韦及利巴韦林。金刚烷胺用量一般为成人200 mg/d，分2次口服，疗程3～4天，此种药物只对甲型流感病毒有效。奥司他韦口服剂量一般为成人每天2次，每次75 mg，连用5天。利巴韦林对各型流感均有效，不良反应少。

> **课堂互动**
> 针对患者的病情变化，应如何配合医生进行治疗？

3. 中药治疗 中药治疗流感的方法多，效果较好，如连翘、金银花、黄芪等。

4. 抗生素治疗 主要用于防治继发性细菌感染。

（六）预防

1. 控制传染源 早发现、早报告、早隔离、早治疗，患者呼吸道隔离1周或至主要症状消失。

重点：预防措施。

2. 切断传播途径

（1）流行期间避免集会或集体娱乐活动，老幼病残易感者不去人口稠密的公共场所，注意通风。

（2）医护人员戴口罩、洗手，防止交叉感染。

（3）患者的用具及分泌物要彻底消毒。

3. 保护易感人群 接种灭活流感疫苗是预防流感的基本措施，接种对象为老人、儿童、严重慢性病患者、免疫力低下及可能密切接触患者的人员，接种时间为每年10～11月中旬，每年接种1次，2周可产生有效抗体。发热或急性感染期推迟接种。对疫苗过敏、格林巴利综合征、妊娠3个月内、严重过敏体质等禁忌接种。

【首要护理诊断/问题】

体温过高 与毒血症有关。

【次要护理诊断/问题】

（1）活动无耐力 与发热、毒血症有关。

（2）焦虑 与缺乏流感知识、呼吸困难导致的不适感、担心预后等有关。

（3）气体交换受损 与并发肺炎致通气、换气功能障碍有关。

（4）潜在并发症：急性鼻窦炎、细菌性肺炎、中毒性心肌炎、中毒性休克等。

【护理目标】

（1）患者体温恢复正常。

（2）患者不适症状减轻，活动耐力增加。

（3）患者了解本病的知识，没有焦虑和恐惧，能够配合治疗和护理。

（4）患者呼吸平稳，气道通畅。

（5）患者没有发生并发症或并发症得到很好的治疗。

重点:对症护理措施。

【护理措施】

1. 病情观察 严密监测生命体征,尤其是观察体温的变化;对老人、儿童及其他免疫力低下者应注意观察有无持续高热、剧烈咳嗽、咳血性痰、呼吸困难、发绀等症状,警惕肺炎型流感的发生,并注意观察有无心功能不全及肺水肿等并发症的发生。

2. 一般护理 发热期取舒适体位卧床休息。给予营养丰富、富含维生素、清淡、易消化的流质或半流质饮食,多饮水。必要时静脉补液。

3. 对症护理

(1) 高热:体温超过 39 ℃时,及时进行物理降温如头部冰敷,或遵医嘱给予解热药。

(2) 呼吸困难:应协助患者取半卧位,吸氧。协助患者排痰,勤给患者翻身、拍背,必要时可用雾化吸入、机械吸痰等方法以保持呼吸道通畅。

(3) 其他:咳嗽者可遵医嘱给予止咳祛痰药物;咽痛者可用蒸气吸入或淡盐水漱口。

4. 用药护理 密切观察用药后的疗效和不良反应,高热儿童降温避免应用阿司匹林,以免诱发脑病-肝脂肪变综合征(Reye 综合征);金刚烷胺有一定的中枢神经系统不良反应,如头晕、嗜睡、失眠、共济失调等,肾功能不全、老年及血管硬化者慎用,孕妇及有癫痫史者禁用。

课堂互动

针对首要的护理问题,采取哪些护理措施才能使该患者病情缓解?

5. 心理护理 因高热、全身不适等患者易出现紧张、焦虑、恐惧等心理,护理人员多与患者交流、沟通,了解患者的思想动态,关心、同情患者,并做好有关流感的知识宣教,指导患者及家属正确进行隔离及护理。

6. 健康指导

(1) 宣传流感的预防知识:注意个人卫生,经常用肥皂和清水洗手;居室多开窗通风,保持空气新鲜,衣服、被褥宜常洗晒;不随地吐痰,咳嗽或打喷嚏用纸巾遮住口鼻;平时防寒保暖、加强身体锻炼、增强身体抵抗力,冬、春流行季节不去人口稠密的公共场所;老人、儿童、孕妇、患有严重慢性病者等应在每年流感流行前的秋季进行流感疫苗接种。

(2) 疾病知识宣教:宣传流感的病因、临床表现、诊治方法及预防方法等,流行季节出现高热、全身酸痛、鼻塞、流涕、咽痛、干咳等症状及时就诊。

【护理评价】

(1) 体温是否降至正常范围。

(2) 呼吸困难是否缓解或消失。

(3) 能否正确预防流感。

(4) 无并发症发生或能够发现并发症并及时得到处理。

八、流行性出血热患者的护理

情景导入

患者,女,30 岁,以畏寒、高热、头痛、全身疼痛 3 天为主诉入院。患者于 3 天前突起畏寒、发热,体温 38.5~39.5 ℃,伴有全身疼痛、腰痛,在当地医院给予静脉应用抗生素、抗病毒药物治疗 3 天无好转。大便呈稀水样,伴脐周隐痛,无里急后重,小便量减少。

查体:T 39 ℃,P 98 次/分,R 22 次/分,BP 60/50 mmHg,急性病容,神清,球结合膜充血,颈软,腋下皮肤可见数个出血点,咽部充血,心律齐,98 次/分,未闻及杂音,腹软,肝脾未扪及,脐周轻压痛。

重点:流行性出血热的概念。

流行性出血热(epidemic hemorrhagic fever,EHF)又称肾综合征出血热,是由流行性出血热病毒引起的自然疫源性疾病。流行性出血热是以鼠类为主要传染源的自然疫源性疾病,临床上以发热、休克、出血倾向及肾脏损害为主要特征。

【病原学】

汉坦病毒属布尼亚病毒科汉坦病毒属的 RNA 病毒，呈球形或卵圆形，病毒至少有 16 个血清型，我国流行的类型主要为Ⅰ型汉坦病毒（野鼠型）和Ⅱ型汉坦病毒（家鼠型）。汉坦病毒抵抗力弱，对热和酸敏感，高于 37 ℃和 pH<5.0 均易被灭活，脂溶剂如乙醚、氯仿和去氧胆酸盐等可使其灭活，对一般消毒剂及紫外线亦敏感。

知识链接

汉坦病毒的来历

多年来，各国的学者曾用各种动物组织细胞进行病原体分离实验，并用荧光抗体染色、间接血凝试验、病毒干扰等方法试图证明病毒的存在，但都未能继续传代。1976 年国外报告在黑线姬鼠朝鲜亚种的肺及肾组织中发现了朝鲜出血热抗原的存在；1978 年用非疫区黑线姬鼠首次分离到“朝鲜出血热病毒”，也称“汉坦病毒”。

【流行病学】

1. 传染源　许多脊椎动物能自然感染汉坦病毒，在我国的主要宿主和传染源是褐家鼠、黑线姬鼠，林区则主要以大林姬鼠为主。带病毒的动物可经粪便、尿及唾液排出。患者早期的血液和尿液中可携带病毒，但不是主要的传染源。

2. 传播途径

（1）呼吸道传播：空气被病鼠排泄物污染后，经呼吸道吸入而感染人体。

（2）消化道传播：进食被病鼠排泄物污染后的食物，经消化道感染。

（3）接触传播：被鼠咬伤或破损的伤口接触病鼠的血液或排泄物而感染。

（4）母婴传播：孕妇感染后经胎盘感染胎儿。

（5）虫媒传播：寄生于鼠类的革螨或恙螨可能通过吸血传播本病。

3. 易感人群　人群普遍易感，隐性感染率较低，感染后可获得终身免疫，各型之间有交叉免疫。

4. 流行特征

（1）地区性：主要分布于亚洲，其次为欧洲和非洲。我国疫情最重。

（2）季节性和周期性：一年四季均可发病，但有明显的高峰季节。黑线姬鼠传播者以 11 月至次年 1 月为高峰，5～7 月为小高峰。褐家鼠传播者以 3～5 月为高峰，黑线姬鼠传播者流行高峰在夏季。本病发病率有一定的周期性波动，黑线姬鼠为主要传染源的疫区，一般相隔数年有 1 次较大的流行。褐家鼠为传染源的疫区周期性尚不明确。

（3）人群分布：以男性青壮年农民和工人发病较多，其他人群亦可发病。与接触传染源的机会呈正相关。

【发病机制】

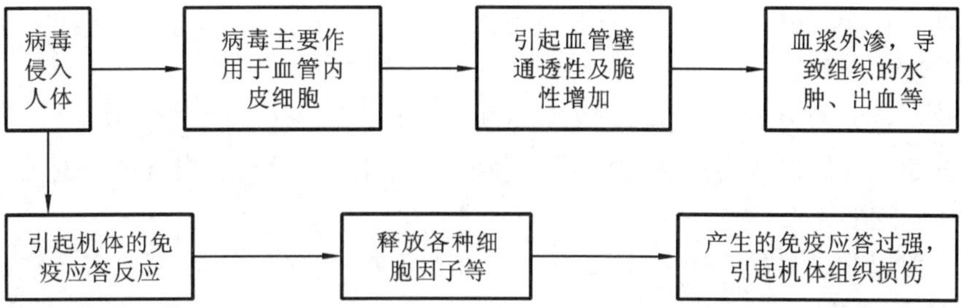

【护理评估】

（一）健康史

（1）询问患者是否在流行季节到过疫区。

(2) 有无发热,热型及持续时间。

(3) 有无食欲缺乏、恶心、呕吐或腹痛、腹泻等胃肠道症状。

(4) 咽喉部有无疼痛,皮肤有无出血,尿量是否减少等。

重点:各期的临床表现特征。

(二) 身体状况

潜伏期为4～46天,一般7～14天。典型病例有以下五期。

1. 典型病例分期

1) 发热期　主要表现为发热、全身中毒症状、毛细血管损伤和肾损害。

(1) 发热:起病急,体温在39～40 ℃,稽留热多见,热程在3～7天,一般体温越高,热程越长,病情会越重。

(2) 全身中毒症状:主要表现为全身酸痛和"三痛征"(包括头痛、腰痛、眼眶痛),多数患者有消化道症状,如食欲减退、恶心、呕吐、腹泻等。重症患者可出现嗜睡、躁动不安、谵妄等神经精神症状。

(3) 毛细血管损伤:主要为皮肤黏膜充血、出血和渗出水肿的表现。皮肤充血多见于面、颈、上胸部而呈现"酒醉貌"(也称三红征);皮肤出血常见于腋下及胸背部,多呈条索状或抓挠样,早期软腭黏膜可有淤点,眼结膜呈片状出血,少数患者有鼻出血、咯血、血尿或黑便;渗出水肿主要表现为皮下水肿、球结膜水肿或胸腔积液、腹腔积液。

(4) 肾脏损伤:主要表现为蛋白尿和管型尿。

2) 低血压休克期　在病程的4～6天,多数患者在发热期末或热退同时出现血压下降,本期显著的特点是热退而其他症状如全身症状、出血倾向、胃肠道症状等加重,开始可表现为面色潮红、四肢温暖,随后转为面色苍白、口唇青紫、四肢厥冷、脉搏细速、尿少等,若未有效控制,长期组织灌注不良,则可发生DIC、脑水肿、ARDS和急性肾功能衰竭等。

3) 少尿期　一般在病程的5～8天,持续2～5天。多数患者随低血压休克期发展而来,也可与休克期重叠发生或由发热期越期进入少尿期。本期主要表现为尿毒症、酸中毒、水和电解质紊乱、高血容量综合征。①少尿、无尿是本期的主要特征。②尿毒症:厌食、恶心、呕吐、腹胀、腹泻、头晕、头痛、烦躁、嗜睡,甚至昏迷和抽搐等。③代谢性酸中毒:呼吸增快或Kussmaul呼吸。④电解质紊乱:因低血钠或高血钾而导致乏力及心律失常等,水钠潴留则进一步加重组织的水肿,可出现腹腔积液,严重者可出现高血容量综合征。⑤出血倾向:皮肤黏膜淤点、淤斑及呕血、便血、血尿、颅内出血或其他脏器出血等。⑥高血容量综合征:全身水肿、体表静脉充盈、脉搏洪大、高血压等。本期病情最重,患者可因病情恶化或并发症而死亡。

4) 多尿期　大多在病程9～14天,可根据尿量和氮质血症的情况大致分为3期。①移行期:尿量由每天500 mL增至2000 mL,而尿素氮和肌酐反而上升,症状仍严重。②多尿早期:每天尿量升至2000 mL以上,氮质血症未见改善,症状仍重。③多尿后期:每天尿量超过3000 mL,氮质血症有所好转,精神、食欲逐渐恢复。应警惕脱水、继发性休克及电解质紊乱的发生。本期持续1～2周。

5) 恢复期　在病程第3～4周后,尿量逐渐减少至2000 mL以下,精神、食欲渐正常,大概在1～3个月完全恢复。

2. 并发症　可并发内脏出血、肺水肿、脑水肿、ARDS、脑膜炎以及继发感染等。

3. 临床分型　根据发热高低、中毒症状轻重和出血、休克、肾功能损害的严重程度,本病可分为5型。

(1) 轻型:体温39 ℃以下,中毒症状轻;血压基本正常;出血现象少;肾损害较轻,尿蛋白为+～++,无明显少尿期。

(2) 中型:体温在39～40 ℃,中毒症状较重,有明显出血及少尿期,尿蛋白(+++);收缩压低于90 mmHg或脉压小于26 mmHg。

(3) 重型:体温≥40 ℃,全身中毒症状及外渗现象严重,可出现中毒性精神症状;皮肤、黏膜出血现象较重，如皮肤淤斑、腔道出血；肾损伤严重，少尿期持续5天以内或尿闭2天以内。

(4) 危重型：在重型基础上出现以下情况之一者，如难治性休克；重要脏器出血；少尿超过5天或尿闭2天以上和尿素氮高于42.84 mmol/L；出现心力衰竭、肺水肿；中枢神经系统并发症及严重继发感染。

(5) 非典型：发热38 ℃以下，皮肤黏膜可有散在出血点，尿蛋白(±)，血尿特异性抗原或抗体阳性者。

（三）辅助检查

1. 血常规 早期白细胞总数正常或偏低，3～4天后即明显增多，可达$(15\sim30)\times10^9$/L，中性粒细胞增多，重型、危重型患者可出现幼稚细胞呈类白血病反应。淋巴细胞在起病4～5天后增多，并出现较多的异型淋巴细胞。

2. 尿常规 显著蛋白尿为本病的特征之一。病程第2天可出现尿蛋白，第4～6天尿蛋白常为＋＋＋～＋＋＋＋。尿中还可有红细胞、管型或膜状物(大量蛋白和脱落上皮细胞的凝聚物)，故必须强调多次查尿，有助于诊断。

> **课堂互动**
>
> 该患者可能是什么疾病？诊断依据有哪些？

3. 血液生化 血中尿素氮(BUN)和肌酐(Cr)在低血压休克期轻、中度增高。少尿期至多尿期达高峰，以后逐渐下降，升高程度及幅度与病情成正比。发热期血气分析以呼吸性碱中毒多见，休克期和少尿期以代谢性酸中毒为主。血钠、氯、钙在各期中多数降低，血钾在发热期和休克期处于低水平，少尿期升高，多尿期又降低。

4. 凝血功能 发热期开始血小板减少，其黏附、凝聚和释放功能降低。若出现DIC，血小板常在50×10^9/L以下，高凝期则凝血时间缩短，消耗性低凝血期则纤维蛋白原降低，凝血酶原时间延长和凝血酶时间延长。

5. 免疫学检查

(1) 血、尿检查：早期患者的血清及外周血中性粒细胞、单核细胞、淋巴细胞以及尿沉渣细胞均可检出EHF病毒抗原。

(2) 特异性抗体检查：血清IgM和IgG抗体。IgM 1∶20为阳性。IgG 1∶40为阳性，双份血清抗体滴度上升4倍有诊断价值。

（四）心理-社会状况

患者因起病突然、病情重或缺乏疾病的有关知识，而出现紧张、焦虑、恐惧等心理反应。

（五）处理原则

做好“三早一就”为该病的治疗原则，即早期发现、早期休息、早期治疗和就近治疗。治疗中要注意防治休克、肾功能衰竭和出血。

重点：各期的治疗原则。

1. 发热期

(1) 控制感染　进行抗病毒治疗，发病4天内患者可用利巴韦林1 g/d，加入10%葡萄糖溶液中静脉滴注，持续3～5天。

(2) 减轻外渗　每天输注平衡盐溶液和葡萄糖盐水1000 mL左右，适当给予路丁、维生素C等。发热后期给予20%甘露醇125～250 mL静脉滴注。

(3) 改善中毒症状　高热以物理降温(冰敷)为主。中毒症状重者可给予地塞米松5～10 mg静脉滴注。

(4) 预防DIC　适当给予低分子右旋糖酐或丹参注射液静脉滴注，以降低血液黏滞性。有DIC指征者，在检验的监测下，可用小剂量肝素治疗。定期检查凝血功能。

2. 低血压休克期

(1) 补充血容量　宜早期、快速和适量，争取4 h内血压稳定。液体应晶胶结合，以平衡盐为主。扩容期间密切观察血压变化，血压正常后输液仍需维持24 h以上。

(2) 纠正酸中毒　用5%碳酸氢钠溶液,每次60～100 mL,根据病情给予1～4次/天。

> **课堂互动**
> 针对患者的病情变化,应如何配合医生进行抢救?

(3) 血管活性药物与糖皮质激素的应用　如经补液、纠正酸中毒后血压仍不稳定者可用血管活性药物。如多巴胺10～20 mg/100 mL静脉滴注,同时也可用地塞米松10～20 mg静脉滴注。

3. 少尿期

(1) 稳定内环境　少尿早期需与休克所致的肾前性少尿相鉴别,若尿比重大于1.20,尿钠小于40 mmol/L,尿尿素氮与血尿素氮之比大于10∶1,应考虑肾前性少尿。可输注电解质溶液500～1000 mL,并观察尿量是否增加,或用20%甘露醇100～125 mL静脉滴注。观察3 h,尿量若少于100 mL,则为肾实质损害所致少尿,宜严格控制输入量。此期每天补液量为前一天尿量和呕吐量加500～700 mL。补液成分除纠正酸中毒所需5%碳酸氢钠溶液外,主要输入高渗葡萄糖溶液(含糖量200～300 g),以减少体内蛋白质分解。

(2) 促进利尿　少尿初期可应用20%甘露醇125 mL静脉滴注,以减轻肾间质水肿。常用利尿药物为呋塞米(速尿),可从小量开始,逐步加大剂量至100～300 mg/次,直接静脉滴注。效果不明显时尚可适当加大剂量,4～6 h重复一次。

(3) 导泻　为防止高血容量综合征和高血钾,少尿期可进行导泻,常用甘露醇25 g口服,2～3次/天。

(4) 透析疗法　明显氮质血症、高血钾或高血容量综合征的患者,可应用血液透析或腹膜透析。

4. 多尿期

维持水、电解质平衡,防止继发感染,忌用对肾有毒性的抗生素。

5. 恢复期

补充营养,出院后应休息1～2个月,逐步恢复工作。定期复查肾功能、血压和垂体功能,如有异常应及时治疗。

(六) 并发症治疗

1. 消化道出血　若为DIC消耗性低凝血期,宜补充凝血因子和血小板。DIC纤溶亢进期则应用六氨基己酸或对羧基苄胺静脉滴注。肝素类物质增加所致出血,可应用鱼精蛋白或甲苯胺蓝静脉注射。尿毒症所致出血则需透析治疗。

2. 中枢神经系统并发症　出现抽搐时用地西泮(安定)或异戊巴比妥钠静脉注射。脑水肿或颅内高压则应用甘露醇静脉滴注,无尿时应考虑透析治疗。

3. 急性呼吸窘迫综合征　应停止或控制输液,应用强心、镇静、扩张血管和利尿的药物,并可应用大剂量糖皮质激素,地塞米松20～30 mg,静脉注射,每8 h 1次。

(七) 预防

重点: 预防措施。

1. 控制传染源　加强社区宣传,防鼠、灭鼠是预防本病最基本的重要措施;急性期患者应隔离治疗。

2. 切断传播途径　注意个人、饮食及环境卫生,防止鼠类排泄物污染食物,不用手接触鼠类及其排泄物。进入疫区、有鼠类活动的区域或野外的工作人员应按要求戴口罩,穿"五紧"服,系好领口、袖口等,并避免被鼠咬伤;接触患者应穿隔离衣,戴手套、口罩及帽子,处理污物、利器时注意做好个人防护,防止污染或刺伤。

3. 保护易感人群　对开荒、野营等高危人群可注射沙鼠肾细胞疫苗,提高特异性免疫力,从而获得较好的预防效果。

【首要护理诊断/问题】

体温过高　与流行性出血热病毒感染有关。

【次要护理诊断/问题】

(1) 组织灌注量改变　与血管壁损伤造成血浆大量外渗有关。

(2) 体液过多　与血管通透性增加及肾脏损害水钠潴留有关。

(3) 恐惧　与病情严重、患者痛苦、预后不良有关。

(4) 潜在并发症:出血、心力衰竭、肺水肿、DIC 等。

【护理目标】

(1) 体温降至正常。

(2) 血压平稳,尿量正常,意识清楚,手、足皮肤温暖。

(3) 水肿消退,活动耐力增强。

(4) 焦虑、恐惧、紧张的情绪缓解,能够很好地配合治疗和护理。

(5) 无并发症发生或并发症症状好转。

【护理措施】

1. 病情观察　观察生命体征及意识状态;观察充血、出血及渗出的表现,有无"三红"、"三痛"的表现,有无呕血、便血、腹腔积液及肺水肿等表现;严格记录 24 h 出入液量,观察尿量、颜色、性状及尿蛋白的变化;有无厌食、恶心、呕吐等尿毒症症状,监测血尿素氮、肌酐、电解质和酸碱平衡等血生化检查结果。

2. 一般护理

(1) 隔离消毒:急性期传染性较强,应采取呼吸道隔离、接触隔离、消化道隔离等,隔离至急性症状消失。接触者穿隔离衣,戴手套、口罩及帽子,被患者血液、排泄物污染过的物品及环境应及时消毒。

(2) 休息与体位:症状明显或有并发症者发病后即应绝对卧床休息,且不宜搬动,以免加重组织脏器的出血。恢复期患者应注意休息,逐步增加活动量。

(3) 饮食:发热期给予高热量、高维生素、清淡易消化的流质或半流质饮食,如糖水、米汤、鱼汤等,少量多餐,适当补充液体量;少尿期给予高糖类、高维生素、低钾、低钠、低蛋白饮食,限制饮水;多尿期应补充足量的液体及钾盐,患者应多食用含钾丰富的食物,如香蕉、橘子等。消化道出血的患者应禁食。

(4) 皮肤黏膜护理:保持床铺清洁、干燥、平整,以减少皮肤的不良刺激;衣服应宽松、柔软,出汗较多时应及时更换;更换体位时避免采用拖、拉、拽等动作以免损伤皮肤;做好口腔护理,保持口腔黏膜的清洁、湿润,及时清除口腔分泌物及痰液;保持会阴部清洁,对留置导尿管者,应严格执行无菌操作,定时冲洗膀胱,防止上行感染。

3. 对症护理

重点:对症护理措施。

(1) 高热:以物理降温为主,如使用冰袋、冰帽等冷敷,但禁用乙醇及温水擦浴,以免加剧皮肤损伤。忌用强效退热药,防止大量出汗促使患者提前进入休克期。

(2) 休克。

①患者进入休克期即应取平卧位或中凹卧位,专人护理,减少搬动,吸氧。

②迅速建立静脉通道,遵医嘱准确、迅速输入液体,扩充血容量,以平衡盐溶液为主,力争 4 h 内血压稳定;纠正代谢性酸中毒;血压过低时遵医嘱用多巴胺等血管活性药;输液过程中密切观察血压变化,避免补液过多、过快诱发心力衰竭、肺水肿等。

③密切观察患者生命体征、尿量、神志等。

(3) 急性肾功能衰竭。

①补液本着量出为入、宁少勿多的原则,每天进水量应为前一天液体排出量加 500 mL,以口服补液为主,静脉补液时应控制输液速度。

②减少循环血液量,如利尿、导泻或透析疗法等治疗,

课堂互动

针对首要的护理问题,采取哪些护理措施才能使该患者转危为安?

利尿、导泻治疗时，观察用药后反应，协助患者排尿、排便，观察大小便的颜色，准确记录 24 h 出入液量。

③出现高血容量综合征，立即减慢或停止输液，使患者保持坐位或半坐位，双下肢下垂，同时报告医生。

4. 用药护理 遵医嘱及时用药，高热患者需药物降温时，忌用大剂量退热剂；使用利尿剂和导泻药时，要注意用药后效果及不良反应，记录大小便的改变。

5. 心理护理 本病病情较重、病程长、死亡率高，患者及家属易产生焦虑、恐惧等心理反应，在护理过程中，应加强与患者的交流沟通以及时了解患者的情绪变化，鼓励患者表达自己的感受，对患者关心的问题给予耐心解释，解除患者的思想顾虑。

6. 健康指导

(1) 疾病预防知识：加强社区宣传，使群众认识到防鼠、灭鼠是预防本病最基本的重要措施。进入疫区或野外的工作人员应做好防鼠、防虫措施并接种疫苗。

(2) 疾病有关知识：对患者及家属讲解疾病的原因、临床表现和诊治方法，如有鼠类或其他宿主动物接触史，出现发热及特征性的“三红”、“三痛”等应及时到医院就诊。

(3) 出院指导：由于肾功能完全恢复需要较长时间，出院后需继续休息，加强营养，并定期复查肾功能，以了解恢复情况。

【护理评价】

(1) 体温是否下降至正常。

(2) 血压是否平稳，尿量是否正常，意识是否清醒，手、足皮肤是否温暖。

(3) 水肿是否消退，患者精神是否好转。

(4) 焦虑、紧张情绪是否缓解，痛苦的表情是否改善。

(5) 有无并发症发生或并发症症状是否好转。

九、传染性非典型肺炎患者的护理

情景导入

男，32 岁，以发热，头痛，关节、肌肉酸痛，乏力，胸闷，咳嗽，咳少许血丝痰 2 天入院。

查体：体温 40.1 ℃，无淋巴结肿大，右肺可闻及少许湿啰音，肝脾肋下未触及。

重点：传染性非典型肺炎的概念。

传染性非典型肺炎(infectious atypical pneumonia)，是由 SARS 相关冠状病毒(SARS-CoV)引起的急性呼吸系统传染病，又称为严重急性呼吸综合征(severe acute respiratory syndrome，SARS)。临床上常以发热为首发症状，伴有乏力、头痛、干咳、腹泻、关节肌肉酸痛等症状，严重者出现呼吸窘迫。本病主要通过近距离飞沫传播，传播迅速，病死率高。

知识链接

非典型肺炎

非典型肺炎实际是由细菌引起的与典型肺炎不同的一组肺炎，曾泛指细菌以外的病原体所致的肺炎。现在主要指由支原体、衣原体、军团菌、立克次体、腺病毒以及其他不明微生物引起的急性呼吸道感染伴肺炎。这些病原体亦称非典型病原体。非典型肺炎主要通过近距离空气飞沫和密切接触传播，是一种呼吸道急性传染病，有比较强的传染性。

【病原学】

SARS 冠状病毒，为单股正链 RNA 病毒，是一种新型冠状病毒。其抵抗力较强，在人体外存活数小时，在人排泄物的环境中可存活 4 天，在 0 ℃的环境中可长时间存活，但不耐热，75 ℃ 30 min可灭活。对氯仿、甲醛及紫外线等敏感。

【流行病学】

1. 传染源 患者是主要传染源。急性期患者体内病毒含量高，且症状明显，如打喷嚏、咳嗽等排出病毒。少数患者腹泻，粪便中含有病毒。重症患者通过气管插管或呼吸机辅助呼吸等排出大量呼吸道分泌物而传染给他人。

2. 传播途径

(1) 飞沫传播：近距离的飞沫传播是本病主要的传播途径。

(2) 接触传播：通过密切接触患者的呼吸道分泌物、消化道排泄物或其他体液，或者接触被患者污染的物品，导致感染。

3. 人群易感性 人群普遍易感，患病后可能获得一定程度的免疫，尚无再次发病的报告。发病者以青壮年居多，患者家庭成员和收治患者的医护人员属于高危人群。

4. 流行特征 本病于 2002 年 11 月首先在我国广东佛山被发现，于 2003 年 8 月该次流行基本被控制。该次流行发生于冬末春初。主要流行于人口密集的城市，有明显的家庭和医院聚集现象，农村少见。

【病因及发病机制】

病因及发病机制尚不清楚，起病早期可出现毒血症。目前倾向于认为 SARS 病毒感染诱导的免疫损伤是本病发病的主要原因。

肺部的病理改变明显，镜下以弥漫性肺泡损伤病变为主，有肺水肿及透明膜形成。病程 3 周后有肺泡内机化及肺间质纤维化，造成肺泡纤维闭塞。可见小血管内微血栓和肺出血、散在的小叶性肺炎及肺泡上皮脱落、增生等病变。肺门淋巴结多充血、出血及淋巴组织减少。

【护理评估】

（一）健康史

(1) 询问患者是否在流行季节到过疫区，或有 SARS 患者或疑似 SARS 患者接触史。

(2) 有无发热，热型及持续时间。

(3) 有无咳嗽、咳痰及呼吸困难的表现；X 线检查结果。

(4) 有无食欲缺乏、恶心、呕吐或腹痛、腹泻等胃肠道症状。

（二）身体状况

潜伏期为 1～16 天，常见为 3～5 天。

1. 典型(普通型) 急性起病，常以发热为首发症状，体温在 38 ℃以上，可伴有头痛、乏力、全身肌肉酸痛、腹泻等全身症状，一般无上呼吸道局部症状。病程 4～9 天后出现干咳少痰、胸闷、呼吸困难等症状，肺部体征不明显，部分患者可闻及少许湿啰音或有实变体征。病程 10～14 天，发热、乏力等中毒症状加重，咳嗽加剧，并出现明显呼吸困难，稍活动则出现气喘、胸闷、心悸等表现。2～3 周后，发热渐退，各种症状减轻至消失。肺部炎性病变于体温正常后 2 周左右完全吸收和恢复正常。

重点：典型患者的临床表现。

2. 轻型 急性起病，症状轻，发热不高，病程短。此型多见于儿童。

3. 重型 起病急，病情进展迅速，易出现急性呼吸窘迫综合征(ARDS)。有下列表现之一均为重型：①多叶病变或 48 h 内病灶进展大于 50%。②呼吸困难，呼吸频率大于 30 次/分。③低氧血症，吸氧 3～5 L/min，氧合指数低于 300 mmHg。④休克、ARDS。

（三）辅助检查

1. 血常规 病程初期到中期白细胞计数正常或下降，淋巴细胞常减少，部分患者血小板减少。

2. 血液生化 丙氨酸氨基转移酶(ALT)、乳酸脱氢

> **课堂互动**
>
> 该患者可能是什么疾病？诊断依据有哪些？首要做的辅助检查是什么？

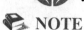

酶(LDH)及其同工酶等均有不同程度升高。血气分析可发现血氧饱和度降低。

3. 血清学检测 常用荧光法(IFA)和酶联免疫吸附法(ELISA)来检测血清中 SARS 病毒特异性抗体。

4. 影像学检查 绝大部分患者在起病早期即有胸部 X 线检查异常，多呈斑片状或网状改变。起病初期常呈单灶病变，短期内病灶迅速增多，常累及双肺或单肺多叶。部分患者进展迅速，呈大片阴影，消散较慢，肺部阴影与临床症状、体征可不一致。

(四) 心理-社会状况

患者因起病突然、病情重或缺乏疾病的有关知识，而出现紧张、焦虑、恐惧等心理反应。

(五) 处理原则

目前本病无特效治疗药物，以综合治疗为主。治疗原则为早发现、早隔离、早治疗。

1. 对症治疗 高热患者以物理降温为主，可适当使用解热镇痛药。维持营养及水、电解质平衡，保护心、肝、肾重要器官功能，重症患者出现休克或多器官功能衰竭时，给予相应治疗。

重点：对症治疗。

2. 吸氧治疗 早期吸氧至关重要。吸氧方式：①无创正压通气，首选 CPAP，适用于患者有明显呼吸困难，R>30 次/分或吸氧 3～5 L/min 条件下，SaO_2 仍低于 93%；②有创正压通气，患者有严重的呼吸困难和低氧血症，吸氧 5 L/min 条件下，SaO_2 仍低于 90%，或氧合指数小于 200 mmHg，经无创正压通气治疗无效者，应及时进行有创正压通气治疗。

3. 糖皮质激素的应用 糖皮质激素可减轻肺的渗出、损伤及后期的肺纤维化。当有严重中毒症状，高热持续不退或重症患者应尽早应用。

4. 抗病毒及其他治疗 目前尚无特异性抗病毒药物。早期可试用洛匹那韦、利托那韦等抗病毒治疗，或试用干扰素增强免疫功能，也可选用中药治疗。

(六) 预防

重点：预防措施。

1. 控制传染源 传染性非典型肺炎为我国法定乙类传染病，按甲类传染病进行管理和隔离治疗，发现疫情就地执行呼吸道和接触隔离，隔离时间根据医学检查结果确定，对密切接触者，自最后接触之日起，在指定地点隔离观察 14 天，一旦出现发热、咳嗽等症状，应及时用专用交通工具送往指定医院。

2. 切断传播途径 应住单间，患者活动限制在病房内，避免使用中央空调；不设陪护，限制探视；工作人员进入隔离室必须做好个人防护，戴 12 层棉纱口罩或 N95 口罩、帽子、防护眼罩，穿手套、鞋套等，穿隔离衣；病房定时用含氯消毒剂或 0.5%过氧乙酸擦拭消毒。

3. 保护易感人群 本病目前尚无疫苗预防。应注意保持良好的卫生习惯，不随地吐痰，避免在人前打喷嚏、咳嗽，勤洗手；保持乐观心态、均衡营养、睡眠充足、注意保暖、避免劳累等均有助于提高对非典的抵抗力；流行期间减少大型群众性集会或活动，避免去人多或相对密集的地方。

【首要护理诊断/问题】

体温过高 与 SARS 冠状病毒感染有关。

【次要护理诊断/问题】

(1) 气体交换受损 与肺部炎症导致有效呼吸面积减少和气道内分泌物增加有关。

(2) 恐惧焦虑 与缺乏 SARS 的知识、疼痛、呼吸困难导致的不适感、担心预后等有关。

(3) 潜在并发症：休克、呼吸衰竭、多器官功能障碍综合征。

(4) 有传播感染的可能 与病原体的播散有关。

【护理目标】

(1) 能配合降温措施，体温降至正常，无身体不适感。

(2) 能维持良好的气体交换状态，呼吸困难减轻，呼吸平稳。

(3) 无并发症的发生，或出现并发症能积极配合治疗。

(4) 能积极配合实施消毒隔离措施，不发生疾病的传播。

【护理措施】

1. 病情观察 严密监测生命体征、意识，密切观察体温及血氧饱和度的变化，必要时进行心电监护。记录患者 24 h 尿量等。

2. 一般护理 患者应卧床休息，保持病室环境清洁、安静，温度适宜。给予高热量、高蛋白、维生素丰富、清淡、易消化的饮食，多饮水，不能进食者或高热者应鼻饲或静脉补充营养，维持水、电解质平衡。

重点：对症护理措施。

3. 对症护理

(1) 高热：体温超过 38.5 ℃者，给予乙醇擦浴等物理降温，或遵医嘱给予解热药，注意观察降温效果。儿童禁用阿司匹林。

(2) 呼吸困难：有呼吸困难时取半卧位卧床休息。及早给予吸氧，并根据患者的血氧饱和度情况随时调节氧气吸入的浓度。协助患者排痰，及时清理呼吸道分泌物，保持呼吸道通畅。

(3) 其他：咳嗽者可遵医嘱给予止咳祛痰药物；需使用呼吸机者，护士应做好相应护理配合。

4. 用药护理 对中毒症状严重或重型病例需用糖皮质激素者，应注意观察药物的不良反应，如继发真菌感染、血糖升高等。同时观察有无并发症的发生。

5. 心理护理 患者易出现紧张、焦虑、恐惧等心理，护理人员应及时与患者交流沟通，了解患者的思想动态，关心、安慰患者，并做好有关 SARS 的知识宣教，帮助患者树立信心。

6. 健康指导

(1) 疾病预防知识：宣教非典型肺炎的病因、传播途径、早期表现及预防方法等，减少疾病的传播。

(2) 出院宣教：少数出院的患者可患抑郁症，家属应注意交流沟通，必要时进行心理治疗；患者病后初愈体质仍较弱，应注意为患者提供足够的营养，保证休息，增强抗病能力；出院后应注意短期内不要到公共场合，注意个人卫生管理；定期检查肺、肝、肾、心等功能，如有异常，及时治疗。

【护理评价】

(1) 体温是否降至正常，有无身体不适。

(2) 呼吸困难是否减轻，呼吸是否平稳。

(3) 有无并发症发生或并发症症状是否好转。

(4) 能够积极配合消毒隔离措施，没有发生疾病的传播。

（褚青康）

任务三　细菌性传染病患者的护理

学习目标

1. 掌握细菌性痢疾、流行性脑脊髓膜炎、霍乱、伤寒、猩红热的概念；细菌性痢疾、流行性脑脊髓膜炎的临床表现、预防措施、护理要点。

2. 熟悉细菌性痢疾、流行性脑脊髓膜炎的主要检查、治疗要点；熟悉伤寒、霍乱、猩红热的临床表现、预防措施和护理要点。

3. 了解细菌性痢疾、流行性脑脊髓膜炎、伤寒、霍乱的发病机制、病原学特点；了解霍乱、伤寒、猩红热的主要检查、治疗要点。

一、细菌性痢疾患者的护理

情景导入

男，4岁半，因发热、腹泻、黏液脓血便1天就诊。

患儿1天前无明显诱因出现发热，体温38～39 ℃，畏寒，无明显寒战，同时有下腹部阵发性疼痛和腹泻，大便次数10～20次/天，每次量不多，以脓为主，含少量黏液和血液，伴里急后重感，无恶心、呕吐，家属自行给予黄连素、泻立停等口服无明显好转。

查体：T 38.5 ℃，P 105次/分，R 20次/分。急性病容，皮肤无出血点和皮疹，腹平软，左下腹压痛，无肌紧张和反跳痛，肠鸣音7次/分。

实验室检查：大便常规检查见黏液脓血便，WBC 10～15个/HP，RBC 3～5个/HP，单核-巨噬细胞少许；血常规检查中血Hb 110 g/L，WBC 18.4×10^9/L，中性粒细胞81%，淋巴细胞16%，PLT 150×10^9/L。

重点：细菌性痢疾的概念。

细菌性痢疾(bacillary dysentery)简称菌痢，是由痢疾杆菌(又称志贺菌属)引起的肠道传染病，故又称为志贺菌病。临床以直肠和乙状结肠的炎症和溃疡为主要病变，以发热、腹泻、腹痛、里急后重和黏液脓血便为主要表现。临床表现不一，轻者仅有腹痛、腹泻，重者可出现感染性休克或中毒性脑病而危及生命。

【病原学】

痢疾杆菌属肠杆菌科志贺菌属，革兰染色阴性。按抗原结构和生化反应的不同，可将本菌分为4群47个血清型，即A群痢疾志贺菌、B群福氏志贺菌、C群鲍氏志贺菌、D群宋内志贺菌。目前我国主要以B群福氏志贺菌感染为主，但近年部分地区也有A群、D群流行，欧美国家则主要以D群宋内志贺菌感染为主。各群志贺菌属均可产生内毒素，是引起该病全身毒血症状的主要原因，A群志贺菌属还可以产生外毒素(志贺毒素)，具有神经毒、细胞毒和肠毒素样作用。

痢疾杆菌在外界环境中抵抗力较强，温度越低生存时间越长，在瓜果蔬菜及污染物上能存活1～2周之久。但对日光照射、煮沸等抵抗力差，一般日光照射30 min，煮沸2 min可将其杀灭，对各种化学消毒剂敏感。

【流行病学】

重点：细菌性痢疾的流行病学资料。

1. 传染源 主要为急、慢性患者和带菌者。急性患者早期排菌量大，传染性强；而非典型患者、慢性患者和带菌者因为症状轻，容易被忽略，故在流行病学上更具意义。

2. 传播途径 由消化道传播。病原菌主要通过污染食物、水源和生活用品，经口传播；也可通过污染健康人的手，导致经口感染。食物和水源被污染可引起暴发流行。

3. 人群易感性 人群普遍易感。病后可获得一定的免疫力，但因各型之间无交叉免疫，所以时间短暂且不稳定，容易反复感染。

4. 流行特征 本病全年均可发病，但以夏、秋季多见。学龄前儿童和青壮年为发病高峰人群。患者主要集中在温带和亚热带地区，多见于卫生条件较差的区域。

【发病机制】

难点：细菌性痢疾的发病机制。

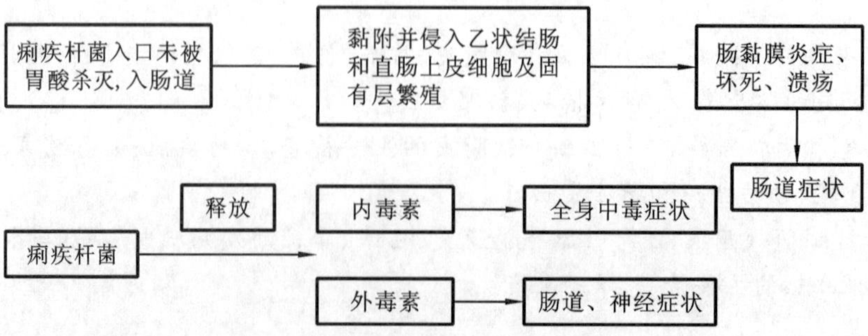

【护理评估】

（一）健康史

评估患者发病前有无不洁饮食史或者痢疾患者接触史，个人卫生习惯，居住所在地卫生状况等。

（二）身体状况

重点：典型细菌性痢疾及中毒型细菌性痢疾的临床表现。

潜伏期为1～2天。根据病情长短和严重程度可分为以下临床类型。

1. 急性细菌性痢疾

1）普通型（典型） 起病急，全身中毒症状明显，高热可达39 ℃，伴寒战、乏力、头痛、肌肉酸痛等，继而出现阵发性腹痛、腹泻及里急后重感，部分患者伴有恶心、呕吐。排便次数增多，每天可达10余次到数十次不等，量少，刚开始为稀便，逐渐转为黏液脓血便，里急后重感明显。体检常有左下腹压痛和肠鸣音增强。多持续1周左右病情缓解或者自愈，少数患者可转化为慢性。

2）轻型（非典型） 一般无全身中毒症状，无发热或仅有低热。肠道症状相对较轻，每天排便3～5次，为黏液稀便，多无脓血。病程短，3～7天可痊愈或转为慢性。整个病程易被忽略。

3）中毒型 多见于2～7岁，体质相对较好的儿童。起病急骤，突发高热，体温高达40 ℃以上，病势凶险，全身中毒症状重，可迅速发生呼吸衰竭和循环衰竭，而肠道症状相对较轻，可无腹痛、腹泻和脓血便，但如果用生理盐水灌肠或直肠拭子取标本镜检，可见大量脓细胞和血细胞。根据其临床表现的不同，可分为3型。

(1) 休克型（周围循环衰竭型）：较多见，以感染性休克为主要表现。患者面色苍白、四肢厥冷、发绀、血压下降、心率增快、脉搏细速、尿量减少等，并可出现不同程度的意识障碍和心、肾功能不全的症状。

(2) 脑型（呼吸衰竭型）：更为严重，可由于脑血管痉挛导致的脑缺氧、脑水肿甚至脑疝引起。患者可出现剧烈头痛、频繁呕吐、烦躁不安、惊厥、昏迷、双侧瞳孔不等大、对光反射迟钝或者消失等，严重者出现中枢性呼吸衰竭，最终因呼吸衰竭而死亡。

课堂互动

中毒的类型有哪些？休克各期的临床表现如何？

(3) 混合型：预后最为凶险。具有以上两型的表现，常先表现为高热、惊厥，如未及时治疗，则迅速发展为呼吸衰竭和循环衰竭，病死率极高。

2. 慢性细菌性痢疾 病程反复发作或者迁延不愈2个月以上，即为慢性细菌性痢疾。导致慢性细菌性痢疾的原因多为急性期治疗不彻底或者不正规、机体抵抗力低下、患慢性胃肠道疾病或者感染菌型为B群福氏志贺菌。按临床表现可以分为3型。

(1) 急性发作型：有慢性细菌性痢疾病史，多因进食生冷、不洁饮食或过度劳累、受凉等诱发，可出现腹痛、腹泻及脓血便，发热多不明显。

(2) 慢性迁延型：最常见。急性细菌性痢疾发作后，迁延不愈，长期有腹痛、腹泻或腹泻与便秘交替出现、黏液脓血便等表现。左下腹可触及压痛及增粗的乙状结肠。长期不愈可导致营养不良、贫血等。

(3) 慢性隐匿型：较少见。1年内有细菌性痢疾病史，无临床症状，但大便培养可检出痢疾杆菌，乙状结肠镜检可见肠黏膜炎症甚至溃疡等病变。

（三）辅助检查

1. 血常规 急性期白细胞总数增高，常在$(10\sim20)\times10^9/L$，以中性粒细胞增高为主。慢性细菌性痢疾患者可有Hb降低。

2. 粪便检查 外观多为黏液脓血便，常无粪质。镜检可见大量脓细胞、白细胞、红细胞以及少量单核-巨噬细胞。

3. 病原学检查 为确诊本病的依据。采集粪便培养标本应在抗生素应用之前，早期、多次并选取含有黏液脓血部分的新鲜标本，及时送检，可提高阳性率。免疫学检测痢疾杆菌或抗原有快速、早期等优点，但易出现假阳性，尚未广泛推广使用。

（四）心理-社会状况

急性细菌性痢疾患者由于反复腹泻，黏液脓血便，起病突然，病情严重，担心生命受到威胁，患者和家属均会有紧张、焦虑、恐惧的情绪变化。

（五）处理原则

> **课堂互动**
>
> 如果你是一个典型的细菌性痢疾患者，会出现怎样的心理状况？中毒型细菌性痢疾的患者和家属会出现怎样的心理状况呢？

1. 急性细菌性痢疾 以抗菌消炎和对症治疗为主。

(1) 一般治疗：进行消化道隔离。饮食清淡、无刺激、易消化，保证水、电解质、酸碱平衡。

(2) 对症治疗：高热者可给予物理降温或者药物降温，腹痛明显者可用解痉药如阿托品、颠茄合剂等。

(3) 病原治疗：选择有效抗生素是治愈急性细菌性痢疾的关键，可有效减少和防止慢性化的发生。喹诺酮类是成人治疗急性细菌性痢疾的首选药物，常用诺氟沙星，成人 4 次/天，每次 0.2～0.4 g，疗程为 5～7 天；也可选用其他喹诺酮类药物，如环丙沙星、氧氟沙星等，病情严重不能口服者可静脉输注。因该药对骨骼发育有一定影响，孕妇、哺乳期妇女和儿童需慎用。其他如复方磺胺甲基异恶唑、阿奇霉素、庆大霉素等也可酌情选用。

> **课堂互动**
>
> 一般而言，纠正休克和防止脑水肿有哪些处理措施？

2. 中毒型细菌性痢疾 应根据细菌培养和药敏试验合理选择敏感抗生素静脉滴注，如氧氟沙星、环丙沙星等或第三代头孢菌素类头孢噻肟、头孢曲松等，也可联合应用两种抗菌药物。同时积极降温、镇静，迅速纠正休克和防止脑水肿等对症处理。

3. 慢性细菌性痢疾 应采用全身与局部相结合的治疗原则，在增加机体抵抗力，调整饮食结构的基础上，根据药敏试验联合应用两种不同类型的抗菌药物，延长疗程至 10～14 天，重复 1～3 个疗程。

【首要护理诊断/问题】

腹泻 与痢疾杆菌感染致肠道病变有关。

【次要护理诊断/问题】

(1) 体温过高 与痢疾杆菌感染释放内毒素有关。

(2) 体液不足 与发热、腹泻、摄入不足有关。

(3) 有皮肤完整性受损的危险 与排便次数增多或排泄物局部刺激有关。

(4) 潜在并发症：感染性休克、惊厥、脑疝。

【护理目标】

(1) 患者排便恢复正常，伴随症状消失。

(2) 维持水、电解质、酸碱平衡或者失衡得到纠正。

(3) 无肛周皮肤破溃或感染。

(4) 无严重并发症发生或者并发症得到纠正。

【护理措施】

重点：细菌性痢疾常见护理诊断及主要护理措施。

1. 病情观察 密切观察排便的次数、量、性状及伴随症状，记录 24 h 出入液量，注意有无脱水征象；监测患者生命体征、神志、瞳孔、尿量等的变化；观察患者如有感染性休克、脑水肿、脑疝等危急情况发生，应及时报告医生处理。

2. 一般护理

(1) 隔离：消化道隔离至临床症状完全消失，或粪便培养连续两次阴性为止。

(2) 饮食护理：严重腹泻伴呕吐者暂禁食，遵医嘱静脉补充营养物质，维持水、电解质、酸碱平衡。病情缓解后，给予清淡、易消化、高热量、高维生素、少渣、少纤维素流质或半流质饮食，禁忌生冷、油腻、刺激性强的食物，少量多餐。

(3) 休息和体位：急性期患者应卧床休息，缓解后逐渐增加活动量；中毒型细菌性痢疾患者应绝对卧床休息，采取中凹位或者平卧位，专人监护，注意保暖。

3. 对症护理 高热者遵医嘱给予物理降温或者药物降温；腹痛明显者可用热水袋热敷，或遵医嘱使用颠茄合剂或者阿托品；加强肛周皮肤护理，每次大便后用温水清洗，并涂擦润滑剂以减少刺激；里急后重感明显时，减少排便时的用力，减少脱肛发生；发生脱肛时，可戴橡胶手套轻揉局部，协助回纳。

4. 用药护理 遵医嘱使用有效抗菌药物，喹诺酮类药物可有胃肠道、头痛、过敏、可逆性白细胞减少等不良反应，应注意观察；使用磺胺类药物时，因其溶解度低，容易在尿中出现结晶，引起肾毒性，用药时应该严格掌握剂量、时间，定期复查肾功能，多饮水并遵医嘱服用碳酸氢钠；阿托品类药物使用时要注意观察有无口干、心动过速及尿潴留等。

5. 心理护理 对患者和家属解释本病的病因、主要治疗措施和护理要点，特别是对中毒型细菌性痢疾患者和家属，更要加强及时、耐心的心理支持，消除他们的紧张、焦虑心理，积极配合治疗、护理。

6. 健康指导

1) 疾病预防指导

(1) 管理传染源 对患者严格实行消化道隔离，对从事餐饮、水源管理及托幼人员定期进行健康检查，发现带菌者应积极治疗，并调换工作岗位。

(2) 切断传播途径 对患者的排泄物、污染物进行消毒；加强对水源、饮食和粪便的管理工作，做好防蝇、灭蝇工作，改善环境卫生；养成良好的卫生习惯，防止"病从口入"。

(3) 保护易感人群 在细菌性痢疾流行期间，易感者可口服多价痢疾减毒活菌苗，可提高机体免疫力。

2) 疾病知识指导 对患者和家属讲解及时隔离、治疗的重要性，取得他们的配合；指导患者遵医嘱及时、准确、按疗程服药，争取急性期治愈，以免转为慢性；指导患者进食清淡、易消化、富含营养的食物，特别是慢性患者，要注意避免进食生冷、刺激性强的食物或暴饮暴食等诱发急性发作；保持生活规律，加强锻炼，增强机体抵抗力，病情复发时应积极治疗。

【护理评价】

(1) 患者排便已恢复正常，伴随症状消失。

(2) 未发生水、电解质、酸碱平衡或者失衡得到纠正。

(3) 患者无肛周皮肤破溃或感染。

(4) 患者无严重并发症发生。

二、流行性脑脊髓膜炎患者的护理

情景导入

男，12 岁，因高热、头痛、频繁呕吐 3 天，于 2 月 16 日就诊。

患儿 2 天前突发高热达 39 ℃，伴畏寒、寒战，并出现剧烈头痛，频繁呕吐，呈喷射性，吐出胃内容物和胆汁，无上腹部不适。既往体健，所在学校有类似患者发生。

查体：T 39.1 ℃，P 110 次/分，R 22 次/分，BP 120/80 mmHg，急性热病容，神志清楚，皮肤

散在少量出血点，咽充血(+)，扁桃体(-)，颈有抵抗，肝脾肋下未触及，Brudzinski 征(+)，Kernig 征(+)，Babinski 征(-)。

化验：血 Hb 124 g/L，WBC 14.4×10^9/L，N 84%，L 16%，PLT 210×10^9/L。

重点：流脑的概念。

流行性脑脊髓膜炎(epidemic cerebrospinal meningitis，meningococcal meningitis)简称流脑，是由脑膜炎球菌引起的一种急性化脓性脑膜炎。病原菌由呼吸道侵入，最终局限于脑膜和脊髓膜，形成化脓性脑脊髓膜病变。其主要临床表现为突起高热、剧烈头痛、频繁呕吐、皮肤黏膜淤点、淤斑以及脑膜刺激征等，重者可发生败血症、休克及脑实质损伤。

【病原学】

脑膜炎球菌为奈瑟菌属之一，革兰染色阴性。该菌仅存在于人体，可从带菌者鼻咽部分离得到，以及从患者的血液、脑脊液、皮肤淤点中检出。细菌裂解后能产生毒力较强的内毒素，是本病主要的致病因素。该菌专性需氧，对培养基要求较高，在含有血液、血清卵黄液、二氧化碳浓度为5%～10%、温度为35～37 ℃及 pH 值 7.4～7.6 的条件下生长最佳。病菌在体外能形成自溶酶而易自溶，故采集标本后必须立即送检接种或在床旁直接接种。

根据菌体表面的荚膜多糖抗原，目前将本菌分为 A、B、C、D、X、Y、Z、29E、W135、H、I、K、L 13 个菌群。目前我国流行的主要以 A 群为主，占 90%以上，其次为 B 群和 C 群。脑膜炎球菌在外界抵抗力弱，对寒冷、干燥、热和一般消毒剂均很敏感。在体外环境低于 30 ℃或者高于 50 ℃时均易死亡。

重点：流脑的流行病学资料。

【流行病学】

1. 传染源 患者和带菌者是主要的传染源。患者从发病末期到发病后 10 天内均有传染性，但抗菌治疗后细菌很快消失。流行期间正常人群带菌率可高达 50%，对人群的威胁远远高于患者，所以认为带菌者是最主要的传染源。

2. 传播途径 主要经呼吸道传播，病菌可通过打喷嚏、咳嗽等经飞沫从空气中传播。

3. 易感人群 人群普遍易感。发病高峰年龄为 6 月～2 岁的婴幼儿，病后可获得持久免疫力。

4. 流行特征 本病全年均可发生，但有明显的季节性，好发于冬、春季，3、4 月是流行高峰。发生有周期性流行的特点，一般 3～5 年小流行，7～10 年发生一次大流行。

【发病机制】

难点：流脑的发病机制。

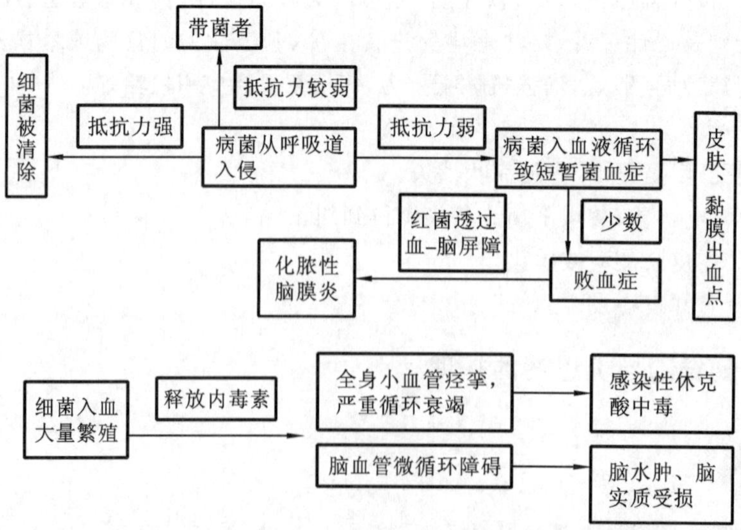

【护理评估】

重点：流脑的护理评估要点。

(一) 健康史

评估患者的流行病学资料：有无传染源的接触史，机体抵抗力有无低下，是否曾注射过流脑疫苗等。

（二）身体状况

潜伏期一般为2～3天(1～10天)。

流脑的病情较复杂，轻重不一，主要包括以下四种类型：普通型、暴发型、轻型和慢性败血症型。

1. 普通型 最常见，约占全部感染后发病的90%。

(1) 上呼吸道感染期：多数患者无任何症状，仅部分可有低热、咽痛、咳嗽、鼻炎等上呼吸道感染的表现，采取鼻咽拭子做培养可以发现脑膜炎球菌。该期可持续1～2天。

课堂互动

脑膜刺激征的表现及临床意义？

(2) 败血症期：起病急，突发寒战、高热，体温可达39～40 ℃，并伴头痛、呕吐、全身乏力、肌肉酸痛、食欲减退等毒血症症状。此期70%～90%的患者，可出现全身皮肤及黏膜淤点和淤斑，大小为1～2 mm至1～2 cm。病情重者淤点、淤斑可迅速扩大，融合成大片皮下出血，中央因血栓形成而出现紫黑色坏死或大疱，是本病特征性的表现。约10%的患者可在唇周出现单纯疱疹。此期淤点涂片可查到病原菌，血培养可阳性，持续1～2天。

(3) 脑膜炎期：脑膜炎的症状可与败血症同时出现或稍晚。患者除有全身毒血症及皮肤淤点、淤斑等症状持续外，还可出现明显的中枢神经系统症状，表现为剧烈头痛、烦躁不安、频繁呕吐、惊厥、意识障碍等，脑膜刺激征阳性。此期持续2～5天进入恢复期。

(4) 恢复期：经治疗后患者临床症状开始好转，体温逐渐恢复正常，神经系统检查也正常，多在1～3周内痊愈。

2. 暴发型 多见于儿童，患者起病急骤，病势凶险，如不及时抢救，常于24 h内危及生命。根据临床表现可分为三型。

(1) 休克型：突发寒战、高热，伴剧烈头痛、呕吐及全身严重中毒症状，精神极度萎靡。全身广泛淤点、淤斑，且迅速扩大，融合成大片皮下出血，伴中央坏死。循环衰竭是本型的重要特征，出现面色苍白、口唇及指端发绀、四肢厥冷、皮肤花斑、脉搏细速、血压下降或不易测出。但患者脑膜炎的表现并不典型，如脑膜刺激征缺如、脑脊液检查变化不大等。

(2) 脑膜脑炎型：以脑实质损害为主要临床症状。患者除了有高热、全身中毒症状及皮肤淤点、淤斑外，还有颅内压增高的表现，如剧烈头痛、喷射样呕吐、反复惊厥、迅速进入昏迷及阳性锥体束征等，严重者可发生脑疝，出现中枢性呼吸衰竭。

(3) 混合型：兼有上述两种暴发型的临床表现，可同时或先后出现，是本病最严重的类型，病死率高。

3. 轻型 多发生于流行后期，临床表现轻微，仅有较轻的上呼吸道感染症状，可有皮肤较细小出血点和脑膜刺激征。

4. 慢性败血症型 此型极少见，多见于成人，病程常迁延数月之久。患者常有间歇性寒战、发热、皮肤淤点或皮疹、多发性大关节痛等，每次发作持续1～6天。

（三）辅助检查

1. 血常规 白细胞总数明显升高，可达20×10^9/L以上，其中中性粒细胞超过80%。并发DIC时血小板下降明显。

2. 脑脊液检查 协助诊断的重要方法。典型改变为脑脊液压力增高，外观混浊，白细胞总数可超过1000×10^6/L，以中性粒细胞为主，蛋白含量增高，糖和氯化物明显减少。

3. 细菌检查 确诊的重要方法。

(1) 涂片检查：皮肤淤点涂片阳性率50%～70%，有简便、迅速的特点；脑脊液沉淀涂片阳性率可达60%～80%。

(2) 细菌培养:可取血液、皮肤淤点刺出液或脑脊液做细菌培养,但阳性率低。抗生素应用之前采集标本,立即送检等,可提高阳性率。

4. 血清免疫学检测 适合于已经使用抗生素治疗而细菌学检查阴性者。用酶联免疫或放射免疫,测定患者血液或脑脊液中的细菌抗原和特异性抗体,具有快速、敏感性高、特异性强的特点。

(四) 心理-社会状况

该病起病急,病情严重,特别是暴发型流脑,病势凶险,发展迅速,患者和家属对疾病相关知识不了解,容易产生焦虑、紧张、恐惧心理。

(五) 处理要点

1. 普通型 以病原治疗和对症治疗为主。

1) 一般治疗 执行呼吸道隔离,维持水、电解质和酸碱平衡。

2) 病原治疗

(1) 首选青霉素,因其对脑膜炎球菌高度敏感,但该药不易透过血-脑屏障,所以需大剂量使用才能达到有效浓度。一般成人20万U/(kg·d),儿童20万～40万U/(kg·d),静脉滴注,疗程5～7天。

(2) 头孢菌素:多选用第三代头孢,如头孢曲松、头孢噻肟等,具有对脑膜炎球菌抗菌能力强,容易透过血-脑屏障,不良反应少等优点,但价格相对昂贵。

(3) 其他:如氯霉素、磺胺等,对脑膜炎球菌也有较好的抗菌作用,但因不良反应相对较大,目前已少用。

2. 暴发型

(1) 休克型:尽早使用有效抗生素,如青霉素、头孢菌素类等;积极抗休克治疗,在补充血容量、纠正酸中毒的基础上,应用血管活性药物等;并发DIC者,及早应用肝素治疗,高凝状态得到纠正的同时,注意凝血因子的补充。

(2) 脑膜脑炎型:在尽早使用有效抗生素的基础上,治疗重点为减轻脑水肿、防止脑疝和呼吸衰竭的发生,同时做好高热、惊厥等对症治疗。

【首要护理诊断/问题】

体温过高 与脑膜炎球菌感染导致败血症有关。

【次要护理诊断/问题】

(1) 皮肤完整性受损 与内毒素释放导致皮肤小血管受损、患者意识障碍有关。

(2) 组织灌流量不足 与内毒素引起微循环障碍有关。

(3) 潜在并发症:惊厥、脑疝、呼吸衰竭。

重点:流脑的护理措施。

【护理目标】

(1) 患者体温恢复正常。

(2) 皮肤完整性保持良好,无破溃、感染发生。

(3) 组织灌流得到改善,无循环衰竭发生或得到纠正。

(4) 无并发症发生或并发症得到及时抢救。

【护理措施】

1. 病情观察 密切观察患者的生命体征、意识、瞳孔、面色、皮疹和24 h出入液量等的变化。如出现面色苍白、血压下降、脉搏细速等,提示出现循环衰竭;若患者出现烦躁不安、剧烈头痛、意识障碍、喷射样呕吐时,提示颅内压增高;当出现瞳孔对光反射迟钝或者消失、双侧瞳孔不等大等,提示有脑疝发生的可能。以上均为临床危重急症,必须及时报告给医生,积极配合抢救。

2. 一般护理 行呼吸道隔离，病室应保持空气流通、新鲜，定期消毒，患者的痰液应消毒后倾倒，接触患者应戴口罩等；急性期应卧床休息，注意保暖；饮食应清淡、易消化、富含营养，多饮水；不能进食者，静脉补充水分和营养。

3. 对症护理 多数患者会有皮肤的淤点、淤斑，应加强皮肤护理；烦躁不安者，注意防止受伤，可适当加用床栏、约束带给予保护；昏迷者应定时翻身、拍背；高热者遵医嘱物理降温或者药物降温，但禁忌用乙醇或者温水擦浴；呕吐者应取侧卧位或头偏向一侧，以防呕吐物误吸，呕吐后及时清洁口腔，更换污染被服等。

> **课堂互动**
> 皮疹的护理要点有哪些？

4. 用药护理 使用青霉素和头孢类药物时，应注意观察有无过敏反应；氯霉素可出现胃肠道、骨髓抑制等不良反应，使用时需注意观察，并定期监测血常规；甘露醇脱水时，应快速静脉滴入，保证输液通畅，无渗漏至血管外，并同时监测电解质；应用肝素治疗 DIC 时，注意观察有无出血及过敏反应。

5. 心理护理 该病起病急，发展迅速，特别是暴发型流脑，病情凶险，死亡率高，患者及家属容易出现紧张、焦虑、恐惧心理。应耐心讲解本病的相关知识，加强对患者和家属的心理支持，消除疑虑，增加其安全感，积极配合治疗和护理。

6. 健康指导

1）疾病预防指导

(1) 管理传染源　对患者和带菌者采取呼吸道隔离，一般隔离至临床症状消失后 3 天。密切接触者医学观察 7 天。

(2) 切断传播途径　疾病流行期间，做好自我保护，搞好个人卫生和环境卫生，保持室内空气流通，少到拥挤的公共场所，外出戴口罩等。

(3) 保护易感人群　流行季节前，可用脑膜炎球菌 A 群多糖体菌苗预防接种，保护率可达 90%以上；对密切接触者，可预防性用药如复方磺胺甲基异恶唑，连服 3 天。

2）疾病知识指导　对患者和家属讲解流脑的病因、临床经过和预后，以及呼吸道隔离的意义和方法。脑膜脑炎型流脑，可导致脑神经损害，出现肢体运动障碍、失语等后遗症，应指导患者和家属早期坚持进行功能锻炼，以提高患者的生活质量。

【护理评价】

(1) 患者体温逐渐恢复正常。

(2) 皮肤完整，无破溃、感染发生。

(3) 患者有无循环衰竭发生或循环衰竭是否得到纠正。

(4) 无并发症发生，或并发症出现时，是否能及时观察、积极配合抢救。

三、霍乱患者的护理

情景导入

李某，男，38 岁，工人。因腹泻、呕吐伴乏力 1 天，于 2013 年 7 月 8 日入院。

患者 2 天前晚餐进食海鲜后。昨晨开始腹泻，呈水样便，无黏液脓血便，无腹痛，大便频繁，量多，一天可达数十次。昨天下午开始呕吐，初为胃内容物，后呈水样，无恶心，伴腹胀、乏力明显。小腿肌肉痉挛性疼痛。

查体：T 37 ℃，P 110 次/分，R 20 次/分，BP 85/50 mmHg，神志清楚，精神极差，表情淡漠，眼眶下陷，口渴明显，唇干舌燥，声音嘶哑，皮肤皱缩、湿冷，且弹性消失。

实验室检查：血常规结果为 RBC 5.0×10^{12}/L，WBC 15×10^{9}/L。电解质：血清 K^{+} 3.0 mmol/L，Na^{+} 1253.0 mmol/L。粪便涂片染色可见鱼群状排列的革兰阴性弧菌。

NOTE

重点:霍乱的概念。

霍乱(cholera)是由霍乱弧菌(*Vibrio cholerae*)引起的烈性肠道传染病,起病急、发展快、传播迅速。霍乱属于国际检疫的传染病,在我国属于甲类传染病。典型患者临床表现为剧烈的腹泻和呕吐,可引起脱水、电解质紊乱、酸碱失衡,严重者导致循环衰竭和急性肾功能衰竭等。一般以轻症多见,但重症及典型患者治疗不及时可致死亡。

【病原学】

霍乱弧菌属弧菌科弧菌属,为革兰阴性杆菌,菌体短小呈弧形或逗点状,末端有一根鞭毛,长度为菌体本身的4~5倍,活动性极强。在碱性肉汤或蛋白胨水中可快速繁殖。WHO腹泻控制中心将霍乱弧菌分类如下:O1群霍乱弧菌,包括古典生物型和埃尔托生物型,该群为霍乱主要的致病菌;不典型O1群霍乱弧菌,不产生肠毒素,无致病性;非O1群霍乱弧菌,一般也无致病性。O139血清型霍乱弧菌,是近年孟加拉发现的一种新型非O1群霍乱弧菌,能产生毒素,引起流行性腹泻。

霍乱弧菌对热、干燥、日光、酸和一般常用消毒剂敏感,加热55 ℃ 10 min,或煮沸1~2 min可立即被杀死,但对低温和碱的耐受力强。

【流行病学】

重点:霍乱的流行病学资料。

1. 传染源 患者和带菌者是主要的传染源。中、重型患者排菌量大,传染性强,是重要的传染源。而轻型、隐性感染者和带菌者因不易被发现,不能及时治疗和隔离。

2. 传播途径 经消化道传播,病菌主要通过水、食物、苍蝇和日常生活接触等传播,其中水源传播是最重要的途径,常可呈暴发流行。

3. 人群易感性 人群普遍易感。感染后可以获得一定的免疫力,但持续时间短暂,可再次发生感染。

4. 流行特征 霍乱在热带地区常年均可发病,有沿江、沿海分布的特点。在我国,霍乱属于外来性传染病,夏、秋季为流行季节,流行高峰期在7~9月。

难点:霍乱的发病机制。

【发病机制】

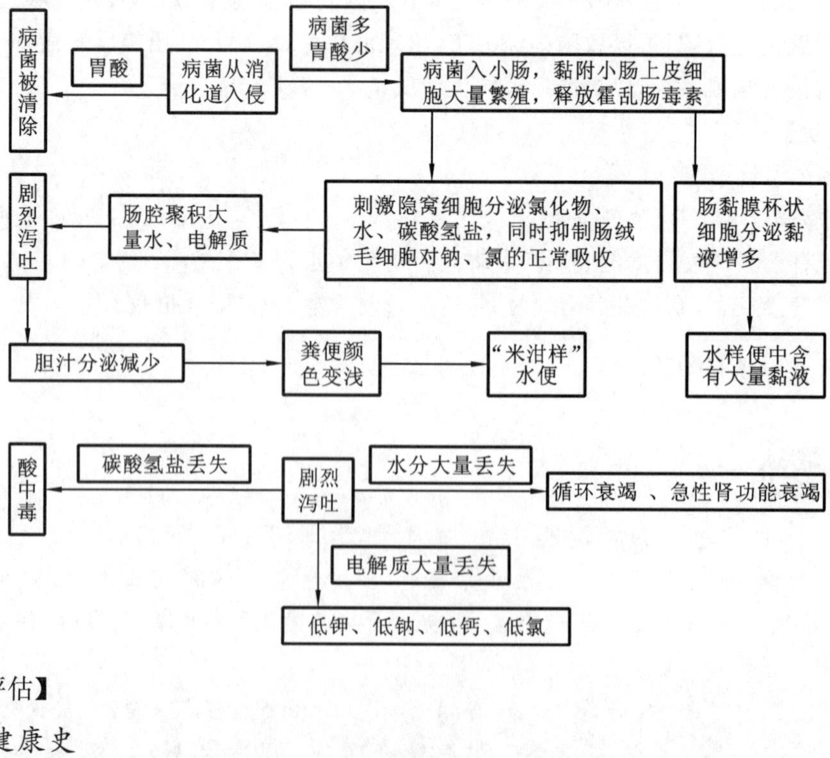

【护理评估】

(一) 健康史

重点:霍乱的身体状况。

评估流行病学资料,患者有无霍乱患者或可疑患者接触史,有无不洁饮食、饮水史,是否到过疫区、接种过霍乱菌苗等。

（二）身体状况

潜伏期一般为1～3天(数小时到7天)。

1. 典型霍乱 临床过程可分为三期。

1) 泻吐期 多数患者以突发剧烈腹泻开始，一般无发热、腹痛和里急后重感。排便次数可达数次到数十次，甚至不能计数；性状刚开始有粪质，为黄色稀水样便，继之呈“米泔水”样、无粪臭，少数严重患者可呈洗肉水样；每次排便量大，可自数千毫升到上万毫升不等。腹泻后出现呕吐，刚开始为胃内容物，后呈“米泔水”样，无恶心。本期可持续数小时至1～2天。

2) 脱水期 由于严重腹泻、呕吐引起水、电解质大量丢失，患者可出现脱水、电解质紊乱，严重者可致循环衰竭。本期一般持续数小时至2～3天。

(1) 脱水 患者可出现口渴、烦躁不安、眼窝凹陷、皮肤弹性差、声音嘶哑、尿量减少等。

(2) 电解质紊乱及代谢性酸中毒 严重腹泻、呕吐导致大量钠、钾丢失，严重低钠血症可引起腓肠肌和腹直肌痉挛，呈痉挛性疼痛；严重低钾血症可引起肌张力减退、腱反射消失、明显腹胀、心律失常等；因碳酸氢盐大量丢失，患者出现代谢性酸中毒，表现为呼吸深大，严重者可出现意识障碍，甚至昏迷。

(3) 循环衰竭 严重脱水未及时纠正，可导致低血容量性休克，表现为脉搏细速、血压下降、四肢厥冷、少尿或者无尿，严重者出现意识障碍等。

3) 恢复(反应)期 大多数患者腹泻、呕吐症状消失，脱水好转，尿量增加，血压恢复正常。少数患者可出现发热，体温38～39 ℃，持续1～3天自行消退，可能是由于大量肠毒素被吸收所致。

2. 临床类型 霍乱临床病情轻重不一。无症状带菌者可无任何临床症状，仅呈排菌状态；有症状者，根据脱水程度、血压、尿量等的不同，分为轻、中、重三型。此外，临床还有一种极为罕见的暴发型霍乱，起病急骤，未见腹泻已死于循环衰竭，称为“干性霍乱”。

3. 并发症 急性肾功能衰竭时最常见的并发症，也是常见的死因。另外，积极补液治疗的同时，若不注意同时纠正酸中毒，则可能发生急性肺水肿。

（三）辅助检查

1. 血液检查 因血液浓缩，可见血红蛋白、红细胞比容升高，白细胞可增高至$(10\sim30)\times10^9/L$，分类以中性粒细胞和大单核细胞增多为主。尿素氮、肌酐升高，血清钾、钠、氯和碳酸氢盐降低。

2. 尿液检查 多数患者尿液可呈酸性，部分患者尿中可见少量蛋白、红细胞、白细胞和管型。

3. 粪便检查

(1) 粪便常规：呈水样，镜检可见少许红、白细胞。

(2) 粪便涂片染色：可见革兰阴性弧菌，呈鱼群状排列。

(3) 粪便动力和制动试验：可作为霍乱流行期间的快速诊断方法。将新鲜粪便滴在玻片上，放于暗视野镜检，可见活跃运动的穿梭样弧菌，称为动力试验(＋)；当加入霍乱免疫血清后，可抑制弧菌的动力，称为制动试验(＋)。

(4) 粪便培养：将粪便标本直接接种于碱性蛋白胨水中增菌，再在碱性琼脂、碱性胆盐琼脂培养基上进行分离培养，可检测出霍乱弧菌，为明确诊断提供依据，并可对其生物型和血清型作出鉴定。

4. 血清学检查 可检测到抗菌抗体和抗肠毒素抗体，主要用于流行病学的追溯性诊断和粪便培养阴性的可疑患者的诊断。

5. 分子生物学检测 应用PCR技术，检测霍乱弧菌编码肠毒素的基因序列，有快速、敏感、特异性高等特点，但临床尚未广泛使用。

（四）心理-社会状况

霍乱患者因起病急、症状重、病情发展迅速，加上需要严密隔离，容易出现恐惧、焦虑、抑郁等心理反应。

重点:霍乱的处理要点。

（五）处理要点

1. 严密隔离 实行严密隔离和消化道隔离。患者用物及排泄物需严格消毒,病区工作人员须严格遵守消毒隔离制度,患者和疑似患者应分别隔离。及时上报疫情。

2. 补液治疗 补液治疗是治疗霍乱的关键。

(1) 口服补液:霍乱肠毒素不会抑制肠黏膜对葡萄糖的吸收,且对葡萄糖吸收的同时,能带动水和等量的钠、钾等电解质的吸收。因此,口服补液不仅适合于轻、中度脱水患者,也适合重度脱水患者。在静脉补液纠正休克后,尤其对年老体弱、心肺功能不良以及需要及时补钾者更为重要,具有配制方便、服用简单、安全、痛苦少等优点。WHO推荐的口服补液盐配方为葡萄糖20 g,氯化钠3.5 g,碳酸氢钠2.5 g,氯化钾1.5 g,溶于1000 mL水中饮用。用量在最初6 h,成人750 mL/h,不足20 kg的小儿250 mL/h,以后根据腹泻量适当增减,一般每排出1份大便,给予1.5份口服补液量。

(2) 静脉补液:应遵循早期、足量、快速、先盐后糖、先快后慢、见尿补钾、纠酸补钙的原则。主要适合于重度脱水、不能口服的中度患者以及极少数轻度脱水患者。补液种类、输液量和速度应根据病情轻重、脱水程度而定。国内现广泛选用的是与患者丧失电解质浓度相似的541溶液,即每升溶液中含氯化钠5 g、碳酸氢钠4 g、氯化钾1 g,另加入50%葡萄糖注射液20 mL,以防低血糖。成人24 h补液量按轻、中、重度脱水,分别为3000～4000 mL、4000～8000 mL、8000～12000 mL。

3. 抗菌治疗 补液疗法的辅助治疗措施。抗菌药物能控制病菌,减少腹泻量,缩短腹泻时间及排菌期。常用药物有喹诺酮类、多西环素、复方磺胺甲基异恶唑等,选择其中1种连服3天。

课堂互动

急性肺水肿、急性肾功能衰竭者的处理要点?

4. 对症治疗 重度脱水经充足补液治疗后,血压仍未恢复,可加用血管活性药物如多巴胺等;对低钾血症者,遵医嘱轻者口服氯化钾,严重者静脉滴注氯化钾,但要注意输注浓度和速度;对急性肺水肿、急性肾功能衰竭者,给予相应的处理。

【首要护理诊断/问题】

体液不足　与霍乱肠毒素所致频繁腹泻、呕吐导致严重失水有关。

【次要护理诊断/问题】

(1) 腹泻　与霍乱弧菌感染、释放大量肠毒素有关。

(2) 恐惧　与起病突然、病情发展迅速、严重脱水以及实施严密隔离有关。

(3) 潜在并发症:急性肾功能衰竭、急性肺水肿、电解质紊乱。

【护理目标】

(1) 脱水得到及时纠正。

(2) 大便次数及大便性状恢复正常。

(3) 能说出霍乱的相关知识,保持情绪稳定,积极配合治疗、护理和严格消毒隔离制度。

(4) 无并发症发生或者并发症得到及时发现、纠正。

【护理措施】

1. 病情观察 密切观察腹泻、呕吐的次数、量和性状;每4 h监测生命体征1次,注意观察面色、神志、尿量的变化;准确记录24 h出入液量,观察有无脱水征,并评估脱水程度;监测血清钾、钠、氯、钙、二氧化碳结合力、尿素氮、肌酐等,及时发现有无电解质紊乱、酸中毒、肾功能衰竭等症状;观察治疗效果、脱水纠正情况;患者的不良情绪反应等。

2. 一般护理

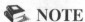

(1) 隔离:按甲类传染病进行严密隔离和消化道隔离。隔离至临床症状消失后6天,隔日做

粪便弧菌培养，连续3次阴性为止。发现疫情就地隔离，并及时上报。

(2) 休息：患者应严格卧床休息，协助床旁排便，严重者最好卧于带孔的床上，床下对孔放置便器，以减少搬动。做好肛周皮肤、臀部及口腔护理，并保持床单位的清洁、平整、干燥。

(3) 饮食：腹泻、呕吐剧烈者应暂禁食，轻者可给予流质饮食，如米汤、果汁、淡盐水等，避免使用牛奶、豆浆等可能导致肠胀气的食物。病情控制后逐步过渡到易消化、富含营养的饮食。

3. 补液治疗的护理 迅速补充水分和电解质，是抢救霍乱患者的关键。严重脱水者，首先应建立两条或多条静脉通道，必要时使用加压输液装置等，并根据病情轻重和脱水程度，制订周密的补液计划。输液的种类、速度、先后次序严格遵医嘱进行，分秒必争，以保证及时、准确、大量、快速地输入液体，使患者迅速得到救治；快速、大量输液时，溶液应加温到37～38 ℃，以减轻不适、减少输液反应的发生；输液过程中，应注意观察患者脱水改善情况及有无急性肺水肿发生，如患者出现皮肤弹性好转、血压回升、尿量增加等情况，提示脱水得到改善，如出现气促、发绀、咳粉红色泡沫样痰及肺部湿啰音，应警惕急性肺水肿的发生，应及时减慢输液速度或暂停输液，并立即通知医生，积极配合抢救。

4. 对症护理 有腓肠肌和腹直肌痉挛者，可采用局部按摩、热敷等方法缓解疼痛，必要时遵医嘱给予药物治疗；每次呕吐后协助患者用温水漱口，做好口腔护理；年老体弱、体温降低或有循环衰竭者，做好保暖措施；腹泻者参考"细菌性痢疾"患者的护理。

5. 心理护理 霍乱患者因起病急、病情发展迅速、症状严重且需要采取严密隔离，容易出现恐惧、焦虑等情绪。护士应积极向患者和家属讲解疾病的相关知识，以及隔离消毒的重要性，加强与患者的沟通交流，尽可能满足他们的合理要求，帮助他们树立治疗的信心和增强安全感，解除其顾虑。

6. 健康指导

1) 疾病预防指导

(1) 控制传染源　按照甲类传染病进行管理，医院应加强疫情监测，建立、健全肠道门诊，健全疫情报告制度。及时发现患者和带菌者，执行严格的隔离制度，密切接触者应检疫5天，并给予预防性用药如诺氟沙星等。

知识链接

肠道门诊的设置及意义

肠道门诊信息系统是一个以地市级疾病预防控制中心为基础，以省级疾病预防控制中心为依托，针对肠道门诊管理的综合性报告监测信息平台。

肠道门诊是医院收治、隔离肠道传染病的场所，主要诊治各类原因所致的腹泻患者。根据原卫生部1995年《霍乱防治方案》规定，各级医疗单位均应设立肠道门诊，并对肠道门诊的人员配备、基本设施和职责任务提出具体的要求。

肠道门诊是传染病防治工作的窗口，更是霍乱防治工作的"哨兵"，它担负着霍乱的早发现、早隔离、早报告、早诊断、早治疗的重要任务，是传染病防治工作中的重要环节。如今，全国肠道门诊的管理正逐步走向正轨，成为传染病防治工作的重要环节。

(2) 切断传播途径　加强水源和食品卫生管理，改善卫生环境，加强粪便管理，消灭苍蝇。对患者和带菌者的粪便和排泄物均应严格消毒处理。

(3) 保护易感人群　霍乱流行期间，对疫区人群接种霍乱菌苗，对提高人群免疫力、减少急性病例的发生有一定的意义，但维持时间短，保护率较低。应用基因工程技术研制的口服菌苗尚在研制中，已取得重大进展。

2）疾病知识指导　讲解本病的病因、临床经过及治疗、隔离方法，消除患者的紧张、恐惧心理；指导患者严格卧床休息、饮食护理；教会患者和家属观察病情变化，及早发现各种严重并发症；指导患者严格遵医嘱补液及用药，并了解药物的疗效、不良反应等，积极配合，以尽快控制病情发展。

【护理评价】

(1) 患者脱水是否得到及时纠正。

(2) 大便次数、量及大便性状是否恢复正常。

(3) 是否心理状态良好，能否积极配合治疗、护理和严格执行消毒隔离制度。

(4) 有无并发症发生或者并发症是否得到及时发现、纠正。

四、伤寒患者的护理

情景导入

某男，28岁，农民工，因发热、乏力10天，伴便秘3天于2014年7月25日入院。

患者10天前不明原因出现持续高热，体温高达38.6～39.5 ℃，同时伴有乏力、食欲下降、腹胀，近3天未排便。

查体：T 39.5 ℃，P 90次/分，R 20次/分，急性病容，神志清楚，反应稍迟钝，表情淡漠，听力下降，胸部可见数个玫瑰疹，在肋下2 cm处可触及肿大的肝、脾。

实验室检查：WBC 32.4×10^9/L，其中中性粒细胞占45%，淋巴细胞为50%，嗜酸性粒细胞约占0.2%。

重点：伤寒的概念。

伤寒(typhoid)是由伤寒杆菌(*Salmonella typhi*)引起的急性肠道传染病。主要病理特征为单核-巨噬细胞系统的增生性反应，特别是以回肠下段淋巴组织的病变为主。典型临床表现有持续高热、全身中毒症状与消化道症状、相对缓脉、玫瑰疹、肝脾肿大及白细胞减少等。肠出血、肠穿孔是有可能发生的最主要的严重并发症。

【病原学】

伤寒杆菌属沙门菌属的D群，革兰染色阴性，周身鞭毛，有动力，不形成芽孢。细菌能在普通的培养基中生长，在含胆汁的培养基中更易生长。伤寒杆菌不产生外毒素，菌体裂解时释放内毒素，是本病的主要致病因素。伤寒杆菌具有菌体("O")抗原、鞭毛("H")抗原和表面("Vi")抗原，感染人体后，可诱生相应的抗体，均不是保护性抗体。通过检测血清标本中的"O"与"H"抗体，对本病的临床诊断有一定的帮助；"Vi"抗体的检测则有助于对伤寒杆菌带菌者的调查。

伤寒杆菌只感染人类，在自然界中生命力较强，在水和食物中可存活2～3周，在粪便中可存活达1～2个月；耐低温，冰冻环境可存活数月，但对阳光、干燥、热抵抗力差，日光直射数小时可被杀灭，加热60 ℃ 15 min，或煮沸立即死亡；对一般化学消毒剂敏感，在浓度为0.2～0.4 mg/L的含氯制剂中可迅速被杀死。

重点：伤寒的流行病学资料。

【流行病学】

1. 传染源　主要为患者和带菌者。患者在潜伏期末即有粪便排菌，起病后2～4周排菌量最大，传染性最强，恢复期排菌量逐渐减少。少数患者持续排菌在3个月以上，称为慢性带菌者，是引起伤寒不断传播或流行的重要传染源。

2. 传播途径　经消化道传播。伤寒杆菌主要通过粪便排出体外后，污染水源、食物或者日常生活接触、蟑螂与苍蝇等进行传播。水源和食物污染可导致暴发流行。

3. 易感人群　人群普遍易感。感染后可获得持久免疫力。

4. 流行特征　伤寒全年均可发病，但以夏、秋季为多，散发为主。在世界各地均有发病，以热带、亚热带地区多见。儿童和青少年发病率高。

【发病机制】

难点：伤寒的发病机制。

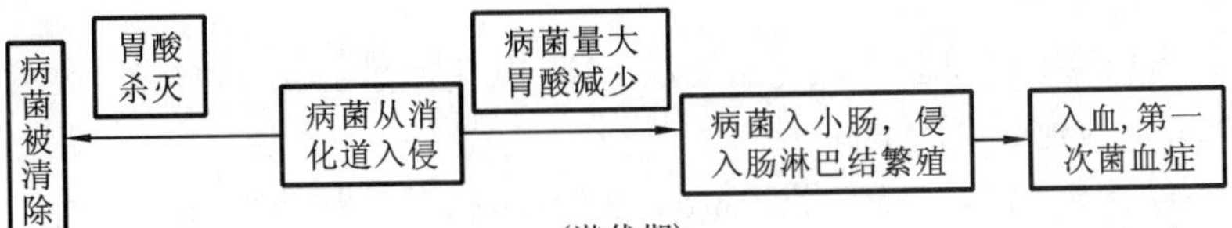

（潜伏期）

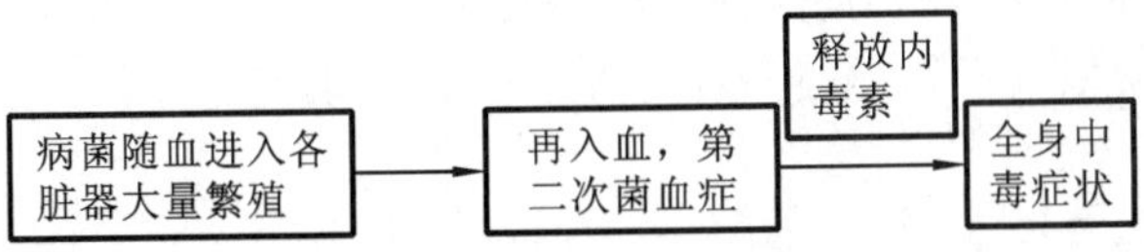

（初期）

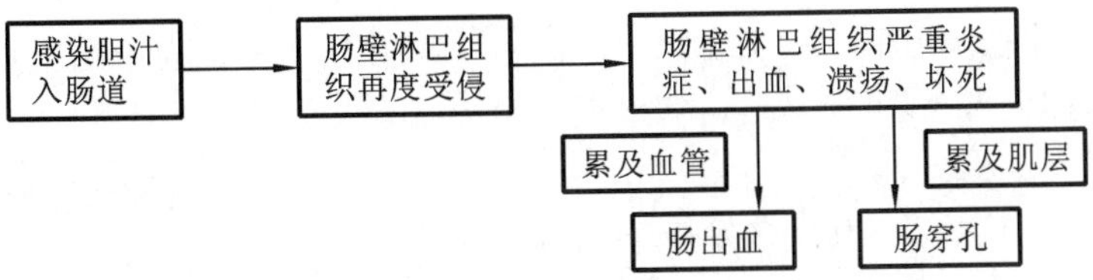

（极期）

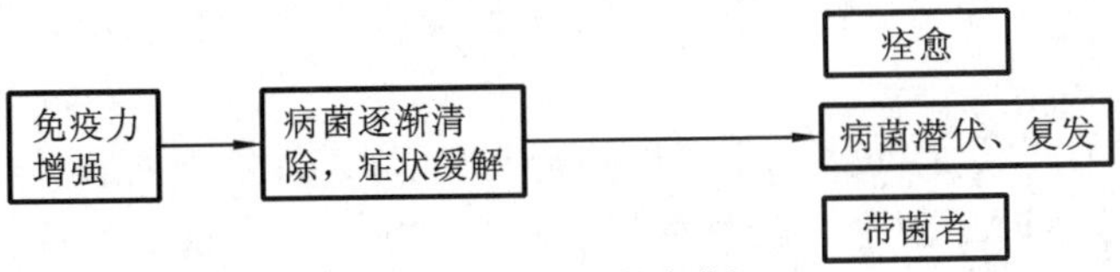

（恢复期）

【护理评估】

重点：典型伤寒的临床表现及并发症。

（一）健康史

评估流行病学资料，患者有无传染源的接触史，有无不洁饮食、饮水史，日常生活习惯及生活环境，既往有无伤寒感染史或者是否接种过伤寒菌苗等。

（二）身体状况

潜伏期一般为10～14天（3～60天）。

1. 典型伤寒 临床过程可分为以下四期。

1）初期 病程的第1周，多数起病缓慢，常首先出现发热，体温呈阶梯形上升，5～7天内可高达39～40℃，可伴有头痛、乏力、全身不适、食欲下降等症状。

2）极期 病程的第2～3周。开始出现伤寒特征性的表现，并发症肠出血和肠穿孔也多出现在这期。

（1）高热 多呈稽留热，少数可呈弛张型或不规则热型，高热常持续10～14天，高峰可达39～40℃。

> **课堂互动**
> 什么叫稽留热？表现如何？

（2）消化道症状 食欲减退明显，可有腹胀、腹部不适或隐痛，便秘多见，少数患者可有腹泻表现。右下腹可有轻压痛。

（3）神经精神系统症状 患者因内毒素作用于中枢神经系统，出现特殊的“伤寒面容”：精神恍惚、表情淡漠、呆滞、反应迟钝、听力减退等，严重者可出现谵妄、昏迷。随着体温下降，病情逐步减轻。

（4）循环系统症状 多有相对缓脉（脉搏加快与体温上升不相称，即体温每增加1℃，脉搏每分钟增加少于15次）或重脉（桡动脉触诊时，感觉每次脉搏跳动有2次搏动的现象）。并发心肌炎时，相对缓脉不明显。

（5）肝脾肿大 本期常可触及肿大的脾脏，质软，有轻压痛，部分患者也可有肝脏的轻度肿大和压痛，质软。如并发中毒性肝炎时，可有黄疸、ALT上升等肝功能异常。

（6）玫瑰疹（rose spot） 病程第7～12天，部分患者出现皮肤淡红色的小斑丘疹，直径为

2～4 mm,压之褪色,称为玫瑰疹,一般10个以下,分批出现,2～4天后消退,以胸、腹部分布较多,也可见于背部与四肢。

3）缓解期　病程第3～4周,体温开始逐渐下降,患者各种症状开始减轻,肿大的肝、脾回缩,但本期仍有可能出现各种肠道严重并发症。

4）恢复期　病程第5周,体温恢复正常,食欲好转,临床症状消失,精神、体力通常需1个月左右才能完全康复。体弱、原有慢性疾病和有并发症发生者,病程多会延长。

2. 其他临床类型　除上述典型过程外,本病还可有轻型、暴发型、迁延型、逍遥型、顿挫型、小儿伤寒以及老年伤寒等多种临床类型。

3. 复发和再燃　少数患者热退后1～3周,临床症状再次出现,血培养可再度出现阳性,称为复发。主要与胆道或者单核-巨噬细胞系统中潜伏的病菌再次大量繁殖,侵入血液循环有关,见于抗生素治疗不彻底、机体抵抗力低下的患者。部分患者体温开始下降但尚未达到正常,又重新升高、血培养可呈阳性,称为再燃,可能与菌血症未被完全控制有关。

4. 并发症

> **课堂互动**
> 还记得急性腹膜炎的表现吗?

(1) 肠出血:为最常见的并发症,多发生于病程的第2～4周。表现轻重不一,可有粪便隐血阳性到大量便血,大出血发生率为2%～8%,可引起出血性休克。常见诱因:饮食不当、腹泻、用力排便、病程中随意活动以及治疗性灌肠等。

(2) 肠穿孔:为最严重的并发症,也多见于病程的第2～4周。好发于回肠末段,发生前常有腹胀、腹泻或肠出血先兆,发生时出现急性腹膜炎的症状和体征。X线检查可见膈下游离气体。诱因与肠出血大致相同。

（三）辅助检查

1. 一般检查　血白细胞总数常减少,为$(3\sim5)\times10^9/L$,中性粒细胞减少,嗜酸性粒细胞减少或消失,进入恢复期后逐渐好转。病情复发时,嗜酸性粒细胞可再次减少或消失,对病情评估有一定的提示作用。病情严重或并发肠出血者,可有贫血表现。高热患者尿常规可有轻度蛋白尿,偶可见少许管型。在肠出血的情况下,可有粪便隐血试验阳性或血便。

2. 细菌学

(1) 血培养:确诊最常用的依据。病程早期即可出现阳性,第1～2周阳性率可达80%～90%,以后逐渐下降。

(2) 骨髓培养:阳性率较血培养高,持续时间更长,尤其适合于已用抗生素药物治疗、血培养阴性者。

(3) 粪便培养:从潜伏期起便可阳性,第3～4周阳性率最高可达80%。

(4) 尿培养:早期常为阴性,病程第3～4周阳性率最高约25%,应注意避免粪便污染。

(5) 其他:十二指肠胆汁引流培养,适用于慢性带菌者;玫瑰疹刮取物液也可获阳性培养。均不作为常规检查。

3. 免疫学检查

(1) 肥达试验(Widal test):又称为肥达反应,用伤寒杆菌菌体抗原(O),鞭毛抗原(H),副伤寒甲、乙、丙型的鞭毛抗原共5种,与患者的血清做凝集反应,测定血清中各种相应抗体的效价,对伤寒的诊断有辅助价值。一般从第2周开始阳性率逐渐增高,至第3～4周可达90%,病愈后阳性反应可持续数月之久。“O”抗体凝集效价≥1∶80,“H”抗体凝集效价≥1∶160,有辅助诊断意义,相隔1周双份血清抗体效价上升4倍以上,有助于确诊。

(2) 其他免疫学检查:酶联免疫吸附试验(ELISA)、对流免疫电泳(CIE)、间接血凝试验(IHA)等,主要检测伤寒杆菌特异性的抗原或抗体。因其检测技术较新,敏感性、特异性和重复性还有待进一步的研究评价。

知识链接

肥达试验应用研究

肥达试验已沿用近100年。20世纪60年代其特异性受到质疑，认为结果存在着混乱、模糊的情况，因为非伤寒发热性疾病肥达试验也呈阳性结果，如各种急性感染、肿瘤、慢性溃疡性结肠炎、结缔组织病性疾病，均可出现阳性结果。Perlnan等认为无菌的结肠细胞和肠杆菌可能存在共同的抗原，结肠黏膜损害所产生的抗结肠抗体与沙门菌菌体抗原起交叉反应，故对肥达试验结果的判定宜审慎，必须密切结合临床资料，还应强调恢复期血清抗体效价的对比。

（四）心理-社会状况

由于伤寒症状多，病情复杂且严重，有一定的传染性，加上会因为病情限制活动和饮食等，患者容易产生孤独、紧张、抑郁及恐惧等心理。

（五）处理要点

1. 一般治疗及对症治疗 采用消化道隔离；高热时酌情物理降温，但不宜用大量退热药，以免发生虚脱；严重毒血症状时，可在用有效抗生素治疗的基础上，短期加用适量糖皮质激素。

2. 病原治疗

（1）喹诺酮类：对伤寒杆菌有强大的抗菌作用，是治疗伤寒的首选药。常用药物有氧氟沙星、诺氟沙星、环丙沙星等。成人用法：口服，每次0.2～0.4 g，3～4次/天，连服2～3周。儿童、孕妇和哺乳期妇女慎用。

（2）头孢菌素类：第二、三代头孢菌素，具有对伤寒杆菌有强大抗菌活性，毒副反应低等特点，尤其适用于孕妇、儿童、哺乳期妇女以及氯霉素耐药菌所致伤寒。常用药物有头孢呋辛、头孢噻肟、头孢他啶等，需静脉给药。

（3）其他：根据病情或药敏试验，可选用氯霉素，或者氨苄西林、复方磺胺甲基异恶唑等进行抗菌治疗。

3. 并发症处理

重点：伤寒并发症的处理。

（1）肠出血：绝对卧床休息，暂禁食或给予少量温凉流质饮食；严密观察血压、脉搏、心率及便血情况，大出血者酌情输新鲜血，内科积极治疗无效者，可考虑手术治疗。

（2）肠穿孔：应尽早诊断。禁食，胃肠减压，加用有效抗生素，视具体情况及时手术治疗。

【首要护理诊断/问题】

潜在并发症 肠出血和肠穿孔。

【次要护理诊断/问题】

（1）体温过高 与伤寒杆菌感染、释放大量内毒素有关。

（2）营养失调：低于机体需要量 与高热、食欲减退、腹胀、腹泻有关。

（3）便秘/腹泻 与肠道功能紊乱、长期卧床有关。

（4）知识缺乏 与缺乏伤寒疾病和隔离相关知识有关。

【护理目标】

（1）患者无并发症发生或者并发症得到及时发现和处理。

（2）体温逐渐下降到正常。

（3）能执行各项饮食措施，营养状况逐渐恢复。

（4）能配合实施便秘和腹泻的治疗护理，症状得到改善。

（5）能说出伤寒疾病和隔离的相关知识，树立信心，积极配合治疗护理。

重点:伤寒的主要护理措施。

【护理措施】

1. 病情观察 密切观察生命体征变化,特别是发热程度及持续时间;大便的性状、颜色,有无隐血阳性或者是便血发生,以及便秘、腹胀及腹泻的情况;观察面色、神志以及玫瑰疹的变化;大量肠出血时,特别观察有无循环衰竭的症状和体征;观察有无突发剧烈右下腹疼痛,伴恶心、呕吐、面色苍白、血压下降及腹膜刺激征等肠穿孔的表现。发现异常,应及时报告医生并积极配合抢救。

2. 一般护理

(1) 隔离:进行消化道隔离,隔离患者至体温正常后15天,或者体温正常后每隔5天做大便培养1次,连续2次阴性为止。

(2) 休息:发热期间必须严格卧床休息至热退后1周,以减少肠蠕动,有利于减少并发症的发生,也可以减少营养物质的消耗。

(3) 饮食:发热期间应给予高热量、易消化、营养丰富的流质饮食,如蛋汤、肉汤、鲜果汁等,少量多餐,避免过饱;保证足够的液体摄入量,必要时静脉补充,有肠出血者暂禁食。缓解期患者食欲好转,但肠道病变并未痊愈,尤其应注意并发症的预防,应给予高热量、少渣或无渣、少纤维素、不易产气的半流质饮食,如米粥、面条、肉末等。恢复期可逐渐过渡到正常饮食。特别注意病情好转时,饮食量一定要逐步增加,切忌食用生冷、刺激性强、粗糙的食物以及饮食不节制,以免诱发肠出血和肠穿孔。

3. 症状护理

(1) 便秘:应保持大便通畅,每天保证1次大便,便秘者可用开塞露或者温生理盐水低压灌肠。禁忌用力排便、食用泻药、大量灌肠等,防止因剧烈肠蠕动或腹腔压力过大造成肠出血或肠穿孔。

(2) 腹胀:禁食牛奶或者糖类等产气食物,注意补钾,可用松节油热敷腹部,或者肛管排气,但禁用新斯的明,因其可引起剧烈肠蠕动。

(3) 腹泻:观察腹泻的次数、量、性状,有无大便隐血阳性或便血,监测如有水、电解质、酸碱失衡发生,及时纠正。

4. 用药护理 遵医嘱准确用药,注意观察疗效和不良反应。

> **课堂互动**
>
> 伤寒常用药物如喹诺酮类、头孢类和氯霉素等的不良反应有哪些呢?

5. 并发症的护理 肠出血的患者,应绝对卧床休息,暂禁食,保持安静,必要时使用镇静剂,遵医嘱及时使用止血药物,严禁灌肠;发生肠穿孔者,立即禁食、禁饮,胃肠减压,积极做好手术准备。

6. 心理护理 向患者和家属讲解伤寒的病因、临床经过、消毒隔离的意义,以及并发肠出血和肠穿孔的原因、表现,消除他们的焦虑、紧张、恐惧心理,及时发现病情变化,积极配合治疗及护理。

7. 健康指导

1) 疾病预防指导

(1) 管理传染源 进行消化道隔离,及早治疗患者。对饮食行业的从业的人员应定期检查,及时发现带菌者。带菌者应及时治疗,并调离饮食服务行业工作岗位。

(2) 切断传播途径 预防本病的关键。加强饮食卫生、水源和粪便管理,注意个人卫生,消灭苍蝇、蟑螂。患者的大小便、生活用品均应严格消毒处理。

(3) 保护易感人群 预防接种对易感人群能够起一定的保护作用,Ty21a株口服减毒活菌苗,不良反应较少,保护效果可达50%~96%。

2) 疾病知识指导 指导患者和家属了解本病的有关知识,以及消毒隔离的具体方法和措施;指导患者保证足够的休息,逐步增加活动量,注意饮食治疗的重要性,遵循饮食治疗原则,注意饮

NOTE

食卫生；指导并发症的诱因、观察要点，以便及时发现和纠正；指导患者和家属坚持治疗的重要性，以防复发或发展成为带菌者。

【护理评价】

(1) 患者有无并发症发生或者并发症是否得到及时发现和纠正。

(2) 体温有无恢复到正常。

(3) 各项饮食措施是否执行良好，患者营养状况是否得到改善。

(4) 便秘或者腹泻症状是否恢复。

(5) 患者能说出伤寒疾病和隔离的相关知识，并积极配合治疗和护理。

五、猩红热患者的护理

情景导入

患者，女，6 岁，因发热 1 天伴皮疹入院。

患者于 1 天前无任何诱因出现发热、头昏、乏力，伴咽部疼痛、干咳，测体温 39 ℃，家人给予感冒药(具体不详)服用后热退，第 2 天颈部、胸部开始出现皮疹，逐渐波及全身，瘙痒明显。

查体：体温 38.3 ℃，咽红，右侧扁桃体肿大，见少许脓性分泌物。面部充血，口鼻周围充血不明显，肺部呼吸音稍粗，颈部及躯干满布米粒大小的红色丘疹，压之褪色。

实验室检查：血常规检查结果为 WBC 15.4×10^9/L，其中中性粒细胞占 78%，淋巴细胞为 14.3%；尿常规检查无异常。

猩红热(scarlet fever)是由 A 组 β 型溶血性链球菌感染引起的急性呼吸道传染病。其临床特征为发热、咽峡炎、全身弥漫性鲜红色皮疹和疹退后脱屑。少数患者病后因变态反应而出现心、肾、关节的并发症。

重点：猩红热的概念。

【病原学】

A 组 β 型溶血性链球菌(group A-β hemolytic streptococcus)按其所含多糖类抗原的不同，分为 A～V(无 I,J)20 个群，引起猩红热的病原体是 A 群 β 型溶血性链球菌，该菌呈球形，排列成链状，直径 0.6～1.0 μm，革兰染色阳性。初检出时有荚膜，不运动，无芽孢或鞭毛，在血液培养基上生长良好，并产生完全(β 型)溶血。细菌的致病性与细菌的荚膜、M 蛋白和产生红疹毒素及一些酶有关：细菌的脂壁酸和 M 蛋白使得细菌黏附于组织，荚膜中的透明质酸和 M 蛋白使细菌具有抗吞噬作用；A 群链球菌产生红疹毒素者能引起发热和猩红热皮疹；O 和 S 两种溶血素对白细胞和血小板都有毒性。

A 组 β 型溶血性链球菌在痰及脓液中可生存数周，但对热和干燥抵抗力弱，加热 56 ℃ 30 min或一般消毒剂均可将其杀灭。

【流行病学】

重点：猩红热的流行病学。

1. 传染源　主要是患者和带菌者。患者自发病前 24 h 至疾病高峰时期的传染性最强，脱屑时的皮屑无传染性。

2. 传播途径　主要经空气飞沫传播。偶尔也可通过被污染的书籍、生活用品及食物传播。少数情况下，病菌可由皮肤伤口或产妇产道侵入而引起“外科猩红热”或者“产科猩红热”。

3. 人群易感性　人群普遍易感。感染后人体可产生抗菌免疫力和对红疹毒素的抗毒免疫力，后者较持久。抗菌免疫具有亚型特异性，各亚型之间无交叉免疫，再感染 A 组 β 型溶血性链球菌后可不发疹，但仍可引起咽峡炎等症状；由于红疹毒素有五种血清型，其间也多无交叉免疫，因而患猩红热后，若感染了另一种红疹毒素的 A 组链球菌仍可再发病。

4. 流行特征　猩红热属于温带疾病，在我国全年均可发病，但以冬、春季发病率较高。5～15 岁为好发年龄。

难点：猩红热的发病机制。

【发病机制】

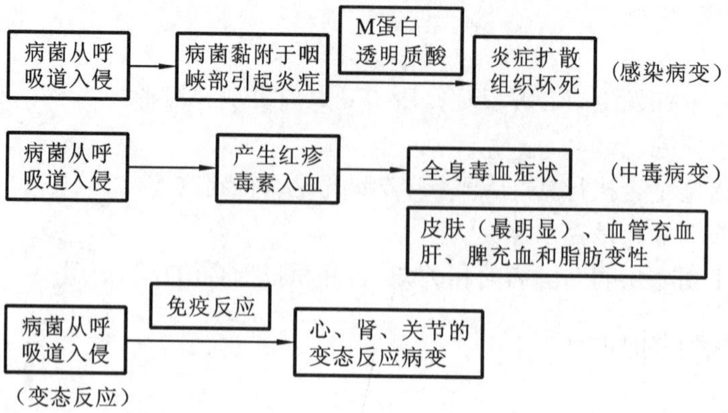

【护理评估】

（一）健康史

评估患者有无猩红热接触史，是否最近有到人群密集的地方活动，曾经有无猩红热的感染史，是否属于发病的流行季节，有无预防猩红热的用药史等。

重点：普通型猩红热的典型表现。

（二）身体状况

潜伏期一般为2～5天(1～7天)。

1. 普通型 起病急骤，主要表现为发热、咽峡炎，起病第2天出现典型皮疹，此为猩红热的三大特征性表现。

(1) 发热 患者发热多为持续性，可达39℃左右，伴有头痛、食欲减退、全身不适等一般中毒症状。发热的高低及持续时间与皮疹的轻重和变化一致，一般发热持续1周。

(2) 咽峡炎 开始表现为咽部干燥，继而疼痛，吞咽时加重，多数患者可见扁桃体充血、肿大，上覆盖有灰白色或黄白色点片状脓性渗出物。

(3) 皮疹 在皮疹出现前，先可有黏膜内疹，表现为在软腭黏膜肿胀、充血的基础上，有小米粒状充血或出血性黏膜疹。皮疹为猩红热最重要的症状之一，多数皮疹在发热后第2天出现，始于耳后、颈及上胸部，24 h内迅速蔓延至全身。典型皮疹表现为在全身充血的皮肤上，分布着针尖大小且密集、均匀的丘疹，压之褪色，称为“粟粒疹”，严重者可表现为出血性皮疹。患者在皮疹密集或伴有皮下出血处形成紫红色线状疹，称为“线状疹”(又称Pastia线)。面部充血、潮红而仅有少量皮疹，口鼻周围充血不明显，与面部充血相比显得苍白，称为“口周苍白圈”(图10-3-1)。皮疹多在48 h后达到高峰，然后依出疹的先后顺序消退，2～4天可完全褪尽，重症者可持续1周。皮疹消退后开始脱屑，脱屑顺序与出疹的顺序一致，脱屑的程度与皮疹的轻重呈正比，轻者为糠屑样，重者可成片状，颈、躯干部位常为糠屑样，手足掌、指(趾)处因为角质层较厚，片状脱皮常完整，呈手、足指状或者趾套状。

发疹的同时，可出现舌被白苔，乳头红肿突出于白苔之外，舌尖及边缘处显著，称为“草莓舌”(图10-3-2)。第3天白苔开始脱落，舌面光滑呈肉红色，部分可有浅表破裂，乳头仍隆起，称为“杨梅舌”(图10-3-3)。部分患者颈及颌下淋巴结肿大，有压痛，但多为非化脓性。

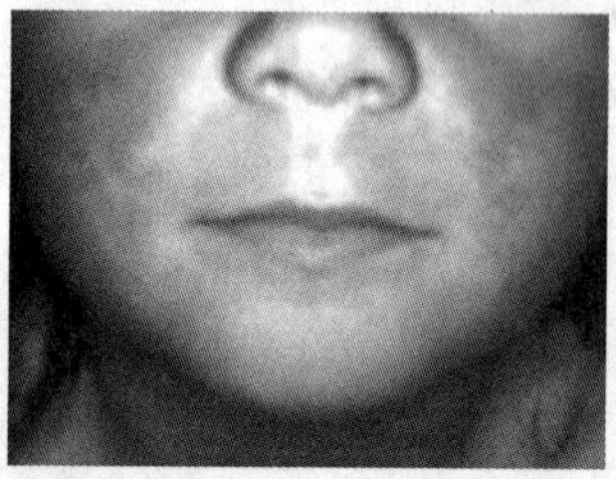
图10-3-1 口周苍白圈

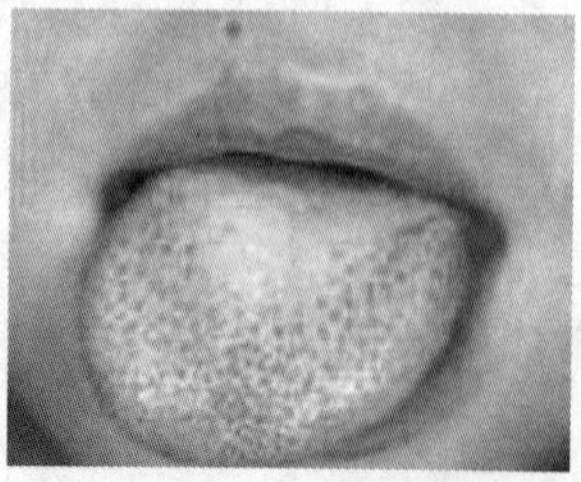
图10-3-2 草莓舌

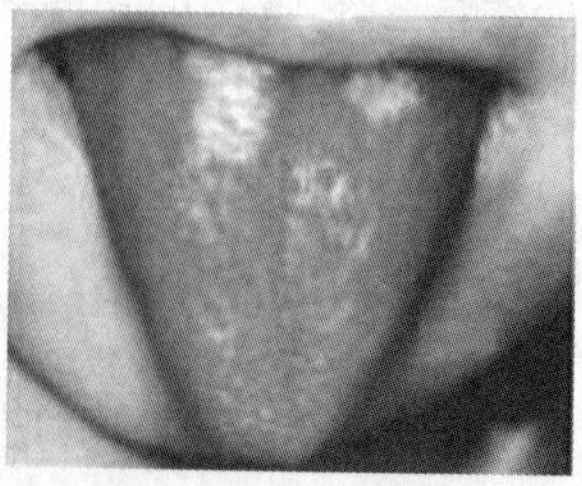
图10-3-3 杨梅舌

2. 其他临床类型

(1) 轻型：表现为低热，轻度咽痛，皮疹少，消退快，脱屑不明显，病程短。近年来轻型患者所占比例增加。

(2) 脓毒型：罕见，表现为咽部严重化脓性炎症，渗出物多，局部黏膜出现坏死及溃疡，细菌常扩散到附近组织，形成化脓性中耳炎、鼻窦炎及颈淋巴结炎等，也可经血液循环引起败血症和迁徙性化脓性病灶。

(3) 中毒型：少见，表现主要为全身中毒症状明显，可有中毒性心肌炎、中毒性肝炎及感染性休克等。咽峡炎不重，但皮疹明显，可为出血性。近年少见。

(4) 外科型或产科型：病原菌从伤口或产道侵入而致病，无咽峡炎，皮疹在伤口或产道周围首先出现，并向全身蔓延，中毒症状较轻，预后较好。

3. 并发症

早期可发生中毒性和化脓性并发症，比如中毒性心肌炎、中毒性肝炎、化脓性中耳炎、化脓性淋巴结炎等；病程恢复期(2～3 周)后，主要以变态反应并发症为主，如风湿病、肾小球肾炎等。

(三) 辅助检查

> **课堂互动**
> 中毒颗粒的临床意义是什么？

(1) 血象：白细胞总数(10～20)×10^9/L 或更高，中性粒细胞占 80%以上，严重者可见中毒颗粒。

(2) 尿液：多无明显变化。并发肾小球肾炎时，尿蛋白增加，可出现红、白细胞和管型。

(3) 细菌学检查：咽拭子或其他病灶分泌物培养可有 β 型溶血性链球菌生长，用免疫荧光法进行咽拭子涂片发现病原菌可快速诊断。

(四) 心理-社会状况

患者起病急骤，症状明显，特别是出疹导致皮肤瘙痒难耐，容易出现焦虑、紧张、烦躁等心理反应。

(五) 处理要点

(1) 病原治疗：青霉素为治疗的首选抗生素。早期治疗可缩短疗程，减少并发症。成人每次 400 万～800 万 U，2～4 次/天；儿童 10 万～20 万 U/(kg・d)，根据病情选择肌内注射或者静脉滴注，疗程 7～10 天。病情严重者可酌情加大剂量。

对青霉素耐药者可选择第二、三代头孢菌素类治疗。

对青霉素过敏者，可改用红霉素，20～40 mg/(kg・d)，分三次给药，疗程同青霉素。

(2) 对症治疗：高热可用物理降温，效果不好者使用小剂量退热剂；咽痛可协助用生理盐水漱口；中毒型或脓毒型患者，可在积极使用抗生素的基础上，加用糖皮质激素等。

(3) 并发症治疗：针对中毒性疾病如中耳炎等，以及变态反应性疾病如风湿病、肾小球肾炎等，进行相应的治疗。

【护理诊断】

(1) 体温过高　与 A 组 β 型溶血性链球菌感染有关。

(2) 皮肤完整性受损：皮疹　与细菌产生的红疹毒素损害皮肤有关。

(3) 疼痛：咽痛　与患者咽峡炎症有关。

【护理目标】

> **课堂互动**
> 根据临床表现，患者还可能存在哪些护理诊断呢？

(1) 体温恢复到正常范围。

(2) 患者脱屑正常，皮肤黏膜无破溃及感染。

(3) 咽峡疼痛得到及时缓解，无并发症发生。

(4) 能说出疾病的相关知识，保持稳定的情绪，积极配合治疗和护理。

【护理措施】

重点：猩红热的护理措施。

1. 病情观察　密切观察患者的生命体征，特别是体温的变化情况；观察患者咽峡部红、肿、痛及分泌物变化情况；皮疹的出疹时间、蔓延状况及消退、脱屑变化；观察有无其他化脓性疾病如化脓性中耳炎,或变态反应性疾病如肾小球肾炎等并发症的发生。

2. 一般护理 实行呼吸道隔离,病室空气流通,定期消毒,接触患者应戴口罩。急性期患者应卧床休息,给予高热量、清淡、易消化、富含营养的流质、半流质饮食,多饮水,避免辛辣、刺激性食物。

3. 对症护理

(1) 发热:保持适宜的温度和湿度,遵医嘱使用抗生素,必要时给予小剂量的退热剂,禁忌擦浴。

(2) 皮疹:穿宽松棉质的内衣、裤,保持床单位的清洁、干燥、平整。修剪指甲,勿搔抓皮肤,瘙痒难以忍受者可适当涂擦止痒剂。若出现皮肤破溃,应保持创面清洁、干燥,及时涂抹抗生素软膏。脱皮时待其自然脱屑,勿强行撕拉皮肤造成新的损伤。

(3) 咽痛:加强口腔护理,咽痛明显者可用洗必泰或硼酸溶液漱口,可用华素片等含服。

4. 用药护理 应用青霉素时,应注意有无过敏史,观察疗效和不良反应;退热剂应小剂量使用,以免患者大量出汗发生虚脱。

5. 健康指导

1) 疾病预防指导

(1) 管理传染源:对患者和带菌者进行呼吸道隔离 6 天,密切接触者医学观察 7 天。流行期间的咽峡炎或扁桃体炎患者,也应按照猩红热隔离治疗。

(2) 切断传播途径:疾病流行期间,避免到人群密集的公共场所,注意个人卫生和改善环境卫生,外出应戴口罩等。

(3) 保护易感人群:疾病流行期间,对儿童机构或其他有必要的集体,可酌情采用药物预防,如苄星青霉素儿童 60 万～90 万 U/天,成人 120 万 U/天,可保护 30 天;或磺胺嘧啶每天 1 g 口服等。

2) 疾病知识指导 对患者和家属讲解猩红热的病因、临床经过和疗程,对发热、皮疹的护理方法及呼吸道隔离的措施给予具体的指导。告知在病程的 2～3 周,有可能出现变态反应性并发症,其中较多见的是急性肾小球肾炎,应每周到医院检查尿常规,以便及时发现、早期治疗。

【护理评价】

(1) 体温降至正常。

(2) 患者皮肤黏膜正常脱屑,无破溃及感染发生。

(3) 咽峡疼痛缓解、消失,无并发症发生。

(4) 能说出猩红热的相关知识,情绪稳定,能积极配合治疗和护理。

(蔡 莉)

参考文献

[1] 马秀芬.内科护理学[M]. 2版.北京:人民卫生出版社,2010.
[2] 李丹,冯丽华.内科护理学[M]. 3版.北京:人民卫生出版社,2009.
[3] 张小来,李君,马淑贤.内科护理学(案例版)[M]. 北京:科学出版社,2007.
[4] 尤黎明,吴瑛.内科护理学[M].5版. 北京:人民卫生出版社,2012.
[5] 夏泉源,刘士生,肖晓燕.内科护理学[M].2版.北京:科学出版社,2012.
[6] 陆再英,钟南山. 内科护理[M].7版.北京:人民卫生出版社,2008.
[7] 李秋平.内科护理学[M].2版.北京:人民卫生出版社,2008.
[8] 饶明俐,林世和.脑血管疾病[M].2版.北京:人民卫生出版社,2012.
[9] 肖书萍,李玲,周国锋.介入治疗与护理 [M].2版.北京:中国协和医科大学出版社,2010.
[10] 毛燕君,许秀芳,李海燕.介入治疗护理学 [M].2版.北京:人民军医出版社,2013.
[11] 汪芝碧. 传染病护理学[M]. 北京:中国医药科技出版社,2013.
[12] 朱青芝,杨梅. 传染病护理学[M]. 2版.西安:第四军医大学出版社,2012.
[13] 王松梅,窦丽丽,陈瑞领.传染病护理技术[M].武汉:华中科技大学出版社,2010.
[14] 杨绍基,任红.传染病学[M].北京:人民卫生出版社,2010.
[15] 徐泽宇,杨梅.传染病护理学[M].西安:第四军医大学出版社,2010.
[16] 蒋乐龙.周兰英.传染病护理学[M].北京:中国医药科技出版社,2009.
[17] 王美芝.传染病护理[M].北京:人民卫生出版社,2010.
[18] 张孟.传染病护理[M].郑州:河南科学技术出版社,2008.